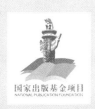

国家出版基金项目
NATIONAL PUBLICATION FOUNDATION

U0229215

科技史新视角研究丛书

中国科学院自然科学史研究所　主编

韩毅　著

方以类聚

唐宋类书中的医药学知识（上册）

山东科学技术出版社

·济南·

图书在版编目（CIP）数据

方以类聚 ：唐宋类书中的医药学知识 ：上、下册 /
韩毅著. -- 济南 ：山东科学技术出版社，2024. 5.
（科技史新视角研究丛书）. -- ISBN 978-7-5331-9762-9

Ⅰ. R2

中国国家版本馆 CIP 数据核字第 2024MM2266 号

方以类聚——唐宋类书中的医药学知识（上、下册）

FANGYILEIJU——TANGSONG LEISHU ZHONG DE
YIYAOXUE ZHISHI (SHANG、XIA CE)

责任编辑：杨　磊
装帧设计：孙小杰

主管单位：山东出版传媒股份有限公司
出 版 者：山东科学技术出版社
　　　　　地址：济南市市中区舜耕路 517 号
　　　　　邮编：250003　电话：（0531）82098088
　　　　　网址：www.lkj.com.cn
　　　　　电子邮件：sdkj@sdcbcm.com
发 行 者：山东科学技术出版社
　　　　　地址：济南市市中区舜耕路 517 号
　　　　　邮编：250003　电话：（0531）82098067
印 刷 者：山东新华印务有限公司
　　　　　地址：济南市高新区世纪大道 2366 号
　　　　　邮编：250104　电话：（0531）82091306

规格：16 开（170 mm×240 mm）
印张：45.5　　字数：673 千
版次：2024 年 5 月第 1 版　　印次：2024 年 5 月第 1 次印刷
定价：298.00 元（上、下册）

总序

　　中国古代的科学技术是推动中华文明发展的重要力量，是中华文脉绵延不绝的源泉。其向外传播及与周边国家地区、域外文明的接触、交流和融合，为世界科学技术的发展作出了非常重要的贡献。古人在农、医、天、算以及生物、地理等领域，取得了许多重大科学发现；在技术和工程上，也完成了无数令人惊叹的发明创造，留下了浩如烟海的典籍和数不胜数的文物等珍贵历史文化遗产。

　　五四运动前后，我国的科技史学科开始兴起，朱文鑫、竺可桢、李俨、钱宝琮、叶企孙、钱临照、张子高、袁翰青、侯仁之、刘仙洲、梁思成、陈桢等在相关学科发展史的研究方面做出了奠基性的工作。从20世纪50年代起，中国逐步建立科技史学科专门研究和教学机构。中国科技史研究者们从业余到专业、从少数人到数百人、从分散研究到有组织建制化活动、从个别学科到整个科学技术各领域，筚路蓝缕，渐次发展，全方位地担负起中国科学技术史研究的责任。

　　1957年，中国自然科学史研究室（1975年扩建为中国科学院自然科学史研究所，简称"科学史所"）成立，标志着中国科学技术史学科建制化的开端。此后六十多年，科学史所以任务带学科，组织同行力量，有计划地整理中国自然科学和技术遗产，注重中国古代科技史研究，编撰出版多卷本大型丛书《中国科学技术史》（简称《大书》，26卷，1998—2011年相继出版)、《中国传统工艺全集》(20 卷 20 册，2004—2016 年第一、二辑相继出版)和《中国古代工程技术史大系》(2006 年开始相继刊印，已出版 12 卷)等著作。其中，《大书》凝聚了国内百余位作者数十年研究心血，代表着中国古代科技史研究的最高水平。

1978 年起，科学史所将研究方向从中国古代科技史扩展至近现代科技史和世界科技史。四十多年来，汇聚同行之力，编撰出版《20 世纪科学技术简史》(1985 年第一版，1999 年修订版)、《中国近现代科学技术史》(1997 年)、《中国近现代科学技术史研究丛书》(35 种 47 册，2004—2009 年相继出版)和《科技革命与国家现代化研究丛书》(7 卷本，2017—2020 年出版)等著作，填补了近现代科技史和世界科技史研究一些领域的空白，引领了学科发展的方向。

"十二五"期间，科学史所部署"科技知识的创造与传播研究"一期项目，与同行一道着眼于学科创新，选择不同时期的学科史个案，考察分析跨地区与跨文化的知识传播途径、模式与机制，研究科学概念与理论的创造、技术发明与创新的产生、思维方式与知识的表达、知识的传播与重塑等问题，积累了大量新的资料和其他形式的资源，拓展了研究路径，开拓了国际合作交流的渠道。现已出版的多卷本《科技知识的创造与传播研究丛书》(2018 年开始刊印，已出版 12 卷)，涉及农学知识的起源与传播、医学知识的形成与传播、数学知识的引入与传播和技术知识的起源与传播，以及明清之际西方自然哲学知识在中国的传播等方面的主题。丛书纵向贯穿史前时期、殷商、宋代、明清和民国等不同时段，在空间维度上横跨中国历史上的疆域和沟通东西方的丝绸之路，于中国古代科技的史实考证、工艺复原与学科门类史、近现代科学技术由西方向中国传播及其对中国传统知识和社会文化的冲击等方面获得了更多新认知。

科学史所在"十三五"期间布局"科技知识的创造与传播研究"二期

项目，秉承一期项目的研究宗旨和实践理念，继续以国际比较研究的视野，组织跨学科、跨所的科研攻关队伍，探索古代与近现代科学技术创造和传播的史实及机制。项目产出的成果获得国家出版基金资助，将冠以《科技史新视角研究丛书》节名出版。这套丛书的内容包括物理、天文、航海、植物学、农学、医药、矿冶等主题，着力探讨相关学科领域科技知识的内涵、在世界不同国家地区的发展演变与交互影响，并揭示科技知识与人类社会的相互关系，不仅重视中国经验、中国智慧，也关注国外案例和交流研究。

两期项目的研究成果，从更宽视野、更多视角、更深层次揭示了科技知识创造的方式和动力机制及科技知识创造与传播的主体、发挥的作用和关键影响因素，深化了对中国传统科技体系内涵与演变及中外科技交流的多维度认识。

一百多年来，国内外学者前赴后继，在中国古代科学技术史、近现代科学技术史的发掘、整理和研究上已收获累累硕果，形成了探究中国古代和近现代科技史的宏观叙事架构，回答了古代科技的结构与体系特征、思想方法、发展道路、价值作用与影响等一系列问题，开创了近现代科技史研究的新局面。我国学者也迈出了从中国视角研究世界科技史的坚实步伐。

当下，我国迈上了全面建设社会主义现代化强国、实现第二个百年奋斗目标、以中国式现代化全面推进中华民族伟大复兴的新征程。这种新形势，一方面需要我国科技群体不停向前沿探索、加快前进的脚步，另一方面也亟须科技史研究机构和学者因应时势进一步深入检视科技史，从中总结经验得失，以支撑现实决策，服务未来发展。在中国历史及世界文明发展的大视野中，进一步总结阐述中国科技发展的体系、思想、成就和特点，澄清关于中国古代科学技术似是而非的认识或争议，充分发掘传统科技宝库以为今用，将有助于讲好中国科技发展的故事，回答国家和社会公众的高度关切之问，推动中华优秀传统文化的创造性转化和创新性发展，提振民族文化自信和创新自信。

《科技史新视角研究丛书》结合微观实证和宏观综合研究，在这承前启后的科技史研究序列中，薪火相传，继往开来。它以新视角带来新认知，在中国古代与近现代科技史实、中外科技交流的研究中，必将更好地发挥以史为鉴的作用。

关晓武

2022 年 1 月

目 录

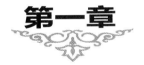

第一章

绪　论

一、研究唐宋时期类书中医药学知识的意义

类书指"古籍中辑录各种门类或某一门类的一种资料，按照一定的方法编排，便于巡检、征引的一种工具书"[①]。类书分综合类书和专科类书两大类，具有"百科全书"与"资料汇编"的性质。类书中保存了大量内容丰富且实用性较强的医药学知识，是研究中国古代医学史的资料宝库，具有重要的史料价值和借鉴价值。

类书出现于魏晋时期，发展于隋唐，繁荣于两宋，完备于明清，近代以后随着西学的传入渐趋衰落。类书的内容主要是辑录古籍原文中的部分或全部资料，按类、韵、字等体例重新加以编排，供人们查阅和利用。类书最大的特点是内容庞杂，取材广泛，收载了经部、史部、子部、集部等著作中的内容，因而保存了丰富的原始文献史料，不仅为历史研究、辑佚考证和追溯典章制度等提供了翔实的资料，也为研究中国古代科学、技术与医学史等提供了珍贵的史料。在中国类书发展史上，唐宋时期是一个重要的发展阶段，不仅有官府和个人编撰的数量众多、体裁多样的综合类书和专科类书，而且实现了类书流传史上从钞本向刻本的转变，收载了大量先秦、秦汉、魏晋南北朝、隋

---

① 中国大百科全书总编辑委员会《新闻出版》编辑委员会，中国大百科全书出版社编辑部，编. 中国大百科全书·新闻出版 [M]. 北京：中国大百科全书出版社，1990：189.

唐和两宋时期的珍稀医学文献史料。随着先秦至唐末五代时期原始书籍的散佚，唐宋类书中保存的文献资料更加弥足珍贵，受到后世学者的重视和引用，成了宋代以前古籍的渊薮和佚书的宝库。近代史学家梁启超（1873—1929年）在总结、论述辑佚古书的方法时，提出了"以唐宋间类书为总资料"①的观点，对唐宋类书中文献史料的价值给予了充分肯定。

唐宋时期，类书的编撰受到政府和士人的高度重视，将其和史书视为同等重要的国家典籍。宋人周必大（1126—1204年）指出"信史垂后世之法，类书裒当时之事，皆大典也"②。类书中辑录了大量珍贵的医学文献史料，是医学著作写本、刻本、钞本、节本以外，保存原始医学文献种类和医学内容最多的载体，全面反映了当时的医学分类体系。类书中收载的历代医学文献书目、临证医学知识、疾病防治措施、药物炮制方法和食疗养生实践等，是研究中国古代医学史的绝好文本资料，具有重要的学术价值、文献价值和史料价值。尤其是类书中保存的临证医学知识，蕴藏着许多宝贵的疾病学、诊断学、药物学、方剂学、针灸学、传染病流行病学、病案学等知识，有待医学界进一步发掘和利用；其引用的文献书目有着重要的文献学价值，对于深入开展医学文献学、目录学、校勘学、版本学、音韵学、训诂学、辑佚学等研究有着不可替代的重要作用；其辑录的医学学科史内容，是研究医学知识史、医学制度史、医学人物史、医学教育史、疾病学史、瘟疫防治史、药物炮制史、医学病案史、食疗养生学史、畜牧兽医史、中外医学交流史等方面不可或缺的重要史料来源。

自中国首部类书《皇览》创立"随类相从"③的编辑体例以来，儒家经典《周易·系辞上》提出的"方以类聚，物以群分"④便成为类书最重要的分类

---

① 梁启超. 中国近三百年学术史 [M]. 上海：上海古籍出版社，2014：258.

② [宋]周必大. 玉堂类稿：卷二，内制·李彦颖辞免差权提举国史院实录编修国朝会要不允诏，庐陵周益国文忠公集：卷一〇五 [M]// 周必大全集，第2册. 王蓉贵，[日]白井顺，点校. 成都：四川大学出版社，2017：969.

③ [晋]陈寿. 三国志：卷二，魏书·文帝纪 [M]. 北京：中华书局，1971：88.

④ [唐]孔颖达. 周易正义：卷七，系辞上 [M]//[清]阮元，校刻. 十三经注疏. 北京：中华书局，1982：76.

原则，意思是说同类事物相聚一处，不相杂也。类书收载原始文献的范围极其广泛，"类事之书，兼收四部，而非经、非史、非子、非集"①，既包含中国古代政治、经济、文化、军事、外交、宗教方面的知识（如帝王部、后妃部、偏霸部、皇亲部、封建部、职官部、兵部、州郡部、政理部、产业部、人事部、逸民部、宗亲部、礼仪部、乐部、文部、学部、治道部、刑法部、释部、道部、奉使部、四夷部等），也包含社会生活方面的知识（如仪式部、服章部、服用部、珍宝部、布帛部、资产部、百谷部、饮食部、火部、休征部、咎征部、神鬼部、妖异部等），而且还包含了中国古代科学、技术与医学史方面的知识（如天部、时序部、方术部、疾病部、气象部、工艺部、器物部、杂物部、舟部、车部、兽部、羽族部、鳞介部、虫豸部、木部、竹部、果部、菜茹部、香部、药部、百卉部等）。

在类书的编撰体例和大小类目中，医学内容占有非常重要的地位。从三国曹魏时期出现的第一部类书《皇览》，到唐代四大类书《北堂书钞》《艺文类聚》《初学记》《白氏六帖》，宋代四大官修类书《太平御览》《太平广记》《文苑英华》《册府元龟》和私家类书《玉海》《全芳备祖》《事林广记》，再到明清时期出现的大型官修类书《永乐大典》《钦定古今图书集成》和《御定渊鉴类函》等，类书中医药学知识的分类更加细密，收载文献的种类、数量和内容大为增加。无论是综合性类书还是专科性类书，重视医学文献的原始性、实用性和资料性是其最大的特点。

本书选择唐宋时期类书中的医药学知识作为研究对象，是因为类书集中体现了统治阶级和编撰者的目的与要求，这些经过人为地、有意识地选择的医学文献史料，一方面体现了类书"方以类聚"和"随类相从"的编撰原则及编排方法，另一方面又体现了类书强大的"资料性""实用性"和"借鉴性"功能。因此，类书中包含了大量内容丰富且实用性较强的医药学知识，对于深入研究中国古代医学文献学史、医学知识史、医学制度史、医学人物史、医学教育史、疾病学史、瘟疫防治史、药物学史、医学病案史、食疗养生学史、

---

① ［清］永瑢，纪昀. 四库全书总目：卷一三五，子部·类书类一 [M]. 北京：中华书局，2003：1141.

畜牧兽医学史、中外医学交流史等具有极其重要的价值。

本书选择唐宋时期类书中的医药学知识作为研究内容，主要是基于对以下一些问题的关注和思考。

一是唐宋类书著作的编撰思想和编辑体例如何影响医学文献史料的选择与收录？在中国古代政府和文人持续不断地进行类书编撰活动中，医药学知识占有何种地位？医药学知识的分类先后发生了哪些显著的变化？类书作为中国古代官、私医书传播的重要载体之一，保存了许多今日已见不到的古代医书，如魏晋南北朝至隋唐间医著《四海类聚方》《玄感脉经》《玉匮针经》《辅行诀脏腑用药法要》《黄帝明堂经》《桐君药录》《华佗别传》《药辨诀》《神仙服食》《姚大夫集验方》等，唐末时即已亡佚，宋以后学者亦未能见其书，但唐宋类书中却保存了大量佚书佚文。因此，类书成为我们编辑古代医部目录、辑录古代医书佚文和研究古代医学知识传播的重要资料，对于了解中国古代医学在不同时期的发展具有重要的现实意义。如宋代官修类书《太平御览》，共1 000卷，分55门，各门之下又分若干类，计约5 474类；卷首《经史图书纲目》征引古书1 690余种，"外有古律诗、古赋铭箴、杂书等类，不及具录"[1]。据熊毓兰辑录《〈太平御览〉引书引文要目》最新统计，《太平御览》征引古籍2 157种[2]。《太平御览》"疾病部"，共6卷，保存了大量极为珍贵的古代医学佚书和现今流传的医书。其"总叙疾病"部分有关疾病概念的解释，引用古籍60余种，大凡医家、儒家、道家、墨家、法家、杂家等学说，无不采纳；"药部"，共10卷，有关"药"的解释就引用了52种古代文献。类书中引用的这些著作，除部分保留下来外，绝大部分已经散佚，尤其是两汉、魏晋南北朝和隋唐时期流传的写本文献散佚尤为严重，幸赖这些类书的征引而保存了部分或全部佚文。

二是唐宋类书中医药学知识的主要内容是什么？跟医书原著相比，类书中的医学文献史料有何特点？类书中医药学知识的来源包含了哪些领域，除

---

① [宋]李昉，等撰. 太平御览：卷首，太平御览经史图书纲目[M]. 北京：中华书局，1995：20.

② 熊毓兰，辑录. 《太平御览》引书引文要目[M]//[宋]李昉，等编. 太平御览：卷末. 夏剑钦，等校点. 石家庄：河北教育出版社，2000：1020-1055.

了医学著作本身以外，是否还包含了其他内容？现存唐宋类书的目录分类和内容显示，类书中包含了大量医部文献书目、医籍原文和后世医家注释，包含医学基础理论、伤寒金匮、临床诊法、针灸推拿、临证各科、医学本草、药物炮制、方剂应用、延年养生、医案医话、医论医史、医家人物传记，以及与医学有关的典故、文艺、记事、诗词、碑刻等知识。尤其是有关疾病临证实践经验的总结，如中风、伤寒、伤暑、寒疟、诸气、脚气、小肠气、气块、脾胃、霍乱、痰饮、咳嗽、诸虚、积热、泄泻、痢疾、眼目病、口齿病、咽喉病、痈疽、疮癣、肠风、痔漏、妇人带下、崩中、血闭、胎产、小儿诸疾等病因、病症及验效方剂，表现出了一定的创新。这些内容既有医学基础理论，也有病名考证、分科治疗、方剂组成等，包含了唐代医学四科和宋代医学九科、十三科的所有内容，具有一定的临床实用价值，可以用来研究宋代以前中国古代医学的发展和演变。

三是唐宋类书对传播医药学知识产生了何种影响？作为"百科全书"式的资料汇编，类书保存了哪些珍贵的医学文献史料？对于研究医学文献学、目录学、版本学、校勘学、音韵学、训诂学、辑佚学的发展，以及辑录、复原古代医籍佚文，编撰类书医学著作目录，有着怎样的价值和影响？类书中所征引的医书原文，不仅保存了中国古代大量的接近原作的珍贵资料，以供校勘典籍、检索诗词文句、查检医事制度出处之用，而且绝大多数内容一一注明出处，便于查证，因此它又是一部查找中医药古籍文献的专题资料工具书，可以校勘传世的古医籍著作。

四是影响唐宋类书编撰的主要因素是什么？皇帝、政府和文人在类书编撰中扮演了何种角色，这一活动对保存官府及民间医药学知识产生了何种影响？类书编撰作为历代政府加强统治和推行文教的重大举措，受到历朝皇帝、政府官吏和文人的高度重视，先后组织编撰了大量的、体裁各异的综合性类书和专科性类书。随着类书种类的增多和收载史料范围的扩大，类书的功能也发生了显著的变化，从最初作为封建帝王了解治国理政经验和士人科举考试之用，到最终演变为保存和传播中国文化的重要载体。在各种类书里，医学方面的著述占有很大比重，对研究古代中医学、中药学、针灸学和中外医学交流颇有参考和借鉴之处。

五是在"唐宋变革"[①]的学术影响下，唐宋类书的体例是否发生变化？这种变化对医药学知识的选取和传播产生了何种影响？唐宋类书有一个共同的特性：从类书属性来看，唐宋类书以官修类书为主，私家撰修类书为辅，产生于唐代的专科类书在宋代获得了巨大的发展；从编撰体系、编撰体例和内容组成来看，唐宋类书表现出了相当的一贯性、连续性和创新性，包含了基础医学和临证医学知识的诸多方面；从引用文献资源的来源来看，唐宋类书收录了许多前代和当朝珍稀医学文献。类书中保存的这些征引自历代医学著作和非医学著作中的医学知识，颇具学术价值，是研究中国古代医学史的珍贵史料。

因此，本书选择唐宋时期类书中的医药学知识作为研究对象，采用整体研究和个案研究相结合的方法，全面系统地探究唐宋类书中医药学知识的分类编次、主要内容、资料来源和知识传播情况，进而解决和攻克类书中医药学知识出现的原因、背景、特点，以及古医籍散佚、辑录等学术问题和技术难关，具有重要的学术意义和现实借鉴意义。这项研究不仅拓展了中国古代医学史的研究，而且也丰富了中国古代科技史和文献学史的研究，有利于我们进一步开拓医学史研究的资料来源等问题，还能为我们现今如何认识、面对及处理现代医学知识的保存与传播等问题提供有益的借鉴。

二、国内外相关研究的概况、水平及发展趋势

类书中医学内容的研究，早在南宋时期就已引起学者们的重视。例如，南宋王炎利用本草类书《嘉祐补注神农本草》的记载，首次辑录《神农本草经》佚文，撰成《本草正经》3 卷，今已散佚[②]。曾慥在《类说》中利用医书、

---

① 韩毅. 唐宋学术思想与文化史变迁研究综述 [M]// 李华瑞."唐宋变革"论的由来与发展. 天津：天津古籍出版社，2010：448-504.

②［宋］王炎. 双溪文集：卷九，本草正经序 [M]// 清钞本. 宋集珍本丛刊，第63册. 北京：线装书局 2004：123-124.

类书和其他资料等辑录《内经》①和《难经》②佚文。明清时期，从类书中辑录、复原前代医书取得了重要的成就，明代官修类书《永乐大典》引用宋、元以前医籍达133种，其中全部散佚者24种，现存者109种。清代乾隆年间官修《钦定四库全书》时，从《永乐大典》中辑出医籍11种，可从历代医籍辑出者14种③。宋代王衮撰《博济方》5卷，苏轼、沈括撰《苏沈良方》8卷，董汲撰《旅舍备要方》1卷，王贶撰《全生指迷方》4卷，夏德撰《卫生十全方》3卷、《奇疾方》1卷，佚名撰、郭稽中补《产育保庆集》2卷，严用和撰《济生方》8卷等医书，均为《永乐大典》本。清马国翰从各种类书中辑录的《玉函山房辑佚书》，黄奭辑录的《黄氏逸书考》，严可均辑录的《全上古三代秦汉三国六朝文》，周鲁辑录的《类书纂要》等著作，也包含了某些珍贵的前代散佚医学著作。

20世纪以来，学术界关于中国古代类书的研究与整理取得了显著的成就，其中某些内容包含了唐宋类书的资料来源与流传情况，主要包括以下四个方面。

一是关于类书通史和断代史的研究。如张涤华《类书流别》④，戴克瑜、唐建华《类书的沿革》⑤，胡道静《中国古代的类书》⑥，夏南强《类书通论》⑦，赵含坤《中国类书》⑧，孙永忠《类书渊源与体例形成之研究》⑨，戚志芬《中国的类书、政书和丛书》⑩，刘全波《类书编纂与类书文化》⑪、

①［宋］曾慥，编纂. 类说校注：卷三七，内经 [M]. 王汝涛，校注. 福州：福建人民出版社，1996：1112.
②［宋］曾慥，编纂. 类说校注：卷三七，难经 [M]. 王汝涛，校注. 福州：福建人民出版社，1996：1113.
③ 王瑞祥，撰. 永乐大典医书辑本（一）[M]. 北京：中医古籍出版社，2010：3.
④ 张涤华. 类书流别 [M]. 重庆：商务印书馆，1943：1-82.
⑤ 戴克瑜，唐建华. 类书的沿革 [M]. 成都：四川省图书馆学会，1981：1-104.
⑥ 胡道静. 中国古代的类书 [M]. 北京：中华书局，1982：1-153.
⑦ 夏南强. 类书通论 [M]. 武汉：湖北人民出版社，2001：1-181.
⑧ 赵含坤. 中国类书 [M]. 石家庄：河北人民出版社，2005：1-536.
⑨ 孙永忠. 类书渊源与体例形成之研究 [M]// 潘美月，杜洁祥. 古典文献研究辑刊：4编，第3册. 台北：花木兰文化出版社，2007：1-178.
⑩ 戚志芬. 中国的类书、政书与丛书 [M]. 北京：商务印书馆，1991：1-81.
⑪ 刘全波. 类书编纂与类书文化（上）[J]. 寻根，2017（1）：43-53；刘全波. 类书编纂与类书文化（下）[J]. 寻根，2017（2）：32-37.

《类书研究通论》^①等著作，从通史的角度详细地介绍了中国类书的性质、起源、类型、分期、成就和作用。关于某一时期类书的研究，有刘全波《魏晋南北朝类书编纂研究》^②，雷敦渊《隋代以前类书之研究》^③，刘刚《隋唐时期类书的编纂及分类思想研究》^④，王燕华《中国古代类书史视域下的隋唐类书研究》^⑤，王家琪《唐宋类书目录体系研究》^⑥，赵立凡《唐宋类书出版对比研究》^⑦，张围东《宋代类书之研究》^⑧，王利伟《宋代类书研究》^⑨《宋代类书在中国古代类书编纂史上的地位》^⑩，王珂《〈宋史·艺文志·类事类〉研究》^⑪等，详细地介绍了中国历史上不同时代类书的编撰体例、主要内容、流传情况以及对中国古代学术产生的影响。李良松、郭洪涛在《中国传统文化与医学》一书中，也注意到唐宋六部类书中医学史料的价值^⑫。

二是关于唐宋时期某一重要类书的研究。如宋华玲《虞世南和〈北堂书钞〉》^⑬，韩建立《〈艺文类聚〉编纂研究》^⑭，张雯《〈白氏六帖事类集〉研究》^⑮，周生杰《〈太平御览〉研究》^⑯，宋婷《论〈文苑英华〉的编纂体例

---

① 刘全波. 类书研究通论 [M]. 兰州：甘肃文化出版社，2018：1-214.
② 刘全波. 魏晋南北朝类书编纂研究 [M]. 北京：民族出版社，2018：1-392.
③ 雷敦渊. 隋代以前类书之研究 [M]// 潘美月，杜洁祥. 古典文献研究辑刊：13编，第4册. 台北：花木兰文化出版社，2011：1-304.
④ 刘刚. 隋唐时期类书的编纂及分类思想研究 [D]. 长春：东北师范大学，2004：1-77.
⑤ 王燕华. 中国古代类书史视域下的隋唐类书研究 [M]. 上海：上海人民出版社，2018：1-315.
⑥ 王家琪. 唐宋类书目录体系研究 [D]. 桂林：广西师范大学，2016：1-45.
⑦ 赵立凡. 唐宋类书出版对比研究 [D]. 西安：陕西师范大学，2018：1-36.
⑧ 张围东. 宋代类书之研究 [M]// 潘美月，杜洁祥. 古典文献研究辑刊：初编，第5册. 台北：花木兰文化工作坊，2005：1-162.
⑨ 王利伟. 宋代类书研究 [D]. 成都：四川大学，2005：1-103.
⑩ 王利伟. 宋代类书在中国古代类书编纂史上的地位 [J]. 辞书研究，2010(5)：142-151.
⑪ 王珂. 《宋史·艺文志·类事类》研究 [M]. 杭州：浙江大学出版社，2015：3-222.
⑫ 李良松，郭洪涛. 中国传统文化与医学 [M]. 厦门：厦门大学出版社，1990：195-217.
⑬ 宋华玲. 虞世南和《北堂书钞》[J]. 文史杂志，2007(3)：68-69.
⑭ 韩建立. 《艺文类聚》编纂研究 [D]. 长春：吉林大学古籍研究所，2008：1-294.
⑮ 张雯. 《白氏六帖事类集》研究 [D]. 上海：上海社会科学院，2015：1-88.
⑯ 周生杰. 《太平御览》研究 [M]. 成都：巴蜀书社，2008：1-458.

及其价值》①，林耀琳《〈册府元龟〉编撰考》②，刘军军《〈册府元龟〉考述》③，贾素玲《〈册府元龟〉的编纂、版本及对后世类书的影响》④，王珂《宋元日用类书〈事林广记〉研究》⑤，彭婵娟《〈玉海·艺文〉所引宋代文献研究》⑥，冯洪钱《我国最早的一部植物学辞典出自温岭——宋陈景沂编撰〈全芳备祖〉巨著考证》⑦，以及王丽、和中浚《〈太平御览·疾病部〉外科资料的内容和特点》⑧，王同宇《〈太平御览〉引用中医药书籍的整理研究》⑨，王丽芬、孟永亮《〈太平御览·疾病部〉文献考述》⑩，石文珍《古代名医形象的异化及原因——以〈太平广记·医部〉与正史的区别为例》⑪，曹雨《〈太平广记〉疾病叙事研究》⑫，姚大勇《〈事林广记〉医药资料探微》⑬ 等，介绍了唐宋时期综合类书和专科类书的编撰情况、编辑体例、刊刻流传和医学文献等内容。

　　三是关于唐宋时期类书文献的整理与出版。如文怀沙主编《隋唐文明·唐代类书选录》⑭，董治安主编《唐代四大类书》⑮，翟金明、李燕主编《子部

　　① 宋婷. 论《文苑英华》的编纂体例及其价值 [J]. 河南科技大学学报（社会科学版），2017（1）：55-59.

　　② 林耀琳.《册府元龟》编撰考 [J]. 钦州学院学报，2015（1）：92-95.

　　③ 刘军军.《册府元龟》考述 [J]. 图书馆学刊，2017（7）：130-132.

　　④ 贾素玲.《册府元龟》的编纂、版本及对后世类书的影响 [J]. 河南图书馆学刊，2013（7）：135-137.

　　⑤ 王珂. 宋元日用类书《事林广记》研究 [D]. 上海：上海师范大学，2010：1-174.

　　⑥ 彭婵娟.《玉海·艺文》所引宋代文献研究 [D]. 桂林：广西师范大学，2016：1-79.

　　⑦ 冯洪钱. 我国最早的一部植物学辞典出自温岭：宋陈景沂编撰《全芳备祖》巨著考证 [J]. 农业考古，2003（3）：264-265.

　　⑧ 王丽，和中浚.《太平御览·疾病部》外科资料的内容和特点 [J]. 辽宁中医药大学学报，2011（4）：60-63.

　　⑨ 王同宇.《太平御览》引用中医药书籍的整理研究 [D]. 沈阳：辽宁中医药大学，2018：1-55.

　　⑩ 王丽芬，孟永亮.《太平御览·疾病部》文献考述 [J]. 世界中西医结合杂志，2018（8）：1058-1061.

　　⑪ 石文珍. 古代名医形象的异化及原因：以《太平广记·医部》与正史的区别为例 [J]. 文教资料，2018（35）：115-117.

　　⑫ 曹雨.《太平广记》疾病叙事研究 [D]. 南昌：华东交通大学，2019：1-63.

　　⑬ 姚大勇.《事林广记》医药资料探微 [J]. 中医药文化，2007（2）：32-33.

　　⑭ 文怀沙. 隋唐文明·唐代类书选录 [M]. 苏州：古吴轩出版社，2005.

　　⑮ 董治安. 唐代四大类书（全3册）[M]. 北京：清华大学出版社，2003.

辑佚文献汇编》（全24册）①，以及近现代学者、图书馆和出版社等整理的唐宋类书影印本、点校本等，是研究唐宋类书中医学文献内容、来源与传播的珍贵资料。庄芳荣编《中国类书总目初稿·书名·著者索引篇》，为查阅历代类书流传情况提供了便利②。

四是关于唐宋时期类书中医学文献的整理、辑录与复原，学者们给予了相当的重视，突出地表现在前代医书佚文的辑录和部分珍贵中医古籍的复原方面。关于医学类书的作用与价值研究，有王者悦《中医类书浅谈》③，董少萍《略论类书在中医学术发展中的作用》④，田淑芹《中医类书的作用与类型》⑤，曹瑛《论古代中医类书的特点和价值》⑥等，论述了中国古代医学类书的形成、发展与存佚情况。关于医学文献的辑佚与整理，有何时希编校《珍本女科医书辑佚八种》，包括《产经》《子母秘录》《产乳集验方》《产书》《万全护命方》《产育保庆集》《便产须知》和《女科医书佚文丛钞》⑦；马继兴辑《神农本草经辑注》《摄生养性论》《养寿》《养生要》《老子养生要诀》等⑧，王兴法辑校《雷公炮炙论》辑佚本⑨，范行准辑佚《全汉三国六朝唐宋方书辑稿》11种⑩，尚志钧整理《吴氏本草经》辑校本、《名医别录》辑校本、《本草经集注》辑校本、《开宝本草》辑复本、《嘉祐本草》辑复本、《本草图经》辑校本⑪，冯汉镛编《张仲景方论》辑佚、《申苏方》辑佚、《广济方》辑佚、《海上集验方》辑佚、《传信方》辑佚、《续传信方》辑佚、《广南四时摄生论》辑佚、

① 翟金明，李燕. 子部辑佚文献汇编（全24册）[M]. 北京：国家图书馆出版社，2018.

② 庄芳荣. 中国类书总目初稿·书名·著者索引篇 [M]. 台北：学生书局，1983：13-104.

③ 王者悦. 中医类书浅谈 [J]. 吉林中医药杂志，1983（6）：42-43.

④ 董少萍. 略论类书在中医学术发展中的作用 [J]. 中医文献杂志，2000（4）：5-7.

⑤ 田淑芹. 中医类书的作用与类型 [J]. 中医药学报，2005（1）：56-58.

⑥ 曹瑛. 论古代中医类书的特点和价值 [J]. 辽宁中医药大学学报，2008（4）：178-180.

⑦ [隋] 不知名人，等著. 何时希，编校. 珍本女科医书辑佚八种 [M]. 上海：学林出版社，1984：1-116.

⑧ 马继兴. 中国出土古医书考释与研究：中卷 [M]. 上海：上海科学技术出版社，2015：1-933.

⑨ [南北朝] 雷敩，撰. 雷公炮炙论（辑佚本）[M]. 王兴法，辑校. 上海：上海中医学院出版社，1986：1-128.

⑩ 范行准，辑佚. 全汉三国六朝唐宋方书辑稿 [M]. 梁峻，整理. 北京：中医古籍出版社，2019.

⑪ 尚志钧，撰. 本草人生：尚志钧本草文献研究文集 [M]. 上海：上海中医药大学出版社，2007：23-378.

《岭南方》辑佚、《南行方》辑佚、《家藏经验方》辑佚等 20 种医书，以及孟子邹辑校《孟诜食疗作品辑录》①，高文铸辑校《小品方》② 等，一方面大量征引了医学文献史料，另一方面又引用了类书中保存的医学文献史料。

自 2015 年以来，笔者以唐宋类书中的医学知识为研究对象，深入地探究了类书中疾病部、药部、医部、香部等所反映的医学史问题，取得了一定的成就。例如，《宋代对补骨脂的认识及其临床应用》一文通过对《艺文类聚》《北堂书钞》《太平御览》《册府元龟》《全芳备祖》等类书中有关补骨脂的记载，结合今本传世本草、方书文献，认为补骨脂是一味重要的中药材，原产于海外，唐代由蕃商传入中国，宋代时受到政府、医学家和文人的高度重视，并被广泛应用于治疗诸虚引起的五劳七伤、下元虚冷、肾冷精流、阳痿早泄、腰膝酸痛、妇人血气、堕胎、小便频数、遗尿，以及外用治疗风虫牙痛、跌仆伤损、疮肿等症③。《〈艺文类聚〉中"药香草部"的主要内容、文献来源与传播情况》一文，认为《艺文类聚》是中国现存最早的一部官修类书，书中的"药香草部"是自《神农本草经》问世以来，首次在非医学著作中以"随类相从"体例编辑的大型药物学资料汇编。"药香草部"收载常用药物 11 种、香草药物 28 种、菜蔬药物 4 种，引用文献约 517 种，不仅详细地介绍了药物的名称、来源、分布、采摘时间、入药部位、炮制和主治病症，而且还收载了大量的医学病案、医学人物和医学典故等，在中国药物史上占有重要的地位④。《〈初学记〉中医学知识的主要内容、文献来源与传播情况》一文，认为《初学记》中的医学知识是按类书"以类相从"的原则和体例编排，其内容包含历代医家传记、药物学知识、普通疾病防治等，对医学文献原文的保存和知识传播产生了重要影响，不仅受到历代官府的重视，而且在唐以后得到广泛的传播。《初学记》中的医学内容不仅成为唐朝皇家教育和科举考试的教材，而且也成

---

① 孟子邹，校注. 孟诜食疗作品辑录 [M]. 北京：中医古籍出版社，2012：1-351.

② [南北朝] 陈延之，撰. 小品方 [M]. 高文铸，辑校注释. 北京：中国中医药出版社，1995：1-258.

③ 韩毅，李伟霞. 宋代对补骨脂的认识及其临床应用 [J]. 河北大学学报（哲学社会科学版），2015，40（3）：24-32.

④ 韩毅，梁佳媛. 《艺文类聚》中"药香草部"的主要内容、文献来源与传播情况 [J]. 中医文献杂志，2016，34（5）：1-6；中医文献杂志，2016，34（6）：16-18.

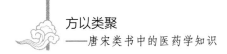
为后世编撰类书、辑补医籍和研究唐中期以前医学知识演化的重要史料来源之一，具有极高的医史文献学价值[①]。

总体来看，学术界尤其是文学界对类书的研究取得了较大的成果，但对类书中医药学知识的内容、来源及其传播的研究则较少。医学史界虽有学者对类书给予了重视，但主要集中在辑录和校补前代医书方面，较少涉及类书中医药学知识的主要内容、文献来源和传播情况等。至于从"科技知识的创造与传播"的新视角，系统地探究唐宋类书中医药学知识的分类编次、主要内容、资料来源、知识传播和发展演变情况，进而分析类书中医药学知识出现的原因、背景、特点及其与原本医书的关系，以及编排、辑佚、复原新医书等，目前的研究极其薄弱，有进一步深入探讨的必要。

三、本书的主要内容与学术创新之处

中医药学，"是以中国传统的社会历史文化为背景的医药体系，有别于近代从西方传入的现代医学体系，故又称中国传统医学"。从现代学科来看，"中医药学是中医学和中药学的合称，但两者的基础理论是统一的"。其中，中医学是"研究人体生命活动中健康与疾病转化规律及其预防、诊断、治疗、康复和保健的一门综合性学科"；中药学"是根据中医理论体系研究药物理论、方法和技术，包括药物来源、采集、炮制、性味、功用、配伍法则和临床应用等知识的系统学科"[②]。中国古代类书既收集了大量与中医学有关的内科、外科、妇科、儿科、五官科及其诊断学、治疗学、针灸学、养生康复学等内容，又收集了大量与中药学有关的本土药物和外来药物等内容。这些人为有目的"类聚"的医药文献，涵盖了中国古代医学的方方面面，对研究中医学、中药学有相当重要的参考和借鉴价值。

本书以唐宋官、私类书《艺文类聚》《初学记》《北堂书钞》《白氏六帖》《太平御览》《太平广记》《文苑英华》《册府元龟》《玉海》《全芳备祖》《事

---

① 韩毅，潘建平.《初学记》中医学知识的主要内容、文献来源与传播情况 [M]// 吕变庭.科学史研究论丛，第4辑.北京：科学出版社，2018：3-26.

② 李经纬，余瀛鳌，蔡景峰，等.中医大辞典 [M].2版.北京：人民卫生出版社，2004：272.

林广记》11 部著作中的医学文献史料为研究对象，全面系统地探究唐宋类书中医药学知识的分类编次、主要内容、史料来源和知识传播情况，进而解决和攻克类书中医药学知识出现的原因、背景、特点，以及古医籍散佚、辑录等学术问题和技术难关，构建类书中医药学知识来源和传播的主要史实与机制，分析影响唐宋类书发展的各种复杂因素，从而达到提升和拓展中国医学史研究的目的，为现代临床疾病诊疗、药物炮制、医学教育制度的建立、医家思想传承等提供历史依据和医学借鉴。

（一）本书的主要内容

第一章"绪论"，主要介绍研究唐宋类书中医药学知识的意义，国内外研究状况的历史回顾，本书研究的主要内容与学术创新，史料来源、数据的解释及统计方法，研究理论与研究方法等。

第二章"唐宋时期类书的编撰情况与医药学知识的分布"，重点探究类书的概念、组成、特点、功能和分类，类书的编撰体例、发展阶段和主要内容，类书中医药学知识的分布情况及其文献价值和史料价值等。

第三章"唐代官修类书中医药学知识的内容、来源与传播"，重点探究唐初官修类书《艺文类聚》中医药学知识的内容、来源与传播，唐代中期官修类书《初学记》中医药学知识的内容、来源与传播，唐代官修类书中医药学知识的特点、传播与利用情况等。

第四章"唐代私家类书中医药学知识的内容、来源与传播"，重点探究隋末唐初虞世南编撰《北堂书钞》中医药学知识的内容、来源与传播，唐代中期白居易编辑《白氏六帖》中医药学知识的内容、来源与传播，唐代私家类书中医药学知识的特点、传播与利用情况等。

第五章"宋代官修类书中医药学知识的内容、来源与传播（上）"，重点探究宋朝官修类书《太平御览》《册府元龟》的编撰过程、知识分类和版本流变，医药学知识的主要内容、来源和传播情况，医药学知识的选取原则、编辑特点和影响因素，分析时政类类书收载医药学知识的目的、范围、意义等史实和机制。

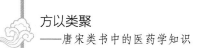
第六章"宋代官修类书中医药学知识的内容、来源与传播（下）"，重点探究宋朝官修类书《太平广记》《文苑英华》的编撰过程、知识分类与版本流传，医药学知识的主要内容、来源与传播情况，分析小说、文学类类书收载医药学知识的目的、范围、意义等史实和机制。

第七章"宋代私家类书中医药学知识的内容、来源与传播"，重点探究宋代私家类书编撰之风的盛行与医学知识选录的多样化，科举类类书《玉海》中的医学书目文献学知识，植物学类书《全芳备祖》中的药物学知识，民间日用类书《事林广记》中的通俗医药学知识，宋代私家类书中医药学知识的特点、传播与利用情况等内容，分析私家类书中收载医药学知识的目的、范围、意义等史实和机制。

第八章"唐宋时期类书中医药学知识来源与传播的机制、特征和影响因素"，重点探究类书中医药学知识来源与传播的主要机制，类书中医药学知识的主要特征与学术创新，影响唐宋类书中医药学知识辑录与传播的主要因素等内容。

第九章"唐宋时期类书中医药学知识的重要作用、学术价值与历史借鉴"，重点探究唐宋类书中医药学知识的重要作用与学术价值，类书中医药学知识与中国医学文献学史、中国古代医学史、中外医药学交流史研究，总结类书中医药学知识的历史借鉴、临证应用与主要局限等。

总之，通过对唐宋类书中医药学知识类聚与传播的研究和分析，深入地探究医学知识进入类书的内在机制，提出有关研究和思考类书中医药学知识的内容、来源与传播的线索与范式，推进传统史学的史料开掘与医学史研究的题材拓展，并据此解析若干重要医书形成与传播的情况，进而总结医学知识在类书中的地位、作用和价值，为现代医药学史研究提供参考。

（二）本书的学术创新之处

本书在研究视角、研究内容、研究方法和资料利用等方面呈现出了一定的创新，主要包括以下五个方面。

第一，本书系统地梳理了唐宋类书产生的时代背景、编纂过程、版本流传、存佚情况、主要内容、体例创新和特殊功用等。在此基础上，分析了官修类书和私家类书、综合类书和专科类书收载医学文献史料及医学知识的特点，总结时政类类书、小说类类书、文学类类书、目录类类书、图谱类类书、植物类类书、金石类类书、音韵类类书和通俗性类书等选取、编排和传播医学知识的共性和差异。

第二，本书系统地探究了唐宋类书中医药学知识的主要内容、资料来源和传播情况，梳理类书中所反映的中国古代医学发展、创新及取得的成就，认识秦汉、魏晋南北朝、隋唐五代、宋辽夏金时期医学基础理论与临床实践经验相结合的发展历程，以及在疾病诊断学、病因病机学、本草学、方剂学、针灸学、食疗养生学和传染病防治等方面取得的进步。

第三，本书系统地考察了唐宋类书选取医药学知识的原则方法、变化规律与影响因素，揭示类书类医学知识在中国古代医学史研究中的重要地位，并对影响唐宋类书中医学知识来源与传播的重要因素，如医学的仁政功能和统治阶级的重视、士人获取知识的需求和科举考试的发展、类书体例的完善和医学古籍的散佚、战争的影响和士人的爱好等重要的学术问题和技术难关进行深入剖析与攻克。

第四，本书深入论述了唐宋类书中医药学知识的历史地位、学术价值和传播影响。类书自产生以后长时期保持旺盛的生命力，并受到历代学者乃至近现代学者的尊崇，是由类书本身兼具学术性、资料性和工具性的特点决定的，无论是官修类书，还是私家类书，均保存了丰富的医学史资料。这些史料既是校勘、辑佚、复原古医书的珍贵资料，也是研究医学知识来源与传播的重要史料，对这些珍贵的医学内容不应贬低或否定。

第五，本书深入考察了医药学知识被类书选取、编排、传播以及再辑佚、再复原和再传播的过程及规律，以便为今后的研究提供一些更为有效的借鉴。同时，梳理历代学者利用类书辑佚前代医书的情况，整理出至今仍散布在类书中且未被辑录的医学书目，为今后学界的研究提供借鉴和参考。

总之，通过对唐宋类书中医药学知识的研究，我们可以更好地认识唐宋官、私类书遵循的"方以类聚"和"随类相从"原则对历代医学文献史料的汇辑与知识传播产生了重要影响。统治阶级的重视、政府的支持、士人获取知识的需求、科举考试的发展和类书新体裁的创立，成为唐宋类书中医药学知识来源与传播的主要动因。类书中收载的医学书目提要、医学诸科知识、医家人物事迹、疾病防治措施、药物炮制方法、验效方剂应用、医学病案实践等内容，具有较强的学术性、资料性、工具性和实用性，值得现代中医药学借鉴。尤其是类书中保存的有关病因病机学说和临床辨证施治指导下进行的疾病诊疗方法，瘟疫防治措施，经方的加减化裁和方剂创新，方剂名称和药物来源的考证，名医处方用药的规律，以及历代医学制度、医学教育、医学考试、医学律令、医学人才选拔、医学人物传记和医家学术思想等内容，成为现代利用类书研究传统医学史的重要途径。

四、本书的史料来源、研究理论与研究方法

类书是除医书原著以外，保存医学文献内容最多、医学种类最全的载体，也是探究中国古代医学文献流传和医学知识发展与演变的有效途径。

（一）史料来源

本书的史料来源，主要由以下五部分组成。

一是类书类文献。其中，魏晋南北朝至隋唐时期官、私类书有北齐祖珽等辑《修文殿御览》残卷，虞世南辑录《北堂书钞》，欧阳询撰《艺文类聚》，魏徵等编撰《群书治要》，徐坚等辑《初学记》，白居易著《白氏六帖事类集》，韩鄂撰《岁华纪丽》，张鷟撰《龙筋凤髓判》，李翰撰《蒙求》，林宝撰《元和姓纂》，陆龟蒙撰《小名录》等。宋代官、私类书有李昉等编《太平御览》《太平广记》《文苑英华》，王钦若等编《册府元龟》，吴淑撰《事类赋》，晏殊撰《晏元献公类要》，苏易简撰《文选双字类要》，刘攽撰《文选类林》，孙逢吉撰《职官分纪》，祝穆撰《古今事文类聚》，谢维新撰《古今合璧事类备要》，江少虞撰《皇朝事实类苑》，高承撰《事物纪原》，王应麟撰《玉海》《小学绀珠》《姓氏急就篇》，林駉撰《新笺决科古今源流至论》，陈景沂编辑《全芳备祖》，潘自牧编纂《记纂渊海》，陈傅良编《永嘉八面锋》，陈思撰《小字录》，杜门

撰《新刻锦带补注》，方凤辑《野服考》，李昭圮辑《太学新增合璧联珠声律万卷菁华》，陈元靓撰《事林广记》，刘达可辑《璧水群英待问会元》，刘应李辑《新编事文类聚翰墨全书》，吕祖谦辑《东莱先生分门诗律武库》《历代制度详说》，马永易撰《新辑实宾录》，裴良甫辑《十二先生诗宗集韵》，钱讽辑《回溪先生史韵》，任广撰《书叙指南》，任广辑《新刻吕泾野先生校正中秘元本》，邵思纂《姓解》，唐仲友撰《帝王经世图谱》，吴棫撰《韵补》，徐艺溥编《自号录》，杨伯嵓撰《六帖补》，孔传撰《六帖新书》，杨万里撰《诚斋四六发遣膏馥》，王芮撰《历代蒙求》，叶蕡辑《圣宋名贤四六丛珠》，叶廷珪撰《海录碎事》，章如愚辑《山堂先生群书考索》，章定撰《名贤氏族言行类稿》，赵崇绚撰《鸡肋》，周守忠辑《姬侍类偶》，以及佚名撰《锦绣万花谷》《群书会元截江网》《新编翰苑新书》《重广会史》等。元代类书有阴劲弦、阴复春编《韵府群玉》。明代类书有解缙等编《永乐大典》残本，陈耀文编《天中记》，冯梦龙评纂《太平广记钞》，俞安期纂辑《唐类函》，刘鸿训辑《玉海纂》等。清代类书有陈梦雷等编《古今图书集成》，陈元龙撰《格致镜原》，张廷玉等敕编《御定骈字类编》，张英、王士禛奉敕撰《御定渊鉴类函》等。这些类书著作是本书写作时的重要文献基础和参考资料。尤其是 20 世纪以来影印出版的《文渊阁四库全书》《续修四库全书》《四库全书存目丛书》《北京图书馆古籍珍本丛刊》等所载唐宋类书的写本、刻本、钞（抄）本和节选本等，为本书研究提供了便利。

　　二是历史类文献。包括唐代史学著作《旧唐书》《新唐书》《唐六典》《群书治要》《唐律疏议》《唐会要》，宋代史学著作《宋史》《续资治通鉴长编》《宋会要辑稿》《宋大诏令集》《皇朝编年纲目备要》《宋太宗皇帝实录》《建炎以来系年要录》《宋史全文》《续宋编年资治通鉴》《续编两朝纲目备要》《文献通考》《庆元条法事类》《宋朝诸臣奏议》《名公书判清明集》，以及唐宋时期的文集、笔记、地方志、奏议、诗词、墓志铭、传奇小说等，是本书研究的重要史料来源之一。20 世纪以来整理出版的《全唐文》《全唐诗》《全宋词》《全宋诗》《全宋文》《全宋笔记》《宋元方志丛刊》《宋元珍稀地方志丛刊》等，为本书资料的收集提供了便利。

三是医学史文献。包括唐宋时期官修医学本草、方书著作，医学家撰写的本草、方书、医案、脉诊、针灸著作及其序言、跋、敕文和牒文，以及宋以前辑佚类医学著作等。如冯汉镛辑《古方书辑佚》，孙星衍、孙冯翼辑《神农本草经》，顾观光辑《神农本草经》，王闿运辑《神农本草》，刘民叔辑《神农古本草经》，尚志钧辑佚《补辑肘后方》《名医别录》《吴普本草》《雷公药对》《雷公炮炙论》等20余种医学著作，何时希编校《珍本女科医书辑佚八种》，马继兴辑《神农本草经辑注》《摄生养性论》《养寿》《养生要》《老子养生要诀》，范行准辑佚《全汉三国六朝唐宋方书辑稿》11种，以及郑金生主编《海外回归中医善本古籍丛书》（全12册），曹洪欣主编《海外回归中医善本古籍丛书续编》（全10册）、《海外回归中医古籍善本集粹》（全24册）、《珍版海外回归中医古籍丛书》（全10册），胡国臣主编《唐宋金元名医全书大成》（全20册），徐林平主编《和刻本中医古籍珍本丛刊》（全95册），日本东洋医学研究会编《东洋医学善本丛书》（全40册）等，是本书研究的重要史料来源之一。

四是辑佚类文献。如明张溥辑《汉魏六朝百三名家集》，清严可均辑《全上古三代秦汉三国六朝文》、马国翰辑《玉函山房辑佚书》、黄奭辑《汉学堂丛书》（又名《黄氏佚书考》），翟金明、李燕主编《历代辑佚文献分类丛刊·子部辑佚文献汇编》（全24册）等，也包含了大量医学史资料。

五是近现代学者关于唐宋类书研究的相关论著和论文。这些论著和论文也是笔者关注的重点。如何借鉴和吸收前人研究成果，提高研究思路和研究方法，也是本书必须考虑的重要问题。

（二）研究理论与研究方法

首先，利用文献学和历史学的基本理论和方法，重点探讨类书的编撰思想、编撰体例、编撰方法、内容组成及医药学知识的分布情况，分析类书体裁的创新和学术分类的变化对医药学知识选取、编排和保存产生的重要影响。

其次，利用中医基础理论、中医诊断学、中医病因病机学、中药学、方剂学、中医养生学等理论和方法，重点探讨类书中医药学知识的主要内容，解决和攻克类书中医药学知识所反映的一些重大医学问题和技术难关，科学地揭示类书中医药学知识产生、发展、繁盛及其嬗变的过程。

最后，利用社会学和传播学的相关理论知识，探讨唐宋类书中医药学知识的地位、价值及其在国内外的传播影响与利用情况。

本书的研究方法，主要采取"整体—个案—整体"的研究思路，选择唐宋时期有代表性的官、私类书 10 余种进行重点研究。首先，介绍类书产生的背景、种类、内容及其影响因素，厘清类书的概念、特征及其变化，掌握医药学知识在类书中的分布及其所反映的医学问题。其次，采取个案研究的方法，探究类书中医药学知识的学术分类、主要内容、知识传播和知识应用等内容。最后，采用整体研究的方法，总结类书中医药学知识的地位、价值及其对中国古代医学史研究带来的影响。

总之，开展唐宋时期类书中医药学知识的内容、来源与传播研究，进而探讨医药学知识是如何被类书选取、编排、传播、辑佚、复原等重大学术问题，解析类书中医药学知识反映的学术分类、主要内容、资料来源、知识传播和发展演变情况，以及朝廷的重视及干预、类书编撰体例创新和科举教育制度改革对保存、传播医学知识产生的影响等，具有重要的学术意义和现实借鉴意义，还可以为现代中医药学和临床医学提供有益的参考及借鉴。

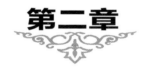

第二章

唐宋时期类书的编撰情况与
医药学知识的分布

　　类书是一种按"随类相从"[①]编辑体例整理的资料汇编，充分反映了儒家经典《周易·系辞》提出的"方以类聚，物以群分"的分类原则，具有"兼收四部，而非经、非史、非子、非集"[②]的特点，受到历代官府和文人的高度重视，成为中国古代知识体系最为庞杂、汇集文献种类最多的体裁。有关中国古代的科学、技术与医学知识，如天文、历法、算学、农业、气象、地理、医学、药物、动物、植物、纺织、建筑、水利、食品、机械、制造、工程等门类，无不收载于内。尤其唐宋类书，是现存医学著作以外收载医学内容最多的载体，保存了大量珍稀中国古代医学文献史料，不仅成为校勘、补遗和辑佚前代医学著作的重要资料，而且成为研究中国古代医学史的珍贵史料，具有十分重要的学术价值、文献价值、史料价值和应用价值。

　　本章重点探讨唐宋类书的编撰经过、主要内容、分类方法，系统地梳理医药学知识在类书中的分布情况、主要特点、史料价值和重要贡献。

第一节　类书的编辑体例、主要内容与文献价值

　　类书作为一种新型的体裁，出现于魏晋南北朝时期，完善于隋唐，兴盛

---

①［晋］陈寿. 三国志：卷二，魏书·文帝纪 [M]. 北京：中华书局，1971：88.
②［清］永瑢，纪昀. 四库全书总目：卷一三五，子部·类书类一 [M]. 北京：中华书局，2003：1141.

于两宋，形成了较为成熟的编辑体例和收文原则，收载了大量经部、史部、子部、集部中的文献史料及相关知识。

一、类书的产生与发展演变

（一）类书的出现与魏晋南北朝时期类书的编撰情况

类书按一定的编撰原则和编撰体例，广泛收载了中国古代不同时期出现的各种学科资料。关于类书出现的时间和代表性著作，宋代以来主要有三种说法。一是黄初元年（220年），魏文帝下诏桓范、刘劭、王象、韦诞、缪袭等敕编《皇览》120卷。晋陈寿撰《三国志》卷二"魏书·文帝纪"载："初，帝好文学，以著述为务，自所勒成垂百篇。又使诸儒撰集经传，随类相从，凡千余篇，号曰《皇览》。"[1] 五代后晋刘昫等撰《旧唐书》卷四七"经籍志下"将其列为类书出现的标志。宋代王应麟撰《玉海》坚持此说，明确指出"类事之书，始于《皇览》"[2]。清四库馆臣在吴淑《事类赋》提要中也说："类书始于《皇览》。"[3]《皇览》久已散佚，唐代时已不传，清王谟、孙冯翼、黄奭分别辑有《皇览》1卷流传[4]。二是梁元帝撰《古今同姓名录》3卷，"原本久佚"[5]。南宋晁公武撰《郡斋读书志》卷一四"子部·类书类"认为，梁元帝撰《古今同姓名录》是类书出现的标志，指出"类书之起，当在是时，故以此录为首"[6]。元马端临撰《文献通考》卷二二八"经籍考五十五"也坚持此说。清四库馆臣指出，"类书之存于今者，莫古于是，故仍录之以冠首"[7]，"类

---

① [晋]陈寿. 三国志：卷二，魏书·文帝纪 [M]. 北京：中华书局，1971：88.

② [宋]王应麟. 玉海：卷五四，艺文·类书 [M]. 南京：江苏古籍出版社，上海：上海书店，1987：1025.

③ [清]永瑢，纪昀. 四库全书总目：卷一三五，子部·类书类一 [M]. 北京：中华书局，2003：1145.

④ [清]孙冯翼，辑. 皇览 [M]// 续修四库全书：第1212册. 上海：上海古籍出版社，2002：1-8.

⑤ [清]永瑢，纪昀. 钦定四库全书简明目录：卷一四，子部十一·类书类 [M]//景印文渊阁四库全书，第6册. 台北：商务印书馆，1986：226.

⑥ [宋]晁公武，撰. 郡斋读书志校证：卷一四，子部·类书类 [M]. 孙猛，校证. 上海：上海古籍出版社，1990：646.

⑦ [清]永瑢，纪昀. 钦定四库全书简明目录：卷一四，子部十一·类书类 [M]//景印文渊阁四库全书，第6册. 台北：商务印书馆，1986：226.

事之书，莫古于是编矣……然发凡起例，终以此本为椎轮之始焉"①。三是北齐武平三年（572 年），尚书左仆射祖珽等撰《修文殿御览》360 卷，唐宋时全书俱存，明代以后逐渐散佚，今仅存钞本 1 卷②。南宋陈振孙撰《直斋书录解题》卷一四"子部·类书类"指出"案《唐志》类书，在前者有《皇览》《类苑》《华林遍略》等六家，今皆不存。则此书当为古今类书之首"③，认为南宋时尚存的《修文殿御览》是古今类书之首。可见，有关类书的起源，历代有不同的看法，其依据主要是类书的存佚情况，但绝大多数学者认为魏文帝下诏敕编的《皇览》是中国类书出现的标志。

类书出现以后，它在史学著作中的位置先后发生了两次较大变化。唐代魏徵等撰《隋书》卷三四"经籍志三"将其列入"子部杂家"之中，指出："杂者，兼儒、墨之道，通众家之意，以见王者之化，无所不冠者也。古者，司史历记前言往行，祸福存亡之道。然则杂者，盖出史官之职也。放者为之，不求其本，材少而多学，言非而博，是以杂错漫羡，而无所指归。"④五代后晋刘昫等撰《旧唐书》卷四七"经籍志下"中，首次在子部设"事类"，将类书著作从杂家中分离出来，单独创建编排类书的类目。宋仁宗庆历元年（1041年）成书的官修《崇文总目》是中国现存最早的一部由政府编撰的国家书目，在子部设有"类书类"。类书因此而得名，其在子部二十类中排列第十一，为后世所效法。嘉祐五年（1060 年）成书的《新唐书》卷五九"艺文志三"，继续采用了"类书类"的名称和分类方法，"类书"在全书丙部子录十七类中排列第十五，位于"杂艺术类"和"明堂经脉类"之间，共收类书 17 家、24 部、7 288 卷。从此之后，"类书类"的名称被后世史书艺文志、目录学著作和丛书类著作广泛采用，南宋郑樵《通志》、王应麟《玉海》、马端临《文献通考》等沿之。

---

① [清] 永瑢，纪昀. 四库全书总目：卷一三五，子部·类书类一 [M]. 北京：中华书局，2003：1141.

② [北齐] 祖珽，等辑. 修文殿御览 [M] // 续修四库全书，第 1212 册. 上海：上海古籍出版社，2002：9-16.

③ [宋] 陈振孙，撰. 直斋书录解题：卷一四，子部·类书类 [M]. 徐小蛮，顾美华，点校. 上海：上海古籍出版社，1987：423.

④ [唐] 魏徵，等. 隋书：卷三四，经籍志三 [M]. 北京：中华书局，1982：1010.

魏晋南北朝时期是中国类书形成的重要时期，出现了10余部类书著作。《皇览》是中国第一部类书，也是第一部官修类书，《三国志》载魏文帝曹丕下诏"使诸儒撰集经传，随类相从，凡千余篇，号曰《皇览》"①。这一时期编撰的官修类书，据《隋书》卷三四"经籍志三"记载，包括三国魏桓范、刘劭、王象、韦诞、缪袭等敕撰《皇览》120卷（约在隋唐以后散佚）。南朝时期官修类书包括梁武帝撰《金海》30卷，南朝齐东观学士奉齐高帝诏敕撰《史林》30篇，南朝梁徐勉、何思澄、顾协、刘杳、王子云、钟屿等奉梁武帝诏敕编撰《华林遍略》700卷（一作620卷），南朝梁陆罩、庾肩吾、徐摛等30余人奉梁简文帝诏敕编撰《法宝联璧》220卷，南朝梁元帝萧绎《古今同姓名录》1卷（又作2卷、3卷）等。北朝时期官修类书包括北齐后主武平三年（572年）祖珽敕撰《修文殿御览》（又名《呈寿堂御览》）360卷，收集了大量隋代以前的珍稀资料。北周武帝纂《无上秘要》100卷是中国较早的一部道教类书。

魏晋南北朝时期私人撰写的类书包括晋陆机撰《要览》3卷，南朝梁佚名撰《皇览》680卷，何承天汇编《皇览》123卷（一作122卷），徐爰汇编《皇览》50卷（一作84卷），佚名撰《皇览目》4卷，萧琛抄《皇览抄》20卷，崔安撰《帝王集要》30卷，刘峻撰《类苑》120卷，阮孝绪撰《七录》82卷，佚名撰《要录》60卷，刘杳撰《寿光书苑》200卷，陶弘景撰《学苑》100卷、《古今刀剑录》1卷，张缵撰《鸿宝》100卷，沈约撰《谥法》10卷，贺琛撰《谥法》3卷，裴子野撰《附益谥法》1卷，庾肩吾撰《采璧》3卷，朱澹远撰《语丽》10卷。南朝陈张式撰《书图泉海》20卷。北魏元晖撰《科录》270卷等②。

魏晋南北朝时期的类书"具备了后世类书发展所具有的全部特征，是类书发展的河源"③，但现已基本亡佚，仅有少数辑录本留存了下来。如桓范、刘劭、王象等敕撰《皇览》1卷，梁元帝撰《古今同姓名录》2卷，祖珽敕撰《修文殿御览》1卷等，跟原书相比，规模较小，内容较为简略。

---

① ［晋］陈寿. 三国志：卷二，魏书·文帝纪 [M]. 北京：中华书局，1971：88.

② ［唐］魏徵，等. 隋书：卷三四，经籍志三 [M]. 北京：中华书局，1982：1009-1010.

③ 刘全波. 魏晋南北朝类书编纂研究 [M]. 北京：民族出版社，2018：15.

（二）隋唐五代时期类书的编撰情况

隋唐五代时期是中国类书发展的重要时期。据《隋书·经籍志》《旧唐书·经籍志》《新唐书·艺文志》等记载，类书的分类思想、分类体系和社会功用进一步完善，收载原始文献史料的门类进一步增加，出现了大量时政类、科举类、宗教类和专科类类书等。

《旧唐书》卷四七"经籍志下"共收官、私类书22部，7 084卷，基本上收载了唐代及唐以前的类书，包括魏晋南北朝时期何承天撰《皇览》122卷，徐爰并合《皇览》84卷，刘孝标撰《类苑》120卷，刘杳撰《寿光书苑》200卷，徐勉撰《华林编略》600卷，张式撰《书图泉海》70卷，祖珽敕修《修文殿御览》360卷。隋代虞绰等撰《长洲玉镜》138卷。唐代欧阳询等撰《艺文类聚》100卷，虞世南撰《北堂书钞》173卷（又作160卷、174卷或不分卷），佚名撰《要录》60卷、《检事书》160卷，褚无量撰《帝王要览》20卷，孟利贞撰《玉藻琼林》100卷，武则天撰《玄览》100卷，许敬宗撰《累璧》400卷，孟利贞撰《碧玉芳林》450卷，张大素撰《策府》582卷，诸葛颖撰《玄门宝海》120卷，张大素撰《文思博要》并目录1 212卷，张昌宗等撰《三教珠英》并目录1 313卷[①]。

《新唐书》卷五九"艺文志三"收载官、私类书17家，24部，7 288卷，包括何承天并合《皇览》122卷，徐爰并合《皇览》84卷，刘孝标《类苑》120卷，刘杳《寿光书苑》200卷，徐勉《华林遍略》600卷，祖珽等《修文殿御览》360卷，虞绰等《长洲玉镜》238卷，诸葛颖《玄门宝海》120卷，张式《书图泉海》70卷、《要录》60卷、《检事书》160卷，《帝王要览》20卷，高士廉、房玄龄、魏徵等奉诏撰《文思博要》1 200卷并目录12卷，许敬宗《摇山玉彩》500卷，许敬宗等撰《累璧》400卷并目录4卷，许敬宗、李义府奉诏修撰《东殿新书》200卷，欧阳询、令狐德棻、袁朗、赵弘智等同修《艺文类聚》100卷，虞世南《北堂书钞》173卷，张大素《策府》582卷，武则天《玄览》100卷，张昌宗、李峤、崔湜等撰《三教珠英》1 300卷并目录13卷，孟利贞

---

①［后晋］刘昫，等. 旧唐书：卷四七，经籍志下 [M]. 北京：中华书局，1975：2045-2046.

《碧玉芳林》450卷、《玉藻琼林》100卷，王义方《笔海》10卷、《玄宗事类》130卷，徐坚、韦述、余钦等分撰《初学记》30卷，是光乂《十九部书语类》10卷，刘秩《政典》35卷，杜佑《通典》200卷，苏冕《会要》40卷，杨绍复、裴德融、崔璪等《续会要》40卷，陆贽《备举文言》20卷，刘绮《庄集类》100卷，高丘《词集类略》30卷，陆羽《警年》10卷，张仲素《词圃》10卷，元稹《元氏类集》300卷，白居易《白氏经史事类》30卷，王洛宾《王氏千门》40卷，于立政《类林》10卷，郭道规《事鉴》50卷，马幼昌《穿杨集》4卷，盛均《十三家贴》，窦蒙《青囊书》10卷，韦稔《瀛类》10卷、《应用类对》10卷，高测《韵对》10卷，温庭筠《学海》30卷，王博古《修文海》17卷，李途《记室新书》30卷，孙翰《锦绣谷》5卷，张楚金《翰苑》7卷，皮日休《鹿门家钞》90卷，刘扬名《戚苑纂要》10卷，袁说重修《戚苑英华》10卷①。

五代时期的官、私类书，由于《旧五代史》《新五代史》未有《经籍志》和《艺文志》，因而只能依靠宋代目录学著作的记载而加以分析。这一时期编撰的类书，主要有后蜀郭廷钧编《新修唐书事类》10卷，吴越范赞时撰《资谈》60卷，后蜀郭微撰《属文宝海》100卷，文谷撰《备忘小抄》10卷等。

根据《隋书》《旧唐书》《新唐书》和宋代史书、目录学著作的记载，隋唐五代时期政府官修类书，主要有隋炀帝敕令杜公瞻编撰《编珠》4卷，隋虞绰等奉敕撰《长洲玉镜》238卷，唐高祖时欧阳询等奉敕撰《艺文类聚》100卷，唐太宗贞观五年（631年）魏徵奉敕撰《群书治要》50卷，贞观十五年（641年）高士廉、房玄龄、魏徵等奉敕撰《文思博要》1 200卷并目录12卷，唐高宗显庆二年（657年）许敬宗、刘伯宗等奉敕撰《文馆词林》1 000卷，龙朔二年（662年）许敬宗、李义府奉诏编撰《东殿新书》200卷，武则天撰《玄览》100卷，武则天时张昌宗、李峤等敕撰《三教珠英》1 300卷并目录13卷，唐玄宗开元年间徐坚奉敕撰《初学记》30卷，开元二十二年（734年）十一月是光乂撰《十九部书语类》10卷，苏冕撰《古今国典》100卷、《会要》40卷，元和二年（807年）史馆修撰《元和姓纂》10卷并目录1卷等。

---

① ［宋］欧阳修，宋祁. 新唐书：卷五九，艺文志三 [M]. 北京：中华书局，1975：1562-1564.

隋唐五代时期个人撰写的私家类书，主要有虞世南撰《北堂书钞》160卷（一作173卷），贞观年间杜嗣先奉蒋王李恽之名编撰《兔园策府》30卷，许敬宗奉唐高宗太子李弘之命撰《摇山玉彩》500卷，虞世南、虞绰、庾自直撰《长洲玉镜》238卷，王彦威撰《续古今谥法》14卷，崔安撰《帝王集要》30卷，唐王勃撰《平台秘略》1卷，龙朔元年许敬宗等撰《累璧》400卷并目录4卷，刘绮庄撰《集类》100卷，白居易撰《白氏六帖》30卷，李途撰《记室新书》30卷，元稹撰《元氏类集》300卷，张大素撰《策府》582卷，邱光庭撰《古今姓字相同录》，刘扬名撰《戚苑纂要》10卷，袁说重修《戚苑英华》10卷，陆贽撰《备举文言》20卷，皇甫鉴撰《古城冢记》2卷，许塾撰《童子洽闻记》3卷，陆龟蒙撰《小名录》3卷，李商隐撰《金钥》2卷，张鷟撰《龙筋凤髓判》4卷，林宝撰《元和姓纂》18卷，五代后晋李瀚撰《蒙求集注》2卷，以及佚名撰《古镜记》1卷、《玉屑》15卷等，体裁多样，内容丰富。

隋唐五代时期的官、私类书，其特点是分类显著增多、征引资料丰富、文献来源多途、检阅查询方便。然而，除欧阳询《艺文类聚》、虞世南《北堂书钞》、徐坚《初学记》、白居易《白氏六帖》等类书留存外，大多数已失传。隋唐时期官、私类书的大量出现"是中国类书进入宋代蓬勃繁荣期的前站"[①]，为宋以后类书的大发展奠定了基础。尤其是类书中所载医学文献资料，是研究唐代以前中国医学史的珍贵史料。

（三）两宋时期类书的全面大发展情况

宋代是中国古代类书全面大发展的时期，类书的编撰受到宋朝皇帝、政府官吏和儒家士人的高度重视，不仅出现了大量的官修类书、私家类书和专科类书，而且在体裁方面出现了新型的提要类类书，详细地考证类书的书名、目录、卷数等。尤其是《太平御览》等官修类书的编撰，"无论是材料的选择辑录中所体现的严谨，还是编目与编次所反映的正统观念，都与北宋初期类书的转型有密切关系，同时也体现了这一时期帝王观的内涵"①。

宋朝官修《崇文总目》载类书46部，4 650卷②。宋朝官修《国史艺文志》，其《宋三朝志》载类书115部，5 119卷；《宋四朝志》载类书16部，514卷；《宋中兴志》载类书171家，197部，8 397卷③。宋朝个人所撰私家类书，收载了不同时期作者收藏和考证的类书部数和目录，如南宋郑樵撰《通志》卷六九"艺文略七·类书类"载132部，16 989卷。晁公武撰《郡斋读书志》卷一四"类书类"载类书55部，3 652卷。陈振孙撰《直斋书录解题》卷一四"类书类"载类书57部，3 691卷。尤袤撰《遂初堂书目·类书类》载类书70部，未载卷数。王应麟撰《玉海》卷五四"艺文"载类书92部，17 095卷。马端临撰《文献通考》卷二二八"经籍考"载类书66部，3 943卷。元朝官修《宋史》卷二〇七"艺文志"，其内容来源于宋朝《国史艺文志》，共载类书307部，11 393卷，是收载有宋一代最为全面的类书目录（参见表1）。

表1 唐宋时期史书、目录学著作中收载类书部数和卷数表

名　称	作　者	部数	卷数	文献来源
《旧唐书·经籍志》	[五代]刘昫，等	22	7084	[后晋]刘昫，等.旧唐书：卷四七，经籍志下[M].北京：中华书局，1975：2045-2046.
《新唐书·艺文志》	[宋]欧阳修、宋祁	24	7288	[宋]欧阳修，宋祁.新唐书：卷五九，艺文志三[M].北京：中华书局，1975：1562-1564.
《崇文总目·类书类》	[宋]王尧臣，等	46	4650	[宋]王尧臣，等.崇文总目：卷三，类书类[M].长沙：商务印书馆，1939：174-185.

① 申慧青.皇权观念在类书编纂中的映射：以《太平御览·皇王部》的编纂为例[M]//姜锡东.宋史研究论丛，第15辑.保定：河北大学出版社，2014：498.

②[宋]王尧臣，等.崇文总目：卷三，类书类[M]//国学基本丛书.长沙：商务印书馆，1939：174-185.

③[元]马端临，著，文献通考：卷二二八，经籍考五十五[M].上海师范大学古籍研究所，华东师范大学古籍研究所，点校.北京：中华书局，2011：6255.

（续表）

名　称	作　者	部数	卷数	文献来源
《三朝国史·艺文志》	［宋］吕夷简，等	115	5119	［元］马端临．文献通考：卷二二八，经籍考五十五［M］.北京：中华书局，2011：6255.
《四朝国史·艺文志》	［宋］李焘，洪迈，等	16	514	［元］马端临．文献通考：卷二二八，经籍考五十五［M］.北京：中华书局，2011：6255.
《中兴国史·艺文志》	［宋］陈骙，等	197	8 397	［元］马端临．文献通考：卷二二八，经籍考五十五［M］.北京：中华书局，2011：6255.
《通志·类书类》	［宋］郑樵	132	16 989	［宋］郑樵．通志：卷六九，艺文略七［M］.北京：中华书局，1987：814.
《郡斋读书志·类书类》	［宋］晁公武	55	3652	［宋］晁公武，撰．郡斋读书志校证：卷一四，类书类［M］.孙猛，校证．上海：上海古籍出版社，1990：646-678.
《直斋书录解题·类书类》	［宋］陈振孙	57	3691	［宋］陈振孙，撰．直斋书录解题：卷一四，类书类［M］.徐小蛮，顾美华，点校．上海：上海古籍出版社，1987：422-432.
《遂初堂书目·类书类》	［宋］尤袤	70	未载卷数	［宋］尤袤．遂初堂书目·类书类［M］.上海：商务印书馆，1935：24-25.
《玉海·艺文》	［宋］王应麟	92	17095	［宋］王应麟．玉海：卷五四，艺文［M］.南京：江苏古籍出版社，上海：上海书店，1987：1025-1036.
《文献通考·经籍考》	［元］马端临	66	3943	［元］马端临．文献通考：卷二二八，经籍考五十五［M］.北京：中华书局，2011：6255-6288.
《宋史·艺文志》	［元］脱脱，等	307	11393	［元］脱脱，等．宋史：卷二○七，艺文志六［M］.北京：中华书局，2007：5293-5303.

1.《崇文总目》"类书类"

宋仁宗庆历元年（1041 年），王尧臣、聂冠卿、郭稹等奉诏撰成的首部国家目录学著作《崇文总目》，共 66 卷，收载北宋前期图书 3 445 部，30 669 卷。在子部中，其原书卷三〇和卷三一为"类书类"，收载类书"共四十六部，计四千六百五十卷"①。这是中国古代国家书目首次在子部中设立类书目录，共 46 部，4 650 卷，在子部 20 目中位居第十一位。

《崇文总目》"类书类"，包括《太平御览》100 卷，《太平广记》500 卷，《册府元龟》100 卷，《天和殿御览》40 卷，《彤管懿范》70 卷，《修文殿御览》360 卷，《玉府新书》3 卷，《麟角》120 卷，《北堂书钞》173 卷，《通典》200 卷，《续通典》200 卷，《会要》40 卷，《唐会要》100 卷，《会要》30 卷，《集类》100 卷，《集类略》30 卷，《事鉴》50 卷，《类林》10 卷，《唐书类苑》2 卷，《十九书语类》10 卷，《新修唐朝事类》10 卷，《群书数类》1 卷，《九经类义》20 卷，《艺文类聚》100 卷，《初学记》30 卷，《六帖》30 卷，《王氏千门》40 卷，《编珠》5 卷，《鹿门家抄》90 卷，《备举文言》20 卷，《警年》10 卷，《词圃》10 卷，《穿杨集》4 卷，《瀛类》10 卷，《蒙求》3 卷，《续蒙求》3 卷，《唐蒙求》3 卷，《蒙求》20 卷，《系蒙求》10 卷，《群书系蒙求》3 卷，《韵对》10 卷，《四库韵对》98 卷，《资谈》61 卷，《史海》10 卷，《学海》20 卷，《应用类对》10 卷，《雕金集》10 卷，《王氏属对》10 卷，《经史事对》10 卷，《修文海》17 卷，《属文宝海》100 卷，《文鉴》5 卷，《戚苑》10 卷，《戚苑英华》10 卷，《内范要略》10 卷，《记室新书》30 卷，《文华心鉴》6 卷，《玉英》2 卷，《经典正要》3 卷，《修文异名录》10 卷，《国朝类要》15 卷，《诸子谈论》3 卷，《语丽》10 卷，《白氏传家记》20 卷，《王论家要》4 卷，《锦绣谷》5 卷，《玉屑》2 卷，《广要新书》3 卷，《珚玉集》20 卷，《碎金抄》10 卷，《绣囊》5 卷，《儒林碎宝》2 卷，《羊头山记》10 卷，《书列幽烛》40 卷，《典要》3 卷，《轺车事类》3 卷，《春秋要类》5 卷，《春秋义鉴》30 卷，《名字族》10 卷，《岁时广记》120 卷，《累玉集》10 卷，《宝鉴丝纶》20 卷，《要览》2 卷，《童

① ［宋］王尧臣，等. 崇文总目：卷三，类书类 [M]// 国学基本丛书. 长沙：商务印书馆，1939：174.

子洽闻》1卷，《文选抄》12卷，《群书解题》80卷，《门类解题》10卷，《仙凫羽翼》30卷，《青宫懿典》15卷，《翰苑》7卷，《搢绅集》2卷①。

较之唐代，北宋前期类书的部数大为增加。作为国家书目，《崇文总目》"类书类"将《太平御览》列为宋代第一部类书，其他类书排列其后，仅列书目，未有提要。从《崇文总目》中所载类书目录可知，魏晋南北朝、隋唐五代以来流传的许多类书，在北宋前期已经残缺不全或已亡佚。南宋晁公武在《郡斋读书志》卷一四"子部·类书类"中，改变了此前史书仅列类书目录而无提要的做法，对宋以前的绝大多数类书撰写了提要，这是宋代类书发展史上的一大创新。

2.《宋史·艺文志》"类事类"

《宋史》卷二〇七"艺文志六"在子部中设"类事类"，共收类书307部，11 393卷，超过了宋代以前所有类书的总和。这些类书书目大多来源于宋朝官修《国史艺文志》，包括吕夷简等编宋太祖、太宗、真宗《三朝国史艺文志》，李焘、洪迈等编宋神宗、哲宗、徽宗、钦宗《四朝国史艺文志》，陈骙等撰宋高宗、孝宗、光宗、宁宗四朝《中兴国史艺文志》等。这些类书书目，既包括宋代以前的类书著作，也有宋代新撰的类书，较为全面地反映了宋代类书发展的面貌。

《宋史·艺文志》"类事类"收载了魏晋南北朝、隋唐、五代时期的官、私类书，包括陆机撰《会要》1卷，朱澹远撰《语丽》10卷，杜公瞻撰《编珠》4卷，祖珽等撰《修文殿御览》360卷，欧阳询等撰《艺文类聚》100卷，欧阳询撰《麟角》120卷，虞世南撰《北堂书钞》160卷（又作173卷、174卷或不分卷），高士廉、房玄龄等撰《文思博要》1卷，徐坚等撰《初学记》30卷，张说撰《燕公事对》10卷，张鷟撰《龙筋凤髓判》10卷，杜佑撰《通典》200卷，陆贽撰《备举文言》30卷，张仲素撰《词圃》10卷，白居易撰《白氏六帖》30卷，白居易撰、孔传续《前后六帖》30卷，李翰撰《蒙求》3卷，白廷翰撰《唐

---

① [宋]王尧臣，等. 崇文总目：卷三，类书类 [M]// 国学基本丛书. 长沙：商务印书馆，1939：174-185.

蒙求》3卷，刘绮庄撰《集类》100卷，李商隐撰《金钥》2卷，崔铉撰《弘文馆续会要》40卷，李途撰《记室新书》3卷，颜休撰《文飞应诏》15卷，高测撰《韵对》10卷，刘扬名撰《戚苑纂要》10卷，袁说撰《戚苑英华》10卷，孟诜撰《锦带书》8卷，乔舜封撰《古今语要》12卷，苏冕撰《古今国典》100卷、《会要》40卷，薛高立撰《集类》30卷，徐叔旸撰《羊头山记》10卷，于立政撰《类林》10卷，杜光庭撰《历代忠谏书》5卷、《谏书》80卷、《唐谏诤论》10卷，王昭远撰《禁垣备对》10卷，魏玄成撰《励忠节》4卷，王伯玙撰《励忠节钞》10卷，周佑之撰《五经资政》20卷，尹弘远撰《经史要览》30卷，李知实（一作"李知宝"）撰《检志》3卷，李慎微（一作"李慎徵"）撰《理枢》7卷，邹顺撰《广蒙书》10卷，刘渐撰《群书系蒙》3卷，钱承志撰《九经简要》10卷，韦稔撰《笔语类对》10卷、《应用类对》（一名《笔语类对》）10卷，黄彬撰《经语协韵》20卷，朱澹撰《语类》5卷，杨名撰《广略新书》（一作《唐略新书》）3卷，李德孙撰《学堂要记》（一作《学堂要纪》）10卷，裴说撰《修文异名录》11卷，段景撰《文场纂要》2卷，王云撰《文房纂要》10卷，刘国润撰《广雕金类集》10卷，庾肩吾撰《彩璧》5卷，佚名撰《金銮秀蕊》20卷，陆贽撰《青囊书》10卷，温庭筠撰《学海》30卷，郑昺（一作"郑峒"）撰《双金》5卷，孙翰《锦绣谷》5卷，齐逸人撰《玉府新书》3卷，卢重华撰《文髓》1卷，佚名撰《劲弩子》3卷，佚名撰《玉苑丽文》5卷，段景《叠辞》2卷，陆羽撰《警年》10卷，李齐庄撰《事解》7卷，郭道规撰《事鉴》50卷，沈寥子撰《文鉴》40卷，李大华撰《康国集》4卷，姚勗撰《起予集》40卷，李贵臣撰《家藏龟鉴录》4卷，徐德言撰《分史衡鉴》10卷，薛洪撰《古今精义》15卷，苏源撰《治乱集》3卷、《治道要言》10卷，马幼昌撰《穿杨集》4卷，李钦玄撰《累玉集》10卷，支迁乔（一作"奇"）撰《京国记》2卷，是光乂撰《十九书语类》10卷，王博古撰《修文海》17卷，丘光庭撰《同姓名录》1卷，杨九龄撰《名苑》50卷，郭微撰《属文宝海》100卷，雍公叡注张楚金《翰苑》11卷，李伉撰《系蒙求》10卷，王殷范撰《续蒙求》3卷，以及佚名的《白氏家传记》20卷、《汉臣蒙求》20卷、《边崖类聚》32卷、《类事》10卷、《书判幽烛》40卷、《辒车事类》3卷、《经典政要》3卷、《章句纂类》14卷、《九经对语》

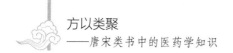
10 卷、《经史事对》30 卷、《子史语类拾遗》10 卷、《十议典录》3 卷、《搢绅要录》2 卷、《文场秀句》1 卷、《雕玉集类》20 卷、《雕金集》3 卷、《蒋氏宝车》（一作《蒋氏宝库》）10 卷、《琼林摘实》3 卷、《丛髓》3 卷、《玉英》2 卷、《玉屑》2 卷、《金匮》2 卷、《常修半臂》10 卷、《紫香囊》20 卷、《穷神记》10 卷、《王氏千门》40 卷、《笔藏论》3 卷等。

《宋史·艺文志》"类事类"收载的宋朝官修类书，约有 20 多部，包括宋太宗时期李昉等奉诏撰《太平御览》1 000 卷、《太平广记》500 卷、《文苑英华》1 000 卷，宋真宗时期王钦若等奉诏撰《册府元龟》1 000 卷、《彤管懿范》（原名《后妃事迹》）77 卷，佚名撰《册府元龟音义》1 卷、《彤管懿范音义》1 卷，宋仁宗天圣二年（1024 年）五月晏殊等奉诏撰《天和殿御览》40 卷，宝元二年（1039 年）李淑奉诏撰《宝元诗苑类格》3 卷，嘉祐六年（1061 年）苏颂编定《嘉祐编定六家谥法》35 卷，元祐四年（1089 年）苏颂、颜复、范祖禹等奉诏撰《迩英要览》（原名《汉唐故事》）20 卷，政和间蔡攸等修定《政和修定谥法》80 卷，绍兴六年（1136 年）张浚奉诏撰《绍兴中兴备览》1 卷、《中兴要览》1 卷等。唐宋时期出现的"会要体"史书，作为一种新型的史学体裁，创始于唐德宗年间苏冕编纂《会要》40 卷。尽管学界长期将《会要》作为政书之一种，但从分目门类和主要内容来看，会要体史书更加符合类书的编辑体例，实际上是一种特殊的类书。宋朝政府设立了专门的会要所，先后编撰了一系列的《国朝会要》，如章得象、宋绶、王洙等奉诏编撰《三朝国朝会要》（又名《三朝会要》《庆历国朝会要》）150 卷，王珪、李德刍等奉诏续编《六朝国朝会要》（又名《元丰增修五朝会要》《五朝会要》）300 卷，王觌、曾肇、蔡攸等重修《政和重修会要》（又名《政和会要》）110 卷，陈俊卿、虞允文、汪大猷等撰《乾道续修四朝会要》（又名《续国朝会要》《续会要》《四朝会要》）300 卷，梁克家、陈骙等撰《国朝中兴会要》（又名《乾道中兴会要》《中兴会要》）200 卷，杨济、钟必万总修《孝宗会要》（又名《嘉泰孝宗会要》《孝宗皇帝会要》）200 卷，葛郯、京镗等撰《光宗会要》（又名《庆元光宗会要》《圣安寿仁太上皇帝会要》）100 卷，史嵩之等撰《宁宗会要》150 卷（后重修增至 225 卷），张从祖纂辑《嘉定国朝会要》588 卷，李心传等编修《十三朝会要》(《国朝会要总类》)588卷等。

《宋史·艺文志》"类事类"收载个人撰写的私家类书,数量众多,超过了200多部。其中北宋时期,包括建隆四年(963年)十月张昭撰《名臣事迹》5卷,太平兴国二年(977年)八月张齐贤撰《太平杂编》2卷,王溥《续唐会要》100卷、《五代会要》30卷,大孝(一作"存")僚撰《御览要略》12卷,乐黄目撰《学海搜奇录》60卷,张陟撰《唐年经略志》10卷,范镇、周沆、掌禹锡等撰《尊谥》1卷,苏洵撰《谥法》3卷、《皇朝谥录》20卷、《历代谥录》15卷,晏殊撰《类要》77卷①,范镇撰《国史对韵》12卷、《本朝蒙求》2卷,杨钧撰《鲁史分门属类赋》1卷,丁度撰《迩英圣览》10卷、《鉴精义》3卷、《编年总录》8卷,范师道撰《垂拱元龟会要详节》40卷、《国朝类要》12卷,宋敏求撰《集类国朝谥》1卷,孙纬纂《集谥总录》1卷,皮文灿撰《鹿门家钞诗咏》50卷,吴淑撰《事类赋》30卷,袁毂撰《韵类题选》100卷,许冠编《书林韵海》100卷,任浚撰《书叙指南》20卷,马永易撰《实宾录》30卷、《异号录》30卷,钱讽撰《史韵》49卷,张孟撰《押韵》5卷,杨咨编《歌诗押韵》5卷,杨筠撰《鲁史分门属类赋》3卷,俞观能撰《孝悌类鉴》(又名《孝经类鉴》)7卷,李象先撰《禁杀录》1卷,王经撰《侍女小名》1卷,苏易简撰《文选双字类要》3卷、《文选菁英》24卷,戴迅撰《晋史属辞》3卷,刘济撰《九经类议》(一作《九经类义》)20卷,黎翘撰《广略》6卷,郭翔撰《春秋义鉴》30卷,曹化撰《两汉史海》10卷,杨知恽撰《名字族》10卷,冯洪敏撰《宝鉴丝纶》20卷,胡旦撰《将帅要略》20卷,刘颜撰《辅弼名对》40卷,景泰撰《边臣要略》20卷,石待问撰《谏史》100卷,王纯臣等《青宫懿典》15卷,李虚一等《溉漕新书》40卷,雷寿之撰《古文类纂》10卷,王令撰《王先生十七史蒙求》16卷,黄简撰《文选韵粹》35卷,白氏《玉连环》

---

① 关于晏殊撰《类要》一书的卷数,宋代文献中有不同的记载。如王尧臣等撰《崇文总目》作15卷,晁公武撰《郡斋读书志》作65卷,曾巩撰《类要序》作74卷,陈振孙撰《直斋书录解题》作76卷,陈揆撰《中兴馆阁书目》和《宋史·艺文志》作77卷,《宋史·晏殊传》和清钞本作100卷,欧阳修撰《观文殿大学士行兵部尚书西京留守赠司空兼侍中晏公殊神道碑铭》作200卷等。现存清钞本残卷作37卷。本书在介绍《类要》一书的卷数时,根据其在不同文献中的出处分别加以叙述。

7卷，白氏《随求》1卷，郑氏《历代蒙求》1卷，曾恬撰《孝类书》2卷，邵箔撰《赓韵孝悌蒙求》2卷，李安上撰《十史类要》10卷，王偦撰《班史名物编》10卷，宋白、李宗谔撰《续通典》200卷，曾致尧撰《仙凫羽翼》30卷，僧守能撰《典类》100卷，方龟年撰《群书新语》11卷，宋庠撰《鸡跖集》20卷，过助撰《至孝通神集》30卷，邓至撰《群书故事》15卷，《故事类要》30卷，宋并撰《登瀛秘录》8卷，马共撰《元祐学海》30卷，任广撰《书叙指南》20卷，朱绘撰《事原》30卷，陈彦禧撰《黉堂要览》10卷，陈绍撰《重广六帖学林》30卷，王资深撰《撼史》4卷，陈贻范撰《千题适变录》16卷，杨懿撰《古今名贤歌诗押韵》24卷，陈天麟撰《前汉六帖》12卷，萧之美撰《十子奇对》3卷，刘珏撰《两汉蒙求》10卷，吴逢道撰《六言蒙求》6卷，徐子光撰《补注蒙求》8卷，秘阁所录《群书治要》10卷等。

南宋时期，士人撰写类书之风颇盛。如谢谔撰《孝史》50卷，度济撰《谏录》20卷，叶才老撰《和李翰蒙求》3卷，林越撰《汉隽》10卷，倪遇撰《汉书家范》10卷，李宗序撰《隆平政断》20卷，郑大中撰《汉规》4卷，欧阳邦基撰《劝戒别录》3卷，阎一德撰《古今政事录》21卷，僧道蒙撰《仕途经史类对》12卷，谯令宪撰《古今异偶》100卷，程大昌撰《考古编》10卷、《续考古编》10卷，程俱撰《班左海蒙》3卷。南宋绍兴中郑樵撰《谥法》3卷，孔传撰《后六帖》30卷，江少虞《皇朝事实类苑》26卷（又作36卷、63卷、78卷），叶廷珪撰《海录碎事》22卷（又作23卷、33卷），仪凤撰《郡书类句》14卷，张磁《仕学规范》40卷，曾慥《类说》50卷，程大昌《演繁露》14卷、《续演繁露》6卷，孙应符撰《初学须知》5卷，王敦诗撰《书林韵会》28卷，俞鼎、俞经《儒学警悟》40卷，胡元质撰《左氏摘奇》12卷，钱端礼撰《诸史提要》15卷，陈傅良撰《汉兵制》1卷、《备边十策》9卷，徐天麟撰《西汉会要》70卷、《汉兵本末》1卷，钱文子撰《补汉兵志》1卷，邹应龙撰《务学须知》2卷，高似孙撰《纬略》12卷、《子略》4卷，吴曾撰《南北分门事类》12卷，魏彦惇撰《名臣四科事实》14卷，王抡撰《群玉义府》54卷，郑厚撰《通鉴分六类要》40卷，柳正夫撰《西汉蒙求》1卷，李孝美撰《文房监古》3卷，胡宏撰《叙古蒙求》1卷，乾道间洪遵纂《翰苑群书》3卷，庆元五年龚颐正撰《七家谥法总括》8卷，开禧二年正月晏袤撰《国朝类要》100卷、《书目》77卷，林钺撰《汉隽》10卷，王若撰《选腴》5卷，吕祖谦撰《观史类编》6卷、《读书记》4卷，唐仲友撰《帝王经世图谱》10卷（清四库馆臣分为16卷），洪迈撰《经子法语》24卷、《左传法语》6卷、《史记法语》18卷、《西汉法语》20卷、《后汉精语》16卷、《三国精语》6卷、《晋书精语》5卷、《南史精语》10卷、《唐书精语》1卷，陈应行撰《杜诗六帖》18卷，萧赞元撰《锦绣万花谷》40卷、《续集》40卷等，王应麟撰《玉海》200卷，陈景沂撰《全芳备祖》58卷，陈元靓撰《事林广记》12卷（又作10卷、20卷、40卷、42卷）等。

《宋史·艺文志》"类事类"中还收载了大量佚名者所撰类书，如《皇览总论》10卷、《重广会史》100卷、《资谈》60卷、《圣贤事迹》30卷、《引证事类备用》30卷、《童子洽闻》1卷、《麟角抄》12卷、《门类解题》10卷、《琼林会要》30卷、《青云梯籍》20卷、《南史类要》20卷、《粹籍》15卷、《六朝摘要》10卷、《十史事类》10卷、《十史事语》12卷、《三传分门事类》12卷、《嘉祐新编二经集粹》10卷、《鹿革事类》20卷、《职官事对》9卷、《捴天集》6卷、《文章丛说》10卷、《新编经史子集名卷》6卷、《碎玉四渊海集》195卷、《书林》4卷、《宝龟》3卷、《离辞笔苑》2卷、《诗句类》2卷、《南北事偶》3卷、《五色线》1卷、《珠浦》1卷、《重广策府沿革》1卷、《鸿都编》1卷、《文章库》1卷、《十三代史选》30卷、《左传类要》5卷、《唐朝事类》10卷、《群玉杂俎》3卷、《增广群玉杂俎》4卷、《分声类说》32卷、《文选双字类要》40卷、《书林事类》100卷、《庄子寓言类要》1卷、《三传合璧要览》2卷、《三子合璧要览》2卷、《四子合璧要览》1卷、《玉山题府》20卷、《熙宁题髓》15卷、《帝王事实》10卷、《圣贤事实》10卷、《汉唐事实》15卷、《国朝韵对》8卷、《引证事类》30卷、《古今通编》8卷、《诸子谈论》3卷等[①]。从现存官、私类书内容来看，宋代类书设有专门的医学门类，收载了大量医学文献资料。

---

① [元]脱脱，等. 宋史: 卷二〇七，艺文志六[M]. 北京: 中华书局，2007: 5293-5303.

总之，两宋时期出现了大量的综合类书和专科类书，在编辑思想、类书分类和资料保存等方面取得了突出的成就，标志着"中国类书进入初盛阶段"①。跟魏晋南北朝、隋唐时期相比，宋代类书尽管散佚严重，但大部分仍保留了下来，因而收载了大量宋代以前的珍贵文献资料。尽管《宋史·艺文志》"类事类"是收载宋代类书最多的目录学著作，但由于元人修史比较仓促，"类事类"存在着"编排混乱，罅漏百出"②的局限，还有少部分类书未被收入。如刘放撰《文选类林》18卷，杜门撰《锦带补注》1卷，杨伯嵒撰《六帖补》20卷，吕祖谦辑《东莱先生分门诗律武库》前集15卷、后集15卷，周守忠辑《姬侍类偶》2卷，刘达可辑《璧水群英待问会元》90卷等类书，均未被《宋史·艺文志》收载。

二、类书的编撰原则与编排体例

（一）类书的编撰原则

　　关于类书的编撰原则和文献资料编排体例，中国历史上第一部官修类书《皇览》采用了"随类相从"的收文体例，反映了《周易·系辞》中提出的"方以类聚"编撰原则被后世类书所广泛采用。《三国志》卷二"魏书·文帝纪"载魏文帝初年，"使诸儒撰集经传，随类相从，凡千余篇，号曰《皇览》"③。唐高祖武德七年（624年），欧阳询等奉诏撰成的《艺文类聚》采用"比类相从"④的编撰体例。唐玄宗开元年间，徐坚等奉诏撰成的《初学记》采用"以类相从"⑤的编撰体例按部收载史料。太平兴国八年（983年）十二月成书的官修类书《太平御览》，采用"参详条次，分定门目"⑥的编撰原则，广泛收载了北宋以前的包括医药学资料在内的各种史料。清四库馆臣在《四库全书总

① 赵含坤. 中国类书 [M]. 石家庄：河北人民出版社，2005：76.

② 王珂. 《宋史·艺文志·类事类》研究 [M]. 杭州：浙江大学出版社，2015：33.

③ [晋] 陈寿. 三国志：卷二，魏书·文帝纪 [M]. 北京：中华书局，1971：88.

④ [唐] 欧阳询，撰. 艺文类聚：卷首，艺文类聚序 [M]. 汪绍楹，校. 上海：上海古籍出版社，2015：27.

⑤ [唐] 刘肃，撰. 大唐新语：卷九，著述 [M]. 许德楠，李鼎霞，点校. 北京：中华书局，1997：137.

⑥ [宋] 李攸. 宋朝事实：卷三，圣学 [M]. 上海：商务印书馆，1935：37.

目》卷一三五"类书类"中总结说：

> 类事之书，兼收四部，而非经、非史、非子、非集，四部之内，乃无类可归。《皇览》始于魏文，晋荀勖《中经》部分隶何门，今无所考。《隋志》载入子部，当有所受之。历代相承，莫之或易。明胡应麟作《笔丛》，始议改入集部，然无所取义，徒事纷更，则不如仍旧贯矣。此体一兴，而操觚者易于检寻，注书者利于剽窃，转辗稗贩，实学颇荒。然古籍散亡，十不存一。遗文旧事，往往讬以得存。《艺文类聚》《初学记》《太平御览》诸编，残玑断璧，至捃拾不穷，要不可谓之无补也。其专考一事，如《同姓名录》之类者，别无可附，旧皆入之类书，亦今仍其例。[①]

从现存唐宋类书和四库馆臣的论述来看，类书的编撰原则是"兼收四部"，广收一切知识，具有"百科全书"的性质。它最大的特点是按"随类相从"的编撰体例，分定门目，便于检阅，收载了大量经、史、子、集中的资料。

类书在编撰过程中，如果按选取资料原则来划分，可以分为两大类。

一是"原始文献"类。类书编撰者不仅注重从原始稿本、钞本或历代刻本著作中选取资料，而且重视善本、珍本的选取，类书中的文献史料与原书著作中的内容极为一致，因而具有极高的文献学、史料学价值。如唐代欧阳询等敕撰《艺文类聚》100卷，分门类事，收载了大量秦汉、魏晋南北朝、隋代以来的原始文献资料。虞世南撰《兔园策》10卷，分48门，"纂古今事"。宋代李昉等敕撰《文苑英华》1 000卷，收载南朝梁至五代2 200余人的诗、文作品20 000余篇，采用"以类分之"[②]的原则进行编排，具有极高的文献学价值。宋鸿胪少卿皮文璨，续其祖皮日休撰《鹿门家钞》一书，新撰《鹿门家

---

① [清]永瑢，纪昀. 四库全书总目：卷一三五，子部·类书类一[M]. 北京：中华书局，2003：1141.
② [清]徐松，辑. 宋会要辑稿·崇儒五之一[M]. 刘琳，刁忠民，舒大刚，等校点. 上海：上海古籍出版社，2014：2835.

钞诗咏》50卷，"以群书分类事为诗而注释之"①，也是从群书中选取资料，分类编排，因而史料价值很高。

二是"摘编文献"类。类书编撰者出于学习、作文和考试的便利，从原始著作或已经成书的类书和其他著作中摘编已有资料，重新编成类书。这种类书文献史料的价值，虽然不及全文或部分征引史料之类书，但仍保存了历史上某种著作的内容梗概，某些条文也具有相当高的史料价值。如宋朝翰林侍读学士晏殊等奉诏撰《天和殿御览》40卷，"取《册府元龟》，掇其要者，分类为二百十五门"②。苏易简撰《文选双字类要》3卷，刘攽撰《文选类林》18卷，王若撰《选腴》5卷等，均系从南朝梁萧统编《文选》中摘录字句而成。

（二）类书的编辑体例

类书在资料编辑体例上，主要由"部"或"门"组成，其下又分若干个子目，分门类事，附于诸目之后。由于类书具有强烈的政治资鉴作用，故其编排时通常以天部、时部、地部、帝王部、皇亲部、职官部等顺序编排。北宋王钦若等奉诏编撰《册府元龟》时，将"帝王部"放在首位，显示了宋代中央集权强化对官修类书编撰的影响。南宋叶廷珪撰《海录碎事》由"部""门"二级分类组成，如"百工医技部"16门中，"医学门"包括"医卜门""药饵门""药名门"等。清代陈梦雷编撰《古今图书集成》时，在"部"前增加"汇编""典"二目，最终变成汇编、典、部三级分类制。刘金同、马良洪、高玉婷等在《中国传统文化》一书中，将类书文献资料的编排方式分为"义系、形系、音系三类"③，具有一定的借鉴意义。

类书编排文献史料的方法，以事类和韵类为主，"自古类书，或以事而相从，或以韵而相次"④。笔者认为，从内容和功用上来看，唐宋类书的编辑体

---

① ［宋］陈振孙，撰. 直斋书录解题：卷一四，类书类 [M]. 徐小蛮，顾美华，点校. 上海：上海古籍出版社，2015：425.

② ［宋］陈振孙，撰. 直斋书录解题：卷一四，类书类 [M]. 徐小蛮，顾美华，点校. 上海：上海古籍出版社，2015：426.

③ 刘金同，马良洪，高玉婷，等. 中国传统文化 [M]. 天津：天津大学出版社，2009：214.

④ ［清］清世宗. 世宗宪皇帝御制文集：卷七，骈字类编序 [M]// 景印文渊阁四库全书，第1300册. 台北：商务印书馆，1986：71.

例主要有以下三种。

1. 以"门类"事编排文献资料

以"事类"或"门类"编排文献资料，是类书常用的方法之一。如唐欧阳询等撰《艺文类聚》100 卷，"分门类事，兼采前世诗赋铭颂文章，附于逐目之后"①。虞世南撰《兔园策》10 卷，"纂古今事为四十八门"②。刘绮庄撰《集类》100 卷，"采摭事类，分二十余门"③。太学博士李商隐撰《金钥》2 卷，"分四部，曰《帝室》《职官》《岁时》《州府》，大略为笺启应用之备"④。

宋代官修类书大多采用此种编排方法。如北宋太平兴国八年（983 年），李昉等撰成《太平御览》1 000 卷，"诏辑经史故事分门"⑤。宋仁宗天圣中，翰林侍读学士晏殊等受诏编《天和殿御览》40 卷，"取《册府元龟》，掇其要者，分类为二百十五门"⑥。

宋代个人撰写的私家类书，大多也按某一事类编排文献资料。如元丰五年（1082 年）陈应行撰《杜诗六帖》18 卷，"用《白氏》门类，编类杜诗语"⑦。元祐八年（1093 年）戴迅撰《晋史属辞》3 卷，"取其古诗近体，析而类之""用《蒙求》体，以类晋事"⑧。南宋吕祖谦撰《观史类编》6 卷，"初辑此篇为六门，曰择善、曰儆戒、曰阃范、曰治体、曰论议、曰处事。而阃范最先成，既

---

① ［宋］晁公武，撰. 郡斋读书志校证：卷一四，类书类 [M]. 孙猛，校证. 上海：上海古籍出版社，1990：648.

② ［元］马端临，著. 文献通考：卷二二八，经籍考五十五 [M]. 上海师范大学古籍研究所，华东师范大学古籍研究所，点校. 北京：中华书局，2011：6256.

③ ［宋］晁公武，撰. 郡斋读书志校证：卷一四，类书类 [M]. 孙猛，校证. 上海：上海古籍出版社，1990：650.

④ ［宋］陈振孙，撰. 直斋书录解题：卷一四，类书类 [M]. 徐小蛮，顾美华，点校. 上海：上海古籍出版社，2015：424.

⑤ ［元］马端临，著. 文献通考：卷二二八，经籍考五十五 [M]. 上海师范大学古籍研究所，华东师范大学古籍研究所，点校. 北京：中华书局，2011：6260.

⑥ ［宋］陈振孙，撰. 直斋书录解题：卷一四，类书类 [M]. 徐小蛮，顾美华，点校. 上海：上海古籍出版社，2015：426.

⑦ ［宋］陈振孙，撰. 直斋书录解题：卷一四，类书类 [M]. 徐小蛮，顾美华，点校. 上海：上海古籍出版社，2015：431.

⑧ ［宋］陈振孙，撰. 直斋书录解题：卷一四，类书类 [M]. 徐小蛮，顾美华，点校. 上海：上海古籍出版社，2015：430.

别行，今惟五门，而论议分上、下卷"①。南宋理宗淳祐年间徐艺溥编《自号录》1卷，鉴于"士大夫有号，其来亦良"②，专收宋人别号，分为处士、居士、先生、道人、老人、翁、叟、子、斋、堂、庵、寮、轩、窗、洲、溪、涧、湖、浦、塘、山、谷、坡、峰、岩、川、林、圃、隐、屋、舟、巢、泉、亭、庄、村和杂类等37类，"是宋代称谓类书中编纂较早者，于查考宋人别号最有参考价值"③。

2. 以"韵类"事编排文献资料

以"韵类"事编排文献资料，突出了类书的检阅功能。唐宋时期，中国音韵学和韵书获得了重要发展，"对后代类书编撰影响深远"④。唐代不著撰人编《广韵》5卷，宋真宗大中祥符元年（1008年）陈彭年等奉诏撰《大宋重修广韵》5卷，宋仁宗景祐四年（1037年）丁度奉诏修撰《礼部韵略》5卷、《集韵》10卷等，分206韵，包括平声57韵、上声55韵、去声60韵、入声34韵。尤其是《礼部韵略》一书，是宋朝科举诗赋考试最权威的官韵学著作，礼部所属国子监"前后申明朝廷，颁将指挥，名讳损益，韵字沿革，举其要者载之韵前。其详见于韵字下览者，可知其自"和"庶易检寻"⑤的要求，深刻地影响了类书体例的发展。韵类类书主要有两个作用：一是谨备律诗之用，供学诗者参考；二是便于以韵检阅，查询诗文来源。

唐代李翰撰《蒙求》3卷，"取其韵语易于训诵而已。遂至举世诵之，以为小学发蒙之首，事有甚不可晓者"⑥。宋代朝奉大夫、知处州袁毂撰《韵类

---

① [宋]陈振孙，撰. 直斋书录解题：卷一四，类书类 [M]. 徐小蛮，顾美华，点校. 上海：上海古籍出版社，2015：430.

② [宋]谭友闻. 自号录序，[宋]徐艺溥编. 自号录 [M]//续修四库全书：第1218册. 上海：上海古籍出版社，2002：481.

③《续修四库全书总目提要》编撰委员会，编. 续修四库全书总目提要·子部 [M]. 上海：上海古籍出版社，2015：611.

④ 王燕华. 中国古代类书史视域下的隋唐类书研究 [M]. 上海：上海人民出版社，2018：297.

⑤ [宋]丁度，等. 附释文互注礼部韵略：卷首，附释文互注礼部韵略条例 [M]// 景印文渊阁四库全书，第237册. 台北：商务印书馆，1986：136.

⑥ [宋]陈振孙，撰. 直斋书录解题：卷一四，类书类 [M]. 徐小蛮，顾美华，点校. 上海：上海古籍出版社，2015：424.

题选》100卷，"以韵类事纂集，颇精要"，宋代流行的《书林韵会》"盖依仿而附益之者也"①。钱讽撰《史韵》49卷，"附韵类事，颇便检阅"②。张孟撰《押韵》5卷，"辑六艺、诸子、三史句语，依韵编入，以备举子试诗赋之用"③。杨咨撰《歌诗押韵》5卷，"编古今诗人警句，附于韵之下，以备押强韵"④。范镇撰《国史对韵》12卷，"用韵编次之"⑤。刘班撰《两汉蒙求》10卷，"取两汉之事，以韵语括之，取便乡塾之诵习"⑥。裴良甫辑《十二先生诗宗集韵》20卷，"合两朝之诗，以韵集为一编"⑦。南宋孝宗淳熙元年（1174年），王若撰《选腴》5卷，"以五声韵编集《文选》中字"⑧。宋宁宗嘉定二年（1209年），章定撰《名贤氏族言行类稿》60卷，"以姓氏分韵排纂，各序源流于前，而以历代名人之言行依姓分隶"⑨。南宋宁宗年间钱讽辑《回溪先生史韵》49卷，按韵编排，"舍诗而求之史，上下数千百载，网络蒐择。其事核，其语典，其法活，使学者优柔厌饫于其间"⑩，是中国现存最早的一部韵书，"与宋代其他按类编排之类书相比，按韵目编排更强化类书检索功能，是类书发展一大进步"⑪。南宋末年阴劲弦、阴复春编撰《韵府群玉》20卷，清

①［宋］陈振孙，撰. 直斋书录解题：卷一四，类书类［M］. 徐小蛮，顾美华，点校. 上海：上海古籍出版社，2015：426.

②［宋］陈振孙，撰. 直斋书录解题：卷一四，类书类［M］. 徐小蛮，顾美华，点校. 上海：上海古籍出版社，2015：427.

③［元］马端临，著. 文献通考：卷二二八，经籍考五十五［M］. 上海师范大学古籍研究所，华东师范大学古籍研究所，点校. 北京：中华书局，2011：6264.

④［元］马端临，著. 文献通考：卷二二八，经籍考五十五［M］. 上海师范大学古籍研究所，华东师范大学古籍研究所，点校. 北京：中华书局，2011：6264.

⑤［元］马端临，著. 文献通考：卷二二八，经籍考五十五［M］. 上海师范大学古籍研究所，华东师范大学古籍研究所，点校. 北京：中华书局，2011：6264.

⑥［清］永瑢，纪昀. 四库全书总目：卷一三七，子部·类书类存目一［M］. 北京：中华书局，2003：1162.

⑦［宋］裴良甫. 十二先生诗宗集韵：卷首，序［M］. 宋刻本，四库全书存目丛书·子部，第170册. 济南：齐鲁书社，1995：437.

⑧［宋］陈振孙，撰. 直斋书录解题：卷一四，类书类［M］. 徐小蛮，顾美华，点校. 上海：上海古籍出版社，2015：430.

⑨［清］永瑢，纪昀. 四库全书总目：卷一三五，子部·类书类一［M］. 北京：中华书局，2003：1149.

⑩［宋］郑侨. 回溪先生史韵序；［宋］钱讽，辑. 回溪先生史韵：卷首［M］//续修四库全书，第1216册. 上海：上海古籍出版社，2002：321.

⑪《续修四库全书总目提要》编撰委员会，编. 续修四库全书总目提要. 子部［M］. 上海：上海古籍出版社，2015：609.

四库馆臣指出："元代押韵之书，今皆不传，传者以此书为最古"，"世所通行之韵，亦即从此书录出。是韵府、诗韵皆以为大辂之椎轮，将有其末，必举其本"①。

韵类类书中收载了大量医学文献史料。如南宋钱讽辑《回溪先生史韵》中"愈"②、"瘥"③、"疗"④、"病"⑤、"疫"⑥等门下收载的医史资料，是研究疾病史、瘟疫史的珍贵史料。

3. 以"偶对字"编排文献资料

以"偶对字"编排文献资料，多为家塾、私塾类书之作，主要为应对科举考试中"宏词科、词学兼茂科、博学宏词科、词学科"⑦而编。这种类书以四六为主，讲求偶对，以方便于作诗、作文、作赋和诵记。如唐代李途撰《记室新书》30卷，"采撷故事，缀为偶俪之句，分四百门"⑧。

宋代苏易简撰《文选双字类要》3卷，"摘取双字，以类编集"⑨。其"道教门"之仙药⑩，"肢体门"之肢体、心、耳目、齿、手足、眉、鬓发、汗、言谈、笑乐、息、怒、老、幼、寝卧、摄养、行步、拜起⑪，"杂伎门"之善医、

---

① ［清］永瑢，纪昀. 四库全书总目：卷一三五，子部·类书类一 [M]. 北京：中华书局，2003：1152.

② ［宋］钱讽，辑. 回溪先生史韵：卷二二，八语独用 [M]// 续修四库全书，第 1216 册. 上海：上海古籍出版社，2002：450.

③ ［宋］钱讽，辑. 回溪先生史韵：卷三四，十五卦与怪夬通 [M]// 续修四库全书，第 1216 册. 上海：上海古籍出版社，2002：521.

④ ［宋］钱讽，辑. 回溪先生史韵：卷三六，三十五笑 [M]// 续修四库全书，第 1216 册. 上海：上海古籍出版社，2002：564.

⑤ ［宋］钱讽，辑. 回溪先生史韵：卷三八，四十三映与诤劲通 [M]// 续修四库全书，第 1216 册. 上海：上海古籍出版社，2002：592.

⑥ ［宋］钱讽，辑. 回溪先生史韵：卷四六，一十二昔 [M]// 续修四库全书，第 1216 册. 上海：上海古籍出版社，2002：620.

⑦ 张希清，毛佩琦，李世愉. 中国科举制度通史·宋代卷 [M]. 上海：上海人民出版社，2015：738-752.

⑧ ［宋］晁公武，撰. 郡斋读书志校证：卷一四，类书类 [M]. 孙猛，校证. 上海：上海古籍出版社，1990：654.

⑨ ［宋］陈振孙，撰. 直斋书录解题：卷一四，类书类 [M]. 徐小蛮，顾美华，点校. 上海：上海古籍出版社，2015：429.

⑩ ［宋］苏易简. 文选双字类要：卷中，道教门 [M]// 宋淳熙八年池阳郡斋刻绍熙三年重修本，四库全书存目丛书·子部，第 166 册. 济南：齐鲁书社，1995：97.

⑪ ［宋］苏易简. 文选双字类要：卷中，肢体门 [M]// 宋淳熙八年池阳郡斋刻绍熙三年重修本，四库全书存目丛书·子部，第 166 册. 济南：齐鲁书社，1995：103-105.

疾病等，收载了大量有关医学的内容。如"杂伎门"之善医，按双字编排为上药、辅养、徙药、进药、针石、无功、媵理、庐跗、蠲瘠、内治等；疾病，按双字编排为越淟、起色、弥年、沈宜、迈轴、属诗、无萱、疾棘、绵留、请门、弥留、有痊、徹瑟、蠡漳、游岱、养屙、怒痊等^①。俞观能撰《孝悌类鉴》7 卷，"取经史孝悌事，成四言韵语"^②。叶凤撰《群书类句》14 卷，"以《群书新语》增广。自五字以至九字，为七百五十一门，各以平仄声为偶对"^③。周守忠辑《姬侍内偶》2 卷，广收诸史与杂说外传之文，"哀而集之，韵以四言，皆于句首，见其名氏共一百七十六句，计八十有八联"^④。叶罃编《圣宋名贤四六丛珠》100 卷，以总说、故事、四六为体例，专门辑录南宋宁宗庆元以前宋人四六文之对语偶字，"大而丝纶之所藻绘，小而缄縢之所络绎，莫不以四六为用"^⑤。其卷四六收载了有关宋代御药院、药局、榷货务、杂卖场等机构沿革、人员编制和职能变化的珍贵医史资料^⑥。

三、类书的主要内容和学科属性

唐宋时期是中国类书发展的重要时期，不仅出现了大量的官、私类书，而且出现了许多新型的类书体裁。跟唐代相比，宋代在类书编撰方面取得了更大的成就。从内容上来看，分综合类书和专科类书两大类，包含了丰富的医学文献书目、临证医学诸科、历代医学制度、疾病诊疗方法、瘟疫防治措施、药物炮制技术、验效方剂应用、医家人物事迹、医学病案实践等方面的知

①［宋］苏易简. 文选双字类要: 卷中, 杂伎门 [M]// 宋淳熙八年池阳郡斋刻绍熙三年重修本, 四库全书存目丛书·子部, 第166 册. 济南: 齐鲁书社, 1995: 113–114.

②［宋］晁公武, 撰. 郡斋读书志校证: 卷一四, 类书类 [M]. 孙猛, 校证. 上海: 上海古籍出版社, 1990: 675.

③［宋］陈振孙, 撰. 直斋书录解题: 卷一四, 类书类 [M]. 徐小蛮, 顾美华, 点校. 上海: 上海古籍出版社, 2015: 428.

④［宋］周守忠. 姬侍内偶: 卷首, 姬侍内偶序 [M]. 明钞本, 四库全书存目丛书·子部, 第168 册. 济南: 齐鲁书社, 1995: 2.

⑤［宋］吴央然. 四六丛珠序. ［宋］叶罃, 编. 圣宋名贤四六丛珠: 卷首 [M]// 续修四库全书, 第1213 册. 上海: 上海古籍出版社, 2002: 196.

⑥［宋］叶罃, 编. 圣宋名贤四六丛珠: 卷四六 [M]// 续修四库全书, 第1213 册. 上海: 上海古籍出版社, 2002: 499.

识，其显著的特点是辑录了大量原始文献资料，弥补了医学著作散佚带来的缺陷，是研究中国古代医学史的珍贵史料。

（一）类书的主要内容

1. 综合类书

唐宋时期政府官修类书，绝大多数属于综合性类书。如唐代欧阳询等撰《艺文类聚》100卷、魏徵等撰《群书治要》50卷、高士廉等撰《文思博要》1 200卷、许敬宗等撰《东殿新书》200卷、《累璧》630卷，宋代李昉等撰《太平御览》1 000卷、王钦若等撰《册府元龟》1 000卷等，收载了政治、哲学、天文、历史、地理、经济、法律、外交、军事、文化、教育、语言、文学、艺术、宗教、数学、农业、医学、药物、体育、气象、植物、动物、矿产、冶金、化工、工程、技艺、民族、风俗等方面的珍贵资料，几乎涵盖了自然科学、社会科学和人文科学的所有领域，不仅体现了中国古代国家治理的方方面面，而且反映了中国古代学术分类和学科史发展的情况。

唐宋时期个人撰写的某些类书，包含了较多综合性的内容。如唐虞世南撰《北堂书钞》173卷，"钞经史百家之事以备用"[①]。杜佑撰《通典》200卷，"以《食货》《选举》《职官》《礼》《乐》《刑法》《州郡》《边防》八门，分类叙载，世称该洽"[②]。南宋嘉泰元年（1201年）著作佐郎唐仲友撰《帝王经世图谱》10卷（清四库馆臣分为16卷），"凡天文、地理、礼乐、刑政、阴阳、度数、兵农、王霸，本之经典，兼采传注，类聚群分"[③]。任广辑《新刻吕泾野先生校正中秘元本》20卷，以天子命令、官职名事、父母奉养、心体状貌、庙堂学校、仓库库务、看谒往复、招邀祇待、筵宴集会、跂慕攀附、知己荐拔、禀覆迟俟、天地日月、州郡地里、舟船帆席、门墙馆舍、技术杂艺、贿赂关节、

---

①［宋］晁公武，撰. 郡斋读书志校证：卷一四，类书类［M］. 孙猛，校证. 上海：上海古籍出版社，1990：649.

②［宋］晁公武，撰. 郡斋读书志校证：卷一四，类书类［M］. 孙猛，校证. 上海：上海古籍出版社，1990：653.

③［宋］陈振孙，撰. 直斋书录解题：卷一四，类书类［M］. 徐小蛮，顾美华，点校. 上海：上海古籍出版社，2015：430.

边陲疆境、疾病安否等典章制度分类，"汇分类别，纲提目悉，据经援史，出子入传"①。其中医学内容包括"疾病安否"和"医工药物"，收载了《礼记》《汉书》《淮南子》《风土记》《博物志》《师旷占》《列仙传》《神农本草经》《吴普本草》《李当之药录》、历代正史中医学人物传记等数十种经、史、子、集中的医史资料②。

2. 专科类书

专科类书收载或辑录某一门类内容，既有官修，也有个人所撰。其内容丰富，形式多样，有钞史类、蒙求类、文房类、钱币类、诗赋类、科举考试类、医学类等，充分反映了唐宋以来各学科门类的发展状况。

关于某一事类类书，有魏晋南北朝时期梁元帝撰《同姓名录》3卷，"纂类历代同姓名人"③。梁陶弘景撰《古今刀剑录》1卷，"记古今刀剑"。洪刍撰《香谱》1卷，"集古今香法，有郑康成汉宫香，《南史》小宗香，《真诰》婴香，戚夫人迎驾香，唐员半千香，所记甚该博"④。南宋末年方凤撰《野服考》1卷，"鸿搜故牍，择野服之尤雅者，凡十六条，定著为兹编"⑤。

关于文房类书，有唐王云撰《文房纂要》10卷。宋苏易简撰《文房四谱》5卷，"集古今笔、砚、纸、墨本原故实，继以赋颂述作"⑥。董秉撰《墨谱》1卷，"作图以著其源流，用补苏易简之阙文"⑦。唐询撰《砚谱》2卷，"记

---

① ［明］沈松. 中秘元本序. ［宋］任广辑. 新刻吕泾野先生校正中秘元本：卷首 [M]// 续修四库全书，第1214册. 上海：上海古籍出版社，2002：237.

② ［宋］任广辑. 新刻吕泾野先生校正中秘元本：卷二〇 [M]// 续修四库全书，第1214册. 上海：上海古籍出版社，2002：360-361.

③ ［宋］晁公武，撰. 郡斋读书志校证：卷一四，类书类 [M]. 孙猛，校证. 上海：上海古籍出版社，1990：646.

④ ［宋］晁公武，撰. 郡斋读书志校证：卷一四，类书类 [M]. 孙猛，校证. 上海：上海古籍出版社，1990：670.

⑤ ［宋］方凤. 野服考 [M]// 清道光十一年六安晁氏木活字学海类编本. 四库全书存目丛书·子部，第170册. 济南：齐鲁书社，1995：431.

⑥ ［宋］晁公武，撰. 郡斋读书志校证：卷一四，类书类 [M]. 孙猛，校证. 上海：上海古籍出版社，1990：665.

⑦ ［宋］晁公武，撰. 郡斋读书志校证：卷一四，类书类 [M]. 孙猛，校证. 上海：上海古籍出版社，1990：668.

砚之故事及其优劣，以红丝石为第一，端石次之"①。晁克一撰《印格》1卷，"悉录古今印玺之法，谓之《图书谱》，自秦以来变制异状，皆能言其故"②。

　　关于史钞类书，有唐代尹弘远撰《经史要览》30卷。五代后蜀文谷撰《备忘小钞》10卷，"杂抄子史一千余事，以备遗忘"③。宋代晏殊纂《类要》65卷（又作15卷、74卷、76卷、77卷、100卷、200卷），"分门辑经史子集事实，以备修文之用"④。许冠编《书林韵海》100卷，"分门依韵纂经史杂事，以备寻阅"⑤。杨筠撰《鲁史分门属类赋》3卷，"以《左氏》事类分十门，各为律赋一篇"⑥。范镇撰《国史对韵》12卷，"乃自太祖开基，迄于仁宗朝，撷取事实可为规矩鉴戒者，用韵编次之"⑦。范师道撰《国朝类要》12卷，"杂抄皇朝历代事实，分类为三百六十四门"⑧。钱端礼撰《诸史提要》15卷，"泛然抄录，无义类"⑨。林钺撰《汉隽》10卷，"以《西汉书》分类为五十篇"⑩。此外，曹化撰《两汉史海》10卷，佚名撰《南史类要》20卷、《六朝摘要》10卷、《十史事类》10卷、《十史事语》12卷、《十三代史选》30卷等，亦是史钞类类书。

---

① [宋]晁公武, 撰. 郡斋读书志校证: 卷一四, 类书类 [M]. 孙猛, 校证. 上海: 上海古籍出版社, 1990: 668.

② [宋]晁公武, 撰. 郡斋读书志校证: 卷一四, 类书类 [M]. 孙猛, 校证. 上海: 上海古籍出版社, 1990: 670.

③ [宋]晁公武, 撰. 郡斋读书志校证: 卷一四, 类书类 [M]. 孙猛, 校证. 上海: 上海古籍出版社, 1990: 658.

④ [宋]晁公武, 撰. 郡斋读书志校证: 卷一四, 类书类 [M]. 孙猛, 校证. 上海: 上海古籍出版社, 1990: 663.

⑤ [宋]晁公武, 撰. 郡斋读书志校证: 卷一四, 类书类 [M]. 孙猛, 校证. 上海: 上海古籍出版社, 1990: 664.

⑥ [宋]晁公武, 撰. 郡斋读书志校证: 卷一四, 类书类 [M]. 孙猛, 校证. 上海: 上海古籍出版社, 1990: 672.

⑦ [宋]晁公武, 撰. 郡斋读书志校证: 卷一四, 类书类 [M]. 孙猛, 校证. 上海: 上海古籍出版社, 1990: 675.

⑧ [宋]王应麟. 玉海: 卷五四, 艺文 [M]. 南京: 江苏古籍出版社, 上海: 上海书店, 1987: 1033.

⑨ [元]马端临, 著. 文献通考: 卷二二八, 经籍考五十五 [M]. 上海师范大学古籍研究所, 华东师范大学古籍研究所, 点校. 北京: 中华书局, 2011: 6266.

⑩ [元]马端临, 著. 文献通考: 卷二二八, 经籍考五十五 [M]. 上海师范大学古籍研究所, 华东师范大学古籍研究所, 点校. 北京: 中华书局, 2011: 6266.

关于儿童启蒙类书，有唐虞世南撰《兔园策》10 卷，"纂古今事为四十八门，皆偶丽之语。至五代时，行于民间，村野以授学童"①。李翰撰《蒙求》3 卷，"取其韵语易于训诵而已。遂至举世诵之，以为小学发蒙之首"。全书都用四言韵文，每四个字是一个主谓结构的短句，如"王戎简要，裴楷清通。孔明卧龙，吕望飞熊"，讲述了历史名人故事，以授学童。这种题材对后世产生了重要影响，出现了大批"蒙求"类书，"皆效李瀚"②。如唐代李伉撰《系蒙求》10 卷、王殷范撰《续蒙求》2 卷、《汉臣蒙求》20 卷，宋代范镇撰《本朝蒙求》3 卷，王令撰《十七史蒙求》1 卷，孙应符撰《幼学须知》5 卷，赵彦绖撰《赵氏家塾蒙求》25 卷、《宗室蒙求》3 卷，白廷翰撰《唐蒙求》3 卷，文济道撰《左氏纲领》4 卷，刘珏撰《两汉蒙求》10 卷，吴逢道撰《六言蒙求》6 卷，徐子光撰《补注蒙求》8 卷，柳正夫撰《西汉蒙求》1 卷，胡宏撰《叙古蒙求》1 卷，佚名撰《左氏蒙求》3 卷、《唐史属辞》5 卷、《南北史蒙求》10 卷等，皆是启蒙读物，"以为小学发蒙"③。

关于后妃、姻亲、姓氏类书，有唐刘扬名撰《戚苑纂要》10 卷，"皆集内外宗族姻亲故事"④。大中祥符八年（1015 年）闰六月庚辰，枢密使王钦若奉诏编修《后妃事迹》77 卷，宋真宗下诏赐名《彤管懿范》。关于姓氏类类书，有宋景祐二年（1035 年）邵思撰《姓解》3 卷，"辄取篇旁类之，但使便于检寻"⑤。

关于科举考试类书，有张孟撰《押韵》5 卷，"辑六艺、诸子、三史句语，依韵编入，以备举子试诗赋之用"；杨咨编《歌诗押韵》五卷，"编古今诗人警

①［宋］晁公武，撰. 郡斋读书志校证：卷一四，类书类 [M]. 孙猛，校证. 上海：上海古籍出版社，1990：650.

②［宋］晁公武，撰. 郡斋读书志校证：卷一四，类书类 [M]. 孙猛，校证. 上海：上海古籍出版社，1990：672.

③［宋］陈振孙，撰. 直斋书录解题：卷一四，类书类 [M]. 徐小蛮，顾美华，点校. 上海：上海古籍出版社，2015：424.

④［宋］陈振孙，撰. 直斋书录解题：卷一四，类书类 [M]. 徐小蛮，顾美华，点校. 上海：上海古籍出版社，2015：425.

⑤［宋］邵思. 姓解：卷首，姓解序 [M]// 续修四库全书，第 1213 册. 上海：上海古籍出版社，2002：161.

句，附于韵之下，以备押强韵"①。

关于医学类书，有隋炀帝敕编《四海类聚方》2 600卷、《四海类聚单要方》300卷，唐李勣、苏敬等撰《新修本草》54卷，宋贾黄中等奉诏撰《雍熙神医普救方》1 000卷，刘昉等撰《幼幼新书》40卷等，征引并保存了大量前代医史文献资料，于医药学颇有价值。

3. 日用类书

宋代出现了许多日用类书，包含普通民众需要的各种常用知识。如《新编纂图增类群书类要事林广记》，简称《事林广记》，南宋理宗年间陈元靓撰。北京大学图书馆藏元朝至元庚辰六年（1340年）建阳郑氏积诚堂刻本，共10集，总20卷，分天象、历候、节序、农桑、花品、果实、竹木、人纪、人事、家礼、仪礼、翰墨、帝系、纪年、历代、圣贤、先贤、儒教、幼学、文房、佛教、道教、修真、官制、俸给、刑法、公理、贷宝、医学、文籍、辞章、卜史、选择、器用、音乐、文艺、武艺、音谱、算法、杂咏、伎术、闺粧、茶果、酒曲、麦食、饮馔、禽兽、牧养、地舆、郡邑、方国、胜迹、仙境和拾遗54类，是中国较早的"日用百科全书型的古代民间类书"②，收载了大量与民间生活密切相关的医学资料。如该书丁集道教类所载"辟谷服饵"③方，戊集医学类所载"医学发明""用药效验""炮制方法""收藏要法""药性反忌""药分数种""解救药毒"④，辛集兽畜类所载"医疗须知"⑤等，收载了大量民间常见疾病、诊断方法、医药方剂、药物炮制等方面的医药学知识，深受南宋以后历代医家和普通民众的重视。

南宋末年刘应李辑《新编事文类聚翰墨全书》134卷，"是现存宋元时期部头最大、影响最大的民间交际应用类书"⑥。全书仿祝穆《事文类聚》

---

①［宋］晁公武，撰. 郡斋读书志校证：卷一四，类书类［M］. 孙猛，校证. 上海：上海古籍出版社，1990：677.

② 门岿. 二十六史精要辞典［M］. 北京：人民日报出版社，1993：2470.

③［宋］陈元靓. 纂图增新群书类要事林广记丁集：卷下，道家类［M］. 北京：中华书局，1999：115-117.

④［宋］陈元靓. 纂图增新群书类要事林广记戊集：卷下，医学类［M］. 北京：中华书局，1999：131-142.

⑤［宋］陈元靓. 纂图增新群书类要事林广记壬集：卷下，兽畜类［M］. 北京：中华书局，1999：233-234.

⑥ 仝建平.《新编事文类聚翰墨全书》研究［M］. 银川：宁夏人民出版社，2011：1.

之例，分诸式、活套、冠礼、婚礼、庆诞、庆寿、丧礼、祭礼、官职、儒学、人品、释教、道教、天时、地理、人伦、人事、姓氏、宅第、器物、衣服、饮食、花木、鸟兽、杂题25门，"采撷颇博"①，收载了大量珍稀医学文献资料。尤其是该书己集"祈禳门"疾病类所载父病保安、母病保安、自病保安、妻病保安、子病保安、叔病保安、兄病保安、弟病保安、妊育保安、产后保安②和父病保安水陆疏、女病水路疏、父病保安还愿疏、夫病水陆疏、病中保安水陆疏、病后还愿疏③等内容，主要来源于李刘、刘克庄、刘并山、熊子复、刘田甫等所撰祷文。庚集"官职门"所载太医局、御药院、惠民局三局，收载了有关医师、药藏、药丞、医和、医缓、分治疾病、药石之臣、会时知变、太上防疾、食医、药局、御府、修合药剂、增置七局等内容，主要来源于先秦典籍《周礼》《春秋》，汉代崔寔撰《箴》，唐元稹撰《高端婺州长史》，宋代官修《四朝国史·职官志》《国朝会要·职官志》等文献史料，反映了宋朝医学机构设置及医官制度沿革情况④。

（二）类书的学科属性

类书作为一种特殊的体裁，其学科属性先后发生了较大变化。晋朝荀勖撰《中经新簿》"丙部"，为史学类著作，收载史记、旧事、皇览簿、杂事类书籍，类书被归入丙部史学之中。唐代，魏徵等撰《隋书》卷三四《经籍志》，将类书从史部中分离出来，归入子部杂家之中。五代后晋刘昫等撰《旧唐书》卷四七《经籍志》，又将类书从子部杂家中分离出来，在子部中单独新立"类事类"。宋仁宗庆历元年（1041年）成书的官修目录学著作《崇文总目》，在子部中设"类书类"，对后世产生了重要影响。嘉祐五年（1060年），欧阳修、

---

① [清]永瑢，纪昀. 四库全书总目：卷一三七，子部·类书类存目一 [M]. 北京：中华书局，2003：1162.
② [宋]刘应李. 新编事文类聚翰墨全书己集：卷六，祈禳门·疾病 [M]// 明初刻本. 四库全书存目丛书·子部，第169册. 济南：齐鲁书社，1995：361-362.
③ [宋]刘应李. 新编事文类聚翰墨全书己集：卷六，祈禳门·保病 [M]// 明初刻本. 四库全书存目丛书·子部，第169册. 济南：齐鲁书社，1995：370-371.
④ [宋]刘应李. 新编事文类聚翰墨全书庚集：卷一一，官职门·诸司局 [M]// 明初刻本. 四库全书存目丛书·子部，第169册. 济南：齐鲁书社，1995：436.

宋祁等撰《新唐书》卷五九《艺文志》也沿用此分类法。此后，所有类书均归于"子部"的"类书类"之中。关于类书归属所引起的学科变化，陈振孙《直斋书录解题》卷一四《类书类》进行了考证，指出：

> 案：前志但有杂家而无类书，《新唐书·[艺文]志》始别出为一类。①

此处之"前志"指《隋书·经籍志》，"新唐书志"即《新唐书·艺文志》。可见，在类书发展史上，《旧唐书》和《新唐书》不仅将其单独列为子部中一类，而且在类书种类收集和编目方面做出了积极贡献。

南宋郑樵《通志》卷七一《校雠略》，打破了"四部"分类法，在《编次必谨类例论六篇》中提出了"十二类"分类法，其内容是"经类第一，礼类第二，乐类第三，小学类第四，史类第五，诸子类第六，星数类第七，五行类第八，艺术类第九，医方类第十，类书类第十一，文类第十二"②，将类书又从子部中分离出来，与经、史、子、集诸部并列。同时，这一分类法又影响到当时的藏书编目，如南宋郑寅编《郑氏书目》7卷，"以所藏书为七录：曰经，曰史，曰子，曰艺，曰方技，曰文，曰类"③。

从唐朝到宋代，类书的学科属性和学科地位发生了显著的变化，经历了从史部转向子部、再与子部并列的局面，但在中国古代目录学著作中仍将类书列于子部之中。清永瑢、纪昀等撰《四库全书总目》指出"类事之书，兼收四部，而非经、非史、非子、非集。四部之内，乃无类可归"，充分反映了类书兼容并包的属性。胡道静在《中国古代的类书》一书中，认为类书"兼'百科全书'与'资料汇编'两者而有之"④，笔者赞同这种看法。

总之，类书最大的特点就是辑录文献和分类编排，收载了大量珍稀文献

---

①［宋］陈振孙，撰. 直斋书录解题：卷一四，类书类 [M]. 徐小蛮，顾美华，点校. 上海：上海古籍出版社，2015：423.

②［宋］郑樵. 通志：卷七一，校雠略第一 [M]. 北京：中华书局，1987：831.

③［宋］陈振孙，撰. 直斋书录解题：卷八，目录类 [M]. 徐小蛮，顾美华，点校. 上海：上海古籍出版社，2015：237.

④ 胡道静. 中国古代的类书 [M]. 北京：中华书局，1982：1.

史料，宋人对此多有论述。如南宋郑樵（1104—1162年）在《通志》中明确指出："凡是类书，皆可博采群书，以类分门。"① 宋末元初赵孟頫（1254—1322年）在《程氏四书章图序》中也说："古今类书多矣，大而天地、日月、山岳、河海，微而昆虫、草木，以至人事之成败兴废、言语文字之等，莫不会萃捃拾。"② 尤其是类书中收载的医学知识，学科门类齐全，征引史料广泛，是研究中国古代医学史的重要文本资料之一。

四、类书的政治作用、文化功能和文献价值

（一）类书的政治作用

类书收载各种学科文献的强大功能，不仅弘扬了儒家之道和中国古代大一统政治，而且受到历代皇帝、政府和文人的高度重视，是某一时代国家编撰的最重大的文化工程之一。如唐太宗贞观五年（631年）九月，秘书监魏徵、虞世南、褚遂良、萧德言敕撰《群书治要》（又名《群书理要》）50卷，选取六经、四史、诸子百家，上始五帝时期，下迄东晋末年，从而为统治阶级提供借鉴，即"用之当今，足以鉴览前古；传之来叶，可以贻厥孙谋"③。唐玄宗开元年间，张鷟撰《龙筋凤髓判》4卷，是中国现存最早的一部官定判词类书，"取备程式之用"④。该书卷四《太医》收载了唐代医学的内容，具有极高的医史文献价值⑤。

宋朝政府推行"崇文抑武"的战略，官修类书中政治教化的作用极为突出，成为加强中央集权和弘扬统治阶级文教政策的有力工具。如建隆四年（963年）十月戊午，吏部尚书张昭上新撰《名臣事迹》5卷，为统治阶级提供示范。宋代官修四大类书的编撰，无不体现着最高统治阶级加强统治和推行

① ［宋］郑樵. 通志：卷七一，校雠略第一 [M]. 北京：中华书局，1987：835.

② ［元］赵孟頫. 程氏四书章图序 [M]//［清］朱彝尊，撰. 中华书局编辑部编. 经义考：卷二五五，四书. 北京：中华书局，1998：1283.

③ ［唐］魏徵，等撰. 群书治要：卷首，《群书治要》序 [M]. 北京：北京理工大学出版社，2013：2.

④ ［清］永瑢，纪昀. 四库全书总目：卷一三五，子部·类书类一 [M]. 北京：中华书局，2003：1142.

⑤ ［唐］张鷟，撰.《龙筋凤髓判》校注：卷四，太医 [M]. 田涛，郭成伟，校注. 北京：中国政法大学出版社，1996：151−153.

文教的思想，"在一定程度上反映了宋人对君主和君权的认识"①。乾兴元年（1022年），宋仁宗下诏翰林侍读学士晏殊等撰《天和殿御览》40卷，215门，"于《册府元龟》中掇其善美事"，宋仁宗对辅臣说："朕听政之暇，于旧史无所不观，思考历代治乱事迹，以为监戒。"②元祐四年（1089年）三月甲戌，吏部尚书兼侍读苏颂等上奏"臣等撰进汉、唐故事，得旨分门编修成册进呈"③，宋哲宗下诏以《迩英要览》为名，凡20卷，自修身至御戎60门，"可为规戒，有补时政者"④。

宋代私人所撰类书亦具有弘扬儒家仁政教化的功能。如景祐二年（1035年），邵思在《姓解序》指出"天生蒸民，受之以姓。姓者，所以别婚娶，厚人伦也"⑤。宋代名臣晏殊纂《类要》65卷（又作15卷、74卷、76卷、77卷、100卷、200卷），"分门辑经史子集事实，以备修文之用"⑥。宋哲宗元祐年间，孙逢吉撰《职官分纪》50卷，是一部官制类书，详述周代至宋哲宗元祐年间官职的设置及其掌管情况，尤详于宋朝官制，其中"太医令"⑦、"太医丞"⑧、"药藏郎"⑨、"掌医"⑩、"医博士"⑪等收载了历代医官官职沿革情况，具有很高的史料价值。秦观在《职官分纪序》中称赞"古今之事，于是备焉"⑫。清四库馆臣在提要中也称赞："其书每官先列《周官》典章，次叙历代制度沿革、名姓故事。根据经注，沿考史传，搜采颇为繁富。"⑬南宋

---

① 申慧青. 皇权观念在类书编纂中的映射：以《太平御览·皇王部》的编纂为例 [M] // 姜锡东. 宋史研究论丛，第15辑. 保定：河北大学出版社，2014：498.

② ［宋］王应麟. 玉海：卷五四，艺文 [M]. 南京：江苏古籍出版社，上海：上海书店，1987：1033.

③ ［宋］李焘. 续资治通鉴长编：卷四二三，元祐四年三月甲戌 [M]. 北京：中华书局，2004：10332.

④ ［宋］王应麟. 玉海：卷五四，艺文 [M]. 南京：江苏古籍出版社，上海：上海书店，1987：1035.

⑤ ［宋］邵思. 姓解：卷首，姓解序 [M] // 续修四库全书，第1213册. 上海：上海古籍出版社，2002：161.

⑥ ［宋］晁公武，撰. 郡斋读书志校证：卷一四，类书类 [M]. 孙猛，校证. 上海：上海古籍出版社，1990：663.

⑦ ［宋］孙逢吉. 职官分纪：卷一八，太医令 [M]. 北京：中华书局，1988：424.

⑧ ［宋］孙逢吉. 职官分纪：卷一八，太医丞 [M]. 北京：中华书局，1988：425.

⑨ ［宋］孙逢吉. 职官分纪：卷二八，药藏郎 [M]. 北京：中华书局，1988：562.

⑩ ［宋］孙逢吉. 职官分纪：卷二八，掌医 [M]. 北京：中华书局，1988：568.

⑪ ［宋］孙逢吉. 职官分纪：卷四一，医博士 [M]. 北京：中华书局，1988：783.

⑫ ［宋］秦观. 职官分纪序. ［宋］孙逢吉. 职官分纪：卷首 [M]. 北京：中华书局，1988：2.

⑬ ［清］永瑢，纪昀. 四库全书总目：卷一三五，子部·类书类一 [M]. 北京：中华书局，2003：1147.

绍兴年间，俞观能撰《孝悌类鉴》7卷，"取经史孝悌事，成四言韵语"①。

（二）类书的文化功能

类书保存了大量珍稀历史文献，呈现出"百科全书"的性质，是某个时代国家文教政策的反映。如现存唐宋时期编撰的《艺文类聚》《北堂书钞》《初学记》《白氏六帖》《太平御览》《太平广记》《文苑英华》《册府元龟》等类书，不仅保存了大量宋代以前的经、史、子、集类文献，而且也收载了大量珍贵的医学文献资料，具有无与伦比的史料价值和文献价值，成为中国传统文化的重要集成著作之一。类书在中国文化史上产生了重要影响，某些类书甚至成为士人读书学习的入门读物。如五代后晋李瀚撰《蒙求集注》2卷，"实初学之津筏也"②。

然而，历史上爆发的王朝更替、军事战争、自然灾害和人为因素等，造成中国古代书籍的散佚极为严重，中医书籍亦是如此。马端临在《文献通考自序》中指出："汉、隋、唐、宋之史俱有《艺文志》，然《汉志》所载之书，以《隋志》考之，十已亡其六七，以《宋志》考之，隋唐亦复如是。"③据孙启治、陈建华《中国古佚书辑本目录解题》考证，中国古代文献的散佚是极为严重的④。因此，类书中收载的原始文献资料，其文献价值、史料价值和文化价值等越来越受到后世的重视。

鉴于历史上古籍的散佚现象，后世学者通过类书等资料，开展了长时期的辑佚活动。如明代屠乔孙、项琳辑《十六国春秋》100卷，胡应麟辑《搜神记》20卷，孙珏辑《古微书》36卷，张溥辑《汉魏六朝百三名家集》118卷等。清代乾隆年间下诏编修《钦定四库全书》时，从《永乐大典》中辑出已经亡佚的古代典籍385种，大多抄录入《四库全书》之中。清姚之骃辑《后汉书补

---

① ［宋］晁公武，撰. 郡斋读书志校证：卷一四，类书类 [M]. 孙猛，校证. 上海：上海古籍出版社，1990：675.

② ［清］永瑢，纪昀. 四库全书总目：卷一三五，子部·类书类一 [M]. 北京：中华书局，2003：1144.

③ ［元］马端临，著. 文献通考：卷首，自序 [M]. 上海师范大学古籍研究所，华东师范大学古籍研究所，点校. 北京：中华书局，2011：15.

④ 孙启治，陈建华. 中国古佚书辑本目录解题 [M]. 上海：上海古籍出版社，2017：1-465.

遗》21卷,汪文台辑《七家后汉书》21卷,汤球辑《十六国春秋辑补》100卷,邵晋涵等辑《旧五代史》150卷,洪颐煊、严可均、马国翰、顾观光、姚振宗、陶浚宣、王仁俊七家辑汉刘向、刘歆撰《七略》《别录》,马国翰辑《玉函山房辑佚书》594种739卷,黄奭辑《汉学堂丛书》(又名《黄氏佚书考》)216种229卷,严可均辑《全上古三代秦汉三国六朝文》746卷,严可均编《严铁桥辑佚稿》10种14卷,王谟辑《汉魏遗书钞》112种114卷、《汉唐地理书钞》50余种52卷、《增订汉魏丛书》96种474卷,徐松辑《宋会要辑稿》500卷(后合为366卷),以及当代学者周天游辑《八家后汉书辑注》等,部分或基本上恢复了古代散佚文献的内容。2010年,国家图书馆出版社出版的《历代辑佚文献分类汇编丛刊》,是近几年来辑佚刊行的最大一部丛书,汇编了大量前代和新近辑佚的著作。其中古风主编《经学辑佚文献汇编》22册,翟金明主编《史学辑佚文献汇编》69册,翟金明、李燕主编《子部辑佚文献汇编》24册,翟金明、李燕主编《集部辑佚文献汇编》100册等,收载了大量中国古代医学史文献资料。

(三)类书的检阅功能

类书具有强大的检阅文献功能,因而受到历代学者的重视。如唐代类书《小名录》2卷,陆龟蒙撰,"所载皆古人小名,始于秦,终于南北朝",此书主旨为考证古人小名,"因小名而引及事实"[①],颇便检阅。南宋陈思鉴于陆氏《小名录》"丛杂无绪",于是汇集史传所载历代帝王小字,条分缕析,按朝代列载,新编成《小字录》1卷,"足以备检寻"[②]。

宋仁宗宝元元年(1038年)晏殊(991—1055年)编纂《类要》65卷(又作15卷、74卷、76卷、77卷、100卷、200卷等),今残本存37卷,书中医学内容主要来源于经史子集等资料,分门编纂,以备寻阅。如该书卷三〇收载微疴、病愈、疾病、杂恙、膏肓、咎徵、沦没、没之异者、旅亡、楚殇、早世

---

①[清]永瑢,纪昀. 四库全书总目:卷一三五,子部·类书类一[M]. 北京:中华书局,2003:1144.
②[清]永瑢,纪昀. 四库全书总目:卷一三五,子部·类书类一[M]. 北京:中华书局,2003:1150.

等疾病史文献资料①，卷三五收载名医、医用药饵等医学人物及其临证用药资料②，是晏殊原书征引的内容，具有极高的文献学价值。清四库馆臣指出，"是编乃所作类事之书，体例略如《北堂书钞》《白氏六帖》，而详赡则过之"，"所载皆从原书采掇，不似他类书互相剿窃，辗转传讹"③。庆历四年（1044年）四月，章得象等奉诏撰成《国朝会要》（又名《庆历国朝会要》）150卷，范师道（1005—1063年）鉴于该书卷数、门类繁多，于是撰《节国朝会要》12卷，"节其要，以备检阅"④。南宋钱讽撰《回溪先生史韵》49卷，"附韵类事，颇便检阅"⑤。许冠编（一作佚名编）《书林韵海》100卷，"分门依韵纂经史杂事，以备寻阅"⑥。

四、类书的文献和科技史料价值

（一）保存了大量珍稀科技史文献资料

类书保存了大量珍贵的中国古代科技史文献。尤其是官修类书的天部、地部、州郡部、职官部、兵部、乐部、服章部、方术部、疾病部、工艺部、器物部、舟部、车部、珍宝部、布帛部、百谷部、饮食部、火部、兽部、羽族部、鳞介部、虫豸部、木部、竹部、果部、菜茹部、香部、药部、百卉部等，收载了中国古代天文学史、地学史、数学史、农学史、医学史、纺织史、音乐学史、物理学史、化学史、车辆船舶制造史、家具制造史、采矿冶炼与铸造史、食物酿

---

①［宋］晏殊. 晏元献公类要：卷三〇 [M]// 清钞本. 四库全书存目丛书·子部，第167册. 济南：齐鲁书社，1995：228-245.

②［宋］晏殊. 晏元献公类要：卷三五 [M]// 清钞本. 四库全书存目丛书·子部，第167册. 济南：齐鲁书社，1995：333-336.

③［清］永瑢，纪昀. 四库全书总目：卷一三七，子部·类书类存目一 [M]. 北京：中华书局，2003：1160-1161.

④［宋］晁公武，撰. 郡斋读书志校证：卷一四，类书类 [M]. 孙猛，校证. 上海：上海古籍出版社，1990：660.

⑤［宋］陈振孙，撰. 直斋书录解题：卷一四，类书类 [M]. 徐小蛮，顾美华，点校. 上海：上海古籍出版社，2015：427.

⑥［宋］晁公武，撰. 郡斋读书志校证：卷一四，类书类 [M]. 孙猛，校证. 上海：上海古籍出版社，1990：664.

造发酵与烹调技术史、植物学史、动物学史等方面的资料。如唐高祖武德七年（624年）欧阳询等敕编《艺文类聚》100卷，是中国现存最早的完整的官修类书，包含天部、岁时部、地部、州部、郡部、山部、水部、符命部、帝王部、后妃部、储宫部、人部、礼部、乐部、职官部、封爵部、政治部、刑法部、杂文部、武部、军器部、居处部、产业部、衣冠部、仪饰部、服饰部、舟车部、食物部、杂器物部、巧艺部、方术部、内典部、灵异部、火部、药香草部、宝玉部、百谷部、布帛部、果部、木部、鸟部、兽部、鳞介部、虫豸部、祥瑞部、灾异部等46部，征引古籍1 430多种。

唐宋时期个人撰写的类书中，也保存了大量科技史文献资料。如两宋之际李昭玘、李似之辑《太学新增合璧联珠声律万卷菁华》前集60卷、后集80卷，有关科技史内容包含天文、星辰、风雨、露霜、云雷、律历、时令、岁时、地理、山岳、山川、原野、海渎、江河、河洛、沟洫、器用、舟车、农桑、宝玉、酒盐、技艺、鸟兽、草木等门类，每目列有名君事鉴、名臣事鉴、圣贤事鉴、群书事鉴、诸史事鉴等，收载了大量科技史文献史料。尤其是"技艺门"所载医、药、药石等文献资料，具有一定的医药学史料价值①。

唐宋官、私类书中保存的珍贵科技史文献资料，不仅是研究中国古代天文学史、农学史、医学史、地理学史、生物学史、气象学史、兵器史、建筑史、纺织史、造船史、食品酿造与加工史、自然灾害史等珍贵史料，而且也是后世辑录科技史散佚文献、校补存世文献的重要史料来源之一，受到历代学者的高度重视。梁启超在《中国近三百年学术史》中提出"以唐、宋间类书为总资料，如《北堂书钞》《艺文类聚》《初学记》《白帖》《太平御览》《册府元龟》《山堂考索》《玉海》等"②校补、辑佚前代著作的观点，高度肯定了类书中文献的史料价值。学界将通过类书和其他著作辑佚形成的文献，称为辑本或辑佚本。历代学者辑佚出的科技史文献，数量较为丰富。如地方志文献有王谟辑《汉唐地理书钞》，南宋范成大原著、胡起望、覃光广校注《桂海虞衡志辑

---

① ［宋］李昭玘，辑，［宋］李似之，辑. 太学新增合璧联珠声律万卷菁华前集: 卷首，目录［M］// 续修四库全书，第1214册. 上海: 上海古籍出版社，2002: 373-380.

② 梁启超. 中国近三百年学术史［M］. 上海: 上海古籍出版社，2014: 258.

佚校注》，元熊梦祥原著、北京图书馆善本组辑《析津志辑佚》，吴永章编《异物志辑佚校注》，骆伟、骆廷辑注《岭南古代方志辑佚》，刘纬毅辑《汉唐方志辑佚》，李裕民辑《山西古方志辑佚》，马蓉、陈抗、钟文等点校《永乐大典方志辑佚》，李勇先主编《辑佚类地理文献集成》等。历史年代学辑佚文献，有范钦辑佚《竹书纪年》和王国维辑《古本竹纪年辑校》。数学史辑佚文献，有戴震辑校《算经十书》10种。天文学史辑佚文献，有吕子方《〈灵宪〉辑佚校注》和《〈浑天仪〉辑佚校注》等①。利用类书和其他文献补辑的著作，有《华阳国志》《元和郡县图志》等。

可见，唐宋类书中保存了丰富的中国古代科技史文献资料，是研究宋代以前科技活动、科技人物、科技著作、科技交流等方面的重要史料之一。

（二）保存了大量医学史文献资料

唐宋类书对医学文献资料的辑录与收载极为显著，并取得了突出的成就，成为研究中国古代医学史的珍贵文本资料之一，具有极其重要的文献学价值。如宋代类书《记纂渊海》195卷，南宋宁宗庆元六年（1200年）潘自牧撰，共22部，"分门隶事"②，明代胡维新、陈文燧厘为100卷。其"人事部"所载"疾病"，收载了周代至宋代有关疾病名称、病因、病证、服药和医家人物等内容，主要来源于《易》《礼记》《孟子》《郭子》《左传》《汉书·公孙弘传》《汉书·冯昭仪传》《汉书·严助传》《汉书·三王传》《汉书·贾谊传》《汉书·吴王濞传》《汉书·汲黯传》《汉书·司马相如传》《汉书·史丹传》《后汉书·许浚传》《后汉书·班固传》《晋书·习凿齿传》《南史·沈约传》《楚辞》，以及裴松之《三国志注》、刘桢《刘桢集》、白居易《白氏文集》、韦绚《刘宾客嘉话录》、元徽之《元徽之集》、杜甫《杜工部集》、欧阳修《欧阳文忠公文集》、王安石《临川先生文集》、苏轼《次韵乐著作野步》等著作③。

唐宋类书中的医学文献资料，也成为后世学者校勘、增补、辑佚医学著

---

① 吕子方. 中国科学技术史论文集[M]. 成都：四川人民出版社，1983：276-295.

② ［清］永瑢，纪昀. 四库全书总目：卷一三五，子部·类书类一[M]. 北京：中华书局，2003：1149.

③ ［宋］潘自牧，编纂. 记纂渊海：卷一二四，人事部·疾病[M]. 北京：中华书局，1988：1975-1976.

作的重要史料来源之一。如何时希编校《珍本女科医书辑佚八种》,马继兴等《神农本草经辑注》1 种,范行准辑佚《全汉三国六朝唐宋方书辑稿》11 种,尚志钧《本草人生》辑复 19 种本草学著作等,就充分利用了类书和医书中保存的医学文献资料。

总之,作为一种特殊的以收载资料为主的载体,类书保存了中国古代部分或全部历史文献的内容,对中国古代类书学、博物学的形成与发展产生了深远的影响。通过辑佚可以部分或完整复原这些散佚的医学著作,亦可校补现存的传世文献,同时也是进行中国医学史研究的重要文本资料。

第二节　类书中医药学知识的分布情况与史料价值

类书中保存了大量医学本草、方书、针灸、临床诊断、药物炮制、疾病种类、病因病症、医学病案、医史人物、医政制度等文献资料。类书中收载的医药学知识,是历代写本、刻本、钞本、节本以外保存原始医学文献内容最多的载体。随着前代医学著作在后世流传中散佚或残缺不全,类书中保存的医学内容就显得弥足珍贵,不仅成为校勘存世医学文献、增补残缺医学文献、辑录散佚医学文献的珍贵史料,而且也成为学界研究中国古代医学史的重要文献来源之一,几乎涵盖了医学史的方方面面,具有极高的文献学、史料学价值。从史料来源来看,类书中征引的医学内容极其广泛,既有前代医学著作,也有历代经部、史部、子部、集部、丛部和佛教、道教著作中的医学文献资料,可以说包含了广义医学文献学的全部内容。

一、类书中医药学知识的分布情况

类书采取"方以类聚"的编撰体例,将分散在经部、史部、子部、集部、佛教、道教中的文献资料按某一主题汇辑在一起形成的新著作,其中大多数都设有医学门类。唐代"四大类书"中,《艺文类聚》中收载的医药学知识主要分布在天部、岁时部、人部、礼部、食物部、方术部、内典部、灵异部、药香草部、百谷部、果部和灾异部。其中"药香草部"是自《神农本草经》成书以来，首次在非医学著作中以类书"随类相从"方法编排的大型药物学资料汇编，共收载药物43种。《初学记》之政理部、天部、岁时部、地部、帝王部、人部、五谷部、果木部，《北堂书钞》之帝王部、后妃部、政术部、设官部、酒食部、岁时部，《白氏六帖》之医、药、疾、疾疫、瞽和兽医等部均收录了大量医学文献史料，包括历代医事制度、药物学知识、皇帝赐药、普通疾病诊治、传染性疾病防治、牲畜疫病救治和食疗养生等医药学知识。

宋代官修"四大类书"中收载的医药学知识，较之唐代类书更加丰富。如《太平御览》之方术部、疾病部、香部、药部等，收录了北宋初期医政、疾病、药物、食疗养生、医家传记等医学文献资料及其医药学知识。《太平广记》之"医"部，收录了汉代至宋初名医和不详姓名医者53人，患者62人，实际上是一部医学人物传记。《文苑英华》之"医"部，收录医著目录2部，医学论文2篇。《册府元龟》之"医术"部，收载了75位医家人物传记及其治病、撰述情况。

宋代私家类书中，王应麟撰《玉海》之"艺文"部，收载了东周至宋代百余部医学著作的书目名称、卷数、作者、校勘者及其流传情况。陈咏撰《全芳备祖》之"药部"，收载茶、人参、茯苓、术、肉豆蔻、丁香、甘草、辰砂、钟乳、茱萸、皂荚、仙灵脾、茶苴、菝葜、白头翁、白蘘荷、益智、覆盆子、杜若、蘼芜、菟丝子、地黄、椒、芎、槟榔、扶留、薏苡、黄精、金樱子、麦冬、紫苏、胡麻等药物32种，每种药物以"事实祖""赋咏祖""乐府祖"的体例，收载了大量药物学史料。陈元靓撰《事林广记》丁集道教类所载"辟谷服饵"方，戊集医学类所载"医学发明""用药效验""炮制方法""收藏要法""药性反忌""药分数种""解救药毒"，辛集兽畜类所载"医疗须知"等，收载了大量民间常用的疾病知识、诊断方法、医药方剂、药物炮制等内容，深受南宋以后医家的重视。

类书中征引的医学古籍和其他著作，唐宋以后大多已散佚不存，故其在当时的应用价值和在今日的文献价值、史料价值、校勘价值、辑佚价值，是不言而喻的。胡道静在《〈事林广记〉前言》中指出："类书中征引的古籍，由于采用的底本是编辑当时所见之本，远早于或较早于今日流行的版本，字句往往优于今本，也有为今本所缺的，可以援引来校正今本的错误脱漏。"①

二、类书中医药学知识的史料价值

类书中收载的医学文献书目、临证医学知识和食疗养生学等内容，在中医文献学乃至中国医学史上具有重要意义，成为历代辑录前代散佚医学文献和增补、校勘存世医学文献的珍贵资料。魏晋南北朝时期编撰的官、私类书，大多没有留存下来，难以管窥其医学知识的全貌。现存唐宋类书中，保存了大量宋代以前的医学知识，为我们认识和了解先秦、秦汉、魏晋南北朝、隋唐五代和两宋时期中国医学的形成与发展提供了重要的文献基础。

类书中创立的"方以类聚"编撰体例，确立了以汇辑大量原始资料为主的编排方式，所收医学文献资料取材广泛，涉及当时医学知识的方方面面。类书中医学知识的来源，既包括医经、基础理论、伤寒金匮、诊法、针灸推拿、本草、方书、临证各科、食疗养生、医家传记、疾病和药物等著作，也包括儒家经典、历代史传、人物传记、地理方志、佛道仙传、名物训诂、典章制度、神话传说等著作中的医学资料。

类书中保存的医学文献史料，成为研究、辑录和校补宋以前医学本草、方书、针灸、脉学、食疗等医史著作的宝贵资料。国内外学者利用类书和其他本草、方书中的资料，辑佚出大量前代医学著作，部分复原或再现了许多散佚的医学典籍。如中国最早的药物学著作《神农本草经》，现存辑本有明代卢复辑《神农本经》3卷，清代孙星衍、孙冯翼辑《神农本草经》3卷、顾观光辑《神农本草经》4卷、王闿运辑《神农本草》3卷，近现代学者刘民叔辑《神农古本草经》2卷、马继兴主编《神农本草经辑注》4卷，以及日本森立之辑《神农本草经》3卷等，基本上复原了《神农本草

---

① 胡道静. 一九六三年中华书局影印《事林广记》前言 [M]//[宋] 陈元靓. 事林广记: 卷末, 附录. 北京: 中华书局, 1999: 562.

经》的原貌。何时希编校《珍本女科医书辑佚八种》，包括《产经》《子母秘录》《产乳集验方》《产书》《万全护命方》《产育保庆集》《便产须知》《女科医书佚文丛钞》8种著作，均为隋唐至明清时期的妇产科专著，现已散佚或残缺不全，具有极高的医史文献学价值①。王兴法辑校《雷公炮炙论》3卷，共辑药物268种②。冯汉镛辑《古方书辑佚》8种，包括汉张仲景撰《方论辑佚》、晋支法存撰《申苏方》、唐玄宗李隆基撰《广济方》、唐崔玄亮撰《海上集验方》、唐刘禹锡撰《传信方》、五代南唐王绍颜撰《续传信方》、唐郑景岫撰《广南四时摄生论》、宋陈晔撰《家藏经验方》等，具有很高的临床价值和医史文献价值③。梁峻等主编《范行准辑佚中医古文献丛书》，辑佚出汉魏隋唐以来散佚古医书《范东阳方》《集验方》《删繁方》《经心录》《古今录验方》《延年秘录》《纂要方》《必效方》《广济方》《产宝》《近效方》等11种，2019年中医古籍出版社以《全汉三国六朝唐宋方书辑稿》11种再次影印出版④。尚志均辑校、辑复、辑释、补辑的医书达20种，其中辑校医书有《吴氏本草经》《名医别录》《雷公炮炙论》《本草经集注》《食疗本草》《海药本草》《本草图经》，辑复的医书有《雷公药对》《唐新修本草》《名医别录》《四声本草》《食医心镜》《食性本草》《蜀本草》《开宝本草》《嘉祐本草》，辑释的医书有《药性论》《本草拾遗》《日华子本草》，补辑的医书有《补辑肘后方》等，成为研究中国古代本草学、方剂学和药物炮制学的珍贵资料⑤。

　　通过以上分析和研究，本章得出如下重要结论。

　　第一，从医药学知识的内容来看，类书中保存了大量本草、方书、针灸、临床诊断、药物炮制、疾病种类、病因病症、医学病案、医史人物、医政制度

① [隋]不知名人，等著. 珍本女科医书辑佚八种[M]. 何时希，编校. 上海：学林出版社，1984：1-116.

② [南北朝]雷敩，撰. 雷公炮炙论（辑佚本）[M]. 王兴法，辑校. 上海：上海中医学院出版社，1986：1-140.

③ 冯汉镛，辑. 古方书辑佚[M]. 北京：人民卫生出版社，1993：1-147.

④ 梁峻，李洪晓，胡晓峰，等. 范行准辑佚中医古文献丛书[M]. 北京：中医古籍出版社，2007：1-860.

⑤ 尚志钧，编撰. 本草人生：尚志钧本草文献研究文集[M]. 上海：上海中医药大学出版社，2007：1-526. 又见：尚志钧. 本草人生：尚志钧本草论文集[M]. 北京：中国中医药出版社，2010：1-777.

等方面的内容，有的是对前代或当朝医学文献的全部征引，有的是部分引用或摘录。类书中收载的医药学知识，是历代写本、刻本、钞本和节本医书以外保存原始医学文献内容最多的载体。随着前代医学著作在后世流传中的散佚或残缺不全，类书中保存的医史资料不仅成为校勘存世医学文献、增补残缺医学文献和辑录散佚医学文献的宝库，而且也成为研究中国医学史的重要文献来源，具有极高的史料价值。

第二，从医药学知识的来源来看，类书中汇辑的医学史料极其广泛，既有医学文献资料，也有儒家经部、史部、子部、集部、丛部和佛教、道教著作中的医学资料，可以说包含了广义医学文献学的各种内容。

第三，从医药学知识的载体来看，唐宋时期书籍版本实现了从写本向刻本的转变，为类书著作的流传和医学知识的普及提供了便利。宋人叶梦得在《石林燕语》中指出："唐以前，凡书籍皆写本，未有模印之法，人以藏书为贵。人不多有，而藏者精于雠对，故往往皆有善本。学者以传录之艰，故其诵读亦精详。五代时，冯道始奏请官镂《六经》板印行。国朝淳化中，复以《史记》《前后汉》付有司摹印，自是书籍刊镂者益多，士大夫不复以藏书为意。"①印刷术领域的这种新变化，造成"学者易于得书"，客观上为类书的发展及其知识传播奠定了基础。

第四，从医药学知识的传播来看，唐宋类书在后世产生了积极影响。其所辑录的医学内容，不仅保存了大量宋代以前的中国医学史文献资料，而且也成为后世编撰新类书的重要资料来源之一，同时也是校勘传世医学文献、辑录新医学著作和开展中国医学史研究的重要文本史料，受到后世学者的关注。历代医家撰写的本草、方书、医案等著作中，对类书中的医药学知识颇多征引。

---

① [宋]叶梦得，撰.石林燕语：卷八 [M]// 全宋笔记，第二编，第十册.徐时仪，整理.郑州：大象出版社，2006：114.

第三章

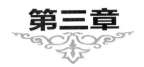

唐代官修类书中医药学知识的内容、来源与传播

唐代官修类书，现存完整本有唐高祖武德七年（624年）欧阳询等奉敕撰《艺文类聚》100卷，唐玄宗开元年间徐坚奉敕撰《初学记》160卷；残卷本有唐高宗显庆三年（658年）许敬宗修、刘伯庄等奉敕撰《文馆词林》1 000卷，今存27卷及残卷3篇。私人撰写的类书，有隋末唐初虞世南撰《北堂书钞》160卷和唐朝中后期白居易撰《白氏六帖》30卷。无论是官修类书还是个人撰写的类书，唐代类书中均保存了大量前代和唐朝的医学文献史料及其医药学知识。

本章重点探讨唐代官修类书《艺文类聚》《初学记》的编撰过程，梳理类书中医药学知识的主要内容、史料来源及其传播应用情况，分析唐代官修类书选取医学资料的原则和影响因素。

第一节　《艺文类聚》中医药学知识的
内容、来源与传播

唐高祖武德五年（622年），欧阳询（557—641年）等奉诏修撰《艺文类聚》一书，武德七年（624年）成书，是中国现存最早的一部官修类书，也是"唐代四大类书"之一。《艺文类聚》之"天部""岁时部""人部""礼部""食物部""方术部""内典部""灵异部""药香草部""百谷部""果部"和"灾异部"等,收录了大量的医学文献史料,涉及医事诏令、医学制度、医学教育、疾病防治、人物传记和药物方剂等医学知识。尤其是《艺文类聚》中"药香草部",是自《神农本草经》成书以来,首次在非医学著作中以"随类相从"体例编辑的大型药物学资料汇编,共收载药物43种,其中常用药物11种、香草药物28种、菜蔬药物4种,引用文献约517种,不仅详细地介绍了药物的名称、来源、分布、采摘时间、入药部位、炮制和主治病症,而且还收载了大量的医学病案、医学人物和医学典故等史料,在中国药物史上占有重要的地位。

学术界关于《艺文类聚》的研究,以文学史领域取得的成就最为显著,如华上[①]、杨铃[②]、孙麒[③]、曲莎薇[④]等学者探讨了其在中国文学史上的成就与价值。陈龙梅、邢永革、安岩峰《〈艺文类聚〉涉医内容研究》一文,是目前较早关注该书医学内容的文章,但有关"药香草部"的论述极为简略[⑤]。

一、《艺文类聚》的编撰过程、编辑体例与流传情况

(一)《艺文类聚》的编撰情况和主要内容

《艺文类聚》100卷,给事中欧阳询、秘书丞令狐德棻、侍中陈叔达、太子詹事裴矩、詹事府主簿赵弘智、齐王府文学袁朗等十余人,奉唐高祖李渊之命编撰而成。关于该书的编撰过程和编辑体例,欧阳询在《艺文类聚序》中指出:

> 以为前辈缀集,各杼其意。《流别》《文选》,专取其文;《皇览》《遍略》,直书其事。文义既殊,寻检难一。爰诏撰其事,且文弃其浮

① 华上. 我国古代百科全书《宋本艺文类聚》影印出版 [J]. 读书杂志, 1960(2): 22.

② 杨铃. 艺文类聚 [N]. 新民晚报, 1960-08-27.

③ 孙麒. 王元贞本《艺文类聚》校勘考 [J]. 图书馆杂志, 2015(2): 101-107.

④ 曲莎薇.《艺文类聚》类目体系中的知识秩序建构逻辑研究 [J]. 图书馆理论与实践, 2015(9): 57-60.

⑤ 陈龙梅, 邢永革, 安岩峰.《艺文类聚》涉医内容研究 [J]. 环球中医药, 2016, 9(3): 364-366.

杂，删其冗长，金箱玉印，比类相从，号曰《艺文类聚》，凡一百卷。
其有事出于文者，便不破之为事，故事居其前，文列于后。俾夫览者
易为功，作者资其用，可以折衷今古，宪章坟典云尔。①

从序文可知，欧阳询在晋代挚虞编《文章流别集》、南朝梁萧统编《昭明
文选》、魏文帝敕编《皇览》、梁武帝敕编《华林遍略》等总集、类书的基础
上，收载大量秦汉、魏晋南北朝和唐代以前的著作而成，是唐代初年一次较
大规模的文献资料汇编，具有很高的文献价值。

《艺文类聚》的主要内容，分天部、岁时部、地部、州部、郡部、山部、水
部、符命部、帝王部、后妃部、储宫部、人部、礼部、乐部、职官部、封爵部、
政治部、刑法部、杂文部、武部、军器部、居处部、产业部、衣冠部、仪饰部、
服饰部、舟车部、食物部、杂器物部、巧艺部、方术部、内典部、灵异部、火
部、药香草部、宝玉部、百谷部、布帛部、果部、木部、鸟部、兽部、鳞介部、
虫豸部、祥瑞部、灾异部等46部，子目727个。

(二)《艺文类聚》的编辑体例与学术创新

《艺文类聚》的编辑体例，从每一部内容来看，先列"事类"，后引"诗
文""赋""赞""箴""启""铭"等，将"事"和"文"紧密地统一在一起，因
而保存了大量秦汉、三国、两晋、南北朝、隋代的珍稀历史文献资料。这是
《艺文类聚》在中国类书发展史上的较大贡献，为后世所仿效沿用。

《艺文类聚》在类书编撰体例和保存史料方面，呈现出了一定的学术价值
和创新，后世学者给予了积极评价。如南宋陈振孙《直斋书录解题》卷一四
载："其所载诗文赋颂之属，多今世所无之文集。"②明高儒《百川书志》卷
十一载："载引诸集，今世罕传。汉魏六朝之文，独赖《文选》、此书(即《艺

---

① [唐]欧阳询，撰. 艺文类聚：卷首，艺文类聚序 [M]. 汪绍楹，校. 上海：上海古籍出版社，2015：27.

② [宋]陈振孙，撰. 直斋书录解题：卷一四，类书类 [M]. 徐小蛮，顾美华，点校. 上海：上海古籍出版社，2015：423.

文类聚》）之存。不然，几至泯没无闻矣。"①清四库馆臣在《艺文类聚》提要中指出，"是书比类相从，事居于前，文列于后，俾览者易为功，作者资其用，于诸类书中体例最善"，"然隋以前遗文秘籍，迄今十九不存，得此一书，尚略资考证"②。《艺文类聚》中收载的"汉魏六朝之文"和"隋以前遗文秘籍"，正是其独特价值所在，也是其受到历代学者重视的原因之一。

（三）《艺文类聚》的抄写、刊刻情况与版本流变

唐代《艺文类聚》的版本，从当时印刷术尚未发明和应用的情况来看，主要以写本为主。如《旧唐书》卷四七《经籍志下》载"《艺文类聚》一百卷，欧阳询等撰"③，《新唐书》卷五九《艺文志》载"欧阳询《艺文类聚》一百卷，令狐德棻、袁朗、赵弘智等同修"④，这些俱为写本，今已不存。

宋代《艺文类聚》的版本，主要为南宋高宗绍兴年间浙江严州刻本，今有刊本流传。这是目前所见到有关《艺文类聚》的最早刊本。

明代《艺文类聚》的版本，主要以刻本为主，有十余种，包括明正德十年（1515年）无锡华坚兰雪堂铜活字版印本，嘉靖六年（1527年）天水胡缵宗、陆采刻本，嘉靖七年（1528年）闻人诠刻本，嘉靖九年（1530年）郑氏宗文书堂刻本，嘉靖十六年（1537年）宗文堂刻本，嘉靖二十八年（1549年）平阳府刻本，万历十五年（1587年）白下王元贞刻本，万历年间覆嘉靖刻本，明石渠山房刻本，明尚古堂刻本，以及其他明刻本等。明代的钞本，主要为《永乐大典》本。

清代《艺文类聚》的版本，有钞本和刻本两种。其中《艺文类聚》的清刻本，主要是光绪五年（1879年）成都宏达堂据明万历王元贞校刊本为底本翻刻本，廖平校。《艺文类聚》的清钞本，主要是清乾隆年间《钦定四库全书》

---

①［明］高儒. 百川书志：卷一一，子志·类书［M］. 上海：古典文学出版社，1957：170.

②［清］永瑢，纪昀. 四库全书总目：卷一三五，子部·类书类一［M］. 北京：中华书局，2003：1142.

③［后晋］刘昫，等. 旧唐书：卷四七，经籍志下［M］. 北京：中华书局，1975：2046.

④［宋］欧阳修，宋祁. 新唐书：卷五九，艺文志三［M］. 北京：中华书局，1975：1563.

钞本。①

近现代以来，《艺文类聚》出现了影印本和校订本。1959 年，中华书局上海编辑所据南宋绍兴刻本出版了影印本，上海图书馆撰《前言》，线装 2 函，共 16 册；2013 年上海古籍出版社按原样影印出版，题书名《宋本艺文类聚》，分 3 册。1965 年，中华书局出版了汪绍楹校订排印本。1982 年，上海古籍出版社据 1965 年中华书局校订本出版了重版本，1999 年和 2015 年又分别出版了重印本。2003 年，清华大学出版社出版了董治安主编《唐代四大类书》，其中《艺文类聚》采用明嘉靖六年胡缵宗刻本和汪绍楹校订本整理而成。2004 年，北京图书馆出版社出版了欧阳询辑《艺文类聚》一书，收入《中华再造善本》丛书之中。2016 年，中国书店出版了张元济主编《四部丛刊四编》本，其子部收载了《艺文类聚》一书。

二、《艺文类聚》"药香草部"的主要内容

《艺文类聚》按目编次，事在前，文在后，均注明文献出处。其中"药香草部"以类书"随类相从"体例编辑，由药、草（香）、菜蔬三部分组成，收载了唐以前医学文献和非医学文献有关药、草概念的辨析，并介绍了 43 种药物的名称、性味、主治、产地、采集时间、入药部位、主治病症、医案病案和医学典故等，所引文献绝大多数标注了作者和名称，具有极高的医学文献史料价值。

（一）药

关于药，"药香草部"列举了空青、芍药、百合、菟丝、女萝、款冬、天门冬、茺蔚、薯蓣、菖蒲和术等 11 种药物，引用文献种类达 99 种，涉及医学文献、儒家经典、诸子百家、道教仙经、史学著作、诗赋歌谣、小说神话等。

关于药的名称、释名、内容和功能，"药香草部"征引了 27 种文献。如引《神农本草经》载："太一子曰：凡药上者养命，中者养性，下者养病"；《礼

---

① 中国古籍善本书目编辑委员会，编. 中国古籍善本书目：卷一九，子部·类书类 [M]. 上海：上海古籍出版社，1996：781-782.

记》载："君有疾，饮药，臣先尝之；亲有疾，饮药，子先尝之。医不三世，不服其药"；《左传》载："臧孙云：季孙之爱我，疾疹也；孟孙之恶我，药石也。美疹不如恶石"；《尚书》载："若药弗瞑眩，厥疾弗瘳"；《论语》载："康子馈药，拜而受之曰：丘未达，不敢尝"。尤为可贵的是，"药香草部"还征引了《史记》《东观汉记》《墨子》《战国策》《东方朔记》《淮南子》《列仙传》《汉武内传》《杜兰香传》《邴原别传》《高士传》《晋阳秋》《异苑》等史书中的医学病案、医药神话和医学典故。此外，"药香草部"还保存了南朝宋鲍昭遇《铜山采药诗》、梁沈约《憩郊园和约法师采药诗》、梁吴筠《采药大布山诗》、梁刘孝绰《谢给药启》、陈刘删《采药游名山诗》等珍稀医学资料①。以上书籍大多已失传，幸赖"药香草部"的引用而保存了大部分资料。

空青，味甘，性寒，无毒。治青盲，耳聋，明目，利九窍，通血脉，养精神②。"药香草部"征引了5种有关空青的文献，如引《神农本草经》载："空青生山谷，久服轻身延年，能化铜铅作金，生益州。"《范子计然》载："空青出巴郡，白青、曾青出弘农，豫章白青出新淦，青色者善。"《博物志》载："徐公时，令人于西平青山，采取空青。"江乘《地记》载："樵采者，常于山上得空青，此山一朝出云，零雨必降，民人以为常占。"③又引南朝江淹《空青赋》一首。这些引文一方面介绍了空青的药性和主治，另一方面又介绍了空青的产地，今四川成都一带盛产空青，河南灵宝产白青、曾青，江西新淦产白青。

芍药，一名白木（也作白犬）。味苦，性平，无毒。治邪气腹痛，除血痹，破坚积，寒热，疝瘕，止痛，利小便，益气。"药香草部"列举了5种文献，如引《神农本草经》载："芍药一名白犬，生山谷及中岳。"又引《古今注》载："芍药一名可离。"《毛诗》载："惟士与女，伊其相谑，赠之以芍药。"南朝宋王徽《芍药华赋》："原夫神区之丽草兮，凭厚德而挺授，翕光液而发藻兮，飏风晖而振秀。"晋傅统妻《芍药花颂》："晔晔芍药，植此前庭。晨润甘露，

---

①［唐］欧阳询，撰. 艺文类聚：卷八一，药香草部上［M］. 汪绍楹，校. 上海：上海古籍出版社，2015：1379.

②马继兴. 神农本草经辑注：卷二，上药［M］. 北京：人民卫生出版社，2013：117.

③［唐］欧阳询，撰. 艺文类聚：卷八一，药香草部上［M］. 汪绍楹，校. 上海：上海古籍出版社，2015：1382.

昼晞阳灵。曾不逾时，荏苒繁茂。绿叶青葱，应期秀吐。缃蕊攒挺，素华菲敷。光譬朝日，色艳芙蕖。媛人是采，以厕金翠。发彼妖容，增此婉媚。惟昔风人，抗兹荣华。聊用兴思，染翰作歌。"① 芍药分布较广，既可入药，又能供人观赏。

百合，味甘，性平，无毒。主邪气腹胀、心痛，利大小便，补中益气②。"药香草部"征引了2种文献，释其名称，如引三国魏吴普撰《吴普本草》载："百合一名重迈，一名中庭，一名重匡，生宛朐及荆山。"南朝梁宣帝《咏百合诗》："接叶有多重，开花无异色。含露或低垂，从风时偃抑。"③ 百合是一种补虚药，入药部分为根，具有润肺止咳、清热安神、利尿利水等功效。

兔丝，即菟丝子，味辛，性平，无毒。主续绝伤，补不足，益气力，肥健④。"药香草部"征引了7种文献，释其名称和历代对菟丝和茯苓关系的认识。关于其名称，引《尔雅》"唐蒙女萝，女萝兔丝"。《吕氏春秋》载："或谓兔丝无根也，其根不属于地，茯苓是也。"《史记·龟策传》载："下有茯苓，上有兔丝。"《淮南子》载："兔丝无根而生，茯苓抽，兔丝死。"葛洪《抱朴子》载："如兔丝之草，下有伏兔之根，无此兔在下，则丝不得生于上，然实不属也。"关于其入药和服用，引《抱朴子内篇》载："兔丝初生之根，其形似兔，掘取，剖其血以和丹，服之立变化，任意所作。"南朝齐谢朓《兔丝诗》："轻丝既难理，细缕竟无织。烂漫已万条，连绵复一色。安根不可知，萦心终不测。"⑤ 可知，菟丝子全草可入药。

女萝，又名松萝，味苦，性平，无毒。治嗔怒，邪气，止虚汗，头风，女子阴寒肿痛⑥。女萝多附生在松树上，由于与菟丝常缠绕生长，故其名称常被

① [唐]欧阳询，撰. 艺文类聚：卷八一，药香草部上 [M]. 汪绍楹，校. 上海：上海古籍出版社，2015：1383.

② 马继兴. 神农本草经辑注：卷三，中药 [M]. 北京：人民卫生出版社，2013：152.

③ [唐]欧阳询，撰. 艺文类聚：卷八一，药香草部上 [M]. 汪绍楹，校. 上海：上海古籍出版社，2015：1383.

④ 马继兴. 神农本草经辑注：卷一，上药 [M]. 北京：人民卫生出版社，2013：42.

⑤ [唐]欧阳询，撰. 艺文类聚：卷八一，药香草部上 [M]. 汪绍楹，校. 上海：上海古籍出版社，2015：1383-1384.

⑥ 马继兴. 神农本草经辑注：卷三，中药 [M]. 北京：人民卫生出版社，2013：204.

混淆。"药香草部"征引了 4 种文献，介绍了女萝、松萝与菟丝的关系。如引《广雅》"女萝，松萝也，兔丝也"。《毛诗》"茑与女萝，施于松上"。齐王融《咏女萝诗》："幂历女萝草，蔓衍旁松枝。含烟黄且绿，因风卷复垂。"陈刘删《赋松上轻萝诗》："叶绕千年盖，条依百尺枝。属与松风动，时将薜影垂。学带非难结，为衣或易披。山河若近远，独有楚人知。"①

款冬，即款冬花，味辛，性温，无毒。治咳逆上气、善喘、喉痹等。"药香草部"征引了 7 种文献，释其名称和分布情况。如引《神农本草经》载："款冬，一名颗冬，一名菟爰，生常山。"《尔雅》载："菟爰，颗冬。生水中，茎紫赤。"《范子计然》载："款冬花出三辅。"《吴普本草》载："款冬，十二月，花黄白。"《述征记》载："洛水至岁凝厉，则款冬茂悦曾冰之中。"② 同时，"药香草部"还引用了晋傅咸《款冬赋》和郭璞《款冬赞》两文，说明其"主消渴，喘息呼吸"之效。

天门冬，味苦，性平，无毒，治诸暴风湿偏痹。"药香草部"征引了 10 种文献，介绍其名称、产地和药效。关于其名称，引《神农本草经》载："天门冬一名颠勒，味苦，杀三虫。"《尔雅》载："蘠靡虋冬。"葛洪《抱朴子内篇》载："天门冬或名地门冬，或名筵门冬，或名颠棘。"关于其产地，引《山海经》载："条谷山草多虋冬。"《建康记》载："建康出天门冬，极精妙。"《名山略记》载："郁州出天门冬。"关于其药效，引《列仙传》载："赤须子食天门冬，齿落更生，细发复出。"《神仙传》载："甘始者，太原人，服天门冬，在人间三百余年。"同时，又引梁简文帝《谢敕赍益州天门冬启》称赞天门冬："远自星桥，见珍玉垒，本草称其轻身，延寿实为上药，姬晋之重丹桂，曹丕之爱落英，一家恩锡，窃幸往代。"③ 天门冬是一味养阴药，入药部位为天门冬的干燥块根，具有润燥滋阴、清肺生津、润肠通便等功效。

---

① [唐]欧阳询，撰. 艺文类聚：卷八一，药香草部上 [M]. 汪绍楹，校. 上海：上海古籍出版社，2015：1384.

② [唐]欧阳询，撰. 艺文类聚：卷八一，药香草部上 [M]. 汪绍楹，校. 上海：上海古籍出版社，2015：1384.

③ [唐]欧阳询，撰. 艺文类聚：卷八一，药香草部上 [M]. 汪绍楹，校. 上海：上海古籍出版社，2015：1384.

　　芣苢，也称车前草，味甘，性寒，无毒。治气癃，止痛。利水道小便，除湿痹，具有止泻、利尿、祛痰、镇咳等之效。关于其释名，"药香草部"征引了3种文献，释其名称。如引《尔雅》载："芣苢，马舄。马舄，车前。"《毛诗》载："采采芣苢，薄言采之。"晋郭璞《芣苢赞》载："车前之草，别名芣苢。"① 从文献记载可知，芣苢也称当道、马舄、牛遗、牛舌草、车轮菜、车前草等，是一种利水渗湿药。

　　薯蓣，也作署预，味甘，性温，无毒。治伤中，补虚羸，除寒热邪气，补中，益气力，长肌肉。②"药香草部"征引了5种文献，释其名称、分布和主治。如引《神农本草经》载："署预一名山芋，益气力，长肌肉，除邪气，久服轻身，耳目聪明，不饥，延年。生嵩高山。"《吴普本草》载："署预一名诸署。"《异苑》载："署预入药。又复可食，野人谓之土藷，若欲掘取，嘿然则获，唱名便不可得。人有植者，随所种之物而像之也。"《湘中记》载："永和初，有采药衡山者，道迷粮尽，过息岩下，见一老公，四五年少，对执书，告之以饥，与其食物，如署预，指教所去，六日至家，而不复饥。"梁江淹《署预颂》载："华不可炫，叶不足怜。微根偿饵，弃剑为仙。黄金共寿，青醴争年。君谓无妄，我验衡山。"③薯蓣既可食用，也可药用，是一种补虚药。

　　菖蒲，一名昌阳，味辛，性温，无毒。"药香草部"征引了10种文献，释其名称、产地和药效。关于其名称和产地，引吴普《吴普本草》载："菖蒲一名尧韭，一名昌阳。"《罗浮山记》载："罗浮山中菖蒲，一寸二十节。"关于该药的疗效，引《孝经援神契》载"菖蒲益聪"；《抱朴子》载"韩终服菖蒲十三年，身生毛"。关于该药的历史典故和神话故事，引《春秋运斗枢》载："玉衡星散为菖蒲，远雅颂，著倡优，则玉衡不明，菖蒲冠环。"《左传》载："王使周公阅来聘飨，有昌歜。"《神仙传》载："王兴者，阳城人，汉武帝上

<hr/>

　　①［唐］欧阳询，撰. 艺文类聚：卷八一，药香草部上［M］. 汪绍楹，校. 上海：上海古籍出版社，2015：1385.

　　② 马继兴. 神农本草经辑注：卷二，上药［M］. 北京：人民卫生出版社，2013：53.

　　③［唐］欧阳询，撰. 艺文类聚：卷八一，药香草部上［M］. 汪绍楹，校. 上海：上海古籍出版社，2015：1385.

嵩高，忽见有仙人，长二丈，耳出头，下垂肩，帝礼而问之，仙人曰：吾九疑人也，闻中岳有石上菖蒲，一寸九节，食之可以长生，故来采之，忽然不见。帝谓侍臣曰：彼非欲服食者，以此喻朕耳。"①此外，南朝梁江淹《石上菖蒲诗》和《菖蒲颂》记载菖蒲的药用价值。菖蒲的根茎可以入药，具有温胃、化湿、开窍的功效，古代时将其作为防疫驱邪的药物。

术，又名苍术、山精、山筋等，味苦，性温，无毒，治风寒湿痹、死肌、痉、疸等。"药香草部"征引了14种文献，释其名称、产地、采药时间和药效。关于术药的名称和产地，引《神农本草经》载："术，一名山筋，久服不饥，轻身延年。生郑山。"《山海经》载："首山之阴，多术，女几之山，其草多术。"《吴普本草》载："术，一名山连，一名山芥，一名天苏，一名山姜。"《范子计然》载："术出三辅，黄白色者善。"《广州记》载："彰平县偏饶术。"《建康记》载："建康出精术。"关于术药的采摘时间，引崔寔《四民月令》载"二月采术。"关于术药的疗效，引《列仙传》载："涓子饵术，接食其精，三百年乃见于齐。"《抱朴子·内篇》载："南阳文氏，其先祖汉中人，值乱逃华山中，饥困欲死。有二人教之食术，云遂不饥。数十年乃来还乡里，颜色更少，气力转甚。故术一名山精。"《神药经》曰："必欲长生，当服山精。"《异术》载："术草者，山之精也，结阴阳之精气，服之令人长生绝谷，致神仙。"②此外，又引梁庾肩吾《答陶隐居赍术煎启》《答陶隐居赍术蒸启》两篇启文，介绍了术草的药用价值，说明其既可入药，又可食用。

"药香草部"所列以上11种常见药物，均见于《神农本草经》。其中空青、菟丝子、天门冬、茮苣、薯蓣、菖蒲、术，被《神农本草经》列为草部上品药；芍药、百合、款冬花，被列为草部中品药；女萝，又名松萝，被《神农本草经》列为木部中品药。

---

①［唐］欧阳询，撰. 艺文类聚：卷八一，药香草部上 [M]. 汪绍楹，校. 上海：上海古籍出版社，2015：1385-1386.

②［唐］欧阳询，撰. 艺文类聚：卷八一，药香草部上 [M]. 汪绍楹，校. 上海：上海古籍出版社，2015：1387-1389.

（二）草（附香）

关于草部（附香）药物，"药香草部"列举了兰、菊、杜若、蕙、蘪芜、郁金、迷迭、芸香、藿香、鹿葱、蜀葵、蔷薇、蓝、慎火、卷施、芙蕖、菱、蒲、萍、苔、菰、荻、蕐、茗、茅、蓬、艾和藤，共28种植物，引用文献种类达354种。

关于草的名称、概念和应用，"药香草部"收载了22种文献，将其分为甘草、苦草、恶草、旱草和病草五大类。如引《尔雅·释草》载："卉，百草（总名也）。草谓之荣，荣而实谓之英。荄，根也。"《方言》载："苏，芬，莽，草也。江淮南楚之间曰苏，自关西曰草，或曰莽，南楚江湘之间谓之莽。"《周书》载："霜降之日，草木黄落。"《周官》载："薙氏掌杀草，春始生而萌之，夏日至而夷之，秋绳而芟之，冬日至而耜之。"《大戴礼记》载："孟春冰泮，百草权舆。"《师旷占》载："黄帝问师旷曰：吾欲知苦乐善恶，可知否。对曰：岁欲丰，甘草先生，甘草，荠也；岁欲苦，苦草先生，苦草，亭苈也；岁欲恶，恶草先生，恶草，水藻也；岁欲旱，旱草先生，旱草蒺藜也；岁欲疫病，病草先生，病草艾也。"《博物志》载："黄帝问天老曰：天地所生，岂有食之令人不死者乎？天老曰：太阳之草，名黄精，饵之可以长生。太阴之草，名曰钩吻，不可食之，入口立死。人信钩吻之杀人，不信黄精之益寿，不亦惑乎。"这些引文介绍了草药的主治功效，尤其指出黄精有延年益寿之效，钩吻有大毒，使用时应格外重视，做好毒药的辨别。此外，"药香草部"还引用了秦汉时期毛亨、毛苌辑《毛诗》、魏刘桢《草诗》、西晋嵇含《怀香赋序》、傅玄《紫华赋》、南朝梁元帝《细草诗》、丘迟玉阶《春草诗》、陈刘删《咏青草诗》、萧子晖《冬草赋》、沈约《愍衰草赋》、北齐卞敬宗《怀香赞》、南朝宋谢惠连《仙人草赞》等诗、赋、赞，解释或赞美了草、香的药用价值①。

兰，即香草，多指佩兰和泽兰，多年生草本植物，春夏之际开白色花，有芳香气味，可供入药和观赏。"药香草部"征引了24种文献。关于兰的释名，

---

① [唐]欧阳询，撰. 艺文类聚：卷八一，药香草部上 [M]. 汪绍楹，校. 上海：上海古籍出版社，2015：1387-1389.

引《说文解字》"兰,香草也";《易》"同心之言,其臭如兰"。中国古代常常将"兰"和"修道立德"紧密联系在一起,如引《孔子家语》载:"芝兰生于深林,不以无人而不芳,君子修道立德,不为困穷而改节。"此外,又引《易》《礼记》《文子》《离骚》《孙卿子》《蜀志》《语林》、东汉郦炎《兰诗》、晋傅玄《咏秋兰诗》、陈周弘让《山兰赋》等事、文、诗、赋,赞美了兰的淡雅、芬芳和清香①。

菊,味甘,性微寒,常用中药药材。"药香草部"征引了24种文献,介绍其名称、来源、性味、炮制、主治和禁忌等内容。关于菊的名称、分布和采摘时间,引《尔雅》载:"菊,治蔷。"《山海经》载:"女几之山,其草多菊。"《礼记》载:"季秋之月,菊有黄花。"崔寔《月令》指出"九月九日,可采菊花"。关于菊的药性、主治和应用,引东汉应劭《风俗通》载:"南阳郦县有甘谷,谷水甘美,云其山上大有菊,水从山上流下,得其滋液,谷中有三十余家,不复穿井,悉饮此水,上寿百二三十,中百余,下七八十者,名之大夭。菊华轻身益气故也。司空王畅、太尉刘宽、太尉袁隗为南阳太守,闻有此事,令郦县月送水二十斛,用之饮食,诸公多患风眩,皆得瘳。"南朝盛弘之《荆州记》载:"郦县菊水,太尉胡广,久患风羸,恒汲饮此水,后疾遂瘳,年近百岁,非唯天寿,亦菊延之。此菊甘美,广后收此菊实,播之京师,处处传埴。"《神仙传》载:"康风子,服甘菊花柏实散得仙。"葛洪《抱朴子》载:"刘生丹法,用白菊花汁、莲汁、樗汁,和丹蒸之,服一年,寿五百岁。"此外,又引汉刘向辑《楚辞》、晋袁山松《菊诗》、梁王筠《摘园菊赠谢仆射举诗》、魏锺会《菊花赋》、晋孙楚《菊花赋》、晋潘尼《秋菊赋》、晋卢湛《菊花赋》、晋傅玄《菊赋》、齐卜伯玉《菊赋》、晋成公《菊花铭》、王淑之《兰菊铭》、嵇含《菊花铭》、晋成公《菊花颂》和傅统妻辛氏《菊花颂》等,介绍了菊花的观赏价值和药用价值②。尽管《艺文类聚》所引服菊长寿案例有夸大之处,但

---

①[唐]欧阳询,撰. 艺文类聚:卷八一,药香草部上[M]. 汪绍楹,校. 上海:上海古籍出版社,2015:1389–1390.

②[唐]欧阳询,撰. 艺文类聚:卷八一,药香草部上[M]. 汪绍楹,校. 上海:上海古籍出版社,2015:1391–1392.

说明了菊花具有清肝明目、清热解毒之效，是解表常用药物。

杜若，香草名、药物名，味辛，性温，是治肾、膀胱诸经的常用药材。"药香草部"征引了8种文献，介绍其名称、来源和药效。关于杜若的名称、产地与分布，引《尔雅》载："杜若，土卤，香草也。"《广雅》载："楚蘅也。"《范子计然》载："杜若，出南郡汉中。"《山海经》载："天帝之山，有草焉，状如葵，臭如蘪芜，名曰杜蘅，可以走马。"关于杜若的药性与疗效，引《神农本草经》载："杜若，一名杜蘅，味辛，微温，久服益气，轻身。"此外，又引梁沈约《咏杜若诗》、齐谢朓《杜若赋》、梁江淹《杜若颂》等文，介绍杜若花的芳香幽人和主治功用[①]。

蕙草，香草名、药物名。味甘，性平，无毒。古代文献中有两种称谓，一指蕙草，俗名佩兰，又称零陵香；二指蕙兰，常用于止疠。"药香草部"征引了4种文献，介绍其名称和功效。关于蕙草的释名、产地和功用，引晋郭义恭《广志》载："蕙草，绿叶紫花，魏武帝以为香烧之。"《山海经》载："天帝之山，其下多蕙。外山之下，其草蕙。"又引汉繁钦《咏蕙诗》："蕙草生山北，托身失所依。植根阴崖侧，夙夜惧危颓。寒泉浸我根，凄风常徘徊。三光照八极，独不蒙余晖。葩叶永凋瘁，凝露不暇晞。百卉皆含荣，已独失时姿。比我英芳发，鹍鸡鸣已哀"；屈原《离骚》载："川谷径复流潺湲，光风转蕙汜崇兰。"[②]

蘪芜，香草名、药物名。味辛，性温。"药香草部"征引了5种文献，介绍其生长环境和性味。关于蘪芜的名称、产地和药性，引《管子》载："五沃之土，生蘪芜。"《神农本草经》载："蘪芜，一名薇芜，味辛。"关于蘪芜的芳香功能，引晋郭义恭《广志》载："薇芜，香草，魏武帝以藏衣中。"《楚辞》载："秋兰兮蘪芜，罗生兮堂下，绿叶兮素枝，芳菲兮袭予。"汉代古诗："上山采蘪芜，下山逢故夫。"郭璞《蘪芜赞》："蘪芜善草，乱之蛇床，不陨其实，

---

①［唐］欧阳询，撰. 艺文类聚：卷八一，药香草部上 [M]. 汪绍楹，校. 上海：上海古籍出版社，2015：1392-1393.

②［唐］欧阳询，撰. 艺文类聚：卷八一，药香草部上 [M]. 汪绍楹，校. 上海：上海古籍出版社，2015：1393.

自列以芳，佞人似智，巧言如簧。"① 可知，蘼芜是川芎的苗，叶有香，可做香料，具祛风散湿之效。

郁金，香草名、药物名。味辛、苦，性寒，无毒，主血积下气、生肌止血、金疮等。"药香草部"征引了 5 种文献，指出其来源于大秦国。关于其释名，引《说文解字》载："郁金，芳草也，十叶为贯，百二十贯，采以煮之为鬯。一曰：郁鬯百草之华，远方所贡芳物，合而酿之以降神。"关于其产地与来源，引三国魏鱼豢撰《魏略》载："大秦国出郁金。"又引晋左九嫔《郁金颂》说："伊此奇草，名曰郁金。越自殊域，厥珍来寻。芬香酷烈，悦目欣心。明德惟馨，淑人是钦。窈窕妃媛，服之襟衿。永垂名实，旷世弗沉。"大秦国即古罗马帝国，说明郁金来自欧洲。此外，又引汉朱公叔《郁金赋》、晋傅玄《郁金赋》，称颂了郁金的香味②。

迷迭，即迷迭香，香草名、药物名。味辛，性温。"药香草部"征引了 7 种文献，指出此物来自西域及古罗马帝国。如引晋郭义恭《广志》载："迷迭出西域。"魏曹植《迷迭香赋》："播西都之丽草兮，应青春而发晖。"另外，又引魏文帝《迷迭赋》、曹植《迷迭香赋》、王粲《迷迭赋》、应玚《迷迭赋》、陈琳《迷迭赋》等，称赞了迷迭的芳香味道。此药后被唐陈藏器收入《本草拾遗》之中，具有安神、止痛、发汗、健脾等功效③。

芸香，香草名、药物名。味辛，微苦，性凉。"药香草部"征引了 7 种文献，介绍其释名和分布。如引《礼记·月令》载："仲春之月，芸始生。"《仓颉解诂》载："芸蒿似邪蒿，香可食。"④

藿香，香草名、药物名，味辛，性温。"药香草部"征引了 4 种文献。关于藿香的名称、产地、味道和药性，引三国吴万震撰《南州异物志》载："藿

---

①［唐］欧阳询，撰. 艺文类聚：卷八一，药香草部上［M］. 汪绍楹，校. 上海：上海古籍出版社，2015：1393.

②［唐］欧阳询，撰. 艺文类聚：卷八一，药香草部上［M］. 汪绍楹，校. 上海：上海古籍出版社，2015：1394.

③［唐］欧阳询，撰. 艺文类聚：卷八一，药香草部上［M］. 汪绍楹，校. 上海：上海古籍出版社，2015：1394-1395.

④［唐］欧阳询，撰. 艺文类聚：卷八一，药香草部上［M］. 汪绍楹，校. 上海：上海古籍出版社，2015：1395-1396.

香出海边国，形如都梁，可著衣服中。"三国吴康泰撰《吴时外国传》载："都昆在扶南南三千余里，出藿香。"晋刘欣期《交州记》载："藿香似苏。"梁江淹《藿香颂》称赞："桂以过烈，麝以太芬。"① 可知，藿香为暑湿时令要药，化湿辟秽，升降诸气，治霍乱呕吐、腹痛等。

鹿葱，药物名，也称萱草、宜男。味辛，性平。"药香草部"征引了7种文献，介绍其释名。如引晋周处撰《风土记》载："宜男，草也，高六七尺，花如莲，宜怀妊妇人佩之，必生男。"梁元帝《咏宜男草诗》说："可爱宜男草，垂采映倡家。何时如此叶，结实复含花。"此外，又引梁沈约《咏鹿葱诗》、晋嵇含《鹿葱赋序》、傅玄《宜男花赋》、夏侯湛《宜男花赋》、魏曹植《宜男花颂》等，称其为宜男草，认为孕妇佩戴宜生男②。鹿葱根治沙淋，下水气。鹿葱花名宜男，安五脏，利心志。

蜀葵，味甘，性微寒，滑，无毒。"药香草部"征引了5种文献。关于其释名，引《尔雅》"菺，戎葵"，郭璞注曰"今蜀葵也，叶似葵，花如木槿花。戎蜀其所自来，因以名之"。晋傅玄《蜀葵赋序》称赞："其苗似瓜瓤，既大而洁鲜，紫色曜日。"另外，又引东汉虞繁《蜀葵赋》、南朝梁王筠《蜀葵花赋》称其为"珍草""奇草"③。蜀葵的根、叶、花、种子均可入药，治疗多种疾病。

蔷薇，药物名，花有香味，果实可入药。味甘、苦、涩，性寒、凉。"药香草部"征引了9种文献。关于其名称和药性，引《神农本草经》载"蔷薇，一名牛棘"，又曰"一名牛勒，一名山枣，一名蔷蘼"。又引葛洪《治金创方》说："用蔷薇炭末一方寸匕，日三服之。"此外，又引南朝齐谢朓《咏蔷薇诗》、梁简文帝《咏蔷薇诗》《赋得咏蔷薇诗》、梁元帝《看摘蔷薇诗》、梁刘缓《看美人摘蔷薇花诗》、梁鲍泉《咏蔷薇诗》、梁柳恽《咏蔷薇诗》等诗文，称赞了蔷

---

① [唐]欧阳询，撰. 艺文类聚：卷八一，药香草部上 [M]. 汪绍楹，校. 上海：上海古籍出版社，2015：1396.

② [唐]欧阳询，撰. 艺文类聚：卷八一，药香草部上 [M]. 汪绍楹，校. 上海：上海古籍出版社，2015：1396.

③ [唐]欧阳询，撰. 艺文类聚：卷八一，药香草部上 [M]. 汪绍楹，校. 上海：上海古籍出版社，2015：1397.

薇的花香①。

蓝，有木蓝、菘蓝、马蓝等，可作染料和入药。"药香草部"征引了6种文献，其中蓝实，味甘、苦，性寒。关于其释名、采摘和应用等，引东汉赵岐《蓝赋》称赞："余就医偃师，道经陈留，此境人皆以种蓝染绀为业，蓝田弥望，黍稷不植，慨其遗本念末，遂作赋曰：同丘中之有麻，似麦秀之油油。"②

慎火，又名景天、戒火、水母花，药物名。味苦、酸、性寒，治大热、火疮等③。"药香草部"征引了2种文献，如引南朝宋沈怀远撰《南越志》载："广州有大树，可以御火，山北谓之慎火，或谓戒火，多种屋上，以防火也，但南方无霜雪，其花不凋，故生而成树耳"④。

芙蕖，又称荷花。味苦、甘，性温，其叶、花、根、莲子等可入药。"药香草部"引用了53种文献，介绍其名称和药效。关于芙蕖的释名，引《尔雅》："荷，芙蕖，其茎茄，其叶蕸，其本蔤，其花菡萏，其实莲，其根藕，其中菂（菂，子也），菂中薏（子中心也）的莲实。"《广雅》："菡萏，芙蓉也。"《古今注》："一名水且，一名水芝，一名泽芝，一名水花。"《周书》："薮泽已竭，即莲藕掘。"《毛诗》："彼泽之陂，有蒲与荷。"关于芙蕖的分布，引《管子》载："五沃之土生莲。"《万岁历》载："太和二年，乌程县阊下生莲花。"王歆之《神境记》载："九疑山过半路，皆行竹松下，狭路有清涧，涧中有黄色莲花，芳气竟谷。"顾启期《娄地记》载："娄门东南有华墩，陂中生千叶莲花，其荷与众莲荷无异，菡萏色白，岂佛经所载者也。"关于芙蕖的药性，《毛诗义疏》载："菂，可磨以为散，轻身益气，令人强健。"《华山记》载："山顶有池，池中生千叶莲花，服之羽化，因名华山。"其莲子不仅可以入药，而且还可以食用，如引《拾遗记》载："汉昭帝游柳池，有芙蓉，紫色，大如斗，花素

---

① [唐]欧阳询，撰. 艺文类聚：卷八一，药香草部上[M]. 汪绍楹，校. 上海：上海古籍出版社，2015：1397-1398.

② [唐]欧阳询，撰. 艺文类聚：卷八一，药香草部上[M]. 汪绍楹，校. 上海：上海古籍出版社，2015：1397-1398.

③ 马继兴. 神农本草经辑注：卷二，上药[M]. 北京：人民卫生出版社，2013：81.

④ [唐]欧阳询，撰. 艺文类聚：卷八一，药香草部上[M]. 汪绍楹，校. 上海：上海古籍出版社，2015：1398-1399.

叶甘,可食,芬气闻车之内,莲实如珠。"此外,引《说文解字》《真人关令尹喜传》《楚辞》《文选》《宋起居注》《搜神记》《浮图澄传》等,介绍了芙蕖叶可以制作服装。又引晋傅玄《芙蕖歌诗》、南朝梁简文帝《咏芙蓉诗》、南朝陈祖孙登《咏城巇中荷诗》、隋殷英童《咏采莲诗》、后汉闵鸿《芙蓉赋》和魏曹植《芙蓉赋》29 种传记、诗、赋等,记载了芙蕖在江南地区的分布和生长情况①。

菱,水生草本植物,味甘,性凉,即可入药,也可食用,具健胃止痢之效。"药香草部"引用了 13 中文献,说明菱的生长习性、分布和食用情况②。

蒲,古代常指菖蒲,茎、叶可入药,常用于驱蚊灭虫和辟邪。"药香草部"引用了 15 种文献,介绍其释名、分布和用途③。

萍,也称水萍、浮萍、水华、水帘等,药物名。"药香草部"引用了 23 种文献,介绍其释名、生长环境、食用情况和疾病主治等。关于其药性和主治,引《神农本草经》载:"水萍,一名水华,味辛、寒,治暴热,身痒下水,乌鬓发,久服轻身。一名水帘。"关于其释名,引《尔雅》载:"苹,萍也,其大者曰蘋。"《秋官》载:"萍氏,掌禁川游者,萍草无根,取名不沉溺。"《异术》载:"万年血为萍。"关于其生长季节,引《周礼》载:"谷雨一日,萍始生,萍不生,阴气增盈。"《礼记·月令》载:"季春之月,萍始生。"关于其食用情况,引《吕氏春秋》载:"菜之美者,昆仑之蘋。"④

苔,又名水衣,或员藓、绿钱、绿藓,可入药,"药香草部"引用了 15 种文献,介绍其名称和来源⑤。

①[唐]欧阳询,撰. 艺文类聚:卷八二,药香草部下[M].汪绍楹,校. 上海:上海古籍出版社,2015:1400-1404.

②[唐]欧阳询,撰. 艺文类聚:卷八二,药香草部下[M].汪绍楹,校. 上海:上海古籍出版社,2015:1405-1406.

③[唐]欧阳询,撰. 艺文类聚:卷八二,药香草部下[M].汪绍楹,校. 上海:上海古籍出版社,2015:1406-1407.

④[唐]欧阳询,撰. 艺文类聚:卷八二,药香草部下[M].汪绍楹,校. 上海:上海古籍出版社,2015:1407.

⑤[唐]欧阳询,撰. 艺文类聚:卷八二,药香草部下[M].汪绍楹,校. 上海:上海古籍出版社,2015:1408-1409.

菰，性味归经，古代六谷之一。菰茎食用部分称茭白，味甘，性凉。菰实味甘，性寒，也称菰米、彫胡，主治止渴、通乳、利大小便等。"药香草部"引用了9种文献，介绍其释名和形态①。

蓍，又称千叶蓍、欧蓍、锯齿草，草可入药，茎、叶可制香料，古代常用于占卜祭祀，"药香草部"引用了6种文献介绍其药用情况②。

茗，又称茶，味苦、甘，微寒，无毒，主治瘘疮，利小便，去痰热，止渴，令人少睡，有力悦志。"药香草部"引用了6种文献，介绍其名称和种植历史。关于其释名、分布与饮用情况，引《尔雅》载："槚，苦茶。早采者为茶，晚采者为茗。"《吴兴记》载："乌程县西有温山，出御荈。"关于采茶的历史，引《续搜神记》载："晋孝武帝世，宣城人秦精，尝入武昌山中采茗，忽见一人，身长一丈，通体皆毛。精见之，大怖。毛人径牵其臂，将至山曲［入］大丛茗处，放之便去。须臾复来，乃探怀中橘与精。精甚怖，负茗而归。"③可见，中国人采茶的历史是很悠久的，比唐代陆羽《茶经》的记载要早几百年。

茅，又称白茅、青茅、香茅。"药香草部"引用了17种文献，介绍其名称和药效。白茅，味甘，性寒，具凉血、止血、清热利尿之效④。

蓬，多年生草本植物，一名蓬莪术，一名蓬蒿，均可入药。"药香草部"引用了16种文献，介绍其释名和药效⑤。

艾，多年生草本植物，其叶常用于针灸之用。"药香草部"引用了11种文献，介绍其释名和采摘时间，如引《尔雅》载："艾，冰台也。"崔寔《四民月令》载："三月可采艾。"关于其药效，引《孟子》载："七年之病，求三年

---

①［唐］欧阳询，撰. 艺文类聚：卷八二, 药香草部下 [M]. 汪绍楹，校. 上海：上海古籍出版社，2015：1409.

②［唐］欧阳询，撰. 艺文类聚：卷八二, 药香草部下 [M]. 汪绍楹，校. 上海：上海古籍出版社，2015：1410.

③［唐］欧阳询，撰. 艺文类聚：卷八二, 药香草部下 [M]. 汪绍楹，校. 上海：上海古籍出版社，2015：1411.

④［唐］欧阳询，撰. 艺文类聚：卷八二, 药香草部下 [M]. 汪绍楹，校. 上海：上海古籍出版社，2015：1412.

⑤［唐］欧阳询，撰. 艺文类聚：卷八二, 药香草部下 [M]. 汪绍楹，校. 上海：上海古籍出版社，2015：1413.

之艾。"《汉武内传》载："西王母神仙次药，有灵丛艾。"孔璠之《艾赋》说："良药弗达，妙针莫宣，奇艾急病，靡身挺烟。"此外，还引用了《毛诗》《庄子》《博物志》《楚辞》《离骚》、孔璠之《艾赞》等，说明艾叶的医用效果[①]。

以上 20 余种药用植物的名称、采摘时间、性味、药效及其释名、考证的文献资料，具有相当重要的价值。其中，兰草、菊花、杜若、蘼芜、蓝实、鹿葱、蒲黄、蔷薇、慎火、卷施、芙蕖、蓬、萍、薯，首次载于《神农本草经》。葵、藤、菱、苔、艾、藿香，首次载于汉末佚名（一作南朝梁陶弘景）撰《名医别录》。菰，首次载于南朝梁陶弘景撰《本草经集注》。郁金，首次被唐甄权《药性论》收入，唐代《新修本草》也载"味辛苦，寒，无毒"。此外，茗、茅两种植物，后被唐高宗年间苏敬等敕撰《新修本草》收入。蕙草，首次记载于三国名医李当之《药录》，后被《新修本草》收入有名无用类药物。迷迭香、荻，后被唐陈藏器《本草拾遗》收入[②]。芸香草，后被明兰茂《滇南本草》收入[③]。

（三）菜蔬

菜蔬即蔬菜，很早就被作为食物和药物加以应用。《黄帝内经·太素》载："五谷为养，五果为助，五畜为益，五菜为埤。气味合而服之，以养精益气。"[④]"药香草部"列举了葵、荠、葱和蓼 4 种菜部药物，引用文献种类达64 种。尤其是关于菜蔬的名称，"药香草部"引用了 21 种文献加以释名和考证，如引《毛诗》载："其蔌维何，惟笋及蒲。"《尔雅》载："菜谓之蔬，不熟曰馑。"《礼记》载："仲秋之月，乃命有司，趣民务蓄菜。"《孔丛子》载："菜谓之蔬。"《汉书·西域传》载："罽宾地温和，冬食生菜。"《三国志·魏书》

---

① ［唐］欧阳询，撰. 艺文类聚：卷八二，药香草部下 [M]. 汪绍楹，校. 上海：上海古籍出版社，2015：1413-1414.

② ［唐］陈藏器，撰. 本草拾遗：卷七，果菜米部 [M]. 尚志钧，辑释. 合肥：安徽科学技术出版社，2002：294.

③ ［明］兰茂，原著. 滇南本草·芸香草 [M]. 于乃义，于兰馥，整理. 昆明：云南科学技术出版社，2004：486.

④ 李克光，郑孝昌. 黄帝内经太素校注：卷二，摄生第二 [M]. 北京：人民卫生出版社，2005：30.

载："倭国地温和，冬夏食生菜。"《广州先贤传》载："丁密，苍梧人，非家织布不衣，非己耕种菜果不食。"《杜兰香别传》载："亦有世间常菜，辄有三种色，或丹或紫，一物与海蛤相类，并有非时菜。硕云：食之亦不甘，然一食七八日不饥。"① 这些说明了中国古代蔬菜品种的多样及其食用、药用价值。

葵，蔬菜名、药物名，中国古代五菜之一，《名医别录》将其列入下品药物之中②。"药香草部"引用了16种文献，如引《说文解字》载："葵，菜也。"《文选》载："青青园中葵，朝露待日晞。"《诗经·豳风》："七月烹葵及菽。"古诗："采葵莫伤根，伤根葵不生。结友莫羞贫，羞贫友不成。"《史记》载："公仪休为鲁相，食葵而美，拔其园葵弃之。"又引《列仙传》，记载了辽东人丁次都，"常使买葵，冬得生葵，问何得此葵，云从日南买来"，说明当时北方在冬季能吃到产于日南郡的葵菜。古诗还记载了有关种葵的知识，"采葵莫伤根，伤根葵不生"。此外，所引晋陆机《园葵诗》、张华《博物志》和南朝宋刘敬叔《异苑》等，也记载园中种葵的景象及常识③。

荠，蔬菜名、药物名。《名医别录》卷一载："荠菜味甘，温，无毒。主利肝气、和中。"④ "药香草部"引用了19种文献，如引《说文解字》载："荠，草可食也。"《毛诗》载："谁谓荼苦，其甘如荠。"⑤ 这些说明荠菜可全草入药，茎叶可作蔬菜食用。

葱，常用蔬菜，兼作药用，中国古代五菜之一。《名医别录》卷二载："葱白，平，主治寒伤、骨肉痛。"⑥ "药香草部"引用了12种文献，介绍其食用、药用和主治。如引《礼记》载："脍春用葱，脂用葱，为君子择葱薤，如绝其本末。"《尔雅》载："茖山葱，细茎大叶。"《庄子》载："春月饮酒加葱，以

---

① [唐] 欧阳询，撰. 艺文类聚：卷八二，药香草部下 [M]. 汪绍楹，校. 上海：上海古籍出版社，2015：1415-1416.

② [梁] 陶弘景，集. 名医别录：卷三，下品 [M]. 尚志钧，辑校. 北京：人民卫生出版社，1986：311.

③ [唐] 欧阳询，撰. 艺文类聚：卷八二，药香草部下 [M]. 汪绍楹，校. 上海：上海古籍出版社，2015：1416-1417.

④ [梁] 陶弘景，集. 名医别录：卷一，上品 [M]. 尚志钧，辑校. 北京：人民卫生出版社，1986：95.

⑤ [唐] 欧阳询，撰. 艺文类聚：卷八二，药香草部下 [M]. 汪绍楹，校. 上海：上海古籍出版社，2015：1417.

⑥ [梁] 陶弘景，集. 名医别录：卷二，中品 [M]. 尚志钧，辑校. 北京：人民卫生出版社，1986：199.

通五脏。"《汉书》载："龚遂劝民，令人一口，种五十本葱，一畦韭，百本薤。"又引《西河旧事》载"葱岭在敦煌西八十里，其山高大，上生葱，故曰葱岭"，介绍了葱岭地名的由来。此外，"药香草部"还征引了西汉元帝竟宁中（前33年）邵信臣有关"臣太官种冬葱，生不时之物，有伤于人也"①的看法，这是古人对反季种葱、韭、菜茹持否定意见的珍贵史料。尽管"药香草部"对《汉书》所载"太官园种冬生葱韭菜茹，覆以屋庑，昼夜燃蕴火，待温气乃生，信臣以为此皆不时之物，有伤于人，不宜以奉供养，及它非法食物，悉奏罢，省岁费数千万"②进行了一定的删减，但其史料价值仍不容忽视，说明西汉时期已掌握了冬天种葱、韭、菜茹的技术，后以冬葱为太官葱。

蓼，蔬菜名、药物名。《神农本草经》载"味辛，温，无毒。主明目，温中，耐风寒，下水气，面目浮肿，痈疡"③。"药香草部"引用了8种文献。关于其释名，引《尔雅》载："蔷虞蓼。"《吴普本草》载："蓼实，一名天蓼，一名野蓼，一名泽蓼。"北魏李暹注《文子》载："蓼虫，在蓼则生，在芥则死，非蓼仁而芥贼也，本不可失。"关于其产地，引古诗："苏蓼出沟渠。"④

三、《艺文类聚》"药香草部"的文献来源

《艺文类聚》"药香草部"征引的文献种类非常丰富，包括先秦至唐以前的许多著作，其文献来源主要有以下八个方面。

（一）医学文献

"药香草部"征引的医学文献，涉及了唐以前流行的绝大部分本草文献，有《神农本草经》《神农食经》（即《神农黄帝食禁》）、三国吴普撰《吴普本草》、东晋葛洪撰《肘后备急方》、北齐徐之才整理《雷公药对》、南朝梁陶弘

---

① [唐]欧阳询，撰. 艺文类聚：卷八二，药香草部下[M]. 汪绍楹，校. 上海：上海古籍出版社，2015：1418.

② [汉]班固. 汉书：卷八九，循吏传[M]. 北京：中华书局，1962：3642-3643.

③ 马继兴. 神农本草经辑注：卷三，下药[M]. 北京：人民卫生出版社，2013：208.

④ [唐]欧阳询，撰. 艺文类聚：卷八二，药香草部下[M]. 汪绍楹，校. 上海：上海古籍出版社，2015：1418.

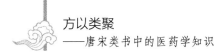
景编著《名医别录》《本草经集注》和唐初甄权撰《药性论》等。

（二）儒家经典

"药香草部"引用的儒家典籍，有《周礼》《礼记》《仪礼》《论语》《尚书》《左传》《毛诗》《周书》《周礼秋官》《周礼春官》《周易》《大戴礼记》《毛诗义疏》《诗疏义》《诗经豳风》《逸礼》《洪范五行》《尔雅》《尚书·禹贡》和《尚书大传》等著作及其篇章。

（三）诸子百家

"药香草部"引用的诸子典籍，有东周庄周《庄子》、曾参《曾子》、晏婴《晏子春秋》、墨翟《墨子》、范蠡《范子计然》、旧题孔鲋《孔丛子》、孟轲《孟子》、吕不韦等《吕氏春秋》、荀况《孙卿子》、管仲《管子》、尹文《尹文子》、尸佼《尸子》、列御寇《列子》、战国商鞅《商君书》、西汉刘安等《淮南子》、题刘向著《孝子传》、汉韩婴《韩诗外传》、东汉蔡邕《琴操》、王充《论衡》、三国魏王肃注《孔子家语》、三国吴秦菁《秦子》、北魏李暹注《文子》（后唐玄宗下诏改名为《通玄真经》），以及汉代佚名撰《孝经援神契》《春秋元命包》《真人关令尹喜传》等。

（四）道家仙经、志怪小说、天文、历法、星占和笔记等

"药香草部"引用的道教仙经、志怪小说和笔记，有东周《师旷占》、汉代《春秋运斗枢》《神药经》《异术》、司马谈《万岁历》、题西汉刘向撰《列仙传》、东汉焦赣《易林》、魏晋时期佚名撰《汉武内传》、晋曹毗《杜兰香传》、晋杜笃《邴原别传》、葛洪《抱朴子》内外篇、葛洪《神仙传》、东晋裴启《语林》、东晋王嘉《拾遗记》、甘宝《搜神记》、陶潜《续搜神记》、南朝宋刘义庆《幽明录》和《异术》、刘敬叔《灵苑》和《异苑》等，介绍药物发现和流传中的神奇故事。

（五）史学、军事和人物传记类著作

"药香草部"引用的史学和军事著作，有题周太公望姜尚撰《六韬》，东

周左丘明撰《国语》，秦公孙枝《秦记》，汉刘向整理《战国策》、司马迁《史记》、班固《汉书》，刘珍、李尤撰《东观汉记》，三国魏鱼豢《魏略》、晋朝陈寿《三国志》、孙盛《晋阳秋》、檀道鸾《续晋阳秋》、虞预《会稽典录》、贾充《晋令》，南朝宋范晔《后汉书》、沈约《宋书》、何法盛《晋中兴书徵祥说》等。关于人物传记，有西汉刘向《列女传》、晋朝皇甫谧《高士传》、北魏刘芳之《广州先贤传》、南朝宋沈约《浮图澄传》和《刘向别传》等。这些文献具有极高的史学价值，如《魏略》载"大秦国出郁金"。

（六）地理、博物和月令类著作

"药香草部"引用的地理、物产类著作，有汉代赵岐《三辅决录》、应劭《风俗通义》，三国万震《南州异物志》、顾启期《娄地记》、康泰《吴时外国传》、吴录《地理志》和沈莹《临海异物志》，晋刘欣期《交州记》、周处《风土记》、张华《博物志》、郭义恭《广志》、江乘《地记》、崔豹《古今注》、郭缘生《述征记》和《续述征记》、罗含《湘中记》、袁宏《罗浮山记》、顾微《广州记》、裴渊《广州记》、王歆之《神境记》和《始兴记》，南朝宋盛弘之《荆州记》、沈怀远《南越志》、王安道《华山记》、谢灵运《游名山志》、山谦之《吴兴记》，以及佚名《山海经》《建康记》《名山略记》《西河旧事》《洛阳宫殿簿》《晋室阁名》等，记载了各地药物的出产地域。如天门冬，"药香草部"引《建康记》载"建康出天门冬，极精妙"，《名山略记》载"郁州出天门冬"，弥补了《神农本草经》无建康、郁州出产天门冬的记载。

儒家经典《礼记·月令》和东汉崔寔撰《四民月令》主要记载了药用植物的采栽时间。如《月令》记载，"九月九日，可采菊花"，"季春之月，萍始生"。

（七）诗词、歌赋、诏敕和文学类著作

"药香草部"引用的诗词、歌赋、诏敕类著作，数量众多。关于辞，有楚国屈原所撰《楚辞》《离骚》。关于文选，有南朝梁萧统编《昭明文选》。关于诏敕和奏议，有郭璞奏议、宋武帝诏令等。

关于诗，有汉代《乐府歌咏诗》、郦炎《兰诗》和繁钦《咏蕙诗》。三国魏

曹植《蓬诗》、何晏《萍诗》和刘桢《草诗》。晋朝傅玄《咏秋兰诗》《歌诗》，袁山松《菊诗》，陆筠《芙蕖诗》，张华《荷诗》，司马彪《萍诗》《蓬诗》，陆机《园葵诗》等。南朝梁元帝《细草诗》《咏宜男草诗》《看摘蔷薇诗》《赋得蒲生我池中诗》和《赋得春荻诗》，梁简文帝《咏蔷薇诗》《赋得咏蔷薇诗》《咏芙蓉诗》《采菱诗》《香茅诗》和《咏藤诗》，梁宣帝《咏百合诗》，范筠《咏薯诗》，沈约《采药诗》《咏杜若诗》《咏鹿葱诗》《咏芙蓉诗》《咏新荷应诏》《咏青苔诗》和《咏菰诗》，江洪《采菱诗》《咏荷诗》，吴筠《采药大布山诗》《采莲诗》，江淹《石上菖蒲诗》《采菱诗》《江文通诗》，王筠《摘园菊赠谢仆射举诗》，刘缓《看美人摘蔷薇花诗》，鲍泉《咏蔷薇诗》，柳恽《咏蔷薇诗》，范筠《咏慎火诗》，朱超《咏同心芙蓉诗》，刘缓《咏江南可采莲诗》，刘孝威《和采莲诗》，丘迟玉阶《春草诗》，费昶《采菱诗》，陆罩《采菱诗》，庾肩吾《赋得池萍诗》《新苔诗》，定襄侯萧祗《咏香茅诗》等。南朝齐谢朓《兔丝诗》《咏蔷薇诗》和《咏蒲诗》，王融《咏女萝诗》等。南朝陈刘删《采药游名山诗》《赋松上轻萝诗》《咏青草诗》，祖孙登《咏城巉中荷诗》《赋得涉江采芙蓉诗》。隋朝殷英童《咏采莲诗》等。

关于赋，有春秋战国时期晋成公《芸香赋》，宋玉《风赋》《菰赋》，孔璠之《艾赋》《艾赞》。汉朝朱公叔《郁金赋》、扬雄《蜀都赋》、赵岐《蓝赋》、闵鸿《芙蓉赋》、班固《东都赋》和孔臧《蓼虫赋》。三国魏魏文帝《迷迭赋》，陈王曹植《迷迭香赋》《洛神赋》《芙蓉赋》，钟会《菊花赋》，王粲《迷迭赋》，应玚《迷迭赋》，陈琳《迷迭赋》，以及三国吴苏彦《芙蕖赋》等。晋朝左思《吴都赋》，孙楚《菊花赋》，潘尼秋《菊赋》，卢湛《菊花赋》，傅玄《菊赋》《紫华赋》《郁金赋》《芸香赋序》《宜男花赋》《蜀葵赋序》和《薯赋》，虞繁《蜀葵赋》，夏侯湛《宜男花赋》《浮萍赋》和《荠赋》，苏彦《浮萍赋》，傅咸《款冬赋》《芸香赋》，嵇含《怀香赋序》《鹿葱赋序》，孙楚《莲花赋》，潘岳《莲花赋》，夏侯湛《芙蓉赋》，潘岳《芙蓉赋》，郭璞《江赋》《游天台山赋》，左思《蜀都赋》，孙绰《天台山赋》，杜育《荈赋》等。南朝宋王徽《芍药华赋》，傅亮《芙蓉赋》，鲍昭《芙蓉赋》。南朝齐卞伯玉《菊赋》《玉荠赋》，谢朓《杜若赋》。南朝梁元帝《采莲赋》，梁简文帝《采莲赋》，昭明太子萧统

《芙蓉赋》，江淹《空青赋》《莲花赋》《青苔赋》《苔赋》《菰赋》，萧子晖《冬草赋》，沈约《愍衰草赋》，王筠《蜀葵花赋》。南朝陈周弘让《山兰赋》，鲍照《芜城赋》等。除了称赞药物外，赋中也记载了药物的种植和分布情况，如晋傅玄《芸香赋序》载："月令，仲春之月，芸始生。郑玄云：香草也，世人种之中庭。"

关于启、颂、赞、铭，有晋成公姬绥《菊花铭》和《菊花颂》，东汉刘表《威谢东宫赉藕启》，三国魏陈思王曹植《宜男花颂》和《七启》等。晋朝郭璞《款冬赞》《卷施赞》《芙蓉赞》和《萍赞》，傅统妻莘氏《芍药花颂》和《菊花颂》，左九嫔《郁金颂》，王淑之《兰菊铭》，嵇含《菊花铭》等。南朝宋卜敬宗《怀香赞》，谢惠连《仙人草赞》，颜延之《蜀葵赞》和《碧芙蓉颂》。南朝梁简文帝《谢敕赉益州天门冬启》，梁皇太子萧统《谢敕赉河南菜启》《谢敕赉大菘启》，庾肩吾《答陶隐居赉术煎启》《答陶隐居赉术蒸启》《谢赉菱启》，刘孝绰《谢给药启》，江淹《署预颂》《菖蒲颂》《杜若颂》和《藿香颂》等。这些著作大多称赞草部药物的应用及疗效。

（八）字典词典

"药香草部"引用的字典、词典，有先秦时期成书的《尔雅》、西汉扬雄撰《輶轩使者绝代语释别国方言》（简称《方言》）、东汉许慎撰《说文解字》、三国魏张揖《广雅》、晋郭璞撰《尔雅图赞》和《仓颉解诂》等，主要解释药物的字义词义。如《仓颉解诂》载："芸蒿似邪蒿，香可食。"

四、《艺文类聚》"药香草部"的特点、传播与影响

（一）《艺文类聚》"药香草部"的特点

第一，"药香草部"中收载的药物，按类书"方以类聚"或"随类相从"的体例加以编排，集中体现了官修类书的编撰思想。书中的内容按目编次，首载《神农本草经》《吴普本草》《本草经集注》《名医别录》中的草部药物，次载菜部药物。所征引的各种文献，均注明时代和出处，用以解释药物的名称、地点、出处、性味、入药部位和食用情况等。这是自《神农本草经》《吴普本

草》《名医别录》等医学著作问世以来，首次在官方纂修的非医学典籍之外保存药物文献最多的著作之一。

第二，"药香草部"中收载的各种文献，用"文与事兼""诗""赋""颂""赞""表""启"等字标明类别。所引用的古籍，统计约为517种，其中大部分古籍已散失，现存不足十分之一。因其征引多为唐代以前的古本和写本，因而在文献学史上具有极高的学术价值，可用其内容校勘现存医学文献中存在的错讹，同时依据其体例辑佚先秦、两汉、魏晋南北朝、隋唐以前亡佚的医学著作。如《神农本草经》《吴普本草》和《名医别录》等，宋代时已残缺不全，但"药香草部"征引的内容却非常丰富。《神农食经》早已亡佚，但"药香草部"引用了数条有关采茶和养生的内容，弥足珍贵。《秦记》是秦国历代史官记录的历史档案，可能在东汉以后亡佚，但"药香草部"引用数条珍贵的《秦记》资料。

第三，"药香草部"成为保存和传播药物学知识的重要载体。虽然在引用和摘录过程中出现错误或节略的情况，但其保存唐以前医学文献的价值不容忽视。此后，无论是官修类书还是私人编撰的类书，均有药部的内容。

（二）《艺文类聚》"药香草部"的传播与影响

《艺文类聚》"药香草部"中的药物学知识，不仅受到唐以后学者的关注，而且也随着《艺文类聚》的多次刊刻得到广泛传播。宋朝官修类书《太平御览》和清朝官修类书《御定佩文斋广群芳谱》，几乎全文收载了"药香草部"的内容。此外，宋代苏颂撰《嘉祐补注神农本草》、高承撰《事物纪原》、祝穆撰《古今事文类聚》、佚名撰《锦绣万花谷》、叶廷珪撰《海录碎事》、潘自牧撰《记纂渊海》、陈景沂撰《全芳备祖》，明代李时珍撰《本草纲目》、方以智撰《通雅》、冯应京撰《六家诗名物疏》，清代官修《御定全唐诗》《御定骈字类编》和陈元龙撰《格致镜原》、王志坚撰《四六法海》、徐元太撰《喻林》等，大量引用了"药香草部"中的内容。

《艺文类聚》"药香草部"中的医史资料，南宋以后受到历代学者的重视与关注，成为后世辑补《神农本草经》《雷公炮炙论》《名医别录》等医著的重要史料来源之一。如南宋王介辑佚《本草正经》，清代孙星衍、孙冯翼辑《神农本草经》、顾观光辑《神农本草经》、张骥辑《雷公炮炙论》，以及马继兴辑注《神农本草经》，尚志钧辑校《神农本草经》《名医别录》《吴氏本草经》《本草经集注》《雷公药对》《药性论》等，利用了《艺文类聚》中保存的资料，用以校勘、增补、辑佚前代亡佚医籍。

《艺文类聚》传出国外后，也受到国外学者的重视。如《艺文类聚》传入朝鲜半岛后，有朝鲜李朝中宗甲辰十年（1515 年）铜活字印本。《艺文类聚》传入日本后，享和元年（1801 年）源顺撰《和名类聚抄》20 卷（一作 10 卷本），由永乐屋东四郎刊刻颁行，书中大量征引了《艺文类聚》中的内容①。

五、影响《艺文类聚》"药香草部"中医学知识选取与传播的因素

《艺文类聚》系唐高祖李渊下令编修，给事中欧阳询任主编，秘书丞令令狐德棻、侍中陈叔达、太子詹事裴矩、詹事府主簿赵弘智、齐王府文学袁朗等十余人修撰，他们均系南北朝、隋代以降的文官，未有医官参与修书活动。受六朝、隋代和初唐文风的影响，《艺文类聚》"药香草部"中选编了大量经、史、子、集和诗、赋、词、骚及道教仙经的内容。这些医学文献史料，充分反映了类书的编撰原则，不仅包含了药物的名称、来源、地域、采摘时间、入药部位、炮制和主治病症等内容，而且也记载了大量的医学病案、医学人物和医学典故等，为现代医学发掘利用历史上珍稀医学资源提供了积极的借鉴。

《艺文类聚》采取"方以类聚"或"随类相从"的编辑原则，"在诸类书中体例最善"②，从而为医学知识的选取、保存和传播产生了积极影响。如宋苏易简撰《文房四谱》5 卷，"盖用《艺文类聚》之例"③。史铸撰《百菊集谱》中，

---

① ［日］尹仙花. 《和名类聚抄》引用书目的研究——《芸文类聚》を中心に [J]. 大东文化大学外国语学会编，外国语学会志，第 39 辑，2009：279—290.

② ［清］永瑢，纪昀. 钦定四库全书简明目录：卷一四，子部十一·类书类 [M]// 景印文渊阁四库全书，第 6 册. 台北：商务印书馆，1986：226.

③ ［清］永瑢，纪昀. 钦定四库全书简明目录：卷一二，子部九·谱录类 [M]// 景印文渊阁四库全书，第 6 册. 台北：商务印书馆，1986：200.

多次出现"愚按欧阳询《艺文类聚》所引"[1]字样，介绍菊花的品种和药用价值。明王志庆编《古丽府》12卷，"如《艺文类聚》之例，皆采自本书"[2]。

第二节 《初学记》中医药学知识的内容、来源与传播

唐玄宗开元年间，徐坚（659—729年）等奉敕编撰《初学记》30卷，是唐朝政府编撰的综合性类书，也是"唐代四大类书"之一。《初学记》之政理部、天部、岁时部、地部、帝王部、人部、文部、五谷部、果木部等，保存了大量唐代中期以前的医学文献资料，包括医人的分类、职责和良医的特征，名医扁鹊、俞跗（一作俞拊）、淳于意、涪翁、程高、郭玉、华佗、文挚、张仲景、王纂等的传记介绍，药物黄精、山麻、菖蒲、茯苓、禹余粮、桃饴、黄连等药物的采摘、炮制、主治和应用，以及常见病、流行病防治等医学知识。《初学记》中医药学知识的来源极其广泛，包含医学著作、儒家经典、史学、地志、传记、起居注、诸子百家著作、道教著作、辞赋、文学类和志怪小说等，充分反映了类书中医学知识的政治教化作用。《初学记》中收载的这些医学文献，其原书在唐以后大多已散佚或残缺不全，因而成为辑补、复原、校勘唐以前医学著作和研究医学史的重要史料来源之一，受到后世学者的重视，在中国医学史上产生了一定的影响。

一、《初学记》的编撰过程、知识分类与版本流变

（一）《初学记》的编撰过程

徐坚，字元固，江南东道湖州长城（治今浙江长兴）人，生于唐高宗显庆

---

①［宋］史铸.百菊集谱：卷一，洛阳品类［M］//景印文渊阁四库全书，第845册.台北：商务印书馆，1986：54.

②［清］永瑢，纪昀.钦定四库全书简明目录：卷一四，子部十一·类书类［M］//景印文渊阁四库全书，第6册.台北：商务印书馆，1986：232.

四年（659 年），卒于唐玄宗开元十七年（729 年）。徐坚"少好学，遍览经史"，举秀才及第，授太子文学，历任汾州参军事、万年主簿、给事中、刑部侍郎加银青光禄大夫、左散骑常侍、绛州刺史、秘书监、集贤院学士等职，封东海郡公。徐坚熟悉历代典故，曾预修《三教珠英》，"尝注《史记》，修《晋书》，续《文选》《大隐传》，及有《文集》三十卷"①。其生平事迹，《旧唐书》卷一〇二《徐坚传》《新唐书》卷一九九《徐坚传》和张九龄撰《大唐故光禄大夫右散骑常侍集贤院学士赠太子少保东海徐文公神道碑并序》有详细记载。

开元年间，徐坚等奉诏编撰《初学记》一书，作为唐玄宗诸子学习"检事缀文"的参考著作。关于该书的编撰背景与编撰目的，刘肃撰《大唐新语》卷九《著述》记载甚详：

> 玄宗谓张说曰："儿子等欲学缀文，须检事及看文体。《御览》之辈，部帙既大，寻讨稍难。卿与诸学士撰集要事并要文，以类相从，务取省便。令儿子等易见成就也。"说与徐坚、韦述等编此进上，诏以《初学记》为名。赐修撰学士束帛有差。其书行于代。②

从刘肃的记载可知，此书系张说、徐坚、韦述等编撰，初名《经史文章之要》，唐玄宗赐名为《初学记》。《初学记》成书后，唐玄宗下诏"写十本，分赐诸王"③，作为皇太子和诸皇子学习的教材。此处之十王，据《新唐书》卷八二《玄宗诸子》记载，可能是唐玄宗之子庆王李琮、忠王李亨（即唐肃宗）、棣王李琰、鄂王李瑶、荣王李琬、光王李琚、仪王李璲、颖王李璬、永王李璘、延王李玢、盛王李琦和济王李环等，共有十位皇子获得了《初学记》一书。

关于《初学记》编撰成书的时间，文献中有四种说法。一是开元十三年（725 年）五月进上，北宋钱易《南部新书》卷九载："开元十三年五月，集贤学士徐坚等纂经史文章之要，以类相从，上制曰《初学记》。至是上之，欲令

①［唐］张九龄，撰. 张九龄集校注：卷一九，大唐故光禄大夫右散骑常侍集贤院学士赠太子少保东海徐文公神道碑并序［M］. 熊飞，校注. 北京：中华书局，2008：1020-1040.

②［唐］刘肃，撰. 大唐新语：卷九，著述［M］. 许德楠，李鼎霞，点校. 北京：中华书局，1997：137.

③［宋］王应麟. 玉海：卷五七，艺文［M］. 南京：江苏古籍出版社，上海：上海书店，1987：1093.

皇太子及诸王检事缀文尔。"① 二是撰成于开元十四年（726年）三月，南宋周必大《承明集》卷八引柳芳《唐历》载："明皇诏集贤学士徐坚等纂经史文章之要，以类相从，欲令皇太子检事缀文，上赐名《初学记》。开元十四年三月撰成以献，赐坚绢三百疋。"② 三是开元十五年（727年）五月，建隆二年（961年）成书的王溥撰《唐会要》卷三六载："十五年五月一日，集贤学士徐坚等纂经史文章之要，以类相从。上制名曰《初学记》，至是上之。欲令皇太子及诸王检事缀文。"③ 四是开元十六年（728年）正月，唐玄宗下诏"写十本分赐诸王"。南宋王应麟《玉海》卷五七引韦述《集贤注记》载："开元十六年正月，学士徐坚已下撰成《初学记》三十卷奏之。赐绢有差，写十本，分赐诸王。初，尹凤翔宣敕与燕公云：儿子欲学缀文，若《御览》《类文》《博要》《珠英》之类，部帙广大，卿与学士撰集要事要文，以类相从，务要省便。"④ 从以上引述可知，《初学记》成书于唐开元十三年至开元十六年之间。

（二）《初学记》的知识分类

《初学记》共30卷，分26部，313个子目，按类编辑，分为天部、岁时部、地部、州郡部、帝王部、中宫部、储宫部、帝戚部、职官部、礼部、乐部、人部、政理部、文部、武部、道释部、居处部、器物部、宝器部、草部、果木部、木部、兽部、鸟部、鳞介部和虫部。每个子目由"叙事""事对""赋""诗""颂""赞""箴""铭""论""书""祭文"等内容组成。其体例，前为叙事，次为事对，末为诗文，"其叙事虽杂取群书，而次第若相连属，与他类书独殊。其诗文兼录初唐，于诸臣附前代后。于太宗御制，则升冠前代之首"⑤，充分反映了唐朝皇家类书的特点。

作为类书体裁，《初学记》广泛选取了儒家经典、诸子论著、历代诗赋、

---

① [宋]钱易，撰. 南部新书·壬 [M]. 黄寿成，点校. 北京：中华书局，2002：143.

② [宋]周必大. 承明集：卷八，东宫故事四. 庐陵周益国文忠公集：卷一六〇 [M]//[宋]周必大，撰. 周必大全集，第3册. 王蓉贵，[日]白井顺，点校. 成都：四川大学出版社，2017：1503.

③ [宋]王溥. 唐会要：卷三六，修撰 [M]. 北京：中华书局，1955：658.

④ [宋]王应麟. 玉海：卷五七，艺文 [M]. 南京：江苏古籍出版社，上海：上海书店，1987：1093.

⑤ [清]永瑢，纪昀. 四库全书总目：卷一三五，子部·类书类一 [M]. 北京：中华书局，2003：1143.

佛道典籍、医经本草,以及唐初皇帝诏敕、诸家诗文等,保存了大量古代典籍的部分内容。清四库馆臣对此书给予了很高评价:"其所采摭,皆隋以前古书,而去取谨严,多可应用。在唐人类书中,博不及《艺文类聚》,而精则胜之。若《北堂书钞》及《六帖》,则出此书下远矣。"①此评价充分肯定了其选材的严谨和保存史料的价值。

(三)《初学记》的版本流变

《初学记》成书后,受到后世学者的重视,有大量的写本、刻本、钞本流传。其版本流变情况,包括以下几个方面。

唐、五代时期《初学记》的版本,包括唐代写本和五代后蜀刻本。开元十六年(728年)正月,唐玄宗下诏将《初学记》"写十本分赐诸王",是为开元十六年写本。五代后蜀时期,宰相毋昭裔"性好藏书,在成都令门人勾中正、孙逢吉书《文选》《初学记》《白氏六帖》镂板"②,此即后蜀刻本。

两宋时期《初学记》的版本,包括北宋刻本和南宋刻本。北宋天禧五年(1021年)七月,内殿承制、兼管勾国子监刘崇超上奏"本监管经书六十六件印板"③,其中就有《初学记》一书,此即为天禧国子监本。南宋绍兴四年(1134年)正月,右修职郎、建阳县丞福唐人刘本校勘《初学记》后刊刻行世,是为南宋绍兴刻本,今已不传。南宋绍兴十七年(1147年),东阳崇川余十三郎宅刻本,"字密行疏,纸刻精美,盖系坊刻"④,日本枫山官库和宫内厅书陵部藏有刊本。2001年,线装书局出版了全国高校古籍整理研究工作委员会编《初学记》2涵8册,收入《日本宫内厅书陵部藏宋元版汉籍影印丛书》第一辑。南宋刊刻的两种《初学记》,"很可能即是北宋监本,甚至就是毋昭裔刊本传至北宋的'官版'"⑤。

① [清]永瑢,纪昀. 四库全书总目:卷一三五,子部·类书类一[M]. 北京:中华书局,2003:1143.
② [元]脱脱,等. 宋史:卷四七九,西蜀孟氏世家[M]. 北京:中华书局,2007:13894.
③ [清]徐松,辑. 宋会要辑稿·职官[M]. 刘琳,刁忠民,舒大刚,尹波,等校点. 上海:上海古籍出版社,2014:3750.
④ [日]涩江全善,森立之,撰. 经籍访古志:卷五,子部下·类书类[M]. 杜泽逊,班龙门,点校. 上海:上海古籍出版社,2014:165.
⑤ 王京州. 宋本《初学记》流布考[J]. 清华大学学报(哲学社会科学版),2019(1):119-125.

元明时期《初学记》的版本，主要以刻本为主。包括元代翠岩精舍坊刻本，明嘉靖十年（1531年）锡山安国桂坡馆覆宋绍兴十七年东阳余氏刻本，是国内保存较完整的刊本。嘉靖十年（1531年）杨鑨九洲书屋覆安氏刻本，嘉靖十三年（1534年）晋府虚益堂刻本，嘉靖十六年（1537年）荥阳郑逸叟刻《新刊初学记》本，嘉靖二十年（1541年）序刻本，嘉靖二十二年（1543年）沈藩覆嘉靖十年锡山安国刻本，万历十一年（1583年）三吴徐守铭宁寿堂覆刻安本刊本，万历十五年（1587年）徐守铭宁寿堂刻本，万历二十五年（1597年）至万历二十六年（1598年）崇川陈大科刻本，万历二十五年（1597年）至万历二十六年（1598年）崇川陈大科刻清岱云楼重修本，万历三十四年（1606年）沈宗培刻本，以及明杨鑨九洲书屋刻重修本和其他明刻本等[①]。

清代《初学记》的版本，包括刻本和钞本两种。其中《初学记》的清刻本，包括清乾隆年间内府刻本。清陆心源校《初学记》30卷，撰《校勘记》8卷，刻入《群书校补》之中。清光绪十四年（1888年），南海孔氏古香斋刻《古香斋鉴赏袖珍初学记》刊本，收入《古香斋十种》丛书。清光绪十四年（1888），安康黄氏蕴石斋刻本《初学记》6册等。《初学记》的清钞本，主要为清乾隆年间《钦定四库全书》钞本。

近现代以来《初学记》的版本，主要为影印本和点校本。1962年，中华书局排印出版了清光绪十四年（1888年）南海孔氏古香斋刻徐坚等辑、司义祖校点《古香斋鉴赏袖珍初学记》刊本。2012年，中国书店影印出版了明嘉靖十年（1513年）锡山安国桂坡馆刻《初学记》，收入《中国书店藏珍贵古籍丛刊》；2019年，中国书店再次影印出版，分2函12册。2000年，京华出版社出版了徐坚等辑、韩放主校点《初学记》，分上、下两册。2003年，清华大学出版社出版了董治安主编《唐代四大类书》，其中第3册为《初学记》。

二、《初学记》"政理部"中医药学知识的主要内容

《初学记》卷二〇《政理部》"医"中，收载了唐中期以前部分医学文献，

---

① 中国古籍善本书目编辑委员会，编. 中国古籍善本书目：卷一九，子部·类书类 [M]. 上海：上海古籍出版社，1996：786-787.

由"叙事""事对""诗""赞"和"文"组成，主要内容为医学历史、人物传记和常用药物介绍。相较于其他部类，《医》中缺少"赋""颂""箴""铭""论""书""祭文"等内容。

（一）《初学记》"政理部"中"医"的主要内容

1. 医人的分类、职责和良医的特征

《初学记》不仅叙述了医人的分类和诊断疾病的方法，而且极为重视医人的医德和仁爱的重要性。《初学记》卷二〇《政理部·医七》之"叙事"载：

> 《说文》曰：巫彭初作医。《帝王世纪》曰：黄帝使岐伯尝味草木，典医疗疾。今经方、本草之书咸出焉。《周官》曰：疾医掌万民之疾病。四时皆有疠疾：春时有痟首疾，夏时有痒疥疾，秋时有疟寒疾，冬时有嗽上气疾。（痟，酸削也。首疾，头病。）以五谷、五药养其病（养犹治也），以五色、五气、五声视其死生。两之九窍之变，参之以五脏之动，凡民之有疾病者，分而治之。又曰：疡医掌肿疡、溃疡、金疡、折疡。凡疗疡，以五毒攻之，以五气养之，以五药疗之，以五味节之。《物理论》曰：夫医者，非仁爱不可托也，非聪明理达不可任也，非廉洁淳良不可信也。是以古之用医，必选名姓之后。其德能仁恕博爱，其智能宣畅曲解，能知天地神祇之次，能明性命吉凶之数，处虚实之分，定逆顺之节。原疾疹之轻重，而量药剂之多少，贯微达幽，不失细小，如此乃谓良医。且道家则尚冷，以草木用冷生；医家则尚温，以血脉以暖通。徒知其大趣，不达其细理，不知刚柔有轻重，节气有多少，进退盈缩有节却也。名医达脉者，求之寸口，三候之间则得之矣。度节气而候温冷，参脉理而合轻重，量药石皆相应，此可谓名医。医有名而不良者，有无名而良者。人主之用医，必参知而隐括之。[①]

---

① ［唐］徐坚，等. 初学记：卷二〇，政理部·医七 [M]. 北京：中华书局，2016：484.

这则"叙事"引文，详细地介绍了《周官》（也称《周礼》或《周官经》）、东汉许慎《说文解字》、三国吴杨泉《物理论》和西晋皇甫谧《帝王世纪》等文献中有关医人的分类。自先秦以来，医人分为医师、食医、疾医、疡医和兽医。其中医师，"掌医之政令，聚毒药以共医事"；食医，"掌和王之六食、六饮、六膳、百羞、百酱、八珍之齐"；疾医，"掌养万民之疾病"；疡医，"掌肿疡、溃疡、金疡、折疡之祝药、刮杀之齐"；兽医，"掌疗兽病，疗兽疡"。同时，《初学记》还强调了医人"非仁爱不可托也，非聪明理达不可任也，非廉洁淳良不可信也"的观点，为"医乃仁政"的思想和内涵注入了新的诠释。

医人的职责与技能水平，不仅决定了医人能否按病施方，而且也决定着病人的生与死。"政理部·医"之"文"，引南朝梁简文帝《劝医文》，强调"人之所重，莫过于命"和"拯斯之要，实在良方"。《初学记》卷二〇《政理部·医七》载：

> 天地之中，唯人最灵。人之所重，莫过于命。虽修短有分，年寿繇天，然而寒暑反常，嗜欲乖节。故沉寒应首，致弊不同，伐斧烂肠，摧年匪一。拯斯之要，实在良方。亦有骚人，起咏彭殇。秦国之称和缓，季梁之遇卢氏，虢子之值越人，爰至久视飞仙。长生妙道，犹变六一于金液，改三七于银丸。畜玉字之精，研紫书之奥。桃胶何是，北斗靡录其形；金浆非远，明珠还耻其价。能使业门之下，鼓响独传；雍祀之傍，箫声犹在。《周礼》：疾医掌万民之疾病者，分而理之，岁（中）〔终〕则各书其所以。入于医师，知其愈与不愈，以为后法之戒也。理疾者众，必孟浪酬赛；误人者多，爱人者鲜。是则日处百方，月为千轴，未常不轻其药性，任其死生；淳华之功，于何而得，及其爱染亲属，情切友朋，患起膏肓，疴兴俞跗，虽欲尽其理切，思无所出。何以故然，本不素习，卒难改变，故也。胡麻鹿藿，才救头痛之疴；麦曲芎䓖，暂止河鱼之腹。思不出位，事局辕下。欲求反正者于玄都，扬己名于绿籍，其可得乎？①

---

① [唐]徐坚，等. 初学记：卷二〇，政理部·医七 [M]. 北京：中华书局，2016：486.

梁简文帝《劝医文》反映了古代帝王对医学的认识和态度，文中提出的许多观点对后世帝王产生了积极影响。尽管《初学记》对《周礼》中的引文进行了节略，但仍极为强调医人不仅要学习医学经典，而且也要熟知病理和药性，按病症视药，"岁（中）〔终〕则各书其所以"，"入于医师，知其愈与不愈，以为后法之戒"。

2. 名医介绍

《初学记·政理部》"医"之"事对"，共9则，介绍了黄帝时名医俞跗，东周名医扁鹊、文挚，西汉名医淳于意，东汉名医涪翁、程高、郭玉、华佗、张仲景，南朝名医王纂等10名医人的生平事迹、诊断疗法和医案病案等。

（1）俞跗、扁鹊、文挚

俞跗，相传是黄帝时期的医家，精通经络，擅长外科手术。《初学记》引汉初韩婴《韩诗外传》卷一〇载："吾闻中古之为医者，曰俞跗。俞跗之为医也，榒木为脑，芷草为躯，吹窍定脑，死者更生"[①]。又引司马迁《史记》卷一〇五《扁鹊仓公列传》载："医有俞跗，治病不以汤液醴洒，镵石挢引，案扤毒熨，一拨见病之应，因五藏（脏）之输，乃割皮解肌，诀脉结筋，搦髓脑，揲荒爪幕，湔浣肠胃，漱涤五藏（脏），练精易形。"[②]

扁鹊，姓秦氏，名缓，字越人，号卢医，东周渤海郡郑（治今河北沧州任丘）人，春秋战国时期名医。扁鹊精于切脉、望色、攻理，擅长内科、五官科、妇科和儿科等，奠定了中医学诊断方法。扁鹊很可能是对当时拥有高超医术的扁鹊学派或某一组织医人的称呼，如《史记》中记载"扁鹊秦缓"，《扁鹊镜经》所载"扁鹊姜稽"，均为东周时期的名医。《初学记》引《史记》卷一〇五《扁鹊仓公列传》，强调扁鹊善于切脉、望色、听声、看形，精通医理。

> 《史记》曰：扁鹊谓虢太子中庶子曰："越人之为方也，不待切脉望色，听声写形。"袁准《正论》曰："良医疗病，攻于腠理。"[③]

① ［汉］韩婴，撰. 韩诗外传集释：卷一〇，第九章 [M]. 许维遹，校释. 北京：中华书局，1980：346.
② ［汉］司马迁. 史记（修订本）：卷一〇五，扁鹊仓公列传 [M]. 北京：中华书局，2014：3372.
③ ［唐］徐坚，等. 初学记：卷二〇，政理部·医七 [M]. 北京：中华书局，2016：485.

扁鹊具有"涮肠涤脏，解颅理脑"的高超医疗技术。又引《史记》卷一〇五《扁鹊仓公列传》载："虢太子死，扁鹊至虢国。中庶子曰：'暴蹙而死。'扁鹊曰：'尚可活也。'庶子曰：'先生得无诞乎？臣闻上古有俞跗，疗病不以汤液，乃割皮解肌，涮洗肠胃，漱涤五脏。'"①这则医案是中国医学史上有名的扁鹊治疗虢国太子医案。

文挚，春秋战国时期商丘人，宋国名医，精通医术，被齐闵王所杀，其事迹载于《初学记》引《吕氏春秋》卷十一《仲冬季》②。

(2)淳于意、涪翁、程高、郭玉

淳于意，西汉初年名医，曾任齐国太仓令，精于针灸技术，擅长治疗外科、中毒、妇产科、儿科等疾病，辨证审脉，治病多验。司马迁《史记》有传，曾师从公孙光学医，又师从公乘阳庆学黄帝、扁鹊脉书、药论，撰有《诊籍》，为中国历史上最早的医案著作③。《初学记》引葛洪《抱朴子》载"淳于解颅而理脑"④，可见其精于外科手术。

涪翁、程高、郭玉，东汉时期名医，善诊脉和针灸。其中涪翁为广汉郡涪水一带隐士，医术高超，撰有《针经》《脉诊法》等。弟子程高向其学医，尽得真传。郭玉，广汉雒人，师从程高学医，"学方诊六微之技，阴阳隐侧之术"⑤，汉和帝时任太医丞。《初学记》在"六技、四家"中，引范晔《后汉书》载：

> 郭玉者，广汉人。初有老父钓于涪水，因号涪翁，著《针经》《脉法》。弟子程高寻求积年，翁乃授之。玉少师事高，学方诊六微之技，为太医丞。刘歆《七略》曰："论方技为四家：有医经家，有方家，有房中家，有神仙家。"⑥

①[唐]徐坚，等.初学记：卷二〇，政理部·医七[M].北京：中华书局，2016：485.

②[战国]吕不韦，撰.[汉]高诱，注.[清]毕沅，校.吕氏春秋：卷一一，仲冬季[M].徐小蛮，标点.上海：上海古籍出版社，2014：214.

③[汉]司马迁.史记（修订本）：卷一〇五，扁鹊仓公列传[M].北京：中华书局，2014：3379.

④[唐]徐坚，等.初学记：卷二〇，政理部·医七[M].北京：中华书局，2016：485.

⑤[南朝宋]范晔.后汉书：卷八二下，方术列传下[M].北京：中华书局，1965：2735.

⑥[唐]徐坚，等.初学记：卷二〇，政理部·医七[M].北京：中华书局，2016：485.

郭玉提出了有名的"四难"观点，和孔子"三折"观点遥遥相对。《初学记》引范晔《后汉书》中郭玉事迹和汉孔鲋《孔丛子》中孔子语录加以比较：

> 郭玉疗贵人时或不愈。帝问其故，对曰："有四难焉：自用不任臣，一难；将身不谨，二难；骨节不强，三难；好逸恶劳，四难。"《孔丛子》曰：梁邱据遇虺毒，三旬不瘳，齐列大夫并献攻疗之方。据弟子曰："梁邱已疗矣，而骤献方，欲梁邱复有虺害乎？"孔子曰："三折臂然后为医。梁邱虑有与之同病者问方，故众人言方耳。"①

上述三位东汉医家史料，来源于《初学记》征引《后汉书》卷八二下《方术列传》，均为当时著名针灸医家。

（3）华佗、张仲景

华佗，字元化，又名旉，沛国谯县人，东汉末年著名医学家。华佗擅长外科，精于手术，并精通内科、妇科、儿科和针灸等。《初学记》引《华佗别传》载：

> 河内太守刘勋女苦左膝里疮痒，迎佗使视。佗以绳系一犬于马后，走马牵犬。犬困不能行，因取断肠以向疮口。须臾有若蛇者从疮中出，长三尺。②

《华佗别传》最早见于南朝宋裴松之撰《三国志注》引文，记载了大量华佗治疗各种疑难杂病的验案，弥足珍贵。《后汉书》称其"精于方药，处齐不过数种，心识分铢，不假称量。针灸不过数处。若疾发结于内，针药所不能及者，乃令先以酒服麻沸散，既醉无所觉，因剖破腹背，抽割积聚。若在肠胃，则断截湔洗，除去疾秽，既而缝合，傅以神膏，四五日创愈，一月之间皆平复"③，因而深得后世医家的推崇。

---

① ［唐］徐坚，等. 初学记：卷二〇，政理部·医七 [M]. 北京：中华书局，2016：485.
② ［唐］徐坚，等. 初学记：卷二〇，政理部·医七 [M]. 北京：中华书局，2016：485.
③ ［南朝宋］范晔. 后汉书：卷八二下，方术列传 [M]. 北京：中华书局，1965：2736.

张仲景，名机，东汉南阳郡涅阳县人，著名医学家，被后人尊称为"医圣"。张仲景撰有《伤寒杂病论》16卷、《辨伤寒》10卷、《评病药方》1卷、《疗妇人方》2卷、《五脏论》1卷和《口齿论》1卷等，尤其是《伤寒杂病论》确立了中医学理、法、方、药和辨证论治的原则。《初学记》在"穿胸纳饼，刮骨去毒"中，引葛洪《抱朴子》和陈寿《三国志》的记载，介绍了文挚和张仲景二人行医治病的事迹：

> 《抱朴子》云：文挚怼筋，以疗危困。仲景穿胸，以纳赤饼。此但医家，犹能若是。《蜀志》曰：关羽为流矢贯臂，每阴雨常疼痛。医曰：矢镞有毒，当破臂刮骨去毒，乃可除之也。①

《初学记》引用的这则史料，除介绍文挚和张仲景救治病人的事迹外，还介绍了一位未署名的名医为三国名将关羽"刮骨去毒"治疗臂中毒的医案。

（4）王纂

王纂，南朝宋海陵郡人，著名针灸学家。《初学记》卷二〇《政理部·医七》"走獭"，引刘敬叔《异苑》载：

> 广陵下庙，宋元嘉中，县人张氏女日暮宿祠门下。夜有物假作其婿来，女魅惑成病。海陵王纂能疗邪鬼，始下一针，有一獭从女被内走出。②

王纂"少习经方，尤妙针石，治病怪异奇验"③。《初学记》"事对"所引医案，说明了王纂不仅具有极高的医术，而且也精通咒禁驱邪之术。

关于名医的标准，《初学记》重申了中国古代"九折""十全"的观点。《初学记》卷二〇《政理部·医七》载：

---

① ［唐］徐坚，等. 初学记：卷二〇，政理部·医七［M］. 北京：中华书局，2016：485.
② ［唐］徐坚，等. 初学记：卷二〇，政理部·医七［M］. 北京：中华书局，2016：485.
③ ［唐］徐坚，等. 初学记：卷二〇，政理部·医七［M］. 北京：中华书局，2016：485. 又见：［南朝宋］刘敬叔，撰. 异苑［M］. 范宁，校点. 北京：中华书局，1996：78.

《楚辞》曰：九折臂而成医。《周礼》：医师掌医之政令，聚毒药以共医事，岁终则稽其医事。十全为上，十失一次之，十失四为下。①

《周礼》《楚辞》的记载，是中国古代有关以治愈病人多少奖惩医人的最早记载。

在"高手""鸿术"中，《初学记》再次重申了医术是衡量医人的标准。《初学记》卷二〇《政理部·医七》载：

司马彪《续汉书》曰：东平王苍到国病，诏遣太医丞将高手医视病。郭璞《巫咸山赋序》曰：盖巫咸者以鸿术为帝尧之医。②

刘苍，东汉光武帝刘秀之子，汉明帝刘庄同母弟，建武十五年（39 年）受封为东平公，建武十七年（41 年）封东平王。建初七年（82 年）三月，刘苍觐见汉章帝，回到封国后患病，汉章帝下诏太医丞加以医治。太医丞、巫咸都是当时有名的名医，善医术。

在"含血""舐痔"中，《初学记》强调了医人医德的重要性。《初学记》卷二〇《政理部·医七》载：

《韩非子》曰：医盖吮人之疡，含人之血，非有肌骨之亲也，利之所加也。《庄子》曰：秦王有病召医，舐痔者得车五乘。③

《初学记》引用《韩非子》《庄子》中的记载，强调医人不仅要掌握"吮疡""舐痔"之术，而且要为"非有肌骨之亲"之人加以医治。这对医人来说是个极大的考验。

总之，《初学记》不仅采纳了《楚辞》"九折臂"而成良医和《周礼》"十

---

① ［唐］徐坚，等. 初学记：卷二〇，政理部·医七 [M]. 北京：中华书局，2016：484.
② ［唐］徐坚，等. 初学记：卷二〇，政理部·医七 [M]. 北京：中华书局，2016：485.
③ ［唐］徐坚，等. 初学记：卷二〇，政理部·医七 [M]. 北京：中华书局，2016：485.

全为上，十失一次之，十失四为下"的观点，而且也强调了《韩非子》《庄子》等提倡的医德理念，规定医愈病人100%为上等，70%～90%为中等，60%以下为下等，系不合格。

3.药物介绍

《初学记·政理部》"医"之"诗"共3首，"赞"4首，介绍黄精、山麻、菖蒲、茯苓、禹余粮、桃饴和黄连7种药物的名称、性味、产地、采集时间、入药部位、功效和主治病症等，全部属于"草部"药物。

黄精，味甘，性平，无毒。补气养阴，健脾，润肺，益肾。《初学记》引宋鲍照《过铜山掘黄精诗》："玉肪阒中经，水芝韬内籍。宝饵缓童年，命药驻衰历。矧蓄终古情，重掩烟雾迹。羊角㩳断云，楂口流险石。铜溪画森沉，乳宝夜涓滴。既类风门磴，复像天井璧。蹀蹀寒叶离，淙淙秋水积。松色随野深，月露依草白。空守江海思，岂贵梁郑客。仁爱古无怨，顺道今何惜。"[①]

山麻，味甘，性平。疏风，止咳，利湿。《初学记》引梁吴均《采药大布山诗》："我本此山北，缘涧采山麻。九茎日涧照，三叶长生花。可以蠲忧疾，聊持驻景斜。景斜不可驻，年来果如故。安得昆仑山，偃蹇三珠树。三珠树始荄，绛叶凌朱台。玉壶白凤肺，金鼎青龙胎。韩众及王子，何代无仙才。安期傥欲顾，相见在蓬莱。"[②]尽管《初学记》中吴诗的个别字句和今人辑校本《吴均集校注》略有不同，但反映了吴均精通本草之学，重视医药实践。

菖蒲，味辛，性温，无毒。主风寒湿痹，咳逆上气，开心孔，补五脏，通九窍，明耳目，出声音，久服轻身，不忘，不迷惑，延年。《初学记》引梁江淹《采石上菖蒲诗》："瑶琴久芜没，金镜废不看。不见空闺里，纵横秋思端。缓步遵行波，扬枻泛春澜。窦赤烟流绮，水渌桂含丹。凭酒意未悦，半景方自叹。每为忧见及，杜若讵能宽。冀采石上草，得以驻衰颜。赤鲤倘可乘，云雾不复还。"[③]

①［唐］徐坚，等.初学记：卷二〇，政理部·医七 [M].北京：中华书局，2016：485.
②［唐］徐坚，等.初学记：卷二〇，政理部·医七 [M].北京：中华书局，2016：485.
③［唐］徐坚，等.初学记：卷二〇，政理部·医七 [M].北京：中华书局，2016：486.

茯苓，味甘，性平，无毒。治胸胁逆气，忧恚，惊邪，恐悸，心下结痛，寒热，烦满，咳逆，止口焦，舌干，利小便，久服安魂魄，养神，不饥，延年。《初学记》引南朝宋王微《茯苓赞》："皓苓下居，披纷上荟。中状鸡凫，具容龟蔡。神侔少司，保延幼艾。终志不移，柔红可佩。"①

禹余粮，味甘，性寒，无毒。治咳逆，寒热，烦满，下利赤白，血闭，癥瘕，大热。炼饵服之，不饥，轻身，延年。《初学记》引南朝宋王微《禹余粮赞》："疏波沥浸，徒谓范常。沉灵秘用，神哉无方。阡畴不惠，稼穑非芳。明德禹功，信在余粮。"②

桃饴，味苦、甘，性平。活血祛瘀，润肠通便，止咳平喘。《初学记》引南朝宋王微《桃饴赞》："阿鹿续气，胡胶属弦。未若桃饴，越地通天。液首化玉，酏貌定仙。人知暍日，胡不荫年。"③

黄连，一名王连，味苦，性寒，无毒。治热气，目痛，眦伤泣出，明目，肠澼，腹痛，下利，妇人阴中肿痛，久服令人不忘。《初学记》引南朝宋王微《黄连赞》："黄连苦味，左右相因。断凉涤暑，阐命轻身。缙云昔御，飞跸上旻。不行而至，吾闻其人。"④

（二）《初学记》"政理部"中"赦""假""囚"的内容

在《初学记·政理部》中，除了"医"之外，"赦""假""囚"中也包含了少量与疾病史有关的内容。关于"赦"，《初学记》在"吕蒙病、王猛疾"中，引三国吴韦昭《吴书》："吕蒙病发，孙权迎置内殿，夜不能寐。病中有瘳，为下赦令。"又引北魏崔鸿《前秦录》："王猛疾病未瘳，苻坚大赦殊死以下。"⑤

关于官吏患病与请假的关系，《初学记》引用《释名》《汉书》《汉律》和《晋律》等记载，进行了详细的解释和说明。

① [唐]徐坚，等. 初学记：卷二〇，政理部·医七[M]. 北京：中华书局，2016：486.
② [唐]徐坚，等. 初学记：卷二〇，政理部·医七[M]. 北京：中华书局，2016：486.
③ [唐]徐坚，等. 初学记：卷二〇，政理部·医七[M]. 北京：中华书局，2016：486.
④ [唐]徐坚，等. 初学记：卷二〇，政理部·医七[M]. 北京：中华书局，2016：486.
⑤ [唐]徐坚，等. 初学记：卷二〇，政理部·赦第一[M]. 北京：中华书局，2016：470.

急，告，宁，皆休假名也。《释名》曰：急，及也，言操切之使相逮及也。李斐《汉书》曰：告，请也，言请休谒也；宁，安也，告曰宁也。《汉律》：使二千石有予告，有赐告。予告者，在官有功最，法所当得者也。赐告者，病满三月当免。天子优赐其告，使得印绶将官属归家理疾。至成帝时，郡二千石赐告不得归家。自冯野王始也，休假亦曰休沐。《汉律》：吏五日得一下沐，言休息以洗沐也。《晋令》：急假者，一月五急；一年之中，以六十日为限。千里内者疾病申延二十日，及道路解故九十五日。此其事也，书记所称曰归休，亦曰休急、休瀚、取急、请急。又有长假、并假。①

可见，官吏患病请假不仅是一个医学问题，也是一个皇帝重视和朝野关注的政治问题。为了解释上面"叙事"内容，《初学记》又征引了两则"事对"加以说明。一是"祝问疾、吴拜老"，《初学记》引三国谢承《后汉书》载："祝皓，字子春。志节抗烈，笃于仁义。为吏归休，先周旋乡里，吊死问疾毕，乃还家。又曰：吴冯，字子高，为州郡吏。休假，先存恤行丧孝子，次瞻病毕，拜觐乡里耆老先进，然后到家，名昭远近。"② 二是"离兵、解职"，《初学记》引东晋王隐《晋书》载："王尼，字季孙。洛中贵盛名士王澄，胡母辅之，李坦等皆与尼交。时尼为兵，在大将军幕。澄等持羊酒诣军门，吏疏名内请入见大将军。澄等既入，语吏过王尼，炙羊饮酒讫而去，竟不见将军。将军闻之，因与尼长假，遂得离兵。"又引南朝宋刘道荟《晋起居注》载："孝武太康元年诏，大臣疾病，假满三月，解职。"③

三、《初学记》其他部类中医药学知识的主要内容

除《政理部·医》以外，《初学记》"天部""岁时部""地理部""帝王部""储宫部""帝戚部""人部"等也收载了若干较为重要的医学理论、医学

---

① ［唐］徐坚，等. 初学记：卷二〇，政理部·假第六 [M]. 北京：中华书局，2016：482.
② ［唐］徐坚，等. 初学记：卷二〇，政理部·假第六 [M]. 北京：中华书局，2016：482.
③ ［唐］徐坚，等. 初学记：卷二〇，政理部·假第六 [M]. 北京：中华书局，2016：482.

实践和防治疾病等知识。

（一）《初学记》"天部"中的医学知识

《初学记》卷二《天部》收载了霜、露、雾等自然物质，用于治疗疾病。关于霜，《初学记》在"事对"之"仙药、神炉"中，引神话志怪小说《汉武内传》："西王母云：仙家上药有玄霜、绛雪。"又引葛洪《抱朴子》："凝霜雪于神炉，采灵芝于嵩岳。"①

关于露，分朱露、丹露、玄露、青露、黄露等，古代常用于治疗疾病和用作药引。《初学记》"叙事"，引汉郭宪《洞冥记》载：

> 勒毕国人长三寸，有翼，善言语戏笑，因名语国。饮丹露为浆。丹露者，日初出有露汁如朱也。又曰：东方朔游吉云之地，汉武帝问朔曰："何名吉云？"曰："其国俗，常以云气占吉凶。若吉乐之事，则满室云起五色。照著于草树，皆成五色露，露味甘。"帝曰："若云五色露，可以得否？"朔乃东走，至夕而还，得玄、黄、青露，盛之璃器以援帝。帝遍赐群臣。得露尝者，老者皆少，疾病皆愈。②

露水，味甘，性凉，《洞冥记》将露分为五大类，用于配制药物和治疗疾病。

关于雾能致病的问题，《初学记》"叙事"引西晋皇甫谧撰《帝王世纪》"凡重雾，三日必大雨。雨未降，其雾不可冒行也"，并以晋张华《博物志》记载的事例加以说明。《初学记》卷二《天部下》载：

> 《博物志》曰：王肃、张衡、马均，俱冒重雾行，一人无恙，一人病，一人死。问其故，无恙者云："我饮酒，病者饱食，死者空腹。"③

①［唐］徐坚，等. 初学记：卷二，天部下·霜第三 [M]. 北京：中华书局，2016：31.

②［唐］徐坚，等. 初学记：卷二，天部下·露第五 [M]. 北京：中华书局，2016：33.

③［唐］徐坚，等. 初学记：卷二，天部下·雾第六 [M]. 北京：中华书局，2016：36.

这则引文来源于《博物志》卷一〇《杂说下》，说明了大雾能导致人们患病，提醒人们注意饮食、饮酒与疾病预防的关系[①]。这是有关中医食疗养生内容的生动记载。

（二）《初学记》"岁时部"中的医学知识

中国古代一些特殊的药物，如酒、艾叶、术、兰草，其采摘、入药和治病等，往往与某些特殊的节日有关。例如，农历三月初三、五月初五、六月初六、七月初七和腊月除夕等，常常是采摘药物和储藏药物的"吉日"。

酒，味苦、辛、甘，性大热，有毒，是古代常用药物。《初学记》卷四《岁时部下》引三国西晋时期周处撰《风土记》载："月正元日，五薰炼形。注云：五辛所以发五脏气。"《庄子》载："春月饮酒茹葱，以通五脏也。"南朝梁宗懔撰《荆楚岁时记》载："桃者，五行之精，厌伏邪气，制百鬼；今人又进屠苏酒、胶牙饧。"[②] 可见，酒常常用于通五脏，杀百邪毒气。

艾草，味辛、苦，性温。温经止血，散寒止痛，祛湿止痒。其叶是艾灸常用的药物，主灸治百病，通常在五月初五日采摘。周处《风土记》载"采艾悬于户上"。关于艾草的主治，《初学记》卷四《岁时部下》引《玉烛宝典》《荆楚岁时记》和《夏小正》等加以说明：

> 《玉烛宝典》云：以禳毒气。《荆楚岁时记》曰：宗则字文度，常以五月五日未鸡鸣时采艾，见似人处揽而取之，用灸有验。是日竞采杂药。《夏小正》：此月蓄药，以蠲除毒气。[③]

艾叶最早见于南朝梁陶弘景撰《本草经集注》，味苦，性微温，无毒。主灸百病，可作煎，止下痢，吐血，下部蜃疮，妇人漏血，利阴气，生肌肉，辟

---

① ［唐］张华，撰. 博物志校证：卷一〇，杂说下 [M]. 范宁，校证. 北京：中华书局，2014：110.
② ［唐］徐坚，等. 初学记：卷四，岁时部下·元日第一 [M]. 北京：中华书局，2016：63.
③ ［唐］徐坚，等. 初学记：卷四，岁时部下·五月五日第七 [M]. 北京：中华书局，2016：74.

风寒，使人有子①。

术，一名山蓟，味苦，性温，无毒。治风寒湿痹、死肌、痉、疸，止汗，除热，消食，作煎饵，久服，轻身、延年、不饥。《初学记》卷四《岁时部下》在"事对"之"采术、角黍"中，引晋张湛《养生要集》、周处《风土记》和范汪《祠制》载：

> 《养生要集》曰：术，味苦，小温，生汉中南郑山谷，五月五日采
> 之。周处《风土记》曰：仲夏端午，烹鹜角黍。范汪《祠制》曰：仲夏
> 荐角黍。②

术最早见于《神农本草经》卷二《上药》。除五月初五日采摘外，农历二月、三月、八月、九月亦可采其根③。东晋医家范汪在《范汪方》（又作《范东阳方》《范东阳杂药方》）中多有应用。

兰草，一名水香，味辛，性平，无毒。主利水道，杀蛊毒，辟不祥；久服益气，轻身，不老，通神明。《初学记》卷四《岁时部下》在"事对"之"浴兰、悬艾"中，引前代文献4种，解释兰草的采摘时间和药用价值：

> 《大戴礼》曰：五月五日，蓄兰为沐浴。《楚辞》曰：浴兰汤兮沐
> 芳蕙。宗懔《荆楚记》曰：五月五日，荆楚人并蹋百草，采艾以为人，
> 悬门户上，以攘毒气。故《师旷占》曰：岁多病则艾草先生也。④

兰草最早见于《神农本草经》卷二《上药》，"四月、五月采"⑤。这和《初学记》所引文献相同。

---

① [南朝梁]陶弘景. 本草经集注（辑校本）：卷四，本草中品 [M]. 尚志钧，尚元胜，辑校. 北京：人民卫生出版社，1994：316.

② [唐]徐坚，等. 初学记：卷四，岁时部下·五月五日第七 [M]. 北京：中华书局，2016：74.

③ 马继兴. 神农本草经辑注：卷二，上药 [M]. 北京：人民卫生出版社，2013：41.

④ [唐]徐坚，等. 初学记：卷四，岁时部下·五月五日第七 [M]. 北京：中华书局，2016：74.

⑤ 马继兴. 神农本草经辑注：卷二，上药 [M]. 北京：人民卫生出版社，2013：79.

（三）《初学记》"地理部"中的医学知识

《初学记·地理部》通过征引历代文献，介绍了温泉治疗疮肿等皮肤病的神奇疗效。《初学记》卷七《地部下》"叙事"载：

> 《博物志》云：凡水源有石流（硫）黄，其泉则温。或云神人所煖，主疗人疾。《辛氏三秦记》云：骊山汤，旧说以三牲祭乃得入，可以去疾消病。俗云，秦始皇与神女游而忤其旨，神女唾之则生疮。始皇怖谢，神女为出温泉而洗除。后人因以为验。《汉武帝故事》云：骊山汤，初始皇砌石起宇，至汉武又加修饰焉。（《水经注》云：渔阳郡北有温泉。《吴录》云：始兴山出汤泉，零陵县出温泉。《丹阳记》云：汤山出温泉三所。《述征记》云：东莱郡出温泉。《临川记》云：临川县出温泉。《庐山记》云：主簿山下出温泉。《安成记》云：宜阳南乡出温泉。《梁州记》云：汉水南出温泉。《荆州记》云：新阳县出温泉，银山县出温泉，耒阳县出温泉。《浔阳记》云：鸡笼山下出温泉。《始兴记》云：灵泉源出温泉。《幽明录》云：艾县辅山出温冷二泉。《博物志》云：不周云川之水温如汤。凡诸温泉，咸能疗疾，远近归之。）①

《初学记·地理部》"叙事"共引用了16种文献，详细地介绍了骊山、渔阳郡、始兴山、零陵县、汤山、东莱郡、临川县、汉水南、新阳县、银山县、耒阳县、鸡笼山、灵泉、艾县辅山等十余处温泉的分布及其在治疗筋骨挛缩、手足不遂、疮疡、疥癣、关节疼痛等疾病方面的神奇疗效。

《初学记·地理部》"事对"中，通过引用4个事例，介绍了各地温泉治疗疾病的案例。一是"愈疾、流秽"，《初学记》引东晋袁山松《宜都山川记》："银山县有温泉，注大溪。夏才煖，冬则大热，上常有雾气。百病久疾，入此水多愈。"二是"汤鸡、瀹卵"，《初学记》引东晋常璩《华阳国志》："斯臾入

---

① ［唐］徐坚，等. 初学记：卷七，地部下·骊山汤第三 [M]. 北京：中华书局，2016：145.

南山洞温水穴，冬夏常热，其源可以汤鸡豚。下汤澡洗，疗宿疾。"又引东晋王廙《洛都赋》："鸡头温水，鲁阳神泉；不爨自沸，热若焦然。烂毛瀹卵，煮绢濯鲜。"三是"痊疴、保性"，《初学记》引东晋王廙《洛都赋》载："痿瘵痱疴，浸之则痊；功迈药石，勋著不言。"四是"暄波、灼水"，《初学记》引北魏郦道元《水经注》说："温汤水出渔阳郡北山温溪，即温源也。废疾者不能澡，以其过灼故也。"①

（四）《初学记》"帝王部""储宫部""帝戚部""人部""文部"中的医学知识

《初学记》"帝王部""储宫部""帝戚部""人部""文部"等，收载了唐以前有关帝王、太子等探望病人的事例，一方面大力宣传帝王教化和儒家忠孝之道，另一方面又丰富了"医乃仁政"的内涵。

皇帝是中国古代最高统治者，其言行、爱好和态度决定了不同时期医学发展的程度。②《初学记》"帝王部""人部"之"事对"收载了3则与疾病有关的事例。一是"周武仗钺、汉高提剑"，《初学记》卷九《帝王部》引《尚书》载："武王与受战于牧野。甲子昧爽，王朝至于商郊，左仗黄钺，右执白旄，以麾。"又引《史记》卷八《高祖本纪》载："高祖击英布时，为流矢所中，病。吕后迎良医。医入，高祖嫚骂之曰：吾以布衣，提三尺剑取天下，此非天命！命乃在天，虽扁鹊何益。"刘邦在骂完"神医"后，"遂不使治疾，赐黄金五十斤，罢之"，显示了汉高祖的仁爱宽厚。二是"问竖、求医"，《初学记》卷一七《人部》引《礼记》载："文王之为世子，朝于王季日三。鸡初鸣而衣服至于寝门外，问内竖之御者曰：今日安否何如？内竖曰安，文王乃喜。及日中又至，亦如之；及暮亦如之。其有不安节，则内竖以告文王。文王色忧，行不能正履；王季复膳，然后亦复初。"又引《孝经·援神契》载："孝悌之至，通于神明。病则致其忧，顾额消形，求医翼全。"三是"问杜、礼荀"，《初学记》卷一〇《储宫部》引南朝宋何法盛《晋中兴书》载："杜夷，字行齐，为儒

---

① ［唐］徐坚，等. 初学记：卷七，地部下·骊山汤第三 [M]. 北京：中华书局，2016：145.
② 韩毅. 政府治理与医学发展：宋代医事诏令研究 [M]. 北京：中国科学技术出版社，2014：14.

林祭酒。皇太子凡三至夷舍，执经问义。"又引西晋陈寿《三国志·魏书》曰："文帝在东京，太祖谓曰：荀公达人之师表，汝当尽礼敬之。攸曾病，太子问病，独拜于床下。"①

皇太子是中国古代法定的皇位继承人，其言行不仅决定着太子能否顺利登上皇位，而且在民间也起着积极的示范作用。因此，尝药奉亲作为儒家孝道的重要内容之一，远远超越了医学的含义。《初学记》卷一〇《储宫部》"事对"之"尝药、省膳"，引《礼记》："太子朝夕至于寝门外，问于内竖曰：今日安否何如？若内竖言疾，则太子亲齐玄冠而劝膳。宰之馔，必敬视之；疾之药，必亲尝之"；《汉仪》曰："皇太子五日一至台，因坐东厢，省视膳食。"②通过太子探望皇父患病的事例，宣扬君臣伦理。

中国古代提倡孝道，先后出现了"十二孝"和"二十四孝"经典故事，如孝感动天、鹿乳奉亲、百里负米、啮指痛心、亲尝汤药等，影响了中国文化数千年。《初学记》卷一七《人部》收载了三则事例。一是"问竖、求医"，《初学记》引《礼记》载："文王之为世子，朝于王季日三。鸡初鸣而衣服至于寝门外，问内竖之御者曰：今日安否何如？内竖曰安，文王乃喜。及日中又至，亦如之；及暮又至，亦如之。其有不安节，则内竖以告文王。文王色忧，行不能正履；王季复膳，然后亦复初。"又引《孝经·援神契》载："孝悌之至，通于神明。病则致其忧，顾额消形，求医翼全。"二是"先意、察色"，《初学记》引《礼记》载："公明仪问于曾子曰：'夫子可以为孝乎？'曾子曰：'是何言欤。君子之所谓孝者，先意承志，谕父母于道，参直养者也，安能为孝也。'"又引汉刘珍等撰《东观汉记》载："汝郁，字叔异。年五岁，母被病不能饮食。郁常抱持啼，不肯饮食。母怜之，强为餐饭，欺言已愈。郁察母颜色不平，辄复不食。宗亲共异之，因字曰叔异。"三是"吮痈、尝毒"，《初学记》引《东观汉记》载："雍倏，字长鱼，事母至孝。母尝病痈，倏昼夜匍伏，不离左右，至为吮痈。"又引周斐《汝南先贤传》："蔡顺，字君仲，有至孝之心。少丧父，

①［唐］徐坚，等. 初学记：卷一〇，储宫部·皇太子第三［M］. 北京：中华书局，2016：232.
②［唐］徐坚，等. 初学记：卷一〇，储宫部·皇太子第三［M］. 北京：中华书局，2016：231.

奉养母，甘口之物，不敢先尝。母至婚家，因饮酒变吐，顺恐中毒，乃尝其吐。母生疮出脓，以口嗽之。"①《初学记》所引"文王问竖""雍儿吮痈""蔡顺尝毒"等，是研究疾病史的珍贵资料。

《初学记》卷二一《文部》之"事对"，在"肃成门、金华殿"中收载了一则魏文帝因瘟疫流行而重视培养士人的故事。引《三国志·魏书》载："文帝初在东宫，疠气数起，士人凋伤。帝深感叹，与大理王朗书云：'疫疠数起，士人凋落，余独何人，能全其寿？'故集诸儒于肃成门内，讲论大义，侃侃无倦。"②

（五）《初学记》"器物部""宝器部"中的医学知识

《初学记》"器物部""宝器部"中收载了治疗各种疾病的酒、麦、稻、粟、黍、萱草等内容。如关于酒，味苦、甘、辛，性大热，有毒，主行药势，杀邪恶气③。《初学记》卷二六《器物部》引东汉班固《汉书》载："酒者，天之美禄。帝王所以颐养天下，享祀祈福，扶衰养疾，百福之会。"④

麦，味甘，性微寒，无毒，"主除热，止燥渴、咽干，利小便，养肝气，止漏血唾血。以作曲，温。消谷，止痢。以作面，温，不能消热，止烦"⑤。在"薄夜、亥日"，《初学记》卷二六《器物部》引晋荀氏《四时列馔传》："春祠有曼头饼，夏祠以薄夜代曼头，无能作以白环饼。"又引《杂五行书》："十月亥日食饼，令人无病。"⑥

稻，中国古代五谷之一。稻米"味苦。主温中，令人多热，大便坚"。粳米"味甘、苦，平，无毒。主益气，止烦，止泄"⑦。《初学记》卷二七《宝器部》引东晋张湛《养生要集》载："粳，稻属也，稻亦粳之总名也。道家方药，

①［唐］徐坚，等. 初学记：卷一七，人部上·孝第四 [M]. 北京：中华书局，2016：420.
②［唐］徐坚，等. 初学记：卷二一，文部·讲论第四 [M]. 北京：中华书局，2016：508.
③［南朝梁］陶弘景集. 名医别录：卷二，中品 [M]. 尚志钧，辑校. 北京：人民卫生出版社，1986：208.
④［唐］徐坚，等. 初学记：卷二六，器物部下·酒第十一 [M]. 北京：中华书局，2016：633-634.
⑤［南朝梁］陶弘景集. 名医别录：卷二，中品 [M]. 尚志钧，辑校. 北京：人民卫生出版社，1986：205.
⑥［唐］徐坚，等. 初学记：卷二六，器物部下·饼第十七 [M]. 北京：中华书局，2016：643.
⑦［南朝梁］陶弘景集. 名医别录：卷三，下品 [M]. 尚志钧，辑校. 北京：人民卫生出版社，1986：313-314.

有用稻米、粳米，此则是两物也。稻米粒白如霜，味苦，主温，服之，令人多瘦无肌肤。粳米味甘，主利五脏，长肌肤，好颜色。"①

关于萱草，味甘，性平，无毒，"主安五脏，利心志，令人好欢乐无忧，轻身，明目"②。《初学记》卷二七《宝器部》引西晋束皙《发蒙说》："萱草可以忘忧。"又引晋张华《博物志》载："《神农经》曰：中药养性，谓合欢蠲忿，萱草忘忧也。"③

（六）《初学记》"果木部"中的医学知识

《初学记》"果木部"中收载了奈、桃、柏三种药物。如奈，味辛，性温，《初学记》卷二八《果木部》引《神农本草经》："奈，味苦，令人臆胀，病人不可多食。"④

桃，味甘、酸，性温，主"生津、润肠、活血、消积"。《初学记》卷二八《果木部》引《神农本草经》："枭桃，在树不落，杀百鬼。玉桃，服之长生不死。"南朝宋刘宏《典术》载："桃者，五木之精也，故厌伏邪气，制百鬼。故今人作桃符著门以厌邪，此仙木也。"《太清诸卉木方》载："酒渍桃花而饮之，除百病，好容色。"⑤

柏，味甘，性平，无毒，"主惊悸，安五脏，益气，除风湿痹。久服令人润泽，美色，耳目聪明，不饥，不老，轻身，延年"⑥。《初学记》对其分布、药性和药效等进行了详细的考证：

> 《尔雅》曰：柏，掬也。《史记》曰：松柏为百木长而守宫闾。《尚书》曰：荆州，厥贡枇干栝柏。《周官》曰：冀州，其利松柏。刘向《列仙传》曰：赤松子好食柏实，齿落更生。《汉武内传》曰：药有松柏之

---

① ［唐］徐坚，等. 初学记：卷二七，宝器部·五谷第十 [M]. 北京：中华书局，2016：659-664.
② 马继兴. 神农本草经辑注：卷三，中药 [M]. 北京：人民卫生出版社，2013：186.
③ ［唐］徐坚，等. 初学记：卷二七，宝器部·萱第十四 [M]. 北京：中华书局，2016：668.
④ ［唐］徐坚，等. 初学记：卷二八，果木部·奈第二十 [M]. 北京：中华书局，2016：673.
⑤ ［唐］徐坚，等. 初学记：卷二八，果木部·桃第三 [M]. 北京：中华书局，2016：673-674.
⑥ 马继兴. 神农本草经辑注：卷二，上药 [M]. 北京：人民卫生出版社，2013：92.

膏，服之可以延年。《三辅旧事》曰：汉诸陵皆属太常，不属郡县，其
入盗柏者弃市。《抱朴子》曰：天陵偃盖之松，大谷倒生之柏，凡此诸
木，皆与天齐其长，地等其久也。《广志》曰：柏有续柏，有计柏。崔
寔《月令》曰：七月收柏实。①

除《神农本草经》外，《初学记》还汇集了10余种珍贵柏实药物文献，包
括采摘时间、入药部位和疾病主治等，具有一定的医学参考价值。

四、《初学记》中医药学知识的主要来源

作为唐代官修的综合性类书，《初学记》中保存了大量唐以前的医史资
料，包括医学著作、儒家经典、历代史书、诸子著作、地理方志、诗词歌赋和
皇帝诏敕等。该书中的医药学知识，主要来源于以下几个方面。

（一）医学著作

《初学记》中直接引用的医学著作，包括本草学著作《神农本草经》《名
医别录》和南朝梁陶弘景撰《本草经集注》。医药养生类著作，有晋张湛撰
《养生要集》。医学人物传记类著作，有汉司马迁撰《史记·扁鹊仓公列传》，
南朝宋范晔等撰《后汉书·郭玉传》《后汉书·华佗传》，刘宏撰《宋建平王典
术》，佚名撰《华佗别传》《太清诸卉木方》等。由于此书主要是为唐玄宗诸
皇子编撰的教科书，故没有征引方书类著作。如汉张仲景撰《伤寒杂病论》、
东晋陈延之《小品方》、晋葛洪《肘后备急方》、唐孙思邈《备急千金要方》和
《千金翼方》等内容，《初学记》中未见大量引用。

（二）儒家经典

《初学记》所引儒家经典，有《尚书》《周礼》《礼记》《孝经》，汉戴德选
编《大戴礼记》。此外，三国吴丁孚撰《汉仪》亦属儒家礼仪类著作。

---

① ［唐］徐坚，等. 初学记：卷二八，果木部·柏第十四 [M]. 北京：中华书局，2016：688.

（三）史学、传记、起居注类著作

《初学记》所引史学类著作，包括西汉司马迁撰《史记》，东汉班固撰《汉书》，东汉司马彪撰《续汉书》，东汉刘珍等撰《东观汉记》，三国吴国谢承撰《后汉书》，南朝宋范晔撰《后汉书》，李斐撰《汉书》，西晋皇甫谧撰《帝王世纪》、陈寿撰《三国志》，三国吴国韦昭撰《吴书》，北魏崔鸿撰《前秦录》，东晋王隐撰《晋书》，南朝宋刘道荟撰《晋起居注》，南朝宋何法盛撰《晋中兴书》等。人物传记类著作有《汉武内传》，晋周斐《汝南先贤传》等。

（四）哲学、诸子百家类著作

《初学记》引用哲学类著作有晋杨泉撰《物理论》。人物传记类著作有汉孔鲋撰《孔丛子》，汉韩婴撰《韩诗外传》等。诸子百家类著作，有东周战国时期《韩非子》《庄子》，吕不韦编撰《吕氏春秋》等。

（五）道家类著作

道家类著作，有文子撰《文子》，即《通玄真经》，主要解说老子之言，阐发道家思想。晋葛洪撰《抱朴子》，其内篇"论神仙、吐纳、符箓、克治之术，纯为道家之言"，外篇"则论时政得失，人事臧否，词旨辨博，饶有名理"[1]。

（六）辞赋、文学类、志怪小说著作

《初学记》所引诗赋类文献，有战国时期屈原、宋玉撰《楚辞》，宋玉撰《大言赋》，晋郭璞撰《巫咸山赋序》，王廙撰《洛都赋》，袁准撰《正论》，南朝宋鲍昭撰《过铜山掘黄精诗》，南朝梁简文帝撰《劝医文》，吴均撰《采药大布山诗》，江淹撰《采石上菖蒲诗》。赞类文献有南朝宋王微撰《茯苓赞》《禹余粮赞》《桃饴赞》《黄连赞》等。志怪小说类文献，有汉郭宪撰《洞冥记》，刘向撰《列仙传》，魏晋时期佚名撰《汉武帝故事》，南朝宋刘敬叔撰《异苑》，

---

①［清］永瑢，纪昀. 四库全书总目：卷一四六，子部五十六·道家类 [M]. 北京：中华书局，2003：1250.

南朝宋盛弘之撰《荆州记》，南朝宋刘义庆撰《幽明录》，南朝宋王韶之撰《始兴记》等。

（七）时令、地志类文献

《初学记》所引时令类文献，有汉戴德选编《大戴礼记·夏小正》，崔寔撰《四民月令》，佚名撰《师旷占》。地理方志类文献，有汉韦彪撰《三辅旧事》，汉辛氏撰《辛氏三秦记》。两晋时期，周处撰《风土记》，张华撰《博物志》，郭义恭撰《广志》，荀氏撰《四时列馔传》，范汪撰《祠制》，王子年撰《拾遗记》，张勃撰《吴录》，束皙撰《发蒙说》，袁山松撰《宜都山川记》，常璩撰《华阳志》，张僧鉴撰《浔阳记》，郭缘生撰《述征记》。南朝时期，南朝宋山谦之撰《丹阳记》，南朝宋荀伯子撰《临川记》，南朝宋刘澄之撰《梁州记》，南朝梁宗懔撰《荆楚岁时记》。北朝时期，北魏郦道元撰《水经注》，北齐杜台卿撰《玉烛宝典》，以及佚名撰《杂五行书》等。

（八）辞书类文献

《初学记》所引辞书类文献，有先秦时期出现的《尔雅》，西汉扬雄撰《方言》，东汉刘熙撰《释名》，许慎撰《说文解字》等，主要用于解释疾病、药物字义和释名。

五、《初学记》中医药学知识的传播与影响

《初学记》中设立的每一个类目，资料选取精详，内容相对完整，关联性较强。书中辑录的医学内容，随着唐以前各类典籍的散佚，越发显得弥足珍贵，从而引起后世学者的广泛重视和再次征引及传播。如宋代祝穆撰《古今事文类聚》，谢维新撰《古今合璧事类备要》，王应麟撰《玉海》，佚名撰《翰苑新书》前集、后集、别集、续集等，就大量引用了《初学记》中的医学内容。张杲《医说》载先秦名医矫氏、俞氏、卢氏，"周之良医也，出《列子》及《初学记》"[①]，从史源的角度将《列子》与《初学记》置于同等地位。

---

① ［宋］张杲. 医说: 卷一，三皇历代名医 [M]// 裴沛然. 中国医学大成三编，第 12 册. 长沙: 岳麓书社，1988: 4.

明清时期出现的史书、类书、志书等著作，对《初学记》中的知识也给予了相当的重视。如明代徐元太撰《喻林》、陈耀文撰《天中记》、董斯张撰《广博物志》等，征引了《初学记》中的医学内容。明俞安期撰《唐类函》200卷、《目录》2卷，系汇编虞世南《北堂书钞》、欧阳询《艺文类聚》、徐坚《初学记》、白居易、孔传《六帖》诸书而成，"六朝以前遗文、旧事，颇存梗概"①。清代姚之骃撰《后汉书补逸》，曾搜集遗文，析为8卷，"然所采只据刘昭《续汉书十志补注》《后汉书注》、虞世南《北堂书钞》、欧阳询《艺文类聚》、徐坚《初学记》五书"②。汪灏奉诏编撰《御定佩文斋广群芳谱》，张英、王士祯、王惔等奉诏编撰《御定渊鉴类函》，张廷玉、陈廷敬奉诏编《御定佩文韵府》等，也大量征引了《初学记》中的医学内容。清四库馆臣对《初学记》给予了很高评价，称赞："其所采撷，皆隋以前古书，而去取谨严，多可应用。在唐人类书中，博不及《艺文类聚》，而精则胜之。若《北堂书钞》及《六帖》，则出此书下远矣。"③

明清时期编撰的医学著作，不仅将《初学记》列为参考书目，而且大量征引了书中的医学内容。如明李时珍在《本草纲目》"引据古今经史百家书目"中，引有徐坚《初学记》一书，并大量征引了书中的医学知识，如卷二九载"桃花"，引《初学记》："北齐崔氏以桃花、白雪与儿靧面，云令面妍华光悦，盖得本草令人好颜色、悦泽人面之义。"④卷三八载"鱼笱"，引《初学记》"取鱼之器曰笱（因笱），曰簖（音留），曰罛（音孤），曰翼（音抄）"⑤。明末清初喻昌在《医门法律》中介绍先哲格言时，引《初学记》载："夫医者，非仁爱之士，不可托也；非聪明达理，不可任也；非廉洁淳良，不可信也。是以古之用医，必选明良，其德能仁恕博爱，其智能宣畅曲解，能知天地神祇之次，能明性命吉凶之数，处虚实之分，定顺逆之节，原疾病之轻重，而量药剂之多

---

① [清]张廷玉，等奉敕撰. 清朝文献通考：卷二三〇，经籍考二十 [M]. 杭州：浙江古籍出版社，1988：6909.

② [清]永瑢，纪昀. 四库全书总目：卷五〇，史部·别史类 [M]. 北京：中华书局，2003：447.

③ [清]永瑢，纪昀. 四库全书总目：卷一三五，子部·类书类一 [M]. 北京：中华书局，2003：1143.

④ [明]李时珍. 本草纲目（校点本第2版）：卷二九，果部 [M]. 北京：人民卫生出版社，2012：1746.

⑤ [明]李时珍. 本草纲目（校点本第2版）：卷三八，服器部 [M]. 北京：人民卫生出版社，2012：2212.

少，贯微洞幽，不失细少，如此乃谓良医。岂区区俗学能之哉！"①喻昌所引《初学记》之文，原出自三国西晋时期杨泉撰《物理论》，是中国古代医德中有关"仁术救人""大医精诚"和"医道合一"的经典论述，深受后世医家的赞誉。由于《物理论》原书已佚，故《初学记》的引文极为珍贵。清代医家程文囿在《医述》中论述"医学溯源"时，在《医则》中引用了《初学记》全文，介绍了"良医"所具有的医德、医技标准②。

第三节　唐代官修类书中医药学知识的
特点、价值与利用情况

唐朝政府官修《艺文类聚》《初学记》两部综合性类书，收载了唐以前的大部分珍贵医学文献资料，对于弥补正史记载的不足和研究医学历史、辑佚古籍、校勘古籍等具有相当重要的价值。

一、唐代官修类书中医药学知识的特点

首先，唐代官修类书中的医学文献史料，是按类书"以类相从"方法编撰，有着严格的编排体例。大体上来看，《艺文类聚》和《初学记》均由"部"组成，"部"下又分若干子目，每个子目包括"叙事""事对""赋""诗""颂""赞""箴""铭""论""书""祭文"等各种体裁的内容资料，主要分布在医部、药部、草部、木部、兽部、帝王部、时令部、人部等之中，既包含了医学诸科、疾病防治、医药炮制、医案史话、名医传记等，而且也包含了历代医事制度、医事诏令、医学法律和医学典故等，为我们研究唐以前中国医学史的发展演变提供了宝贵的资料。

---

① [清]喻昌，著. 医门法律：卷一，先哲格言 [M]. 赵俊峰，点校. 北京：中医古籍出版社，2002：59.
② [清]程杏轩. 医述：卷二，医学溯源 [M]. 合肥：安徽科学技术出版社，1983：120.

其次，唐代官修类书中的医学知识，主要来源于医学著作、儒家经典、历代史书、人物传记、诸子著作、地理方志、诗词歌赋、文集笔记、志怪小说和皇帝诏敕等。在资料选取方面，不仅广泛征引了医学本草、方书、脉经、针灸、炮制等文献，而且也广泛选编了医事制度、医事诏令、医学法律等非医学著作中的资料，因而弥足珍贵，可以说是开创了"广义医学文献学"的先河。尤其是《艺文类聚》确立的"其有事出于文者，便不破之为事，故事居其前，文列于后"① 体例，使类书在征引前代史料时，尽可能地保持了原始文献的原貌。宋人吴棫在《韵补书目》中称赞《艺文类聚》说："唐欧阳询所编，凡百卷，多古文章，为类书之冠。"②

再次，唐代官修类书中的医学知识，充分反映了帝王的政治教化功能。欧阳询在《艺文类聚序》中指出："皇帝命代膺期，抚兹宝运，移浇风于季俗，反淳化于区中。戡乱靖人，无思不服。偃武修文，兴开庠序。欲使家富隋珠，人怀荆玉……俾夫览者易为功，作者资其用，可以折衷今古，宪章坟典云尔。"③ 南宋刘本在《初学记序》中亦指出："圣人在上而经制明，圣人在下而述作备。经制之明，述作之备，皆本于天地之道。圣人体天地之道，成天地之文，出道以为文，因文以驾道，达而在上，举而措之。其见于刑名度数之间者，礼乐之文，所以明经制也，穷而在下，卷而怀之。其藏于编籍简册之间者，诗书之文，所以备述作也。礼乐之文，炳若丹青；诗书之文，润于金石。非吾圣人直为是炳炳琅琅者，以夸耀于千万世之人也。由是以载其道，而济千万世之人者也。"④ 也就是说，类书中的医学知识发挥了"文以载道"的功能。

最后，唐代官修类书深受魏晋南北朝时期遗风的影响，骈文盛行，文章讲究辞藻典故，故官修《艺文类聚》《初学记》中，赋、赞、词、文、古诗等占

---

① [唐]欧阳询，撰. 艺文类聚：卷首，艺文类聚序 [M]. 汪绍楹，校. 上海：上海古籍出版社，2015：27.

② [宋]吴棫. 韵补：卷首，韵补书目 [M]// 景印文渊阁四库全书，第237册. 台北：商务印书馆，1986：59.

③ [唐]欧阳询，撰. 艺文类聚：卷首，艺文类聚序 [M]. 汪绍楹，校. 上海：上海古籍出版社，2015：27.

④ [宋]刘本. 初学记序；[唐]徐坚，等. 初学记：卷首 [M]. 北京：中华书局，2016：1.

据了相当的数量。这些医学资料大多来源于唐以前出现的各种著作，既保存了大量儒家经典、史学著作、诸子著作、文集、传记、诗赋、字典、佛道、医学等著作中的珍稀史料，又便于检阅，因而具有"百科全书"的性质。

二、唐代官修类书中医药学知识的价值与影响

唐代官修类书《艺文类聚》《初学记》中的医药学知识，具有极其重要的学术价值和医学文献价值，不仅受到历代官府的重视，而且在唐以后得到了广泛的传播。笔者的研究表明，"其内容不仅成为唐朝皇家教育和科举考试的教材，而且也成为后世编撰类书、辑补医籍和研究唐中期以前医学知识演化的重要史料来源之一，具有极高的文献学价值"[①]。

首先，两部官修类书中保存了大量的医学文献史料，成为医学原著之外征引医书内容最广泛的载体。尤其是当医学原著失传以后，类书中所引医学文献书目、医史资料和医学病案，不仅成为辑佚失传医学著作、增补残缺医学著作、校勘现存医学著作最重要的资料来源之一，而且也成为研究唐代乃至唐以前中国医学史的重要内容之一。尤其是《神农本草经》《吴普本草》《名医别录》《雷公炮炙论》《本草经集注》《雷公药对》《典术》《药性论》《新修本草》《随身备急方》等医著失传后，《艺文类聚》《初学记》中征引的医学文献资料，就成为后世复原这些医著最重要的史料来源之一。如清孙星衍、孙冯翼辑《神农本草经》3卷，顾观光辑《神农本草经》3卷，黄奭辑《神农本草经》3卷，近现代马继兴辑《神农本草经》辑注本，尚志钧辑《吴氏本草经》辑校本、《名医别录》辑校本、《雷公炮炙论》辑校本、《本草经集注》辑校本、《雷公药对》辑复本、《药性论》辑释本、《唐新修本草》辑复本等，就是有名的医学文献辑佚著作。

其次，两部官修类书中保存的医学史料，不仅可以用来校正、补充今本医学著作和其他非医学著作的误缺，而且也成为辑录、复原唐以前非医学文

---

① 韩毅，潘建平.《初学记》中医学知识的主要内容、文献来源与传播情况[M]// 吕变庭.科学史研究论丛，第4辑. 北京：科学出版社，2018：3-26.

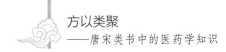

献的重要资料来源之一。如明代梅鼎祚编《皇霸文纪》13卷、《西汉文纪》24卷、《东汉文纪》32卷、《西晋文纪》20卷、《宋文纪》18卷、《南齐文纪》10卷、《梁文纪》14卷、《陈文纪》8卷、《后周文纪》8卷、《隋文纪》8卷，张溥辑《汉魏六朝百三家集》118卷，清代姚之骃辑《后汉书补遗》21卷，汪文台辑《七家后汉书》21卷，汤球辑《十六国春秋辑补》100卷，马国翰辑《玉函山房辑佚书》739卷，严可均辑《全上古三代秦汉三国六朝文》741卷等，大量征引了《艺文类聚》《初学记》中的医学文献资料。

再次，两部官修类书中保存的医学史料，为我们研究魏晋南北朝隋唐以来类书体裁的变化提供了重要的依据。跟宋代以后官修类书相比，唐代官修类书尽管规模较小，但却征引了大量秦汉、魏晋南北朝、隋代的医学文献，成为后世编撰新类书的重要史料来源之一。

但是，我们也应该看到，跟医学和非医学原著内容相比，官修类书中征引的某些医学文献资料存在简化、节略的现象，甚至还存在少量错误。这些完全是由类书的体例和编撰者的水平决定的。

通过以上分析和研究，本章得出如下结论。

第一，《艺文类聚》和《初学记》的编撰背景，是在唐高祖、唐玄宗重视下由欧阳询、徐坚等奉命编撰，充分反映了皇帝对类书的认识、态度及其政治教化功能的重视。

第二，《艺文类聚》和《初学记》中的医药学知识，是按类书"方以类聚"的编撰体例，将分散在经部、史部、子部、集部、道教、佛教等著作中的医学资料，按某一主题聚集起来，以"方以类聚"或"随类相从"的方法编成一个相对完整的类目，如医部、药部、疾部、疫部等。其内容不仅包含医学诸科、疾病防治、药物方剂、医案史话、名医传记等，而且也包含了历代医事制度、医事诏令、医学法律和医学典故等。

第三，《艺文类聚》和《初学记》中的医药学知识，主要分布在医部、药部、草部、木部、兽部、帝王部、时令部、人部等，绝大多数来源于医学著作、儒家经典、历代史书、人物传记、诸子著作、地理方志、诗词歌赋、文集笔记、志怪小说和皇帝诏敕等。尤其是类书中广泛征引唐以前流传的医学本草、方书、脉经、针灸、炮炙等文献，成为认识、研究唐以前中国医学史的珍贵资料。

第四，《艺文类聚》和《初学记》中的医药学知识，不仅受到了历代官府的重视，而且也得到了相应的传播。其内容不仅成为唐朝皇家教育的教材，而且也成为宋朝类书《太平御览》《册府元龟》，明朝类书《永乐大典》，清朝类书《御定佩文斋广群芳谱》《御定渊鉴类函》《御定佩文韵府》等重要著作的史料来源，为后世学者重新辑录和复原唐以前散佚医籍提供了珍贵历史资料。

第四章

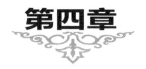

唐代私家类书中医药学知识的
内容、来源与传播

魏晋南北朝隋唐时期，私家类书编撰之风兴盛，但大都散佚不存。仅隋末唐初虞世南编撰《北堂书钞》和唐代中期白居易编撰《白氏六帖》保存了下来，记载了私家类书的体例、内容、特点及其征引医学文献史料的情况。

本章重点探讨唐代私家类书《北堂书钞》《白氏六帖》中医药学知识的主要内容、史料来源和传播应用情况。

第一节 《北堂书钞》中医药学知识的
内容、来源与传播

隋末唐初，虞世南（558—638年）编撰《北堂书钞》160卷，是中国现存最早的一部个人编撰且内容完整的综合性类书，也是现存"唐代四大类书"之一。《北堂书钞》之"帝王部""后妃部""政术部""设官部""酒食部""岁时部"等，收载了大量唐初以前的医学文献史料，内容包括历代医事制度、皇帝赐药制度、药物学知识、普通疾病防治措施、瘟疫防治措施、牲畜疾病防治措施和食疗养生学等医学知识。《北堂书钞》中医药学知识的来源极其广泛，包含儒家经学文献、史地文献、诸子百家著作、医学文献和僧道志怪小说等，充分反映了类书中医药学知识所发挥的政治教化作用。《北堂书钞》中收载的这些医学文献史料，其原书在唐以后大多散佚不存，因而成为校勘、辑补和复原唐以前医学著作和研究唐以前医药学知识的重要史料来源之一，在中国医学史上产生了一定的影响。

一、《北堂书钞》的编撰过程、知识分类与版本流变

（一）《北堂书钞》的编撰过程

虞世南，字伯施，江南东道越州余姚（治今浙江余姚）人，著名文学家、书法家和政治家。虞世南历经陈、隋、唐三朝，曾任南朝陈朝建安王法曹参军，隋朝秘书郎，唐朝秦王府记室参军、秘书监、弘文馆学士、银青光禄大夫等职，卒谥文懿，撰有《北堂书钞》160卷（又作173卷、174卷或不分卷）、《兔园策》10卷等。其生平事迹见《旧唐书》卷七二和《新唐书》卷一〇二《虞世南传》。

隋末虞世南任秘书郎时，开始编撰《北堂书钞》一书。关于该书的编撰背景、编撰目的和编撰时间，刘𫗧《隋唐嘉话》卷中记载甚详：

> 虞公之为秘书，于省后堂集群书中事可为文用者，号为《北堂书钞》。今此堂犹存，而《书钞》盛行于代。①

刘肃《大唐新语》卷八《聪敏》也载：

> 太宗尝出行，有司请载书以从。太宗曰："不须。虞世南在，此行秘书也。"南为秘书监，于省后堂集群书中奥义，皆应用者，号《北堂书钞》。今此堂犹存。其书盛行于代。②

①［唐］刘𫗧，撰. 隋唐嘉话：卷中［M］. 程毅中，点校. 北京：中华书局，1997：16.

②［唐］刘肃，撰. 大唐新语：卷八，聪敏［M］. 许德楠，李鼎霞，点校. 北京：中华书局，1997：117；又见：［宋］王谠，撰. 唐语林：卷二，政事下［M］. 周勋初，校证. 北京：中华书局，1997：173-174.

唐韦绚编《刘宾客嘉话录》亦有相同记载。[①]北堂，指隋唐时期秘书省的后堂。从唐人的记述中可以看出，虞世南编撰《北堂书钞》时任秘书郎，据《虞世南传》所载虞世南任官履历，可知《北堂书钞》的编撰始于隋炀帝大业年间，最终成书于大业末年或唐武德初年。该书充分利用了秘书省所藏图书，"钞经史百家之事以备用"[②]，因而荟萃了大量珍贵文献资料，以备文人撰文及科举考试时参考所用。

（二）《北堂书钞》的知识分类与体例

《北堂书钞》的卷数，唐以后的史书中有四种说法。一是174卷本。《隋书》卷三四《经籍志》载"《书钞》一百七十四卷"，但此处之《书钞》是否指《北堂书钞》，其作者是谁，《隋书》没有言明。二是173卷本。欧阳修、宋祁《新唐书》卷五九《艺文志》、郑樵《通志》卷六九《艺文略》、王应麟《玉海》卷五二《艺文》、马端临《文献通考》卷二二八《经籍考》等，载"虞世南《北堂书钞》一百七十三卷"[③]。三是160卷本。《宋史》卷二〇七《艺文志》、南宋陈骙《中兴馆阁书目》、陈振孙《直斋书录解题》卷一四《类书类》等，载"虞世南《北堂书钞》一百六十卷"，《明史》卷九八《艺文志》载"陈禹谟《补注北堂书钞》一百六十卷"。四是不分卷本。南宋尤袤编《遂初堂书目》、元陶宗仪编《说郛》、明杨士奇编《文渊阁书目》、李时珍撰《本草纲目》等，载《北堂书钞》一部，未言卷数。

《北堂书钞》的体例，先立部类，次设类目，类下摘引古籍原文，尾后标注史料来源。其知识分类体系包含以下三方面的内容。

一为部类组成。全书分帝王部、后妃部、政术部、刑法部、封爵部、设官部、礼仪部、艺文部、乐部、武功部、衣冠部、仪饰部、服饰部、舟部、车部、酒食部、天部、岁时部和地部，共19部。

---

①［唐］韦绚. 刘宾客嘉话录［M］// 丛书集成初编. 北京：中华书局，1985：16.

②［元］马端临，著. 文献通考：卷二二八，经籍考五十五［M］. 上海师范大学古籍研究所，华东师范大学古籍研究所，点校. 北京：中华书局，2011：6256.

③［元］马端临，著. 文献通考：卷二二八，经籍考五十五［M］. 上海师范大学古籍研究所，华东师范大学古籍研究所，点校. 北京：中华书局，2011：6256.

二为部中类目。其中，帝王部 75 类，后妃部 26 类，政术部 46 类，刑法部 13 类，封爵部 14 类，设官部 182 类，礼仪部 42 类，艺文部 56 类，乐部 29 类，武功部 61 类，衣冠部 30 类，仪饰部 15 类，服饰部 86 类，舟部 22 类，车部 25 类，酒食部 60 类，天部 25 类，岁时部 28 类，地部 16 类，共 851 类。

三为史籍资料。书中所引史料，有的是全文征引，有的是节选或节略，有的标注来源，有的又不注明出处。如《北堂书钞》之"设官部"，下设"京尹"，其职责之一是"民有疾病则给医药"，书中引东汉泰山太守应劭撰《风俗通》："陈龟为京兆尹，民有疾病则给医药，常使户曹巡行。"南宋楼钥指出："既谓之钞，窃谓如《北堂书钞》之类，盖节文耳。"[①]

作为中国现存最早的一部个人撰写的私家类书，《北堂书钞》辑录的资料大多征引自隋唐以前古籍，其中相当一部分书籍今已不传，因而在校勘、增补和辑佚医学古籍等方面具有极高的文献学价值。清严可均在《书北堂书钞原本后》中指出，"自《修文殿御览》新佚后，以《书钞》为最古"[②]，充分肯定了其文献史料价值。

（三）《北堂书钞》的钞写、刊刻情况与版本流变

《北堂书钞》成书后，唐以后有写本、刻本流传。关于《北堂书钞》的写本，即钞本，主要有以下几种。一是隋末唐初写本，今已不存。二是明钞本，包括明正德十三年竹东书舍钞本，明范氏卧云山房钞本，明东吴徐氏钞本，以及其他明钞本等。胡应麟《少室山房集》卷一一六载："金水桥偏见写本《北堂书钞》，与购未获，贾人索值四十千，购得即驰送足下。"[③]胡应麟记载的这个写本，究竟是唐、宋写本，还是元、明写本，文献记载不详。三是清钞本，包括清乾隆年间《钦定四库全书》钞本，清邵洪彦钞本，清道光钞本，以

---

①［宋］楼钥. 攻媿集：卷七八，跋宇文廷臣所藏吴彩鸾玉篇钞 [M]// 四部丛刊初编. 上海：商务印书馆，1919：7.

②［清］严可均. 铁桥漫稿：卷八，书北堂书钞原本后 [M]// 丛书集成续编，第 158 册. 台北：新文丰出版公司，1988：99.

③［明］胡应麟. 少室山房集：卷一一六，燕中与祝生杂柬八通 [M]// 景印文渊阁四库全书，第 1290 册. 台北：商务印书馆，1986：853.

及其他清钞本等。

关于《北堂书钞》的刻本，宋以后均有刊本流传，主要有以下几种。一是北宋刻本。天禧初年，三馆阙虞世南《北堂书钞》，唯赵安仁家有本，宋真宗命内侍取之，"嘉其好古，手诏褒美"[①]。二是明刻本。明万历二十八年（1600年），常熟陈禹谟校刊《北堂书钞》160卷，后收入《四库全书》之中。三是清刻本。清光绪十四年（1888年），南海孔氏三十三万卷堂影宋刻本，共160卷，孙星衍、严可均、王引之、孔广陶等加以校对，是目前较好的本子[②]。本书依据的版本，即为2015年学苑出版社出版的据首都图书馆藏清光绪十四年南海孔氏三十三万卷堂影宋刊本，共160卷。

关于《北堂书钞》的影印本，近现代以来出版较多。如1988年上海古籍出版社、1988年学苑出版社、1989年中国书店出版社、2013年书目文献出版社等，影印出版了光绪十四年南海孔氏影宋刻本。

二、《北堂书钞》中医药学知识的主要内容

虞世南在《北堂书钞》中，"集群书中事可为文用者"，广泛收集了各种医学资料，包含医政、医药、疾病、兽医等知识。

（一）医事制度

《北堂书钞》收载了周代以来形成的医事制度。如"设官部"载"医令诸官"，引东汉末年应劭撰《汉官仪》："太医令，周官也，两梁冠秩千石，丞三百石"[③]。"礼仪部"载"馈药拜而受之"，引《论语·乡党篇》："康子馈药，拜而受之。曰：'丘未达，不敢尝。'"[④]"礼仪部"载"医不三世，不服其药"，引郑玄注《礼记·曲礼下·慎物齐》。"礼仪部"载"亲有疾饮药，子先

---

①［元］脱脱，等. 宋史：卷二八七，赵安仁传[M]. 北京：中华书局，2007：9659. 又见：［宋］王应麟. 玉海：卷五四，艺文[M]. 南京：江苏古籍出版社，上海：上海书店，1987：1029.

② 中国古籍善本书目编辑委员会，编. 中国古籍善本书目：卷一九，子部·类书类[M]. 上海：上海古籍出版社，1996：782-783.

③［唐］虞世南，辑录. 北堂书钞：卷五五，设官部七·庙令三十三[M]. 北京：学苑出版社，2015：414.

④［唐］虞世南，辑录. 北堂书钞：卷八五，礼仪部六·拜揖十二[M]. 北京：学苑出版社，2015：33.

尝之",引郑玄注《礼记·曲礼下》,并注释"尝度其所堪"①。"酒食部"载"六食",引《周官》:"食医掌和王之六饮、六膳、百羞、八珍之齐。""酒食部"载"百羞",亦引《周官》:"食医掌和王之百羞、百酱、八珍之齐。"②"酒食部"载"食医和六食六膳",引《周礼》:"食医掌和王之六食、六膳、百羞、百酱、八珍之齐。"③

《北堂书钞》"天部"收载了中医学病因病机学说。如"天有六气",引《左传》:"晋侯求医于秦,秦伯使医和视之,曰:'天有六气,降生五味,六气谓阴、阳、风、雨、晦、明。'"④此则引文出自东周春秋时期左丘明撰《左传·昭公元年》,讲述了秦国名医医和有关六气、五味、五色、五声、六疾的论述,其中六气指阴、阳、风、雨、晦、明,五味指酸、苦、甘、辛、咸,五色指青、赤、黄、白、黑,五声指角、徵、宫、商、羽,六疾指寒疾、热疾、末疾、腹疾、惑疾、心疾。《北堂书钞》引用时做了较大幅度的精简。

《北堂书钞》"政术部"收载了大量与疾病有关的医事制度,强调医乃德政、惠政。如"以宽服民",引《春秋左氏传》:"子产有疾,谓子太叔曰:我死,子必为政,唯有德者,能以宽服民。"⑤这件事发生在东周鲁昭公二十年,即公元前522年。"政术部"之"救患恤邻",引《左传》鲁僖公十三年(前647年)冬,"晋荐饥,使乞籴于秦,秦伯谓百里:'与诸乎?'对曰:'天灾流行,国家代有。'"时郑子豹在秦,请求伐晋,秦穆公说:"其君是恶,其民何罪?""于是输粟于晋,自雍及绛相继,命之曰汛舟之役"⑥。"政术部"载"分贫赈穷",引《左传》:"楚子使然丹简上国之兵于宗丘,且抚其民。分贫,赈穷;长幼孤,养老疾,收介特,救灾患,宥孤寡;赦罪戾,诘奸慝,举淹滞;礼新,序旧,录动,合亲,任良,物官。"⑦"政术部"载"恤孤赈困",引《管

①[唐]虞世南,辑录.北堂书钞:卷八六,礼仪部七·法则十五[M].北京:学苑出版社,2015:40.
②[唐]虞世南,辑录.北堂书钞:卷一四二,酒食部一·愬篇一上[M].北京:学苑出版社,2015:450.
③[唐]虞世南,辑录.北堂书钞:卷一四三,酒食部二·愬篇一下[M].北京:学苑出版社,2015:456.
④[唐]虞世南,辑录.北堂书钞:卷一四九,天部一·天一[M].北京:学苑出版社,2015:504.
⑤[唐]虞世南,辑录.北堂书钞:卷三五,政术部九·德化二十一[M].北京:学苑出版社,2015:278.
⑥[唐]虞世南,辑录.北堂书钞:卷三九,政术部十三·赈邮三十四[M].北京:学苑出版社,2015:309.
⑦[唐]虞世南,辑录.北堂书钞:卷三九,政术部十三·赈邮三十四[M].北京:学苑出版社,2015:309.

子》："九惠之政，一曰养老，二曰慈幼，三曰恤孤，四曰养疾，五曰合独，六曰问疾，七曰通穷，八曰赈困，九曰接绝。"① 其中"养疾"，指收养残疾者；"问疾"，指探问疾病。

"礼仪部"载"人之将死，其言也善"，引《论语·泰伯篇》："曾子有疾，孟敬子问之。曾子言曰：鸟之将死，其鸣也哀；人之将死，其言也善。"② 这些引文是研究周代医事制度的珍贵史料。

（二）药物学知识

《北堂书钞》收载了某些药物学方面的知识。如"酒食部"载"胡盐"，引《神农本草经》："大盐一名胡盐，令人吐也。"又载"戎盐"，引三国吴普撰《吴普本草》："戎盐，无毒。李氏曰：大寒，生邯郸、西羌戎胡山。"③

毒药，能引起人和动物的死亡，古代常常应用于疾病治疗和军事战争。如《北堂书钞》"武功部"载"毒药"，引东汉刘珍等撰《东观汉记》："匈奴攻金蒲城，耿恭以毒药傅矢，传语匈奴曰：汉家神箭，其中创者必有异。因发弩射之，虏中矢者，视创皆沸，并大惊。"④ 从《东观汉记》的记载可知，汉代时已将有毒的药物涂抹在箭头上用于战争，以达到杀伤敌人的效果。

芍药，味苦、酸，性微寒。《北堂书钞》"酒食部"载"充饥协气"，引西晋陆机《七微》"芍药调以充饥，芬馨发而协气"⑤，可知芍药不仅具有药用价值，而且其花亦可食用。

蜜，味甘，性平，入肺、脾、大肠经。《北堂书钞》"酒食部"载"云山朱蜜"，引《汉武内传》："仙上药，有内华紫蜜、云山朱蜜。"⑥ "合药赐蜜一石"，引《东观汉记》："上尝与朱祐共买蜜合药。上追念之，即赐祐白蜜一

---

① ［唐］虞世南，辑录. 北堂书钞：卷三九，政术部十三·赈恤三十四 [M]. 北京：学苑出版社，2015：309.

② ［唐］虞世南，辑录. 北堂书钞：卷九二，礼仪部十三·死三十 [M]. 北京：学苑出版社，2015：77.

③ ［唐］虞世南，辑录. 北堂书钞：卷一四六，酒食部五·盐三十三 [M]. 北京：学苑出版社，2015：481.

④ ［唐］虞世南，辑录. 北堂书钞：卷一二五，武功部十三·箭四十八 [M]. 北京：学苑出版社，2015：302.

⑤ ［唐］虞世南，辑录. 北堂书钞：卷一四二，酒食部一·惣篇一上 [M]. 北京：学苑出版社，2015：449.

⑥ ［唐］虞世南，辑录. 北堂书钞：卷一四七，酒食部六·蜜四十一 [M]. 北京：学苑出版社，2015：489.

石。"①"久疾赐蜜五斤"，引《晋太康起居注》："荀勖久疾羸毁，可赐石蜜五斤。"②石蜜，指用甘蔗炼成的糖，或野蜂在岩石间所酿的蜜，具有益气补中、久服强志之效。

酒，味苦、甘、辛，性大热，有毒。《北堂书钞》"酒食部"载"百药之长，嘉会之好"，引《汉书·食货志》王莽诏令："酒者，百药之长，嘉会之好。"③

绛雪，主治舌疮，口疮，咽喉肿痛。《北堂书钞》"天部"载"绛雪"，引《汉武帝传》："西王母云：仙家上药有玄霜绛雪。"④

杂药。《北堂书钞》"岁时部"载"夷人辟寒"，引晋常璩《华阳国志》："汶山郡多杂药名香。地刚卤，不宜五谷。多寒，盛夏冰不释。故夷人冬则辟寒，入蜀庸赁自食。"⑤

（三）皇帝赐药

《北堂书钞》中收载了皇帝和朝廷派医诊治臣僚疾病和赐药的内容，是研究国家医药制度的珍稀文献。如《北堂书钞》"帝王部"，引王隐《晋书》载晋武帝下诏"给周处母医药"。刘珍等撰《东观汉记》卷一二《马严传》"马严病并送方药"，介绍了马严患病后东汉光武帝赐药的故事。又引《晋书》卷七〇《刘超传》载"刘超病，给四顺汤"⑥，此处晋元帝赏赐之"四顺汤"，东晋医学家范汪撰《范东阳方》卷一五载有此方的组成与疾病主治，"治逆顺寒冷，饮食不调，下利方。甘草三两，人参二两，当归二两，附子一两，干姜三两。凡五物，水七升，煮取二升半，分三服"⑦。

《北堂书钞》"设官部"载"赐床帷"，引南齐臧绪荣《晋书》："爰郡，字

①［唐］虞世南，辑录. 北堂书钞：卷一四七，酒食部六·蜜四十一［M］. 北京：学苑出版社，2015：490.

②［唐］虞世南，辑录. 北堂书钞：卷一四七，酒食部六·蜜四十一［M］. 北京：学苑出版社，2015：490.

③［唐］虞世南，辑录. 北堂书钞：卷一四八，酒食部七·酒六十［M］. 北京：学苑出版社，2015：495.

④［唐］虞世南，辑录. 北堂书钞：卷一五二，天部四·雪篇十八［M］. 北京：学苑出版社，2015：528.

⑤［唐］虞世南，辑录. 北堂书钞：卷一五六，岁时部四·寒篇二十五［M］. 北京：学苑出版社，2015：563.

⑥［唐］虞世南，辑录. 北堂书钞：卷一九，帝王部十九·赏赐六十三［M］. 北京：学苑出版社，2015：201-202.

⑦［东晋］范汪. 范东阳方：卷一五，下痢［M］// 梁峻，等. 范行准辑佚中医古文献丛书：第1辑. 北京：中医古籍出版社，2007：39.

文伯，年老乞骸骨，诏听如所请。上拜太中大夫，赐钱三十万，床帷荐蓐、禄赐与卿同，遣殿中医给药也。"①《北堂书钞》所引南齐臧绪荣《晋书》之"爰郡"，考现存唐代房玄龄等撰《晋书》，却无此人。此条史料，房玄龄等撰《晋书》卷三三《王览传》载王祥之子王览，字玄通，"顷之，以疾上疏乞骸骨。诏听之，以太中大夫归老，赐钱二十万，床帐荐褥，遣殿中医疗疾给药"②。因此，此处之爰郡，可能为晋人王览，也可能是晋朝两位不同的历史人物。

中国古代重视儒家孝道，极为强调"躬亲医药"的传统，因而药物学在中国古代文化中具有特殊作用。《北堂书钞》"帝王部"载"膳必敬视之，药必亲尝之"③。"后妃部"引《尚书》"躬亲医药，垂涕昼夜"。又引《东观汉记》"不亲医，泣流离"④。

（四）普通疾病的救治措施

1. 疾病种类和医学病案

《北堂书钞》所载疾病名称，有疾、病、厉疫、疾病、疫、瘟疫、疾疫、厉疾、风疾、脚疾、膝疾、腹疾、脾胃之疾、耳疾、聋疾等。书中收载了大量唐以前名人患病的史料，具有医案的性质。如春秋孔子患疾、子产患疾、曾子患病、战国秦昭王患疾、成子高寝疾、汉武帝患病、汉光武帝患风疾、汉安帝寝疾、东平王刘苍患水气喘逆病、魏武帝患疾、魏明帝寝疾、汉和帝邓皇后患疾、扬雄患疾、祭遵患疾、钟繇患膝疾、荀勖患久疾、赵岐重疾、平陵令刘宠母患疾、豫章女戴氏患久疾、司隶校尉刘毅患疾、华歆高年患疾病、郗鉴寝疾、荀顗年耆多疾、彭宣患疾、孔光年老有疾、梁商疾甚、太傅张禹患疾、谢石患脚疾、王述患脚疾、何澄患脚疾、司徒傅枢患足疾、赵俨患老疾、樊英患病、会稽贺瑒患疾、陋禧患聋疾等，不仅包含了病人的症状，而且还记载了病

---

① [唐]虞世南，辑录. 北堂书钞：卷五六，设官部八·太中大夫四十三 [M]. 北京：学苑出版社，2015：423.

② [唐]房玄龄，等撰. 晋书：卷三三，王祥传附王览传 [M]. 北京：中华书局，1974：991.

③ [唐]虞世南，辑录. 北堂书钞：卷二二，帝王部二十二·太子七十四 [M]. 北京：学苑出版社，2015：214.

④ [唐]虞世南，辑录. 北堂书钞：卷二四，后妃部二·孝悌八 [M]. 北京：学苑出版社，2015：223.

人服药治愈的情况，是研究疾病史的珍贵史料。

《北堂书钞》中收载了唐以前皇帝、皇后及其皇室人员患病的内容。如东汉光武帝刘秀（前6—57年）曾患中风，《北堂书钞》"艺文部"载"读图谶"，引《东观汉记》"光武避正殿，读图谶，坐庑下浅露，中风，苦眩也"①，介绍了光武帝刘秀患中风而导致头晕的情况。"设官部"载"使祠陵庙"，引魏晋史学家陈寿撰《益部耆旧传》："李尤，字伯仁，为议郎。安帝寝疾，使尤祠陵庙，肃慎斋洁，辞祝俱美，上疾乃瘳。"②这则史料记载了汉安帝刘祜（94—125年）患病及其治愈的过程，同时补充了《后汉书·李尤传》中未曾记载的内容。"礼仪部"载"以身为牲"，引《东观汉记》"和熹邓皇后尝体不安，左右忧惶，至今祷祠，愿以身为牲，后即谴怒止之。后疾遂瘳"③，和熹邓皇后（80—121年），东汉和帝皇后邓绥，谥熹。

《北堂书钞》中收载了唐以前官吏染病及其治愈的内容。《北堂书钞》"设官部"载"笃疾请代"，引东晋孙盛撰《晋阳秋》："咸宁五年，太尉郗鉴患疾病，请太常蔡谟自代。""设官部"载"病免赐俸终身"，引《东观汉记》卷一六《邓彪传》："邓彪，字智伯。刘宠参、王龚及李修皆以病免，赐彪比二千石俸终厥身。"④"设官部"载"弃官百姓攀车"，引西晋司马彪撰《续汉书》："刘宠为东平陵令，以母疾弃官。百姓士女攀车塞路，乃轻服潜去。"⑤"设官部"载"随车致祠"，引司马彪《续汉书》："王涣为洛阳令，病卒。百姓哀痛，老少随车致祠，昼夜号泣。"⑥"礼仪部"载"樊英答妻拜"，引《樊英别传》："英常患病卧室中，英妻遣婢拜问疾，英下床答拜。"⑦"礼仪部"载"贺瑀得剑"，引南朝宋佚名撰《录异传》："会稽贺瑀曾得疾，不知

①［唐］虞世南，辑录. 北堂书钞：卷九六，艺文部二·谶十［M］. 北京：学苑出版社，2015：111.

②［唐］虞世南，辑录. 北堂书钞：卷五六，设官部八·议郎四十五［M］. 北京：学苑出版社，2015：425.

③［唐］虞世南，辑录. 北堂书钞：卷九〇，礼仪部十一·祈祷二十六［M］. 北京：学苑出版社，2015：66.

④［唐］虞世南，辑录. 北堂书钞：卷五一，设官部三·太尉五［M］. 北京：学苑出版社，2015：381.

⑤［唐］虞世南，辑录. 北堂书钞：卷七八，设官部三十·县令一百七十六［M］. 北京：学苑出版社，2015：581.

⑥［唐］虞世南，辑录. 北堂书钞：卷七八，设官部三十·县令一百七十六［M］. 北京：学苑出版社，2015：581.

⑦［唐］虞世南，辑录. 北堂书钞：卷八五，礼仪部六·拜揖十二［M］. 北京：学苑出版社，2015：33.

人，死三日，苏。""礼仪部"载"桃杖奏章入社检护"，引南朝祖冲之著《述异记》："逢桃杖居江夏，病疾困笃，频上奏章。"①

　　脚疾，也称足疾，古代常指脚发病和脚气病。《北堂书钞》"设官部"载"谢石脚疾于府综摄"，引南朝宋何法盛撰《晋中兴书》："谢石迁尚书令。石表以脚疾不敢朝拜，乞依故尚书令王彪之例于府综摄。诏听之。""设官部"载"王述患脚于府摄事"，引东晋徐广撰《晋纪》："王述不拜中书监，患脚就拜尚书令，于府摄事也。"②"设官部"载"徐宣揔统留事"，引南朝宋刘道荟撰《晋起居注》："何澄，字季玄，迁左仆射领选，以脚疾固辞。诏听不朝，坐家视事。又领本州大中正。"③"车部"载"傅枢居疾板舆上殿"，引西晋傅畅著《晋诸公赞》："司徒傅枢以足疾逊位，不许，板舆上殿。"④《北堂书钞》卷一四〇"车部"载"太傅载舆上殿"，引陈寿《三国志·魏书》卷一三："太傅钟繇有膝疾，时华歆亦以高年疾病，朝见皆使载舆车，虎贲舁上殿就坐。是后三公有疾，遂以为故事。"⑤

　　耳疾，指外耳、中耳和内耳所患的疾病，严重者会造成耳聋，影响人的听力。《北堂书钞》"艺文部"载"作经解"，引魏鱼豢撰《魏略》："京兆隗禧撰作《诸经解》，未及缮写，而有聋疾。"⑥

　　痈病，指急性化脓性疾病的总称，多因外感六淫、饮食失宜、外伤染毒等致营卫不和，邪热积聚，气血凝滞，热盛肉腐而成，分内痈和外痈两大类。⑦《北堂书钞》"武功部"载"起为吮痈"，引西汉司马迁撰《史记》："吴起之卒有病痈者，吴起为吮嗽之。卒母哭曰：往年吴公吮其父，遂战死。今之吮其子，妾不知其死所也。"⑧

---

　　①［唐］虞世南，辑录. 北堂书钞：卷八七，礼仪部八·社稷十七［M］. 北京：学苑出版社，2015：48.

　　②［唐］虞世南，辑录. 北堂书钞：卷五九，设官部十一·尚书令七十二［M］. 北京：学苑出版社，2015：448.

　　③［唐］虞世南，辑录. 北堂书钞：卷五九，设官部十一·尚书仆射七十三［M］. 北京：学苑出版社，2015：450.

　　④［唐］虞世南，辑录. 北堂书钞：卷一四〇，车部中·舆三［M］. 北京：学苑出版社，2015：438.

　　⑤［唐］虞世南，辑录. 北堂书钞：卷一四〇，车部中·舆三［M］. 北京：学苑出版社，2015：438.

　　⑥［唐］虞世南，辑录. 北堂书钞：卷九九，艺文部五·著述十七［M］. 北京：学苑出版社，2015：127.

　　⑦李经纬，余瀛鳌，蔡景峰，等. 中医大辞典［M］. 2版. 北京：人民卫生出版社，2016：1470.

　　⑧［唐］虞世南，辑录. 北堂书钞：卷一一五，武功部三·将帅四［M］. 北京：学苑出版社，2015：229.

老疾,指老年人所患疾病,也指多年未根治的旧病。《北堂书钞》"设官部"载"老疾求还",引陈寿《三国志·魏书》"赵俨,字伯然,迁征西将军,都督雍、凉。正始四年,老疾求还"①,记载了魏国名将赵俨年老患病的情况。

2. 朝廷派医诊治

《北堂书钞》中收载了大量朝廷派医诊治疾病和施散药品的内容,为研究中国古代"国家与医学"关系提供了关键史料。如《北堂书钞》"设官部"载"太医视疾",引《三国志·魏书·中山恭王传》"恭王衮病,诏遣太医视疾,殿内、虎贲赍手诏,赐珍膳相属。又遣太姬也"②,记载了曹衮患疾后,魏明帝遣医治疗和遣太妃省疾的情况。

《北堂书钞》"设官部"载"朝夕问讯",引范晔《后汉书·清河王传》:"[刘]庆多被病,或时不安,帝朝夕问讯。""设官部"载"黄门侍疾",引刘珍等撰《东观汉记·东平王传》"[刘]苍到国后病,水气喘逆。上遣太医、小黄门侍疾",记述了东汉东平王刘苍患水气病及汉章帝派医诊治的情况。"设官部"载"病不就府",引司马彪《续汉书》:"王良拜沛郡太守,称病不就,府从皆送文书就之,诏太医治之。"③"服饰部"载"覆以御盖",引东汉刘珍等撰《东观汉记》载"上幸祭遵营时,遵有疾,召赐重茵,覆以御盖"④,叙述了汉光武帝刘秀遣医救治颍阳侯祭遵的情况。"酒食部"载"久疾赐蜜五斤",引《晋太康起居注》:"荀勖久疾羸毁,可赐石蜜五斤。"⑤

3. 地方官吏的救治

《北堂书钞》中收载了地方官吏派医诊治疾病和施散药品的内容。《北堂书钞》"设官部"载"羌胡感悦",引刘珍等撰《东观汉记》:"邓训为护羌校

①[唐]虞世南,辑录.北堂书钞:卷六四,设官部十六·四征将军一百十一[M].北京:学苑出版社,2015:491.

②[唐]虞世南,辑录.北堂书钞:卷七〇,设官部二十二·诸王一百四十八[M].北京:学苑出版社,2015:530.

③[唐]虞世南,辑录.北堂书钞:卷七四,设官部二十六·太守上一百六十六[M].北京:学苑出版社,2015:553.

④[唐]虞世南,辑录.北堂书钞:卷一三四,服饰部三·盖二十三[M].北京:学苑出版社,2015:375.

⑤[唐]虞世南,辑录.北堂书钞:卷一四七,酒食部六·蜜四十一[M].北京:学苑出版社,2015:490.

尉，诸胡皆喜。羌俗耻病死，每病临困，辄持刀以自刺。训闻有困病者，辄拘持束缚，不与兵刃，使医药疗治，愈者非一，小大莫不感悦。训病卒，吏民羌胡爱惜，且夕临者数千人，或以刀自割，又刺杀犬马牛羊。曰：邓使君已死，我曹皆死耳。前乌桓吏士皆奔走道路，至以空城郭。"①"设官部"载"僚属愧之"，引南朝宋何法盛撰《晋中兴书》："《浔阳录》云：陶侃为郡主簿，太守张夔妻病，远迎医，天时寒雪，举朝惮之。侃曰：'资于事父以事君，此小君犹人母也，安有亲病而难迎医。'乃自启行，僚属皆愧之。"②"设官部"载"民有疾病则给医药"，引东汉应劭撰《风俗通》："陈龟为京兆尹，民有疾病则给医药，常使户曹巡行。"③"设官部"载"露车不冠"，引《后汉书·锺离意传》："汝南黄说拜会稽太守，署意中部督邮。意乃露车不冠，身循行病者门入家，赐与医药。"④这次大疫发生在会稽郡，锺离意采取措施加以救治，赐给病者医药。

《北堂书钞》"武功部"还收载了统军将领为士兵治病的事例。如"段颎仁爱士卒"，引范晔《后汉书》："段颎行军仁爱，士卒疾病者亲自瞻省。"⑤

（五）瘟疫的防治措施

瘟疫是一种发病急骤，具有强烈传染性、病情危重凶险且有大流行特征的一类疾病，其形成原因多由气候反常和人类活动所致⑥。《北堂书钞》之"帝王部""政术部""设官部""礼仪部""舟部""车部""岁时部"等征引了隋以前防治瘟疫的史料，因而具有极高的医学文献价值。

---

①［唐］虞世南，辑录. 北堂书钞：卷六一，设官部十三·护羌校尉八十四［M］. 北京：学苑出版社，2015：466.

②［唐］虞世南，辑录. 北堂书钞：卷七三，设官部二十五·主簿一百六十三［M］. 北京：学苑出版社，2015：547.

③［唐］虞世南，辑录. 北堂书钞：卷七六，设官部二十八·京尹一百六十七［M］. 北京：学苑出版社，2015：567.

④［唐］虞世南，辑录. 北堂书钞：卷七七，设官部二十九·督邮一百七十［M］. 北京：学苑出版社，2015：571.

⑤［唐］虞世南，辑录. 北堂书钞：卷一一五，武功部三·将帅四［M］. 北京：学苑出版社，2015：229.

⑥ 韩毅. 宋代瘟疫的流行与防治［M］. 北京：商务印书馆，2015：1.

1.医学防治措施

《北堂书钞》中收载了历代官府有关瘟疫防治的医学措施。如《北堂书钞》"帝王部"载"民无厉疾"①，引西汉贾谊《贾子治要》"使民有时，而用之有节，则民无厉疾，则民免于四死，而得四生矣"②，系周朝鬻子回答周成王之语。"政术部"载"愍哀病徒"③，词条后注释"曹褒为城门校尉云云，亲自省致医药、粥糜，好者知感"。此条史料原出《东观汉记》卷一五《曹褒传》，曹褒"迁城门校尉、将作大匠。时疾疫，褒巡行病徒。为致医药，经理饘粥，多蒙济活"④。关于此条史料，"设官部"亦载"巡行病徒，自省医药"，词条后引《续汉书》"曹褒，字叔通，迁将作大匠。时有病疫，褒巡行病徒，自省医药、糜粥，死者减少。拜为河内太守"⑤。此次瘟疫发生在东汉和帝永元四年（92年），曹褒采取了看望病人、赐药、施粥等措施。

《北堂书钞》"设官部"载"威明巡视将士，三军感悦"，词条后注释引三国吴谢承撰《后汉书》："皇甫规，字威明，以先零陆梁，上疏自陈。乃以规为中郎将，讨降之。会军士、郎将大疫，规亲入巷巡视将士，三军感悦。"⑥此次瘟疫发生在东汉桓帝延熹五年（162年）。皇甫规（104—174年），字威明，安定郡朝那（治今甘肃灵台）人，东汉名将，曾任郡功曹、上计掾、郎中、泰山太守、中郎将、度辽将军等职，其所设"庵庐"，很可能为军中设立的临时医院。"设官部"载"勒兵围贼，矫诏降之"，词条后注释引谢承《后汉书》卷三载："宋均为监军，与马援征武陵蛮，临沅水而兵士多病。均惧众军疫病，勒兵围贼，矫诏降之，遣还本居。归，自劾矫诏之罪。帝甚善之。"⑦此次瘟疫发生在东汉光武帝建武二十五年（49年）。宋均，字叔庠，南阳郡安众人，

---

①［唐］虞世南，辑录．北堂书钞：卷一五，帝王部十五·至治五十二［M］．北京：学苑出版社，2015：180．

②［汉］贾谊．贾子《治要》［M］//［唐］魏徵，等编撰．群书治要．天津：天津人民出版社，2015：391．

③［唐］虞世南，辑录．北堂书钞：卷三九，政术部十三·施惠三十三［M］．北京：学苑出版社，2015：309．

④［汉］刘珍，等撰．东观汉记校注：卷一五，曹褒传［M］．吴树平，校注．北京：中华书局，2008：622．

⑤［唐］虞世南，辑录．北堂书钞：卷五四，设官部六·大匠二十七［M］．北京：学苑出版社，2015：408．

⑥［唐］虞世南，辑录．北堂书钞：卷六三，设官部十五·中郎将九十四［M］．北京：学苑出版社，2015：480．

⑦［唐］虞世南，辑录．北堂书钞：卷六三，设官部十五·都护一百二［M］．北京：学苑出版社，2015：484．

任辰阳长、上蔡县令、九江太守、东海相等职。

《北堂书钞》"舟部"载"烧舡"，引《三国志·魏书·郭嘉传》："郭嘉死后，太祖征荆州，还于巴邱，遇疾疫，烧舡。叹曰：郭奉先在，孤不在此。"[①] 此处之舡，即船。此次瘟疫发生在东汉献帝建安十三年（208年），所烧船只为"赤壁之战"中曹军所剩舟船。从医学的角度来看，烧船有效地阻断了传染病，防止更多的人被感染致死。"车部"引羊坚等《三十国春秋》："晋泰始五年夏四月，地震，大疫。上命医以驷马小车驰救疗。"[②] 此次瘟疫发生在晋武帝泰始五年（269年）。据《隋书·经籍志》和《旧唐书·经籍志》的记载，南北朝时期萧方和唐代武敏之分别撰有《三十国春秋》，《北堂书钞》所引可能为前者。

2. 疫病预防措施

《北堂书钞》"岁时部"载"五采辟兵"，引应劭《风俗通》："夏至著五彩辟兵，题曰：野游光俗用五彩，所以厌五兵游光，厉鬼知其名，不病瘟疫也。"[③] 《风俗通》即《风俗通义》，东汉泰山太守应劭著。"岁时部"载"冬至见云，其乡岁美"，引《易通卦验》："冬至之日，见云递送，从其乡来，岁美，民和不灾疫。"[④] 《易通卦验》是古伪书《易》之一种，出现于两汉之际，东汉郑玄曾作注，主要通过卦气来占验吉凶，包含了大量气象与疫病流行关系的论述。

3. 祝由咒禁疗法

《北堂书钞》"设官部""岁时部""礼仪部""武功部""服饰部"中还收载了历代应用祝由咒禁之术治疗疾病的内容。如《北堂书钞》"设官部"载"先腊逐疫，仆射将之"，引《续汉书·百官志》："先腊一日大傩，逐疫鬼，冗从仆射将之，逐恶鬼于禁中也。"[⑤] "岁时部"载"大傩逐疫"，引《续汉书》

---

① [唐]虞世南，辑录. 北堂书钞：卷一三七，舟部上·舟揔篇一[M]. 北京：学苑出版社，2015：411.

② [唐]虞世南，辑录. 北堂书钞：卷一三九，车部上·惣载篇一[M]. 北京：学苑出版社，2015：433.

③ [唐]虞世南，辑录. 北堂书钞：卷一五五，岁时部三·夏至二十三[M]. 北京：学苑出版社，2015：557.

④ [唐]虞世南，辑录. 北堂书钞：卷一五六，岁时部四·丰稔篇二十七[M]. 北京：学苑出版社，2015：564.

⑤ [唐]虞世南，辑录. 北堂书钞：卷六三，设官部十五·冗从仆射九十九[M]. 北京：学苑出版社，2015：482.

"冬之月，大傩逐疫"①，亦属此类。"礼仪部"载"黄金四目"，引《周礼·夏官司马》"方相氏"，"掌蒙熊皮，黄金四目，玄衣朱裳，执戈扬楯，帅百隶以驱疫"②。方相氏是先秦时期民众信仰的神祇，为驱疫避邪的神，其驱疫的仪式叫大傩，为唐朝的军礼之一。"武功部"载"不煞厉"，注释引《礼记》："古之侵伐者，不斩祀，不煞厉。注云：祀，神位有屋树也。厉疫，疾也。"③"武功部"载"斩祀煞厉"，引《礼记》："吴侵陈，斩祀煞厉。郑注曰：祀，神位有屋树者也。厉疫，疾也。"④此处之"厉疫"，即疠疫，指急性传染病。

可见，祝由咒禁疗法也是中国古代医学的重要内容之一。唐代医学四科中设有祝由科，宋代医学九科中设有书禁科，均是医学教育的组成部分。

（六）牲畜疫病的防治措施

《北堂书钞》中收载了有关牲畜疫病防治方面的内容。如《北堂书钞》卷三五"政术部"载"牛入界逃疫"，词条后注释"朱晖为临淮守，县界无牛疫"⑤。此条史料引自东汉刘珍等撰《东观汉记》卷一八《朱晖传》载："建武十六年，四方牛大疫，临淮独不疫，邻郡人多牵牛入界。"⑥"设官部"亦载"邻郡牵牛入界"，注释引《东观汉记》"朱晖迁临淮太守，时牛大疫，而临淮独不疫，邻郡人多牵牛入境"⑦。此次牛疫发生在东汉光武帝建武十六年（40年）。

（七）食疗养生学知识

《北堂书钞》"酒食部"中收载了有关熟食、饮茶、蜂蜜、盐水、温泉与疾病治疗的内容，大多为食疗养生学知识。如《北堂书钞》"酒食部"载"遂人

①［唐］虞世南，辑录. 北堂书钞：卷一五五，岁时部三·蜡腊十三［M］. 北京：学苑出版社，2015：552.
②［唐］虞世南，辑录. 北堂书钞：卷九二，礼仪部十三·葬三十二［M］. 北京：学苑出版社，2015：81.
③［唐］虞世南，辑录. 北堂书钞：卷一一三，武功部一·论兵一［M］. 北京：学苑出版社，2015：216.
④［唐］虞世南，辑录. 北堂书钞：卷一一四，武功部二·论兵二［M］. 北京：学苑出版社，2015：223.
⑤［唐］虞世南，辑录. 北堂书钞：卷三五，政术部九·德感二十二［M］. 北京：学苑出版社，2015：281.
⑥［汉］刘珍，等撰. 东观汉记校注：卷一六，朱晖传［M］. 吴树平，校注. 北京：中华书局，2008：696.
⑦［唐］虞世南，辑录. 北堂书钞：卷七五，设官部二十七·太守中一百六十六［M］. 北京：学苑出版社，2015：561.

钻火，炮生为熟"，引《礼含文嘉》"三燧人始钻火，炮生为熟，人无腹疾"；"黄帝钻燧，以熟荤臊"，引《管子》"黄帝钻燧，以熟荤臊，民食之，无腹胃之疾"①，号召人们食用熟食，避免肠胃之疾。《北堂书钞》"酒食部"载"因病能饮"，引晋干宝《搜神记》"桓宣武有一督将行，因病后虚热，更能饮复茗，必一斛二升乃饱。后有客造会，令更进五升，乃吐一物，状若牛脂，即疾差矣"②，说明饮茶可防治某些疾病。《北堂书钞》还收载了一则食用不洁食物引起疾病的医案，如"酒食部"载"惠王食寒菹"，引贾谊《新书》："楚惠王食寒菹得蛭，遂吞之。后而蛭出，其久病心腹之积疾皆愈也。"③

关于养生，《北堂书钞》"酒食部"载"温泉水有气"，引晋袁山松《宜都山川记》："佷山县东有温泉注大溪，夏才煖，冬则大热，上常有雾云气。百病久疾，入水多愈。此泉先出盐也。"④这说明中国古代已用温泉治疗各种疾病，尤其是含有盐分的泉水对皮肤病有消炎、杀菌的作用。

三、《北堂书钞》中医药学知识的主要来源

《北堂书钞》中医药学知识的来源极其广泛，"钞经史百家之事以备用"⑤，收载了隋末唐初以前的大多数医学文献史料。该书中的医药学知识，主要来源于以下几个方面。

（一）儒家经学文献

《北堂书钞》收载的儒家经学文献，有《论语》《礼记》《周官》《周礼》《尚书》《左传》《春秋》，以及东汉郑玄注《易通卦验》等。

（二）史学、地理文献

《北堂书钞》收载的史学、地理文献，包括各种正史、政书、起居注、别

---

① [唐]虞世南，辑录. 北堂书钞：卷一四二，酒食部一·愡篇一上 [M]. 北京：学苑出版社，2015：449.
② [唐]虞世南，辑录. 北堂书钞：卷一四四，酒食部三·茶篇八 [M]. 北京：学苑出版社，2015：467.
③ [唐]虞世南，辑录. 北堂书钞：卷一四六，酒食部五·菹三十八 [M]. 北京：学苑出版社，2015：484.
④ [唐]虞世南，辑录. 北堂书钞：卷一四六，酒食部五·盐三十三 [M]. 北京：学苑出版社，2015：482.
⑤ [宋]晁公武，撰. 郡斋读书志校证：卷一四，类书类 [M]. 孙猛，校证. 上海：上海古籍出版社，1990：649.

传等。如西汉刘向等人整理《战国策》，西汉司马迁撰《史记》，东汉班固撰《汉书》，刘珍等撰《东观汉记》，东汉末年应劭撰《汉官仪》。魏晋时期鱼豢撰《魏略》，陈寿撰《益部耆旧传》《三国志》，西晋傅畅撰《晋诸公赞》，东晋王隐撰《晋书》，东晋孙盛撰《晋阳秋》，东晋徐广撰《晋纪》，佚名撰《晋太康起居注》《樊英别传》等。南朝宋范晔撰《后汉书》，南朝宋何法盛撰《晋中兴书》，南朝宋刘道荟撰《晋起居注》，南齐臧绪荣撰《晋书》，南朝梁羊坚等撰《三十国春秋》等。唐代房玄龄等撰《晋书》。地理文献有晋常璩撰《华阳国志》，晋袁山松撰《宜都山川记》等。

（三）诸子文献

《北堂书钞》收载的诸子文献，有题管仲撰《管子》，西汉贾谊撰《新书》，南朝祖冲之撰《述异记》，以及佚名撰《礼含文嘉》等。

（四）医学文献

《北堂书钞》收载的医学文献，有汉代成书的《神农本草经》，三国吴普撰《吴氏本草》，东晋医学家范汪撰《范东阳方》等，今有辑复本流传。

（五）文学、佛教、道教、志怪小说等文献

《北堂书钞》收载的文学、佛教、道教、志怪小说文献，有汉班固撰《汉武内传》，晋陆机撰《七微》，晋干宝撰《搜神记》，南朝宋刘义庆撰《世说新语》等。

总之，《北堂书钞》中收载的医药学知识，大多来源于儒家经学、史学和诸子著作等，充分反映了类书采撷群书以储存原始资料、随类编排以备检索查阅的功能，在保存历史典籍、加强帝王统治和宣传政治教化方面发挥了一定的作用。

四、《北堂书钞》中医药学知识的传播与影响

《北堂书钞》中收载的医学文献史料及其所反映的隋末、唐初以前的医药学知识，随着《北堂书钞》写本、刻本、钞本的流传而受到后世的重视。如唐

白居易撰《白氏六帖》30卷，宋孔传续撰《后六帖》30卷，后人以《白孔六帖》100卷刊刻流传，"二书均仿《北堂书钞》之例"①。宋代李昉等撰《太平御览》，明代李时珍撰《本草纲目》，清代姚之骃撰《后汉书补逸》等著作，引用了《北堂书钞》中的医学内容，书中常有"案此条见《北堂书钞》""案此条见虞世南《北堂书钞》"等字样。如清姚之骃《后汉书补逸》卷一八引《北堂书钞》："吴汉为洛阳令，病卒。百姓哀痛，老小随车，昼夜号泣。"②

从《北堂书钞》中医药学知识的内容来看，该书较多地引用了政书、史书中的医学文献史料，有关医学著作的引用则较少。

第二节 《白氏六帖》中医药学知识的内容、来源与传播

唐朝中后期，白居易编撰《白氏六帖》30卷，是唐代又一部重要类书，也是现存"唐代四大类书"之一。《白氏六帖》之"医""药""疾""疾疫"和"兽医"等部，收录了大量唐中期以前的医学文献史料及相关医药学知识。

一、《白氏六帖》的编撰过程、知识分类与版本流变

（一）《白氏六帖》的编撰过程

白居易（772—846年），字乐天，号香山居士，又号醉吟先生，祖籍山西太原，出生于河南新郑，唐代文学家、著名诗人，曾任秘书省校书郎、周至县尉、翰林学士、左拾遗、江州司马、忠州刺史、杭州刺史、苏州刺史、刑部

---

① [清]永瑢，纪昀. 钦定四库全书简明目录：卷一四，子部·类书类 [M]//景印文渊阁四库全书，第6册. 台北：商务印书馆，1986：227.

② [清]姚之骃. 后汉书补逸：卷一八，司马彪《续后汉书》第一 [M]//景印文渊阁四库全书，第402册. 台北：商务印书馆，1986：556.

尚书等职，撰有《白氏长庆集》71卷、《白氏六帖》30卷等。其生平事迹，见《旧唐书》卷一〇六《白居易传》《新唐书》卷一一九《白居易传》和李商隐撰《白居易墓志铭并序》。

白居易在自撰《醉吟先生墓志铭并序》一文中，指出其在秘书省任校书郎期间，曾放置数千个瓶子，命人取诸经典籍中的诗文佳句，投于瓶中，后再分门别类，汇辑成书。《白氏长庆集》卷七一《醉吟先生墓志铭并序》载：

> 前后著《文集》七十卷，合三千七百二十首，传于家。又著《事类集要》三十部，合一千一百三十门，时人目为《白氏六帖》，行于世。凡平生所慕、所感、所得、所丧、所经、所遇、所通，一事一物已上，布在文集中，开卷而尽可知也。故不备书。①

从白居易的介绍可知，此书原名《事类集要》，共30卷，亦称《经史类要》《经史事类》或《白氏经史事类》，在社会上流传时才被称为《白氏六帖》。可知，《白氏六帖》之名为当时人所加，并非白居易本人命名。所谓六帖者，据杜佑《通典》卷一五《选举三》记载，唐代"凡举司课试之法，帖经者，以所习经掩其两端，中间开唯一行，裁纸为帖，凡帖三字，随时增损，可否不一，或得四、得五、得六者为通"②，故名"六帖"。南宋程大昌《演繁露》卷二《六帖》也持此看法，认为"此六帖之名所从起也。六帖云者，取中帖之数以名其书，期于必遂中选也"③。但清四库馆臣提出不同的看法，认为"此书杂采成语故实，备词藻之用，与进士帖经绝不相涉，莫详其取义之所在。大昌所说，殆亦以意附会欤"④。

宋代晁仲衍（1012—1253年）曾为《白氏六帖》作注。南宋孝宗乾道二年

---

① [唐]白居易，撰. 白居易集·白氏长庆集：卷七一，碑记铭吟偈·醉吟先生墓志铭并序 [M]. 顾学颉，点校. 北京：中华书局，1979：1503.

② [唐]杜佑，撰. 通典：卷一五，选举三 [M]. 王文锦，王永兴，刘俊文，等点校. 北京：中华书局，1988：356.

③ [宋]程大昌. 演繁露：卷二，六帖 [M]. 北京：中华书局，1991：18.

④ [清]永瑢，纪昀. 四库全书总目：卷一三五，子部·类书类一 [M]. 北京：中华书局，2003：1143.

（1166年），孔传续《白氏六帖》，刊《六帖新书》30卷，宋人陈振孙撰《直斋书录解题》、王应麟撰《玉海》和元代马端临撰《文献通考》称之为《后六帖》或《孔氏六帖》。南宋理宗淳祐四年（1244年），杨伯嵒撰《六帖补》20卷刊行于世。据王应麟《玉海》记载，南宋末年人们将《白氏六帖》与《孔氏六帖》合在一起，称之为《唐宋白孔六帖》或《白孔六帖》，共60卷，可能为书商所为。明代，"合两书为一而析成百卷"，《钦定天禄琳琅书目》卷一七《明版子部》认为"今本分为百卷，乃明人所更，与宋椠卷目异焉"①。

（二）《白氏六帖》的知识分类与编辑体例

《白氏六帖》在编辑体例和知识分类上，"仿《北堂书钞》之例"②。按白居易的说法，分为1 130门，广泛收集唐代以前的成语、典故、辞藻、佳句等，或摘句，或提要，分类编次，"以备作诗文应用的零星材料"③。关于此书的成书过程，北宋杨亿（或写作杨億）《杨文公谈苑》记载甚详：

> 人言白居易作《六帖》，以陶家瓶数千，各题门目，作七层架，列置斋中，命诸生采集其事类投瓶，倒取之，抄录成书，故其所记时代多无次序。④

可见，《白氏六帖》编排史料的主要目的是为诸生提供撰写诗文的材料，在时间编排上并无一定的顺序。

关于此书的体例和内容，包括天、地、日、月、星、明天文、晨夜、律历、律吕、云、雨、雪、风、霞、霰、雷、雹、虹蜺、天河、霜、露、雾、冰、火、灰、尘、叙四时、春、夏、秋、冬、医、药、疾、疾疫附、瘖、兽医、蒲桃、荔枝、甘

---

① ［清］于敏中，王际华，等. 钦定天禄琳琅书目：卷九，明版子部 [M]// 景印文渊阁四库全书，第675册. 台北：商务印书馆，1986：553.

② ［清］永瑢，纪昀. 钦定四库全书简明目录：卷一四，子部·类书类 [M]// 景印文渊阁四库全书，第6册. 台北：商务印书馆，1986：227.

③ 刘叶秋. 前言. ［唐］白居易. 白氏六帖事类集：卷首 [M]. 影印版. 北京：文物出版社，1987：4.

④ ［宋］杨亿，口述. 黄鉴，笔录. 宋庠，整理. 杨文公谈苑 [M]// 历代笔记小说大观. 李裕民，点校. 上海：上海古籍出版社，2012：15.

蔗、木瓜、柿、瓜、竹、松栢、桂、桐、柳、兰、芝、莲、菊、茅、萍苹、桑、鸟、兽、草木、杂果等门，共 1 130 门。书中的医药学知识，就分布在上述门类中。

关于此书的卷数，文献中有三种说法。一是《白氏六帖》30 卷本。《宋史》卷二〇七《艺文志》载："白居易《白氏六帖》三十卷。《前后六帖》三十卷，前白居易撰，后宋孔传撰。"①陈振孙《直斋书录解题》卷一四《类书类》载："《六帖》三十卷，唐太子少傅太原白居易撰。《唐志》作《白氏经史事类》，一名《六帖》。《醉吟先生墓志》云：又著《事类集要》三十部，时人目为《白氏六帖》。"②二是《白氏六帖》不分卷本。南宋尤袤《遂初堂书目》载《白氏六帖》一部，未载卷数。明杨士奇等编《文渊阁书目》卷三载两部《白氏六帖》，一部六册，一部五册，亦未载卷数。三是白居易、孔传撰《白孔六帖》合编本，有 60 卷和 100 卷两种。

（三）《白氏六帖》的钞写、刊刻情况与版本流变

《白氏六帖》成书后，受到后世的重视，有刻本、钞本流传。唐玄宗开元年间《白氏六帖》成书后，是以写本传钞，还是以刻本流传，文献记载不详。但从白居易《白氏长庆集》有刻本流传来看，《白氏六帖》很可能也有刻本和钞本流传，唐代版本今已不存。

五代十国时期《初学记》的版本，主要为后蜀毋昭裔《初学记》刻本。《宋史》卷四七九《毋守素传》载，五代后蜀宰相毋昭裔"性好藏书，在成都令门人勾中正、孙逢吉书《文选》《初学记》《白氏六帖》镂板"。宋朝统一后蜀后，其子毋守素赍至中朝，"诸书遂大彰于世"③。大中祥符九年，其子毋克勤上其板，"补三班奉职"④。

宋代《初学记》的版本，主要以刻本为主。一是北宋刻本，元祐五年（1090 年）王安世作序。黄朝英《靖康缃素杂记》卷四载："余观博平王安世

① [元] 脱脱, 等. 宋史: 卷二〇七, 艺文志六 [M]. 北京: 中华书局, 2007: 5293.

② [宋] 陈振孙, 撰. 直斋书录解题: 卷一四, 类书类 [M]. 徐小蛮, 顾美华, 点校. 上海: 上海古籍出版社, 2015: 424.

③ [清] 吴任臣. 十国春秋: 卷五二, 后蜀五·毋昭裔传 [M]. 北京: 中华书局, 1983: 769.

④ [元] 脱脱, 等. 宋史: 卷四七九, 西蜀孟氏世家二·毋守素传 [M]. 北京: 中华书局, 2007: 13893.

作《白氏六帖叙》。"①此书即陆心源藏北宋刻本《白氏六帖事类集》。二是南宋绍兴刻本，卷首有目录，题"《白氏六帖事类集》一部凡三十卷"②。此书即傅增湘藏南宋刻本《白氏六帖事类集》。三是南宋刻本，包括乾道二年（1166年）泉南郡庠刻孔传辑《孔氏六帖》30卷刊本，南宋坊刻《新雕白氏六帖事类添注出经》30卷刊本等③。

明代《初学记》的版本，包括刻本和钞本两种。其中，《初学记》的明刻本有多部唐白居易、宋孔传辑《唐宋白孔六帖》100卷、目录2卷刊本流传。明万历三十一年（1603年）俞安期汇纂《唐类函》200卷刻本，包括唐虞世南《北堂书钞》，欧阳询《艺文类聚》，徐坚《初学记》，白居易、孔传《六帖》诸书，题名为《唐类函》，实为唐代类书的汇编，收载"六朝以前遗文旧事，颇存梗概"④，明神宗万历四十六年（1618年）再次重印。《初学记》的明钞本，有《永乐大典》钞本和多部题唐白居易、宋孔传辑《唐宋白孔六帖》钞本流传。

近现代《初学记》的版本，主要以影印本流传较多。如1933年，南浔藏书家张芹伯影印傅增湘旧藏南宋绍兴刻本百部传世。1969年，台北新兴书局再次影印了傅增湘藏本。1987年，文物出版社影印出版了傅增湘藏南宋绍兴刻本。

二、《白氏六帖》中医药学知识的主要内容

《白氏六帖》中医药学知识的内容，主要集中在"医""药""疾""疾疫""瞽"和"兽医"等部之中。

（一）关于医人、医德、医术与医政

《白氏六帖》之"医"，叙述了唐以前历代医政、医家、医著、医药、医案

---

①［宋］黄朝英，撰. 靖康缃素杂记：卷四，著朔 [M]. 吴企明，点校. 北京：中华书局，2014：34.

②［清］傅增湘. 藏园群书题记：卷九，子部四·宋本白氏六帖事类集跋 [M]. 上海：上海古籍出版社，1989：469.

③［日］柳川顺子. 台湾图书馆藏《新雕白氏六帖事类添注出経》について [J]. 広岛女子大学国际文化学部纪要，第6号，1998年12月，57-68.

④［明］俞安期. 唐类函：卷首，刻《唐类函》序 [M]// 清华大学图书馆藏明万历三十一年刻，万历四十六年重修本. 北京：北京出版社，1998：1.

等内容，既有引自前代书籍的内容，也有白居易本人的注解，还有北宋晁仲衍和其他学者的注解。如《白氏六帖》卷四载"为医改"，引《晋书》卷一六《律历志上》曰："晋裴颜为[以]医方人命所急，而称两与古不同，失神农岐伯之政，为害特重，宜因此改理权衡。"这则史料具有很高的价值，西晋初年裴颜建议朝廷修改音律与度量衡制，但最终未被采纳。《白氏六帖》卷四载"被病医药不具"，引吴兢《唐国史》"韦表微，始被病，医药不能具，所居堂寝隘陋。既没，吊客咨嗟"。唐玄宗开元年间吴兢所撰唐朝《国史》65卷，天宝八年（749年）吴兢之子续修至80卷，今已不存。

关于名医的标准，《白氏六帖》卷九《医第二十九》征引历代文献，进行了详细注解。如"良医"，《白氏六帖》引《左传》"三折肱，知为良医也"。"医不三代"，《白氏六帖》注曰："不服其药"。"三折"，《白氏六帖》注曰"见上"，指出其来源于《左传》"定公十三年"齐国高强之语。"十全"，《白氏六帖》引《周礼》"医师：十全为上，十失二次之，十失四为下"。"九折"，《白氏六帖》引《楚辞》"九折臂而成医"。"艺成而下，技以事上"，《白氏六帖》注曰"业在其中"。"巫咸之术不可救疗"，《白氏六帖》引《左传》，但未列释文。"折肱之医"，《白氏六帖》注曰"苦口之医"。"疾医"，《白氏六帖》引《周礼》"掌养万人之医病"。"掌日臻之病"，《白氏六帖》注曰"得失殊轮"。"稽终岁之功"，《白氏六帖》注曰"上下异食"。上文解释了周代以来疾医、食医、疡医、兽医的职责。从《白氏六帖》征引的史料中可知，"良医"是相对于"庸医"而言，其标准是按医技的"三折""九折""十全"来衡量的；而疾医、食医、疡医、兽医，则是按医学学科来划分的，主要强调的是专科知识分类。

关于历代名医及其行医治病的事迹，《白氏六帖》征引的医家人物有东周及秦、汉时期的名医医和、医缓、扁鹊、俞跗（一作俞拊）、文挚、郭玉和无名医等，他们不仅医德高尚，而且医技高超。如"秦医"，《白氏六帖》注曰："医和、医缓"，其中医和最早提出"六气致病"理论，医缓提出"病入膏肓"观点。"药不至于膏肓"，《白氏六帖》引《左传》"秦使医缓视晋侯疾，曰：'肓之上、膏之下，攻之不可达，针之不可及，药不至焉，不可为也'"。"不可为也"，《白氏六帖》引《左传》"晋侯求医于秦，秦伯使医和视之。曰：'病不可为也，是为近女色，疾如蛊，几似丧志也'"。扁鹊是春秋战国时期的名医，留下了大量的医案，《白氏六帖》引《史记·扁鹊仓公列传》"扁鹊饮上池之水，可以见五藏"①，说明其善于诊断脏腑疾病；"疾既入于骨髓"，引《史记·扁鹊仓公列传》"扁鹊见桓侯曰：'君有疾在皮肤，针灸可及；后数日在腠理，汤药可及。'后见桓侯而反走曰：'病在骨髓，针灸、汤药皆不及也。'数日，桓侯病，召扁鹊，鹊已逃，公乃卒"；"浣肠"，引《史记·扁鹊仓公列传》"扁鹊曰：上古俞跗疗病，不以汤液，乃割皮解肌，浣肠胃，涤洗五藏也"。文挚，战国时期宋国名医，《白氏六帖》载"烹文挚"，引《吕氏春秋·至忠篇》"齐威王有疾，良医文挚曰：'令王大怒则愈。'乃误。王大怒，将烹文挚"。汉初无名医，《白氏六帖》载"骂赐"，引《汉书·高帝纪》"汉高祖疾甚，吕后迎医，医曰：可治。上骂曰：命乃在天，虽扁鹊何益，不使治，赐金十斤"。郭玉，东汉和帝时期著名医学家，曾任太医丞一职，擅长诊法和针灸，《白氏六帖》载"四难"，引《后汉书·郭玉传》"郭玉云：疗贵人有四难焉：自任不用臣言，一难；将身不谨，二难；骨节不僵，三难；好逸恶劳，四难"。《白氏六帖》中介绍的这些医案医话典故，显示了医和、医缓、扁鹊、俞跗、文挚、郭玉和无名医等所具有的高尚医德和精湛医术。

历代医政内容，亦是中国医学史的主要内容。《白氏六帖》卷九《医第二十九》征引了《周礼》中的文献资料。如《白氏六帖》载"以制其食"，引《周礼》"医师掌医之政令，凡有疾病者，分而治之，岁[终]则稽其医事，以制其食。十全为上，十失二次之，十失三又次之，十失四为下。注：食，禄也"。"食医"，引《周礼》"掌和王之六食、六饮、六膳、百羞、百酱、八珍之齐"。"聚毒"，引《周礼》"医师掌医之政令，聚毒以供医事，凡疾病死伤者造焉"②。"疡医"，引《周礼》"凡疗疡，以五毒攻之"。"视生死"，引《周礼》"疾医掌养万人之疾，以五味、五药、五谷养其疾，以五气、五声、五色

---

① [唐] 白居易. 白氏六帖事类集：卷九，医第二十九 [M]. 北京：文物出版社，1987：17.
② [唐] 白居易. 白氏六帖事类集：卷九，医第二十九 [M]. 北京：文物出版社，1987：17.

视其生死也"。

关于汉代名医华佗的事迹及其医案,《白氏六帖》征引了南朝宋范晔撰《后汉书·华佗传》中的资料。如《白氏六帖》卷九载"华佗字元化,破腹取病",引《后汉书·华佗传》"病若结积,针药不及者,令饮麻沸酒至醉,因破腹取病之在腹胃中者,后煎洗缝,以膏摩,五日而瘥"。"病同疗异",《白氏六帖》引《后汉书·华佗传》"倪寻、李延俱病,头痛身热。华佗独令延发汗,或问之,佗曰:寻外实,延内实,各与药饮,明旦俱起"。"怒",《白氏六帖》引《后汉书·华佗传》"郡守病。佗曰:'以盛怒方瘥。'乃多取货而不加功,又弃去,留书骂之。太守怒令追杀之,不得,嗔恚,吐血数斗而愈"。"误中肝",《白氏六帖》引《后汉书·华佗传》"徐毅得病,谓华佗曰:'昨日使医曹吏刘祖针胃管,便苦夜卧不安。'佗曰:'误中肝也,五日不救。'果然也"。《白氏六帖》载"刮骨",引《三国志·蜀书·关羽传》"蜀关羽为流矢所贯,医曰:矢镞有毒入骨,乃破臂刮骨去毒,饮啖自若",这里的医人姓名不详,后世小说将其演义为华佗所为。关于华佗著述情况,《白氏六帖》引《后汉书·华佗传》"华佗临死,出一卷方与狱吏,曰:'可以活人'。吏畏法,不敢取受。佗索火烧之"[①],可知华佗临死时将某一医书烧毁于狱中,但其入狱前是否还有医书流传下来,《白氏六帖》征引史料不详。

可见,《白氏六帖》中有关医人、医德、医术与医政的知识,主要来源于唐以前的经学著作和史学著作中的医家人物传记资料。

(二)关于药物学知识

《白氏六帖》卷九《药第三十》收载了大量药物学文献史料,详细地叙述了"上药养性""中药养病""君臣之药"和"五药""五毒"等药物学知识。书中指出"五药"为"草、木、虫、石、谷","五毒"为"石胆、丹沙、雄黄、礜石、慈石"[②],系5种有毒的矿物,《周礼·天官冢宰》用这5种药材混合焚烧后的产物(烟或粉末)治疗疮疡病,此即有名的"五毒药方"或"五烟丹

---

① [唐]白居易. 白氏六帖事类集:卷九,医第二十九 [M]. 北京:文物出版社,1987:17.
② [唐]白居易. 白氏六帖事类集:卷九,药第三十 [M]. 北京:文物出版社,1987:18.

方"。《白氏六帖》卷九引《周易·无妄》"勿药有喜,象曰无妄之药,不可试也",又引《尚书·说命》"若药弗瞑眩,厥疾弗瘳"①,深刻地揭示了药物与疾病治愈之间的关系。

关于良药和毒药,《白氏六帖》卷九载"聚毒",引《周礼·天官冢宰》"医师掌聚毒药,药之辛苦者"。"恶石",引《左传·襄公二十三年》"臧孙之恶我,药石也。美疢不如恶石。夫恶石,犹生我,疢之美,其毒滋多"。"秦人毒泾上流",引《左传·襄公十四年》"晋师饮之,故多死者"。"康子馈药",引《论语》"拜而受之曰:丘未达,不敢尝"。"良药苦口利于病",引《史记·留侯世家》张良之语。②"尝畜毒药",引《三国志·何夔传》"魏太祖性严毅,掾属以公事,往往加杖。何夔常畜毒药,誓死无辱,是以终身亦不及也"。"进药于父",引《左传》"许悼公疟,饮太子止之药卒。故书曰:'止弑其君。'君子尽心,力以事君,舍药物可也,言药有毒,非常人知之。讥止不舍药物,故加弑君之名"。"孝子操药,以修慈父;圣人羞之,投药水中",引《春秋公羊传》"齐人职守遂遂人,投药水中,齐人饮之矸焉"③。

《白氏六帖》中的常用药物,有青囊蛇胆、薏苡、芎劳、寒石散、漆叶青黏散和置堇等。尤其是有关药物学名词,《白氏六帖》进行了解释。如"青囊蛇胆",注曰"见孝感门注"。"聚蓄百药",引《月令》仲夏。"不服其药",注曰"医不三代"。"二价",引"韩康字伯休,卖药不二价"。"将欲救疗",引"必先聚蓄药石"。关于药物剂型,《白氏六帖》收载有汤剂、丸剂、散剂和膏剂等。如丸剂"一丸",引《魏文帝诗》"与我一丸药,光辉有五色"。

《白氏六帖》中还收载了数味临证疾病治疗显著的单方药物、复方药物及其医案。如"薏苡",味甘,性微寒,其根、仁、叶均可入药,《白氏六帖》卷九引《后汉书·马援传》"马援在南中,得薏苡子食,久而轻身,辟邪气,乃载一车来为种"④。"芎劳",味辛,性温,无毒,《白氏六帖》卷九引南朝梁萧

①[唐]白居易.白氏六帖事类集:卷九,药第三十[M].北京:文物出版社,1987:17.
②[唐]白居易.白氏六帖事类集:卷九,药第三十[M].北京:文物出版社,1987:17.
③[唐]白居易.白氏六帖事类集:卷九,药第三十[M].北京:文物出版社,1987:18.
④[唐]白居易.白氏六帖事类集:卷九,药第三十[M].北京:文物出版社,1987:17.

统《锦带书十二月启》"申叔展谓：还无射曰，有山芎莴乎？曰：无河鱼腹疾，奈何？注云：欲使无射逃水中，故问无御湿之药，奈腹疾何"①。"寒石散"，方剂名，又名五石散，兴起于魏晋时期，长期服用会导致人体中毒，《白氏六帖》卷九引《晋书·皇甫谧传》"皇甫谧士安羸疾，而披玩不怠，服寒石散，性与乖忤。每委顿，不胜悲愤，欲自杀，叔母止之"②。"婢丸药"，《白氏六帖》卷九引《晋书·陈寿传》"晋陈寿父丧，羸病，使婢丸药，沉累十余年"③。"漆叶青黏散"，方剂名，《白氏六帖》卷九引《后汉书·华佗传》"华佗授弟子可服之，年百余岁"，此方是东汉名医华佗留下的名方，漆叶屑一升，青黏屑十四两，久服去三虫，利五脏，轻体，使人头不白。"郭文"，晋朝名士，《白氏六帖》卷九引《晋书·隐逸传》"字文举，病，王导遗药。文曰：命在天，不在药，寿长短，时也"④。"置堇"，即乌头苗，味辛，甘，性大热，有大毒，《白氏六帖》卷九引《国语·晋语》"骊姬，置堇于肉"，又引三国吴韦昭注"堇，乌头也"⑤。可见，东周时期乌头已被用作毒药。

（三）关于疾病学知识

《白氏六帖》卷九《疾第三十一》收载了大量有关疾病学的知识。"疾"，指一切疾病的总称，包括普通疾病和传染性较强的瘟疫。如"寝疾有加无瘳，伯牛有疾"，《白氏六帖》引《论语·雍也篇第六》"子曰：斯人也，而有斯疾也"，但做了省略。

关于疾病概念及其注释，《白氏六帖》卷九中征引儒家经学文献较多，反映了唐代经学注疏的兴盛。如《白氏六帖》载"疾大渐，惟几，病日臻，既弥留"，引自《尚书·顾命》，此处之"几"字，书中解释"危也"。《白氏六帖》载"节宣其气，勿使有所壅闭湫底，以露其体"⑥，引自《左传·昭公元年》，

---

① [唐]白居易. 白氏六帖事类集：卷九，药第三十[M]. 北京：文物出版社，1987：18.
② [唐]白居易. 白氏六帖事类集：卷九，药第三十[M]. 北京：文物出版社，1987：18.
③ [唐]白居易. 白氏六帖事类集：卷九，药第三十[M]. 北京：文物出版社，1987：18.
④ [唐]白居易. 白氏六帖事类集：卷九，药第三十[M]. 北京：文物出版社，1987：18.
⑤ [唐]白居易. 白氏六帖事类集：卷九，药第三十[M]. 北京：文物出版社，1987：18.
⑥ [唐]白居易. 白氏六帖事类集：卷九，疾第三十一[M]. 北京：文物出版社，1987：18.

此处之"露"字,书中指出系子产之语,解释为"羸"。《白氏六帖》载"五福",引自《尚书·洪范》,书中注释"三曰康宁,无疾病也"[①]。《白氏六帖》载"六极",引自《尚书·洪范》"一曰凶、短、折,二曰疾,三曰忧,四曰贫,五曰恶,六曰弱"[②],指6种凶恶之事。《白氏六帖》载"愿于厥身",引自《左传·昭公二十六年》,书中注释"愿名恶疾,病也"。《白氏六帖》载"疾疟方起,病莫能兴,死而后已,天有灾疠,厥疾不瘳,恫瘝乃身",书中注释"恫,痛也;瘝,病也"[③]。《白氏六帖》载"美疢、沉疴、多瘠、罔诏",书中注释"言人疾不问,谓针书"。《白氏六帖》载"积忧成病,遘疠,四时皆有疠疾",引自《周礼》。《白氏六帖》载"宽疾",引自《周礼·地官司徒》"五曰宽疾,有疾者宽养之"。《白氏六帖》载"大札移人",引自《周礼·地官司徒》"又曰大札,则令邦国移人。注:大札,疾疫也,移人避灾也"[④]。《白氏六帖》载"夫子之病革矣",书中注释"革,音殛"。《白氏六帖》载"展转伏枕,既微且尰",书中引《尔雅·释训》,解释"骭疡为微,肿足为尰"[⑤],即骭疡为胫疮,尰为肿足肿病。

关于疾病名称术语,《白氏六帖》卷九中载有"疾""疾病""败面""消渴""六疾""内热""蛊病""瘴疽""瘿病""疡病""耳疾""夭疾""重病"和"大疫"等。如《白氏六帖》载"疾病",为疾病之总称,引《礼记·丧大记》"疾病,外内皆扫。君、大夫彻县,士去琴瑟,寝东首于北牖之下"[⑥]。《白氏六帖》载"消渴",引《史记·司马相如列传》"司马相如常患消渴"[⑦],此处之消渴为中医病名,患者具有多饮、多食、多尿、形体消瘦、疲乏等症状。《白氏六帖》载"六疾",指6种疾病,引《左传·昭公六年》"天有六气,淫则生六疾,阴淫寒疾,阳淫热疾,风淫目疾,雨淫腹疾,晦淫惑疾,明淫

① [唐]白居易. 白氏六帖事类集:卷九,疾第三十一[M]. 北京:文物出版社,1987:18.
② [唐]白居易. 白氏六帖事类集:卷九,疾第三十一[M]. 北京:文物出版社,1987:19.
③ [唐]白居易. 白氏六帖事类集:卷九,疾第三十一[M]. 北京:文物出版社,1987:18.
④ [唐]白居易. 白氏六帖事类集:卷九,疾第三十一[M]. 北京:文物出版社,1987:18.
⑤ [唐]白居易. 白氏六帖事类集:卷九,疾第三十一[M]. 北京:文物出版社,1987:18.
⑥ [唐]白居易. 白氏六帖事类集:卷九,疾第三十一[M]. 北京:文物出版社,1987:19.
⑦ [唐]白居易. 白氏六帖事类集:卷九,疾第三十一[M]. 北京:文物出版社,1987:19.

心疾"①。这就是秦国名医医和提出的中国医学史上有名的"六气病源"说。《白氏六帖》载"疿疡",指各种疮疡,引《周礼·天官冢宰》"皆疮也"。《白氏六帖》载"败面",指中风引起的面瘫,引《三国志·魏书·武帝纪》"魏祖少游荡,叔父数言于其父嵩,祖患之,伪败面口偏。叔父见云中恶风,又告嵩。嵩惊呼曰:叔父言汝中风,已瘥乎?对曰:初不中风,但失爱于叔父,故见罔尔。自后叔父所告,嵩终不复信也"②,反映了曹操用伪装疾病的方法骗过了其父。《白氏六帖》载"痏病",中医病名,指恶疮。《白氏六帖》载"苟偃瘴疽",引《左传·襄公十九年》"生疡于头,目出著痏,病也"。《白氏六帖》载"耳疾"和"床下蚁声",引《晋书·殷仲堪列传》"殷仲堪父患耳聪,闻床下蚁动,如牛斗声"。《白氏六帖》载"大疫""人有大疫"③,引《礼记·月令》"行秋令,则其民大疫""行夏令,则民多疾疫""行秋令,则草木零落,果实早成,民殃于疫""行夏令,则民多疟疾"。此外,《白氏六帖》卷九还收载了一些"诈病""佯病""伪病"的知识,系出于某种目的而伪装的疾病,与真正的医学疾病无关④。

关于疾病的病症,《白氏六帖》卷九也有征引和介绍。如"瘨眩",中医病症名,主要以眩晕为特征,书中引《汉书·扬雄传》"扬雄曰:臣常有瘨眩之疾"⑤。"头风",病症名,指经久不愈的头痛病,书中引"陈琳作檄,事见檄门"⑥。"内热",病症名,书中引《左传·昭公六年》"女,阳物晦时,淫则生内热惑蛊之疾"⑦。"病忘",病症名,书中引《列子》"宋阳里华子中常病忘"。

关于医学疾病典故,《白氏六帖》卷九中包括"无妄之疾,勿药有喜""梦黄熊入门""晋侯患疾""重腿之疾""病入膏肓""伯牛有疾""疟作而伏""杯中蛇影""床下蚁声"(又名床下斗牛)"智囊宿瘤""非鬼非食""苟

---

① [唐]白居易. 白氏六帖事类集:卷九,疾第三十一[M]. 北京:文物出版社,1987:18.
② [唐]白居易. 白氏六帖事类集:卷九,疾第三十一[M]. 北京:文物出版社,1987:18.
③ [唐]白居易. 白氏六帖事类集:卷九,疾第三十一[M]. 北京:文物出版社,1987:18.
④ [唐]白居易. 白氏六帖事类集:卷九,疾第三十一[M]. 北京:文物出版社,1987:18.
⑤ [唐]白居易. 白氏六帖事类集:卷九,疾第三十一[M]. 北京:文物出版社,1987:18.
⑥ [唐]白居易. 白氏六帖事类集:卷九,疾第三十一[M]. 北京:文物出版社,1987:18.
⑦ [唐]白居易. 白氏六帖事类集:卷九,疾第三十一[M]. 北京:文物出版社,1987:19.

偃蹇疸""相如疾甚""如临不测"等。如"不令兄弟交相为愈,梦为贤子",《白氏六帖》注释"晋侯梦病,为二贤子"。"重腿之疾",即足疾,《白氏六帖》引《左传·成公七年》"民愁则垫隘,于是乎有沉溺重腿之疾"。"病入膏肓",《白氏六帖》引《左传·成公十年》"晋侯之疾,肓之上,膏之下,药不至焉"[1],意为病情凶险,难以救治。

关于恐惧、贪欲引起的心理性疾病,《白氏六帖》卷九也有征引和介绍。如历史上有名的"杯中蛇影"故事,《白氏六帖》引自《晋书·乐广传》"乐广为河南尹,有亲客久不来。广问之,对曰:前在坐,蒙饮,见杯中有蛇影,意恶之而有疾。于时厅上有角弓,画作蛇,广意是弓影也。乃告所以,仍令坐旧处,与饮。杯中乃是弓影,遂豁然而愈"[2]。这是中国历史上有名的由惊恐引起疾病发作的病案,当真正的病因被找到后,此类疾病也随之得到治愈。"玉体不安",《白氏六帖》引自汉代辞赋家枚乘所撰《七发》"楚太子有疾,吴客往问之,曰:闻太子玉体不安"[3],吴客认为楚太子的病因系由贪欲享乐过度、毫无节制所引起的,"无药石、针刺、灸疗而已,可以要言妙道说而去也"。

关于疾病与儒家孝道、仁政的关系,是《白氏六帖》卷九中极力提倡的内容。如"父母唯其疾之忧,伯牛有疾,子问之,自牖执其手",《白氏六帖》引《论语·雍也》。"启手足",《白氏六帖》引《论语·泰伯》"曾子有疾,召门弟子,曰:启予手,启予足,而今而后,吾知免夫。小子"。"昼居于内,问其疾可也",《白氏六帖》引《礼记·檀弓上》。"子疾病",《白氏六帖》引《论语·述而》"子路请祷,子曰:丘之祷久矣",说明了子路对老师孔子患病的忧虑和孝心。《白氏六帖》卷九载"负薪之忧""乐颐啮被""久婴漳浦"等,通过征引历史上孝子、弟子、臣子探视父母、师傅、皇帝所患疾病等事迹,大力弘扬儒家孝道。如"乐颐啮被",是儒家有名的孝道故事之一,《白氏六帖》引《南

①［唐］白居易. 白氏六帖事类集:卷九,疾第三十一［M］. 北京:文物出版社,1987:18.

②［唐］白居易. 白氏六帖事类集:卷九,疾第三十一［M］. 北京:文物出版社,1987:19.

③［唐］白居易. 白氏六帖事类集:卷九,疾第三十一［M］. 北京:文物出版社,1987:18.

史·乐颐之传》"乐颐之病，恐母闻，不敢呻吟，啮被至破"①。

关于唐代医学法令，《白氏六帖》引用了唐代《三疾令》的内容："户令：诸一目盲、两耳聋、手无二指、足无大拇指、秃疮无发、久漏、下重、大瘿肿之类，皆为残疾。痴哑、侏儒、腰折、一肢废，如此之类皆为废疾。癫狂、两肢废、两目盲，如此之类皆为笃疾。"② 这条"医疾令"法令具有极高的史料价值，对于了解唐代"三疾"的内容及其伤残等级，以及是否免除赋税、徭役等具有重要意义。

关于历代名医病案，《白氏六帖》卷九也有收载和介绍。如"赵简子病五日不知人"，《白氏六帖》引《史记·扁鹊仓公列传》"扁鹊曰：血脉均治也。昔秦穆公如此，七日而寤。寤曰：我之帝所观乐甚，主君病同，三日必闻。及寤曰：我之帝所观钧天广乐。赐鹊田四万亩"③，这是名医扁鹊治疗晋国大夫赵简子疾病有名的病案。《白氏六帖》载"祟"，记载了晋平公患病的一则医案，引《左传·昭公元年》"晋侯有疾，叔向问子产曰：寡君疾病，卜人曰实沉台骀为祟，敢问何神也？子产曰：实沉参神也，台骀汾神也，二者不及君身。君身则出入饮食、哀乐之事。山川、星辰之神，又何为焉"④，从鲁昭公元年（前541年）晋国贵族叔向和郑国公孙侨（子产）的对话中可知，子产认为晋侯之疾系由饮食不调和哀乐过甚造成的，与山川、星辰之神无关。"赵岐重病"，《白氏六帖》引《后汉书·赵岐列传》"赵岐年三十，有重疾，自虑奄忽，遗令立碑于墓前。刻曰：汉有逸人，姓赵名嘉。后疾愈矣"。"贾逵生瘿"，《白氏六帖》引《三国志·魏书·贾逵传》"贾逵争公事，发愤生瘿，欲割之。太祖惜之曰：十人割九人死。逵犹割，竟愈"，形象地记载了贾逵生瘿的经过，指出瘿病系由忧愤气结所致。这一认识与后来中医学名著《诸病源候论》的记载是一致的。

① [唐] 白居易. 白氏六帖事类集：卷九，疾疫第三十一 [M]. 北京：文物出版社，1987：19.
② [唐] 白居易. 白氏六帖事类集：卷九，疾疫第三十一 [M]. 北京：文物出版社，1987：19.
③ [唐] 白居易. 白氏六帖事类集：卷九，疾疫第三十一 [M]. 北京：文物出版社，1987：19.
④ [唐] 白居易. 白氏六帖事类集：卷九，疾疫第三十一 [M]. 北京：文物出版社，1987：18.

（四）关于瘟疫知识

《白氏六帖》卷九载"疾疫"，即瘟疫，是一种具有发病急骤、感染人数多、流行性强、传播速度快、死亡率高的疾病，多指传染性疾病的总称[①]。《白氏六帖》载"疾疫方起，天有灾疠，天灾流行，人有大疫，人殃于疫，国多风欤，人多瘅疾，寒暑不时（则疾）"，系引自《吕氏春秋》卷六《季夏纪》，揭示了疾疫发生的病因、症状和传染性。

《白氏六帖》中还征引了一些疾疫流行的事例，用以说明疾疫暴发往往会引起大批人员死亡。如"桓石虔之差疟"，引自《晋书·桓石虔传》"桓豁字石虔，为人勇壮，时有患瘅者呼桓石虔以怖之，疾者多愈"，此处之"桓豁字"，应为"桓豁子"。庾衮，晋朝明穆皇后伯父，少履勤俭，笃学好问，事亲以孝称，《白氏六帖》卷九引《晋书·庾衮传》"咸宁中大疫，二兄俱亡，次兄毗复病，疠气方盛，父母诸弟皆出于外，衮独不去。父母强之，可亲自扶持，昼夜不眠。其间又抚柩哀号不辍，十余旬疫疠消歇，家人乃反，毗疾差，衮亦无疾"[②]。

（五）关于眼疾知识

《白氏六帖》卷九所载"瞽"，指患眼疾而导致双目失明的患者。"眇能视"，引自《易经》第十卦，指一只眼瞎不能视物。《白氏六帖》载"子见瞽者，虽少，必作；过之，必趋，丧明"，引自《礼记·檀弓上》"子夏丧其子，而丧其明"，介绍了子夏因丧子哭得双目失明而遭到曾子批评的故事。"盲子夏"，引自《汉书·杜钦传》"杜钦，字子夏，目偏盲"。"盲夏侯"，引自《三国志·魏书·夏侯惇传》"魏夏侯惇为流矢中伤左目，与夏侯渊俱为将军，军中号惇为盲夏侯"。"范宁求方"，引自《晋书·范宁传》"晋范宁患目疾，就中书侍郎张湛求方。湛嘲之曰：右方宋阳里子，受鲁东门伯，伯受左丘明，丘明传杜子夏，一减思虑，二专内视"。

---

① 韩毅. 宋代瘟疫的流行与防治 [M]. 北京：商务印书馆，2015：80.
②［唐］白居易. 白氏六帖事类集：卷九，疾疫第三十一 [M]. 北京：文物出版社，1987：19.

此外，《白氏六帖》卷九中还收载了一些眼疾术语，如"伥伥""目盲""青盲"等。书中所载"伥伥乎"，注曰"目无所见儿"。"左氏丧明厥有《国语》"，引自司马迁《史记》之说，但未引注文。"五色令人目盲"，引自《老子》。"任永君冯信"，引自《华阳国志》卷一〇《广汉士女·冯信传》"并好学公孙述，征不就，皆托青盲，及述诛而目明"[①]。

（六）关于兽医学知识

《白氏六帖》卷九《兽医第三十三》所载"兽医"，引自《周礼·天官冢宰》"兽医，掌疗兽病，疗兽疡。凡疗兽病，灌而行之，以节之，以动其气，观其所发而养之。凡疗兽疡，灌而劀之，以发其恶，然后药之、养之，食之。凡兽之有病者、有疡者，使疗之"[②]，详细地介绍了兽医的概念、职责与治疗方法。

《白氏六帖》还收载了数名历史上有名的兽医。如张里，汉代兽医，善于诊治各种马病，《白氏六帖》卷九引《汉书·食货志》"张里以马医击钟"。黄宪之父，汉代牛医，善治各种牛病，《白氏六帖》卷九注引"黄宪"，指出其父是东汉初年有名的牛医。"巫马"，周朝时期设置的治疗马病的官职，多由有名的兽医担任，《白氏六帖》卷九载"巫马，掌养疾马而乘治之，相医而药攻马疾，受财于校人"，原出《周礼·地官司徒·巫马》，书中引汉郑玄注、唐贾公彦疏《周礼注疏》"乘谓驱步，以发其疾，知病所处，乃治之相助也"[③]。

从以上所述《白氏六帖》中丰富的医药学知识可知，虽然该书没有征引《黄帝内经》、本草、方书、针灸著作中的内容，但保存了大量经部、史部、子部和集部中的医药学知识。这说明中国古代医学的发展受到社会各阶层的关注和重视，因而极大地影响了医学知识书写的载体和方式。

---

① [唐]白居易. 白氏六帖事类集：卷九，瞽第三十二 [M]. 北京：文物出版社，1987：19.
② [唐]白居易. 白氏六帖事类集：卷九，兽医第三十三 [M]. 北京：文物出版社，1987：19.
③ [唐]白居易. 白氏六帖事类集：卷九，疾疫第三十一 [M]. 北京：文物出版社，1987：19.

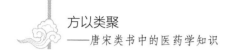

三、《白氏六帖》中医药学知识的主要来源

《白氏六帖》采经传、百家之语，"摘其英华，以类分门，悉注所出卷帙名氏于其下"，因而收载了大量唐以前的原始文献史料。该书中的医药学知识，主要来源于以下几个方面。

（一）儒家经书

《白氏六帖》所引儒家经典文献，有西周文王姬昌撰《周易》，周公姬旦撰《周礼》之《天官冢宰》《地官司徒》，东周时期鲁国左丘明撰《左传》《国语》，孔子及其弟子撰《论语》，《尚书》之《顾命》《洪范》，战国齐人公羊高等撰《春秋公羊传》，汉戴圣撰《礼记》，汉郑玄注、唐贾公彦疏《周礼注疏》等。

（二）史学著作

《白氏六帖》所引史学著作，有汉司马迁撰《史记》之《扁鹊仓公列传》《司马相如列传》，汉班固撰《汉书》之《高帝纪》《韦玄成传》《扬雄传》《杜钦传》《食货志》，晋陈寿撰《三国志》之《武帝纪》《何夔传》《贾逵传》《夏侯惇传》《华佗传》，南朝范晔撰《后汉书》之《郭玉传》《华佗传》《马援传》《赵岐传》，唐房玄龄等撰《晋书》之《律历志》《孝友传》《陶侃传》《皇甫谧传》《陈寿传》《裴頠传》《隐逸传》《殷仲堪传》《乐广传》《桓石虔传》《庾衮传》《范宁传》，以及唐吴兢撰《唐国史》。

（三）诸子著作

《白氏六帖》所引诸子著作，有《老子》，秦国吕不韦等撰《吕氏春秋》，庄周撰《庄子》，列御寇撰《列子》等。

（四）地理、辞书、诗赋、文集等

《白氏六帖》所引地理、辞书、诗赋，有晋张华撰《华阳国志》，先秦时期成书的《尔雅》，汉代枚乘撰《七发》，南朝梁萧统撰《锦带书十二月启》等。

（五）政府律令

《白氏六帖》所引唐朝《三疾令》，是极为珍贵的唐代法律文献，可以和天

一阁藏明钞本《天圣令》中《唐令》进行对比研究。

总之,《白氏六帖》中的医药学知识主要来源于唐以前儒家经典、史书、诸子、辞书、诗赋和政府律令等著作,尤其对唐人所撰史学著作征引较多。该书中虽未见有引用医学本草、方书、脉学、针灸、养生等著作,却保留了史籍援引医籍中的大量内容。如《史记》载汉淳于意撰《诊籍》,《汉书·艺文志》载汉代以前医籍书目,《后汉书》载郭玉撰《针经》《诊脉法》,《隋书·经籍志》载医籍书目,《白氏六帖》均有征引,倍显珍贵。

四、《白氏六帖》中医药学知识的传播与影响

《白氏六帖》在后世产生了深刻的影响,其医学内容成为历代官、私类书、医书的重要资料来源之一。

唐代中期以后,《白氏六帖》受到儒家知识分子的重视,成为科举考试中学习各种知识的入门著作之一。南宋孔传在此书基础上续撰《孔氏六帖》30卷,杨伯嵒撰《六帖补》20卷,明朱辅撰《韦弦自佩录》12卷,皆仿《白氏六帖》而作,进一步加深了《白氏六帖》的传播。黄庭坚撰、史容注《山谷外集诗注》卷九《滇樗里瘿》,引《白氏六帖》疾门"有智囊宿瘤,注并瘿也"①。南宋陈元靓《岁时广记》卷一载"酿梨春",引《白氏六帖》"杭州俗,酿酒趁梨花时熟,号梨花春"②。南宋俞文豹撰《吹剑四录》考证食野之草萍、蘋时,引陈藏器《本草拾遗》、白居易《白氏六帖》"遂以萍、蘋为一种"③。元末明初,陶宗仪《说郛》征引南宋尤袤撰《遂初堂书目》时收有《白氏六帖》一书④。明万历三十一年(1603年),俞安琪汇编、刊刻的《唐类函》200卷,收载了唐代四大类书,其中包括白居易《白氏六帖》。清张英、王士禎、王惔等

---

① [宋]黄庭坚,撰.[宋]史容注.山谷外集诗注:卷九,滇樗里瘿[M]//景印文渊阁四库全书,第1114册.台北:商务印书馆,1986:374.

② [宋]陈元靓.岁时广记:卷一,春[M].北京:中华书局,1985:10.

③ [宋]俞文豹,撰.吹剑四录[M]//全宋笔记,第七编,第五册.许沛藻,刘宇,整理.郑州:大象出版社,2016:192.

④ [元]陶宗仪.说郛:卷一〇下,遂初堂书目,第876册[M]//景印文渊阁四库全书.台北:商务印书馆,1986:498.

敕撰《御定渊鉴类函》450卷，是清代官修的大型类书，共45部类，凡《白氏六帖》中的内容悉数抄入。

《白氏六帖》中的医学内容，也受到唐以后医学家的重视和引用。如宋李昉等奉敕撰《太平御览》卷三六六《人事部七》，几乎全文征引了《白氏六帖》中"疾"的内容①。明朱橚《普济方》卷二五二《诸毒门》引《白氏六帖》："青丘狐，食之令人不蛊。"②李时珍《本草纲目》卷一上《引据古今经史百家书目》中，引有《白孔六帖》一书。明卢之颐《本草乘雅半偈》载"犀角"，引《白孔六帖》"辟寒犀，色如金，严寒时，暖气袭人"③；"酒"，引《白孔六帖》"秫米一斗，得酒一斗，为上樽；稷米一斗，得酒一斗，为中樽；粟米一斗，得酒一斗，为下樽"④等。

第三节　唐代私家类书中医药学知识的特点、价值与利用情况

中国古代类书，自《皇览》以下旧本皆佚，"其存于今者，惟《北堂书钞》《艺文类聚》《初学记》《六帖》为最古"⑤，因而保存了包括医学文献在内的大量珍稀古代文献资料。作为唐代仅存的两部私家类书，《北堂书钞》和《白氏六帖》汇辑的医学文献史料，不仅在中国类书学史上占有重要地位，而且在中国医学史、疾病史、药物学史、医政史、医案史、兽医史等方面也占有重

---

① [宋]李昉，等. 太平御览：卷三六六，人事部七 [M]. 夏剑钦，等校点. 石家庄：河北教育出版社，2000：49-58.

② [明]朱橚. 普济方：卷二五二，诸毒门 [M]. 北京：人民卫生出版社，1960：4180.

③ [明]卢之颐，撰. 本草乘雅半偈，第四帙，犀角 [M]. 冷方南，王齐南，校点. 北京：人民卫生出版社，1986：228.

④ [明]卢之颐，撰. 本草乘雅半偈，第十一帙，酒 [M]. 冷方南，王齐南，校点. 北京：人民卫生出版社，1986：678.

⑤ [清]永瑢，纪昀. 四库全书总目：卷一三六，子部·类书类二 [M]. 北京：中华书局，2003：1157.

要地位，其引文成为校勘、补正、辑佚医学文献和研究唐代以前中国医学史的珍贵史料。

一、唐代私家类书汇辑医药学知识的体例与特点

《北堂书钞》和《初学记》在编撰体例上，采用了《周易》中"方以类聚"编撰原则和三国魏桓范、刘劭、王象等敕撰《皇览》中采用的"随类相从"①编排史料方法，将相关内容置于各部之中；每部又分为若干类，每类中列出相关词语，其后征引原始文献。其引用医学文献的原则，主要以原文征引为主，但也存在着重复引用、节略引文、省略引文和错误引文等现象。其主要内容为医政、医家、疾病、瘟疫、药物、医案和养生，包含了唐代以前医科、针科、按摩科、咒禁科、兽医科等学科的内容。其医学知识，主要来源于儒家经典、史学、诸子、地理、方志、诗赋以及医学本草、方书、针书等。

在汇辑医学文献体例方面，《北堂书钞》与《白氏六帖》完全相同，但在引用史料的准确性方面，《北堂书钞》为上，《白氏六帖》又出其下。清四库馆臣认为"然所征引，究皆唐以前书。坠简遗文，往往而在，要未为无裨考证也"②。唐代私家类书汇辑医学知识的体例与特点，主要包括以下几个方面。

（一）原文征引

原文征引史料，是唐代私家类书《北堂书钞》《白氏六帖》中通常采用的体例，因而保存了大量原始医学文献书目和医史资料。如《北堂书钞》卷八五《礼仪部》载"馈药拜而受之"，引《论语·乡党篇》云："康子馈药，拜而受之。曰：'丘未达，不敢尝。'"③《北堂书钞》卷九六《艺文部》载"读图谶"，引刘珍等撰《东观汉记》："光武避正殿，读图谶，坐庑下浅露，中风，

---

①［晋］陈寿. 三国志：卷二，魏书·文帝纪［M］. 北京：中华书局，1971：88.

②［清］永瑢，纪昀. 四库全书总目：卷一三五，子部·类书类一［M］. 北京：中华书局，2003：1143.

③［唐］虞世南，辑录. 北堂书钞：卷八五，礼仪部六·拜揖十二［M］. 北京：学苑出版社，2015：33.

苦眩也。"①《白氏六帖》卷九引《尚书·顾命》："疾大渐，惟几，病日臻，既弥留。"以上均系原文征引，类书中的内容和史籍原著完全相同。

（二）重引引文

由于类书部类的不同，《北堂书钞》《白氏六帖》中的内容，虽然标题术语有所不同，但存在着重复引用史料的问题，这是由类书的分类体系所决定的。如《北堂书钞》"政术部"之"牛入界逃疫"和"设官部"之"邻郡牵牛入界"，均引自《东观汉记》卷一八《朱晖传》，内容完全相同。

（三）节略引文

节略或精简引文，也是《北堂书钞》《白氏六帖》中通常采用的方法。如《北堂书钞》"设官部"载"威明巡视将士，三军感悦"，词条后引三国吴谢承撰《后汉书》"皇甫规，字威明，以先零陆梁，上疏自陈。乃以规为中郎将，讨降之会军士郎。将大疫，规亲入巷，巡视将士，三军感悦"②。关于此段史料，南朝宋范晔撰《后汉书》卷六五《皇甫规传》也载："三公举规为中郎将，持节监关西兵，讨零吾等，破之，斩首八百级。先零诸种羌慕规威信，相劝降者十余万。明年，规因发其骑共讨陇右，而道路隔绝，军中大疫，死者十三四。规亲入庵庐，巡视将士，三军感悦。"③可知，《北堂书钞》所引为谢承《后汉书》，较之范晔撰《后汉书》在内容上做了较大节略。"设官部"载"先腊逐疫，仆射将之"，是古代重要的"逐疫"礼仪，词条后引《续汉书·百官志》"先腊一日大傩，逐疫鬼，冗从仆射将之，逐恶鬼于禁中也"。《北堂书钞》明显做了较大的节略，范晔撰《后汉书·礼仪志》载"先腊一日，大傩，谓之逐疫。其仪，选中黄门子弟年十岁以上，十二以下，百二十人为侲子。皆赤帻皂制，执大鼗。方相氏黄金四目，蒙熊皮，玄衣朱裳，执戈扬盾。十二兽有衣毛角。中黄门行之，冗从仆射将之，以逐恶鬼于禁中"④，省去了中间内容。

---

① [唐]虞世南，辑录. 北堂书钞：卷九六，艺文部二·谶十 [M]. 北京：学苑出版社，2015：111.
② [唐]虞世南，辑录. 北堂书钞：卷六三，设官部十五·中郎将九十四 [M]. 北京：学苑出版社，2015：480.
③ [南朝宋]范晔. 后汉书：卷六五，皇甫规传 [M]. 北京：中华书局，1965：2133.
④ [南朝宋]范晔. 后汉书·礼仪志中·大傩 [M]. 北京：中华书局，1965：3127.

《北堂书钞》"礼仪部"载"黄金四目"，词条后注释引《周礼》"方相氏云：掌蒙熊皮，黄金四目，玄衣朱裳，执戈扬楯，帅百隶以驱疫"①，但《北堂书钞》在引用汉郑玄注、唐贾公彦疏《周礼注疏·夏官司马》"方相氏，掌蒙熊皮，黄金四目，玄衣朱裳，执戈扬盾，师百隶而时难（傩），以索室驱疫"时，作了一定程度的简化。"岁时部"载"夷人辟寒"，引晋常璩《华阳国志》"汶山郡多杂药名香。地刚卤，不宜五谷。多寒，盛夏冰不释。故夷人冬则辟寒入蜀，庸赁自食。"②今《华阳国志》卷三《蜀志》载："特多杂药名香。有咸石，煎之得盐。土地刚卤，不宜五谷，惟种麦。而多冰寒，盛夏凝冻不释。故夷人冬则避寒入蜀，庸赁自食，夏则避暑反落，岁以为常，故蜀人谓之作氐、白石子也。"③可见，《北堂书钞》引用此段文字时进行了节略简化。

《白氏六帖》载"宽疾"，引自《周礼·地官司徒》"以保息六养万民，五曰宽疾，有疾者宽养之"。然考《周礼》原文"以保息六养万民：一曰慈幼，二曰养老，三曰振穷，四曰恤贫，五曰宽疾，六曰安富"，可知《白氏六帖》为节略之文，省去了其他内容。

（四）省略引文

《北堂书钞》《白氏六帖》中还存在着某些省略引文字句的情况。如《北堂书钞》"设官部"载"朝夕问讯"，引范晔《后汉书·清河王传》"[刘]庆多被病，或时不安，帝朝夕问讯"。但据范晔《后汉书》卷五五《清河孝王庆传》载："[刘]庆多被病，或时不安，帝朝夕问讯，进膳药，所以垂意甚备。"④可见，《北堂书钞》省略了"进膳药，所以垂意甚备"九个字。"设官部"载"太医视疾"，引《三国志·魏书·中山恭王传》"恭王衮病，诏遣太医视疾，殿内、虎贲赍手诏，赐珍膳相属，又遣太妃也"。关于魏明帝遣医治疗曹衮患病之事，陈寿《三国志》记载甚详："[青龙]三年秋，衮得疾病，诏遣太医视疾，

---

① [唐]虞世南，辑录. 北堂书钞：卷九二，礼仪部十三·葬三十二[M]. 北京：学苑出版社，2015：81.
② [唐]虞世南，辑录. 北堂书钞：卷一五六，岁时部四·寒篇二十五[M]. 北京：学苑出版社，2015：563.
③ [晋]常璩，撰. 华阳国志校注：卷三，蜀志[M]. 刘琳，校注. 成都：巴蜀书社，1984：295.
④ [南朝宋]范晔. 后汉书：卷五五，清河孝王庆传[M]. 北京：中华书局，1965：1801.

殿中、虎贲赍手诏、赐珍膳相属，又遣太妃、沛王林并就省疾。"① 可见，《北堂书钞》在"又遣太妃"之后省略了"沛王林并就省疾"七字。

《白氏六帖》卷九载"寝疾有加无瘳，伯牛有疾"，引自《论语·雍也篇第六》"子曰：斯人也而有斯疾也"。然考《论语》原文"伯牛有疾，子问之，自牖执其手，曰：亡之，命矣夫！斯人也而有斯疾也！斯人也而有斯疾也"②，省去了"亡之，命矣夫"等词语。"六疾"，即六种疾病，《白氏六帖》卷九引《左传·昭公元年》"天有六气，淫则生六疾，阴淫寒疾，阳淫热疾，风淫目疾，雨淫腹疾，晦淫惑疾，明淫心疾"。然考《左传》原文"天有六气，降生五味，发为五色，徵为五声。淫生六疾。六气曰阴、阳、风、雨、晦、明也。分为四时，序为五节，过则为灾。阴淫寒疾，阳淫热疾，风淫末疾，雨淫腹疾，晦淫惑疾，明淫心疾"③，《白氏六帖》引用时只介绍了六气、六淫、六病，但省去了五味、五色、五声。

《白氏六帖》卷一三"迎医"载"晋陶侃，庐江人，为郡主簿。太守张夔妻有疾，将迎医，请行曰：资于事父以事君，小君犹母也"④，此条史料来源于《晋书》。但据《晋书》卷六六《陶侃传》载："陶侃字士行，本鄱阳人也。吴平，徙家庐江之寻阳……（庐江太守张）夔妻有疾，将迎医于数百里。时正寒雪，诸纲纪皆难之，侃独曰：'资于事父以事君。小君，犹母也，安有父母之疾而不尽心乎！'乃请行，众咸服其义。"⑤ 虽然文义相差不大，但《白氏六帖》做了省略，内容简洁。

（五）不辨文意

《北堂书钞》《白氏六帖》中还存在着某些不辨文意的句子，这与简化引文造成句子不衔接有关。如《白氏六帖》卷九载"尝畜毒药"，引《三国志·何

① ［晋］陈寿. 三国志：卷二〇，魏书 [M]. 北京：中华书局，1972：583-584.
② ［三国魏］何晏集解. ［宋］邢昺疏. 论语注疏解经：卷六，雍也第六 [M]. ［清］阮元. 儒家十三经注疏. 北京：中华书局，1982：2478.
③ ［唐］孔颖达疏. 春秋左传注疏：卷四一，昭公元年至二年 [M]. ［清］阮元. 儒家十三经注疏. 北京：中华书局，1982：2025.
④ ［唐］白居易. 白氏六帖事类集：卷一三，使吏供己第三十六 [M]. 北京：文物出版社，1987：15.
⑤ ［唐］房玄龄，等. 晋书：卷六六，陶侃传 [M]. 北京：中华书局，1974：1768.

夔传》"魏太祖性严毅，掾属以公事，往往加杖。何夔尝畜毒药，誓死无辱，是以终身亦不及也"。但最后一句文意不明，考《三国志》卷一二《魏书·何夔传》"太祖性严，掾属公事，往往加杖；夔常畜毒药，誓死无辱，是以终不见及"①，可知《白氏六帖》之"不及"后少一"见"字。

《白氏六帖》卷九载"赵岐重病"，引《后汉书·赵岐列传》"赵岐年三十，有重疾，自虑奄忽，遗令立碑于墓前。刻曰：汉有逸人，姓赵名嘉。后疾愈矣"②。但《白氏六帖》引用"汉有逸人，姓赵名嘉"时，省略了其后"有志无时，命也奈何"八个字，造成文意不明。

（六）某些错误

《北堂书钞》《白氏六帖》中还存在着某些引文错误的内容，这可能是由作者引用时参阅不同版本或后世传抄时出现的错误有关。如《北堂书钞》"设官部"载"露车不冠"，引《锺离意别传》"汝南黄说拜会稽太守，署意中部督邮。意乃露车不冠，身循行病者门，入家赐与医药"③。经与《后汉书》卷四一《锺离意传》载"建武十四年，会稽大疫，死者万数。意独身自隐亲，经给医药，所部多蒙全济"④进行比较，可知《后汉书》无此内容。又考李昉等撰《太平御览》卷二五三引《钟离意别传》载："汝南黄说拜会稽太守，召意署北部督邮。时郡中大疾，黄君转署。意中部督邮，意乃露车不冠，身循行病者门，入家赐与医药，诣神庙为民祷祭。其所临户四千余人。后日府君出杆灾眚，百姓攀车言曰：'明府不须出也，但得钟离督邮，民皆活也。'"⑤可知，《北堂书钞》所引不是《后汉书·锺离意传》，而是《锺离意别传》中的内容，且做了较大幅度删减，造成文意不明。

①［晋］陈寿. 三国志：卷一二，魏书·何夔传［M］. 北京：中华书局，1972：379.

②［唐］白居易. 白氏六帖事类集：卷九，疾第三十一［M］. 北京：文物出版社，1987：19.

③［唐］虞世南，辑录. 北堂书钞：卷七七，设官部二十九·督邮一百七十［M］. 北京：学苑出版社，2015：571.

④［南朝宋］范晔. 后汉书：卷四一，锺离意传［M］. 北京：中华书局，1965：1406.

⑤［宋］李昉，等. 太平御览：卷二五三，职官部五十一［M］. 夏剑钦，等校点. 石家庄：河北教育出版社，2000：385.

"杯中蛇影"是中国历史上有名的成语典故，出自《晋书》，形象地揭示了由于误把映入酒杯中的弓影当作蛇而引起疾病的故事。《晋书》卷四三《乐广传》载：

> 尝有亲客，久阔不复来，广问其故，答曰："前在坐，蒙赐酒，方欲饮，见杯中有蛇，意甚恶之，既饮而疾。"于时河南听事壁上有角，漆画作蛇，广意杯中蛇即角影也。复置酒于前处，谓客曰："酒中复有所见不？"答曰："所见如初。"广乃告其所以，客豁然意解，沈疴顿愈。①

《白氏六帖》卷九《疾》"杯中蛇影"引用了这条史料：

> 乐广为河南尹，有亲客久不来。广问之，对曰："前在坐，蒙饮，见杯中有蛇影，意恶之而有疾。"于时厅上有角弓，画作蛇，广意是弓影也。乃告所以，仍令坐旧处，与饮。杯中乃是弓影，遂豁然而愈。②

此处之"恐"，乃"七情"之一，系引起疾病的"内因"之一。相较于原文，《白氏六帖》的引用有所节略，造成文意不明，甚至一些错误。如"蒙饮"，可知省略了中间"赐酒，方欲"四字，如不看《晋书》原文，其意不甚明了。

二、唐代私家类书中医药学知识的应用与价值

首先，《北堂书钞》《白氏六帖》中的医药学知识，主要来源于唐代及其以前的著作，成为校勘、增补和辑佚唐以前医学著作的重要史料来源之一，也是研究私家类书中医学知识发展、演变的重要载体。宋人董逌在《广川书跋》中称赞："观《北堂书钞》，大见功力至深，非积学之久，不能尽此。"③清四库馆臣称赞："《六帖》乃类书，无所不备。"④可见，类书中收载的医学

---

① [唐]房玄龄，等. 晋书：卷四三，乐广传 [M]. 北京：中华书局，1974：1244.
② [唐]白居易. 白氏六帖事类集：卷九，疾第三十一 [M]. 北京：文物出版社，1987：19.
③ [宋]董逌. 广川书跋：卷七，虞世南别帖 [M]. 北京：中华书局，1985：84.
④ [清]永瑢，纪昀. 四库全书总目：卷一三二，子部·杂家类存目九 [M]. 北京：中华书局，2003：1128.

知识具有相当高的文献学价值。

其次，《北堂书钞》《白氏六帖》中的医药学知识，适应了隋唐时期科举考试发展的需求，成为人们认识、了解和研究儒家经学、史学、诸子、地理、方志和辞赋中医学知识的宝贵资料，极大地丰富和拓展了医学知识分布的范围。清钱曾在《读书敏求记》中称赞《北堂书钞》，"翻阅之，心目朗然"①。

最后，《北堂书钞》《白氏六帖》中的医药学知识，成为唐以后新撰类书、医学著作和其他著作的史料来源之一，受到后世学者的重视和应用。如明俞安期撰《唐类函》200卷，系汇编唐代虞世南《北堂书钞》、欧阳询《艺文类聚》、徐坚《初学记》、白居易、孔传《六帖》诸书而成，"六朝以前遗文、旧事，颇存梗概"②。清姚之骃撰《后汉书补逸》21卷，曾搜集遗文，"然所采只据刘昭《续汉书十志补注》《后汉书注》、虞世南《北堂书钞》、欧阳询《艺文类聚》、徐坚《初学记》五书"③。

通过以上分析和研究，本章得出如下结论。

第一，唐代私家类书《北堂书钞》《白氏六帖》中的医药学知识，主要分布在"医部""药部""疾部""帝王部""灾异部"等部类中，包括医政、医家、疾病、瘟疫、兽医、药物等领域，基本上收载了唐以前医学的绝大多数内容。

第二，唐代私家类书《北堂书钞》《白氏六帖》中的医药学知识，主要来源于唐以前儒家经典、史学、诸子、地理、方志、辞典、道教、佛教、诗赋和文集著作，有关医学本草、方书、脉书和针书等著作中的内容相对较少。

第三，唐代私家类书《北堂书钞》《白氏六帖》中的医药学知识，在唐以后受到历代学者的重视与传播，不仅成为弘扬仁政、宣传文教和科举考试的工具书，而且也成为后世学者编撰类书、辑补医籍和研究唐以前中国医学史的重要史料来源之一。

①［清］钱曾，撰. 管庭芬，章钰，校证. 钱遵王读书敏求记校证：卷三之下，北堂书钞［M］// 清人书目题跋丛刊·四. 北京：中华书局，1990：179.

②［清］张廷玉，嵇璜，刘墉，等奉敕撰. 清朝文献通考：卷二三〇，经籍考二十［M］，杭州：浙江古籍出版社，1988：6909.

③［清］永瑢，纪昀. 四库全书总目：卷五〇，史部·别史类［M］. 北京：中华书局，2003：447.

第五章

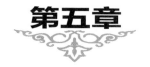

宋代官修类书中医药学知识的
内容、来源与传播（上）

宋代，朝廷极为重视类书的编撰，出现了许多新型的类书体裁。宋朝官修类书，卷帙浩繁，体裁多样，包括李昉等奉诏编《太平御览》1 000 卷、《太平广记》500 卷，贾黄中等奉诏编《神医普救方》1 000 卷，王钦若等奉诏编《册府元龟》1 000 卷，晏殊等奉诏编《天和殿御览》40 卷，张浚奉诏编《绍兴中兴备览》41 篇，李昌言奉诏编《中兴要览》10 篇，以及李心传等奉诏编修《十三朝会要》（又名《国朝会要总类》）588 卷等。尤其是宋太宗下诏编撰的《太平御览》《太平广记》《文苑英华》《神医普救方》四书，号称宋太宗时期官修"四大类书"。后因《神医普救方》失传，人们又将宋真宗年间官修《册府元龟》补入，称宋代官修"四大类书"。宋代官修"四大类书"保存了大量宋以前的珍贵文献史料，其中《太平御览》《册府元龟》两书，因在编撰过程中受到宋太宗、宋真宗的重视与御览，故在历史资料选取和文献编排方面，呈现出了鲜明的大一统政治特色和宋朝政府推行"崇文抑武"政策的资鉴作用，受到宋代和后世学者的高度重视。

本章重点探讨宋代官修类书《太平御览》《册府元龟》中医药学知识的主要内容、史料来源和传播情况，揭示综合类、史学类类书辑录医学文献的主要特点、选取原则和史料价值等。

第一节　《太平御览》中医药学知识
的内容、来源与传播

　　《太平御览》是宋朝政府修撰的一部大型类书，也是现存宋代官修"四大类书"之一，始纂于太平兴国二年（977年）三月戊寅，成书于太平兴国八年（983年）十二月庚子。该书原名《太平总类》，宋太宗下诏赐名《太平御览》，共1000卷，目录10卷，李昉等14人奉诏撰，分天部、时序部、地部等55部，部下又分若干子目。《太平御览》"方术部""疾病部""香部""药部"等，收载了大量北宋以前的医学知识，内容包括医政、疾病、药物、食疗养生、医家传记等。《太平御览》中医药学知识的来源极其广泛，包含了医学著作、儒家经典、史学、地志、传记、起居注、诸子百家著作、道教著作、辞赋、文集和志怪小说等，充分反映了医学知识在类书中的重要作用和政治资鉴功能。《太平御览》中收载的医学文献，其原书在宋以后大多已散佚或残缺不全，因而成为校勘、辑补、复原宋以前医学著作和研究宋以前中国医学史的重要史料来源之一，具有很高的医学文献学价值。

一、《太平御览》的编撰过程、知识分类与版本流变

（一）《太平御览》的编撰过程与编修作者

　　太平兴国二年（977年）三月，李昉、扈蒙、李穆等14人奉宋太宗诏旨编撰《太平御览》，太平兴国八年（983年）十二月书成，前后历时约七年。此书初名《太平总类》，书成后宋太宗下诏改名为《太平御览》。关于此书的编撰过程，《太平御览》卷首《小引》引宋朝官修《国朝会要》载：

　　　　谨按《国朝会要》曰：太平兴国二年三月，诏翰林学士李昉、扈蒙，知制诰李穆，太子詹事汤悦，太子率更令徐铉，太子中允张洎，左补阙李克勤，左拾遗宋白，太子中允陈鄂，光禄寺丞徐用宾，太府

寺丞吴淑，国子监丞舒雅，少府监丞吕文仲、阮思道等，同以群书类集之，分门编为千卷。先是，帝阅前代类书，门目纷杂，失其伦次，遂诏修此书，以前代《修文御览》《艺文类聚》《文思博要》及诸书，参详条次，分定门目。八年二月书成，诏曰："史馆新纂《太平总类》，包罗万象，总括群书，纪历代之兴亡，自我朝之编纂，用垂永世，可改名为《太平御览》。"①

宋朝官修《国朝会要》保存了参加《太平御览》修撰者的姓名及其官职。相较于《国朝会要》，钱若水等修撰《太宗皇帝实录》中有关《太平御览》的编撰日期、人员组成和皇帝诏旨的记载则更为详尽，具有极高的史料价值。南宋王应麟《玉海》卷五四载：

《实录》：太平兴国二年三月戊寅，诏翰林学士李昉、扈蒙，左补阙知制诰李穆，太子少詹事汤悦，太子率更令徐铉，太子中允张洎，左补阙李克勤，右拾遗宋白，太子中允陈鄂，光禄寺丞徐用宾，太府寺丞吴淑，国子寺丞舒雅，少府监丞吕文仲、阮思道等（十四人），同以前代《修文御览》《艺文类聚》《文思博要》及诸书，分门编为一千卷。又以野史、传记、小说、杂编为五百卷。八年十一月庚辰，诏："史馆所修《太平总类》一千卷，宜令日进三卷，朕当亲览焉，自十二月一日为始。"宰相宋琪等言曰："天寒景短，日阅三卷，恐圣躬疲倦。"上曰："朕性喜读书，颇得其趣，开卷有益，岂徒然也，因知好学者读万卷书，非虚语耳。"十二月庚子，书成，凡五十四门（《书目》云：杂采经史、传记、小说，自天地事物迄皇帝王霸，分类编次），诏曰："史馆新纂《太平总类》一千卷，包括群书，指掌千古，颇资乙夜之览，何止名山之藏，用锡嘉称，以传来裔，可改名《太平御览》。"戊申，上于禁中读书（一云清心殿），自巳时至申时始罢，有苍鹣（一作苍鹤）自上始开卷飞止殿鸱尾，逮掩卷而去。上怪之，以语近臣，宰相宋琪

---

① [宋]李昉，等编撰. 太平御览：卷首，引 [M]. 夏剑钦，等校点. 石家庄：河北教育出版社，2000：6.

对曰："此上好学之感也。昔杨震方讲间，有鹊雀衔三鳣鱼堕于庭，亦同其应。"①

以上宋代史书所引官修《国朝会要》《太宗皇帝实录》内容，反映了以下有关《太平御览》的编撰过程、编撰人员、主要内容和刊刻情况等重要信息。

一是《太平御览》的编撰背景与修撰过程。宋太宗赵光义即位后，"锐意文史"②，"笃好儒学"，鉴于前代《修文殿御览》《艺文类聚》等"门目繁杂，失其伦次"，于是在太平兴国二年三月戊寅下诏"翰林学士李昉、扈蒙、知制诰李穆、右拾遗宋白等，参详类次，分定门目，编为《太平总类》一千卷"③。太平兴国八年（983 年）十二月庚子书成，宋太宗随即下诏"包罗万象，总括群书，纪历代之兴亡。自我朝之编录，足以资帝王之宥览，鉴古今之是非，宜锡嘉名，垂示后世，可改为《太平御览》"④。可见，此书的编撰受到宋朝最高统治者的高度重视，成为国家推行"崇文抑武"⑤政策的反映。宋太宗指出，"此书千卷，朕欲一年读遍"，命人日进三卷，备"乙夜之览"，又说"朕闻开卷有益，不以为劳。凡诸故事可资风教者悉记之，及延见近臣，必引接谈论，以示劝诫"⑥。北宋宋敏求《春明退朝录》卷下载："太宗诏诸儒编故事一千卷，曰《太平总类》……《总类》成，帝日览三卷，一年而读周，赐名曰《太平御览》。"⑦南宋李焘《续资治通鉴长编》卷二四也载："诏史馆所修《太平总类》，自今日进三卷，朕当亲览。宋琪等言：'穷岁短晷，日阅三卷，恐圣躬疲倦。'上曰：'朕性喜读书，开卷有益，不为劳也。此书千卷，朕欲

①［宋］王应麟. 玉海：卷五四，类书［M］. 南京：江苏古籍出版社，上海：上海书店，1987：1030-1031.

②［宋］祝穆. 古今事文类聚别集：卷二，儒学部［M］// 景印文渊阁四库全书，第 927 册. 台北：商务印书馆，1986：537.

③［宋］李攸. 宋朝事实：卷三，圣学［M］. 上海：商务印书馆，1935：37.

④［宋］章如愚，辑. 群书考索前集：卷一七，正史门·宋朝国史类［M］. 扬州：广陵书社，2008：119.

⑤ 陈峰. 试论宋朝"崇文抑武"治国思想与方略的形成［M］// 张希清，等. 10—13 世纪中国文化的碰撞与融合. 上海：上海人民出版社，2006：350-370.

⑥［宋］章如愚，辑. 群书考索前集：卷一七，正史门·宋朝国史类［M］. 扬州：广陵书社，2008：119.

⑦［宋］宋敏求，撰. 春明退朝录：卷下［M］. 诚刚，点校. 北京：中华书局，1997：46.

一年读遍，因思学者读万卷书亦不为劳耳。'寻改《总类》名曰《御览》。"①

二是《太平御览》的修撰时间和书目名称。该书的编撰始于太平兴国二年（977年）三月戊寅，太平兴国八年（983年）十一月庚辰宋太宗下诏史馆日进所修三卷亲览，太平兴国八年（983年）十二月庚子全书修成。该书初名《太平编类》或《太平总类》，系李昉等修撰官所拟，太平兴国八年（983年）十二月宋太宗下诏赐名为《太平御览》，共1 000卷。

三是《太平御览》的编修作者。该书编撰者有翰林学士李昉、扈蒙，知制诰李穆，太子少詹事汤悦，太子率更令徐铉，太子中允张洎，左补阙李克勤，左拾遗宋白，太子中允陈鄂，光禄寺丞徐用宾，太府寺丞吴淑，国子监丞舒雅，少府监丞吕文仲、阮思道等。其中李克勤、徐用宾、阮思道三人任命不久，就改任他职；继又命赵邻幾、王克贞和董淳参与修撰。前后参与修撰《太平御览》的作者共17人，俱为"儒臣"②，大多为五代入宋之文人，具有渊博的知识和深厚的儒学修养。其中李昉、吕文仲、吴淑、舒雅等10人在《宋史》中有传，李昉、扈蒙、宋白、徐铉、吕文仲、吴淑等曾参与纂修《太平广记》《文苑英华》二书。另据《宋史》卷二六七《张宏传》记载，张宏，字巨卿，青州益都人，"太平兴国二年，举进士，为将作监丞，通判宣州。改太子中允、直史馆，迁著作郎，赐绯鱼，预修《太平御览》，历左拾遗"③，可知张宏参与过《太平御览》的修撰活动，然考《太宗皇帝实录》《国朝会要》和《玉海》等，却无此相关记载。

四是《太平御览》的资料来源。据《太宗皇帝实录》《宋会要辑稿》《玉海》等记载，该书是以《修文殿御览》《艺文类聚》《文思博要》等类书为蓝本，辑录其他宋以前写本、刻本和残本等著作而成，共1 000卷。南宋陈振孙在《直斋书录解题》卷一四《类书类》中指出"或言，国初古书多未亡，以《御览》所引用书名故也，其实不然，特因前诸家类书之旧尔。以《三朝国史》考之，馆阁及禁中书总三万六千余卷，而《御览》所引书多不著录，盖可见

---

① ［宋］李焘. 续资治通鉴长编: 卷二四, 太平兴国八年十一月庚辰 [M]. 北京: 中华书局, 2004: 559.
② ［宋］曾巩, 撰. 隆平集校证: 卷一 [M]. 王瑞来, 校证. 北京: 中华书局, 2012: 32.
③ ［元］脱脱, 等. 宋史: 卷二六七, 张宏传 [M]. 北京: 中华书局, 2007: 9193.

矣"①，充分肯定了《太平御览》在保存前代类书和其他历史资料方面的价值。

五是《太平御览》的传播影响。该书深受宋朝政府、官僚士大夫、儒家学者的重视，官、私著作多有记载。如范祖禹《帝学》、李焘《续资治通鉴长编》、彭百川《太平治迹统类》、江少虞《宋朝事实类苑》和王应麟《玉海》等，均记载了宋朝文化史上的这一盛举。

可见，《太平御览》的编撰目的，一方面反映了宋太宗重视文教的政策，另一方面反映了其大力笼络儒家知识分子和"降王旧臣修书"②的措施。王明清《挥麈后录》引北宋朱敦儒之言，介绍了宋太宗年间政府编撰大型类书的目的，"太平兴国中，诸降王死，其旧臣或宣怨言。太宗尽收用之，置之馆阁，使修群书，如《册府元龟》《文苑英华》《太平广记》之类，广其卷帙，厚其廪禄赡给，以役其心，多卒老于文字之间云"③。朱敦儒（1081—1159年），字希真，京西路洛阳（治今河南洛阳）人，历任兵部郎中、临安府通判、秘书郎、都官员外郎、两浙东路提点刑狱等，他的看法是比较中肯的。

（二）《太平御览》的知识分类与主要内容

《太平御览》1 000卷，宋代官修类书之一。其目录和卷数，宋朝官修目录学著作《崇文总目》卷三《类书类》载："《太平御览》一千卷。"④《宋史》卷二〇七《艺文志》载："李昉《太平御览》一千卷。"⑤南宋陈振孙《直斋书录解题》卷一四《类书类》载："《太平御览》一千卷。"⑥郑樵《通志》卷六九《艺文略》载："《太平御览》一千卷。太平兴国中，诏李昉等十四人编集。八年，书成。初名《太平总类》，后改曰《太平御览》，盖以年号命名。又目录十

①［宋］陈振孙，撰. 直斋书录解题：卷一四，类书类［M］. 徐小蛮，顾美华，点校. 上海：上海古籍出版社，2015：425.

②［元］陶宗仪. 说郛：卷三七［M］. 北京：中国书店，1986：3.

③［宋］王明清，撰. 挥麈后录：卷一［M］//全宋笔记，第六编，第一册. 燕永成，整理. 郑州：大象出版社，2013：73.

④［宋］王尧臣，等. 崇文总目：卷三，类书类［M］//国学基本丛书. 长沙：商务印书馆，1939：175.

⑤［元］脱脱，等. 宋史：卷二〇七，艺文志六［M］. 北京：中华书局，2007：5299.

⑥［宋］陈振孙，撰. 直斋书录解题：卷一四，类书类［M］. 徐小蛮，顾美华，点校. 上海：上海古籍出版社，2015：425.

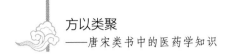

卷。"① 南宋尤袤《遂初堂书目》载《太平御览》一部，未载卷数 ②。

《太平御览》按部分类，分天部、时序部、地部、皇王部、偏霸部、皇亲部、州郡部、居处部、封建部、职官部、兵部、人事部、逸民部、宗亲部、礼仪部、乐部、文部、学部、治道部、刑法部、释部、道部、仪式部、服章部、服用部、方术部、疾病部、工艺部、器物部、杂物部、舟部、车部、奉使部、四夷部、珍宝部、布帛部、资产部、百谷部、饮食部、火部、休征部、咎征部、神鬼部、妖异部、兽部、羽族部、鳞介部、虫豸部、木部、竹部、果部、菜茹部、香部、药部和百卉部，共 55 部，550 门，各部下又分类，共 5 363 类，类下又有子目，大小类目共计约 5 474 类。作为类书体裁，《太平御览》一方面广泛征引了前代类书中的文献资料，另一方面又大量抄录了宋朝以前的原始著作，包括儒家经典、诸子论著、医学著作、佛教著作、道教著作、诗词歌赋等，大多一一标注出处，故搜罗浩博，保存了大量原始文献资料。《太平御览》中征引的图书典籍，有 2 570 余种，今不传者十之七八，故具有极高的文献史料价值。

《太平御览》之方术部、疾病部、香部、药部等，以类书的体例收载了大量北宋以前的医学文献史料，内容包括医事制度、疾病防治、药物炮制、针灸疗法、食疗养生、医家传记、方剂配伍，以及医经注释、脏腑理论、疾病理论、医学典故等医学知识。从文献分类学的角度来看，类书中征引的医学文献，既包括基础医学，也包括临床医学，因而具有"医学类书"的性质。如书中所引医学经典《黄帝内经素问》《黄帝八十一难经》《针灸甲乙经》，医学本草《神农本草经》《吴普本草》《新修本草》，方书著作张仲景撰《伤寒卒病论序》、东晋范汪撰《范汪方》、南朝宋刘宏撰《典术》、南朝齐龚庆宣撰《鬼遗方序》、佚名撰《千金序》，针灸学著作三国吴吕博撰《玉匮针经序》，养生学著作北魏高湛撰《养生论》或张湛撰《养生要集》《养性传》，以及三国魏曹植撰《说疫气》、南朝宋沈约撰《徐文伯传》、佚名撰《华佗别传》等，大多已亡佚，因而成为研究秦汉、魏晋南北朝和隋唐时期中国医学史的重要资料宝库。

①［宋］郑樵. 通志：卷六九，艺文略七 [M]. 北京：中华书局，1987：814.
②［宋］尤袤. 遂初堂书目·类书类 [M]// 丛书集成初编. 上海：商务印书馆，1936：24.

《太平御览》中征引的医学文献书目和医史资料，如《黄帝内经素问》《黄帝八十一难经》《针灸甲乙经》《神农本草经》等，保留了北宋翰林医官院、太医局、校正医书局、秘书省等所校宋版医书之前的原貌，因而在中医文献版本学史上也具有相当重要的价值。

（三）《太平御览》的刊刻情况与版本流变

自北宋太平兴国年间《太平御览》刊行以来，历代多有刻本、钞本流传，主要有以下几种：

宋代《太平御览》的版本，有北宋刻本和南宋刻本流传。其中北宋刻本，包括北宋太平兴国八年（983年）国子监原刊本，今已不存；元符二年（1099年）国子监校定刊本，也已不存。南宋刻本，一是南宋庆元年间（1195—1201年）闽刻本，清陆心源曾收藏于皕宋楼，今存于日本静嘉堂文库，系现存《太平御览》的最早刊本[①]。二是南宋庆元五年（1199年）蜀刻本，即南宋蒲叔献刊本，书前有庆元五年七月蒲叔献撰《太平御览序》。今日本存残卷二部，一部收藏于宫内省图书寮（即今日本宫内厅书陵部），另一部收藏于京都东福寺[②]。南宋周必大（1126—1204年）撰《文苑英华序》记载了《太平御览》闽刻本和蜀刻本流传的情况，"臣伏睹太宗皇帝丁时太平，以文化成天下，既得诸国图籍，聚名士于朝，诏修三大书，曰《太平御览》，曰《册府元龟》，曰《文苑英华》，各一千卷。今二书闽、蜀已刊，惟《文苑英华》，士大家绝无仅有"[③]。三是南宋光宗刻本，周生杰在《〈太平御览〉宋代版本考述》一文中，引日本学者岛田翰的考证以及平安时代中山忠亲（1131—1195年）撰《山槐记》记载，指出"知系光宗后刊本"[④]，但中国史书却无此版本记载。

---

① ［日本］河田罴，撰. 静嘉堂秘籍志: 卷二九，子部七·类书类 [M]. 杜泽逊，李寒光，张学谦，等点校. 上海: 上海古籍出版社，2016: 1086-1087.

② ［日本］涩江全善，森立之，撰. 经籍访古志: 卷五，子部下·类书类 [M]. 杜泽逊，班龙门，点校. 上海: 上海古籍出版社，2014: 171.

③ ［宋］周必大. 平园续稿: 卷一五，文苑英华序. 庐陵周益国文忠公集: 卷五五 [M]. 周必大全集，第2册. 王蓉贵，［日］白井顺，点校. 成都: 四川大学出版社，2017: 518.

④ 周生杰. 《太平御览》宋代版本考述 [J]. 开封大学学报，2007，21（1）: 16.

明代《太平御览》的版本，有刻本和钞本两种流传。其中《太平御览》的明刻本，包括：一是明万历元年（1573年）倪炳刻本，始于明穆宗隆庆五年（1571年），成书于明神宗万历元年（1573年），卷首有万历元年黄正色《序》；二是明万历元年（1573年）晋阳刘衙刻本；三是明万历二年（1574年）周堂铜活字印本，明隆庆二年（1568年）始印，明万历二年（1574年）成书，卷首有万历二年常熟周堂识。《太平御览》的明钞本，包括：一是明永乐六年（1408年）成书的《永乐大典》钞本，采用"用韵以统字，用字以系事"的编撰体例，收载了《太平御览》中的内容，今已残缺不全；二是夏良胜百卷钞本，据明夏良胜《东洲初稿》卷三《进书朝见启》记载"谨以录本《太平御览》一百卷，随朝进者"[①]，可知夏良胜向朝廷进献之《太平御览》钞本，仅为100卷；三是会稽钮氏世学楼抄《太平御览》一千卷，宋李昉等辑；四是蓝格钞本、影宋钞本、天一阁藏绵纸蓝格钞本和其他钞本等[②]。

清代《太平御览》的版本，有刻本和钞本两种流传。其中《太平御览》的清刻本，有嘉庆九年（1804年）至十四年（1809年）张海鹏从善堂刻本，嘉庆十二年（1807年）至十七年（1812年）鲍氏崇城刻本，其他刻本还包括"汪昌序活字本""广东重刊鲍氏本"和"石印鲍氏本"等[③]。《太平御览》的清钞本，主要指乾隆年间官修《钦定四库全书》本。

民国时期《太平御览》的版本，主要以影印本流传。如张元济主编《四部丛刊三编》影宋刊本，以南宋蜀刻本为主，所缺部分取静嘉堂文库所藏南宋闽刻本残卷和日本活字本补足，1935年12月由商务印书馆出版，共136册，是目前流行的内容和体例最为完整的版本[④]。

新中国时期《太平御览》的版本，包括影印本和校点本两种。关于影印本，1960年2月，中华书局用上海涵芬楼影印宋本复制重印，共4册，即中华

---

① ［宋］夏良胜. 东洲初稿：卷三，进书朝见启［M］// 景印文渊阁四库全书，第1269册. 台北：商务印书馆，1986：770.

② 中国古籍善本书目编辑委员会，编. 中国古籍善本书目：卷一九，子部·类书类［M］. 上海：上海古籍出版社，1996：791-792.

③ 杨绳信，编纂. 增订中国版刻综录［M］. 西安：陕西人民出版社，2014：422-985.

④ 张元济. 张元济全集：第9卷，古籍研究著作［M］. 北京：商务印书馆，2009：364.

书局影印本，后多次重印①。1985 年 12 月，李昉等撰《太平御览》1 000 卷，由上海书店出版社据商务印书馆 1936 年版重印，共 21 册。2008 年 4 月，上海古籍出版社据文渊阁《四库全书》本，影印出版李昉等撰《太平御览》1 000 卷，共 9 册。关于校点本，1994 年 7 月，夏剑钦、王巽斋、王晓天等校点《太平御览》1 000 卷，由河北教育出版社出版，共 8 册。该书以《四部丛刊三编》影印宋刊本为底本，参考鲍本、《四库全书》本和有关引书的今通行本，以简体汉字排印刊行。2000 年 3 月重印②。

二、《太平御览》"方术部"中医药学知识的主要内容

《太平御览》"方术部"包含"养生"和"医"两大部分内容，收载了宋代以前中医养生学、医家人物传记等文献资料及其医学知识。

（一）《太平御览》"方术部"中"养生"的内容

《太平御览》卷七二〇《方术部一·养生》收载了大量宋以前养生的内容。何谓养生？养生又称摄生、道生、卫生、保生等，最早见于《庄子·内篇·养生主》"文惠君曰：'善哉！吾闻庖丁之言，得养生焉'"③。养生是根据人体生命发展的规律，通过"精神养生、四时养生、饮食养生、起居作息与养生、睡眠养生、养生气功、房事与养生、保健针灸按摩、药物养生、因人养生、部位养生和区域养生"④等理论与方法，实现颐养生命、增强体质、预防疾病和延年益寿的一种与医学有紧密关联的活动。

1.《太平御览》"方术部"中"养生"的主要原则

中国古代养生学既有丰富的理论基础，又有较强的实践基础。《太平御览》卷七二〇《方术部一》引《淮南子》载："凡治身养性，节寝处，适饮食，

① 聂崇岐. 重印太平御览前言. ［宋］李昉，等. 太平御览：卷首［M］. 北京：中华书局，1960：4.

② 夏剑钦. 第一版前言. ［宋］李昉，等编纂. 太平御览：卷七二〇，方术部一·养生［M］. 夏剑钦，等校点. 石家庄：河北教育出版社，2000：2.

③ ［战国］庄周. 庄子·内篇·养生主［M］. 王岩峻，吉云，译注. 太原：山西古籍出版社，2003：31.

④ 宋一同. 中医养生学［M］. 北京：中国纺织出版社，2015：1.

和喜怒，便动静，而邪气自不生。"①《太平御览》中列举的养生原则，大体可归纳为以下几个方面。

一是天人相应，顺乎自然，"是中医养生的指导思想"②。《太平御览》卷七二〇《方术部一》引用了多部著作中的养生内容解释这一理论。如引儒家经典《易》载："天地之大德曰生。"③东周战国时期吕不韦撰《吕氏春秋》载："凡生之长也，顺之也。使生不顺者，欲也。"④三国魏嵇康撰《养生论》是中国古代有名的养生学著作，书中提出了"五难"的观点，指出"养生有五难：名利不减，此一难也；喜怒不除，此二难也；声色不去，此三难也；滋味不绝，此四难也；神虑精散，此五难也。五者必存，虽心希难老，口诵至言，咀嚼英华，呼吸太阳，不能不夭其年也。五者无于胸中，则信顺日深，玄德日全，不祈喜而自福，不求寿而自延，此养生大理所归也。"⑤葛洪撰《神仙传》载："彭祖云：养寿之道，但莫伤之而已。夫冬温夏凉，不失四时之和，所以适身也。美色淑姿，安闲性乐，不致思欲之感，所以通神也。车服威仪，知足无求，所以一志也。八音五色，以养视听之欢，所以导心也。凡此皆以养寿，而不能斟酌之者，反以速患。"⑥佚名撰《老子养生要诀》载："无久行，无久坐，无久立，无久卧，无久视，无久听。不饥强食则脾劳，不渴强饮则胃胀。体欲少劳，食欲长少。劳则勿过，少勿令虚。冬则朝勿虚，夏则夜勿饱。早起不在鸡鸣前，晚起不过日出后。心内澄则真人守其位，气内定则邪物去其身。行欺诈则神悲，行争竞则神沮。轻侮于人当减算，杀害于物必伤年。

---

①[宋]李昉，等编纂. 太平御览：卷七二〇，方术部一·养生[M]. 夏剑钦，等校点. 石家庄：河北教育出版社，2000：603.

②李德新，刘燕池. 中医基础理论[M]. 2版. 北京：人民卫生出版社，2016：793.

③[宋]李昉，等编纂. 太平御览：卷七二〇，方术部一·养生[M]. 夏剑钦，等校点. 石家庄：河北教育出版社，2000：600.

④[宋]李昉，等编纂. 太平御览：卷七二〇，方术部一·养生[M]. 夏剑钦，等校点. 石家庄：河北教育出版社，2000：602.

⑤[宋]李昉，等编纂. 太平御览：卷七二〇，方术部一·养生[M]. 夏剑钦，等校点. 石家庄：河北教育出版社，2000：605.

⑥[宋]李昉，等编纂. 太平御览：卷七二〇，方术部一·养生[M]. 夏剑钦，等校点. 石家庄：河北教育出版社，2000：606.

行一善则魂神欢，除一恶则魄神喜。魂神欲人生，魄神欲人死。常欲宽泰自居，恬淡自守，则神形安静，灾病不生。"①

二是形神相亲，表里俱济。中医养生学非常重视形体和精神的整体调摄，"提倡形神共养，做到养形调神，守神全形，使得形体强壮而精神健旺"②。《太平御览》卷七二〇《方术部一》引东周春秋时期《文子》载："太上养神，其次养形。神清意平，百节皆宁，养生之本也。肥肌肤，充腹肠，开嗜欲，养生之末也。"③又引三国魏嵇康撰《养生论》载："是以君子知形恃神以立，神须形以存。悟生理之易失，知一过之害生，故修性以保神，安心以全身，爱憎不栖于情，忧喜不留于心，泊然无感而体气和平。又呼吸吐纳，服食养身，使形神相亲，表里俱济也。"④这些内容强调了形神统一、表里俱济的重要性。

三是爱精养体，服气炼神。修养调摄心性的根本目的，是实现人体精、气、神的统一。《太平御览》卷七二〇《方术部一》引《庄子》载："吹呴呼吸，吐故纳新，熊经鸟伸，为寿而已矣。此道引之士，养形之人也。"⑤东晋葛洪撰《神仙传》载："人能爱精养体，服气炼神，则万神自守。其不然者，营卫枯疲，万神自逝，非思念所留者也。"⑥东晋葛洪《抱朴子》载："城阳郤俭，少时行猎，堕空冢中，饥饿，见冢中先有大龟，数数回转，所向无常，张口吞气，或俯或仰。俭素亦闻龟能导引，乃试随龟所为，遂不复饥。百余日后，人有偶窥冢中，见俭而出之。后竟能咽气断谷。魏王拘置土室中闲试之，一年不食，颜色悦泽，气力自若。"⑦

①［宋］李昉，等编纂. 太平御览：卷七二〇，方术部一·养生［M］. 夏剑钦，等校点. 石家庄：河北教育出版社，2000：602.

② 李德新，刘燕池. 中医基础理论［M］. 2版. 北京：人民卫生出版社，2016：794.

③［宋］李昉，等编纂. 太平御览：卷七二〇，方术部一·养生［M］. 夏剑钦，等校点. 石家庄：河北教育出版社，2000：602.

④［宋］李昉，等编纂. 太平御览：卷七二〇，方术部一·养生［M］. 夏剑钦，等校点. 石家庄：河北教育出版社，2000：605.

⑤［宋］李昉，等编纂. 太平御览：卷七二〇，方术部一·养生［M］. 夏剑钦，等校点. 石家庄：河北教育出版社，2000：607.

⑥［宋］李昉，等编纂. 太平御览：卷七二〇，方术部一·养生［M］. 夏剑钦，等校点. 石家庄：河北教育出版社，2000：607.

⑦［宋］李昉，等编纂. 太平御览：卷七二〇，方术部一·养生［M］. 夏剑钦，等校点. 石家庄：河北教育出版社，2000：608.

四是修养之道，摒除七情六害。七情，即喜、怒、忧、思、悲、恐、惊七种情志变化。七情分属于五脏，以喜、怒、思、悲、恐为代表，称五志。"七情内伤"可导致气机紊乱、脏腑阴阳气血失调，六淫外感之邪趁机而入，从而发生疾病①。《太平御览》卷七二〇《方术部一》引佚名撰《老子养生要诀》载："若能摄生者，当先除六害，然后可以延驻。何名六害？ 一曰薄名利，二曰禁声色，三曰廉货财，四曰损滋味，五曰屏虚妄，六曰除疽妒。六者若存，则养生之道徒设耳。盖未见其有益也，虽心希妙理，口念真经，咀嚼英华，呼吸景象，不能补其促矣。"②

2.《太平御览》"方术部"中"养生"的主要方法

《太平御览》"方术部"中收载的养生方法，主要包括以下六个方面。

一是精气养生。《太平御览》卷七二〇《方术部一》引东晋虞预著《会稽典录》载："王充年渐七十，乃作养生之书，凡十六篇，养气自守，闭明塞聪，爱精自辅，服药导引，庶几获道。"③佚名传《修养杂诀》载："老子云：'玄牝之门，是谓天地根。绵绵若存，用之不勤。'言口鼻也。天地之门以吐纳阴阳生死之气。每至旦，面向午，展两手于膝之上，徐按捋百节，口吐浊气，鼻引清气，所以吐故纳新。是蹙气良久，徐徐吐之，仍以左右手上下前后拓。取气之时，意想太和，元气下入毛际，流于五脏，四支皆受其润，如山纳云，如地受泽。若气通则竟腹中咽，咽转动。若得十通，即竟，身体润泽而色光涣，耳目聪明，饮食有味，气力倍加，诸疾去矣。"④唐吴筠撰《著生论》载："大凡著生，先调元气。身有四气，人多不明。四气之中，各主生死。"⑤《养

① 李德新，刘燕池. 中医基础理论（第2版）[M]. 北京：人民卫生出版社，2016：532.

② [宋] 李昉，等编纂. 太平御览：卷七二〇，方术部一·养生 [M]. 夏剑钦，等校点. 石家庄：河北教育出版社，2000：601.

③ [宋] 李昉，等编纂. 太平御览：卷七二〇，方术部一·养生 [M]. 夏剑钦，等校点. 石家庄：河北教育出版社，2000：605.

④ [宋] 李昉，等编纂. 太平御览：卷七二〇，方术部一·养生 [M]. 夏剑钦，等校点. 石家庄：河北教育出版社，2000：608.

⑤ [宋] 李昉，等编纂. 太平御览：卷七二〇，方术部一·养生 [M]. 夏剑钦，等校点. 石家庄：河北教育出版社，2000：608.

生要·伏气经》载："道者，气也，宝气得道长存。神者，精也，宝精则神明长生。精者，血脉之川流，守骨之灵神。精去则骨枯，骨枯则死矣，是以道者务宝其精。从夜半至日中为生气时，正僵仆，瞑目握固，闭气不息，于心中数至二百，乃口吐气出之，曰增息。如此身神具，五藏（脏）安。能闭气数至二百五十，华盖明，耳目聪，举无病，邪不入。宝气，一名曰行气，一名长息。其法：正僵仆，徐漱澧泉而咽之。因行气，口但吐气，鼻但内气，徐缩引之，莫大极，满者难还入五息，已一息，自可吐也。一息数之至九十息，频伸讫，复为之，满四九三百六十息为一竟，咽之，乃鼻内气也。不尔或令咳，凡内气上外吐气，则气不流自觉周身也。"①

二是饮食养生。中国早期医学经典《黄帝内经》强调"五谷为养，五果为助，五畜为益，五菜为充，气味合而服之，以补精益气"②，极为重视食疗养生的作用。《太平御览》卷七二〇《方术部一》引西晋张华著《博物志》载："魏武帝问封君达养生之术。君达曰：'体欲常劳，食欲常少，劳无过虚。省肥浓，节咸酸，减思虑，损喜怒，除驰逐，慎房室。春夏施写，秋冬闭藏。'武帝行之，有效。"③高湛《养生论》载："王叔和，高平人也。博好经方，洞识摄生之道。尝谓人曰：'食不欲杂，杂则或有所犯，当时或无灾患，积久为人作疾。'寻常饮食，每令得所多餐，令人彭亨短气，或致暴疾。夏至秋分，少食肥腻饼臛之属，此物与酒食瓜果相妨，当时不必习病，入秋节变，阳消阴息，寒气忽至，多诸暴卒，良由涉夏取冷大过，饮食不节故也。而不达者皆以病至之日便谓是授病之始，而不知其所由来者渐矣。岂不惑哉？"④强调合理地调配饮食，使之更有利于人体健康。

---

①［宋］李昉，等编纂. 太平御览：卷七二〇，方术部一·养生 [M]. 夏剑钦，等校点. 石家庄：河北教育出版社，2000：607-608.

② 郭霭春. 黄帝内经素问校注：卷七，藏气法时论篇第二十二 [M]. 北京：人民卫生出版社，2015：233.

③［宋］李昉，等编纂. 太平御览：卷七二〇，方术部一·养生 [M]. 夏剑钦，等校点. 石家庄：河北教育出版社，2000：607.

④［宋］李昉，等编纂. 太平御览：卷七二〇，方术部一·养生 [M]. 夏剑钦，等校点. 石家庄：河北教育出版社，2000：607.

三是运动养生。《太平御览》卷七二〇《方术部一》引西晋陈寿撰《三国志·魏书》载:"吴普尝问道于华佗,佗谓普曰:人体欲得劳动,但不当使极耳。如摇动则谷气易消,血脉通流,病不得生。譬犹户枢不蠹,流水不腐,以其常动故也。是以仙者及汉时有士君,旧为导引之事,熊经鸱顾,引挽腰体,动诸关节,以求难老。吾有一术,名五禽之戏,汝可行之。一曰虎,二曰鹿,三曰熊,四曰猿,五曰鸟。亦以除疾,并利蹄足,以当导引。体中不快,起作一禽之戏。普施行之,遂年九十余。"① 这是有关华佗"五禽戏"运动养生术的最早记载,通过模仿虎、鹿、熊、猿、鸟五种动物的运动姿势,达到强身健体、抵御疾病的目的。

四是房事养生。《太平御览》卷七二〇《方术部一》引晋葛洪《抱朴子》载:"凡养生者,欲令多闻而贵要,博见而择善。偏修一事,不足必赖也。又好事之徒,各伏其所长。知玄素之术者则曰:'惟房中之术可以度世矣。'明吐纳之道者则曰:'惟行气足以延寿矣。'知屈伸之法者则曰:'惟导引可以难老矣。'知草木之方者则曰:'惟奇药可以无穷矣。'学道之不能成就,由乎偏枯之若此也。"又引东汉班固撰《白虎通》载:"男子六十闭房户,所以辅衰故,重性命也。"② 强调了房事养生的意义和房事不节的危害。

五是药物养生。《太平御览》卷七二〇《方术部一》引三国魏嵇康撰《养生论》载:"推此而言,凡所食之气,蒸性染身,莫不相应。岂惟蒸之使重而无使轻,害之使暗而无使明,薰之使黄而无使坚,芬之使香而无使延哉?故神农曰'上药养命,中药养性'者,诚知性命之理因辅养以通也。而世人不察,惟五谷是嗜,声色是耽;目惑玄黄,耳务淫哇;滋味煎其腑脏,醴醪煮其肠胃,香芳腐其骨髓,喜怒悖其正气,思虑消其精神,哀乐殃其平粹。夫以蕞尔之躯,攻之者非一途;易竭之身,而内外受敌;身非木石,其能久乎?"③ 又

---

① [宋]李昉,等编纂. 太平御览:卷七二〇,方术部一·养生[M]. 夏剑钦,等校点. 石家庄:河北教育出版社,2000:607.

② [宋]李昉,等编纂. 太平御览:卷七二〇,方术部一·养生[M]. 夏剑钦,等校点. 石家庄:河北教育出版社,2000:605.

③ [宋]李昉,等编纂. 太平御览:卷七二〇,方术部一·养生[M]. 夏剑钦,等校点. 石家庄:河北教育出版社,2000:606.

引东晋时期佚名撰《刘根别传》载："取七岁男齿女发，与己劲垢合烧，服之一岁，则不知老；常为之，使老有少容也。"① 由此可见，服用一定的保健药品，具有延缓衰老、健体强身的作用。

六是针灸按摩养生。《太平御览》卷七二〇《方术部一》引佚名撰《养生要》载："起，东向坐，以两手相摩令热。以手摩额，上至顶上，满二九止，名曰存泥丸。又清旦初起，以两手人两耳极上下之，二七止，令人不聋。次缩鼻闭气，右手从头上引左耳，二七止。次引两发鬓举之，令人血气流通，头不白。又摩手令热，以摩身体，从上至下，名干浴。令人胜风寒、时气、寒热、头痛，百病皆除。"② 可知，针灸按摩有助于疏通经络，促进血液循环，提高人体免疫力。

3.《太平御览》"方术部"中"养生"知识的主要来源

《太平御览》"方术部"中"养生"内容，主要来源于通论类、食补类和史地类养生文献，共25种，包含儒家、道家、佛家、医家等提倡的各种养生学知识。由于宋朝政府推崇道教，养生知识中有关道教仙传著作的引用极为丰富，主要包含以下三大类。

一是通论类文献，主要阐述养生的目的、原则、理论和指导思想。如儒家典籍《易》《传》，东周春秋时期文子撰《文子》，战国时期庄周等撰《庄子》、韩非撰《韩非子》、吕不韦等撰《吕氏春秋》，汉刘安等撰《淮南子》、班固撰《白虎通》、桓谭撰《新论》，三国魏稽康撰《养生论》，东晋葛洪撰《神仙传》《抱朴子》、虞预撰《会稽典录》，北魏高湛撰《养生论》（或为东晋张湛撰《养生要集》），南朝梁陶弘景撰《养性延命录》、佚名撰《刘根别传》，唐吴筠撰《著生论》，佚名撰《老子养生要诀》《养生要录》《修养杂诀》《守九精法言》等。

---

① ［宋］李昉，等编纂. 太平御览：卷七二〇，方术部一·养生 [M]. 夏剑钦，等校点. 石家庄：河北教育出版社，2000：605.

② ［宋］李昉，等编纂. 太平御览：卷七二〇，方术部一·养生 [M]. 夏剑钦，等校点. 石家庄：河北教育出版社，2000：607.

二是丹药类文献，主要阐述通过服用各种炼制的丹药实现延年长身之道的方法。如晋葛洪撰《抱朴子》等，论述了丹药的炼制方法及其在预防疾病、强身健体方面的应用和效果。

三是史地类文献，主要介绍了历史上某些人物养生的故事。如三国陈寿撰《三国志》、西晋张华撰《博物志》等，记载了魏晋南北朝时期有名养生人物的生平事迹、养生方法和撰述情况等。

4.《太平御览》"方术部"中"养生"的特点

《太平御览》"方术部"中养生内容，详细地阐释了宋代以前养生学强调的"太上养神，其次养形。神清意平，百节皆宁，养生之本也。肥肌肤，充腹肠，开嗜欲，养生之末也""凡养生者，欲令多闻而体要，博见而择善""养寿之道，但莫伤之而已"的重要观点，对宋代养生学的发展产生了重要影响。虽然《太平御览》中没有直接引用《黄帝内经》的语句，但书中征引的其他养生文献及其强调的养生学观点，和中医学著作中的内容极为一致，一方面强调人们通过自身修炼的方法实现养生目的，另一方面也可以通过学习他人的方法而实现养生目的，如引《新论》载西汉曲阳侯王根"迎方士西门君惠，从其学养生却老之术"[①]。

可见，《太平御览》征引了宋以前绝大多数养生学著作中的知识，充分反映了宋朝最高统治者和类书编撰者李昉等对养生学的重视和需求。《太平御览》中保存的养生文献书目、养生理论和养生实践，其原著大多已失传，少部分著作收藏在《道藏》之中，故而具有极其重要的学术价值和史料价值。

（二）《太平御览》"方术部"中"医"的内容

《太平御览》卷七二一至卷七二四《方术部·医》，是宋朝政府编撰的宋以前医学人物传记资料汇编，共收载医家93人。自唐甘伯宗撰《名医传》失传以后，《太平御览·方术部》中"医"是中国现存较早的官修医学人物传记著作，不仅收载了先秦、秦汉、三国、南北朝、隋唐以来93位著名医家传记，而

---

① ［宋］李昉，等编纂. 太平御览：卷七二〇，方术部一·养生 [M]. 夏剑钦，等校点. 石家庄：河北教育出版社，2000：605.

且也收载了历代医事制度、医学病案等内容。其文献来源于儒家经典、历代正史、别史、医学著作等，具有相当重要的医史文献学价值。

1.《太平御览》"方术部"中"医"所载历代名医

(1) 夏代之前名医

《太平御览》"方术部"中"医"所载夏代之前医学家，共5人，包括名医伏羲、神农、雷公、岐伯和巫咸。如伏羲，中国上古时期药物学和针灸学的创始人之一，"味百药"，"制九针"。《太平御览》引西晋皇甫谧《帝王世纪》载伏羲"尝味百药而制九针，以拯夭枉焉"[①]。神农，中国上古时期农业和医药的发明者，辨识各种药物，后世有托名神农撰《神农本草经》4卷、《神农黄帝食禁》7卷。《太平御览》引《帝王世纪》载神农"尝味草木，宣药疗疾，救天伤之命。百姓日用而不知，著《本草》四卷"[②]。

岐伯，黄帝时期名医，精于药物、针灸、脉理、藏象、按摩、养生等，后世有托名岐伯撰医书8种，《太平御览》引《帝王世纪》"帝使岐伯尝味草木，典主医病。《经方》《本草》《素问》之书咸出焉"[③]。雷公，黄帝时期名医，精于医学之道和针灸学，后世有托名雷公撰《雷公药对》4卷。《太平御览》引《黄帝内经素问》载："黄帝坐明堂，召雷公而问之曰：'子知医之道乎？'雷公对曰：'诵而未能解，解而未能别，别而未能明，明而未能彰。足以治群僚，不足治侯王。愿得受树天之度，四时阴阳合之，别星辰与日月光，以彰经术，后世益明。上通神农，著至教，疑于二皇。'黄帝曰：'善。无失之，此皆阴阳表里上下雌雄相输应也，而道上知天文，下知地理，中知人事，可以长久，以教众庶，亦不疑殆，医道论篇，可传后世，可以为宝。'"[④] 这段引文

①［宋］李昉，等编纂. 太平御览：卷七二一，方术部二·医一 [M]. 夏剑钦，等校点. 石家庄：河北教育出版社，2000：612.

②［宋］李昉，等编纂. 太平御览：卷七二一，方术部二·医一 [M]. 夏剑钦，等校点. 石家庄：河北教育出版社，2000：612.

③［宋］李昉，等编纂. 太平御览：卷七二一，方术部二·医一 [M]. 夏剑钦，等校点. 石家庄：河北教育出版社，2000：612.

④［宋］李昉，等编纂. 太平御览：卷七二一，方术部二·医一 [M]. 夏剑钦，等校点. 石家庄：河北教育出版社，2000：612.

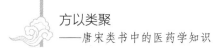

来源于《黄帝内经素问》卷二十三《著至教论篇第七十五》，保存了宋朝政府天圣四年（1026年）前首次校正该书的内容，指出学医之道的实质是"上知天文，下知地理，中知人事"。

巫咸，尧帝时期名医，"能祝延人之福，愈人之病，祝树树枯，祝鸟鸟坠"，《太平御览》引《世本》载"巫咸，尧臣也。以鸿术为帝尧之医"[①]。

（2）春秋战国时期名医

《太平御览》"方术部"中"医"所载春秋战国时期医学家，共11人，包括名医医缓、医和、扁鹊、扁鹊长兄、扁鹊仲兄、秦国无名医、文挚、矫氏医、俞氏医、卢氏医和鲁国无名医。

医缓，春秋时期秦国名医。其姓、生卒年不可考，名缓，因其任医官，史称医缓，其事迹见《左传·成公十年》。《太平御览》卷七二一《方术部二·医》引《左传》载：

> 晋侯疾，求医于秦，秦伯使医缓为之（缓，医名。为，犹治也）。未至，公梦疾为二竖子，曰："彼良医也，惧伤我焉，逃之。"其一曰："居肓之上，膏之下，若我何？"（肓，心鬲也。心下为膏。）医至，曰："疾不可为也，在肓之上，膏之下，攻之不可，达之不及，药不至焉。不可为也。"公曰："良医也。"厚为之礼而归之。[②]

《左传》中记载公元前581年晋景公患病和秦国名医医缓诊治的医案，是中国历史上有名的"病入膏肓"之由来，说明病情特别严重，无法医治。

医和，春秋时期秦国名医，曾为晋平公治病。医和提出了"六淫致病"的观点，是中国古代最早提出"六淫致病"的医学家，反映了当时对疾病病因的认识水平。《太平御览》卷七二一《方术部二·医》引《左传·昭公元年》载：

---

①〔宋〕李昉，等编纂. 太平御览：卷七二一，方术部二·医一[M]. 夏剑钦，等校点. 石家庄：河北教育出版社，2000：612.

②〔宋〕李昉，等编纂. 太平御览：卷七二一，方术部二·医一[M]. 夏剑钦，等校点. 石家庄：河北教育出版社，2000：610-611.

晋侯求医于秦伯，秦伯使医和视之，曰："疾不可为也。是谓近女室，疾如蛊（惑疾）。非鬼非食，惑以丧志（惑女色而失志）。良臣将死，天命不佑。"（良臣不匡救君过，故将死而不为天所右。）公曰："女不可近乎？"对曰："节之。先王之乐，所以节百事也。故有五节（五声之节）。迟速本末以相及，中声以降，五降之后，不容弹矣。于是有烦手淫声，慆堙心耳，乃忘平和，君子弗听也。物亦如之，至于烦，乃舍也已，无以生疾。君子之近琴瑟，以仪节也，非以慆心也。天有六气（谓阴阳风雨晦明也）。降生五味，发为五色，征为五声。淫生六疾。六气曰阴、阳、风、雨、晦、明也。分为四时，序为五节，过则为灾。阴淫寒疾，阳淫热疾，风淫末疾，雨淫腹疾，晦淫惑疾，明淫心疾。女，阳物而晦时，淫则生内热惑蛊之疾。今君不节、不时，能无及此乎？"赵孟曰："何谓蛊？"对曰："淫弱惑乱之所生也。于文皿虫，血为蛊，谷之飞亦为蛊，在《周易》，女惑男，风落山，谓之蛊，皆同物也。"赵孟曰："良医也。"厚其礼而归之。[①]

秦国名医医和诊治晋平公疾病的这则医案发生在公元前541年。在和晋平公的谈话中，医和不仅详细地解释了晋平公发生疾病的原因，而且完整地使用了阴阳、四时、五行、五声、五色、五味、六气等中医病因学和诊断学的概念，对后世中医学理论发展有一定的推动作用。其提出的外感"六淫致病"学说，成为先秦时期中医学病因理论发展的重大创新。

鲁国无名医，医术高超，曾为孔子诊病。《太平御览》卷七二四《方术部五·医》引《公孙尼子》"孔子有疾，哀公使医视之，医曰：'居处饮食何如？'子曰：'丘春之居葛笼，夏居密阳，秋不风，冬不炀。饮食不馈，饮酒不劝。'医曰：'是良药也。'"[②]此处之无名医，可能为官医，熟知居处、饮食与疾病

---

①［宋］李昉，等编纂. 太平御览: 卷七二一, 方术部二·医一 [M]. 夏剑钦，等校点. 石家庄: 河北教育出版社，2000: 611.

②［宋］李昉，等编纂. 太平御览: 卷七二四, 方术部五·医四 [M]. 夏剑钦，等校点. 石家庄: 河北教育出版社，2000: 636.

的关系。战国时期秦国无名医，治秦王痔疮。《太平御览》卷七二四《方术部五·医》引《庄子》载："秦王有病召医，舐痔者得车五乘也。"又引《韩子》："医善吮人肠，含人血，非有肌骨之亲也，利之所加也。"[①]

秦越人，渤海郡郑人，一名缓，号卢医、扁鹊，战国时期名医，精于切脉诊断方法和小儿科，奠定了中医望、闻、问、切临床诊断学和治疗学的基础。撰《黄帝八十一难经》1部（一作不分卷，又作2卷、3卷和5卷）、《扁鹊内经》9卷、《扁鹊外经》12卷等。其生平事迹，西汉司马迁撰《史记》卷一〇五《扁鹊仓公列传》记载较详。《太平御览》全文征引了《史记》原文，保存了扁鹊给赵简子、蔡桓侯、虢国太子、齐桓侯、赵贵女治病的医案。又引《列子》载："鲁公扈、赵齐婴二人有疾，同请扁鹊求治。扁鹊治之，同愈。谓曰：'汝曩之所疾，自外而干腑脏，固药石之所已。今有偕生之病，与体偕长，为汝攻之何如？'二人曰：'愿先闻其验。'扁鹊谓公扈曰：'汝志强而气弱，故足于谋而寡于断；齐婴志弱而气强，故少于虑而伤于专；若换汝之心，则均于善矣。'遂饮二人毒酒，迷死三日，剖胸探心，易而置之，投以神药，既寤如初。"[②] 从"剖腹易心"[③] 医案可知，扁鹊掌握了高超的麻醉技术、脏腑知识和手术疗法。此外，《太平御览》引《鹖冠子》载"扁鹊兄弟三人并善医，魏文侯问曰：'子昆弟三人孰最善？'对曰：'长兄视色，故名不出家。仲兄视毫毛，故名不出门。鹊针人血脉，投人毒药，故名闻诸侯'"[④]，可知扁鹊长兄、仲兄两人，亦为当时名医。在治疗方面，扁鹊能熟练地运用针灸、汤药和外治等多种综合疗法。

文挚，宋国商丘人，战国时期名医，精于医，兼有异术，被齐闵王所杀。《太平御览》卷七二四《方术部五·医》引《列子》载："龙叔谓文挚曰：'子之

①［宋］李昉，等编纂.太平御览：卷七二四，方术部五·医四 [M].夏剑钦，等校点.石家庄：河北教育出版社，2000：635.

②［宋］李昉，等编纂.太平御览：卷七二四，方术部五·医四 [M].夏剑钦，等校点.石家庄：河北教育出版社，2000：635.

③［东周］列御寇，著.列子译注·汤问第五 [M].白冶钢，译注.上海：上海三联书店，2018：194.

④［宋］李昉，等编纂.太平御览：卷七二四，方术部五·医四 [M].夏剑钦，等校点.石家庄：河北教育出版社，2000：636.

术微矣！吾有疾，子能已乎？'文挚即命龙叔背明而立，文挚从向明望之，既而曰：'嘻！吾见子之心矣！方寸之地虚矣，几圣人也。子心六孔流通，一孔不达（旧说圣人心七孔）。今以圣智为疾者，或由此乎矣！'"①又引《吕氏春秋》载："齐王疾，使人之宋迎文挚。文挚至，视王疾，谓太子曰：'非怒则王疾不可治，怒王则文挚死。'太子曰：'苟已王疾，臣与母以死争之，愿先生勿患也。'文挚曰：'诺。'与太子期而将往不当者三，齐王固已怒。文挚至，不解履，登床履王衣问疾，王怒，不与言，挚因出，固辞以重怒王，王吐而起，疾乃遂已。王不悦，果以鼎生烹挚。太子与母合争之，不得。夫忠于平世易，忠于浊世难也。"②文挚用"激怒法"治愈齐闵王所患疾病，却惨遭无辜杀害，殊为可惜。

矫氏医、俞氏医、卢氏医，战国时期名医，曾治愈隋国大夫季梁所患疾病。《太平御览》卷七二四《方术部五·医》引《列子》载：

> 杨朱之友季梁得疾，七日大渐。其子请三医：一曰矫氏，二曰俞氏，三曰庐氏（庐氏，《列子·力命篇》作"卢氏"），脉其所疾。矫氏谓季梁曰："汝寒温不节，虚实失度，疾由饥饱色欲，精虑烦散，非人非鬼。虽渐，可攻也。"季梁曰："众医也，亟屏之。"俞氏曰："汝始则胎气不足，乳湩有余。病非一朝一夕之故，其所由来者渐矣，弗可已也。"季梁曰："良医也，且食之。"庐氏（卢氏）曰："汝病不由天，亦不由人，亦不由鬼。禀生受形，既有制之者，亦有知之者矣。药石其如汝何？"季梁曰："神医也，重贶遣之。"俄而季梁病自瘳。③

从《太平御览》所引《列子》来看，季梁提出了众医、良医、神医的看法，

---

①［宋］李昉，等编纂. 太平御览：卷七二四，方术部五·医四[M]. 夏剑钦，等校点. 石家庄：河北教育出版社，2000：635.

②［宋］李昉，等编纂. 太平御览：卷七二四，方术部五·医四[M]. 夏剑钦，等校点. 石家庄：河北教育出版社，2000：636.

③［宋］李昉，等编纂. 太平御览：卷七二四，方术部五·医四[M]. 夏剑钦，等校点. 石家庄：河北教育出版社，2000：635.

矫氏、俞氏、卢氏三位医人善于诊断疾病。

医竘，战国时期秦国名医，医术高明，擅长治疗疮肿、痈疽、痔疮等外科疾病，曾为周宣王割痤、秦惠王疗痔，并医治好张子背肿等疑难杂病。《太平御览》卷七二四《方术部五·医》引《尸子》载："有医竘者，秦之良医也。为宣王割痤，为惠子疗痔，皆愈。张子之背肿，命竘治之，谓医竘曰：'背非吾背也，任子制焉。'治之遂愈。竘诚善治疾也，张子委制焉。夫身与国亦犹此，必有所委制然后治。"①

公孙绰，战国时期鲁国医人，善医术，治偏枯病有效。《太平御览》卷七二四《方术部五·医》引《吕氏春秋》载："鲁有公孙绰者，告人曰：'我能治偏枯，今吾倍为偏枯之药，则可以起死人矣。'"②偏枯病，也称偏风，指半身不遂的疾病。

（3）两汉时期名医

《太平御览》"方术部"中"医"所载两汉时期医学家，共14人，包括西汉名医公孙光、公乘阳庆、淳于意、宋邑、冯信、高期、唐安、杜信、李少君、凤纲，东汉名医郭玉、张仲景、卫泛、华佗等。

《太平御览》卷七二一《方术部二·医》引西汉司马迁撰《史记·扁鹊仓公列传》时，介绍了汉代公孙光、公乘阳庆、淳于意、宋邑四位医家及其弟子的事迹。如公孙光，汉初临淄人，西汉医学家，《太平御览》引《史记·扁鹊仓公列传》载"（公孙光）善为古方及传语法。淳于意师之，悉受其书。意欲尽求他精方，光曰：'吾方尽矣，吾身已衰，无所事之。是吾少年所受妙方也，公毋以教人。'意曰：'悉得禁方，幸甚。死不妄传人。'光喜曰：'公后必为国工。临菑（杨）〔阳〕庆有奇方，吾不如之，汝可谨事，必得之。'意遂舍光而事庆焉"③。

---

①［宋］李昉，等编纂. 太平御览：卷七二四，方术部五·医四［M］. 夏剑钦，等校点. 石家庄：河北教育出版社，2000：635-636.

②［宋］李昉，等编纂. 太平御览：卷七二四，方术部五·医四［M］. 夏剑钦，等校点. 石家庄：河北教育出版社，2000：636.

③［宋］李昉，等编纂. 太平御览：卷七二一，方术部二·医一［M］. 夏剑钦，等校点. 石家庄：河北教育出版社，2000：614.

公乘阳庆，汉初临淄人，精医术，善望诊和脉诊，常常用面部五色诊断疾病，著《黄帝扁鹊脉书》一部，是中国医学史上有名的脉学著作。《太平御览》引《史记·扁鹊仓公列传》载："有古先黄帝、扁鹊脉书，五色诊病，知人死生。决嫌疑，定可否，治及药论之书，甚精妙。又家自给富，不肯为人治病，亦不教子孙。后淳于意以父道事之甚谨，庆爱之，尽以其禁方与之，曰：'汝慎勿令我子孙知汝学我此法。'意曰：'谨闻命矣。'意行，用其方，遂尽其妙焉。"①

淳于意，汉初临淄人，任太仓长，培养了大批弟子。《太平御览》引《史记·扁鹊仓公列传》载淳于意"少而喜医方术，更受师同郡元里公乘（杨）〔阳〕庆。庆年七十余，无子，使意尽去其故方，更悉以禁方授之，传黄帝、扁鹊脉书，五色诊疾，知人死生，多验"②，并保存了25则"诊籍"，如齐郎中令循病、菑川王美人怀子而不乳、济北王侍者韩女病、菑川王病、临菑女子薄吾病、齐王侍医遂病、齐丞相舍人奴从朝病、淳于司马病等，是中医学史上现存较早的医案，"以故表籍所诊，期决死生，观所失所得者合脉法"。医治患者包括王侯、官吏、百姓、奴仆，所治疾病有痈疽、气膈、涌疝、风瘅、消瘅、症瘕、迵风、蛲瘕、伤脾、龋齿、厥证、外伤、外感等十余类普通疾病。

淳于意还培养了许多杰出的医学弟子，如宋邑、冯信、高期、唐安、杜信等，俱为汉初名医。宋邑，汉初临淄人，西汉医学家，精于脉诊之术，《太平御览》引《史记·扁鹊仓公列传》"师仓公，授五诊脉论之术"③。冯信，西汉临淄人，任齐太仓长，汉初名医淳于意学生，"性好医方，精于诊处"，《太平御览》引《史记》"淄川王令就淳于意学方，意教以审法逆顺，论药法，定五味及和剂汤法。信授之，擅名汉世"④，可知冯信受临淄王派遣，向淳于意学

----

①［宋］李昉，等编纂. 太平御览：卷七二一，方术部二·医一 [M]. 夏剑钦，等校点. 石家庄：河北教育出版社，2000：614.

②［宋］李昉，等编纂. 太平御览：卷七二一，方术部二·医一 [M]. 夏剑钦，等校点. 石家庄：河北教育出版社，2000：614-615.

③［宋］李昉，等编纂. 太平御览：卷七二一，方术部二·医一 [M]. 夏剑钦，等校点. 石家庄：河北教育出版社，2000：616.

④［宋］李昉，等编纂. 太平御览：卷七二二，方术部三·医二 [M]. 夏剑钦，等校点. 石家庄：河北教育出版社，2000：617.

方。高期，精于针灸之学，汉初名医淳于意学生，《太平御览》引《史记》"高期，仕济北王为大医。王遣就仓公淳于意学经脉高下及奇络结，当论俞所居，及气当上下出入邪正逆顺之，宜镵石，定砭灸之法，岁余，亦颇通之"①。唐安，西汉临淄人，雅性好医，汉初名医淳于意学生，《太平御览》引《史记》"仓公淳于意教五诊上下经脉，奇咳，四时应阴阳之法，为齐侍医"②。杜信，汉初名医淳于意学生，《太平御览》引《史记》"高永侯家丞，自知身病，乃专心学医。仓公甚怜之，教以上下经脉、五诊之法"③。

李少君，字灵翼，西汉临淄人，善用药物。汉武帝时期，李少君"以祠灶、谷道、却老方见上"④，受到汉武帝的尊崇。《太平御览》卷七二四《方术部五·医》引葛洪《神仙传》载："李少君与议郎董仲舒相亲，见仲舒宿有固疾，体枯气少，少君乃与其成药二剂并方。用戊己之草，后土胎黄，良兽沉肪，先义之根，百卉华酿，亥月上旬合煎铜鼎中，童男沐浴洁净，调其汤火。合药成，服如鸡子三剂，齿落更生。服尽五剂，命不复倾。"⑤可知，李少君善于察病用药，用成药二剂治愈了董仲舒所患"体枯气少"病。

凤纲，生卒年月不详，汉朝渔阳人，善用药物。《太平御览》卷七二四《方术部五·医》引葛洪《神仙传》载："凤纲者，渔阳人也。常采百药华，以水渍封泥之，自正月始，尽五月末，埋之百日煎丸之。卒死者以此药内口中，皆立生。纲服此药，得数百岁不老。"⑥

---

①［宋］李昉，等编纂. 太平御览：卷七二二，方术部三·医二[M]. 夏剑钦，等校点. 石家庄：河北教育出版社，2000：617.

②［宋］李昉，等编纂. 太平御览：卷七二二，方术部三·医二[M]. 夏剑钦，等校点. 石家庄：河北教育出版社，2000：617.

③［宋］李昉，等编纂. 太平御览：卷七二二，方术部三·医二[M]. 夏剑钦，等校点. 石家庄：河北教育出版社，2000：617.

④［宋］李昉，等编纂. 太平御览：卷七二四，方术部五·医四[M]. 夏剑钦，等校点. 石家庄：河北教育出版社，2000：637.

⑤［宋］李昉，等编纂. 太平御览：卷七二四，方术部五·医四[M]. 夏剑钦，等校点. 石家庄：河北教育出版社，2000：637.

⑥［宋］李昉，等编纂. 太平御览：卷七二四，方术部五·医四[M]. 夏剑钦，等校点. 石家庄：河北教育出版社，2000：637.

郭玉，东汉和帝时期著名医学家，任太医丞，曾向医家程高学习医术。《太平御览》卷七二二《方术部三·医》引《后汉书·方术列传》载：

> 郭玉者，广汉人也。初有老父，不知何出，常渔钓于涪水，因号涪翁。乞食人间，见有疾者，时下针石，辄应时而效，乃著《针经诊脉法》传于代。弟子程高寻求积年，翁乃授之，高亦隐迹不仕。玉少师事高，学方诊六征之技，阴阳不测之术。和帝时为太医丞，多有效应，帝奇之，仍试，令嬖臣美手腕者与女子杂处帷中，使玉各诊一手，问玉所疾苦。玉曰："左阳右阴，脉有男女，状若异人，臣疑其故。"帝叹息称善。玉仁爱不矜，虽贫贱厮养，必尽其心力，而鉴疗贵人，时或不愈。帝乃试，令贵人羸服变处，一针即差。召玉诘问其状，对曰："医之为言意也。腠理至微（腠理及皮肤之间也。《韩子》曰：扁鹊见晋桓侯，曰"君有病，在腠理"也），随气用巧；针石之间，毫芒即乖。神存于心手之际，可得解而不可得言也。夫贵者处尊高以临臣，臣怀怖慑以承之。其为疗也，有四难焉：自用意而不任臣，一难也；将身不谨，二难也；骨节不强，不能使药，三难也；好逸恶劳，四难也。针有分寸，时有破漏（分寸：浅深之度；破漏：曰有冲破者也）。重以恐惧之心，加以裁慎之志，臣意且犹不尽，何有于病哉？此其所为不愈也。"帝善其对。年老，卒官。①

《太平御览》征引的有关郭玉的资料极为详尽，不仅记载了郭玉的生平事迹，而且也记载了其医学实践和医学思想，主要内容包括：一是医德高尚，对患者"仁爱不矜，虽贫贱厮养，必尽其心力"，积极加以救治；二是擅长诊脉；三是临床治疗上提出了"四难"的观点。

张机，字仲景，东汉南阳郡涅阳县（治今河南邓州境内）人，汉末著名医学家，后世称其为"医圣"，撰《伤寒杂病论》16卷，确立了中医辨证论治的

---

① [宋]李昉，等编纂. 太平御览：卷七二二，方术部三·医二[M]. 夏剑钦，等校点. 石家庄：河北教育出版社，2000：617-618.

原则，被誉为"最为众方之祖宗，又悉依本草"①。《太平御览》卷七二二《方术部三·医》引《何颙别传》载："同郡张仲景总角造颙，谓曰：'君用思精而韵不高，后将为良医。'卒如其言。颙先识独觉，言无虚发。王仲宣年十七，尝遇仲景，仲景曰：'君有病，宜服五石汤，不治且成门，后年三十，当眉落。'仲宣以其贳长也，远不治也。后至三十，疾果成，竟眉落，其精如此。仲景之方术今传于世。"② 由于《何颙别传》今已失传，故《太平御览》征引的这则史料具有重要的学术价值：一是南阳人何颙发现了张仲景的医学才识，预言其必为名医；二是张仲景诊断出少年王仲宣患有疾病，但未引起王仲宣的重视，说明张仲景具有高超的诊断技术。

卫泛，东汉末年人，好医术，有才识，重视食疗养生。少时向张仲景学习，撰《四逆三部厥经》《妇人胎藏经》《小儿颅囟方》等，"皆行于世"③。《太平御览》卷七二二《方术部三·医》引《张仲景方序》的内容，成为后世了解卫泛的第一手珍贵资料。

华佗，字元化，东汉沛国谯县（治今安徽亳州谯城）人，与董奉、张仲景并称为"建安三神医"，著《青囊书》1部，今已失传。后世有托名华佗撰《中藏经》3卷、《华佗神医秘传》22卷等。《太平御览》卷七二二《方术部三·医》引《三国志·魏书·方技传》载："华佗，字元化，沛国谯人。游学徐土，兼通数经，晓养性之术，年且百岁而犹有壮（灾）〔容〕，时人以为仙。沛相陈珪举孝廉，太尉黄琬辟皆不就。精于方药，处齐不过数种，心分铢不假秤量，针不过数处，裁七八壮。若疾发结于内，针药所不能及者，乃令先以酒服麻沸散，既醉，无所觉，因刳破肠，皆抽割积聚。若在肠胃，则截断，洗除去疾秽，既而缝合，傅以神膏，四五日疮愈，一月之间皆平复。"④ 同时，《太平御

———————————

①［南朝梁］陶弘景，撰. 本草经集注（辑校本）：卷一，序录［M］. 尚志钧，尚元胜，辑校. 北京：人民卫生出版社，1994：24.

②［宋］李昉，等编纂. 太平御览：卷七二二，方术部三·医二［M］. 夏剑钦，等校点. 石家庄：河北教育出版社，2000：618—619.

③［宋］李昉，等编纂. 太平御览：卷七二二，方术部三·医二［M］. 夏剑钦，等校点. 石家庄：河北教育出版社，2000：619.

④［宋］李昉，等编纂. 太平御览：卷七二二，方术部三·医二［M］. 夏剑钦，等校点. 石家庄：河北教育出版社，2000：619.

览》还完整地征引了《三国志·魏书·方技传》中 16 则华佗治疗病人的医案，如甘陵相夫人有娠六月胎死，县吏尹世苦四肢烦、口干、不欲闻人声、小便不利病，府吏倪寻、李延患头痛身热病，督邮徐毅患病，东阳陈叔山小男三岁患下痢病，军吏梅平患病，有一人患噎塞病，某郡守病，有一士大夫患体中不快病，广陵太守陈登患胸中烦满病，有妇人患多年病，有人患腹中疼痛十余日、鬓眉堕落病，军吏李成患咳病等，文字内容完全相同。

（4）三国时期名医

《太平御览》"方术部"中"医"所载三国时期医学家，共 6 人，包括名医董奉、樊阿、无名医、封居达、负局先生和吕博。

樊阿，三国魏徐州彭城人，师从华佗，传华佗所创"漆叶青黏散"，擅长针灸。《太平御览》卷七二二《方术部三·医》引《三国志·魏书·方技传》载："少师华佗，尝问佗求服食法，佗授以漆叶青黏散子方，云：'服之去三虫，利五脏，轻身益气，使人头不白。'阿从其言，年百余岁。漆叶，所在有之。青黏，生于丰沛彭城及朝歌。青黏，一名地节，一名黄芝，主理五脏，益精气，本出于迷人入山者，见仙人服之，以告佗，佗以为佳，语阿，阿秘。之近者人见阿之寿而气力强盛，怪而问之所服食，阿因醉乱误说之，人服多验。"[①] 这就是中药名方"漆叶青黏散"的来历。青黏又名地节或黄芝，后世认为可能是玉竹或黄精，具有补气养阴、助筋骨、益脾胃、补诸虚、填精髓之效。

董奉（220—280 年），又名董平，字君异，一说字君平，号拔墥，会稽郡侯官县（治今福建长乐）董墥（一说董厝）村人，东汉、三国时期吴国名医，曾任侯官县小吏。董奉医术高明，医德高尚，治病不取钱物，只要重病愈者在山中栽杏 5 株、轻病愈者栽杏 1 株即可，曾治愈交州刺史士燮毒病、解县令女患精邪所魅病等。《太平御览》卷七二四《方术部五·医》引葛洪《神仙传》载：

---

① ［宋］李昉，等编纂. 太平御览：卷七二二，方术部三·医二 [M]. 夏剑钦，等校点. 石家庄：河北教育出版社，2000：621.

士燮为交州刺史，得毒病死，经三日。董奉时在南方，乃往，以三丸药内死人口中，以寒水含之，令人举死人头摇逍之。食顷，士燮开目动手足，半日能起坐，遂活……奉还庐山，了不田作。为人治病亦不取钱，重病愈者，令种杏五株，轻者一株。数年之间，杏树成林。县令亲故有女病，医疗不差，令谓奉曰："若能治之，便以妻君。"奉使敕召鬼魅，有大白鼍长数尺，陆行诣病者门，奉使人斩之，女病即愈。遂以妻子。[①]

《太平御览》所引董奉事迹，文字内容和今本流传的《神仙传》内容一致。这就是中国医学史上有名的"杏林"故事，体现了中医学对医术、医德的推崇。

无名医，姓氏名号、籍贯不详，曾为三国时期蜀汉大将关羽刮骨去毒，治疗箭伤。《太平御览》引《三国志》"关羽为流矢贯臂，每阴雨常疼痛。医曰：矢镞有毒，当破臂刮骨去毒，乃可除之"[②]。这里的医人姓名不详，后人认为此无名医很可能是汉末名医华佗。

封居达，又称封君达，汉魏时期道士、名医，精于医药。《太平御览》卷七二四《方术部五·医》引葛洪《神仙传》载："封居达，年百余岁，往来乡里，视之年三十许人。常骑青牛行，闻有疾病死者，识与不识，遇便以药治之，应手皆愈。不以姓字语人，能骑乘青牛，故号青牛道士。"[③]这则引文具有很高的价值，反映了汉魏时期道士对医药的重视和对疾病的态度。

负局先生，扬州吴郡（治今江苏苏州）人，不详其姓名，从事磨镜业，精于医药。《太平御览》卷七二四《方术部五·医》引汉刘向撰《列仙传》载："负局先生者，吴郡人，莫知姓名，负石磨镜。局循吴中磨镜，辄问人得无有

---

①［宋］李昉，等编纂. 太平御览：卷七二四，方术部五·医四 [M]. 夏剑钦，等校点. 石家庄：河北教育出版社，2000：637.

②［宋］李昉，等编纂. 太平御览：卷七二二，方术部三·医二 [M]. 夏剑钦，等校点. 石家庄：河北教育出版社，2000：621.

③［宋］李昉，等编纂. 太平御览：卷七二四，方术部五·医四 [M]. 夏剑钦，等校点. 石家庄：河北教育出版社，2000：637.

疾苦乎。有即出紫丸、赤丸与之服，服药，病无不差。如此数年，后吴有大疫，先生家至户到，与药，活数万许人。后上吴山绝崖，悬药与人。欲去时，语人曰：'吾欲还蓬莱山，为汝曹下神水。'崖头一日有水，色白，从石间流下，服之疾愈。"① 其所引"紫丸"，唐孙思邈《备急千金要方》载其方剂组成，能医治瘟疫和小儿变蒸；"赤丸"，出张仲景《金匮要略方论》，治腹痛、寒气厥逆证。

吕博，三国时期吴国太医令，以医术知名，善诊脉论疾，撰《玉匮针经》《金韬玉鉴经》，注《八十一难经》。《太平御览》卷七二四《方术部五·医》引《玉匮针经序》"吕博少以医术知名，善诊脉论疾，多所著述。吴赤乌二年为太医令。撰《玉匮针经》及注《八十一难经》，大行于代"②，《玉匮针经》今已亡佚，因而这段序文倍显珍贵。

（5）两晋时期名医

《太平御览》"方术部"中"医"所载晋代医学家，共16人，包括名医裴頠、王叔和、张瑳、张苗、赵泉、葛洪、皇甫谧、刘德、史脱、宫泰、靳劭、程据、范汪、殷仲堪、支法存和仰道人，绝大部分内容征引自《晋书》。

裴頠，字逸民，河东闻喜人，通博多闻，兼明医术，任尚书左仆射。《太平御览》卷七二二《方术部三·医》引《晋书》载："荀勖之修定律度也，检得古尺短世所用四分有余。頠上言宜以改诸度量，若是未能悉革，可先改太医权衡。此若差违，遂失神农、岐伯之正。药物轻重，分两乖互，所可伤夭，为害尤深，古寿考而今短折者，未必不由此也。卒不能用。"③ 他提出可先改太医用衡器的建议，未为朝廷所采纳。

王叔和，名熙，高平人，曾任太医令，撰《脉经》10卷、《脉诀图要》6卷，整理张仲景撰《伤寒论》10卷、《金匮玉函要略方》3卷。《太平御览》

---

① ［宋］李昉，等编纂. 太平御览：卷七二四，方术部五·医四 [M]. 夏剑钦，等校点. 石家庄：河北教育出版社，2000：637.

② ［宋］李昉，等编纂. 太平御览：卷七二四，方术部五·医四 [M]. 夏剑钦，等校点. 石家庄：河北教育出版社，2000：637-638.

③ ［宋］李昉，等编纂. 太平御览：卷七二二，方术部三·医二 [M]. 夏剑钦，等校点. 石家庄：河北教育出版社，2000：621.

卷七二二《方术部三·医》引北魏高湛撰《养生论》载："王叔和性沉静，好著述，考核遗文，采摭群论，撰成《脉经》十卷，编次张仲景方论，编为三十六卷，大行于世。"①《养论生》今已亡佚。这则引文成为研究王叔和生平和《伤寒论》流传的重要史料之一。

张瑳，西晋医家，曾医治颜畿疾病。《太平御览》卷七二二《方术部三·医》引《晋书》载："颜含兄畿，咸宁中得疾，就医自疗，遂死于医家。家人迎丧，旐每绕树而不可解，引丧者颠仆，称畿言曰：'我寿命未死，但服药太多，伤我五脏耳。今当复活，慎无葬也！'其父祝之，曰：'若尔有命复生，岂非骨肉所愿？今但欲还家，不尔葬也。'旐乃解。"②这则史料原出自东晋初年干宝编撰《搜神记》。

张苗，雅好医术，善诊断。《太平御览》卷七二二《方术部三·医》引《晋书》载："陈廪丘得病，连服药发汗，汗不出。众医皆云：'发汗不出者死。'自思可蒸之如中风法，令温气于外迎之，必得汗也。复以问，苗云：'曾有人疲极，汗出卧簟，中冷得病，苦增寒。诸医与散，四日凡八过，发汗，汗不出。苗乃烧地，布桃叶于上蒸之，即得大汗。便于被下傅粉，身极燥乃起，即愈。'廪丘如其言，果差。"③此条引文不见于唐房玄龄等撰《晋书》记载，考其内容出自臧荣绪《晋书》，反映了张苗善用药蒸法治疗疾病④。

赵泉，三国时期吴国名医，曾为丞相顾雍诊病。《太平御览》卷七二二《方术部三·医》引《晋书》载："赵泉性好医方，拯救无倦，善疗众疾，于疟尤工，甚为当时所叹伏焉。"⑤此条引文不见于唐房玄龄等撰《晋书》记载，

①［宋］李昉，等编纂. 太平御览：卷七二二，方术部三·医二［M］. 夏剑钦，等校点. 石家庄：河北教育出版社，2000：619.

②［宋］李昉，等编纂. 太平御览：卷七二二，方术部三·医二［M］. 夏剑钦，等校点. 石家庄：河北教育出版社，2000：621.

③［宋］李昉，等编纂. 太平御览：卷七二二，方术部三·医二［M］. 夏剑钦，等校点. 石家庄：河北教育出版社，2000：621.

④［晋］臧荣绪. 晋书：卷一七，艺术传［M］//［清］汤球，辑. 九家旧晋书辑本，二十五别史. 严茜子，点校. 济南：齐鲁书社，2000：170.

⑤［宋］李昉，等编纂. 太平御览：卷七二二，方术部三·医二［M］. 夏剑钦，等校点. 石家庄：河北教育出版社，2000：622.

考其内容出自臧荣绪《晋书》，反映了赵泉擅长治疗疟疾①。

葛洪，字稚川，丹阳郡句容（治今江苏句容）人，东晋医学家、炼丹家，著有《肘后备急方》4卷、《金匮药方》100卷、《神仙服食方》10卷、《服食方》4卷、《玉函煎方》5卷等。《太平御览》卷七二二《方术部三·医》引《晋中兴书》载："葛洪，字稚川，丹阳句容人。幼览众书，近得万卷，自号'抱朴子'。善养性之术，撰《经用救验方》3卷，号曰《肘后方》。又撰《玉函方》一百卷，于今行用。"②《晋中兴书》78卷（一作80卷），题南朝宋何法盛撰，原书已佚，今有辑复本流传。

皇甫谧，字士安，西晋安定郡朝那（治今甘肃灵台县）人，著名医学家，撰《黄帝三部针灸甲乙经》12卷。《太平御览》卷七二二《方术部三·医》引《晋书》载："皇甫谧，字士安，幼沉静寡欲，有高尚之志，以著述为务。自号'玄晏先生'。后得风痹疾，因而学医。习览经方，手不辍卷，遂尽其妙。"③

刘德，彭城郡彭城（治今江苏徐州）人，任太医校尉。《太平御览》卷七二二《方术部三·医》引《晋书》载："刘德，彭城人也。少以医方自达众疾，于虚劳尤为精妙，疗之，随手而愈。犹是向风千里而至者多矣。官至太医校尉。"此条引文不见于唐房玄龄等撰《晋书》记载，考其内容出自臧荣绪《晋书》④。

史脱，晋代医家，善诊候，治黄疸病有奇效。《太平御览》卷七二二《方术部三·医》引《晋书》载："史脱，性器沉毅，志行敦简。善诊候，明消息，多辩论，以医术精博，拜太医校尉。治黄疸病最为高手。"⑤此条引文不见于

---

①［晋］臧荣绪. 晋书：卷一七，艺术传[M]//［清］汤球，辑. 九家旧晋书辑本，二十五别史. 严茜子，点校. 济南：齐鲁书社，2000：170.

②［宋］李昉，等编纂. 太平御览：卷七二二，方术部三·医二[M]. 夏剑钦，等校点. 石家庄：河北教育出版社，2000：622.

③［宋］李昉，等编纂. 太平御览：卷七二二，方术部三·医二[M]. 夏剑钦，等校点. 石家庄：河北教育出版社，2000：622.

④［晋］臧荣绪. 晋书：卷一七，艺术传[M]//［清］汤球，辑. 九家旧晋书辑本，二十五别史. 严茜子，点校. 济南：齐鲁书社，2000：170.

⑤［宋］李昉，等编纂. 太平御览：卷七二二，方术部三·医二[M]. 夏剑钦，等校点. 石家庄：河北教育出版社，2000：622.

唐房玄龄等撰《晋书》记载，系出自臧荣绪《晋书》①。

宫泰，晋代医家，善治喘病，研制新药"三物散方"。《太平御览》卷七二二《方术部三·医》引《晋书》载："宫泰，幼好坟典，雅尚方术，有一艺长于己者，必千里寻之。以此精心，善极诸疾，于气尤精。制'三物散方'，治喘嗽上气，甚有异效，世所贵焉。"②此条引文不见于唐房玄龄等撰《晋书》记载，系出自臧荣绪《晋书》③。

靳劭，晋代医家，创制新药"五石散方"。《太平御览》卷七二二《方术部三·医》引《晋书》载："靳劭，性明敏，有才术，本草经方，诵览通究，裁方治疗，意出众表。创制'五石散方'，晋朝士大夫无不服饵，皆获异效。"④此条引文不见于唐房玄龄等撰《晋书》记载，为"臧荣绪晋书之文"⑤，因而弥足珍贵。自三国魏何晏始创寒食散方，晋代医家靳劭也参与了此方的加减化裁，由于此方害人不浅，故而遭到后世医家的批判。

程据，西晋医家，任太医令，医术高明，曾用"巴豆杏子丸"害死晋惠帝长子愍怀太子司马遹。《太平御览》卷七二二《方术部三·医》引《晋书》载："程据为太医令。武帝初授魏禅，改元为太始，而据贡雉头裘。帝以奇伎异服，典礼所禁，焚之于殿前。据以医术承恩出入禁闼，因为贾后合巴豆杏子丸，害愍怀太子，遂就戮焉。"⑥此条引文不见于唐房玄龄等撰《晋书》记载，系出自臧荣绪《晋书》。南朝宋何法盛撰《晋中兴书》也有相同记载。

范汪，字玄平，东晋南阳郡顺阳（治今河南淅川）人，著名医家，任安北

---

①［晋］臧荣绪. 晋书：卷一七，艺术传［M］//［清］汤球，辑. 九家旧晋书辑本，二十五别史. 严茜子，点校. 济南：齐鲁书社，2000：171.

②［宋］李昉，等编纂. 太平御览：卷七二二，方术部三·医二［M］. 夏剑钦，等校点. 石家庄：河北教育出版社，2000：622.

③［晋］臧荣绪. 晋书：卷一七，艺术传［M］//［清］汤球，辑. 九家旧晋书辑本，二十五别史. 严茜子，点校. 济南：齐鲁书社，2000：170.

④［宋］李昉，等编纂. 太平御览：卷七二二，方术部三·医二［M］. 夏剑钦，等校点. 石家庄：河北教育出版社，2000：622.

⑤ 余嘉锡. 寒食散考［M］// 余嘉锡文史论集. 长沙：岳麓书社，1997：193.

⑥［宋］李昉，等编纂. 太平御览：卷七二二，方术部三·医二［M］. 夏剑钦，等校点. 石家庄：河北教育出版社，2000：622.

将军、徐兖二州刺史、东阳太守等职。范汪善医术，精外科，撰《范汪方》（又作《范东阳方》《范东阳杂药方》）170余卷，今佚。《太平御览》卷七二二《方术部三·医》引《晋书》载："范汪，字玄平，性仁爱，善医术，常以拯恤为事。凡有疾病，不限贵贱，皆为治之，十能愈其八九。撰方五百余卷。又一百七卷后人详用，多获其效。"①此条引文不见于唐房玄龄等撰《晋书》记载，系出自臧荣绪《晋书》②。

殷仲堪，东晋陈郡长平（治今河南西华）人，任荆州刺史等职，撰《殷荆州要方》（也称《荆州要方》）1卷。《太平御览》卷七二二《方术部三·医》引《晋书》载："殷仲堪，陈郡人，能清言，善属文，名士咸爱之。谢玄以为长史，厚遇之。仲堪父病积年，衣不解带，躬本医术，究其精妙，执书挥泪，遂眇一目。"③

支法存，又名支遁，本月氏人，生广州南海郡（治今广东广州），东晋僧人、医家。支法存妙善医术，精于方药，治脚气有效，撰《申苏方》5卷、《太清道林摄生论》6篇和《支太医方》1部等。《太平御览》卷七二四《方术部五·医》引《千金序》载："沙门支法存，岭表人。性敦方药。自永嘉南渡，士大夫不袭水土，多患脚弱，惟法存能拯济之。"④此《千金序》为何人所撰，《太平御览》没有名言，笔者查阅今本孙思邈《备急千金要方·序》，却无支法存及下面仰道人的记载，可知《千金序》的作者另有他人。

仰道人，广州南海郡人，不详其姓名，东晋僧人、医家，善疗脚疾。《太平御览》卷七二四《方术部五·医》引《千金序》载："仰道人，岭表僧也。虽以聪惠入道，长以医术开怀。因晋朝南移，衣缨士族不袭水土，皆患脚软之

---

①［宋］李昉，等编纂.太平御览：卷七二二，方术部三·医二［M］.夏剑钦，等校点.石家庄：河北教育出版社，2000：622.

②［晋］臧荣绪.晋书：卷一七，艺术传［M］//［清］汤球，辑.九家旧晋书辑本，二十五别史.严茜子，点校.济南：齐鲁书社，2000：170.

③［宋］李昉，等编纂.太平御览：卷七二二，方术部三·医二［M］.夏剑钦，等校点.石家庄：河北教育出版社，2000：622.

④［宋］李昉，等编纂.太平御览：卷七二四，方术部五·医四［M］.夏剑钦，等校点.石家庄：河北教育出版社，2000：638.

疾，染者无不毙踣。而此僧独能疗之，天下知名焉。"①因《千金序》已散佚，《太平御览》引文倍显珍贵，是研究"永嘉之乱"后南渡之人所患脚气病的珍贵史料。

（6）南朝时期名医

《太平御览》"方术部"中"医"所载南朝时期医学家，共13人，包括名医王纂、徐文伯、羊欣、秦承祖、徐嗣伯、薛宗伯、褚澄、顾欢、陶弘景、徐文伯、王僧孺、释深僧和刘涓子。南朝宋、齐、梁、陈时期，医疗实践领域不断扩大，涌现出了许多杰出的医学家和医学著作。

王纂，南朝宋南兖州海陵郡（治今江苏泰州）人，年少时喜医药，学习经方，尤精于针灸之学。《太平御览》卷七二二《方术部三·医》引刘敬叔《异苑》载："王纂，海陵人。少习经方，尤精针石。宋元嘉中，县人张方女日暮宿广陵庙门下，夜有物假作其婿来魅惑，成病。纂为治之，始下一针，有獭从女被内走出，病遂愈。"②

徐文伯，字德秀，东莞郡姑幕（治今山东诸城）人，父子俱为名医，善针灸和医药，撰《徐文伯药方》3卷、《徐文伯疗妇人瘕》1卷。《太平御览》卷七二二《方术部三·医》引沈约撰《宋书》载："徐文伯，字德秀，濮阳太守熙曾孙也。熙好黄老，隐于秦望山，有道士过，求饮。留一瓠芦与之，曰：'君子孙宜以道术救世，当得二千石。'熙开之，乃扁鹊《镜经》一卷。因精心学之，遂名震海内。生子秋夫，弥工其术，仕至射阳令。尝夜有鬼声，甚凄怆，秋夫问：'何所须？'答言：'姓斯，家在东阳，患腰痛。死为鬼，痛犹难忍，请疗之。'秋夫曰：'云何厝法。'鬼请为刍人，案孔穴针之。秋夫如言，为灸四处，又针肩井三处，设祭埋之。明日，见一人谢恩，忽然不见。当世服其通灵。"③这则引文虽具有鬼怪传奇特色，但反映了徐秋夫擅长运用针灸治病。

①［宋］李昉，等编纂. 太平御览：卷七二四，方术部五·医四[M]. 夏剑钦，等校点. 石家庄：河北教育出版社，2000：638.

②［宋］李昉，等编纂. 太平御览：卷七二二，方术部三·医二[M]. 夏剑钦，等校点. 石家庄：河北教育出版社，2000：623.

③［宋］李昉，等编纂. 太平御览：卷七二二，方术部三·医二[M]. 夏剑钦，等校点. 石家庄：河北教育出版社，2000：623.

同时，《太平御览》还征引了3则徐文伯医案，即用油治愈宋明帝宫人患腰痛牵心病，用针灸"泻足太阴，补手阳明"的手法辨别胎儿性别。又引《梁书》，介绍徐文伯用"下火而壮"治疗范云疾病。

羊欣，字敬元，南朝宋泰山郡南城（治今山东平邑南）人，医家、书法家，任中散大夫、义兴太守等职。羊欣"性好文儒，兼善医药"，撰《羊中散方》30卷，为医家所重。《太平御览》卷七二二《方术部三·医》引用沈约撰《宋书》中的内容。

秦承祖，南朝宋医家，善针灸之术和医药。《太平御览》卷七二二《方术部三·医》引沈约撰《宋书》载："秦承祖性耿介，专好艺术。于方药，不问贵贱，皆治疗之，多所全护，当时称之为工手。撰方二十卷，大行于世。"[①] 其所撰医书有《秦承祖方》20卷、《偃侧杂针灸经》3卷、《偃侧人经》2卷、《明堂图》3卷和《本草》《脉经》《寒食散论》等多部著作。

徐嗣伯，字叔绍，祖籍东莞郡姑幕（治今山东诸城），南朝齐医家徐文伯之弟，为临川王映所重。徐嗣伯精于医道，擅辨证，"经方诊诀占候，靡不详练，悉心拯救，不限贵贱，皆磨踵救之，多获奇效，特为当代所称"，撰有《徐嗣伯落年方》3卷、《药方》5卷、《杂病论》1卷。《太平御览》卷七二三《方术部四·医》引用了《齐书》中徐嗣伯治疗病人5则医案。其一，治愈直阁将军房伯玉服"五石散"医案。《太平御览》卷七二三载："时直阁将军房伯玉服五石散十许剂，无益，更患冷，夏日常复衣。嗣伯为诊之，曰：'卿伏热，应须以水发之，非冬月不可。'至十一月，冰雪大盛，令二人夹捉伯玉。伯玉解衣坐石上，取冷水从头浇之。尽二十斛，伯玉口噤气绝，家人啼哭，请止。嗣伯遣人执杖防阁，敢有谏者挝之。又尽水五斛，伯玉始能动，而见背上彭彭有气。俄而起坐，曰：'热不可忍。'乞冷饮，嗣伯以水与之，一饮一升，病都差。自尔恒发热，冬月犹单衣，体更肥壮。"其二，治愈伛人患滞冷医案。《太平御览》卷七二三载："尝有伛人患滞冷，积年不差。嗣伯为诊之，曰：'此

---

① ［宋］李昉，等编纂.太平御览：卷七二二，方术部三·医二[M].夏剑钦，等校点.石家庄：河北教育出版社，2000：624.

尸注也。当得死人枕煮服之乃愈。'于是往古冢中取枕,枕已一边腐缺,服之即差。"其三,治愈张景腹胀面黄医案。《太平御览》卷七二三载:"秣陵人张景,年十五,腹胀面黄,众医不能疗。以问,嗣伯曰:'此石蛔耳,极难疗,当得死人枕煮之。'依语煮枕,以汤投之,得大痢并蛔虫头坚如石者五升,病即差。"其四,治愈沈僧翼患眼痛医案。《太平御览》卷七二三载:"沈僧翼患眼痛,又多见鬼物,以问嗣伯,嗣伯曰:'邪气入肝,可觅死人枕煮服之。服竟,可埋枕于故处。'如其言,又愈。"其五,治愈老姥患钉疽医案。《太平御览》卷七二三载:"有老姥患钉疽,春月出南篱门戏,闻草屋中有呻吟声,嗣伯云:'此病甚重,更二日不疗,必死。'乃往视,见一老妪,称体痛而处处有黗黑无数。徐嗣伯还,煮斗余汤,送令服之,服之讫痛,热愈甚,跳投床者无数。须臾,所黗处皆拔出,(钉)长寸许。乃以膏涂诸疮口,三日而复,云此名钉疽也。"[1]南齐王晏问诊病之由:"三病不同,而皆用死人枕而俱差,何也?"徐嗣伯回答时,提出了"辨证施治"的观点,说:"尸注者,鬼气伏而未起,故令人沉滞。得死人枕投之,魂气飞越,不得复附体,故尸注可差。石蛔者久蛔也,医疗既僻,蚘虫转坚,世间药不能遣,所以须鬼物驱之,然后可散,故令煮死人枕也。夫邪气入肝,故使人眼痛而见魍魉,应须邪物以钩之,故用死人枕也。气因枕去,故复埋于冢间也。"[2]

薛宗伯,生卒年不详,南朝名医,善于治疗痈疽病,曾治愈公孙泰背部痈瘤。《太平御览》卷七二三《方术部四·医》引《齐书》载:"薛宗伯善徙痈疽,公孙泰患发背,伯宗为气封之,徙置斋前柳树上。明日痈消,树边便起一瘤如拳大。稍稍长二十余日,瘤大脓烂,出黄赤汁升余,树为之瘘损。"[3]

褚澄,字彦道,河南郡阳翟(治今河南禹州)人,南齐建元中任吴郡太守,后任左中尚书等职。褚澄医术高明,善诊病,凡病者均不分贵贱而审其乡壤、

①[宋]李昉,等编纂.太平御览:卷七二三,方术部四·医三[M].夏剑钦,等校点.石家庄:河北教育出版社,2000:626.

②[唐]李延寿.南史:卷三二,张邵传附徐嗣伯传[M].北京:中华书局,1975:840.

③[宋]李昉,等编纂.太平御览:卷七二三,方术部四·医三[M].夏剑钦,等校点.石家庄:河北教育出版社,2000:626.

风俗、精神苦乐、方土所宜等，然后命药。著有《杂药方》20卷，今已失传；另有唐人整理《褚氏遗书》1部，今存。《太平御览》卷七二三《方术部四·医》引《齐书》载："褚澄字彦道，建元中为吴郡太守。百姓李道念以事到郡，澄见，谓曰：'汝有重病。'答曰：'旧有冷病，至今五年，众医不差。'澄为诊脉，曰：'汝病非冷热，当是食鸡子过多所致。'令取蒜一斗煮之服。一服乃吐一物如升许，涎裹之而动，开视，乃鸡雏十二头，而病都愈。"[①] 褚澄所用药物蒜，味辛，性温，有小毒，归脾、肾经，主霍乱、腹中不安，消谷，理胃温中，除邪痹毒气。

顾欢，字玄平，又字景怡，吴郡盐官（治今浙江海宁）人，南朝著名道士，著有《真迹》《夷夏论》等，善用"祈禳之法"治疗疾病。《太平御览》卷七二三《方术部四·医》引吴均《齐春秋》载："顾欢字玄平，吴都人也，隐于会稽山阴白石村。欢率性仁爱，素有道风。其济人也，或以禳厌而多全护。有病邪者造之，欢问：'君家有书乎？'答曰：'惟有《孝经》三篇。'欢曰：'取置病人枕边，恭敬之，当自差。'如言，果愈。后问其故，欢曰：'善禳祸，正胜邪，故尔。'"[②] 可知，符咒祈禳之法也是中国古代医学中祝由书禁科常用的治病方法。

陶弘景（456—536年），字通明，自号华阳隐居，丹阳郡秣陵（治今江苏南京江宁区）人，南朝齐、梁间著名道士、医学家，精通医药、丹药，撰有《本草经集注》7卷、《效验方》5卷、《补阙肘后百一方》3卷。陶弘景在中医文献学史上占有重要地位，《太平御览》卷七二三《方术部四·医》引《梁书》载："陶弘景，字通明，丹阳人。性爱林泉，尤好著述，常曰：'我读书未满万卷，以内典参之，当小出耳。'先生性好医方，专以拯济。欲利益群品，故修撰《神农本草经》三卷为七卷，撰《真诰》十卷，《集验方》五卷，广《肘后》

---

① ［宋］李昉，等编纂. 太平御览：卷七二三，方术部四·医三［M］. 夏剑钦，等校点. 石家庄：河北教育出版社，2000：626.

② ［宋］李昉，等编纂. 太平御览：卷七二三，方术部四·医三［M］. 夏剑钦，等校点. 石家庄：河北教育出版社，2000：626.

为《百一》之制，世所行用，多获异效焉。"① 这段引文来源于唐姚思廉撰《梁书》，介绍了陶弘景的医学撰述情况。

王僧孺，东海郡郯人（治今山东临沂郯城）人，任南齐御史中丞，后任南康王长史等职。王僧孺精通砭石之术，以石治病。《太平御览》卷七二三《方术部四·医》引《梁书》载："王僧孺，工属文，善楷隶，多识古事。侍郎金元起欲〔工〕〔注〕《素问》，访以砭石。僧孺答曰：'古人当以石为针，必不用铁……季世无复佳石，故以铁代也'"② 此则引文指出针灸针器具由砭针向铁针演化的情况。全元起，南北朝时期名医，《南史》作"金元起"，《隋书》作"全元越"，《旧唐书》《新唐书》作"全元起"，撰《内经训解》8 卷，是我国最早注解《黄帝内经素问》的专著。

姚僧垣（499—583 年），字法卫，吴兴郡武康（治今浙江湖州德清）人，南朝著名医家，曾担任南朝梁宫廷御医。姚僧垣医术高妙，用药审慎精当，撰《集验方》20 卷、《行纪》3 卷。《太平御览》卷七二三《方术部四·医》引唐令狐德棻撰《后周书》载：

> 姚僧坦，字法卫，吴兴武康人也。父菩提，梁高平令，尝婴疾历年，乃留心医药。梁武帝性又好之，每召菩提讨论方术，言多会意，由是颇礼之。僧坦幼通洽，居丧尽礼，年二十四即传家业。梁武帝召入禁中，面加讨试，僧坦酬对无滞，梁武帝奇之。时武陵王所生葛修华，宿患积时，方术莫效，帝令僧坦视之。僧坦还说其状，武帝叹曰："卿用意绵密，乃至于此。以此候疾，何疾可逃！朕每留情，颇识治体，今闻卿说，益开人意。"十一年，帝因发热，欲服大黄。僧坦曰："大黄乃是快药，然至尊年高，不宜轻用。"帝弗从，遂至危笃。梁元帝尝有心肠疾，诸医咸谓宜用平药，可渐宣通。僧坦曰："脉洪而实，此有宿妨，非用大黄，必无差理。"帝从而愈。及大军克荆州，为燕公

①［宋］李昉，等编纂.太平御览：卷七二三，方术部四·医三[M].夏剑钦，等校点.石家庄：河北教育出版社，2000：626.

②［宋］李昉，等编纂.太平御览：卷七二三，方术部四·医三[M].夏剑钦，等校点.石家庄：河北教育出版社，2000：626.

于谨所召，大相礼接。太祖遣使驰驿征，僧坦谨固留不遣，谓使人曰：
"吾年时衰暮，痰疾婴沉，今得此人，望与之偕老。"太祖以谨勋隆重，
乃止。明年，随至长安。伊娄穆以疾还京，请僧坦省疾，自云："自腰
至脐，似有三缚，两脚缓纵，不复自持。"坦即为诊脉，处汤三剂。穆
初服一剂，上缚解，再服，中缚解，又服，三缚悉除，而两脚疼痹，犹
自孪弱。更为合散，稍得屈伸。至九月，遂能起行。大将军襄乐公贺
兰隆先有气疾，加以水肿，喘息奔急，坐卧不安。或有劝其服决命大
散者，其家疑未能决，乃问僧坦。僧坦曰："意谓此患不与大散相当。
若欲自服，不烦赐问。"因而委去。其子殷勤拜请，曰："多时仰屈，
今日始来，竟不下治，意实未尽。"僧坦知其可差，即为处方，诸患悉
愈。大将军乐平公窦集暴感风疾，精神瞀乱，无所知觉。诸医先视者，
皆云已不可救。僧坦后至，曰："困矣，终当不死。若专以见付，相为
治之。"其家欣然。僧坦为合汤散，所患即瘳。大将军永世公叱伏列
椿苦痢积时，而不废朝谒，燕公于谨尝问僧坦曰："乐平永世俱有痼
疾，若如仆意，永世差轻。"对曰："夫患有深浅，时有克杀。乐平虽
困，终当保全。永世虽轻，必不免死。"谨曰："君言必死，当在何时？"
对曰："不出四月。"果如其言，谨叹异之。文宣太后寝疾，医巫杂说，
各有同异。高祖引僧坦问曰："太后患势不轻，诸医并云无虑。朕人
子之情，可以意得，君臣之义，言在无隐。公以为何如？"对曰："臣
无听声视色之妙，特以经事已多，（惟）〔准〕之常人，窃已忧惧。"帝
泣曰："公既决之矣，知复何言！"寻而太后崩。四年，高祖亲戎东讨。
至河阴遇疾，口不能言，脸垂覆目不得视，一足短缩又不得行。僧坦
以为诸脏俱病，不可并治。军中之事莫先于语，乃处方进药，帝遂得
言。又治目，目疾便愈。未及治足，足疾亦瘳。比至华州，帝已痊复。
是岁，高祖幸云阳，遂寝病，乃召僧坦赴行在所。内史柳昂私问曰：
"至尊贬膳日久，脉候何如？"对曰："天子上应天心，或当非愚所及。
若凡庶如此，万无一全。"寻而帝崩。宣帝初在东宫，尝苦心痛，乃令
僧坦治之，其疾即愈。及即位，因礼弥隆。大象二年，除太医下大夫。
帝寻有疾，僧坦宿直侍疾。帝谓隋公曰："今日性命，惟委此人。"僧

坦诊候，知帝危殆，乃对曰："臣荷恩既重，思在效力，但恐庸短不逮，敢不尽心。"帝（领）〔颔〕之。及静帝嗣位，迁上开府仪同大将军。隋开皇初卒。僧坦撰《集验方》二十卷，《行纪》三卷，行于世。①

这里的姚僧坦，当为姚僧垣，系刊刻之误。《后周书》即《周书》，唐贞观十年成书。《太平御览》所引《姚僧垣传》，与《周书》相比，内容较为完整，系全文征引。从引文中可知，姚僧垣不仅善于诊治疾病，而且善于用药，一生治愈患者较多。

释僧深，南朝宋、齐间僧人，少时以医术知名，善疗脚弱、脚气之疾，发明"五瘿丸"，撰《深僧药方》（又名《僧深方》《深师方》《深僧集方》）30卷。《太平御览》卷七二四《方术部五·医》引《千金序》载："僧深，齐、宋间道人。善疗脚弱气之疾，撰录法在存等诸家医方三十余卷，经用多效，时人号曰《深师方》焉。"②

刘涓子，南朝宋人，曾任彭城内史、军医等职。精于医学，擅长治疗金疮、痈疽发背、疥癣、发秃等疾病，撰《痈疽方》（又称《神仙遗论》）10卷。南朝齐龚庆宣整理后称《刘涓子鬼遗方》，也称《鬼遗方》，今存5卷。《太平御览》卷七二四《方术部四五·医》引龚庆宣撰《鬼遗方序》载："刘涓子，不知何许人也。晋末于丹阳郊外照射，忽见一物，高二丈许，因射而中之，走如电激，声若风雨，夜不敢追。明旦，率门人弟子邻伍数十人，寻其踪迹。至山，见一小儿，问之何姓，小儿云：'主人昨夜为涓子所射，今欲取水以洗疮。'因问小儿主人是谁，答曰：'是黄父鬼。'乃将小儿还来，至闻捣药声，遥见三人：一人卧，一人开书，一人捣药。比及齐叫突而前，三人并走，遗一帙《痈疽方》并一臼药。人有云痈者，涂之，随手而愈。"③ 这则引文介绍了

①〔宋〕李昉，等编纂. 太平御览：卷七二三，方术部四·医三 [M]. 夏剑钦，等校点. 石家庄：河北教育出版社，2000：629.

②〔宋〕李昉，等编纂. 太平御览：卷七二四，方术部五·医四 [M]. 夏剑钦，等校点. 石家庄：河北教育出版社，2000：638.

③〔宋〕李昉，等编纂. 太平御览：卷七二四，方术部五·医四 [M]. 夏剑钦，等校点. 石家庄：河北教育出版社，2000：638.

《鬼遗方》的来历，全面地反映了魏晋南北朝时期的外科水平。

（7）北朝时期名医

《太平御览》"方术部"中"医"所载北朝时期医学家，共14人，包括名医王显、徐謇、徐雄、太医令、李循、张子信、马嗣明、李元忠、李密、崔季舒、徐仲融、徐雄、徐之才和张远游。

王显，字世荣，北魏阳平郡乐平（治今山东聊城西）人，任御医，撰《药方》30卷、《王世荣单方》1卷，今已佚。《太平御览》卷七二三《方术部四·医》引《后魏书》载："王显字世荣，阳平人也，颇参士流。虽以医术自达，而明敏有决断才用。初闻昭怀后之怀世宗也。梦为日所逐，化龙而绕后。后寤而惊悸，遂成心疾。敕召诸医诊脉。徐謇云：'是微风入脏，宜进汤药。'显云：'案三部脉，非有心疾，将是怀孕生男之象。'后果如显言。乃补御史，常在御营进药，出入禁内。世宗诏显撰《药方》三十卷，颁布天下。"[1]《后魏书》，隋代颜之推等撰，今已亡佚。

徐謇，字成伯，丹阳人，徐嗣伯之弟，善医药。《太平御览》卷七二三《方术部四·医》引《后魏书》载："徐謇字伯城，丹阳人也。兄文伯皆善医药。謇性秘忌，承奉不得其意，虽贵为王公，不为指疗。魏孝文迁洛，除中散大夫。子雄亦以医术称。"[2]徐謇之子徐雄，亦为名医，"医术为江左所称"，任员外散骑侍郎。

李循，北魏太医。《太平御览》卷七二三《方术部四·医》引《后魏书》载："高允微有不适，犹不寝卧，呼医请药，出入行止，吟咏如常。高祖、文明太后闻而遣医李循往脉视之，告以无恙。（循）〔修〕入密陈允荣卫有异，惧其不久。于是遣使备赐御膳珍馐，自酒米至于盐醢，百有余品，皆尽时味，及床帐、衣服、茵被、几杖，罗列于庭。王官往还，慰问相属，允喜形于色，语人曰：'天恩以我笃老，大有所赉，得非以赠客矣。'表谢而已，不有他虑。如

---

①［宋］李昉，等编纂. 太平御览：卷七二三，方术部四·医三 [M]. 夏剑钦，等校点. 石家庄：河北教育出版社，2000：627.

②［宋］李昉，等编纂. 太平御览：卷七二三，方术部四·医三 [M]. 夏剑钦，等校点. 石家庄：河北教育出版社，2000：627.

是数日，夜中卒，家人莫觉。"①

张子信，北齐河内郡人，年少时以医术知名，任尚药典御。《太平御览》卷七二三《方术部四·医》引《北齐书》载："张子信少以医术知名，隐于白鹿山。时出京师，甚为魏收、崔季舒所知，尝以诗酬赠。大宁中，征为尚药典御。岁余，谢病归。"《北齐书》50 卷，唐李百药撰，收载了东魏、北齐时期医学人物的事迹。

马嗣明，河内郡野王（治今河南沁阳）人，"少明医术，诊脉预知生死"，具有极高的医术。《太平御览》卷七二三《方术部四·医》引《北齐书》，收载了马嗣明医治患者医案数则。如邢劭之子邢大宝，年十七八岁，患伤寒。马嗣明诊其脉，告杨愔曰："此子今病不疗自愈，然不逾年必死。觉之少晚，不可为也。"杨愔患背发肿之疾，马嗣明"以粗理色石，大如鹅卵，烈火烧令黄赤，投醋中，使屑落尽，暴干，捣筛和傅之，立愈"。武平末年，马嗣明从驾往晋阳，至辽阳，见榜云："女病，能差之，与钱拾万。"众医视之，无敢措手，马嗣明见榜，笑说："真得汝矣。"乃抵其家，问其由，云："曾将麦穗，见赤物长二尺，似蛇，入指中，因惊倒。手臂疼重月余，日渐及半身，腰痛不可忍，呻吟昼夜不绝。"马嗣明说："毒蛇为鹤所啄，遗血于此，犯而得之。"即授方，令服十余剂，以汤散补之。明年还邺，女疾都愈，载锱而归。马嗣明"恃其伎，视徐之才、崔叔鸾等蔑如也"，隋开皇中卒②。

李元忠，赵郡柏仁（治今河北隆尧县）人，专心医药，善于方技，任南郡太守。《太平御览》卷七二三《方术部四·医》引《北齐书》载："李元忠，赵郡柏仁人也，代为著姓。元忠偶悦博学，通阴阳术数。初以母老多患，乃专心医药，研习积年，遂善于方技。性仁恕，人有疾病，无问贵贱，咸为疗之。故乡里推敬，声称益远。后拜南郡太守。"③李密，李元忠族弟，"性方直，亦

---

① ［宋］李昉，等编纂. 太平御览：卷七二三，方术部四·医三 [M]. 夏剑钦，等校点. 石家庄：河北教育出版社，2000：627.

② ［宋］李昉，等编纂. 太平御览：卷七二三，方术部四·医三 [M]. 夏剑钦，等校点. 石家庄：河北教育出版社，2000：627-628.

③ ［宋］李昉，等编纂. 太平御览：卷七二三，方术部四·医三 [M]. 夏剑钦，等校点. 石家庄：河北教育出版社，2000：628.

以母老习医，遂成妙手"①。

崔季舒，字叔正，博陵郡安平（治今河北安平）人，精于医术，熟知经方、本草。《太平御览》卷七二三《方术部四·医》引《北齐书》载："崔季舒，字叔正，博陵郡安平人。少孤。明敏有识干，精于医术，经方本草，常所披览。天保中于徙所无事，更锐意研精。后虽位望显贵，亦不懈怠。"②

徐之才，字士茂，高平郡金乡（治今山东金乡）人，名医徐文伯之孙，任尚书令等职。徐之才精于方药，撰有《雷公药对》（或作《药对》）2卷、《徐王八世家传效验方》（或作《徐王效验方》）10卷、《徐氏家秘方》2卷、《徐王方》5卷、《小儿方》《逐月养胎法》等。《太平御览》卷七二三《方术部四·医》引唐张太素撰《齐书》，详细地记载了其生平事迹：

徐之才，字士茂，高平金乡人。五叶祖仲融隐于秦望山，有道士过之，求饮，因留瓠芦，谓之曰："习此，子孙当以道术救世，位至二千石。"开视，乃扁鹊《镜经》一卷。习之，遂为良医，至濮阳太守。父雄，员外散骑侍郎，代传其术，号为神明。而之才幼而俊发，尤为精敏。仕梁，为豫章王综镇东右常侍。随综镇彭城，综降魏，之才走至吕梁，为魏所获。既羁旅，以医自业，又谐隐滑稽无方，王公贵人争馈之，为贵人居矣。稍迁员外散骑常侍，加中军金紫。天平中，高祖诣晋阳，恒居内馆，所疗十全。皇建中除兖州刺史，未行。武明皇太后不豫，之才奉药立愈，赏赐巨万。有人脚跟肿痛不堪忍，诸医莫识。之才视曰："蛤精也。当乘舡入海出脚水中得之。"疾者曰："是也。"之才为割，得两蛤子，大如榆荚。或以五色骨为配刀靶，之才曰："此人瘤也。何从得之？"对曰："于古冢见骷髅额骨长数寸，试削视文理，故用之。"其通识类此。武成（王）酒色过度，恍惚不恒。曾病发，自言："初见空中有五色物，稍近，变成一美妇人，去地数丈，

────────────

① ［宋］李昉，等编纂.太平御览：卷七二三，方术部四·医三［M］.夏剑钦，等校点.石家庄：河北教育出版社，2000：628.

② ［宋］李昉，等编纂.太平御览：卷七二三，方术部四·医三［M］.夏剑钦，等校点.石家庄：河北教育出版社，2000：628.

亭［亭］而立。"之才曰："此色欲过多，大虚所致。"即进药。一服，稍稍远变成五色物，数服而愈。病发辄驰召之，针药所加，无不愈者。齓，武成王生（龀）〔齓〕牙，遍召诸医，尚药典御邓宣文以实对，帝怒而（抶）〔挞〕之。之才拜贺，曰："此谓智牙，生则圣明而寿。"帝大悦，赐帛万匹，加金玉重宝。①

《太平御览》所引张太素撰《齐书》中徐之才及其五世祖徐仲融、父亲徐雄的传记，具有极高的医史文献学价值。张太素，唐代史学家，撰《齐书》20卷、《后魏书》100卷、《后汉书·天文志》2卷等，今均已亡佚，因而《太平御览》中收载的徐之才传记倍显珍贵。南北朝时期的世医中，以东海徐氏世家最为贵盛，名医辈出，撰述丰富，影响颇众。

张远游，北魏齐州人，医生，迷信炼丹。《太平御览》卷七二三《方术部四·医》引唐张太素撰《齐书》载："张远游，齐人，以医药道术知名。寻有诏征，令与术士同合九转金丹。成，显祖置之玉匣，曰：'我贪人间乐，不能飞上天。待我临死，方可服之。'"②这则引文反映了魏晋南北朝时期炼制丹药之风的兴盛。

(8) 隋唐时期名医

《太平御览》"方术部"中"医"所载隋唐时期医学家，共14人，包括隋代名医许道幼、许智藏，唐代名医甄权、甄立言、许胤宗、秦鸣鹤、佚名御医、孙思邈、张文仲、孟诜、王方庆、唐玄宗和唐德宗等。

许智藏，高阳人，隋代医学家，任陈朝散骑常侍、隋朝员外散骑侍郎等职。许智藏"少以医术自达"，治疗多奇中。其祖父许道幼，亦为有名的医家，世号"名医"。《太平御览》卷七二三《方术部四·医》引《隋书》载：

---

① ［宋］李昉，等编纂. 太平御览：卷七二三，方术部四·医三 [M]. 夏剑钦，等校点. 石家庄：河北教育出版社，2000：628-629.

② ［宋］李昉，等编纂. 太平御览：卷七二三，方术部四·医三 [M]. 夏剑钦，等校点. 石家庄：河北教育出版社，2000：629.

许智藏，高阳人也。祖道幼尝以母疾览医方，因而究拯世号名医。诚其诸子曰："为人子者，尝膳视药。不知方术，岂谓孝乎？"由是世相传授。仕梁，官至员外散骑侍郎。父景武，竟陵王咨议参军。智藏少以医术自达。仕陈，为散骑常侍。及陈灭，高祖以为员外散骑侍郎。使诣扬州，会秦孝王俊有疾，上驰召之。俊夜中梦其妃崔氏泣曰："本来相迎，如许智藏将至，其人若到，当必相苦，为之奈何？"明夜，俊又梦崔氏曰："妾得计矣，当入灵府中以避之。"及智藏至，为俊诊脉曰："疾已入心，即当发病，不可救也。"果如言，俊数日而薨。上奇其妙，赍物百段。炀帝即位，智藏时致仕于家，帝每有所苦，辄令中使就询访，或以迎舆入殿，扶登御床。智藏为方奏之，用无不效。①

这则医案来源于《隋书》卷七八《许智藏传》，是中国医学史上有名的秦王俊病入灵府医案。许智藏诊脉后认为秦王俊疾已入心，当发病而死，不可救治。该病首见于《黄帝内经·素问》等篇，痫亦称癫，是一种由脑疾患、脑部外伤等引起的神志性疾病。

甄权（541—643 年），许州扶沟（治今河南许昌扶沟）人，唐代医家，任秘书省正字、朝散大夫等职。甄权精于针灸之术，造诣尤深，兼通本草、方药，撰《针经钞》3 卷、《脉经》1 卷、《针方》1 卷、《明堂人形图》1 卷、《药性论》4 卷、《脉诀赋》1 卷、《本草音义》7 卷等。《太平御览》卷七二三《方术部四·医》引《唐书》载：

甄权，许州扶沟人也。尝以母疾，与弟立言专医方，得其旨趣。开皇初，为秘书省正字，后称疾免。隋鲁州刺史（库）〔厍〕狄钦苦风患，手不得引弓，诸医莫能疗。权谓之曰："钦但将弓箭向垛，一针可以射矣。"针其肩（偶）〔髃〕一穴，应时射。贞观十七年，权年一百三岁。太宗幸其家，视其饮食，访以药性，因授朝散大夫，赐几、

---

①［宋］李昉，等编纂. 太平御览：卷七二三，方术部四·医三 [M]. 夏剑钦，等校点. 石家庄：河北教育出版社，2000：630−631.

科技史新视角研究丛书　｜　*211*

杖、衣服，其年卒。撰《脉经》《针方》《明堂人形图》各一卷。①

从甄权治愈隋鲁州刺史库狄嵚苦风患，手不得引弓医案中可知，甄权精于针术，于针灸学贡献较大。

甄立言，许州扶沟（治今河南许昌扶沟）人，甄权之弟，唐代名医，任太常丞御史大夫。甄立言医术娴熟，精通本草和方药，善治寄生虫病，著有《本草音义》7卷、《本草药性》3卷、《本草集录》2卷、《古今录验方》50卷，今均已散佚。《太平御览》卷七二三《方术部四·医》引《唐书》载：

> 弟立言，武德中累迁太常丞御史大夫。杜淹患风毒发肿，太宗令立言视之，既而奏曰："从今更十一日午时必死。"果如其言。时有尼明律，年六十余，患心腹鼓胀，身体羸瘦，已经二年。立言诊其脉曰："腹内有虫。当是误食发为之耳。"因令服雄黄。须臾，吐一蛇，如人手小指，惟无眼，烧之犹有发气，其疾乃愈。②

从甄立言所撰本草著作及其治愈杜淹患风毒发肿、尼明律虫疾等医案来看，甄立言善用方药，于本草学、方剂学贡献较大。

许胤宗，常州义兴（今江苏宜兴）人，唐代名医，任散骑侍郎、尚药奉御等职，后世因避讳常写作"许裔宗"。许胤宗精通脉诊，善治骨蒸证。《太平御览》卷七二三《方术部四·医》引《唐书》载："许（裔）〔胤〕宗，常州义兴人也。初仕陈，为新蔡王外兵参军。时柳太后感风不能言，名医疗皆不愈，脉益沉而噤。（裔）〔胤〕宗曰：'口不可下药，宜以汤气薰之，令药入腠理，周时可差。'乃造黄芪防风汤数十斛置于床下，气如烟雾，其夜便得语。武德初，关中多骨蒸病，得之必死，递相连染，诸医无能疗者，（裔）〔胤〕宗每疗无不愈。或谓曰：'公医术若神，何不著书以贻将来？'（裔）〔胤〕宗曰：'医

---

① ［宋］李昉，等编纂. 太平御览：卷七二三，方术部四·医三 [M]. 夏剑钦，等校点. 石家庄：河北教育出版社，2000：631.

② ［宋］李昉，等编纂. 太平御览：卷七二三，方术部四·医三 [M]. 夏剑钦，等校点. 石家庄：河北教育出版社，2000：631.

乃意也，在人思虑。又脉候幽微，苦其难别，意之所解，口莫能宣。且古之名手，惟是别脉，脉既精别，然后识病。夫病之于药，有正相当者，惟须单用一味，直攻彼病，药力既纯，病即立愈。今人不能别脉，莫识病源，以情臆度，多安药味。譬之于猎，未知兔所，多发人马空地遮围，或冀一人偶然逢也。如此疗疾，不亦疏乎？假令一药偶然当病，复共他味相和，君臣相制，气势不行，所以难差，谅由于此。脉之深趣，既不可言，虚设经方，岂加于旧？吾思之久矣，故不能著述耳。'年七十余卒。"① 这段引文介绍了许胤宗对"既脉识病"的重视和应用，以及在治疗传染性疾病骨蒸病（即肺结核病）方面取得的成就。许胤宗认为"医乃意也"，故不喜著书。

秦鸣鹤，精于医术，善用针灸，任唐高宗时期御医。《太平御览》卷七二三《方术部四·医》引《唐书》载：

> 秦鸣鹤为侍医。高宗苦风眩，头重，目不能视。武后亦幸灾异，逞其志。至是疾甚召鸣鹤、张文仲诊之，鸣鹤曰："风毒上攻，若刺头出少血即愈矣。"天后自帘中怒曰："此可斩也！天子头上，岂是试出血处耶？"上曰："医之议病，理不加罪，且吾头重闷殆不能忍，出血未必不佳。"命刺之。鸣鹤刺百会及脑户出血，上曰："吾眼明也。"言未毕，后自帘中顶礼拜谢之，曰："此天赐我师也。"躬负缯宝，以遗鸣鹤。②

唐高宗所患风眩病，属风热上攻，郁遏于头，血脉瘀阻所引起头重、目不能视，秦鸣鹤通过刺百会穴、脑户穴放血，使雍热毒邪随血外泄，从而达到治愈目的。

孙思邈（581—682年），京兆府华原（治今陕西耀州区）人，隋唐时期著名医学家、药物学家和道士，撰《备急千金要方》30卷、《千金翼方》30卷、《孙

---

① [宋]李昉，等编纂. 太平御览：卷七二三，方术部四·医三 [M]. 夏剑钦，等校点. 石家庄：河北教育出版社，2000：631.

② [宋]李昉，等编纂. 太平御览：卷七二三，方术部四·医三 [M]. 夏剑钦，等校点. 石家庄：河北教育出版社，2000：632.

氏千金月令》3卷等。孙思邈不仅医术精湛，而且重视医德修养，《大医精诚》《大医习业》等详论医德规范，对后世产生深远影响，被后世尊称为"药王"。《太平御览》卷七二四《方术部五·医》引《唐书》载：

> 孙思邈，京兆华原人也。七岁就学，日诵千余言，弱冠善谈庄老及百家之说。周宣帝时，思邈以王室多故，乃隐居太白山。隋文帝辅政，征为国子博士，称疾不起。尝谓所亲曰："过五十年当有圣人出，吾方助之以济人。"及太宗即位，召诣京师，嗟其容色甚少，谓曰："故知有道者，诚可尊重。羡门广成，岂虚言哉？"将授以爵位，固辞不受。显庆四年，高宗召见，拜谏议大夫，又固辞不受。上元元年，辞疾请归，特赐良马及鄱阳公主邑司以居焉。当时知名之士宋令文、孟诜、卢照邻等，执师资之礼以事焉。照邻有恶疾，医所不能愈，乃问思邈："名医愈疾，其道何如？"思邈曰："吾闻善言天者必质之于人，善言人者亦本之于天。天有四时五行，寒暑迭代。其转运也，和而为雨，怒而为风，凝而为雪霜，张而为虹霓，此天地之常数也。人有四肢五脏，一觉一寝，呼吸吐纳，精气往来，流而为荣卫，彰而为气色，发而为音声，此人之常数也。阳用其形，阴用其精，天人之所同也。及其失也，蒸则生热，否则生寒，结而为瘤赘，陷而为痈疽，奔而为喘乏，竭而为焦枯。诊发乎面，变动乎形，推此以及天地亦如之。故五纬盈缩，星辰错行，日月薄蚀，孛彗飞流，此天地之危诊也。寒暑不时，天地之蒸否也；石立土踊，天地之瘤赘也；山崩土陷，天地之痈疽也；奔风暴雨，天地之喘乏也；川渎竭涸，天地之焦枯也。良医导之以药石，救之以针齐；圣人和之以至德，辅之以人事，故形体有可愈之疾，天地有可消之灾。"又曰："胆欲大而心欲小，智欲圆而（仁）〔行〕欲方。"《诗》曰"如临深渊，如履薄冰"，谓小心也。"赳赳武夫，公侯干城"，谓大胆也。"不为利回，不为义疚"，仁之方也。"见几而作，不俟终日"，智之圆也。思邈自云：开皇辛酉岁生，至今年九十三矣。询之乡里，咸云数百岁人。话周、齐间事，历历如眼见，以此参之，不啻百岁人矣。然犹视听不衰，神彩甚茂，可谓古

之聪明博达不死者也。撰《千金方》三十卷，行于代。^①

《唐书》，后晋刘昫等撰，北宋以后，为了和欧阳修、宋祁等撰《新唐书》加以区别，称《旧唐书》。可见，《太平御览》征引之《孙思邈传》内容，主要来源于《旧唐书》。由于刘昫所撰《旧唐书》在宋以后逐渐散佚，此后虽有四库馆臣从《永乐大典》中辑出，但从版本文献学的角度来看，《太平御览》所引《旧唐书》"孙思邈传"时间较早，内容也较为完善，可校补清代邵晋涵辑本的文字内容。这段引文介绍了孙思邈的生平，以及唐高宗咸亨四年（673年）孙思邈和卢照邻的对话，介绍了疾病产生的原因。

张文仲，洛州洛阳（治今河南洛阳）人，唐代名医，任侍御医、尚药奉御等职。张文仲善疗风疾，精于灸术，撰《张文仲灸经》《疗风气诸方》《四时常服及轻重大小诸方》18首、《随身备急方》3卷、《法象论》1卷、《小儿五疳二十四候论》1卷。《太平御览》卷七二四《方术部五·医》引《唐书》载："张文仲，洛州洛阳人也。少与乡人李虔纵、京兆人韦慈藏并以医术知名。文仲则天初为侍御医，时特进苏良嗣于殿庭，因拜跪绝倒。则天令文仲、慈藏随至宅候之，文仲曰：'此因忧愤邪气激也。若痛冲胁则剧难救。'自朝候之，未及食时，苦冲胁绞痛。文仲曰：'若入心可不疗。'俄顷心痛，不复下药，日旰而卒。文仲尤善疗风疾，其后则天令文仲集当时名医共撰疗风气诸方，仍令麟台监王方庆监其修撰。文仲奏曰：'风有一百二十种，气有八十种。大体医药虽同，人性各异。庸医不达药之行使，冬夏失节，因此杀人。惟脚气头风上气，常须服药不绝，自余则随其发动，临时消息之。但有风气之人，春末夏初及秋暮要得通泄，即不困剧。'于是撰《四时常服及轻重大小诸方》十八首，表上之。文仲久视年终于尚药奉御。撰《随身备急方》三卷，行于代。"^②这段引文介绍了张文仲在治疗风疾方面的理论与实践，丰富了中医疾

---

① ［宋］李昉，等编纂. 太平御览：卷七二四，方术部五·医四 [M]. 夏剑钦，等校点. 石家庄：河北教育出版社，2000：634.

② ［宋］李昉，等编纂. 太平御览：卷七二四，方术部五·医四 [M]. 夏剑钦，等校点. 石家庄：河北教育出版社，2000：634.

病学的内容。

孟诜（621—713年），汝州梁县（治今河南汝州）人，唐代著名医学家，任同州刺史、凤阁舍人等职。孟诜精通医药、养生之术，与孙思邈有交游，撰《补养方》3卷、《必效方》3卷，其中《补养方》经张鼎增补后更名为《食疗本草》。《太平御览》卷七二四《方术部五·医》引《唐书》载："孟诜，汝州梁人也，以进士擢第。垂拱初，累迁凤阁舍人。诜学方术，尝于凤阁侍郎刘祎（音辉）之家，见其敕赐金盘，谓祎之曰：'此药金也。若烧之，上有五色。'试之果然。则天闻之不悦，因事出为台州司马，撰《补养方》《必效方》各三卷。"① 其中《食疗本草》是我国现存最早的食疗法专著。

王方庆，河东道太原（治今山西太原）人，精于医药，撰《随身左右百发百中备急方》10卷。《太平御览》卷七二四《方术部五·医》引《唐书》载："王方庆，太原人也。雅有材度，博学多闻，笃好经方，精于药性。则天令监领尚药奉御张文仲、侍医李虔纵、光禄韦慈藏等撰诸药方，方庆撰《随身左右百发百中备急方》十卷，大行于代。"② 王方庆奉武则天诏旨，集张文仲、李虔纵、韦慈藏等诸医著作，撰成《新本草》40卷、《药性要诀》5卷、《岭南急要方》2卷等18种著作。

唐朝高宗、玄宗、德宗皇帝在位时较为重视医学，下诏编撰了《新修本草》《开元广济方》《贞元集要广利方》等医学本草和方书。如开元十一年（723年），唐玄宗李隆基（685—762年）下诏颁布《开元广济方》5卷。天宝五年（746年），唐玄宗下诏郡县长官将此书的内容抄写在木板上，立在交通要道之处供民众抄录，《太平御览》卷七二四《方术部五·医》引《唐书》天宝中唐玄宗诏令："朕顷者所撰《广济方》救人疾患，颁行已久，传习亦多。犹虑单贫之家未能缮写，闾阎之内或有不知，倘医疗失时，因致夭横性命之际，宁忘恻隐？宜命郡县长官就《广济方》中逐要者于大板上仵录，当村方要路榜

① ［宋］李昉，等编纂. 太平御览：卷七二四，方术部五·医四 [M]. 夏剑钦，等校点. 石家庄：河北教育出版社，2000：634.

② ［宋］李昉，等编纂. 太平御览：卷七二四，方术部五·医四 [M]. 夏剑钦，等校点. 石家庄：河北教育出版社，2000：634.

示，仍委采访使勾当，无令脱错。"①贞元十二年（786 年），唐德宗李适（742—805 年）下诏颁布《贞元集要广利方》5 卷，详列证候 63 种，方 586 首。《太平御览》卷七二四《方术部五·医》引《唐书》载："德宗撰《贞元集要广利方》，亲为之制序，敢题于天下通衢。其方总六千（按：疑为'十'之误）三种，五百八十六首。"②这两段引文反映了唐朝最高统治者对医学的认识、态度以及推广医学知识的措施。

2.《太平御览》"方术部"中"医"所载历代医事制度

关于先秦时期的医事制度，主要保存在《周礼》《礼记》《孔丛子》等儒家典籍之中。《太平御览》卷七二一《方术部二·医》引《周礼·天官冢宰》载：

> 医师掌医之政令，聚毒药以供医事。凡邦之有疾病者、疕疡者造焉，则使医分而治之。岁终则稽其医事，以制其食。十全为上，十失一次之，十失四为下。③

又引《周礼·天官冢宰·疾医[职]》载：

> 疾医掌养万民之疾病。四时皆有疠疾：春时有痟首疾，夏时有痒疥疾，秋时有疟寒疾，冬时有嗽上气疾。以五味、五谷、五药养其病，以五气、五声、五色视其死生。两之以九窍之变，参之以九脏之动。凡民之有疾病者，分而治之，死终则各书其所以，而入于医师。疡医掌肿疡、溃疡、金疡、折疡之祝药、劀杀之剂。凡疗疡以五毒攻之，以五气养之，以五药疗之，以五味节之。凡药，以酸养骨，以辛养筋，

①［宋］李昉，等编纂. 太平御览：卷七二四，方术部五·医四 [M]. 夏剑钦，等校点. 石家庄：河北教育出版社，2000：634.

②［宋］李昉，等编纂. 太平御览：卷七二四，方术部五·医四 [M]. 夏剑钦，等校点. 石家庄：河北教育出版社，2000：635.

③［宋］李昉，等编纂. 太平御览：卷七二一，方术部二·医一 [M]. 夏剑钦，等校点. 石家庄：河北教育出版社，2000：610.

以咸养脉，以苦养气，以甘养肉，以滑养窍。凡有病者，受其药焉。①

《周礼》也称《周官》《周官经》，先秦时期儒家主要经典之一，包括天官、地官、春官、夏官、秋官、冬官等六篇。周代将医分为医师、疾医、疡医、食医、兽医五种，并规定了其主治疾病范围。同时，这条史料还记载了四季常见疾病痟首疾、痒疥疾、疟寒疾、嗽上气疾，以及中医五味、五药、五气、五色等治疗疾病的内容。又引《礼记·王制》"凡执技以事上者，祝、史、射、御、医、卜及百工"②，指出秦汉时期形成的技术家群体中，医已成为独立的一家。

由于医学与儒家仁政和加强国家统治密切相关，历代政府对医学均给予了高度重视。《太平御览》卷七二一《方术部二·医》引《礼记·曲礼》载："君有疾，饮药，臣先尝之。亲有疾，饮药，子先尝之。医不三世，不服其药。"又引《礼记·文王世子》载："世子之记曰：若内竖言疾，药必亲尝之。"③

中国古代极为重视医学实践，如孔子提出"三折股而后为医"的观点，对后世产生重要影响。《太平御览》卷七二四《方术部五·医》引《孔丛子》载："宰我使齐反，见夫子曰：'梁丘据遇虺毒，三旬而后瘳。朝齐君，齐君会大夫众宾而庆焉。弟子与在宾列。大夫众宾并复献攻疗之方，弟子谓之曰：夫所献方者，将为病也。今梁丘子已瘳矣，而诸夫子复骤献方，意欲梁丘大夫后有虺害，当用之乎？众座默然无辞。弟子此言何如?'孔子曰：'女说非也。夫三折股而后为医。梁丘子遇虺害而获瘳，虑有与之同疾者必问所以已之方焉。众人为此之故，各言其方，欲售之以已人疾也。凡言其方者，称其良也。且以参处所以已之方之优劣也。'"④《太平御览》所引屈原《楚辞·九章》也

---

①［宋］李昉，等编纂. 太平御览：卷七二一，方术部二·医一 [M]. 夏剑钦，等校点. 石家庄：河北教育出版社，2000：610.

②［宋］李昉，等编纂. 太平御览：卷七二一，方术部二·医一 [M]. 夏剑钦，等校点. 石家庄：河北教育出版社，2000：610.

③［宋］李昉，等编纂. 太平御览：卷七二一，方术部二·医一 [M]. 夏剑钦，等校点. 石家庄：河北教育出版社，2000：610.

④［宋］李昉，等编纂. 太平御览：卷七二四，方术部五·医四 [M]. 夏剑钦，等校点. 石家庄：河北教育出版社，2000：636.

说："九折臂而成医兮，吾今而知其信然。"

3.《太平御览》"方术部"中"医"所载中国古代医学体系

关于太昊伏羲氏尝味百药而制九针，《太平御览》卷七二一《方术部二·医》引《帝王世纪》载："伏羲氏仰观象于天，俯观法于地，观鸟兽之文，与地之宜，近取诸身，远取诸物，于是造书契以代结绳之政，画八卦以通神明之德，以类万物之情，所以六气六腑，五脏五行，阴阳四时，水火升降，得以有象，百病之理，得以有类。乃尝味百药而制九针，以拯夭枉焉。"①这则引文指出伏羲是中国早期医药学、针灸学重要创始人之一。

关于本草学的形成与运用，《太平御览》卷七二一《方术部二·医》引《帝王世纪》载："炎帝神农氏长于姜水，始教天下耕种五谷而食之，以省杀生。尝味草木，宣药疗疾，救夭伤之命。百姓日用而不知，著《本草》四卷。"又载："岐伯，黄帝臣也。帝使岐伯尝味草木，典主医病。《经方》《本草》《素问》之书咸出焉。"②可知，在本草学形成的过程中，炎帝神农、岐伯发挥了重要作用。

关于方剂学的应用及作用，东周春秋时期孔子（前551—前479年）不仅提出了三折股而为良医的观点，而且极为重视方书的临证实践应用。《太平御览》卷七二四《方术部五·医》引《孔丛子》载："夫三折股而后为医……凡言其方者，称其良也。且以参处所以已之方之优劣也。"又引《吕氏春秋》："用药者，得良药则活人，得恶药则杀人。"③这则引文指出多次受挫，就会总结教训，悟出治疗疾病的方法，成为一代良医。

关于经脉学说的形成与临床应用，《太平御览》卷七二一《方术部二·医》引《帝王世纪》载："黄帝有熊氏命雷公、岐伯论经脉傍通，问难八十一，为

---

①［宋］李昉，等编纂. 太平御览：卷七二一，方术部二·医一[M]. 夏剑钦，等校点. 石家庄：河北教育出版社，2000：611.

②［宋］李昉，等编纂. 太平御览：卷七二一，方术部二·医一[M]. 夏剑钦，等校点. 石家庄：河北教育出版社，2000：612.

③［宋］李昉，等编纂. 太平御览：卷七二四，方术部五·医四[M]. 夏剑钦，等校点. 石家庄：河北教育出版社，2000：636.

《难经》。教制九针，著《内外术经》十八卷。"① 又引王符《潜夫论》："凡疗病者，必先知脉之虚实，气之所结，然后为之方，故疾可愈而寿可长也。"上文揭示了脏腑经络与针灸、方药治疗的密切关系。

关于砭石，指运用砭石治病的医术，系六大医术砭、针、灸、药、按跷、导引之一。《太平御览》卷七二三《方术部四·医》引《说文解字》中"砭"字，指出"以石刺病也"。又引《山海经·东山经》载"高氏之山多针石"，郭璞说"可以为砭针"。《春秋》载"美（疹）〔疢〕不如恶石"，服子慎注云"石，砭石也"。

4.《太平御览》"方术部"中"医"所载疾病学知识及其防治措施

《太平御览》中收载了大量疾病学知识，以及政府官吏、医学家和社会民众等防治疾病的内容。如孔子有疾，鲁哀公派医视之。《太平御览》卷七二四《方术部五·医》引《公孙尼子》载："医曰：'居处饮食何如？'子曰：'丘春之居葛笼，夏居密阳，秋不风，冬不炀。饮食不馈，饮酒不劝。'医曰：'是良药也。'"②

东周战国时期鲁国医人公孙绰，善医术，治偏枯病有效。《太平御览》卷七二四《方术部五·医》引《吕氏春秋》"鲁有公孙绰者，告人曰：'我能治偏枯，今吾倍为偏枯之药，则可以起死人矣。'"此处之偏枯病，也称偏风，指半身不遂的病。

邓训，字平叔，东汉南阳郡新野（治今河南新野南）人，汉章帝建初六年（81年）任护乌桓校尉，积极救治羌胡族人所患疾病。《太平御览》卷七二二《方术部三·医》引《后汉书》载："邓训为护乌桓校尉。羌胡俗耻病死，每病临困，取以刀自刺。训闻有病困者，辄拘缚束，不与兵刃，使医药疗之，愈者非一，小大莫不感悦。"太医皮巡患寒疝病，邓训积极加以救治，《太平御览》引《东观汉记》"邓训谦恕下士，无贵贱，见之如旧。朋友〔子〕往来门内，

①〔宋〕李昉，等编纂. 太平御览：卷七二一，方术部二·医一[M]. 夏剑钦，等校点. 石家庄：河北教育出版社，2000：612.

②〔宋〕李昉，等编纂. 太平御览：卷七二四，方术部五·医四[M]. 夏剑钦，等校点. 石家庄：河北教育出版社，2000：636.

视之如子，有过如鞭扑之教。太医皮巡从猎上林还，暮宿殿门下，寒疝病发，时训直事，闻巡声起，往问之，巡曰：'（异）〔冀〕得火以熨背。'训身至太官门为求火，不得。乃以口嘘其背，复呼同庐郎共更嘘。至朝遂愈"①。这则引文强调了邓训精通医术，治愈羌人所患疾病和太医皮巡所患寒疝病。

曹褒，东汉沛国谯县（治今安徽亳州）人，曾医治"疾疫"。《太平御览》卷七二二《方术部三·医》引《后汉书》载："曹褒迁城门校尉。将作大匠，时有疾疫，褒巡行病徒，为致医药，经理饘粥，多蒙济活。"②当时疾疫流行，曹褒采取的措施包括派医诊治、赐药和施粥。

黄说，汝南人。东汉建武四年（28年），任会稽太守。建武十四年（38年），吴郡发生疾疫，黄说积极加以救治。《太平御览》卷七二二《方术部三·医》引《锺离意别传》载："黄说为会稽太守。建武十四年，吴大疾疫，暑意中部尉督邮，意乃露车不冠，身循行病者门，入家至赐与医药，诣神庙为民祷祭，召录医师百人合和草药，恐医小子或不良毒药齐贼害民命，先自吞尝，然后施行。其所临护四千余人，并得差愈。后日府君出行灾害，百姓攀车涕泣，曰：'明邮府君不须出也。但得锺督邮，民皆活也。'"③由此可知，黄说看望病人和赐予医药的行为，深得民心。

孙法宗，一名宗之，南朝宋吴兴人。其头部忽患疮病，有一神秘女神医告知用"牛粪煮敷之"。《太平御览》引《宋书·孙法宗传》载："孙法宗忽苦头创，夜有女人至，曰：'我是天使，来相谢。行创本不关善人，使者（误）〔远〕相及。但取牛粪煮敷之，即验。'一敷便差，一境赖之。"④这是应用牛粪入药治疗头疮的例子。

---

①［宋］李昉，等编纂. 太平御览：卷七二二，方术部三·医二［M］. 夏剑钦，等校点. 石家庄：河北教育出版社，2000：618.

②［宋］李昉，等编纂. 太平御览：卷七二二，方术部三·医二［M］. 夏剑钦，等校点. 石家庄：河北教育出版社，2000：618.

③［宋］李昉，等编纂. 太平御览：卷七二二，方术部三·医二［M］. 夏剑钦，等校点. 石家庄：河北教育出版社，2000：618.

④［宋］李昉，等编纂. 太平御览：卷七二二，方术部三·医二［M］. 夏剑钦，等校点. 石家庄：河北教育出版社，2000：624.

殷仲堪，东晋陈郡长平（治今河南西华）人，任荆州刺史等职，撰《殷荆州要方》（也称《荆州要方》）1卷。《太平御览》卷七二二《方术部三·医》引《晋书》，记载了一则殷仲堪遣医治疗魏咏之兔唇病医案：

> 魏咏之，字长道，任城人也。家贫素而躬耕为事，好学不倦，生而兔缺，有善相者谓之曰："卿当富贵。"年十八，闻荆州刺史殷仲堪帐下有名医能疗之。贫无行装，谓家人曰："残丑如此，用活何为？"遂赍数斛米，西上而投仲堪。即至，造门自通。仲堪嘉其盛意，召医语视之，医曰："可割而补之，但须百日进粥，不得语笑。"咏之曰："半生不语而有半生，亦当疗之，况百日耶？"仲堪于是处之别屋，令医善疗之。咏之遂闭口不言，惟食薄粥。其励志如此。及差，仲堪厚资遗之。[①]

菟缺即兔缺，也称唇裂。从医案中可知，魏咏之患有先天性兔唇，于是向殷仲堪帐下名医求救。医人建议"可割而补之，但须百日进粥，不得语笑"，于是将魏咏之"处之别屋，令医善疗之"，遂痊愈。这则医案反映了东晋时期中国名医就能做复杂的唇裂修补手术。

5.《太平御览》"方术部"中"医"所载历代医学著作

《太平御览》"方术部"中"医"所载历代医学著作书目，有60余种。除《黄帝内经素问》《黄帝八十一难经》《扁鹊镜经》等10余种医著留存外，绝大部分已亡佚。从内容上来看，主要包括以下几个方面。

一是中医基础理论著作。包括医经、脉法、脏腑和方书著作，主要有《黄帝内经素问》《黄帝八十一难经》《内外术经》《扁鹊镜经》《黄帝脉书》《扁鹊脉书》《医道》《论篇》，三国吴吕博撰《注八十一难经》，唐甄权撰《脉诀赋》等。

---

① [宋]李昉，等编纂.太平御览：卷七二二，方术部三·医二[M].夏剑钦，等校点.石家庄：河北教育出版社，2000：623.

　　二是本草学著作。包括托名神农撰《神农本草经》4卷，南朝梁陶弘景撰《本草经集注》7卷，唐甄立言撰《本草音义》7卷、《本草药性》3卷、《本草集录》2卷。

　　三是诊法、方剂学著作。包括汉代卫泛撰《四逆三部厥经》《妇人胎藏经》《小儿颅囟方》3卷。西晋王叔和撰《脉经》10卷、编校《张仲景方论》36卷，葛洪撰《经用救验方》3卷（又名《肘后方》）、《玉函方》100卷。东晋范汪撰《范汪方》500卷（其中107卷为后人常用），羊欣撰《羊中散方》30卷，宫泰制《三物散方》，靳劭制《五石散方》，殷仲堪撰《殷荆州要方》（也称《荆州要方》）1卷，支法存撰《申苏方》5卷，佚名撰《千金序》。南北朝时期秦承祖撰《秦承祖》20卷（可能包括《偃侧杂针灸经》3卷、《偃侧人经》2卷、《明堂图》3卷）等，徐文伯撰《徐文伯药方》3卷、《徐文伯疗妇人瘕》1卷，羊欣撰《羊中散方》30卷，徐嗣伯撰《落年方》3卷、《药方》5卷、《杂病论》1卷，褚澄撰《杂药方》20卷、《褚氏遗书》1部，陶弘景撰《效验方》5卷、《补阙肘后百一方》3卷，徐之才撰《雷公药对》（或作《药对》）2卷、《徐王八世家传效验方》（或作《徐王效验方》）10卷、《徐氏家秘方》2卷、《徐王方》5卷、《小儿方》《逐月养胎法》，释深僧撰《释深僧方》30卷，刘涓子撰《痈疽方》（南齐龚庆宣整理后称《刘涓子鬼遗方》）10卷。北朝时期王显撰《药方》30卷、《王世荣单方》1卷。唐甄权撰《药性论》4卷，甄立言撰《古今录验方》50卷，孙思邈撰《备急千金要方》30卷、《千金翼方》30卷、《孙氏千金月令》3卷，张文仲撰《疗风气诸方》《四时常服及轻重大小诸方》18首、《随身备急方》3卷，唐玄宗敕撰《开元广济方》5卷，唐德宗敕撰《贞元集要广利方》5卷等。

　　四是针灸学、炼丹学、养生学著作。其中，针灸学著作包括汉涪翁撰《针经诊脉法》，三国吴吕博撰《玉匮针经》，唐甄权撰《脉经》1卷、《针方》1卷、《明堂人形图》1卷，张文仲撰《张文仲灸经》等。养生学著作包括东晋支法存撰《太清道林摄生论》6篇、北魏高湛撰《养生论》（或为东晋张湛撰《养生要集》）、唐孟诜撰《食疗本草》（初名《补养方》）3卷。炼丹学著作包括西晋葛洪撰《抱朴子》和《神仙传》两部著作，介绍了丹药的炼制方法。

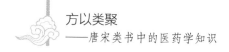

6.《太平御览》"方术部"中"医"的文献来源

《太平御览》"方术部"中"医"的内容，主要来源于历代儒家经典、注疏、官修正史、别史，医学著作，诸子百家著作等。

《太平御览》征引的历代儒家经典和注疏，包括《周礼·天官》《礼记·曲礼》《礼记·王制》《礼记·文王世子》《左传》《尚书·说命》《论语》等。

《太平御览》征引的历代官修史书、别史，包括先秦史官撰《世本》，汉司马迁撰《史记·扁鹊仓公列传》、班固撰《汉书》、刘珍等撰《东观汉记》，西晋陈寿撰《三国志》、皇甫谧撰《帝王世纪》，南朝宋范晔撰《后汉书》，南朝宋何法盛撰《晋中兴书》，南朝梁沈约撰《宋书》，南朝梁萧子显撰《齐书》，南朝梁吴均撰《齐春秋》，北齐魏收撰《魏书》，隋代颜之推等撰《后魏书》，唐房玄龄等敕撰《晋书》、魏徵等撰《隋书》、姚思廉撰《梁书》、李百药撰《北齐书》、令狐德棻修《后周书》（即《周书》）、张太素撰《齐书》，五代后晋刘昫等撰《唐书》（即《旧唐书》），以及佚名撰《锺离意别传》《何颙别传》等。

《太平御览》征引的历代医书著作，包括《黄帝内经素问》、张仲景《伤寒卒病论序》、三国吴吕博撰《玉匮针经序》、北魏高湛撰《养生论》、南朝齐龚庆宣撰《鬼遗方序》、佚名撰《千金序》等。

《太平御览》征引的历代诸子百家著作，包括东周春秋战国时期庄周及其门人撰《庄子》、韩非撰《韩非子》、列御寇撰《列子》、尸佼撰《尸子》、公孙尼撰《公孙尼子》、鹖冠子撰《鹖冠子》、吕不韦等撰《吕氏春秋》、屈原撰《楚辞》，汉代刘向编《列仙传》、孔鲋撰《孔丛子》、王符撰《潜夫论》、许慎撰《说文解字》，西晋葛洪撰《神仙传》，南朝宋刘敬叔撰《异苑》等。

7.《太平御览》"方术部"中"医"的特点

首先，李昉等敕撰《太平御览·方术部·医》是中国古代现存最早的官修医学人物传记，包含医家93人，其中夏代以前5人、周代11人、汉代14人、三国6人、晋代16人、南朝13人、北朝14人、隋代2人、唐代12人，成为人们认识和研究历代医家生平事迹、医学著述、疾病治疗、医案病案和学术思想的重要资料来源，在中国医学史上占有重要的地位。

其次，《太平御览·方术部·医》的内容受到后世医家的重视。如宋代许慎斋撰《历代名医探原报本之图》、张杲撰《医说》、周守忠撰《历代名医蒙求》，明代熊宗立撰《医学源流》、徐春甫撰《古今医统大全·历世圣贤名医姓氏》，以及清陈梦雷等奉敕撰《古今图书集成·医术名流列传》等，采纳和引用了《太平御览》中的内容。书中的许多医案，被《名医类案》《续名医类案》等转引和介绍。如宋张杲《医说》载"徙痈"，引《太平御览》"《南史》曰：薛伯宗善徙痈。公孙泰患发背，伯宗为气封之，徙置斋前柳树上。明日而痈消，树边便起一瘤如拳大，稍稍长二十余日，瘤大脓烂，出黄赤汁升余，树为之痿损"[①]。

最后，《太平御览·方术部·医》中保存了大量宋以前珍贵的医学知识，其中许多著作今已散佚，幸赖《太平御览》的征引而保存了下来。如皇甫谧撰《帝王世纪》、张太素撰《齐书》、吴均撰《齐春秋》、颜之推等撰《后魏书》，以及佚名撰《千金序》《锺离意别传》《何颙别传》等所载医史资料，今已亡佚。因而《太平御览》中保存的这些医学文献资料，便成为研究、校勘、辑录和复原亡佚医书的珍贵资料。尤其是《何颙别传》所载何颙对张仲景的赏识及张仲景治疗王仲宣医案，可补《后汉书》《三国志》无张仲景传记的不足。

三、《太平御览》"疾病部"中医药学知识的主要内容

《太平御览》卷七三八至卷七四三《疾病部》，共 6 卷，是中国现存较早的官修疾病学著作，包括狂、阳狂、癫、痴、痫、聋、盲、哑、吃、秃、鼻齆、龋齿、兔缺、瘿、伛偻、疣赘、瘤、跛蹙、偏枯、尰、头痛、心痛、腹痛、咽痛并噎、烦懑、劳悸、眩、暍、疮、痱、螫毒、蛊、痈疽、瘘、癣、瘃、疥、恶疾、疫疠、霍乱、疰、疟、消渴、厥逆、咳嗽、呕吐、水疾、肿、疝、瘕、痹、痔、痢、阴痿、阳痿等 56 种疾病，并以某一具体疾病为中心，详细地介绍和征引了疾病的名称、病原、证候、治疗、病案和医学故事等内容，广泛征引了宋以前各

---

① [宋]张杲. 医说. 卷二：神医 [M]// 裘沛然. 中国医学大成三编，第 12 册. 长沙：岳麓书社，1988：35.

科技史新视角研究丛书 | *225*

种典籍中的医史文献资料。由于其刊行早于宋代官修医书《雍熙神医普救方》《太平圣惠方》，因而保存了一般医学著作中很难收载的医史资料，在中国疾病史乃至医学史上占有重要地位。

（一）《太平御览》"疾病部"中医药学知识的内容

1. 疾病概述

《太平御览》"疾病部"之"总叙疾病"，详细地介绍了历代文献中有关疾病病名称谓、证候分析、医人诊治和用药服药等内容。其中"总叙疾病"部分征引儒家经典《尔雅》、汉许慎撰《说文解字》、刘熙撰《释名》、扬雄撰《方言》等文献60余种，介绍了中国古代疾病的名称、概念和种类。

关于疾病名称，《太平御览》卷七三八《疾病部一》引《说文解字》《释名》《尔雅》《方言》中的内容，解释了疾病的含义。

　　《说文》曰：疾，病也。疢，病加也。痰，热病也。瘇，劳病也。疸，黄病也。痁，入病也。

　　《释名》曰：疾，病也，客气中人急疾也。病，并也，与正气并在肤体中也。疢，诊也，有结聚可得诊见也。痛，通也，通在肤脉中也。痒，扬也，其气在皮中，人摇发之扬出也。

　　《尔雅》曰：痡瘏、痒顇、玄黄、劬劳、咎颡、瘏瘀、鳏戮、瘰痹、痯痒、疧疵、闵逐、疾瘵、瘥痱、瘅瘵、瘰疼，病也。

　　《方言》曰：南楚疾愈谓之差，或谓之间，或谓之知，通语也。或谓之慧，或谓之了，或谓之瘳，或谓之除。瘖（于怯反）殜（音业），微也。晋楚之间，凡病不甚曰瘖殜。（郭曰：半卧半起也。）凡病少愈而加剧，谓之不斟。斟，益也。或谓之何斟。（言虽小损，无所益也。）瘼（音莫），复病也。东济海岱之间曰瘼，或曰瘲，秦曰瘖（音阉，或谵）。①

---

① ［宋］李昉，等编纂. 太平御览：卷七三八，疾病部一·总叙疾病上［M］. 夏剑钦，等校点. 石家庄：河北教育出版社，2000：745.

可见，疾和病相通。疾病包括痛、瘉、咂頬、玄黄、劬劳、咎顇、瘇瘉、鳏戮、瘰癧、瘅痒、疧疵、闵逐、疢痗、瘥痹、瘅瘵、癝疥等种类，须用药或针灸治疗。但如果人得无妄之疾，不需吃药，自然会好起来，引《周易·无妄卦》"无妄之疾，勿药，有喜也"①。

关于残疾，中国古代指人体肢体或五官伤残，包括先天性残疾和后天性残疾。《太平御览》卷七三八《疾病部一》引《春秋穀梁传》"季孙行父秃，晋郤克跛，孙良父眇，曹公子手偻，同骋于齐"②，记载了一些特殊的疾病，如秃、跛、眇、偻等。

关于十二疾，其主要指痿、蹷、逆、胀、满、支、隔、盲、烦、喘、痹、风等 12 种疾病病症。《太平御览》卷七三八《疾病部一》引西汉韩婴撰《韩诗外传》载：

> 人主之疾，十有二发，非有贤医，莫能治也。何谓十二发？曰：痿、蹷、逆、胀、满、支、隔、盲、烦、喘、痹、风。贤医治之如何？曰：省事轻刑则痿不作，无使小民饥寒则蹷不作，无令财货上流则逆不作，无使仓廪积腐则胀不作，无使府库充实则满不作，无使群臣纵恣则支不作，无使下情不上通则隔不作，上材愊下则盲不作，法令奉用则烦不作，无使下怨则喘不作，无使贤人伏匿则痹不作，无使百姓歌吟诽谤则风不作。夫重臣群下者，人主之心腹支体也。心腹支体无患，则人主无疾矣。故非有贤医，莫能治也。人主有此十二疾而不用贤医，则国非其国也。③

《韩诗外传》中记载的"十二疾"，属常见内科疾病病症，与唐孙思邈撰

---

① ［宋］李昉，等编纂. 太平御览：卷七三八，疾病部一·总叙疾病上 [M]. 夏剑钦，等校点. 石家庄：河北教育出版社，2000：745.

② ［宋］李昉，等编纂. 太平御览：卷七三八，疾病部一·总叙疾病上 [M]. 夏剑钦，等校点. 石家庄：河北教育出版社，2000：747.

③ ［宋］李昉，等编纂. 太平御览：卷七三八，疾病部一·总叙疾病上 [M]. 夏剑钦，等校点. 石家庄：河北教育出版社，2000：752.

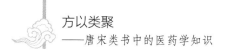
《备急千金要方》卷四记载的女人腹中十二疾明显不同。

关于病人患疾时的某些术语，古代时有不同的称谓。《太平御览》卷七三九《疾病部二》引《风俗通》《白虎通》载：

> 《风俗通》曰：无恙。俗说恙，病也。凡人相见及书问者，曰："无疾病耶？"案上古之时，草居野宿。恙，噬虫也，善食人心。凡相劳问，曰："无恙乎？"非为病也。
>
> 《白虎通》曰：天子疾称不念，诸侯称负子，大夫称负薪，士称犬马。不念者，不复预政也。负子者，诸侯子民，今不复子民也。负薪、犬马，皆谦也。[①]

可见，疾病有不同的称谓，如不念、负子、负薪、犬马等，反映了中国古代强烈的等级观念对医学术语表达的影响。

2. 医学分科与疾病诊疗制度

中国自周代以来形成了较为完整的医学分科与疾病诊疗制度，西周时期分医人为医师、疾医、疡医、食医和兽医，每类医人主治某种或某科疾病。同时，又按四时季节的变化，强调重点关注一些常见的季节性流行病和多发病。《太平御览》卷七三八《疾病部一》引《周礼·天官冢宰》载：

> 疾医掌养万民之疾病。四时皆有疠疾，春时有痟首疾，夏时有痒疥疾，秋时有疟寒热疾，冬时有嗽上气疾。
>
> 又曰：医师掌医之政令，凡邦之有疾病者，有疕疡者造焉，则使医分而治之。[②]

《周礼》中提到的疠疾，指瘟疫、麻风病等传染性的疾病，四季均可发生。

---

①［宋］李昉，等编纂. 太平御览：卷七三九，疾病部二·总叙疾病下 [M]. 夏剑钦，等校点. 石家庄：河北教育出版社，2000：754.

②［宋］李昉，等编纂. 太平御览：卷七三八，疾病部一·总叙疾病上 [M]. 夏剑钦，等校点. 石家庄：河北教育出版社，2000：745.

痟首疾，即头痛病，主要发生于春季。痒疥疾，即皮肤病，主要发生于夏季。疟寒热疾，主要发生秋季。嗽上气疾，即呼吸道感染引起的咳嗽病，主要发生在冬季。同时，《太平御览》引《礼记·曲礼下》"君使士射，不能，则辞以疾，曰某有负薪之忧"①，即有病的谦辞。

关于朝廷对患病民众的收养和治疗，《太平御览》卷七三八《疾病部一》引《管子》载："凡国都，皆有养疾，聋盲喑哑、跛躄偏枯不能自生者，上收而养之。"②又引《礼记·檀弓上》《礼记·丧服·大记》等，说明"疾病，外内皆扫。君、大夫彻悬，士去琴瑟。寝东首于北牖下。废床，彻亵衣，加新衣，体一人"，"君于大夫疾，三问之。士疾，一问之"③。这则引文可见，朝廷极为重视卫生清扫和疾病问候制度。

关于祝由符禁科，是中国古代医学分科之一，以祝祷、符箓、咒语和某些药物治疗疾病的一种方法。《太平御览》卷七三八《疾病部一》引《左传·昭公二年》，韩宣子患病，郑国公孙侨建议举行祭祀，于是"韩子祀夏郊，晋侯有间"。引《宋书》载："羊欣有病不服药，饮符水而已。兼善医术，撰药方数十卷。"引谢绰《宋拾遗》载："宋悫表曰：'臣昔贫贱时，尝疾病，家人为臣斋，勤苦七日。臣昼寝，梦见一童子，青衣，执缣广数寸，与臣。臣问之用此何为，答曰：'西王母符也，可服之。服符竟，便觉，一二日病差。'"引《韩非子》载："秦昭王有疾，百姓买牛而家为王祷。"④祝由疗法具有深厚的迷信色彩，从这些引文史料中可知，古人对此疗法深信不疑。

关于上医、中医和下医的概念和标准，《太平御览》卷七三八《疾病部一》引《老子》"知不知，上；不知知，病。圣人不病，以其病病。夫惟病病，是

①［宋］李昉，等编纂. 太平御览：卷七三八，疾病部一·总叙疾病上［M］. 夏剑钦，等校点. 石家庄：河北教育出版社，2000：745.

②［宋］李昉，等编纂. 太平御览：卷七三八，疾病部一·总叙疾病上［M］. 夏剑钦，等校点. 石家庄：河北教育出版社，2000：751.

③［宋］李昉，等编纂. 太平御览：卷七三八，疾病部一·总叙疾病上［M］. 夏剑钦，等校点. 石家庄：河北教育出版社，2000：746.

④［宋］李昉，等编纂. 太平御览：卷七三八，疾病部一·总叙疾病上［M］. 夏剑钦，等校点. 石家庄：河北教育出版社，2000：747-749.

以不病"①。

3.疾病名称和医疗典故

《太平御览》收载了大量宋代以前常见疾病名称术语和疾病典故,如鹊识骨髓、缓知膏肓、华佗涤肠、李豹熨胁、董奉起死、梁革活尸、史脱治疽、赵泉疗疟、徐疗沉滞、绰治偏枯等,是中国历史上有名的医案故事,流传深远。

(1)疾病名称

疾病,病名。其名称有疾、病、瘵、痨、疫、痘、疤、痫、瘘、痒、疲、疯、疠、疱、疮、痛、癥、痰、癫、瘫、瘘、疠、瘠、痧、痈、痕、疠、痘、瘙、痹、痉、疟、瘟、癖等,包括普通疾病和传染性疾病。《太平御览》卷七三八《疾病部一》引《左传》,记载了秦国名医医和、医缓、郑国公孙侨诊治晋侯疾病的医案。

> 晋侯疾病,求医于秦。秦伯使医缓为之。未至,公梦疾为二竖子,曰:"彼,良医也,惧伤我,焉逃之?"一曰:"居肓之上,膏之下,若我何?"医至,曰:"疾不可为也,在肓之上,膏之下,攻之不可,达之不及,药不至焉,不可为也。"公曰:"良医也。"厚为之礼而归之。②

按《左传》记载,医缓诊治晋景公疾病发生在鲁成公十年,即公元前581年。医缓提出了"病入膏肓"诊断方法,意思是病情危重凶险,无法医治。

又引《左传·成公十五年》载:

> 晋侯有疾,郑伯使公孙侨如晋,聘且问病。叔向问焉,曰:"寡君之疾病,卜人曰'实沉、台骀为祟',史莫之知。敢问此何神也?"子产曰:"若君身,则亦出入、饮食、哀乐之事也,山川、星辰之神,

---

① 〔宋〕李昉,等编纂. 太平御览: 卷七三八,疾病部一·总叙疾病上 [M]. 夏剑钦,等校点. 石家庄: 河北教育出版社, 2000: 750.

② 〔宋〕李昉,等编纂. 太平御览: 卷七三八,疾病部一·总叙疾病上 [M]. 夏剑钦,等校点. 石家庄: 河北教育出版社, 2000: 746.

又何为焉？侨闻之，君子有四时：朝以听政，昼以访问，夕以修令，夜以安身。于是节宣其气，勿使有所壅闭、湫，（小）底以露其体。今无乃一之，则切生疾矣。"

郑国公孙侨（即姬侨）诊断晋厉公疾病发生在鲁成公十五年，即公元前576年，认为"出入、饮食、哀乐"之事可引起人患病，建议"节宣其气，勿使有所壅闭、湫，（小）底以露其体"。

又引《左传·昭公元年》载：

晋侯有疾，求医于秦，秦伯使医和视之，曰："疾不可为也。是谓近女室，疾如蛊。非鬼非食，惑以丧志。良臣将死，天命不佑。"公曰："女不可近乎？"对曰："节之。天有六气，降生五味，发为五色，征为五声，淫生六疾。"①

医和诊治晋平公疾病发生在鲁昭公元年，即公元前541年。医和阐述了六气、五味、五色、五声的内容，提出了著名的"六淫致病"说，开创了中医病因学说的先河。

东周名医扁鹊行医治病的事例，如医治齐桓公、秦武王、赵简子等所患疾病，《太平御览》多有征引。扁鹊生活于春秋战国时期，不是指某一个人，而是对拥有高超医术医生的一种称谓，或扁鹊学派传人的称呼。如《太平御览》卷七三八《疾病部一》引东晋孔衍《春秋后语》（亦名《春秋后国语》）载："齐桓公六年，越医扁鹊过齐，桓公客待之，入朝见曰：'君有疾，在腠理，不治将深。'（腠理，皮肤也。）桓公曰：'寡人无疾。'扁鹊出。桓公谓左右曰：'医之好利，欲以不病为功。'后五日复见，曰：'君疾在血脉。'后五日复见，曰：'疾在肠胃。'后五日见桓公而还走，桓公使人问其故，曰：'疾在骨髓，

---

① ［宋］李昉，等编纂. 太平御览：卷七三八，疾病部一·总叙疾病上 [M]. 夏剑钦，等校点. 石家庄：河北教育出版社，2000：746.

臣是以无请也。'桓公遂卒。"① 这则医案发生在公元前 680 年，说明春秋时期的扁鹊具有高超的疾病诊断技术。又引西汉刘向编《战国策》载："扁鹊见秦武王，示之病，扁鹊请除之。左右曰：'君之病在耳之前，目之下也。除之使耳不聪，目不明。'君以告扁鹊，扁鹊怒而投其石，曰：'君与智者谋之，而与不智者败之，使秦政如此，则一举而亡国矣。'"② 又引三国吴杨泉《物理论》载："赵简子有疾，扁鹊诊侯，出曰：'疾可治也，而必杀医焉。'以告太子，太子保之。扁鹊频召不入，入而著履登床。简子大怒，便以戟追杀之。扁鹊知简子大怒，则气通、血脉畅达也。"③ 从以上医案可知，春秋战国时期的扁鹊善用四诊法中的望诊和脉诊诊断疾病，用汤液、砭刺、针灸等治疗疾病。

西汉留侯张良，崇信黄老之术，汉朝建立后辟谷隐修，常常利用辟谷导引之法治疗疾病。《太平御览》卷七三八《疾病部一》引司马迁《史记》载："留侯多疾，即导引不食谷。"④ 东汉张仲景善于诊断，准确预言了王仲宣的死期，《太平御览》引《何颙别传》载："张仲景过（'过'，西晋皇甫谧《黄帝三部针灸甲乙经序》作'见'）山阳王仲宣，谓曰：'君体有病，后年三十当眉落。'仲宣时年十七，以其言贳远，不治。后至三十，疾，果眉落。"⑤ 王仲宣即汉末王粲，"建安七子"之一，从其所患病症来看，可能为麻风病或斑秃之类的疾病。

三国时期吴国名将吕蒙患疾，孙权积极派医加以救治。《太平御览》卷七三八《疾病部一》引《三国志·吴书》载："吕蒙获关羽，封侯未下，会疾发。

① ［宋］李昉，等编纂. 太平御览：卷七三八，疾病部一·总叙疾病上 [M]. 夏剑钦，等校点. 石家庄：河北教育出版社，2000：751.

② ［宋］李昉，等编纂. 太平御览：卷七三八，疾病部一·总叙疾病上 [M]. 夏剑钦，等校点. 石家庄：河北教育出版社，2000：751.

③ ［宋］李昉，等编纂. 太平御览：卷七三八，疾病部一·总叙疾病上 [M]. 夏剑钦，等校点. 石家庄：河北教育出版社，2000：752.

④ ［宋］李昉，等编纂. 太平御览：卷七三八，疾病部一·总叙疾病上 [M]. 夏剑钦，等校点. 石家庄：河北教育出版社，2000：747.

⑤ ［宋］李昉，等编纂. 太平御览：卷七三九，疾病部二·总叙疾病下 [M]. 夏剑钦，等校点. 石家庄：河北教育出版社，2000：755.

权时在公安，延置内殿，所以治护者万方，募邦内有能愈蒙疾者赐千金。恐其劳动，常穿凿壁瞻之，见其小能下食，则喜，顾左右言笑，不然则咄嗟，夜不能寐。病中瘳，为下赦令，群臣毕贺。后更增笃，权自临视，命道士于星辰下为之请命。"① 建安二十四年（219年）年末，吕蒙患病而死。

《太平御览》征引了大量运用药物治疗疾病的案例。如《太平御览》卷七三八《疾病部一》引《南史》，褚澄善医术，南齐建元中为吴郡太守，百姓李道念以公事到郡。褚澄会见了他，说："汝有重病。"李道念回答说："旧有冷病，至今五年，众医不差。"褚澄为其诊断，说："汝病非冷非热，当是食白瀹鸡子过多所致。"于是"令取蒜一升煮服。乃吐一物如升，涎裹之，动，开看，是鸡雏，羽翅爪距具足，能行走"。褚澄认为"此未尽"，令其服所余药，又吐得如向者鸡十三头，而病都差，当时称妙②。可知，褚澄用"蒜汤方"治愈吴郡百姓李道念所患疾病。《太平御览》引《旧唐书》"有患应病者，问医官苏澄，云：'自古无此方，今吾所撰《本草》网罗天下药物，亦谓尽矣。试将读之，应有所觉。'其人每发一声，腹中辄应，惟至一药，再三无声，过至他药，复应如初。澄因为处方，以此药为主，其病自除"③，可知医官苏澄也善用药物治愈患者。

《太平御览》还征引了中国古代用"激怒疗法"治疗疾病的医案。文挚，宋国商丘人，东周战国时期名医，医术精湛，用"激怒法"治愈齐闵王所患疾病，但惨遭杀害。中国古代史籍中记载了数例"骂人治病"的典故，如《太平御览》卷七三八《疾病部一》引《吕氏春秋》载："齐王疾瘠，使人之宋迎文挚，挚视疾，谓太子曰：'王疾可已，虽然，必杀挚。非怒王则不可治，怒而挚必死。'太子请之。文挚期而不至，三，齐王已怒。文挚至，不解履登床，王重怒，叱而起，病乃已。生烹文挚。"战国名医秦越人也用"激怒法"治愈

---

① ［宋］李昉，等编纂. 太平御览：卷七三八，疾病部一·总叙疾病上 [M]. 夏剑钦，等校点. 石家庄：河北教育出版社，2000：748.

② ［宋］李昉，等编纂. 太平御览：卷七三八，疾病部一·总叙疾病上 [M]. 夏剑钦，等校点. 石家庄：河北教育出版社，2000：749.

③ ［宋］李昉，等编纂. 太平御览：卷七三八，疾病部一·总叙疾病上 [M]. 夏剑钦，等校点. 石家庄：河北教育出版社，2000：749-750.

赵简子疾病，《太平御览》卷七三八《疾病部一》引三国吴杨泉《物理论》，介绍了扁鹊用"大怒"治病的经过，最终赵简子"则气通、血肺畅达"①。

（2）疾病医疗典故

《太平御览》卷七三八《疾病部一》介绍了膝病、吐病、心脏病、瘿病、残疾病、心理病、健忘等常见病的名称、病症，以及历史上某些名人所患疾病和医家诊治病案。

膝病指膝关节部位发生病变或外力损伤造成的一种疾病。《太平御览》卷七三八《疾病部一》引《三国志·魏书》载："太傅钟繇有膝病，时华歆亦以高年疾病，朝见皆使虎贲舆上殿就坐。后三公疾，常以为故事。"②这就是"三公有疾"典故的由来，在古代被视为极高的荣誉。

吐病是一种常见内科疾病，多由胃部疾病、食物逆流或其他疾病引起。《太平御览》卷七三八《疾病部一》引《晋书》载："王戎先有吐疾，居丧增甚，帝遣医疗之，并赐药物，又断宾客。"③这就是"王戎死孝"典故的由来，指其痛失至亲后出现呕吐行为，孝心令人动容。

心脏病是内科常见疾病，分先天性和后天性，常见症状有惊悸、怔忡、胸闷、心痛、失眠、气短、乏力和多汗等。《太平御览》卷七三八《疾病部一》引沈休文《宋书》载："谢述有心虚疾，性理时或乖谬，除吴郡太守，以疾，不之官。"④这就是"性理乖谬"或"性格乖张"典故的由来，指某人行为违背事理，不合常情。

瘿病也称瘿、瘿气、瘿瘤、瘿囊等，是以颈前喉结两旁结块肿大为基本临床特征，主要由情志内伤、饮食失调及水土失宜引起，并与体质有密切关系。

---

① [宋]李昉，等编纂. 太平御览：卷七三八，疾病部一·总叙疾病上 [M]. 夏剑钦，等校点. 石家庄：河北教育出版社，2000：752.

② [宋]李昉，等编纂. 太平御览：卷七三八，疾病部一·总叙疾病上 [M]. 夏剑钦，等校点. 石家庄：河北教育出版社，2000：748.

③ [宋]李昉，等编纂. 太平御览：卷七三八，疾病部一·总叙疾病上 [M]. 夏剑钦，等校点. 石家庄：河北教育出版社，2000：748.

④ [宋]李昉，等编纂. 太平御览：卷七三八，疾病部一·总叙疾病上 [M]. 夏剑钦，等校点. 石家庄：河北教育出版社，2000：748.

《太平御览》卷七三八《疾病部一》引《后魏书》载："李谐为人短小，六指，因瘿而举颐，因跛而后步，因謇而徐言。人言李谐善用三短。"[1] 这就是"李谐用短"典故的由来，说明了虽有身体缺陷，但通过刻苦努力也可成才。

残疾是一种由疾病或外伤引起的肢体或器官发生病变损害或损伤的症状，对患者身体和心理带来一定的影响。《太平御览》卷七三八《疾病部一》引《晋书·皇甫谧传》载："皇甫谧，字士安，因病服寒食散，而性与之忤。每委顿不伦，尝悲恚叩刃欲自杀，叔母谏而止。谧尝上疏曰：'久婴笃疾，躯半不仁，右脚偏小，十有九载。又服寒食药，违错节度，辛苦荼毒，于今七年。隆冬裸袒食冰，当暑烦闷，加以咳逆，或若温疟，或类伤寒，浮气流肿，四肢酸重，于今困劣。'"[2] 可知，皇甫谧的右脚比左脚偏小。这就是"躯半不仁"典故的由来，指肢体麻木，活动不便，为风痹表证之一。

心理性疾病指由于内、外致病因素作用于人而造成患者生病，如杯弓蛇影等。《太平御览》卷七三八《疾病部一》引汉应劭《风俗通义》载：

> 予之祖郴为汲令，以夏至日请主簿杜宣赐酒。时北壁上有悬弓照于杯中，其影如蛇，宣畏恶之，然不敢不饮。其日便得病，云蛇入腹。郴召宣于故处设酒，杯中有一蛇，因谓宣："此乃壁上弓影耳，非他怪。"宣意遂解，甚夷怿。[3]

又引《晋书》卷四三《乐广传》载：

> 乐广字彦辅，尝有亲客久阔不复来。广问其故，答曰："前在坐，蒙赐酒，方欲饮，见杯中有蛇，意甚恶之，既饮而疾作。"时河南厅事壁上有角漆画作蛇，广意杯中蛇即角影也。复置酒于前处，谓客曰：

① ［宋］李昉，等编纂. 太平御览：卷七三八，疾病部一·总叙疾病上 [M]. 夏剑钦，等校点. 石家庄：河北教育出版社，2000：749.

② ［宋］李昉，等编纂. 太平御览：卷七三八，疾病部一·总叙疾病上 [M]. 夏剑钦，等校点. 石家庄：河北教育出版社，2000：748.

③ ［宋］李昉，等编纂. 太平御览：卷七三八，疾病部一·总叙疾病上 [M]. 夏剑钦，等校点. 石家庄：河北教育出版社，2000：748.

"酒中复有所见不?"答曰:"所见如初。"广乃告其所以。豁然意解,沉疴顿愈。^①

这就是中国历史上有名的"杯弓蛇影"典故。从《太平御览》征引的文献来看,杜宣和亲客所患疾病,实际上是由"杯弓蛇影"引起的过度惊吓所致,属于心理性疾病。经过应彬、乐广的释疑、解惑等心理手段治疗,两人遂愈。

健忘是记忆力差、遇事易忘的一种病症,与心脾亏损、年老精气不足等有关。《太平御览》卷七三八《疾病部一》引《列子·周穆王篇》载:

宋阳里华子,中年病忘。朝取而夕忘,夕与而朝忘;在涂则忘行,在室则忘坐;不识先后,不识今古。鲁有儒生,自媒能治之,华子之妻以居室之半请其方。儒生曰:"吾试化其心,变其虑,庶几其瘳乎!"于是试露之而求衣,饥之而求食,幽之而求明。生欣然告其子曰:"疾可已也。然吾方密传,不以告人,试屏左右。"独与居室七日,而积年之病一日都尽。^②

"华子病忘"的典故出自《列子》,是典型的健忘症,最终儒生用秘方将其治愈。《太平御览》所引内容,除个别字句有缺漏外,与《列子》基本一致。

4. 临床诸科疾病诊治

《太平御览》"疾病部"所载临床诸科疾病,包括狂、阳狂、人谓之狂、癫、痴、痛、聋、盲、瘖哑、吃、秃、鼅、龋齿、兔缺、瘿、伛偻、疣赘、瘤、跛躄、偏枯、𤸇、头痛、心痛、腹痛、咽痛并噎、烦懑、劳悸、眩、暍、霍乱、痊、疟、消渴、蹶逆、咳嗽、呕吐、水疾、肿、疝、瘕、痹、痔、痢、阴痿、阳病、疮、痱、螫毒、蛊、痈疽、瘘、癣、瘃、疥、恶疾和疫疠,共56种,涵盖了精神性疾病、外科疾病、内科疾病、疮肿病和传染性疾病的防治等。

---

① [宋]李昉,等编纂. 太平御览:卷七三八,疾病部一·总叙疾病上 [M]. 夏剑钦,等校点. 石家庄:河北教育出版社,2000:748.

② [宋]李昉,等编纂. 太平御览:卷七三八,疾病部一·总叙疾病上 [M]. 夏剑钦,等校点. 石家庄:河北教育出版社,2000:750.

（1）精神性疾病

《太平御览》卷七三九《疾病部二》所载精神性疾病，共6种，包括狂、阳狂、人谓之狂、癫、痴和痫病。

狂病，病名。狂病是以痰火瘀血、闭塞心窍、神机错乱为病机。临床以精神亢奋，狂躁不安，骂詈毁物，动而多怒，甚至持刀杀人为特征的一种常见多发的精神病。《太平御览》卷七三九《疾病部二·狂》征引文献27种，详细地介绍了狂病的发作、表现及其治疗方法。狂病形成的病因属精神失常所致。《太平御览》引《韩非子》"心不能审得失之地，则谓之狂"，跟常人相比，狂病患者往往会做出一些激进的措施。又引《淮南子》载："谷气多痹，丘气多狂。又曰：今夫狂者无忧，圣人亦无忧，不知祸福也。又曰：不知道者，释其所已有而求其所未得，故福至则喜，祸至则怖。不悔己之所生，乃反怨人。不喜则忧，谓之狂生。又曰：士有祸则诎，有福则盈，有过则悔，有功则矜，遂不知反，此之谓狂。"[①]从狂病病人"怒骂""披发""持刃""妄笑"等来看，狂病最大的特征是患者痰火瘀血、闭塞心窍、神机错乱，其行为常常身不由己，有时会给他人造成伤害。关于狂病与癫病的区别，《太平御览》引《黄帝八十一难经》"问：'狂颠之疾，何以别？'答曰：'狂之始发，少卧少饥，自贤自贵，妄笑好乐'"[②]。同时，《太平御览》还征引了有关"阳狂""人谓之狂"的资料，其中阳狂，也称之佯狂，指假装疯癫，以避政治。"人谓之狂"指由于言语、行为或着装怪异，不拘小节，"语默无常，时人或谓之狂"，在常人眼里"人谓之狂"跟狂病患者相似。严格来说，这部分内容不属于医学史研究的范畴。

癫病，病名。《灵枢经》卷五《癫狂》载："癫疾始作而引口啼呼喘悸者，候之手阳明、太阳，左强者攻其右，右强者攻其左，血变而止。癫疾始作而

---

① ［宋］李昉，等编纂. 太平御览：卷七三九，疾病部二 [M]. 夏剑钦，等校点. 石家庄：河北教育出版社，2000：757.

② ［宋］李昉，等编纂. 太平御览：卷七三九，疾病部二 [M]. 夏剑钦，等校点. 石家庄：河北教育出版社，2000：758.

反僵，因而脊痛，候之足太阳、阳明、太阴、手太阳，血变而止。"①《太平御览》卷七三九《疾病部二》引《说文解字》指出"癫，病也"②，认为它是一种疾病。关于癫病的病因，《太平御览》引《黄帝内经素问》"人生而病癫疾者，安得知之？岐伯曰：'此名胎病，此得在腹时，母大惊，气上下精气并，故令子发癫病'"③，可知该病有一定的遗传性。《庄子》载"流脉并作则为惊怖，阳气独上则为癫病"④，指出该病系由脏气不平、阴阳失调、闭塞心窍所致。《风俗通》载"俗说卧枕户砌，鬼陷其头，令人病癫"⑤，指出该病系由头枕窗台、门槛导致恶鬼缠身所致，在古代是禁忌。关于癫病的病症及其表现，《太平御览》引晋朝裴启撰《裴子语林》载："王右军少重患，一二年辄发动。后答许掾诗忽复（恶）〔梦〕中得二十字云：'取欢仁智乐，寄畅山水阴。清冷涧下濑，历落松竹林。'既醒，左右诵之。读竟，乃叹曰：'癫何预盛德事耶？'"王右军，即晋朝王羲之，其所患疾病，属于间歇性癫病⑥。又引祖台之《议钱耿杀妻事》载："寻建康狱竟囚钱耿，癫疾发作，殴杀妻了，无他变故。荒病之人，不蒙哀矜之施，无知之礼，加以大辟之刑，惧非古原心定罪之义。"⑦关于癫病的治疗，宜以益气养血化痰为主，《太平御览》引《范汪秘方》载："邪入于阳，转则为癫。长安李府君女得癫病，募治愈者，赏百万。朝那县卒自言能，不敢求钱，但愿为门下卒。服药即愈。"⑧可知，此病并非

① 河北医学院，校释. 灵枢经校释：卷五，癫狂第二十二 [M]. 北京：人民卫生出版社，1982：394-395.

② ［宋］李昉，等编纂. 太平御览：卷七三九，疾病部二 [M]. 夏剑钦，等校点. 石家庄：河北教育出版社，2000：760.

③ ［宋］李昉，等编纂. 太平御览：卷七三九，疾病部二 [M]. 夏剑钦，等校点. 石家庄：河北教育出版社，2000：761.

④ ［宋］李昉，等编纂. 太平御览：卷七三九，疾病部二 [M]. 夏剑钦，等校点. 石家庄：河北教育出版社，2000：760.

⑤ ［宋］李昉，等编纂. 太平御览：卷七三九，疾病部二 [M]. 夏剑钦，等校点. 石家庄：河北教育出版社，2000：761.

⑥ ［宋］李昉，等编纂. 太平御览：卷七三九，疾病部二 [M]. 夏剑钦，等校点. 石家庄：河北教育出版社，2000：761.

⑦ ［宋］李昉，等编纂. 太平御览：卷七三九，疾病部二 [M]. 夏剑钦，等校点. 石家庄：河北教育出版社，2000：761.

⑧ ［宋］李昉，等编纂. 太平御览：卷七三九，疾病部二 [M]. 夏剑钦，等校点. 石家庄：河北教育出版社，2000：760-761.

不治之症，用药物、针灸和精神疗法可治愈。

痴病指多情善感达到痴心的程度。《太平御览》卷七三九《疾病部二》引用13种文献，介绍痴病的发病机制和症状。痴病患者大多胡言乱语，不能辨物，不能辨人。《太平御览》引《左传》载"晋周子有兄不慧，不能辨菽麦"①，可知其兄患白痴，不能辨物。北魏鱼豢撰《魏略》载："寒贫者本姓石，字德林。初客三辅，关中乱，南入汉中。后还长安，遂痴愚，不复识人，食不求味，冬夏常衣弊布连结衣。人问其姓名，口不肯言，故号之曰寒贫也。或往存恤之，辄跪拜，人复谓其不痴。"②《旧唐书》载"李益与李贺齐名，然少有痴病而多猜忌。防闲妻妾，过为苛酷，而有散灰扃户之谈，时谓妒痴"③，可知李益所患痴病，有敏感多疑的表征。

痫病，病名，首见于《黄帝内经》，是一种短暂性反复发作的神志异常的疾病，大多与先天性因素有关。《太平御览》卷七三九《疾病部二》引《说文解字》载："痫，病也。"④ 关于痫病的症状，《太平御览》引《续晋阳秋》"大司马府军人朱兴妻周息男道扶，年三岁，先得痫病，因其病发，掘地生埋之，为道扶姑双女所告，正周弃市刑。徐羡之议曰：'自然之爱，虎狼犹仁。周之凶忍，宜加显戮。臣以为法律之外，故当弘通物之理，愚谓可特原母命，投之遐裔'"⑤。南朝宋武帝"从之"，采纳了其建议。

（2）外科疾病

《太平御览》卷七四〇《疾病部三》所载外科疾病，有聋、盲、瘖哑、吃、秃、鼀、龋齿、兔缺、瘿、伛偻、疣赘、瘤、跛蹩、偏枯、尰，共15种，宋代时

① ［宋］李昉，等编纂. 太平御览：卷七三九，疾病部二 [M]. 夏剑钦，等校点. 石家庄：河北教育出版社，2000：761.

② ［宋］李昉，等编纂. 太平御览：卷七三九，疾病部二 [M]. 夏剑钦，等校点. 石家庄：河北教育出版社，2000：761.

③ ［宋］李昉，等编纂. 太平御览：卷七三九，疾病部二 [M]. 夏剑钦，等校点. 石家庄：河北教育出版社，2000：762.

④ ［宋］李昉，等编纂. 太平御览：卷七三九，疾病部二 [M]. 夏剑钦，等校点. 石家庄：河北教育出版社，2000：763.

⑤ ［宋］李昉，等编纂. 太平御览：卷七三九，疾病部二 [M]. 夏剑钦，等校点. 石家庄：河北教育出版社，2000：763.

属耳科、鼻科、咽喉科、口齿科、伤折科等。

聋病，病名，指久治不效之耳聋证。《太平御览》卷七四〇《疾病部三》引用了 12 种文献，介绍耳聋病的病因、病症和治法。关于耳聋病的释名，《太平御览》引《说文解字》"聋，无闻也。从耳从龙，秦晋谓之聹""生而聋谓之聳"，其中聹为半聋，聳为先天性耳聋。耳聋患者最大的症状是听不见外界的声音，引《释名》载"聋，笼也，如在蒙笼之内，不察也"；《左传·僖中》载："耳不听五声之和为聋。"① 关于耳聋的病症，《太平御览》引《庄子》载："耳之与形，吾不知其异也。而聋者不能自闻。"《汉书》载："黄霸为颍川太守，长吏许丞老病聋，督邮白欲逐之。霸（之）〔曰〕：'许（承）〔丞〕廉吏，虽老，尚能拜起送迎，正颇重听，何伤？且善助之，无失贤者。'"② 关于耳聋的病因，《太平御览》引《老子》"五音令人耳聋"、《淮南子》"土地各以类生，水气多瘖，风气多聋"等记载，说明声音过大、中风可造成耳聋。③

盲病，即失明病，指因眼部或脑部发生病变，或因外力影响造成不能视物的一类疾病。《太平御览》卷七四〇《疾病部三》引用《广雅》《说文解字》《方言》《周易》等 28 种文献，介绍了盲病的病因、病症和治法。关于盲病的释名，《太平御览》引《广雅》载："矇、瞍、瞽，盲也。"《方言》载："半盲为瞍。"《说文解字》载："盲，目无眸也。眇，一目小也。眺，目不正也。瞎，目病也。睐，童子不正也。眄，目偏合也。睛，目病主医也。瞍，无目也。"《周易·履卦》载："六三，眇能视，跛能履。《象》曰，眇能视，不足以与明也。跛能履，不足以与行也。"其中，瞽为双目失明，《太平御览》引《后赵书》载"戎阳，一目瞽"，《文子》载"师旷瞽而为太师"。眇，指一目小或失明，《太平御览》引《世说新语》载殷仲堪患眇，《抱朴子》载左慈一目眇。眺，指斜眼看物，《太平御览》引《楚辞·九章》载"离娄微睇，瞽以为无

① [宋]李昉，等编纂. 太平御览：卷七四〇，疾病部三 [M]. 夏剑钦，等校点. 石家庄：河北教育出版社，2000：764.
② [宋]李昉，等编纂. 太平御览：卷七四〇，疾病部三 [M]. 夏剑钦，等校点. 石家庄：河北教育出版社，2000：764.
③ [宋]李昉，等编纂. 太平御览：卷七四〇，疾病部三 [M]. 夏剑钦，等校点. 石家庄：河北教育出版社，2000：764.

明"①。关于盲病的症状，主要表现为视力严重下降，甚至失明为主症，对患者行动造成一定的影响。《太平御览》引用了数则目盲的案例，如引《礼记·檀弓上》载子夏"丧其子而丧其明"。《汉书》载杜钦，字子夏，"少好经书，家富而目偏盲，故不好为吏"②。《东观汉记》载杜笃，"仕郡文学掾，以目疾，二十余年不窥京师"。《庄子》指出"夫瞽者，不知文章之观""盲者不能自见"③。关于盲病的治疗，通常采用中药和针灸治疗。《太平御览》引沈约《宋书》"景王婴孩时有目疾，宣王令华佗治之。出眼瞳，割去疾，而内之以药"④，这里的景王即司马师，宣王即司马懿，可知华佗曾为司马师医治过眼疾。《梁书》载鄱阳忠烈王萧恢，有孝性，其母费太妃患目疾，"久废视瞻"。道人慧龙"得疗眼术"，萧恢请之，慧龙下针治疗，其母"豁然开目"。《梁书》载江蒨患眼疾，其子江紑"侍疾将期月，衣不解带"。江紑夜梦一僧云："患眼者，饮慧眼水必差"⑤，于是他"依梦中取水洗眼及煮药，稍觉有瘳，因此遂差，时人谓之孝感"。应该说，泉水洗眼和药物治疗发挥了很大作用。

瘖哑，即喑哑，病名，指不能言语或声音沙哑，系由先天形成或饮瘖药所致。《太平御览》卷七四〇《疾病部三》引刘熙撰《释名》载："瘖，唵也，唵然无声。"文子撰《文子》载："皋陶瘖而为士师。"⑥关于瘖哑的形成，《太平御览》引《黄帝内经》载"瘖者何病？岐伯曰：'胞之络脉。何以言之？胞络系于肾，少阴脉实，肾系舌本，故不能言'"，科学地揭示了喑哑病形成的病因。《淮南子》载"水气多瘖"，说明有毒的水汽也可引起喑哑病。《汉书》

①［宋］李昉，等编纂. 太平御览：卷七四〇，疾病部三［M］. 夏剑钦，等校点. 石家庄：河北教育出版社，2000：768.

②［宋］李昉，等编纂. 太平御览：卷七四〇，疾病部三［M］. 夏剑钦，等校点. 石家庄：河北教育出版社，2000：765.

③［宋］李昉，等编纂. 太平御览：卷七四〇，疾病部三［M］. 夏剑钦，等校点. 石家庄：河北教育出版社，2000：766.

④［宋］李昉，等编纂. 太平御览：卷七四〇，疾病部三［M］. 夏剑钦，等校点. 石家庄：河北教育出版社，2000：766.

⑤［宋］李昉，等编纂. 太平御览：卷七四〇，疾病部三［M］. 夏剑钦，等校点. 石家庄：河北教育出版社，2000：766.

⑥［宋］李昉，等编纂. 太平御览：卷七四〇，疾病部三［M］. 夏剑钦，等校点. 石家庄：河北教育出版社，2000：768.

载吕后斩断戚夫人手足，"去眼薰耳，饮瘖药"。《异苑》载："晋隆安中高惠清为太傅主簿，忽一日有群鼠更相衔尾，自屋梁相连至地。清寻得瘖疾，数日而亡。"其所患喑哑之疾并造成死亡，可能为鼠毒疫气所致。

吃病，俗称"结巴""磕巴"，是一种言语障碍性疾病。《太平御览》卷七四〇《疾病部三》引《说文解字》载："吃，言语难也。"其中，重度口吃称謇，说话极为困难，《方言》载："謇，极吃也。或谓之轧，或谓之婴。"①《太平御览》收载了一些历史上患有口吃病的人物事例，如引班固《汉书》载西汉鲁恭王刘余，"口吃难言"。司马相如，"吃而善著书"。扬雄，"为人简易，口不能剧谈"。郑玄《自序》载赵商子，字子声，河内温县人，"博学有秀才，能讲难，而吃不能剧谈"。刘向《新序》载周昌，沛县人，以军功封汾阴侯、御史大夫，"高帝欲废惠帝，立戚夫人子如意。群臣固争，莫能得。昌廷争之强，上问其说，昌为人吃，曰：'臣口不能言，然臣则知其不可也。陛下虽欲废太子，臣期期不奉诏'"。刘义庆等撰《世说新语》载三国魏明帝曹叡（204—239年）"口吃，少言，而内明断"；魏国名将邓艾，"口吃，语称艾艾。晋文王戏之，曰：'艾艾为是几艾？'邓答曰：'凤兮凤兮，故是一凤'"②。以上事例是研究历史上患口吃病的生动案例，具有较高的临床借鉴价值。

秃病，指以头上没有头发为特征的一种疾病，常见有秃鬓、秃顶两种。《太平御览》卷七四〇《疾病部三》引《礼记》载："秃者不免。"《春秋穀梁传》载鲁季孙行父，即季文子，"秃，聘于齐，齐使秃者御"。蔡邕《独断》载："古帻无巾，如今半帻而已。王莽乃始施巾，故语曰：'王头秃帻帻施屋。'"可见，王莽因头秃，乃施巾。南朝宋车频撰《秦书》载前秦皇帝苻坚征隐士张臣和至长安，坚赐以衣冠，和辞曰："年老头秃，不可加冠。"野服而入，既见，求归矣③。

---

①［宋］李昉，等编纂. 太平御览：卷七四〇，疾病部三［M］. 夏剑钦，等校点. 石家庄：河北教育出版社，2000：769.

②［宋］李昉，等编纂. 太平御览：卷七四〇，疾病部三［M］. 夏剑钦，等校点. 石家庄：河北教育出版社，2000：769-770.

③［宋］李昉，等编纂. 太平御览：卷七四〇，疾病部三［M］. 夏剑钦，等校点. 石家庄：河北教育出版社，2000：770.

　　齆，指因鼻孔堵塞而发音不清的疾病。《诸病源候论》卷二九《鼻齆候》载："若风冷伤于脏腑，而邪气乘于太阴之经，其气蕴积于鼻者，则津液壅塞，鼻气不宣调，故不知香臭，而为齆也。"①《太平御览》保存了数则历史上患鼻齆病的医案，如引东汉刘熙撰《释名》载："鼻塞曰齆。"《晋书》载东晋名臣谢安，字安石，"本能为洛下书生咏，有鼻疾，故其音浊。名流爱其咏而不能及，或手掩鼻以敩之也"。崔鸿《春秋后赵录》载后赵王谟，字思贤，"齆鼻，言不清畅；尪短，无威仪"，将拜曲阳令，石勒疑之，长史说："请试之。"王谟虽身体有缺陷，但"政教严明，百城尤最"。南朝宋刘义庆撰《幽明录》载东晋司空桓豁在荆州统兵时，"有参军教鸲鹆令语，遂无所不名。当大会，令效人语"。有一人齆鼻，"语难学，因以头内瓮中以效焉"②。

　　龋齿，俗称"虫牙""蛀牙"，指牙齿硬组织逐渐遭到破坏的一种疾病。《太平御览》卷七四〇《疾病部三》引东汉刘熙《释名》载："龋，朽也。虫啮之齿缺朽也。"又引《续汉书》载东汉桓帝元嘉中，"京师妇女作龋齿笑，龋齿笑者，齿痛也"③。可知，龋齿可引发牙齿周围组织发炎，牙齿脓肿疼痛，严重者牙齿出现龋洞甚至腐蚀掏空。

　　兔缺，病名，又名缺唇、兔唇，指生而唇缺、状似兔唇的病证，多由先天性生成。《太平御览》卷七四〇《疾病部三》引南朝宋檀道鸾撰《续晋阳秋》载："魏咏之生而兔缺，相者云：'后当贵。'年十八，闻荆州殷仲堪帐下有术人能治之，因西上。仲堪与语，令师看焉。师曰：'可割补之，但应百日食粥，不语笑。'咏之曰：'半年不语，亦当治之，况百日也！'师为治而差。"④《续晋阳秋》今已散佚，唯《太平御览》引用较多，弥足珍贵。从文献记载中

---

①［隋］巢元方，撰. 丁光迪，编. 诸病源候论校注：卷二九，鼻病诸候［M］. 北京：人民卫生出版社，2013：536.

②［宋］李昉，等编纂. 太平御览：卷七四〇，疾病部三［M］. 夏剑钦，等校点. 石家庄：河北教育出版社，2000：770-771.

③［宋］李昉，等编纂. 太平御览：卷七四〇，疾病部三［M］. 夏剑钦，等校点. 石家庄：河北教育出版社，2000：771.

④［宋］李昉，等编纂. 太平御览：卷七四〇，疾病部三［M］. 夏剑钦，等校点. 石家庄：河北教育出版社，2000：771.

可知，东晋医家殷仲堪门下有一医人医术高明，通过嘴唇修复手术，治愈魏咏之所患兔唇病。这是中国医学史上较早记载通过外科手术修补治疗兔唇病的医案。

瘿也称颈瘤、瘿瘤，是一种因郁怒忧思过度，气郁痰凝血瘀结于颈部，或因缺碘引起颈瘤的一种疾病。根据瘿病症状和患病部位，可分为"血瘿""气瘿"（指大脖子病）、"息肉瘿"（指颈前喉结一侧或两侧结块）、"石瘿"（指颈前肿块）等 ①。《太平御览》卷七四〇《疾病部三》引《说文解字》载"瘿，颈瘤也"，指出其患病位置在颈部。崔赣《易林》载："瘿瘤疡瘃，为身害伤。"《太平御览》还辑录了历史上几则患瘿的医案，如引范晔《后汉书》载真定王刘扬"病瘿"。《魏略》载："贾逵前在弘农，与校尉争公事不得理，乃发愤生瘿。后所病稍大，自启欲割之。太祖惜逵，恐其不活，教谢主簿：'吾闻十人割瘿九人死。'逵犹行其意，而瘿愈大。"《宋书》载："杜预病瘿，初攻江陵，吴人以瓠壶系狗颈示之。"② 关于瘿病发生的病因，《太平御览》引西晋张华《博物志》载："山居之民多瘿肿疾，由于饮泉之不流者。今荆南诸山郡东多此疾。"关于瘿病的治疗药物，《太平御览》引三国魏嵇康《养生论》载："颈处险而瘿。"《山海经》载："天帝之山有草如葵，名曰杜衡，食之已瘿。"又引南朝宋刘宏《宋建平王典术》载："服食天门冬，治瘿除百病。"③ 可见，杜蘅、天门冬常常用来治疗瘿病。《太平御览》所载瘿候及其医案和主治，与《诸病源候论》所载"诸山水黑土中出泉流者，不可久居，常食令人作瘿病，动气增患"④ 是一致的。

伛偻，指腰背弯曲而不能伸直，也称驼背，出自《淮南子》卷七《精神

---

① ［隋］巢元方，撰. 丁光迪，编. 诸病源候论校注：卷三一，瘿瘤等病诸候·瘿候 [M]. 北京：人民卫生出版社，2013：569.

② ［宋］李昉，等编纂. 太平御览：卷七四〇，疾病部三 [M]. 夏剑钦，等校点. 石家庄：河北教育出版社，2000：771.

③ ［宋］李昉，等编纂. 太平御览：卷七四〇，疾病部三 [M]. 夏剑钦，等校点. 石家庄：河北教育出版社，2000：772.

④ ［隋］巢元方，撰. 丁光迪，编. 诸病源候论校注：卷三一，瘿瘤等病诸候·瘿候 [M]. 北京：人民卫生出版社，2013：569.

训》："子求行年五十有四，而病伛偻。"①《太平御览》卷七四〇《疾病部三》引《礼记·丧服四制》载："伛者不袒。"又引《春秋榖梁传·成公》载："曹公子手偻，聘于齐，齐使伛者御，萧同侄子处台笑之。"《孙卿子》载："周公偻背。"《庄子》载："子舆病曲偻，颐隐于脐，肩高于顶。"《淮南子》载："木气多偻。"②

疣赘，指风热血燥搏于肌肤或肝失血养、筋气不荣引起的一种毒性皮肤病，包括各种痈疽疮毒。关于其症状，《太平御览》卷七四〇《疾病部三》引《说文解字》载"疣，赘也"。东汉刘熙撰《释名》载："疣，丘也，出皮上，聚高如地之有丘也。赘，横生一肉，着体。"《梁书》载梁武帝丁嫔，"生而有赤志，体又多疣"③。关于疣赘病的治疗，通常采用外治和内服药物加以医治。《太平御览》引《太玄经》"割疣赘恶不得大"，强调利用外科手术切除。又引《山海经》载"单孤之山，滑水出焉。中有滑鱼，状如鳝，其音如梧，食之已疣"，"庖山有鳋鱼，状如鲤，食之者不疣"，可见滑鱼、鳋鱼可以治疗疣赘病④。

瘤，是由瘀血、痰饮、浊气留结于体表或某一组织中产生的一类肿块状物体。《诸病源候论》卷三一《瘤候》指出："瘤者，皮肉中忽肿起，初如梅李大，渐长大，不痛不痒，又不结强。言留结不散，谓之为瘤不治，乃至坯大，则不复消，不能杀人，亦慎不可辄破。"⑤《太平御览》卷七四〇《疾病部三》引《释名》载："瘤，流也。聚而生瘤肿也。"该书辑录了数则历史上患瘤病的医案，介绍了外科手术治疗方法。如引《魏略》载："晋景帝先苦瘤，自割之。会毋丘俭反而瘤发，及俭走，竟以自终。蔡谟表曰，臣先有瘤肿在腰上

---

①［汉］刘安，著. 淮南子：卷七，精神训 [M]. 陈广忠，校点. 上海：上海古籍出版社，2016：164.

②［宋］李昉，等编纂. 太平御览：卷七四〇，疾病部三 [M]. 夏剑钦，等校点. 石家庄：河北教育出版社，2000：772.

③［宋］李昉，等编纂. 太平御览：卷七四〇，疾病部三 [M]. 夏剑钦，等校点. 石家庄：河北教育出版社，2000：772.

④［宋］李昉，等编纂. 太平御览：卷七四〇，疾病部三 [M]. 夏剑钦，等校点. 石家庄：河北教育出版社，2000：772.

⑤［隋］巢元方，撰. 丁光迪，编. 诸病源候论校注：卷三一，瘿瘤等病诸候·瘤候 [M]. 北京：人民卫生出版社，2013：571.

十数年，初无患苦，忽自溃。"《晋书》载赵王司马伦，"目上有瘤，时以为妖焉"。沈约《宋书》载朱龄石舅头有大瘤，"龄石伺舅眠，密往割之，舅即死"。《列女传》载："齐宿瘤者，东郭采桑之女，项有大瘤，故以名焉。"①

跛躄，指两足不能行走。关于其释名，《太平御览》卷七四○《疾病部三》引《礼记·丧服四制》载："跛者不踊，身有痼疾，不可备礼也。"②《太平御览》辑录了几则历史上患跛躄的医案，如引《汉书》载汉哀帝刘欣患有"痿痹"。《齐书》载始安王萧遥光，字元晖，"生而躄疾"。《唐书》载贾直言，"亦自病躄"③。

偏枯病，指半身不遂的疾病。《太平御览》卷七四○《疾病部三》引晋刘彧《长沙耆旧传》载夏叔，"丁母忧，过礼，遂患风湿，一脚偏枯"。西晋医学家皇甫谧在《让微聘表》中说，他40岁前后患风痹症，"久婴笃疾，半身不仁，右脚偏小"④。

膻，指足肿病。《太平御览》卷七四○《疾病部三》引《毛诗·巧言》载："彼何人斯，居河之麋。无拳无勇，职为乱阶。既微且膻，尔勇伊何。"又引《淮南子》"岸下气多膻"⑤，说明岸下水气潮湿，易得足肿病。

（3）内科疾病

《太平御览》"疾病部"所载内科疾病，有头痛、心痛、腹痛、咽痛并噎、烦懑、劳悸、眩、暍、霍乱、痙、疟、消渴、蹶逆、咳嗽、呕吐、水疾、肿、疝、瘕、痹、痔、痢、阴痿、阳病，共24种。唐代时属医科，宋代时属大方脉科，大多为成人内科疾病。

①［宋］李昉，等编纂. 太平御览：卷七四○，疾病部三 [M]. 夏剑钦，等校点. 石家庄：河北教育出版社，2000：773.

②［宋］李昉，等编纂. 太平御览：卷七四○，疾病部三 [M]. 夏剑钦，等校点. 石家庄：河北教育出版社，2000：773.

③［宋］李昉，等编纂. 太平御览：卷七四○，疾病部三 [M]. 夏剑钦，等校点. 石家庄：河北教育出版社，2000：773-774.

④［宋］李昉，等编纂. 太平御览：卷七四○，疾病部三 [M]. 夏剑钦，等校点. 石家庄：河北教育出版社，2000：774.

⑤［宋］李昉，等编纂. 太平御览：卷七四○，疾病部三 [M]. 夏剑钦，等校点. 石家庄：河北教育出版社，2000：775.

头痛，病名、病症名，其病因较为复杂。关于头痛，《太平御览》卷七四一《疾病部四》引《毛诗·伯兮》载："愿言思伯，甘心首疾。"《诗经·小雅·小弁》载："心之忧矣，疢如疾首。"《周官》"疾医"载："春时有痟首之疾。"① 以上首疾，主要指头痛。关于其病因，《太平御览》引西汉司马迁《史记》载："西域有大小头痛山、赤土身热之坂，令人头痛呕吐。"关于头痛治疗，引东汉应劭撰《风俗通》载："田家老母市饼，置道边石人头上。既而忘之，人以为神，能治病。转以相语：'头痛者磨石人头，腹痛者磨石人腹。'后饼母为说，乃止。"② 可知，食麦饼可治疗"头风畏冷"。

心痛，病症名，是胸脘部疼痛的统称，即心脏部位感觉的疼痛，出自《灵枢经》卷三《经脉》"是主脉所生病者，烦心心痛，掌中热"③。关于其病因，《太平御览》卷七四一《疾病部四》引《易说》载："冬至气当至，不至则多心痛。"《左传·昭公上》载秦国名医医和对晋侯说："明淫心疾。"④《太平御览》还辑录了七、八例历史上患心痛病的医案，如引《北史》载裴讷之为平原郡公开府墨曹，掌书记，从至并州。其母在邺，"忽得心痛"。裴讷之"是日不胜思慕，心亦惊痛，乃请急而还"，当时以为孝感。《唐书》载刘敦儒母亲患"有心痛疾，日须鞭箠数人乃安"，子弟仆使不堪其苦，惟刘敦儒"侍养不懈，体常流血"。《庄子》载"西施病心而矉，其里丑人见而美之，归，亦捧心而矉。其里富人见之，坚闭门而不出。贫人见之，挈妻子而走"⑤，此即有名的"东施效矉"故事。关于心痛病的医学治疗，《太平御览》引南朝梁沈约《俗说》载阮光禄，"大儿丧，哀过，遂得病心［痛］。服除后，经年病瘳"。晋陶渊明撰《续搜神记》记载了一则东晋医家李子豫治疗豫州刺史许永弟弟心痛病

---

① ［宋］李昉，等编纂. 太平御览：卷七四一，疾病部四 [M]. 夏剑钦，等校点. 石家庄：河北教育出版社，2000：776.

② ［宋］李昉，等编纂. 太平御览：卷七四一，疾病部四 [M]. 夏剑钦，等校点. 石家庄：河北教育出版社，2000：776.

③ 河北医学院，校释. 灵枢经校释：卷三，经脉第十 [M]. 北京：人民卫生出版社，1982：244.

④ ［宋］李昉，等编纂. 太平御览：卷七四一，疾病部四 [M]. 夏剑钦，等校点. 石家庄：河北教育出版社，2000：776.

⑤ ［宋］李昉，等编纂. 太平御览：卷七四一，疾病部四 [M]. 夏剑钦，等校点. 石家庄：河北教育出版社，2000：776.

的医案："李子豫少善医方，当代称其通灵。许永为豫州刺史，镇历阳，其弟患心腹坚痛十余年，殆死。忽自夜闻屏风后有鬼谓腹中鬼曰：'何不促杀之？不然，明日李子豫当从此过，以赤丸打汝，汝其死矣。'腹中鬼对曰：'吾不畏之。'于是许永使人候，子豫果来。未入门，病者自闻腹中呻吟声，及子豫入视，曰：'鬼病也。'遂于巾箱中出八毒赤丸子与服。须臾，腹中雷鸣鼓转，大利数行，遂差。今八毒丸方是也。"① 八毒赤丸也称李子豫赤丸、八毒丸、杀鬼杖、斩鬼丹、杀鬼杖子，最早见《续搜神记》，方见《古今录验方》引《胡录》和《外台秘要方》卷十三，治五尸癥积，及恶心痛、蛊疰、鬼气，无所不疗，鬼疰病。李子豫用"八毒赤丸"治愈了许永弟弟所患心痛病，其方为：雄黄（研，一两），真珠（研，一两），礜石（泥裹烧半日，一两），牡丹皮（一两），巴豆（去皮心，熬，一两），附子（炮，一两），藜芦（炙，一两），蜈蚣（一枚，炙，去足）；上为末，炼蜜为丸，如小豆大。

腹痛，又称腹疾、腹病、肚痛、肚子疼，指腹部及其周围部分的疼痛症状，是一种常见的疾病。《太平御览》卷七四一《疾病部四》引《左传》载晋平公有疾，秦国名医医和诊治后说"雨淫腹疾"，指出此病不可治。又引东晋初年干宝撰《搜神记》载淮南书佐刘稚（一作刘雅），"梦见青刺蝎从屋落其腹内，因苦腹病"。佚名撰《华佗别传》载"有人病，腹中切痛十余日，鬓眉落"，华佗"令破腹视脾，果半腐坏，刮去恶，以膏敷疮，饮之以药"，病人"百日平复"②。

咽痛并噎，指由咽部疾病引起的咽喉疼痛及吞咽困难等，是咽部疾病常见症状。关于其病因，《太平御览》卷七四一《疾病部四》引《易说》载："大寒气当至而不至，则多咽痛。"其症状主要表现为咽喉疼痛及吞咽困难。《太平御览》引《汉书》，昌邑王刘贺（前92年—前59年）被征召至长安，左右令哭，刘贺说"吾嗌痛"③，于是不愿哭泣。关于咽痛的临证治疗，主要有内

---

① ［宋］李昉，等编纂. 太平御览：卷七四一，疾病部四 [M]. 夏剑钦，等校点. 石家庄：河北教育出版社，2000：777.

② ［宋］李昉，等编纂. 太平御览：卷七四一，疾病部四 [M]. 夏剑钦，等校点. 石家庄：河北教育出版社，2000：777.

③ ［宋］李昉，等编纂. 太平御览：卷七四一，疾病部四 [M]. 夏剑钦，等校点. 石家庄：河北教育出版社，2000：778.

服药物和针刺等。《太平御览》征引了数则治疗咽痛的医案，如引陈寿《三国志·魏书》载有人病咽塞，嗜食而不下，华佗"令取饼家蒜齑，顿饮三升，即吐一蛇"，便瘥。《山海经》载："单张之山有鸟曰鸦，食之已嗌。"《广五行记》载永徽中，绛州有一僧人，"病噎，都不下食，如此数年"，临终命其子弟："吾气绝之后，便可开吾胸喉，视有何物，欲知其根本。"言终而卒。其子弟"依其言，开视胸中，得一物，形似鱼而有两头，遍体悉是肉鳞，弟子致钵中，跳跃不止"，后遇淀化成水，"世传以淀水疗噎"①。

烦懑，亦作"烦满"，指内热郁结之症，病名曰风厥，出《黄帝内经素问》卷九《评热病论篇》"汗出而身热者风也，汗出而烦满不解者厥也，病名曰风厥"②。中国古代医学通常用"表里刺之，饮之服汤"方式加以治疗。《太平御览》卷七四一《疾病部四》引《方言》载："朝鲜洌水之间，烦懑谓之漠漫。"③关于其治疗，引《三国志·魏书·华佗传》载陈登患胸中烦懑，华佗诊断后说："府君胃中有虫数升，欲成肉疽。"即为作汤治之，吐三升许虫，赤头而动，半犹是脍。④相较于《三国志》原书所载："广陵太守陈登得病，胸中烦懑，面赤不食。佗脉之曰：'府君胃中有虫数升，欲成内疽，食腥物所为也。'即作汤二升，先服一升，斯须尽服之。食顷，吐出三升许虫，赤头皆动，半身是生鱼脍也，所苦便愈。佗曰：'此病后三期当发，遇良医乃可济救。'依期果发动，时佗不在，如言而死。"⑤《太平御览》引用时做了较大节略，华佗诊断后认为陈登所患疾病为食腥物所患寄生虫病，表现为胸中烦懑，面赤不食，遂用汤药加以救治，后再次复发时病死。

劳悸，指劳累后出现心悸的症状。《太平御览》卷七四一《疾病部四》征

---

①［宋］李昉，等编纂. 太平御览：卷七四一，疾病部四［M］. 夏剑钦，等校点. 石家庄：河北教育出版社，2000：778.

② 郭霭春. 黄帝内经素问校注：卷九，评热病论篇第三十三［M］. 北京：人民卫生出版社，2015：313.

③［宋］李昉，等编纂. 太平御览：卷七四一，疾病部四［M］. 夏剑钦，等校点. 石家庄：河北教育出版社，2000：778.

④［宋］李昉，等编纂. 太平御览：卷七四一，疾病部四［M］. 夏剑钦，等校点. 石家庄：河北教育出版社，2000：778.

⑤［晋］陈寿. 三国志·魏书：卷二九. 华佗传［M］. 北京：中华书局，1971：801.

引了几则历史上患劳悸病的珍贵医案。如引《汉书》载太师王舜，王莽篡位后"病喘悸浸剧，遂死"。《宋书》载宋文帝刘义隆，"有虚劳疾，意有所想，便觉心中痛矕"。沈约《宋书》载何尚之，"患劳疾积年，饮妇人乳乃差"。《世说》载殷仲堪之父"病虚悸，闻床下蚁动，云是牛斗"。又载卫玠，"徙豫章下都，人先闻其姿容，观者如堵墙。玠先有疾，不堪劳，遂病发，死。时人谓之'看杀卫玠'"。张奂《与孟季御书》指出："素苦悸逆，顷者益甚。百病所归，月衰日损。"[1]

眩，病症名，指眼睛视物眩晕，可能由多种疾病引起。《太平御览》卷七四一《疾病部四》引《释名》载："眩，悬也，目视动乱，如悬物摇摇然不定也。"[2] 关于其症状与治疗，《太平御览》引《东观汉记》载汉光武帝避正殿读图谶，"坐庑下浅露，中风，吐眩弥甚"。有官员说："大司马亦病如此，自强从公而便疾愈。"于是车驾行数里，病瘳。建武五年（29年），汉光武帝再次"风眩发甚"，于是"以阴兴为侍中，受诏云台庙室"。三国魏鱼豢撰《典略》载陈琳"作诸书及檄，草成，呈太祖"，时曹操"先苦风眩，是日发，读琳所作，翕然而起，曰：'此愈我疾。'"王隐《晋书》载晋朝庾衮，字叔褒，"入林虑山，中途而眩发，倚岩而坐，柱杖将起，跌坠崖而死"[3]。《华佗别传》较为详细地记载了一则华佗治疗眩晕病的医案："佗见严昕，语之曰：'君有急风见于面，勿多饮酒。'座宠归，昕于道中卒得头眩，坠车舆，着车上，归家一宿死。佗便解衣倒悬，令头去地一二寸，濡巾拭体，令周匝。候视诸脉，尽出五色。佗令弟子数人以铍刀决脉，五色尽视，赤血出。乃以膏摩之，覆被汗出，饮以葶苈犬血散，立愈。"[4] 可见，华佗先用放血疗法治疗严

①［宋］李昉，等编纂. 太平御览：卷七四一，疾病部四 [M]. 夏剑钦，等校点. 石家庄：河北教育出版社，2000：779.

②［宋］李昉，等编纂. 太平御览：卷七四一，疾病部四 [M]. 夏剑钦，等校点. 石家庄：河北教育出版社，2000：779.

③［宋］李昉，等编纂. 太平御览：卷七四一，疾病部四 [M]. 夏剑钦，等校点. 石家庄：河北教育出版社，2000：779.

④［宋］李昉，等编纂. 太平御览：卷七四一，疾病部四 [M]. 夏剑钦，等校点. 石家庄：河北教育出版社，2000：779.

昕所患眩晕病，接着用膏敷之，再用葶苈犬血散内服加以治疗，取得较好的效果。该书所引《异苑》也载上虞孙家奴多伎，"治人头风流血滂沱，嘘之便断"①，也用放血疗法治疗眩晕。

喝，病名，指中暑、中热，表示极热之意，出自《金匮要略方论》卷上《痉湿暍病脉证治》②。《太平御览》卷七四一《疾病部四》引西汉京房（即李君明）撰《周易飞候》载："有云大如车盖十余，此阳沴之气，必暑，有暍死也。"《抱朴子》载："指冰室不能起暍死之热，望炎治不能止噤冻之寒。"③

霍乱，病名，是一种古老的肠道疾病。《诸病源候论》按病证将其分为热霍乱、寒霍乱、干霍乱等，其发生与气候、雨水关系密切。相较而言，南方地区霍乱较北方地区为多。《太平御览》卷七四三《疾病部六》引《易说》："谷雨，气当至而不至，则多霍乱。"汉无名氏撰《春秋考异邮》载："鲁襄公朝于荆，士卒度岁，愁悲失时，泥雨暑湿，多霍乱之病"。《汉书》载淮南王上书说："南越多霍乱之疾。"④南朝宋刘义庆所撰《幽明录》还记载了一则防治干霍乱的医案："某郡张甲者，与司徒蔡谟旧有亲，侨住谟家。暂数宿行，过期不反。谟昼眠，梦甲云：'暂行，忽暴病，患心腹胀满，不得吐痢，某时死亡。'又云：'我病名干霍乱，自可治也。但人莫知其药，故令身死。'谟曰：'何以治之？'甲曰：'取蜘蛛，生断去脚，吞之即愈。'谟觉，使人往甲行所，验之，果死。问主人病与时日，皆与梦符。后有乾霍乱者，谟试用，辄差。"⑤尽管《幽明录》所记多为鬼怪故事，但从一定程度上反映了南朝的社会现实。张甲所患为典型的干霍乱证候，患者突患疾病，心腹胀满，腹中绞痛，不得吐

---

① [宋]李昉，等编纂. 太平御览：卷七四一，疾病部四 [M]. 夏剑钦，等校点. 石家庄：河北教育出版社，2000：779.

② [汉]张仲景，撰. 何任，编. 金匮要略校注：卷上，痉湿暍病脉证治第二 [M]. 北京：人民卫生出版社，2013：11.

③ [宋]李昉，等编纂. 太平御览：卷七四一，疾病部四 [M]. 夏剑钦，等校点. 石家庄：河北教育出版社，2000：780.

④ [宋]李昉，等编纂. 太平御览：卷七四三，疾病部五 [M]. 夏剑钦，等校点. 石家庄：河北教育出版社，2000：789.

⑤ [宋]李昉，等编纂. 太平御览：卷七四三，疾病部六 [M]. 夏剑钦，等校点. 石家庄：河北教育出版社，2000：789.

痢，烦躁闷乱，甚则面色发青，四肢厥冷，头身汗出，脉象沉伏。"蜘蛛散方"见于张仲景撰《金匮要略方论》，可治蛇毒温疟、霍乱与呕逆。

疰，病名，指具有传染性和病程长的一种慢性病，主要指劳瘵病。现代医学称其为肺结核病。《太平御览》卷七四三《疾病部六》引《释名》载："疰，人死，一人复得，气相灌注也。"又引东晋范汪撰《范汪方》载："凡九十种寒尸疰，此病随月盛衰。人有三百六十余脉，走入皮中，或右或左，如人所刺，遂至于死。死尸相注，或至灭门。"[①]该文指出疰具有一定的传染性。

疟，病名，是一种周期性发作，以发冷发热为症状的急性传染病。中医学按其症状，称虐、痁、热疟、疾虐、温虐等。《太平御览》卷七四三《疾病部六》引《说文解字》载："疟，热寒并作也。痁，热疟也，疾二日一发。"[②]现代医学认为，该病是以疟蚊为媒介，由疟原虫引起的周期性发作的急性传染病。关于疟病的病因病机和病症，《太平御览》介绍了几种说法。一是气候因素引起疟疾流行，这是中国古代流行的最主要的看法。如引《易说》载："立春气当至，不至则多疾疟；白露当降不降，民多温疟。"《周礼·天官冢宰》"疾医"载："秋时有疟寒疾。"《礼记·月令》载："孟秋行夏令，民多疟疾。"《玄晏春秋》载夏四月，西晋医家皇甫谧患"疟于河南，归于新安，不瘳"。二是鬼神引起疟疾流行，如引《抱朴子》载"猕猴之鬼，令人疾疟"。三是疟病具有一定的传染性，如引《世说》载"中朝有小儿，其父患疟，行乞药。人曰：'尊侯明德君子，何以病疟？'答曰：'来病君子，所以为疟'"。盛弘之《荆州记》载："始兴含淮县有翁水下流，有圣鼓横在川侧，上下船人刺篙有撞之者，皆得疟疾。"[③]可见，疟病具有较强的传染性。关于疟病的防治及其医案，《太平御览》卷七四三《疾病部六》引用了10余则医案资料，弥足珍贵。一是通过祝由禁忌方法加以治疗，包括咒语、符箓、驱鬼和有关的药物等。如引《录

---

①［宋］李昉，等编纂. 太平御览：卷七四三，疾病部六[M]. 夏剑钦，等校点. 石家庄：河北教育出版社，2000：789.

②［宋］李昉，等编纂. 太平御览：卷七四三，疾病部六[M]. 夏剑钦，等校点. 石家庄：河北教育出版社，2000：789.

③［宋］李昉，等编纂. 太平御览：卷七四三，疾病部六[M]. 夏剑钦，等校点. 石家庄：河北教育出版社，2000：790.

异传》载嘉兴县令吴士季患疟，"经武昌庙，遣人辞谢，乞断疟鬼。去庙二十里卧，梦见塘上一人乘马追呼，行太急，速至季肛，下马与吏共入肛后，缚取一小儿去。梦觉，疟即断"。《录异传》又载弘公，吴兴乌程人，"患疟经年。后独至田舍，疟发，有数小儿持公首脚"。弘公见后，"因阳瞑。忽起，捉得一儿，化成黄鹟，余者皆走。仍缚以还家，悬著窗上，明当杀食之。比晓，失鹟，疟遂断"，于时有疟者，"但呼弘公，便断"。《甄异传》载吴兴张安，"病正发，觉有物在被上，病便更甚"，张安"自力举被捉之，物化成鸟如鹡鹟，疟登时愈"[①]。这些治疗方法反映了在当时医学较为落后的情况下古人防治疟病的无奈之举，客观上为祝由咒禁巫术的流行提供了社会条件。二是用药物加以治疗。《太平御览》引《山海经》载阳华山多若华，"华实如荫，味酸甘，食之已疟"。《东观汉记》载邓训升任护乌桓校尉，"吏士尝大病疟，转易至数十人"，邓训"身主汤药，咸得平愈"。《东观汉记》载东汉名将景丹，"从上至怀，病疟，在上前疟病"。汉光武帝说："闻壮士不疟，汉大将军反疟病耶？"于是，东汉光武帝"使小黄门扶起，赐医药"。景丹回到洛阳后，"病遂加"[②]，后病逝于军营中。

消渴，病名，是一种以多饮、多食、多尿、身体消瘦、疲倦、尿甜为主要特征的疾病。《诸病源候论》卷五《消渴候》载："夫消渴者，渴不止，小便多是也。"该病会带来严重的并发症，"其病变多发痈疽，此坐热气，留于经络不引，血气壅涩，故成痈脓"[③]。关于其病因、病机和病症，《太平御览》卷七四三《疾病部六》引用了9则医史资料加以说明。如引《后汉书》载司马相如，"有消渴病"。《后汉书》载李通，"素有消渴疾，自为宰相，谢病不视事"，东汉光武帝"令以公位归第养病"。鱼豢《魏略》载三国魏卞兰"得消渴疾"，时魏明帝"信咒水，使人持水赐兰"。卞兰说："治病当以方药，何信于此？"

---

① ［宋］李昉，等编纂. 太平御览：卷七四三，疾病部六［M］. 夏剑钦，等校点. 石家庄：河北教育出版社，2000：790.

② ［宋］李昉，等编纂. 太平御览：卷七四三，疾病部六［M］. 夏剑钦，等校点. 石家庄：河北教育出版社，2000：790.

③ ［隋］巢元方，撰. 丁光迪，编. 诸病源候论校注：卷五，消渴病诸候·消渴候［M］. 北京：人民卫生出版社，2013：104.

遂不肯饮，于是病死。《晋书》载裴楷患"有渴利疾，不乐处势"，及裴楷患病，晋武帝下诏"遣黄门郎王衍省疾"。《南史》载何点"少时尝患渴，逾岁不愈"，后在吴中石佛寺建讲所，"昼寝，梦一道人，形貌非常，授丸一搊，梦中服之而差"。《唐书》载邓玄挺"综铨选，无藻鉴之明，又患消渴，人因号为邓渴"①。消渴病对患者身体和身心造成一定的伤害，如《太平御览》引《淮南子》"嫁女于疾消渴者，夫死后，则难可复处（以为故妨之，后人不娶）"②。消渴病临床治疗时多采用滋阴清热、补肾、健脾益气、活血化瘀等方法。《太平御览》引《交州记》载浮石，"体虚而轻，煮饮止渴"③。浮石性大寒，味咸，无毒，主止渴，治淋，杀野葛毒。

　　蹶逆，病名，指四脏由手足冷至肘、膝的症状。若冷至腕、踝，称手足蹶冷；冷至肘、膝，称手足蹶逆。该病的形成较为复杂，《太平御览》卷七四三《疾病部六》引《吕氏春秋》载"室大多阴则蹶"④。又引《韩诗外传》，扁鹊过虢国，虢侯世子暴病死，扁鹊乃追至宫门说，"世子病，所谓尸蹶者也"⑤。

　　咳嗽，病名，是一种呼吸道常见症状，常伴有发热、胸痛、咳痰、咯血、打喷嚏、流涕、咽部不适、气促等症状。《太平御览》征引了7种有关咳嗽的医史文献。关于咳嗽的病名，《太平御览》卷七四三《疾病部六》引《释名》"咳，刻也，气奔至，出入不平调，若克物也。嗽，促也，用力急促也"⑥，明确指出其发病原理。咳嗽的病因病机与季节变化关系密切。《太平御览》引《易说》载："立秋，气未当至而至，则少阳脉盛，人病咳。"《周书》载："立

---

　　①［宋］李昉，等编纂. 太平御览：卷七四三，疾病部六［M］. 夏剑钦，等校点. 石家庄：河北教育出版社，2000：791.

　　②［宋］李昉，等编纂. 太平御览：卷七四三，疾病部六［M］. 夏剑钦，等校点. 石家庄：河北教育出版社，2000：791.

　　③［宋］李昉，等编纂. 太平御览：卷七四三，疾病部六［M］. 夏剑钦，等校点. 石家庄：河北教育出版社，2000：791.

　　④［宋］李昉，等编纂. 太平御览：卷七四三，疾病部六［M］. 夏剑钦，等校点. 石家庄：河北教育出版社，2000：792.

　　⑤［宋］李昉，等编纂. 太平御览：卷七四三，疾病部六［M］. 夏剑钦，等校点. 石家庄：河北教育出版社，2000：791-792.

　　⑥［宋］李昉，等编纂. 太平御览：卷七四三，疾病部六［M］. 夏剑钦，等校点. 石家庄：河北教育出版社，2000：792.

秋之日，白露不降，民多病咳。"《礼记·月令》载："季夏行春令，则国多风咳。"① 老年人由于体质下降，咳嗽病较为常见。《太平御览》引西晋刘弘撰《文集》载："吾昨四鼓中起，闻西城上兵咳声甚深，即呼省之。年过六十，羸病无襦，而督将差以持时。持时，备不虞耳。此既无所防捍，又老病羸冻，不隐恤，必致死亡，督将岂可乃尔耶？"② 这些患咳嗽的士兵，年龄大多在60岁以上。这些认识和《诸病源候论》所载"咳嗽者，肺感于寒，微者则成咳嗽也"或"肺虚为微寒所伤，则咳嗽"是一致的。

呕吐，俗称反胃，指由于胃气上逆而引起胃和肠道内容物从口中吐出的病证。《诸病源候论》卷二一《呕吐候》指出："呕吐者，皆由脾胃虚弱，受于风邪所为也。若风邪在胃，则呕；膈间有停饮，胃内有久寒，则呕而吐。其状：长大息，心里澹澹然，或烦满而大便难，或溏泄，并其候也。"③《太平御览》征引了8种有关呕吐的医史文献。关于呕吐的成因，则较为复杂。《太平御览》卷七四三《疾病部六》辑录了以下几种呕吐的病例。一是闻到恶臭气味引起呕吐。《太平御览》引《左传·哀公》载："卫侯为灵台于藉圃，与诸大夫饮酒焉。褚师声子袜而登席（古者见君解袜），公怒。辞曰：'臣有疾，异于人（足有疮疾），若见之，君将殼之'（殼，呕吐也）。"④ 二是患病或情志悲伤呕吐。《太平御览》引《汉书》载西域有大小头痛坂，"令人呕吐"。邓粲撰《晋记》载阮籍母死，阮籍"与人棋如故，既而饮酒三升，举声一号，吐血数升"。沈约撰《宋书》载南朝宋萧惠开（423—471年），"除府加给事，性素刚，益不得志，发病呕血，有物如肝肺者甚多"⑤。三是中毒或醉酒后呕吐。《太

① ［宋］李昉，等编纂. 太平御览：卷七四三，疾病部六 [M]. 夏剑钦，等校点. 石家庄：河北教育出版社，2000：792.

② ［宋］李昉，等编纂. 太平御览：卷七四三，疾病部六 [M]. 夏剑钦，等校点. 石家庄：河北教育出版社，2000：792.

③ ［隋］巢元方，撰. 丁光迪，编. 诸病源候论校注：卷二一，呕哕病诸候·呕吐候 [M]. 北京：人民卫生出版社，2013：417.

④ ［宋］李昉，等编纂. 太平御览：卷七四三，疾病部六 [M]. 夏剑钦，等校点. 石家庄：河北教育出版社，2000：792.

⑤ ［宋］李昉，等编纂. 太平御览：卷七四三，疾病部六 [M]. 夏剑钦，等校点. 石家庄：河北教育出版社，2000：792.

平御览》引谢承《后汉书》载东汉吴郡妫晧，字元起，"其母至婚家醉，呕吐。恐食得毒，伏地尝吐，仰曰：'吐寒耳，非毒也'"。佚名撰《孟宗别传》载三国时期吴国孟宗（218—271 年）任光禄勋，"尝大会，公先少饮酒。偶有强者，饮一杯便吐。时令峻急，凡有醉吐者，皆传诏司察。公吐麦饭，察者以闻。上乃叹息，诏问食麦饭意。宗答曰：'臣家足有米饭耳，直愚性所安。'其德纯素如此"①。四是出于某种目的，主动或故意吐出食物。如引《列子·说符》载："东方有人焉，曰爰旌目，将有适也而饿于道。狐父之盗曰丘，见而下壶飧以铺之，爰旌目三铺而后能视，曰：'子何为者也？'曰：'我狐父之人丘也。'爰旌目曰：'嘻，汝非盗耶？胡为而食我？吾义不食子食也。'两手据地而呕不出，喀喀而死。"② 这则事例说明爰旌目不愿食用狐父盗取的食物，强行呕吐致死。

水疾，病名，中医文献中常指水肿病。其病症，《黄帝内经素问》卷一六《水热穴论篇》指出："故水病下为胕肿大腹，上为喘呼。"③《太平御览》卷七四三《疾病部六》引《晏子春秋》，齐景公患水病，"梦与二日斗，不胜，召占梦问之"。又引《东观汉记》载东汉光武帝之子东平王刘苍到封国后，"病水气喘逆"，汉章帝"遣太医丞相视之，小黄门侍疾，置驿马传起居，以千里为程"④。

肿，病名，指身体局部或全身因某种疾病或炎症而引起浮胀的一种症状。关于其病因病症，《太平御览》卷七四三《疾病部六》引《释名》载："肿，钟也，寒热气所钟聚也。"《春秋繁露》载："人君简宗庙，逆天时，民病流肿。"⑤关于肿病的治疗，中国古代用针灸加以医治，通过针刺去除脓水、清热解毒、

---

① [宋]李昉，等编纂. 太平御览：卷七四三，疾病部六[M]. 夏剑钦，等校点. 石家庄：河北教育出版社，2000：792.

② [宋]李昉，等编纂. 太平御览：卷七四三，疾病部六[M]. 夏剑钦，等校点. 石家庄：河北教育出版社，2000：793.

③ 郭霭春. 黄帝内经素问校注：卷一六，水热穴论篇第六十一[M]. 北京：人民卫生出版社，2015：515.

④ [宋]李昉，等编纂. 太平御览：卷七四三，疾病部六[M]. 夏剑钦，等校点. 石家庄：河北教育出版社，2000：793.

⑤ [宋]李昉，等编纂. 太平御览：卷七四三，疾病部六[M]. 夏剑钦，等校点. 石家庄：河北教育出版社，2000：793.

疏通经络，达到治愈患者的目的。《太平御览》引佚名撰《春秋潜潭巴》载："枉矢黑，军士不勇疾流肿。"尸佼等撰《尸子》载秦国名医医㖃，精于外科，张子患背肿求治，对医㖃说："背非吾背也，任子制焉。夫身与国亦犹此也，必有委制，然后治之。"南朝宋东阳无疑撰《齐谐记》载范光禄，"得病，腹脚并肿，不饮食"。忽有一人，"清朝不自通，遥进入光禄斋中，就光禄边坐"。范光禄说："先不识君，君那得来而不自通?"此人回答："佛使我来治君病。"于是，"发衣见之，因捉其脚，以甘刀针肿上。倏忽之间，顿针两脚及膀胱百余下，然不觉痛。复欲针腹，其儿黄门不听语竟，便去。后针孔中黄脓汁当出二三升许，至明晓，脚都差，针亦无孔。范甚喜"①。《太平御览》所引两则医案说明针灸在治愈肿病方面有显著的疗效。

疝，病名，俗称疝气，其最初指腹痛，后多特指少腹坠痛的狐疝，相当于现代医学的腹股沟疝。关于其证候，《诸病源候论》卷二〇《诸疝候》明确指出："诸疝者，阴气积于内，复为寒气所加，使荣卫不调，血气虚弱，故风冷入其腹内而成疝也。疝者，痛也。或少腹痛，不得大小便；或手足厥冷，绕脐痛，白汗出；或冷气逆上抢心腹，令心痛；或里急而腹痛。此诸候非一，故云诸疝也。"②关于疝病最初的意义，《太平御览》卷七四三《疾病部六》引《释名》载："心痛曰疝。疝，诜也，气诜诜然而上也。"③关于疝病的发作与治疗，《太平御览》引《后汉书》载，太医皮循"从猎上林还，暮宿殿门下，寒疝病发"，时邓训（40—92年）"直事，闻循声，起往问"，皮循说："冀得火以熨背。"邓训"至太官门为求火，不得，乃以口嘘其背，复呼同庐郎共更嘘，至朝遂愈"④。

---

①[宋]李昉，等编纂. 太平御览：卷七四三，疾病部六[M]. 夏剑钦，等校点. 石家庄：河北教育出版社，2000：793.

②[隋]巢元方，撰. 丁光迪，编. 诸病源候论校注：卷二〇，疝病诸候·诸疝候[M]. 北京：人民卫生出版社，2013：393-394.

③[宋]李昉，等编纂. 太平御览：卷七四三，疾病部六[M]. 夏剑钦，等校点. 石家庄：河北教育出版社，2000：794.

④[宋]李昉，等编纂. 太平御览：卷七四三，疾病部六[M]. 夏剑钦，等校点. 石家庄：河北教育出版社，2000：794.

瘕，病名，指腹中结块的疾病。《黄帝内经素问》卷一三《大奇论篇》指出："肾脉小急，肝脉小急，心脉小急，不鼓皆为瘕。"[①] 关于其证候，《诸病源候论》卷二〇《癥瘕候》指出"癥瘕者，皆由寒温不调，饮食不化，与脏气相搏结所生也。其病不动者，直名为癥。若病虽有结瘕，而可推移者，名为瘕"[②]。《太平御览》征引了 8 种有关瘕病的医史文献，弥足珍贵。关于瘕病的病因，《太平御览》卷七四三《疾病部六》介绍了以下几种情况。一是食不熟肉类所致，如引《龙鱼河图》载"犬狗鱼鸟不熟，食之成瘕"，这里的瘕指因食用不熟动物肉造成腹中生长寄生虫所引发的疾病。二是气候因素所致，如引《易说》载"白露气当至不至，太阴脉盛，人多瘕疝"[③]。关于瘕病的治疗方法，《太平御览》引用了 8 则病例加以说明。一是误食外物引起的瘕病，让患者吐出异物，可达到医治的目的。如引《宋书·徐文伯传》载宋明帝宫人，"患腰痛牵心，每至，辄气欲绝，众医以为肉瘕"，医家徐文伯诊断后说，"此发瘕"。于是，"以油投之，即吐，得物如发，稍引之，长三尺，头已成蛇，能动。悬柱上，水滴尽，一发而已，病都差"。《续搜神记》载太尉郗公镇守丹徒，"尝出猎。时二月中，蕨始生，有一甲士折一茎食之，即觉心中淡淡欲吐，因归家，仍成心腹疾。半年许，忽大吐，吐一蛇，长尺余，尚活动摇。乃挂着屋檐前，汁稍稍出，蛇渐焦小。经一宿，视之，成一茎蕨，犹昔所食也。病遂除差"[④]。二是用药物加以治疗。如引《列仙传》载："玄俗者，常饵巴豆、云母，卖药于都市。河间王病瘕，玄俗脉之，下蛇十余头。俗言王病六世余殃，非王所招也。曰：'王尝放鹿，鹿是麟母，仁心感天，故遭俗耳。'"《续搜神记》载："昔有一人与奴俱得心瘕病。奴既死，剖腹视，得一白鳖，赤眼，甚鲜明。乃试以诸毒药浇灌之，并内药于鳖口，无损。乃系鳖于床脚，

---

① 郭霭春. 黄帝内经素问校注: 卷一三, 大奇论篇第四十八 [M]. 北京: 人民卫生出版社, 2015: 431.

② [隋] 巢元方, 撰. 丁光迪, 编. 诸病源候论校注: 卷二〇, 癥瘕病诸候·癥瘕候 [M]. 北京: 人民卫生出版社, 2013: 385-386.

③ [宋] 李昉, 等编纂. 太平御览: 卷七四三, 疾病部六 [M]. 夏剑钦, 等校点. 石家庄: 河北教育出版社, 2000: 794.

④ [宋] 李昉, 等编纂. 太平御览: 卷七四三, 疾病部六 [M]. 夏剑钦, 等校点. 石家庄: 河北教育出版社, 2000: 794-795.

有客乘白马来看之，溺溅，鳖惶遽，疾走避溺。既系之，不得去，乃缩颈藏脚，不敢动。病者察之，谓其子曰：'吾疾或可救。'乃试取白马溺以灌鳖，鳖消灭成数升水。病者乃顿饮升余白马溺，病即豁然除。"《异苑》载："章安有人，元嘉中啖鸭肉，乃成瘕病，胸满面赤，不得饮食。医令服秫米潘，须臾，烦闷，吐一鸭雏，身喙翅皆（以）〔已〕成就，惟左脚故缀昔所食肉。病遂获差。"《志怪》载："有人得瘕病，腹昼夜切痛。临终，敕其子云：'吾气绝后，可剖视之。'其子不忍违，割之，得一铜酒铛，容数合。后华佗闻其病而解之，便出巾栉中药以投铛，铛即消成酒。"[1] 可见，医家在治疗瘕病时，常用巴豆、云母、马尿、秫米汤等加以治疗。三是佩戴玉器加以预防。如引《山海经》载："丽麂之水，其中多有育沛，佩之无瘕疾。"[2] 可见，从《太平御览》所引瘕病史料来看，古人认为瘕病是由食用不熟肉类和蛇、白鳖、鸭等活物在腹内形成结块所致，证候以气滞、血瘀、痰湿、湿热等型多见，一方面告诫人们注意饮食，另一方面也反映了人们用"因果报应"思想来揭示瘕病的成因。

痹，病名、病症名，指由风、寒、湿等引起的肢体疼痛、麻木、屈伸不利等症状的疾病。最早见于《黄帝内经》和《五十二病方》。《太平御览》征引了5种有关痹病的医史文献。痹病按其症状，通常分风痹、喉痹、寒痹、风湿、行痹、痛痹、着痹、历节、白虎历节、痛风等。《太平御览》卷七四三《疾病部六》所载痹病，主要包括：一是喉痹，引《春秋考异邮》载"痹在喉，寿命凶"，说明喉痹是一种危急病症；二是痿痹，指肢体不能动作或丧失感觉，引《汉书》载汉哀帝刘欣即位后，患"痿痹"，又载冯立任东海太守，"下湿，病痹"；三是风痹，引《晋书》载名医皇甫谧，字士安，"得风痹疾，犹手不辍卷"。《后魏书》载临淮王谭孙孚，"好酒，后遇风，患手足不随，口不能言。乃左手画地作字，乞解所任"。《唐书》载突厥处罗可汗欲分兵大掠中国，群下多谏，处罗说："我父失国，赖隋得立，恩不可忘。"时处罗久患"疾痹"，

---

① ［宋］李昉，等编纂. 太平御览：卷七四三，疾病部六［M］. 夏剑钦，等校点. 石家庄：河北教育出版社，2000：794–795.

② ［宋］李昉，等编纂. 太平御览：卷七四三，疾病部六［M］. 夏剑钦，等校点. 石家庄：河北教育出版社，2000：794.

隋义城公主"有五石饵之",不久处罗"发疽死"①。

痔,病名,是一种位于肛门部位的常见疾病,包括内痔、外痔、混合痔等。《太平御览》征引了5种有关痔病的医史文献。关于其释名,《太平御览》卷七四三《疾病部六》引《释名》载"痔,食也,蛊食之也"②。关于痔的治疗,主要分内服药物治疗和外科手术治疗两种。一是关于药物治疗,《太平御览》引《山海经》载"天帝山有鸟,其状如鹑,黑文而赤翁,名曰栎,食之已痔。又虎蛟可以为痔",可见食用栎鸟、虎蛟可以防治痔病。二是外部治疗方法,包括舐痔吸毒和外科切除等。如引《庄子》载秦王有病,"召医破痈者,得一车乘;舐痔者,得车五乘。所治愈下,得乘愈多"。《尸子》载秦国名医医竘,"为惠王治痔,皆愈"。宋玉《登徒子赋》载登徒子之妻,"既疴且痔"③。

痢,即痢疾的简称,病名,是一种发热、腹痛、腹泻、里急后重、粪便带脓血和黏液等症状的肠道传染性疾病。痢疾古称肠澼、赤沃、白沃、赤白沃、滞下等,《肘后备急方》卷四提出"痢疾"的名称。《太平御览》征引了4种有关痢病的医史文献。关于痢疾的病名,《太平御览》卷七四三《疾病部六》引《释名》载:"泄痢,言出漏泄而利也。"痢疾是古代常见病和多发病,《太平御览》引《北史》载北齐司马膺之好读《太玄经》文,注扬雄《蜀都赋》,"患痢十七年,竟不愈",承光元年(577年)北齐亡时"以痢疾终"。曹操颁布的《魏武令》规定:"凡山水甚强寒,饮之皆令人痢。"④

阴痿,病名,系出《灵枢经》卷一《邪气藏府病形》,又称阳痿⑤。《太平御览》征引了4种有关阴痿病的医史文献。《太平御览》卷七四三《疾病部六》引《汉书》载胶西王刘端(前165—前107年),为人残戾,患"阴痿,一近妇

---

①[宋]李昉,等编纂. 太平御览:卷七四三,疾病部六[M]. 夏剑钦,等校点. 石家庄:河北教育出版社,2000:795.

②[宋]李昉,等编纂. 太平御览:卷七四三,疾病部六[M]. 夏剑钦,等校点. 石家庄:河北教育出版社,2000:796.

③[宋]李昉,等编纂. 太平御览:卷七四三,疾病部六[M]. 夏剑钦,等校点. 石家庄:河北教育出版社,2000:796.

④[宋]李昉,等编纂. 太平御览:卷七四三,疾病部六[M]. 夏剑钦,等校点. 石家庄:河北教育出版社,2000:796.

⑤ 河北医学院,校释. 灵枢经校释:卷一,邪气脏腑病形第四[M]. 北京:人民卫生出版社,1982:103.

人，病数月"。周仁，"为人阴重不泄"。《晋书》载南阳王模世子王保，体质丰伟，尝自秤重八百斤，"素喜睡，痿疾，不能御妇人"。《宋书》载宋明帝刘彧（439—472 年）成年后素肥，"晚年痿疾，不能御内"①。

阳病，病名，一般指阳虚之病、热证、夏病、阳经之病、背部之筋病、表证等②。《黄帝内经素问》卷二《阴阳应象大论篇》指出："阳胜则阴病，阴胜则阳病。"③《太平御览》卷七四三《疾病部六》征引14种文献中之18例"阳病"，不是严格医学意义上的疾病，而是出于某种政治目的伪装的疾病。如引《史记》载赵国名将廉颇说："我为赵将，有攻城野战之功。而蔺相如徒以口舌为劳，而位居我上。"蔺相如听闻此事后，"不肯与会，每朝时常称病，不欲与争列"。《续汉书》载东汉名臣杨彪（142—225 年），"见汉祚将终，自以累世为公卿，耻为魏臣，遂称足疾，不复行"④。

（4）疮肿病和传染病

《太平御览》"疾病部"所载疮肿病和传染病，有疮、痱、螫毒、蛊、痈疽、瘘、癣、瘕、疥、恶疾、疫疠，共 11 种。唐代时属医科之体疗和疮肿，宋代时属疮肿科和大方脉科。

疮，病名，指皮肤上肿烂溃疡、状如粟堆样的疾病。《太平御览》辑录20余条史料，记载疮疡病和金疮病的成因、病症及其治疗情况。中国古代对疮肿病极为重视，早在周代时便设立了疡医，专门治疗肿疡、溃疡、金疡、折疡。《太平御览》卷七四二《疾病部五》引《周礼·天官冢宰下》载："疡医掌肿疡、溃疡、金疡、折疡之祝药。"《礼记·曲礼上》载："头有疮则沐，身有疡则浴。"⑤疮病的病因，主要有两个方面。一是金疮，为箭、刀、斧所伤，如

---

① [宋]李昉，等编纂. 太平御览: 卷七四三, 疾病部六 [M]. 夏剑钦，等校点. 石家庄: 河北教育出版社, 2000: 796.

② 周海平，申洪砚，朱孝轩. 黄帝内经大词典 [M]. 北京: 中医古籍出版社, 2008: 373.

③ 郭霭春. 黄帝内经素问校注: 卷二, 阴阳应象大论篇第五 [M]. 北京: 人民卫生出版社, 2015: 57.

④ [宋]李昉，等编纂. 太平御览: 卷七四三, 疾病部六 [M]. 夏剑钦，等校点. 石家庄: 河北教育出版社, 2000: 797.

⑤ [宋]李昉，等编纂. 太平御览: 卷七四二, 疾病部五 [M]. 夏剑钦，等校点. 石家庄: 河北教育出版社, 2000: 781.

救治不当，可致感染、中风发痉。《太平御览》引谢承《后汉书》载西晋大臣妫皓母患“炙疮发脓”，妫皓祝而愈之。又引《三国志·魏书》载魏国名将孙观任青州刺史，随军征讨孙权，在濡须口为流矢射中，穿左足，力战不顾，曹操慰劳说：“将军被疮深重，而猛气益奋。”不久疮伤发作而死。《吴历》载汉末名将孙策，为吴郡太守许贡的门客所射伤，“既被疮，策引镜自照，曰：‘面如此，当可复建功立事乎？’椎几大呼，疮皆分裂，其夜卒”，系疮裂而死。《江表传》载三国东吴名将周泰，多次于战乱之中保护孙权，“疮痍匝体”，“肤如刻画”，孙权指疮而问道：“何地战伤？”周泰一一具对，孙权“把其臂流涕”。二是内热外虚导致风湿所乘引起的头面身体诸疮。如《太平御览》引沈约《宋书》载孟灵休“先患炙疮，疮痂落床上”，刘邕“性嗜食疮痂，以为味似鳆鱼”，于是将孟灵休掉落的疮痂“取食之”。《北史》载北魏长孙子彦，“末年石发，举体生疮，虽亲戚兄弟以为恶疾如此，难以自明。世无良医，误其死矣。尝闻：恶疾，蝮蛇螫之不痛，试为求之，当令兄弟知我。乃于南山得蛇，以股触之，痛楚号叫，俄而肿死”①。从这则医案中可知，长孙子彦初患疮病，其家人以为其所患为麻风病，用蛇咬之，后中蛇毒而死。关于疮疡病的治疗，中医学主要用服药、敷药和浴药加以治疗。如《太平御览》引《华佗别传》载琅琊有女子，“右股上有疮，痒而不痛，愈已复发”，华佗诊断后说：“当得稻糠色犬系马顿走，出五十里，断头向痒。”琅琊女子“乃从之，须臾，有蛇在皮中动，以铁横贯，引出，长三尺许。七日便愈”。《异苑》载东晋将领谢石，字石奴，陈郡阳夏（治今河南太康）人，“少患面疮，诸治莫愈。乃自匿远山，卧于岩下，中宵有物舐其疮，随舐除，而舐处悉白”，故世呼为“谢白面”。又载有田父耕植，“见伤一蛇，有一蛇衔草着疮上，而伤者差”，田父“收其余叶，治疮皆验”。《幽明录》载汉武帝在甘泉宫，“有玉女降，与帝围棋。女风姿端正，帝乃欲通之。女因唾帝面，遂成疮”，汉武帝“避跪谢，神女为出温水洗之”。《西京杂记》载广川王刘去喜好发掘古墓，“后发栾书冢，是夕王

①［宋］李昉，等编纂. 太平御览：卷七四二，疾病部五［M］. 夏剑钦，等校点. 石家庄：河北教育出版社，2000：781.

梦一丈夫，鬃眉尽白，以杖扣王左脚"。广川王醒来后，"左脚肿痛，因生疮，至死不差"。关于金疮病的治疗，通常采用止血、去腐、败毒、生肌等方式加以治疗。《太平御览》引《抱朴子》载："治金疮，以气吹之，血即断，痛立止。"又引嵇康《高士传》载："孔休元尝被人斫之。至见王莽，以其面有疮瘢，乃碎其玉剑与治之。"①

痱，病名、病症名，一般叫风痱，是一种中风后遗症，出《灵枢经》卷五《热病》"痱之为病也，身无痛者，四肢不收，智乱不甚，其言微知，可治；甚则不能言，不可治也"②。《太平御览》卷七四二《疾病部五》引《说文解字》载："痱，风病也。"又引《东观汉记》载汉明帝巡行诸国，敕执金吾冯鲂将缇骑宿玄武门复道上，下诏："复道多风寒，左右老人且病痱，多取帷帐，东西完塞窗，皆令致密。"③该文明确指出痱是风病的一种。

蜇毒，指蜂、蝎等以尾针蜇刺行毒，造成患者受蜇部位出现肿胀、充血症状，严重者会危及生命。《太平御览》卷七四二《疾病部五》辑录了几则蜇毒病例。如引《三国志·魏书》载彭城夫人，"夜之厕，虿螫其手，呻吟无赖"，名医华佗"令温汤渍手，数易汤，常令暖"，"其旦即愈"，第二天早上其手毒就好了。《搜神记》载"建安七子"之一阮瑀，"伤于虺，嗅其疮而双虺出鼻中"。关于蜇毒的治疗，《太平御览》引《抱朴子》载"蝮蛇中人，不晓方术者但以刀割肉投地，其肉沸如火炙，须臾，焦尽"④，指出将中毒部位的肌肉切除，加以救治。

蛊是一种毒虫，是巫术、蛊术常采用的以蛊毒诅咒害人方法，实际上是一种中毒症状。《太平御览》卷七四二《疾病部五》引《周礼·秋官司寇》："庶氏掌除毒蛊，以嘉草攻之。"《太平御览》辑录了几则蛊疾病案，如引《左传》

---

①［宋］李昉，等编纂. 太平御览: 卷七四二，疾病部五 [M]. 夏剑钦，等校点. 石家庄: 河北教育出版社，2000: 782.

② 河北医学院，校释. 灵枢经校释: 卷五，热病第二十三 [M]. 北京: 人民卫生出版社，1982: 406.

③［宋］李昉，等编纂. 太平御览: 卷七四二，疾病部五·痱 [M]. 夏剑钦，等校点. 石家庄: 河北教育出版社，2000: 783.

④［宋］李昉，等编纂. 太平御览: 卷七四二，疾病部五 [M]. 夏剑钦，等校点. 石家庄: 河北教育出版社，2000: 783.

载"宣二，晋里克有蛊疾"。汉代以来，巫蛊盛行于皇宫和民间，《太平御览》引沈约《宋书》载"沛郡相县唐赐往比村饮酒，还，因得病，吐蛊虫十枚。临死，语妻张曰：'死后刳腹出病。'张手破之，脏悉糜碎"①。

痈疽，指发生于体表、四肢、内脏的急性化脓性疾病，实际上是一种毒疮，症见局部肿胀、焮热、疼痛及成脓等。《诸病源候论》卷三二《痈疽病诸候上》指出"痈者，由六腑不和所生也"②，"凡发痈肿高者，疹源浅；肿下者，疹源深。大热者，易治；小热者，难治。初便大痛，伤肌；晚乃大痛，伤骨。诸痈发于节者，不可治也。发于阳者，百日死；发于阴者，四十日死也。"③关于痈疽释名，《太平御览》卷七四二《疾病部五》引《广雅》载"痤、疽，痈也"；《说文解字》载"痈，肿也。痤，小肿也"；《释名》载"痈，壅也，气壅不通，结，里而溃也"④。关于痈疽病的成因，《太平御览》引辛氏《三秦记》载"大鱼如羊，在长池中，世人食之生痈疮"⑤，指出食用某些变异动物可引起痈疽病发作。关于痈疽病医案，《太平御览》辑录了16则医案，如引《左传·襄公十九年》载晋国荀偃"瘅疽，生疡于头。济河，及著（痈）〔壅〕，病，目出"。《史记》载有一士卒患病痈，秦国名将吴起"为吮之"。卒母哭之，说："往年吴公吮其父，父遂战死。今又吮此子，妾不知其所死矣。"《论衡》载《儒书》："齐桓公负妇人朝诸侯，管仲告诸侯曰：'吾君有疽疮，不得妇人，疮恶不愈。'"《汉书》载项羽疑范增夺其权，范增怒说："天下且定，而王自为之，愿赐骸骨。"项羽许之，范增"未至彭城，疽发背而死"。汉哀帝时尚书仆射郑崇，"数以职事见责，发颈痈而死"。三国时期魏国鱼豢

①〔宋〕李昉，等编纂. 太平御览：卷七四二，疾病部五 [M]. 夏剑钦，等校点. 石家庄：河北教育出版社，2000：783.

②〔隋〕巢元方，撰. 丁光迪，编. 诸病源候论校注：卷三二，痈疽病诸候上·痈候 [M]. 北京：人民卫生出版社，2013：595.

③〔隋〕巢元方，撰. 丁光迪，编. 诸病源候论校注：卷三二，痈疽病诸候上·痈候 [M]. 北京：人民卫生出版社，2013：597.

④〔宋〕李昉，等编纂. 太平御览：卷七四二，疾病部五 [M]. 夏剑钦，等校点. 石家庄：河北教育出版社，2000：784.

⑤〔宋〕李昉，等编纂. 太平御览：卷七四二，疾病部五 [M]. 夏剑钦，等校点. 石家庄：河北教育出版社，2000：785.

著《典略》载赵戬，"病疽疾，年六十余。闻魏王薨，哭泣哀过，疮发而卒"。《宋书》载刘瑀与何晏，"俱发背痈。瑀疾已笃，闻偃亡，欢甚，叫呼，于是亦卒"。《唐书》载李洧，"背发疽。稍平，乃大具麋饼，饭僧于市，洧乘平肩舆自临其场。市人欢呼，洧惊，疽会于背而卒"①。这些医案均出自非医学著作，不仅弥补了这一时期医学文献记载的不足，而且对于研究痈疽病的临证治疗，具有重要的医学史价值。关于痈疽病的治疗，主要以清热解毒、活血化瘀为主，通常采取的措施有二。一是中国古代文献中常有"吮痈"的记载，通过吮痈达到去除脓汁和腐烂肌肉的目的。如《太平御览》引《汉书》载汉文帝"病痈"，邓通"常为上吮之"。汉代刘向撰《孝子传》载魏达父亲"苦疽痹"，魏达"吮嗽而愈"。东汉刘珍等撰《东观汉记》载樊倏事后母至孝，"母常病痈，樊至吮嗽"。王隐《晋书》载徐苗，字叔胄，"弟亡临殡，口中痈大溃，脓溢，苗含去之"②。二是内服药物和敷药加以治疗，如《太平御览》引《山海经》载"带山有鸟，状如马，五采，名䴅鹒，食之不疽"，"半石之山，合水出焉，多腾鱼，苍文赤尾，食之不痈。谯明之山，谯水注焉，多阿罗鱼，一首十身，食之不痈"。《南史》载名医徐嗣伯，"春月出戏，闻草屋中有呻吟声"，徐嗣伯说："此病甚重，更二日不疗必死。"于是前往探视，见一老姥，称体痛而处处有黦黑无数。徐嗣伯还，"煮斗余汤送，令服之"。老妇"讫，痛热愈甚，跳投床者无数。须臾，所黦处皆拔出，长寸许。乃以膏涂诸疮口，三日而复，云：'此名钉疽也'"③。

瘘，指颈部或体表生疮形成的流脓水的疮口管道。关于其成因和发病部位，《太平御览》卷七四二《疾病部五》引《说文解字》载"瘘，颈肿也"④，

---

①［宋］李昉，等编纂. 太平御览：卷七四二，疾病部五［M］. 夏剑钦，等校点. 石家庄：河北教育出版社，2000：784-785.

②［宋］李昉，等编纂. 太平御览：卷七四二，疾病部五［M］. 夏剑钦，等校点. 石家庄：河北教育出版社，2000：784.

③［宋］李昉，等编纂. 太平御览：卷七四二，疾病部五［M］. 夏剑钦，等校点. 石家庄：河北教育出版社，2000：785.

④［宋］李昉，等编纂. 太平御览：卷七四二，疾病部五［M］. 夏剑钦，等校点. 石家庄：河北教育出版社，2000：785.

明确指出其病发于颈部。治疗瘰病主要通过药物和手术加以治疗。《太平御览》引《山海经》载："脱扈之山植猪之草，可以已鼠（郭璞注曰：鼠瘰也）。"《淮南子》载："狸头已鼠，鸡头已瘰。"《洞林》载："柳祖休妇病鼠瘰，积年不差。及困，令儿就吾卦之。语之曰：'当得贱师姓石者治之。'"①可见，植猪草、狸头、鸡头被用于治疗鼠瘰等瘰病。

癣，指皮肤增厚，伴有鳞屑或有渗液的一种皮肤疾病。《诸病源候论》卷三五《癣候》指出："癣病之状，皮肉隐胗如钱文，渐渐增长，或圆或斜，痒痛，有匡郭，里生虫，搔之有汁。此由风湿邪气，客于腠理，复值寒湿，与血气相搏，则血气否涩，发此疾。"②关于其症状，《太平御览》卷七四二《疾病部五》引《说文解字》载"癣，干疮也"，明确指出癣是疮病之一种。关于治疗药物，引《山海经》载"渠猪之山多豪鱼，赤喙赤尾，食之可已白癣""纍山，纍水出焉。修郡之鱼，其音如鸥，食之已癣"，指出豪鱼、修郡之鱼可以治疗癣病③。

瘃，即冻疮病，症见斑块、水疱、肿胀等，并伴有灼痛、瘙痒、溃疡等，多发生于手、足、鼻尖、耳边、耳垂和面颊部等部位。《太平御览》卷七四二《疾病部五》引《说文解字》载："瘃，中（塞）〔寒〕肿。"《汉书》载神爵元年（前60年），赵充国（前137—前52年）讨伐居于今甘肃、青海湟水流域的先零羌，当地气候寒冷，汉宣帝下诏说："欲至冬击虏，将军士寒，手足皲瘃，岂有利哉？（皲，坼裂也。瘃，寒疮也。）"④诏书提醒赵充国防范冻疮病。

疥，是一种传染性皮肤病。《诸病源候论》卷三五《疥候》指出"疥者，有数种，有大疥，有马疥，有水疥，有干疥，有湿疥。多生手足，乃至遍

①［宋］李昉，等编纂. 太平御览: 卷七四二, 疾病部五 [M]. 夏剑钦，等校点. 石家庄: 河北教育出版社, 2000: 785.

②［隋］巢元方，撰. 丁光迪，编. 诸病源候论校注: 卷三五, 癣候 [M]. 北京: 人民卫生出版社, 2013: 662-663.

③［宋］李昉，等编纂. 太平御览: 卷七四二, 疾病部五 [M]. 夏剑钦，等校点. 石家庄: 河北教育出版社, 2000: 786.

④［宋］李昉，等编纂. 太平御览: 卷七四二, 疾病部五 [M]. 夏剑钦，等校点. 石家庄: 河北教育出版社, 2000: 786.

体"①。关于疥的病因病机，《太平御览》卷七四二《疾病部五》引《说文解字》载"疥，瘙也"。《周礼·天官冢宰》"疾医"载："夏时有痒疥病。"《礼记·月令》载："仲冬行春令，民多疥疾。"② 这几则引文指出疥病具有一定的传染性，患处多有发痒、瘙痒等症。关于疥的症状和医案，《太平御览》引《左传·昭公五年》载："齐侯疥，遂痁，期而不瘳。诸侯之宾问疾者多在焉。"宋玉《登徒子赋》载登徒子之妻，"既疥且痔"，登徒"悦之，使有五子"③。关于疥的治疗药物，《太平御览》引《山海经》："石脆之山，[其木多棕枏]，其草多条，其状如韭，而白花黑实，食之已疥。"宋玉《登徒子赋》载："竹山有草，名曰黄蒮，枝如樗，叶如麻，白华赤实，浴之已疥。"④ 一些草、黄蒮等具有治疥的疗效。

恶疾，指难以医治的疾病，古代多指大风癞病，即麻风病，以眉落、目损、鼻崩、唇裂等为特征，具有一定的传染性。《太平御览》卷七四二《疾病部五》引《论语·雍也》载孔子子弟伯牛有疾，孔子问之，自牖执其手说："亡之。命矣夫！斯人也而有斯疾也，斯人也而有斯疾也！"《后魏书》载北齐李庶，"生而天阉"，患恶疾，崔谌调侃说："教弟种鬓，以锥遍刺作孔，插以马尾。"李庶说："先以此方回施贵族艺眉，有效，然后树鬓。"《列女传》载蔡夫之妻，宋人之女也，既嫁于蔡夫，"有恶疾"。其母将改嫁之，女说："夫之不幸，乃妾之不幸，将何去之？"终不听其母，而作《芣苢》之诗⑤。

疫疠，也叫瘟疫，是由外邪引起的具有发病急、病情凶险、死亡率高的一种疾病，具有较强的传染性。《太平御览》卷七四二《疾病部五》征引了

---

① [隋]巢元方，撰. 丁光迪，编. 诸病源候论校注: 卷三五，疮病诸候·疥候 [M]. 北京: 人民卫生出版社，2013: 666.

② [宋]李昉，等编纂. 太平御览: 卷七四二，疾病部五 [M]. 夏剑钦，等校点. 石家庄: 河北教育出版社，2000: 786.

③ [宋]李昉，等编纂. 太平御览: 卷七四二，疾病部五 [M]. 夏剑钦，等校点. 石家庄: 河北教育出版社，2000: 786.

④ [宋]李昉，等编纂. 太平御览: 卷七四二，疾病部五 [M]. 夏剑钦，等校点. 石家庄: 河北教育出版社，2000: 786.

⑤ [宋]李昉，等编纂. 太平御览: 卷七四二，疾病部五 [M]. 夏剑钦，等校点. 石家庄: 河北教育出版社，2000: 787.

14种文献，实际上是一部瘟疫史资料汇编。疫疠病不同于普通常见疾病，其最大的特征是具有强烈的传染性，《太平御览》引《说文解字》载"疫，皆民之疾也"①。关于疫疠的流行、病因和病症，《太平御览》介绍了以下几种因素。一是疠气流行引起瘟疫暴发。魏文帝曹丕《与吴质书》指出："昔年疾疫，亲故多罹其灾，徐、陈、应、刘，一时俱逝。"曹植《说疫气》也载："建安二十二年，厉气流行，家家有僵尸之痛，室室有号泣之哀。或阖门而殪，或覆族而丧。或以为疫者，鬼神所作。夫罹此者，悉被褐茹藿之子，荆室蓬户之人耳。若夫殿处鼎食之家，重貂累蓐之门，若是者鲜焉。此乃阴阳失位，寒暑错时，是故生疫。而愚民悬符厌之，亦可笑。"二是违反月令引起疫病流行。《太平御览》引《礼记·月令》载："孟夏行秋令，则民多大疫。"《三国志·魏书》载魏文帝在东宫，"氛疠大起，时人雕伤"。王隐《晋书》载郭文举，"得疫病危困，不肯服药"，说"命在天，不在药"。三是某种不可知的因素引发疫病流行。《太平御览》引《山海经》载："复州之山有企踵之鸟，如鸮，一足，彘毛，见则国中大疫。"《释名》载："疫，役也，言有鬼行疾也。"盛弘之《荆州记》载："始安郡有鸟焉，其形似鹊，白尾，名为青鸟。常以三月自苍梧而度，群飞不可胜数，山人见其来，多苦疫气。"从这些引文可以看出，疫疠具有一定的传染性、流行性，且死亡率较高。关于疫疠的流行和历代政府、地方官吏和医家的防治措施，主要包括以下三方面。一是朝廷派官吏巡视、诊治、赐药。《太平御览》引《续汉书》载东汉安帝元初中，会稽郡"大疫"，"使光禄大夫将医循行"，赐棺木，除田租、口赋。二是地方官吏的防治措施，《太平御览》引《三国志·魏书》载司马朗任兖州刺史，"征吴，到居巢，军中大疫"，司马朗"躬亲巡视，致药于疾卒焉"，积极加以救治。《锺离意别传》载黄谠任会稽太守，"吴大疾疫"，黄君转署。意中部督邮，锺离意"乃露车不冠，身循行病者，赐与医药"。其所临，护口十余人。《刘根别传》载颍川太守到官署任职，"民大疫，掾吏死者过半，夫人郎君悉病"，颍川

①［宋］李昉，等编纂.太平御览：卷七四二，疾病部五[M].夏剑钦，等校点.石家庄：河北教育出版社，2000：787.

太守向刘根乞求消除疫气之术，刘根说："寅戌岁泄气在亥。今年太岁在寅，于听事之亥地，穿地深三尺，方与深同，取沙三斛着中，以淳酒三升沃在其上。"颍川太守"从之"，采纳了其意见，"病者即愈，疫疾遂绝"。三是以医药加以防治，《太平御览》引《三辅决录》载"井丹举室疫病，梁松自将医药治丹"①。

（二）《太平御览》"疾病部"中医药学知识的主要来源

《太平御览》"疾病部"中的医学知识，主要来源于历代医学文献，儒家经典，史学著作，法律、政府诏令类著作，诸子、杂家、道家类著作，字典、词典、训诂学著作，文集、笔记、奏章、小说、人物传记、诗词、歌赋，地理、占候、风俗类著作，哲学、军事及其他著作等。其征引的文献种类极为丰富，有180余种，其内容远远地超过了医学文献本身的记载，补充了大量疾病史的内容，丰富了广义医学文献学的内涵。

1. 医学文献

《太平御览》"疾病部"征引的医学文献，包括《黄帝内经素问》、战国秦越人撰《黄帝八十一难经》、西晋皇甫谧撰《针灸甲乙经》、东晋范汪撰《范汪秘方》《范汪方》、南朝宋刘宏撰《宋建平王典术》（简称《典术》），以及三国魏曹植撰《说疫气》、南朝宋沈约撰《徐文伯传》、佚名撰《华佗别传》等。

2. 儒家经典

《太平御览》"疾病部"征引的儒家经典文献，包括《周易·无妄卦》《周礼·天官冢宰》《礼记·曲礼下》《礼记·檀弓上》《礼记·丧服·大记》《礼记·月令》《尚书》《毛诗·伯兮》《毛诗·小弁》《诗经·东方未明》《左传》《春秋穀梁传》《春秋公羊传》《国语》《论语》等。

3. 史学、政府法律、诏令类著作等

《太平御览》"疾病部"征引的史学文献，绝大多数来源于宋以前修撰的

---

① ［宋］李昉，等编纂. 太平御览: 卷七四二, 疾病部五 [M]. 夏剑钦，等校点. 石家庄: 河北教育出版社, 2000: 787-788.

16部正史文献。如西汉司马迁撰《史记》，东汉班固撰《汉书》，西晋陈寿撰《三国志》，南朝宋范晔撰《后汉书》，南朝梁沈约撰《宋书》，南朝梁萧子显撰《南齐书》，北齐魏收撰《魏书》，唐李百药撰《北齐书》，唐令狐德棻等撰《周书》，唐魏徵等撰《隋书》，唐李延寿撰《南史》《北史》，唐房玄龄等撰《晋书》，姚思廉等撰《梁书》《陈书》，后晋刘昫等撰《唐书》，《太平御览》征引其中的医学内容较多。

《太平御览》"疾病部"还大量征引了私人修撰的史书，包括西汉刘向整理《战国策》，东汉刘珍等撰《东观汉记》、赵晔撰《吴越春秋》，三国时期魏国鱼豢撰《魏略》、吴国谢承撰《后汉书》，西晋虞溥撰《江表传》、孔衍撰《春秋后语》，东晋邓粲撰《晋纪》、孙盛撰《晋阳秋》、王隐撰《晋书》，南朝宋何法盛撰《晋中兴书》、檀道鸾撰《续晋阳秋》、谢绰《宋拾遗》，南朝梁裴子野撰《宋略》，北朝燕田融撰《后赵书》，前秦车频撰《秦书》，北魏崔鸿撰《春秋后赵录》，隋颜之推等撰《后魏书》等。

《太平御览》"疾病部"征引的政府法律、皇帝诏令类著作有魏武帝曹操撰《魏武帝令》，历史故事类著作有西汉刘向编《新序》，野史类著作有三国魏鱼豢著《典略》、佚名撰《魏末传》，以及佚名撰《三辅故事》《吴历》等。

4. 诸子、杂家、道家类等著作

《太平御览》"疾病部"征引的诸子、杂家、道家文献，包括《老子》《庄子》《列子》《文子》《鹖子》《墨子》《傅子》《韩子》（即《韩非子》）、《孙卿子》（即《荀子》）、《尉缭子》《尹文子》《管子》《晏子》《尸子》《儒书》《魏子》，战国秦吕不韦等撰《吕氏春秋》，汉刘安等撰《淮南子》、刘向撰《列仙传》、扬雄撰《太玄经》，晋葛洪撰《神仙传》《抱朴子》，晋陶潜撰《续搜神记》等。

5. 字典、词典、训诂学著作

《太平御览》"疾病部"征引的字典、词典、训诂学文献，包括战国时期成书的《尔雅》，东汉许慎撰《说文解字》、刘熙撰《释名》、扬雄撰《方言》（全名为《輶轩使者绝代语释别国方言》），三国魏时张揖撰《广雅》等，主要解释疾病的病名、音释和词义。

6. 历代小说、人物传记、奏章、文集、诗词、歌赋等

《太平御览》"疾病部"征引的历代小说文献，包括题西汉东方朔撰《神异经》，西汉刘歆编撰《西京杂记》，东汉班固等撰《汉武故事》、赵岐撰《三辅决录》，三国魏文帝曹丕撰《列异传》，晋代裴启撰《语林》、荀氏撰《灵鬼志》、皇甫谧撰《玄晏春秋》、戴祚撰《甄异传》、王嘉撰《拾遗录》、曹毗撰《志怪》，南朝宋刘敬叔撰《异苑》、刘义庆等撰《幽明录》《世说新语》、东阳无疑撰《齐谐记》，隋阳玠撰《谈薮》，以及佚名撰《录异传》《灵验记》《广五行记》等。

《太平御览》"疾病部"征引的人物传记文献，包括西汉韩婴撰《韩诗外传》、刘向撰《孝子传》《列女传》，东汉孔鲋撰《孔丛子》、王粲撰《英雄记》，三国魏嵇康撰《高士传》，西晋陈寿撰《益部耆旧传》、皇甫谧撰《高士传》、郭璞撰《郭子》，东晋刘彧撰《长沙耆旧传》，隋颜之推等撰《后魏书》，唐房玄龄等撰《皇甫谧传》，五代后晋刘昫撰《王徽传》，以及佚名撰《曹瞒传》《魏末传》《何颙别传》《祢衡别传》《裴楷别传》《楚国先贤传》《虞翻书》《华佗别传》《锺离意别传》《刘根别传》《孟宗别传》等。

《太平御览》"疾病部"征引的奏章、文集、诗词、歌赋等文献，包括战国宋玉撰《登徒子赋》，西汉贾谊撰《新书》、刘向辑《楚辞》，东汉郑玄撰《自序》、蔡邕撰《独断》《瞀师赋》、张奂撰《与孟季御书》，三国魏文帝曹丕撰《与吴质书》、曹植撰《说疫气》、刘桢撰《与曹植书》、缪袭撰《仲长统沧茉表》，晋嵇含撰《遇蚕客赋》、刘弘撰《文集》、祖台之撰《议钱耿杀妻事》等。

7. 地理、占候、风俗类著作

《太平御览》"疾病部"征引的地理、占候、风俗类文献，包括战国时期佚名撰《山海经》，西汉京房撰《易飞候》，汉袁康、吴平撰《越绝书》、辛氏撰《三秦记》、应劭著《风俗通义》，晋常璩撰《华阳国志》、刘欣期撰《交州记》、法显撰《法显传》（即《佛国记》）、张华撰《博物志》、王韶之撰《始兴

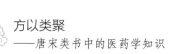

记》，南朝宋盛弘之撰《荆州记》，南朝梁沈约撰《俗说》，以及佚名撰《图墓书》等。

8. 哲学、军事及其他著作

《太平御览》"疾病部"征引的哲学、军事及其他类文献，包括西汉董仲舒撰《春秋繁露》、焦延寿撰《崔赣易林》，东汉班固撰《白虎通》、王符撰《潜夫论》、杨泉撰《物理论》、王充撰《论衡》、桓谭撰《新论》，晋朝应璩撰《新论》、郭璞撰《洞林》，以及佚名撰《春秋潜潭巴》《龙鱼河图》《易说》《春秋考异邮》。军事类著作有周代姜尚著《太公金匮》《六韬》等。

（三）《太平御览》"疾病部"中医药学知识的特点、传播与影响

《太平御览》"疾病部"是北宋初年国家编纂整理的首部疾病学著作，早于雍熙四年（987年）成书的官修《雍熙神医普救方》和淳化三年（992年）成书的官修《太平圣惠方》，在宋代医学史上占有重要地位。其所引疾病史资料，大多来源于史学、诸子、医学和皇帝诏令等，其中部分文献已散佚不存或残缺不全，因而《太平御览》中保存的内容弥足珍贵。

《太平御览》"疾病部"所载疾病学知识，大多来源于儒家经学、史学、子书、笔记、文集和医学著作等，从而为后世医家提供了生动的疾病史资料。早期中医学名著《黄帝内经素问》《黄帝内经灵枢》《黄帝八十一难经》《神农本草经》《伤寒杂病论》《针灸甲乙经》《诸病源候论》等，以理论知识和方剂学知识为主，缺乏临证医案资料，而《太平御览·疾病部》所征引的资料恰好弥补了这一薄弱环节。随着《太平御览》在宋以后的刊刻流传，这些疾病史知识得到广泛的传播，受到历代医家的重视。如南宋张杲撰《医说》卷二载"徙痈"，卷三载"上气常须服药"，卷五载"瘕""癫疾""狂""病噎吐蛇"，卷六载"肿""瘿"等，卷七载"髀疮儿出""死枕愈病""蛊螫"，卷九载"养生""养性之术"等，均征引自《太平御览》。尤其是有关疾病的概念，书中引用《太平御览》较多。如"癫疾"，引《太平御览》载《素问》曰：人生而病癫疾者，安得知之？岐伯曰：病名为胎病，此得之在母腹中时，其母有所大

惊，气上而不下，精气并居，故令子发为癫疾也"①；"狂"，引《太平御览》载"凡人患癫狂叫唤打人者，皆心经有热，当用镇心药兼大黄与之泻数日，然后服安神及风药，但得宁静。即是安乐，不可见其瘦弱减食，便以温药补之，病必再作，戒之戒之，缓缓调饮食可也"②；"肿"，引《太平御览》载"《释名》曰：肿，钟也，寒热气所钟聚也"；"瘿"，引《太平御览》载"《说文》曰：瘿，颈瘤也。《典术》曰：服食天门冬治瘿，除百病"③；"养生"，引《太平御览》载"《抱朴子》曰：人亦有不病者，各有所制。摄生食不欲饱，眠不欲扇，星下不卧。《刘根别传》曰：取七岁男齿女发，与己头垢合烧，服之一岁，则不知老。常为之，使老有少容也"④。

《太平御览》"疾病部"中所载经典病案，成为后世医案的史料来源之一。如宋代张杲撰《医说》载"病噎吐蛇"医案，引《太平御览》："华佗行道，见一人病噎，嗜食而不得下，家人车载欲往就医。佗闻其呻吟，驻车往视，语之曰：向来道傍有卖饼家，蒜齑大酢，从取三升饮之，病自当瘥。即如佗言，立吐蛇一条，悬之车边。欲造佗，佗尚未还，佗家小儿戏门前迎见，自相谓曰客车边有物，必是逢我公也。疾者前入，见佗壁北悬此蛇辈以十数。"⑤明江瓘编著《名医类案》征引了数则《太平御览》中的医案，如"癥瘕病"医案，引《太平御览》《唐书》曰：甄权弟立言，善医。时有尼明律，年六十余，患心腹膨胀，身体羸瘦，已经二年。立言诊其脉，曰：腹内有虫，当是误食发为之耳，因令服雄黄，须臾，吐一蛇如小手指，唯无眼，烧之，犹有发气，其疾乃愈"；"瘕病"医案，引《太平御览》《异苑》曰：章安有人，元嘉中，啖鸭肉，

①［宋］张杲. 医说：卷五，心疾健忘［M］// 裴沛然. 中国医学大成三编，第12册. 长沙：岳麓书社，1988：87.

②［宋］张杲. 医说：卷五，心疾健忘［M］// 裴沛然. 中国医学大成三编，第12册. 长沙：岳麓书社，1988：88.

③［宋］张杲. 医说：卷六，肿瘿［M］// 裴沛然. 中国医学大成三编，第12册. 长沙：岳麓书社，1988：121.

④［宋］张杲. 医说：卷九，养生修养调摄［M］// 裴沛然. 中国医学大成三编，第12册. 长沙：岳麓书社，1988：169.

⑤［宋］张杲. 医说：卷五，鬲噎诸气［M］// 裴沛然. 中国医学大成三编，第12册. 长沙：岳麓书社，1988：92.

乃成瘕病，胸满面赤，不得饮食。医令服秫米，须臾烦闷，吐一鸭雏，身喙翅皆已成就，唯左脚故缀昔所食肉，遂瘥"①；"蛇虫兽咬"医案，引《太平御览》"彭城夫人夜之厕，虿螫其手，呻吟无赖。华佗令温汤渍手，数易汤，常令暖。其旦即愈"②。

四、《太平御览》"药部"中医药学知识的主要内容

《太平御览》卷九八四至卷九九三为《药部》，是宋代官修《开宝本草》编撰以来，宋朝政府编撰的又一部本草药物学著作。《太平御览》"药部"共 10卷，收载地黄、椒、姜、菖蒲、巨胜、威喜、礜石、青珠、黄连、拳柏、决明、苁蓉、鹿茸、漏芦、松荣等药物 380 余种，约占官修《开宝本草》药物 983 种之 38.66%。

（一）《太平御览》"药部"中的基础药物学知识

《太平御览》卷九八四《药部一》之"药"，引用文献约 52 种，主要介绍了药物的释名、性味、功效主治、采摘时间、生长环境和历代用药治疗疾病的医案等内容，既有内服药物，也有外用药物，实际上是一部药物学简史。

1. 关于药物学基础知识

关于药物的性味，即四气五味，是中药药性理论的基本内容之一。《太平御览》卷九八四《药部一》引《周礼》载："医师掌聚（毒）药，（以）供医事。疾医，以五药养病。凡药，以酸养骨，以辛养筋，以咸养脉，以苦养气，以甘养肉，以滑养窍。"③《太平御览》征引《周礼》时合并了"医师""疾医"和"疡医"内容。这里的酸、辛、咸、苦、甘，指的是药物的五味。寒、热、温、

①［明］江瓘，编著. 名医类案：卷五，瘕瘕 [M]. 潘桂娟，等校注. 北京：中国中医药出版社，1996：94.

②［明］江瓘，编著. 名医类案：卷七，蛇虫兽咬 [M]. 潘桂娟，等校注. 北京：中国中医药出版社，1996：151.

③［宋］李昉，等编纂. 太平御览：卷九八四，药部一 [M]. 夏剑钦，等校点. 石家庄：河北教育出版社，2000：876.

凉，指的是药物的四气。毒药，指的药之辛苦者。五药，指的是草、木、虫、石、谷等药物。又引《养生略要》载："《神农经》曰：五味养精神，强魂魄；五石养髓，肌肉肥泽。诸药，其味酸者，补肝，养心，除肾病；其味苦者，补心，养痹，除肝病；其味甘者，补脾，养肺，除心病；其味辛者，补肺，养肾，除脾病；其味咸者，补肾，养肺，除肝病。故五味应五行，四体应四时。夫人性生于四时，然后命于五行。以一补身，不死命神。以母养子，长生延年。以子守母，除病究年。"①这则引文说明性味及其主治在中医药物学中具有重要意义，并形成了宫廷试药制度和民间试药习俗。

关于药物的分类，《太平御览》引用了《神农本草经》的"三品分类法"。《太平御览》卷九八四《药部一》引《抱朴子》载：

> 《抱朴子》曰：《神农经》曰："上药，令人身安命延，升天神仙，遨游上下，役使万灵，体生毛羽，行厨立至。"又曰："五芝，及饵丹砂、玉札、曾青、雄黄、云母、太一禹余粮，各可单服之，皆令人飞行长生。"又曰："中药养性，（不）〔下〕药除病，能令毒虫不加，猛兽不死（'死'，《抱朴子》原文作'犯'），恶气不行，众祅辟屏（'祅辟屏'，《抱朴子》原文作'妖并辟'）。"②

"三品分类法"最早见于《神农本草经》，是中国最早的药物学分类法，开创了本草著作编写的范例。书中根据药物的性能和使用目的的不同，将365种药物分为上品、中品和下品，规定上药主养命、中药主养性、下药主治病，对后世药物学的发展产生重要影响。

关于药物的采摘时间，中国古代形成了严格的时令制度和采药习俗。《太平御览》引《礼记》载："季春，喂兽之药，无出九门。孟夏之月，聚畜百药。"《左传》载："臧孙曰：季孙之爱我也，疾疹也；孟孙之恶我也，药石也。美疹

---

① ［宋］李昉，等编纂. 太平御览：卷九八四，药部一［M］. 夏剑钦，等校点. 石家庄：河北教育出版社，2000：884.

② ［宋］李昉，等编纂. 太平御览：卷九八四，药部一［M］. 夏剑钦，等校点. 石家庄：河北教育出版社，2000：879-880.

不如药石,孟孙死,吾亡无日矣!"①

关于药物和药用洁净的井水和泉水之关系,《太平御览》也有征引。如《太平御览》卷九八四《药部一》引《淮南子》载:"昆仑墟旁有九井,玉横维其西北之隅。四水者,帝之神泉,以和百药,以润万民。"又引郦道元注《水经》:"茂山,甚岩峻重叠,(灌)〔淮〕柏齐阴,攒柯翠峙,泉石转深。盖仙居之宿所,是以世人目岩为捣药岩,名此水为捣药水。"②

2. 关于医家用药制度

中国古代认为,病人患病时必须在医家的指导下服用药物,不按医嘱指令吃药,会对身体造成伤害。《太平御览》引《左传》载:"许悼公疾,饮太子止之药,卒,太子奔晋。书曰:'杀其君。'君子曰:'尽心力以事君,舍药物可也。'"书中注文指出:"药物有毒,当由医,非凡人所知。讥止不舍药物,所以加杀君之名。"又引《论语》载:"康子馈药,拜而受之,曰:'丘未达,不敢尝。'"③

医家除拥有高超的诊断技术外,还要善用药物。《太平御览》卷九八四《药部一》引《史记》载,长桑君给扁鹊药,扁鹊服之后,"三十日见人五脏",说明扁鹊善于用药物治疗疾病。又引《吕氏春秋》"良医医病,病万变,药亦万变。病变而药不变,向之寿民,今为殇子矣","若用药者,得良药则活人,得恶药则杀人。义兵之为天下良药也,亦大矣"④,指明了疾病与药物的辩证关系,即病变药亦变。

3. 关于药物治疗疾病史

《太平御览》卷九八四《药部一》记载了宋代以前运用药物治疗疾病的历

---

①[宋]李昉,等编纂. 太平御览:卷九八四,药部一[M]. 夏剑钦,等校点. 石家庄:河北教育出版社,2000:876.

②[宋]李昉,等编纂. 太平御览:卷九八四,药部一[M]. 夏剑钦,等校点. 石家庄:河北教育出版社,2000:881.

③[宋]李昉,等编纂. 太平御览:卷九八四,药部一[M]. 夏剑钦,等校点. 石家庄:河北教育出版社,2000:876.

④[宋]李昉,等编纂. 太平御览:卷九八四,药部一[M]. 夏剑钦,等校点. 石家庄:河北教育出版社,2000:880.

史，包含以下几方面的内容。

一是有关药物起源、药性与临证疾病治疗等方面的记载与认识。《太平御览》卷九八四《药部一》引《宋书》载：

> 高祖微时，伐（狄）〔获〕新洲，见大蛇长数丈，射伤之。明日，洲中闻杵臼声。往视之，见童子数人，皆青衣，于榛中（祷）〔捣〕药。问其故，答曰："我王为刘寄奴所射，合药敷之。"帝曰："神何不杀之?"童子曰："寄奴王者，不死不可杀。"帝叱之，皆散，乃收药而反。又，客经下邳逆旅，会一沙门，谓帝曰："江表当乱，能安之者，其在君乎!"帝先患手疮，经年不愈。沙门有黄药，因留与帝，既而忽亡。帝以黄散敷疮，一敷而愈。宝其余，及所得童子药。每遇金疮，敷之并愈。①

这则引文介绍了"刘寄奴"的来源及其主治功效。刘寄奴，药物名，味辛、微苦，性温，有破血通经、敛疮消肿的功效。

二是有关普通疾病、传染性疾病防治中的用药情况，征引较多。如《太平御览》引王隐《晋书》载李涓任尚书令，"家至贫，儿病，无钱买药"，晋元帝"赐钱十万"。《晋书》载余杭隐士郭文，字文举，永昌中"大疫"，其父郭础染病而亡，王导送去药物，郭文说："命在天，不在药也。"《唐书》载唐太宗幸襄城宫，登子逻坂，"见暍者僵于路，驻马，命左右取药，饮之乃苏"②。

三是有关军中金创或金镞病防治的用药情况，亦多征引。如《太平御览》引《汉书》载西汉吴楚七国之乱时，灌夫率军攻打吴楚叛军，"身中大创十余，适有万金良药，故得不死"。《东观汉记》载东汉邓训任护乌桓校尉时，"吏士常大病疟，转易至数十人"，邓训"身煮汤药，咸得平愈"。《三国志·吴书·凌统传》载建安二十年（215年），合肥之役，凌统"身被六七创。有卓氏良药，

---

①［宋］李昉，等编纂.太平御览：卷九八四，药部一［M］.夏剑钦，等校点.石家庄：河北教育出版社，2000：878.

②［宋］李昉，等编纂.太平御览：卷九八四，药部一［M］.夏剑钦，等校点.石家庄：河北教育出版社，2000：877-878.

故得不死"。《隋书》载隋大举伐陈，王颁"力战，被伤，恐不堪复斗，悲感呜咽。夜中睡梦有人授药，比寤而疮不痛。时人以为忠感"[①]。

四是有关皇帝赏赐臣僚药物的内容，征引较多。如引《东观汉记》载汉光武帝刘秀，"尝与朱祐共买蜜合药。上追念之，即赐祐白蜜一石，问：何如长安时，共买蜜乎?"[②]《隋书》载杨素寝疾，隋文帝"每令医诊候，赐以上药。然（蜜）〔密〕问医人，恒恐不死"[③]。这些赐药，一方面反映了中国古代帝王对疾病的重视，另一方面又反映了帝王对文臣和武将的笼络。

五是有关药物的逸闻趣事和医学典故，《太平御览》也有征引。如引王隐《晋书》载前秦废帝苻生，常使太医令程延合安胎药，问："人参好恶，并药分多少"，程延说："虽小小不具，自可堪用。"苻生以为讥己，遂斩之。《齐书》载随郡王萧子隆，"年二十一，而体过充壮，常使徐嗣伯合蘆茹丸，服以自销损"[④]。该方出自《黄帝内经素问》，主治肥胖症。

4. 关于药物来源

中国古代药物的来源较为多样，主要包括采药、买药、献药和种植等方式，朝廷对地方政府和个人进献药物的行为予以充分肯定和奖励。

关于采药与卖药，是中国古代药业的重要组成部分，《太平御览》卷九八四《药部一》征引了大量此方面的文献史料。如引华峤《后汉书》载张楷，字公超，"家贫，无以为业，常乘驴车至县卖药"[⑤]。《唐书》载元和中，"山人柳泌言灵药可得。上信之，乃以为台州刺史，赐紫〔绯〕令采灵药"[⑥]。

---

①[宋]李昉，等编纂. 太平御览：卷九八四，药部一[M]. 夏剑钦，等校点. 石家庄：河北教育出版社，2000：877-878.

②[宋]李昉，等编纂. 太平御览：卷九八四，药部一[M]. 夏剑钦，等校点. 石家庄：河北教育出版社，2000：877.

③[宋]李昉，等编纂. 太平御览：卷九八四，药部一[M]. 夏剑钦，等校点. 石家庄：河北教育出版社，2000：878.

④[宋]李昉，等编纂. 太平御览：卷九八四，药部一[M]. 夏剑钦，等校点. 石家庄：河北教育出版社，2000：877-878.

⑤[宋]李昉，等编纂. 太平御览：卷九八四，药部一[M]. 夏剑钦，等校点. 石家庄：河北教育出版社，2000：877.

⑥[宋]李昉，等编纂. 太平御览：卷九八四，药部一[M]. 夏剑钦，等校点. 石家庄：河北教育出版社，2000：879.

《唐子》载："仙人韩终，即韩冯之兄。为宋王采药，王不肯服之，终因服之，遂得仙。"《淮南子》载："羿请不死之药于西王母，姮娥窃而奔月。"《高士传》载："韩康，字伯休，京兆霸陵人，采药名山，卖于长安市，口不二价，三十余年。"①

关于献药，《太平御览》卷九八四《药部一》也征引了较多文献史料。如引东汉应劭《贡药物表》载："臣劭言：郡旧因计吏献药，阙而不修，惭悸交集，无辞自文。今道少通，谨遣五官孙艾贡茯苓十斤、紫芝六枝、鹿茸五斤、五味一升，计吏发行，辄复表贡。"②

（二）《太平御览》"药部"中的药物种类和药品剂型

1. 关于通用药物和仙药

《太平御览·药部》中收载的药物种类较多，主要包括通用药物和仙药。关于通用药物，《太平御览》卷九八四《药部一》引晋张华《博物志》载："夫性之所以和，病之所以愈，是当其药，应其病则生；违其药，失其应则死。"《神农本草经》载："太一子曰：凡药，上者养命，中药养性，下药养病。"③《山海经》载"大荒之中有黄木，赤枝青叶，群帝取药（言树、花、实皆为药也）"，"大荒中有山，名丰阻玉门，日月所入。有灵山，巫咸、巫昉、巫即、巫盼、巫彭、巫姑、巫真、巫祀、巫谢、巫罗十巫从此升降，百药爰在"④。东晋王彪之《闽中赋》载："药草则青珠、黄连、拳柏、决明、苁蓉、鹿茸、漏芦、松荣，痊疴则年永，练质则翰生。"唐刘恂《岭表录异》载："广之属郡，及乡里之间，多蓄（虫）〔蛊〕。彼之人悉能验之，以草药治之，十得其七八。药则金钗（服）〔股〕形，如石斛、古漏子、人肝藤、陈家白药子，本梧州陈氏有

---

①〔宋〕李昉，等编纂. 太平御览：卷九八四，药部一 [M]. 夏剑钦，等校点. 石家庄：河北教育出版社，2000：879—882.

②〔宋〕李昉，等编纂. 太平御览：卷九八四，药部一 [M]. 夏剑钦，等校点. 石家庄：河北教育出版社，2000：885.

③〔宋〕李昉，等编纂. 太平御览：卷九八四，药部一 [M]. 夏剑钦，等校点. 石家庄：河北教育出版社，2000：883.

④〔宋〕李昉，等编纂. 太平御览：卷九八四，药部一 [M]. 夏剑钦，等校点. 石家庄：河北教育出版社，2000：880—881.

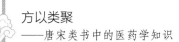
此药，善解蛊毒。每有中者即求之，前后救人多矣，遂以为名。今封康州有得其种者，广府每岁常为土贡焉。诸解毒药，功力皆不及陈家白药。"①

关于仙药，《太平御览》卷九八四《药部一》亦多征引。如引《孝经援神契》载："椒姜御温，菖蒲益聪，巨胜延年，威喜辟兵。此皆上圣之所言，方术之实录也。"

> 又曰：仙药之上者丹砂，次则黄金，次则白银，次则诸芝，次则五玉，次则（五）〔云〕母，次则明珠，次则太一禹余粮，次则石中黄子，次则石桂英，次则石脑，次则石流丹，次则石䃃，次则曾青，次则松柏脂、茯苓、地黄、麦门冬、（术）〔木〕巨胜、重楼、黄连、石韦、柠石、（家紫）〔象柴〕，一名托卢是也，或名仙人杖，或名西王母杖，或名天精，或名却老，或名地骨，或名枸杞也。②

《太平御览》所引《孝经援神契》所载"仙药"，是秦汉魏晋南北朝时期道家常用药物。又引《汉武内传》载西王母对汉武帝说："太上之药，乃有玄光黎角，风实云子，帝园王族，昌城王蕊，夜河天骨，崆峒灵瓜，四劫一实，冥陵麟胆；仰掇扶桑之丹椹，俯采长河之文藻，紫虹童子，九色凤脑，太真虹芝，天汉臣草，南宫大碧，西卿扶老，三梁龙华，生子大道，有得食之，后天而老。此太上之所服，非中山之所宝也。"③这里的"太上之药"，中国古代医学将其列为上品，系名贵的中药材，有补气安神、延年益寿和预防疾病的功效。

《太平御览》卷九八四《药部一》征引了《列仙传》中大量的"仙药"内容。《列仙传》二卷，原题西汉刘向撰，收载三皇至汉代时期"神仙"70多位，保存了大量药物学知识：

①［宋］李昉，等编纂. 太平御览：卷九八四，药部一[M]. 夏剑钦，等校点. 石家庄：河北教育出版社，2000：884.

②［宋］李昉，等编纂. 太平御览：卷九八四，药部一[M]. 夏剑钦，等校点. 石家庄：河北教育出版社，2000：880.

③［宋］李昉，等编纂. 太平御览：卷九八四，药部一[M]. 夏剑钦，等校点. 石家庄：河北教育出版社，2000：881.

《列仙传》曰：乐子长者，齐人也，少好道真。到霍林山，遭仙人，受服巨胜赤松散方。仙人告之曰："蛇服此药化为龙，人服此药老翁成童，能升云上下，改易形容，崇气益精，起死养生。子能服之，可以度世。"子长服之，年百八十，色如少女。妻子九人，皆服此药，老者还少，少者不复老。又曰：燕王遣韩终采药，王先使韩终服之，面如金色。又曰：安期生卖药海边，时人以为千岁公。又曰：瑕丘仲卖药于宁，后地动舍坏，仲死。人取尸弃水，收其药卖之，仲被（裏）〔裘〕诮之。后为（失）〔夫〕余使者。又曰：崔文子，太山人，卖药都市。后有疫死者万计，文子拥朱幡，持黄散，循问民，服其散愈者万计。后在蜀卖黄散、赤丸，世故宝之。又曰：负局先生者，语似燕代间人也。负磨镜局，循吴帝市中，磨一镜一钱。因磨辄问主："得无人疾苦者?"有辄出紫丸药以与之，得莫不愈。后上吴山绝崖头，世世悬药与下人，曰："吾欲还蓬莱山，与汝曹神水。"崖头一旦有水，白色，从石间来下，服之，病多愈。[①]

尽管《太平御览》所引《列仙传》具有神话色彩，但其所载巨胜赤松散、黄散、赤丸、紫丸、黄连丸等药物治愈疾病的故事，反映了当时道家对药物学的重视和贡献。又引《鲁女生别传》载："封君达，陇西人也，少好道，初，服黄连丸五十余年，乃入鸟鼠山。又于山中服水银百余年，还乡里，年如二十者。常乘青牛，故号为青牛道士。"[②] 黄连丸，方剂名，治疗肠胃气虚、下痢赤白、脐腹疼痛、口燥烦渴、小便不利等症，是治痢良药。

2.关于药品的种类和剂型

(1)丹药

矿物类药物是中药的重要组成部分之一，如丹砂、硇砂、云母、硝石、硫

---

① ［宋］李昉，等编纂. 太平御览：卷九八四，药部一 [M]. 夏剑钦，等校点. 石家庄：河北教育出版社，2000：882.

② ［宋］李昉，等编纂. 太平御览：卷九八四，药部一 [M]. 夏剑钦，等校点. 石家庄：河北教育出版社，2000：882-883.

黄等，以单一或多种原矿药物或矿物制品药为原料加工制成，用于治疗各种疾病。丹药即丹剂，是一种以水银、硝石、白矾、硫黄、雄黄、硇砂、白砒等矿物质为主烧炼合成的药物，与中国古代制药化学发展和炼丹术的兴起有着密切的关系。《太平御览》征引了《周易参同契》《春秋运斗枢》《抱朴子》《太清观天经》《太清金液神丹经》《黄帝九鼎神丹》《三十六水方》《神丹炉火之方》等22种与丹药有关的文献，介绍了丹药药味组成、配置方法、功用主治、用药禁忌和著名炼丹家等内容，主要包括以下几个方面。

一是丹药的原料产地。《太平御览》卷九八五《药部二》引《说文解字》"丹，越之赤石也。臒，善丹也"①。《周易参同契》载："丹沙木精，得金乃并。"《书》载："荆及衡阳惟荆州，杶、干、栝、柏、砺、砥、砮、丹。"《淮南子》载："赤水宜丹，黄水宜金，清水宜龟。"《汲冢周书·王会》载周成王时，"濮人献丹沙"②。《山海经》载"拒山，英水出焉，其中多丹粟"，"始州国有丹山"。《广志》载："丹，朱沙之朴也，大者如米。生山中，出祥牁与古倭国。"③裴渊《广州记》载"鄣平县有朱沙塘，水如绛"，"鄣平县有石膏山，望之若霜雪。又一岭，东为银石，南是铁石，西则丹砂，北乃铜石"④。以上引文详细介绍了全国各地矿石分布情况，丰富了本草学的内容。

二是丹药的炼制方法。《太平御览》卷九八五《药部二》引《春秋运斗枢》载："又有取伏丹法云：天下诸水，有石丹者，其水中皆有丹鱼。先夏至十日，夜伺之，丹鱼必浮于岸侧，赤光上照，赫然如火。网而取之，虽多，勿尽取之也。割取血，以涂足下，则可步行水上，长居水中。"又引晋代葛洪《抱朴子》一书，系统地总结了魏晋时期炼制丹药的方法。

① [宋]李昉，等编纂. 太平御览：卷九八五，药部二 [M]. 夏剑钦，等校点. 石家庄：河北教育出版社，2000：888.

② [宋]李昉，等编纂. 太平御览：卷九八五，药部二 [M]. 夏剑钦，等校点. 石家庄：河北教育出版社，2000：886.

③ [宋]李昉，等编纂. 太平御览：卷九八五，药部二 [M]. 夏剑钦，等校点. 石家庄：河北教育出版社，2000：888.

④ [宋]李昉，等编纂. 太平御览：卷九八五，药部二 [M]. 夏剑钦，等校点. 石家庄：河北教育出版社，2000：889.

又曰：有九光丹，与九转异法，大都相似耳。作之之法，当先以诸药合水火，以转五石。五石者，丹砂、雄黄、礜石、曾青、磁石也。一石转五转，而各成五色。五石合为二十五色，色各一两，而异器盛之。欲起死人，未满三日，取清丹一刀圭，和以水，浴死人之身；又以一刀圭发其口，内之，死人立生。欲致行厨，取黑丹，和以涂左手，所求如所道，皆自致，可致天下万物也。欲隐形，及先知未然方来之事，及住年不老，服黄丹一刀圭，即便长生，不复老，坐见千里之外吉凶，皆如在目前也，人生相命，盛衰寿夭，贵贱贫富，皆知之矣。其法具在《太清》中卷。又曰：《五帝灵丹方》一卷，其法五也，用丹砂、雄黄、石流（同"硫"）黄、曾青、礜石、磁石、矾石、戎盐、太一禹余粮，亦同用太一泥，及神室祭醮之，三十六日成。又曰：以金液为威喜巨胜之法：取金液，及水银合煮之，三十日出，以黄土瓯盛，封以太一泥，置之猛火上炊之，卒时皆化为丹。服如小豆便仙。以此丹一刀圭粉，和水银一斤，即成银。又取此丹一斤，置猛火上扇之，化为赤金而流，名曰丹金。①

从《太平御览》引述《抱朴子》的内容来看，魏晋南北朝时期不仅丹药配制有了巨大的发展，而且矿物药的应用也较为广泛。

三是丹药的功能主治。《太平御览》卷九八五《药部二》引《神农本草经》载："丹砂，味甘，微寒，生山谷，养精神，益气明目。铅丹，味辛，微寒，生平泽，治吐逆胃反，久服成仙。生蜀都。"又引《吴普本草》载："丹砂，神农甘，黄帝、岐伯苦，有毒，扁鹊苦，李氏大寒。或生武陵，采无时，能化朱成水银，畏磁石，恶咸水。"②同时，还收载了九光丹、芙蓉丹、鸡子丹三个丹方。

四是丹药与帝王统治。《太平御览》卷九八五《药部二》引《礼仪》载：

---

①［宋］李昉，等编纂. 太平御览：卷九八五，药部二［M］. 夏剑钦，等校点. 石家庄：河北教育出版社，2000：887-888.

②［宋］李昉，等编纂. 太平御览：卷九八五，药部二［M］. 夏剑钦，等校点. 石家庄：河北教育出版社，2000：889.

"君乘木而王，地生丹。"《孝经援神契》载："德至山陵，则陵出黑丹。"①
《典略》载："白丹者，山陵之精也。"②三国吴武陵太守谢承上表说"新宫
成，上丹砂五百斤，上亿万岁寿。"③可见，丹砂开采数量较大，是当时炼丹
的常备药物。

五是道家及炼丹家传记，包括先秦两汉时期彭祖、采女、马明生、刘安、
安期、李少君，三国吴葛系、刘元凤，晋葛洪，唐道士刘道合等。《太平御览》
引晋葛洪《抱朴子》，介绍了葛洪祖父葛玄和葛洪生平及炼丹经历。葛玄师从
汉末左慈，传葛洪《太清丹经》3卷、《九鼎丹经》1卷、《金液丹经》1卷。《唐
书》载道士刘道合，宛丘人，"高宗令合还丹，丹成而上之"。《抱朴子》载汉
末新野阴君，"合此太清丹得仙。其人本儒生，有才思，著诗及《丹经赞》并
序，述初学道陵师本末，引己所知识之得仙者四十余人，甚分明也"④。

可见，从《太平御览》征引的文献内容可知，丹药学知识在秦汉、魏晋南
北朝、隋唐时期获得了重要的发展，不仅受到道家的重视，而且也受到历代
皇帝、官僚士大夫和医家的重视。道家著作和医学著作中收载了大量丹方的
组成及其炮制方法，如太清神丹、神仙巨胜子丸、九光丹、芙蓉丹、鸡子丹、
红升丹、白降丹、三仙丹、九一丹等，用于治疗疾病和休养、补益。但也应该
看到，某些丹药多以重金属构成，具有很强的毒副作用，长期服用对人体危
害甚大。

（2）芝药

芝药，指仙草灵药，古代称之为瑞草。自西汉以来，芝草被赋予了强烈
的政治色彩，民众一旦发现灵芝，即刻进献官府，献芝人可获得丰厚的奖励。

---

①［宋］李昉，等编纂. 太平御览：卷九八五，药部二 [M]. 夏剑钦，等校点. 石家庄：河北教育出版
社，2000：886.

②［宋］李昉，等编纂. 太平御览：卷九八五，药部二 [M]. 夏剑钦，等校点. 石家庄：河北教育出版
社，2000：887.

③［宋］李昉，等编纂. 太平御览：卷九八五，药部二 [M]. 夏剑钦，等校点. 石家庄：河北教育出版
社，2000：889.

④［宋］李昉，等编纂. 太平御览：卷九八五，药部二 [M]. 夏剑钦，等校点. 石家庄：河北教育出版
社，2000：887.

芝草也是一味名贵的中药，《神农本草经》将其分为赤芝、黑芝、青芝、白芝、黄芝、紫芝6种，俱为上品之药，有补气安神、止咳平喘、延年益寿的功效。《太平御览·药部·芝》是宋代官修的现存较早的芝类文献汇编，共征引儒家典籍、史学类著作《尔雅》《春秋运斗枢》《孝经援神契》《汉书》《东观汉记》《续汉书》《宋书》《唐书》，诸子、道家、神仙类著作《淮南子》《抱朴子》《汉武内传》《论衡》《茅君内传》《神仙传》，医学典籍《神农本草经》《吴普本草》《仙人采芝图》，汉武帝《芝房歌》、唐玄宗《御制玉灵芝诗》等30余种文献，详细地介绍了芝药的种类、形态、产地和药效等。

一是芝的名称与种类。《太平御览》卷九八五《药部二》引《尔雅》载："茵，芝也。"晋郭璞注曰："芝，一岁三华，瑞草。"[1]晋代葛洪撰《抱朴子》一书，系统地总结了中国古代芝草的种类、形态、入药及其象征意义，明确指出"芝者，有石芝，有木芝，有草芝，有肉芝，有菌芝，名有百许种也"[2]。《太平御览》卷九八六《药部三》所引《抱朴子》中，详细地论述了道家炼丹中常用的石像芝、玉脂芝、七明九光芝、石蜜芝、石桂芝、石胚芝、木芝等采摘和炼制方法，并介绍了松树芝、樊桃芝、参成芝、木渠芝、黄芦子芝、寻木华芝、玄液华芝、千岁燕芝、菌芝、草芝、牛角芝、龙仙芝、紫珠芝、白符芝、朱草芝、五德芝、龙衔芝、肉芝等草木、菌芝类的分布、采摘和药用价值[3]。

关于芝的种类，《太平御览》卷九八六《药部三》所引《茅君内传》分其为五种：

> 勾曲山上有神芝五种。第一曰龙仙芝，似蛟龙之相负，服之为太极仙卿。第二曰（名）参成芝，赤色，有光。扣其枝叶，如金石之音。折而续之，即如故。服之为太极大夫。第三曰燕胎芝，其色紫，形如

---

①［宋］李昉，等编纂. 太平御览：卷九八五，药部二 [M]. 夏剑钦，等校点. 石家庄：河北教育出版社，2000：889.

②［宋］李昉，等编纂. 太平御览：卷九八五，药部二 [M]. 夏剑钦，等校点. 石家庄：河北教育出版社，2000：890.

③［宋］李昉，等编纂. 太平御览：卷九八六，药部三 [M]. 夏剑钦，等校点. 石家庄：河北教育出版社，2000：892-894.

葵叶，燕象，如欲飞状。光明洞彻。服一株，拜为太清龙虎仙君。第四日(名)夜光芝，其色青，实正白如李。夜视其实，如月光照洞一室。服一株，为太清仙官。第五日玉芝，色白如玉。剖食，拜三官正真御史也。①

《茅君内传》是有名的道家著作，书中称芝为"神芝"，分为龙仙芝、参成芝、燕胎芝、夜光芝、玉芝五种，并被赋予了神秘的含义。《太平御览》卷九八六《药部三》所引《仙人采芝图》，将灵芝分为凤凰芝、水芝、甘露芝、车马芝、万年芝、地芝、月芝、土芝、黑云芝、人芝、东方芝、夜光芝、虎芝、赤龙芝和黑龙芝等30余种，"大者十余斤，小者三四斤"。关于其采摘时间，道家和医家有所不同，《太平御览》引《抱朴子》所载采芝仪式，"凡见诸芝，且先以开山却害符置其上，则不得复隐蔽化去矣。徐徐择王相之日，设醮，然后取之。皆从日下禹步闭气而往也"；而医家著作《神农本草经》，则抛弃了神秘的宗教色彩，建议按时令采摘②。

二是芝的产地与分布。芝的产地和分布较为广泛。《太平御览》引葛洪《抱朴子》，详细记载了芝的产地。如石芝，"生于海隅石山，及岛屿之涯"。肉芝，"状如肉，头尾四足，良似生物也，附于大石，盖在高岫险峻之地，或却着仰缀也"。玉脂芝，"生于有玉之山，常居悬危之处"。七明九光芝，"皆石也，生临水之高山石崖之间"。石蜜芝，"生少室石户中"。石桂芝，"生山岩穴中，似桂树而实石也"。石胫芝，"生滑石中"③。黄芦子、寻木华、玄液华，"此三芝，生于泰山要乡，及奉高"。牛角芝，"生虎寿山，及吴陵上"④等。

---

①〔宋〕李昉，等编纂. 太平御览：卷九八六，药部三 [M]. 夏剑钦，等校点. 石家庄：河北教育出版社，2000：894.

②〔宋〕李昉，等编纂. 太平御览：卷九八六，药部三 [M]. 夏剑钦，等校点. 石家庄：河北教育出版社，2000：894-896.

③〔宋〕李昉，等编纂. 太平御览：卷九八五，药部二 [M]. 夏剑钦，等校点. 石家庄：河北教育出版社，2000：890-892.

④〔宋〕李昉，等编纂. 太平御览：卷九八六，药部三 [M]. 夏剑钦，等校点. 石家庄：河北教育出版社，2000：892-893.

《太平御览》卷九八六《药部三》所引《仙人采芝图》，也详细地记载了芝的生长和分布情况。如水芝，"生于名山大谷之阴"。车马芝，"生于名山之中"。万年芝，"生于名山之中，及蓬莱山"。地芝，"生于名山"。月芝，"生于名山之阴，金石珠玉之间"。土芝，"生于名山之阴，黄云覆之"。黑云芝，"生于名山大谷凉泉之间"。石芝，"生于名山之阴"。人芝，"生于名山之阴，青盖白茎"。黄龙芝，"生于神（仙）〔山〕中，状如黄龙"。云气芝，"生于名山之中，盖白，茎白，里赤"。天芝，"生于名山之阴"。千秋芝，"生于大谷中"。雷芝，"生于名山之阴，白石之上，有白云覆之"。黄云芝，"生于名山之中，金石间，上有黄云覆之，食之寿千岁"。青云芝，"生于名山之阴"。云母芝，"生于名山泽泉之旁"。白虎芝，"生于名山之阴，大木下，状如虎，盖青，味辛，食之令人有力"。东方芝，"生于山东之阴"。南方芝，"生于神山之阳"。北方芝，"生于北海之山，大谷水中，状异而泽"。西方芝，"生于昆仑之上，金石间"。万年芝，"生于名山之阴"。夜光芝，"生于名山之阴，大谷凉泉中，金石间，有浮云翔其上"。太一芝，"生于名山之阳"。虎芝，"生于名山之阴，状如虎，食之身轻，延寿八百年"。鸣鸟芝，"生于名山多林之阳，状如鸟，五色。阴干治食，令人身轻，与风俱行"。赤龙芝，"生于名山之阴，源泉泽泉中，状如龙，其色赤白。以秋采之，便有白光"。黑龙芝，"生于名山之中，大木下，黑色如龙"①。

三是芝的医学应用。灵芝不仅是祥瑞的象征，而且也是一味重要的药物。《太平御览》卷九八六《药部三》引《神农本草经》载：

> 青芝，一名龙芝。食之身轻，不老，神仙。生太山山谷，亦生五
> 岳地上。又曰：黄芝，一名金芝。食之为神仙。生嵩高山山谷中。又
> 曰：赤芝，一名丹芝。食之为神仙。生霍山山谷。又曰：黑芝，一名
> 玄芝。生恒山山谷。又曰：紫芝，一名木芝。久服延年，做神仙。生

---

① ［宋］李昉，等编纂. 太平御览：卷九八六，药部三 [M]. 夏剑钦，等校点. 石家庄：河北教育出版社，2000：895-896.

山岳地上，色紫，形如桑。①

《神农本草经》根据芝的颜色，将其分成赤芝、黑芝、青芝、白芝、黄芝、紫芝六种。尽管《太平御览》引用时有所节略，但基本上保存了《神农本草经》的内容。又引《吴氏本草经》载："紫芝，一名木芝。"②《吴氏本草经》即《吴普本草》，也称《吴氏本草》，为三国名医吴普所撰。

从《太平御览》所引《神农本草经》《吴普本草》的记载来看，中国古代根据芝的颜色，将芝分成赤芝、黑芝、青芝、白芝、黄芝、紫芝六种，广泛应用于疾病治疗和延年养生。

四是芝的政治文化功用。作为一种特殊的药物，芝草在汉代以后逐渐"超越"了医学的意义，成为政治清明的代名词，受到历代统治阶级和地方官吏的重视，并被赋予了政治文化的功用。《太平御览》卷九八五《药部二》引汉佚名撰《孝经援神契》载"德至草木，则芝草生"③，《古瑞命记》载"王者慈仁，则生（食）芝。[食之]，则延年"④。二者皆指出芝草是"仁政"和"延年"的象征。又引班固撰《汉书》载西汉元封二年（前109年），"芝生殿内房中，九茎"，汉武帝下诏大赦天下，作《芝房歌》。神爵元年（前61年）三月，汉宣帝下诏："金芝草九茎，产于函德殿铜池中。"刘珍等撰《东观汉记》载东汉明帝永平七年（64年），"公卿以芝生前殿，奉觞上寿"。光和四年（181年），"郡国上芝草英"。司马彪《续汉书》载建初五年（80年），"零陵女子傅宁宅内生紫芝五株，长者尺四寸，短者七八寸，太守沈丰使功曹赍芝以闻帝，告示天下"⑤。

①［宋］李昉，等编纂. 太平御览：卷九八六，药部三 [M]. 夏剑钦，等校点. 石家庄：河北教育出版社，2000：896.

②［宋］李昉，等编纂. 太平御览：卷九八六，药部三 [M]. 夏剑钦，等校点. 石家庄：河北教育出版社，2000：897.

③［宋］李昉，等编纂. 太平御览：卷九八五，药部二 [M]. 夏剑钦，等校点. 石家庄：河北教育出版社，2000：889.

④［宋］李昉，等编纂. 太平御览：卷九八六，药部三 [M]. 夏剑钦，等校点. 石家庄：河北教育出版社，2000：897.

⑤［宋］李昉，等编纂. 太平御览：卷九八五，药部二 [M]. 夏剑钦，等校点. 石家庄：河北教育出版社，2000：889.

汉朝政府重视灵芝的做法，极大地影响了后世对灵芝的态度。《太平御览》征引了大量历代正史和诗赋中歌颂灵芝的内容。如引缪袭《神芝赞》载魏青龙元年（233年）五月庚辰，"神芝生于长平之习阳。其色紫丹，其质光曜。高尺八寸五分，散为三十有六茎，枝干连属，有似珊瑚之形"。魏明帝下诏"御府匣而藏之，具画其形"。魏嵇康写诗称赞："煌煌灵芝，一年三秀"①。杜宝《大业拾遗录》载隋炀帝大业七年（611年）六月，"东都永康门内，会昌门东，生芝草，百二十茎。散在地，周十步许"②。刘昫《唐书》（即《旧唐书》）载唐太宗贞观中，"皇太子寝室中产素芝十四茎，并为龙兴凤翥之形"；唐高宗上元二年（675年）七月，"延英殿御坐生玉芝，一茎三花，御制《玉灵芝诗》"③。古时地方官吏把灵芝作为祥瑞上奏朝廷，可能出于政治目的有"欺骗"或"夸大"的成分，但从灵芝尺寸来看，有的灵芝则属于巨型灵芝，十分罕见。

（3）石药

石药即矿物类药物。《太平御览》卷九八七至卷九八八为《药部》，其"石药上"和"石药下"共收载矿物玉石类药物46种，包括紫石英、白石英、青石英、赤石英、黄石英、黑石英、石流黄、石流青、石流赤、石胆、石肺、石脾、青石脂、赤石脂、黄石脂、白石脂、黑石脂、凝水石、阳起石、石钟乳、孔公蘗、礜石、禹余粮、消石、芒消（即"芒硝"，下同）、朴消、雄黄、雌黄、磁石、石膏、滑石、矾石、曾青、空青、白青、扁青、长石、冷石、石蜜、玉泉、水银、石决明、石赭、代赭、白垩和卤碱，绝大多数来源于《神农本草经》《吴普本草》《范子计然》等。《太平御览·药部》"石药"所载药物，是宋朝官修《开宝本草》以外收载"玉石部"药物最多的著作，其中征引《神农本草经》《吴普本草》中的内容较多。

---

① ［宋］李昉，等编纂. 太平御览：卷九八六，药部三 [M]. 夏剑钦，等校点. 石家庄：河北教育出版社，2000：897.

② ［宋］李昉，等编纂. 太平御览：卷九八七，药部四 [M]. 夏剑钦，等校点. 石家庄：河北教育出版社，2000：896.

③ ［宋］李昉，等编纂. 太平御览：卷九八六，药部三 [M]. 夏剑钦，等校点. 石家庄：河北教育出版社，2000：890.

《太平御览》卷九八七《药部四》"石药上"收载药物，共22种，包括紫石英、白石英、青石英、赤石英、黄石英、黑石英、石流黄、石流青、石流赤、石胆、石肺、石脾、青石脂、赤石脂、黄石脂、白石脂、黑石脂、凝水石、阳起石、石钟乳、孔公蘖和礜石。

紫石英，药名。关于其产地，《太平御览》卷九八七《药部四》引《山海经》载单孤山，"其中多紫石英"；东晋孙盛撰《魏氏春秋》载黄初元年（220年），魏明帝修复崇宫殿，雕饰观阁，"取白石英，及紫石英、五色文石于太行谷城之山"；《抱朴子·内篇》载东莞县西北二十里有禳山，"出紫石英，旧以贡献"；南朝宋郑缉之撰《永嘉记》载固陶村有小山，"出紫石英"；《从征记》载太岘山至太山，"皆有紫石英，太山所出，特复瑰殊"；南朝宋山谦之撰《吴兴记》载乌程县北垄山，"有紫石英，甚光明，但小黑"；晋张华撰《博物志》载平氏阳山县，"紫石英特好。其他者色浅。紫石英，旧出胡阳县"；唐刘恂撰《岭表录异》载陇州山中，"多紫石英，其色淡紫，其质莹彻。随其大小，皆五棱，两头如箭镞。煮水饮之，暖而无毒。比北中白石英，其力倍矣"。关于其用途，紫石英是魏晋时期"五石散"的组方之一，深受士人的推崇。《太平御览》引《宋书》载谢瞻，字宣远，"六岁能属文，为《紫石英赞》，为当时才士叹异"。关于其药性和主治，《太平御览》引《神农本草经》载"紫石英，味甘，温，生太山山谷，治心腹呕逆、邪气，补不足。女子风寒在子宫，绝孕十年无子，久服，温中轻身延年"；又引《吴氏本草》载"紫石英，神农、扁鹊甘，气平；李氏大寒；雷公大温；岐伯甘，无毒。生太山或会稽。采无时，欲令如削紫色头如樗蒲者"①。从《太平御览》引文可知，紫石英产地分布较为广泛，主要产于今浙江、辽宁、河北、甘肃、山西、山东等省，主要用于治疗心腹呕逆、邪气、怔忡、惊痫、女子宫寒不孕等症，弥补了本草学著作有关紫石英产地记载的不足。

白石英，药名。关于其产地，《太平御览》卷九八七《药部四》引《永嘉

---

① ［宋］李昉，等编纂. 太平御览：卷九八七，药部四 [M]. 夏剑钦，等校点. 石家庄：河北教育出版社，2000：898-899.

记》载安固县老山，"出白石英"。关于其药性和主治，引《神农本草经》载"白石英，味甘，微温，生山谷。主治消渴、阴痿不足，呕逆，益气，除湿痹、膈间久寒，益气，（除）久服轻身长年。生华阴"；又引《吴氏本草》载"白石英，神农甘，岐伯、黄帝、雷公、扁鹊无毒。生太山，形如紫石英，白泽，长者二、三寸。采无时。久服，通日月光"①。《太平御览》有关《吴普本草》和《永嘉记》中白石英资料的征引，弥足珍贵。

青石英、赤石英、黄石英、黑石英，药名，全部征引自《神农本草经》和《吴普本草》。其中青石英，《太平御览》卷九八七《药部四》引《神农本草经》载"青石英，形如白石英，青端赤后者是"②。赤石英，引《神农本草经》载"赤石英，形如白石英，（形）赤端、［白后者是］。故赤泽有光，味苦，补心气"③。黄石英，引《神农本草经》载"黄石英，形如白石英，黄色，如金在端者是"④。黑石英，引《神农本草经》载"黑石英，形如白石英，黑泽有光"⑤。

石流黄，药名。关于其产地，《太平御览》卷九八七《药部四》引《后魏书》载悦盘国有火山，"山旁石皆焦熔，流数千里，乃凝坚。人取以为药，即石流黄也"；《抱朴子》载石流黄"五岳皆有，而箕山为多"；《范子计然》载石流黄，"出汉中"；《博物志》载西域使者至，王畅说："石流黄出且弥山。去高昌八百里，有石流黄。高数十丈，纵广五六［十］亩。有取流黄孔穴，昼视其孔上，状如青烟，常高数尺，夜视皆如燃灯，光明高尺余，畅所亲视见也。"关于其用途，石流黄是魏晋时期"五石散"的组方之一，《太平御览》引

---

①［宋］李昉，等编纂. 太平御览：卷九八七，药部四 [M]. 夏剑钦，等校点. 石家庄：河北教育出版社，2000：899.

②［宋］李昉，等编纂. 太平御览：卷九八七，药部四 [M]. 夏剑钦，等校点. 石家庄：河北教育出版社，2000：899.

③［宋］李昉，等编纂. 太平御览：卷九八七，药部四 [M]. 夏剑钦，等校点. 石家庄：河北教育出版社，2000：900.

④［宋］李昉，等编纂. 太平御览：卷九八七，药部四 [M]. 夏剑钦，等校点. 石家庄：河北教育出版社，2000：900.

⑤［宋］李昉，等编纂. 太平御览：卷九八七，药部四 [M]. 夏剑钦，等校点. 石家庄：河北教育出版社，2000：900.

《抱朴子》载许由"就此服之长生，故不复以富贵累意"；《神仙传》载刘冯"饵石流黄，老而更少"。关于其药性和主治，引《神农本草经》载"石流黄，味酸，生谷中，治妇人阴蚀、疽痔，能作金银物，生东海"；又引《吴普本草》载"流黄，一名石流黄。神农、黄帝、雷公咸，有毒；医和、扁鹊无毒。或生易阳，或[生]河西。或五色黄。是潘水石液也，烧令有紫炎者。八九月采。治妇人结阴，能化金银铜铁"①。

石流青、石流赤，药名，见于《本草经集注》《千金翼方》等，味酸无毒，主疗泄、益肝气、明目、轻身长年。《太平御览》卷九八七《药部四》引《神农本草经》载："石流（黄）〔青〕，青白色，主益肝气，明目。"②石流赤，硫黄之一种，为炼丹家所用，可丸服或散服。《太平御览》引《抱朴子》载："石流丹者，山之赤精，盖石流黄之类也。皆浸溢于涯岸之间，其濡湿者可丸服，其已坚者可散服。如此者，有百二十种，皆石芝。"又引《神农本草经》载："石流赤，生羌道山谷。"《神仙传》载许由、巢父，"服箕山石流丹"③。

石胆、石肺、石脾，药名，胆矾的别名，又名虎魄、毕石、君石、黑石、铜勒等。《太平御览》卷九八七《药部四》引东汉名臣、孝子王丹之语，"虎魄，又名为石胆"，虎魄即琥珀。关于其产地，《太平御览》引《十洲记》载沧浪海岛"有石胆"；《仇池记》载石胆川，"平池出石胆"；《博物志》载皇初三年（222年），武都西部都尉王褒"献石胆二十斤"；《范子计然》载石胆，"出陇西羌道"。关于其药性和主治，引《神农本草经》载"石胆，一名毕石，一名君石。生秦州羌道山谷大石间，或出句青山。其为石也，青色，多白文，易破，状似空青。能化铁为铜。合成金银，练饵，食之不老"；《吴普本草》载"石胆，一名黑石，一名铜勒。神农酸，小寒；李氏大寒；桐君辛，有毒；扁鹊

---

① ［宋］李昉，等编纂. 太平御览：卷九八七，药部四 [M]. 夏剑钦，等校点. 石家庄：河北教育出版社，2000：900.

② ［宋］李昉，等编纂. 太平御览：卷九八七，药部四 [M]. 夏剑钦，等校点. 石家庄：河北教育出版社，2000：901.

③ ［宋］李昉，等编纂. 太平御览：卷九八七，药部四 [M]. 夏剑钦，等校点. 石家庄：河北教育出版社，2000：901.

苦，无毒。生羌道，或句青山。二月庚子、辛丑采"①。石肺，药名，《太平御览》引《神农本草经》载"石肺，一名石肝。黑泽，有赤文，如覆肝。置水中即干濡。主益气明目，生水中"②。石脾，药名，《太平御览》引《神农本草经》载"石脾，一名胃（口）〔石〕，一名肾石。赤文。主治胃中寒热"③。

青石脂、赤石脂、黄石脂、白石脂、黑石脂，药名。其中青石脂，《太平御览》引《神农本草经》载"青石脂，味酸，平，无毒。主养肝胆气"。赤石脂，关于其产地，《太平御览》引《越绝书》载钟穹隆山，"赤松子所取赤石脂也"；《永嘉记》载赤石脂，"出永宁赤石山"；《荆州记》载义阳有赤石脂山；《范子计然》载赤石脂，"出河东，色赤者[善]"。关于其药性和主治，引《神农本草经》载"赤石脂，味酸，无毒，养心气"。黄石脂，引《神农本草经》载"黄石脂，味平，无毒，主养脾气"。白石脂，引《神农本草经》载"白石脂，味甘，无毒，主养肺气"④。黑石脂，引《神农本草经》载"黑石脂，味甘，无毒，主养肾气，强阴阳，蚀肠泄利"。关于五石脂的别名、性味、产地、有毒无毒和主治等，《太平御览》引三国吴普撰《吴氏本草》记载颇详：

> 五石脂，一名青、赤、黄、白、黑符。[青符]，神农甘，雷公酸，无毒，桐君辛，无毒，李氏小寒。生南山，或海涯。采无时。赤符，神农、雷公甘，黄帝、扁鹊无毒，李氏小寒。或生少室，或生太山。色绛滑如脂。黄符，李氏小寒，雷公苦。或生嵩山，色如豚脑雁雏，采无时。白符，一名随。岐伯、雷公酸，无毒，李氏小寒，桐君甘，无毒，扁鹊辛。或生少室天娄山，或太山。黑符，一名石泥，桐君甘，

---

① ［宋］李昉，等编纂. 太平御览：卷九八七，药部四 [M]. 夏剑钦，等校点. 石家庄：河北教育出版社，2000：901.

② ［宋］李昉，等编纂. 太平御览：卷九八七，药部四 [M]. 夏剑钦，等校点. 石家庄：河北教育出版社，2000：901.

③ ［宋］李昉，等编纂. 太平御览：卷九八七，药部四 [M]. 夏剑钦，等校点. 石家庄：河北教育出版社，2000：902.

④ ［宋］李昉，等编纂. 太平御览：卷九八七，药部四 [M]. 夏剑钦，等校点. 石家庄：河北教育出版社，2000：902.

无毒。生洛西山空地。①

　　《吴氏本草》即《吴普本草》或《吴氏本草经》，三国名医华佗子弟吴普撰，
久已散佚。《太平御览》的征引极为详尽，除后世常见之《神农本草经》外，
又广泛征引了《吴普本草》的内容，从而保存了久已散佚的《黄帝本草》《岐
伯本草》（又名《岐伯经》）、《雷公本草》（又名《雷公药对》）、《桐君采药
录》（又名《桐君药录》）、《李氏本草》（又名《李当之药录》）、《扁鹊本草》
等极为罕见的内容，成为后世辑佚先秦汉魏以来本草学著作的珍贵文献资料
来源。

　　凝水石，药名。关于其产地、性味与主治，《太平御览》卷九八七《药部
四》引《神农本草经》载"凝水石，味辛，寒，生山谷。治身热、腹中积聚、邪
气烦满，饮之不饥。生常山"；《范子计然》载"凝水石，出河东，色泽者善"；
《吴普本草》载"凝水石，一名白水石，一名寒水石。神农辛，岐伯、医和甘，
无毒，扁鹊甘，无毒，李氏大寒。或生邯郸。采无时。如云母也"②。《岐伯
本草》《医和本草》《扁鹊本草》《李氏本草》等久已散佚，《太平御览》中却
征引了不少内容，弥足珍贵。

　　阳起石，药名。关于其产地、药性和主治，《太平御览》卷九八七《药部
四》引《神农本草经》载"阳起石，一名白石，味酸，微温。生山谷。治崩中，
补足内挛、脏中血结、气寒热，腹痛，漏下无子，阴阳不合。生齐地"；又引
《吴普本草》载："阳起石（或作羊字），神农、扁鹊酸，无毒，桐君、雷公、岐
伯无毒，李氏小寒。或生太山，或阳起山。采无时。"③

　　石钟乳，药名。关于其名称与产地，《太平御览》卷九八七《药部四》引
晋张勃《吴录·地理志》载始安县、始阳县有洞山，"山有穴如洞庭，其中生

---

　　①［宋］李昉，等编纂. 太平御览：卷九八七，药部四［M］. 夏剑钦，等校点. 石家庄：河北教育出版
社，2000：902-903.

　　②［宋］李昉，等编纂. 太平御览：卷九八七，药部四［M］. 夏剑钦，等校点. 石家庄：河北教育出版
社，2000：903.

　　③［宋］李昉，等编纂. 太平御览：卷九八七，药部四［M］. 夏剑钦，等校点. 石家庄：河北教育出版
社，2000：903.

石钟乳"；《列仙传》载"邛疏煮石髓而服之，谓之石钟乳"；《水经》载大洪山，"岩嶂皆数百许仞。入石门得穴，穴上素崖壁立，非人迹所及。穴中多钟乳，凝膏下垂，望若冰雪，微津细液，滴沥不断。幽穴潜远，行者不极"。又载易水东经孔山，"山下有钟乳穴。穴出佳乳，采者揭水寻沙，入穴里许"；《太山记》载太山有钟乳，"但不好耳"；《湘川记》载湘东阴山县黄坑山"出钟乳"，长沙湘乡县"出钟乳，季秋入穴，六七里乃得"；盛弘之《荆州记》载天门郡，"出石钟乳"；《永嘉记》载安固县东山石穴，"出钟乳"；《东阳记》载北山崖有洞穴，"有人尝于此穴采钟乳，八十余日，粮尽而穴不穷"；刘道真《钱塘记》载灵隐山北有穴，"旁入，行数步，有清流，水广丈余。昔有人采钟乳，水际见异迹，或云是龙迹。闻穴里隆隆有声，便出，不测所采近远"；《范子计然》载石钟乳"出武都，黄白者善"。关于其药性和主治，《太平御览》引《神农本草经》载"石钟乳，一名留公乳，味甘，温。生山谷，明目益精，治咳逆上气，安五藏百节，通利九窍，下乳汁。生少室"[1]；又引《吴普本草》载："钟乳，一名[虚中。神农辛，桐君、黄帝、医和甘，扁鹊甘，无毒]，李氏大寒。或生太山。山谷阴处，岸下聚溜汁所成。如乳汁，黄白色，空中相通。二月、三月采，阴干"[2]。

孔公蘗，药名。关于其名称、药性和主治，《太平御览》卷九八七《药部四》引《神农本草经》载"孔公蘗，一名通石。味辛，温。生山谷。治食化气，利九窍，下乳汁，治恶疮疽瘘。生梁山"；又引《吴普本草》载"孔公蘗，神农辛，岐伯咸，扁鹊咸，无毒。色青黄"[3]。

礜石，药名，也叫毒砂、毒石，即硫砒铁矿，性热，有毒，可杀鼠，亦可入药。关于其名称，《太平御览》卷九八七《药部四》引《说文解字》载礜石，"毒石也"。关于其产地，引《山海经》载皋涂山，"有白石焉，名曰礜，可以

---

①［宋］李昉，等编纂. 太平御览：卷九八七，药部四 [M]. 夏剑钦，等校点. 石家庄：河北教育出版社，2000：904.

②［宋］李昉，等编纂. 太平御览：卷九八七，药部四 [M]. 夏剑钦，等校点. 石家庄：河北教育出版社，2000：904.

③［宋］李昉，等编纂. 太平御览：卷九八七，药部四 [M]. 夏剑钦，等校点. 石家庄：河北教育出版社，2000：904.

毒鼠";《范子计然》载礜石，"出汉中，色白者善";《湘州记》载湘东，"山多礜石";《博物志》载"鹳伏卵时，取礜石周绕卵，以助暖气。方术家取鹳巢中礜石为真";《荆州记》载湖县鹿山舍旁，"多礜石。每至严冬，其上不得停霜雪";盛弘之《荆州记》载鱼复县岸崩，"特出礜石";《吴兴记》载长城县白石山，"出白礜石，极精好"。关于其药性和主治，《太平御览》引《神农本草经》载"礜石，一名青分石，一名立制石，一名固羊石。味辛。生山谷。治寒热、鼠瘘、蚀疮，除热，杀百兽。生汉中（气）";又引《吴普本草》载"白礜石，一名鼠卿，一名太白，一名泽乳，一名食盐。神农、岐伯辛，有毒；桐君有毒；黄帝甘，有毒；李氏大寒。主温热。生汉中，或生魏兴，或生少室。十二月采"①。

《太平御览》卷九八八《药部五》"石药下"收载药物，共24种，包括禹余粮、消石、芒消、朴消、雄黄、雌黄、磁石、石膏、滑石、矾石、曾青、空青、白青、扁青、长石、冷石、石蜜、玉泉、水银、石决明、石赭、代赭、白垩和卤碱。

禹余粮，药名。关于其名称、产地，《太平御览》卷九八八《药部五》引《博物志》载扶海洲上有草，"名曰蒒草。其实，食之如大麦。从七月稔熟，民敛，至冬乃讫。名自然谷，或曰禹余粮。今药中有禹余粮者。世传昔禹治水，弃其所余食于江中，而为药也";《列仙传》载赤斧，巴戎人，为碧鸡祠主簿，"数十年上华山取禹余粮";《范子计然》载禹余粮，"出河东"。关于其药性和主治，《太平御览》引《神农本草经》载"太一禹余粮，一名石脑。味甘，平。生山谷。治咳逆，上气、症瘕、血闭、漏下，除邪。久服，能忍寒暑，不饥，轻身，飞行千里，[若]神仙。生太山"，"禹余粮，味甘寒。生池泽。治咳逆、寒热、烦满、下利、赤白血闭、症瘕、大热。久服轻身。生东海";又引《吴普本草》载"太一禹余粮，一名禹哀。神农、岐伯、雷公甘平，李氏小寒，扁鹊甘，无毒。生太山。上有甲，甲中有白，白中有黄，如鸡子黄色。九

---

①［宋］李昉，等编纂. 太平御览：卷九八七，药部四 [M]. 夏剑钦，等校点. 石家庄：河北教育出版社，2000：904.

296 ┃ 科技史新视角研究丛书

月采，或无时"①。

消石、芒消、朴消，药名。其中消石，《太平御览》卷九八八《药部五》引《吴普本草》载"消石，神农苦，扁鹊甘"；《范子计然》载"消石，出陇道"。芒消，药名，《太平御览》引《神农本草经》载"消石，一名芒消，味酸、苦，寒。生山谷。治五藏积热。生益州"。朴消，药名，《太平御览》引《神农本草经》载"朴消，味苦，寒。生山谷。治百病，除寒热、邪气，除六腑积聚、结癖。山谷之阴有咸苦之水，状如芒消而粗。能化七十二种石，练饵服之，轻身神仙。生益州"；《吴普本草》载"朴硝石，神农、岐伯、雷公无毒。生益州，或山阴。入土千岁不变，练之不成，不可服"②。

雄黄、雌黄，药名。其中雄黄，辛，温，有毒。《太平御览》引东晋郭璞《玄中记》载："员丘之上多大蛇，以雄黄精厌之。"《水经》载："黄水，出零阳县西北连巫山，溪出雄黄，颇有神异。采常以冬月，祭祀，凿石深数丈，方得。故溪水取名焉。"关于雄黄的医学应用，《太平御览》引《淮南万毕术》载"夜烧雄黄，水虫成列（水虫闻烧雄黄臭气，皆趋火）"，用来预防虫害；《吴普本草》载"雄黄，神农苦。山阴有丹雄黄，生山之阳。故曰雄是丹之雄，所以名雄黄也"③。雌黄，有毒，具杀虫、解毒、消肿之效。《太平御览》卷九八八《药部五》引《土物志》载："丹山，草木赫然尽彤，雌黄所产。炜煌，内含奇宝，外发英光。昔隶交部，今则南康。"《典术》载："天地之宝，藏于中极，命曰雌黄。雌黄千年化为雄黄，雄黄千年化为黄金。"关于其药用价值，引《神农本草经》载"雌黄，石金，味辛，平。生山谷。治身痒诸毒"④。

磁石，药名，性平，味辛、咸，无毒，主周痹风湿，肢节中痛，不可持物，

---

① ［宋］李昉，等编纂. 太平御览：卷九八八，药部五[M]. 夏剑钦，等校点. 石家庄：河北教育出版社，2000：906.

② ［宋］李昉，等编纂. 太平御览：卷九八八，药部五[M]. 夏剑钦，等校点. 石家庄：河北教育出版社，2000：907.

③ ［宋］李昉，等编纂. 太平御览：卷九八八，药部五[M]. 夏剑钦，等校点. 石家庄：河北教育出版社，2000：907.

④ ［宋］李昉，等编纂. 太平御览：卷九八八，药部五[M]. 夏剑钦，等校点. 石家庄：河北教育出版社，2000：908.

除大热烦满及耳聋。关于其药用价值，《太平御览》引《神农本草经》载"磁石，一名玄石，味辛，寒，生川谷"；《吴普本草》载"磁石，一名磁君"①。

石膏、滑石、矾石，药名。其中石膏，性味归经，味辛、甘，性大寒，主治清热泻火、除烦止渴、收敛生肌等。关于其分布，《太平御览》卷九八八《药部五》引《广州记》载彰平县，"有石膏山，望之，皎若霜雪"。关于其药物主治，《太平御览》引《神农本草经》载："石膏，味辛，微寒。生山谷。治心下逆惊喘，口干焦，不能息。"②滑石，药名，既可入药和制作豆腐之用，也可用于制作模具、建筑等。关于其药性和主治，《太平御览》引《神农本草经》载"滑石，味苦，寒。生山谷。治身热、泄澼。生棘阳"；《范子计然》载"滑石，白滑者善"③。矾石，药名，关于其名称、产地、药性和主治，《太平御览》引《神农本草经》载"矾石，一名羽砠。味咸、酸，寒。生山谷。治寒热、泄痢、恶疮、目痛，坚骨。炼饵久服，轻身不老。生河西"；《吴普本草》载"矾石，一名羽（砠）〔涅〕，一名羽泽。神农、岐伯酸，扁鹊咸，雷公酸，无毒。生河西，或陇西，或武都石门。采无时。岐伯久服，伤人骨"；盛弘之《荆州记》载"建平出矾石"；《范子计然》载"矾石，出武都"④。

曾青、空青、白青、扁青，药名。其中曾青，味酸，性小寒，主目痛止泪，出风痹，利关节，通九窍，破癥坚积聚，久服轻身不老。关于其产地，《太平御览》卷九八八《药部五》引《衡山记》载"衡山有曾青岗。曾青可合仙药"；又引《神农本草经》载"曾青，生蜀郡名山。其山有铜者，曾青出其阳。青者，铜之精，能化金、铜"。关于其药性和主治，《太平御览》引《淮南万毕术》载"取曾青十斤，烧之，以水灌其地，云起如山云矣。曾青为药，令人不

①［宋］李昉，等编纂. 太平御览：卷九八八，药部五［M］. 夏剑钦，等校点. 石家庄：河北教育出版社，2000：908.

②［宋］李昉，等编纂. 太平御览：卷九八八，药部五［M］. 夏剑钦，等校点. 石家庄：河北教育出版社，2000：908-909.

③［宋］李昉，等编纂. 太平御览：卷九八八，药部五［M］. 夏剑钦，等校点. 石家庄：河北教育出版社，2000：909.

④［宋］李昉，等编纂. 太平御览：卷九八八，药部五［M］. 夏剑钦，等校点. 石家庄：河北教育出版社，2000：909.

老"①。空青，药名，味甘，寒，主青盲，耳聋，明目，利九窍，通血脉，养精神，久服轻身延年不老。关于其产地，《太平御览》引《江乘地记》载"樵采者尝于山上得空青。此山三朝出云，雨必降，民以为常占"；《范子计然》载"空青、曾青，出巴都。白青，又出巴郡。卢者，出弘农、豫章"。关于药用主治，《太平御览》引《神农本草经》载"空青，味甘，寒。生山谷。明目，久服轻身延年。能化铜铅作金。生益州"；《吴普本草》载"空青，神农甘，一经酸。久服，有神仙玉女来侍，使人志高"②。白青，药名，味甘，性平，主明目。关于其主治，《太平御览》引《神农本草经》载"白青，味甘，平。生山谷。明目，利九窍耳聋，杀诸毒之虫。久服，通神明，轻身延年。出豫章"；《吴普本草》载"神农甘平，雷公咸，无毒。生豫章。可消为铜"。关于其产地，《太平御览》引《范子计然》载"白青，出白郡"③。扁青，药名，主目痛、明目、折跌、痈肿、金疮不瘳、破积聚，解毒气，利精神。《太平御览》引《神农本草经》载"扁青，味甘，平。生山谷。治目痛，明目辟毒，利精神。久服，轻身不老。生朱崖"；《吴普本草》载"扁青，神农、雷公小寒，无毒。生蜀郡。（治）明目，[治]痈肿风痹。丈夫内绝，令人有子。久服轻身"④。

　　长石、冷石、石蜜、玉屑、水银，药名。其中长石，《太平御览》卷九八八《药部五》引《神农本草经》载"长石，一名方石，味辛，治身热"；又引《吴普本草》载"长石，一名方石，一名直石。生长子山。理如马齿，润泽玉色，长服不饥"⑤。冷石，《太平御览》引《神农本草经》载"石蜜，一名石饴，味甘，平。生山谷。治心邪，安五脏，益气补中，止痛解毒。久服，轻身不老。生

　　①［宋］李昉，等编纂. 太平御览：卷九八八，药部五 [M]. 夏剑钦，等校点. 石家庄：河北教育出版社，2000：909.

　　②［宋］李昉，等编纂. 太平御览：卷九八八，药部五 [M]. 夏剑钦，等校点. 石家庄：河北教育出版社，2000：909-910.

　　③［宋］李昉，等编纂. 太平御览：卷九八八，药部五 [M]. 夏剑钦，等校点. 石家庄：河北教育出版社，2000：910.

　　④［宋］李昉，等编纂. 太平御览：卷九八八，药部五 [M]. 夏剑钦，等校点. 石家庄：河北教育出版社，2000：910.

　　⑤［宋］李昉，等编纂. 太平御览：卷九八八，药部五 [M]. 夏剑钦，等校点. 石家庄：河北教育出版社，2000：910.

武都";《吴普本草》载"石蜜，神农、雷公甘，气平。生河原，或河梁"①。玉泉，指矿物软玉的碎粒，《太平御览》引《神农本草经》载"玉泉，一名玉澧，味甘，平。生山谷。治脏百病，柔筋强骨，安魂，长肌肉。久服，能忍寒暑，不饥渴，不老神仙。人临死服五斤，死三年，色不变。生蓝田";《吴普本草》载"玉泉，一名玉屑，神农、岐伯、雷公甘，李氏平。畏冬华，恶青竹"。水银，《太平御览》引《广雅》载"水银[谓]之汞";《淮南万毕术》载"朱砂为汞"。关于其主治，《太平御览》引《本草经》载"水银，味辛，寒，（无）〔有〕毒"②。

决明、赭、白垩、卤碱，药名。其中决明，《太平御览》卷九八八《药部五》引《神农本草经》载"石决明，味酸；草决明，味咸。理自珠精";又引《吴普本草》载"决明子，一名草决明，一名羊明"③。赭（代赭附），《太平御览》引《说文解字》载"赭，赤土也"④;《山海经》载"胞山灌水之中，有流赭。以涂牛马，无病"，"少阳山之中，多美赭";《南方草物状》载"赤土，出踊山下，在石中。采好色赤者，杂丹中朱[胶]漆器";《范子计然》载"石赭，出齐郡，赤色者善。蜀赭，出蜀郡";《神农本草经》载"代赭，一名血师，好者状如鸡肝"⑤。白垩，味苦，性温，无毒，主女子寒热症瘕，月闭积聚。关于其名称、产地、药性和主治，《太平御览》引《山海经》载"慈霜之山，其中有太谷，是多白垩，黑、青、黄垩";《范子计然》载"青垩出三辅";《神农本草经》载"白垩，即白善土也，生邯郸"⑥。卤碱，《太平御览》引《神农本草

---

①［宋］李昉，等编纂. 太平御览：卷九八八，药部五[M]. 夏剑钦，等校点. 石家庄：河北教育出版社，2000：911.

②［宋］李昉，等编纂. 太平御览：卷九八八，药部五[M]. 夏剑钦，等校点. 石家庄：河北教育出版社，2000：911.

③［宋］李昉，等编纂. 太平御览：卷九八八，药部五[M]. 夏剑钦，等校点. 石家庄：河北教育出版社，2000：911.

④［宋］李昉，等编纂. 太平御览：卷九八八，药部五[M]. 夏剑钦，等校点. 石家庄：河北教育出版社，2000：911.

⑤［宋］李昉，等编纂. 太平御览：卷九八八，药部五[M]. 夏剑钦，等校点. 石家庄：河北教育出版社，2000：912.

⑥［宋］李昉，等编纂. 太平御览：卷九八八，药部五[M]. 夏剑钦，等校点. 石家庄：河北教育出版社，2000：912.

经》载"卤碱，一名寒石，味苦。治大热、消渴、狂烦。戎盐，主明目益气，去毒虫。大盐，一名胡盐，令人吐，主肠胃结热"①。

(4)禽兽药

《太平御览》卷九八八《药部五》所引禽兽药，有10种，包括龙骨（角齿附）、牛黄、阿胶、海蛤、犀角、灵羊角、鹿茸、麋脂、雁肪和鸢头，实际上是一部动物药学史简编，具有十分重要的史料价值。

龙骨（角齿附），药名，是古代三趾马、象类、犀类、牛类、鹿类等哺乳动物的骨骼化石，习称"龙骨"，可入药②。关于龙骨的产地，其主要出自历史时期的地层中，《太平御览》卷九八八《药部五》引《史记》载"穿渠自微引洛水至商颜，穿梁得龙骨，故名龙首渠"；盛弘之《荆州记》载"始安骇鹿山室，凿室内，辄得龙骨"；《范子计然》载"龙骨出河东"；《华阳国志》载"蜀五城县，其上值天门。天门，龙升天不达，死坠此地。故掘取龙骨，冬夏无己"③。关于龙骨的性味、主治和应用，《太平御览》引《吴普本草》载"龙骨，生晋地山谷阴大水所过处。是死龙骨，色青白者善。十二月采，或无时。龙角，畏干漆、蜀椒、理石。龙齿，神农、李氏大寒。龙齿治惊痫，久服轻身"④。可知，龙骨是重要的中药材，在全国各地分布较广。

牛黄，药名，是牛的干燥胆结石，临床应用较广，可治疗多种疾病。《太平御览》卷九八八《药部五》引《神农本草经》载："牛黄，味苦，生陇西平泽特牛胆中。治惊[痫]、寒热。生晋地。"《吴普本草》载："牛黄，牛出入鸣吼者有之。夜视有光，走牛角中。死，其胆中如鸡子黄。"⑤ 这是中医学经典中有关牛黄性味、主治和应用较早的记载。

---

　　①［宋］李昉，等编纂. 太平御览：卷九八八，药部五［M］. 夏剑钦，等校点. 石家庄：河北教育出版社，2000：912.

　　② 姚荣林，刘耀武. 中药鉴定技术［M］. 3版. 北京：中国医药科技出版社，2017：358.

　　③［宋］李昉，等编纂. 太平御览：卷九八八，药部五［M］. 夏剑钦，等校点. 石家庄：河北教育出版社，2000：912.

　　④［宋］李昉，等编纂. 太平御览：卷九八八，药部五［M］. 夏剑钦，等校点. 石家庄：河北教育出版社，2000：913.

　　⑤［宋］李昉，等编纂. 太平御览：卷九八八，药部五［M］. 夏剑钦，等校点. 石家庄：河北教育出版社，2000：913.

阿胶，药名，常用于治疗血虚萎黄、眩晕，心悸等阴虚证和燥证。《太平御览》卷九八八《药部五》引《东水经》载："东阿（胶）县有大井，其巨若轮，深六十丈。岁常煮胶以贡天府，《本草》所谓阿胶也。故世俗有阿井之名。"①

海蛤，药名，主要指海中诸蛤之壳。关于海蛤的产地，《太平御览》卷九八八《药部五》引《博物志》载"东海有蛤，鸟尝啖之肉，消尽，壳起出，浮泊在沙岸，潮水往来，捶荡白如雪。入药最良胜。取自死者"②。关于海蛤的性味、主治及应用，《太平御览》引《神农本草经》载"海蛤，味苦，平。生池泽。治咳逆、上气、喘烦、胸痛、寒热。文蛤，主恶疮，蚀五痔。生东海"；又引《吴普本草》载"海蛤，神农苦，岐伯甘，扁鹊咸。大节头有文，文如磨齿。采无时"③。

犀角、灵羊角、鹿茸、麋脂、雁肪、鸢头，药名，常用动物药物。其中犀角，《太平御览》卷九八八《药部五》引《神农本草经》载"犀牛角，味咸，治百毒"④，可知犀角具有强烈的清热解毒、疗伤寒瘟疫之效。灵羊角，《太平御览》引《神农本草经》载"灵羊角，安心气，不厌"⑤。鹿茸，《太平御览》引《神农本草经》载"鹿茸，强志不老"。麋脂，《太平御览》引《神农本草经》载"麋脂近阴，令人阴痿"。雁肪，《太平御览》引《神农本草经》载"雁肪，一名鹜肪，味甘，平。生池泽。治风紧拘急、偏枯、气不通。久服，长发益气，不饥不（能）老，轻身。生南海"；又引《吴普本草》载："雁肪，神农、岐伯、雷公甘，无毒，采无时。鹜肪，杀诸石药毒"。鸢头，《太平御览》引《神农本草经》载"鸢，辟不祥，生淮南"，又引《吴普本草》载"鸢尾，治

①［宋］李昉，等编纂. 太平御览：卷九八八，药部五 [M]. 夏剑钦，等校点. 石家庄：河北教育出版社，2000：913.

②［宋］李昉，等编纂. 太平御览：卷九八八，药部五 [M]. 夏剑钦，等校点. 石家庄：河北教育出版社，2000：913.

③［宋］李昉，等编纂. 太平御览：卷九八八，药部五 [M]. 夏剑钦，等校点. 石家庄：河北教育出版社，2000：913.

④［宋］李昉，等编纂. 太平御览：卷九八八，药部五 [M]. 夏剑钦，等校点. 石家庄：河北教育出版社，2000：913.

⑤［宋］李昉，等编纂. 太平御览：卷九八八，药部五 [M]. 夏剑钦，等校点. 石家庄：河北教育出版社，2000：914.

蛊毒"①。

（5）植物药（第一类）

《太平御览》卷九八九至卷九九一《药部》所引药物，共77种，包括天门冬、麦门冬、术、茯苓、猪苓、卷柏、甘草、厚朴、黄精、胡麻、当归、远志、细辛、续断、肉苁蓉、薯蓣、地黄、附子、天雄、乌头、提母、五味、雷丸、藜芦、虎掌、贯众、冶葛、芎䓖、泽泻、升麻、芍药、泽兰、萆薢、狗脊、壮蒙、白头翁、枸杞、白及、人参、丹参、玄参、沙参、紫参、苦参、茱萸、山茱萸、占斯、杜仲、黄芪、黄连、防己、王不留行、徐长卿、菴蕳、蒨茹、漏芦、委萎、离南、白菀藋、旋复、爵麻、小华、女苑、丹草、鬼督邮、白鲜、薇衔、翘根、荩草、卢精、屈草、陆英、蘩菜、木香、杜衡、蠡实华和鼠李。上述植物药中，木部药物包括茯苓、猪苓、厚朴、雷丸、枸杞、茱萸、山茱萸、占斯、杜仲、鼠李10种，米谷部药物包括胡麻1种，草部药物包括天门冬、术、人参等66种。

天门冬，药名。关于天门冬的名称与分布，《太平御览》卷九八九《药部六》引《尔雅》载"蘠蘼，虋冬也"；《山海经》载"虋谷之山，草多虋冬"；西晋张华《博物志》载"天门冬，茎间有刺，而叶滑者，曰郄休，一名颠棘。根以浣缣，素白，越人名为浣草，似天门冬而非也。凡服此，先试浣衣如法者，便非天门冬"；晋葛洪撰《抱朴子·内篇》载"天门冬，或名地门冬"。关于其药用和功效，《太平御览》引《列仙传》载"赤须子，丰人，好食天门冬，齿落更生"；《神仙传》载"甘始者，太原人，服天门冬，在人间三百余年"；《抱朴子》载"杜子服天门冬，御十八妾，有子百四十人，日行三百里"②。可知，天门冬的块根可入药，久服轻身，益气延年。

麦门冬，药名。关于麦门冬的产地，《太平御览》引《游名山志》载"泉山竹际及金州，多麦门冬"；盛弘之《荆州记》载"鱼复县岩崖内，生麦门冬"；《广州记》载"郫平县（偏）[遍]饶麦门冬"；《建康记》载"建康出麦门冬"。

---

① ［宋］李昉，等编纂. 太平御览：卷九八八，药部五 [M]. 夏剑钦，等校点. 石家庄：河北教育出版社，2000：914.

② ［宋］李昉，等编纂. 太平御览：卷九八九，药部六 [M]. 夏剑钦，等校点. 石家庄：河北教育出版社，2000：915.

关于麦门冬的药性、主治及应用，《太平御览》引《神农本草经》载"麦门冬，味甘，平。生川谷。治心腹结气、伤中、胃脉绝。久服轻身，不饥不老。生函谷山"；又引《吴普本草》载："麦门冬，一名羊韭，秦一名乌韭，楚一名马韭，越一名羊[韭]，（荞）〔齐〕一名爱韭。一名禹韭，一名爨火冬，一名忍冬，一名忍陵，一名不死药，一名禹余粮，一名仆垒，一名随脂。神农、岐伯甘平，黄帝、桐君、雷公甘，无毒，李氏甘，小温，扁鹊无毒。生山谷肥地，叶如韭，肥泽，丛生。采无时。实青黄"①。尤其是书中所引《吴氏本草》对麦门冬的记载，就征引了《神农本草经》、《岐伯本草》、《黄帝本草》、《桐君本草》、《雷公本草》、《李氏本草》（即《李当之本草》）、《扁鹊本草》7种珍贵资料，具有极高的医学文献学价值。

术，药名，也称山蓟、山精。关于其名称，《太平御览》卷九八九《药部六》引《尔雅》载"术，山蓟"。关于术的分布，《太平御览》引《山海经》载"女几之山，其草多术"。关于其药用价值，《太平御览》引《列仙传》载"涓子好饵术，接食其精三百年"；《神仙传》载"陈子皇得饵术要方，服之，得仙去霍山。其妻姜氏疲病，念其婿采术之法，服之，病自愈。至三百七十岁，登山取术，重檐而归，不息不极，颜色气力如二十时"；《抱朴子·内篇》载"南阳文氏，其先祖，汉末大乱，饥困欲死，遇人教之食术，云遂不饥。数十年，乃来还乡里，颜色更少，气力[转]胜。故术，一名山精"；《神药经》载"必欲长生，当服山精"②。可知，术具有主风寒湿痹死肌之效，久服轻身延年，不饥。

茯苓，药名，又名茯神、茯菟、松苓等，可食用，具利水渗湿、健脾宁心之效。关于茯苓的名称，《太平御览》卷九八九《药部六》引《广雅》载"茯神，茯苓也"。关于茯苓的产地、分布和应用，《太平御览》引《史记·龟策传》载"茯苓，在菟丝之下，（之）〔状〕似飞鸟之形。新雨已，天清静无风，以夜

①［宋］李昉，等编纂. 太平御览：卷九八九，药部六 [M]. 夏剑钦，等校点. 石家庄：河北教育出版社，2000：915-916.

②［宋］李昉，等编纂. 太平御览：卷九八九，药部六 [M]. 夏剑钦，等校点. 石家庄：河北教育出版社，2000：916.

烧菟丝，去之，即篝烛此地。火灭，即记其处。明即掘取，入地四尺至七尺得矣。茯苓者，千岁松脂，食之不死"；《南齐书》载"陶弘景，永明中上表辞禄。许之，赐以束帛，敕所在月给茯苓五斤、白蜜二升，以供服饵"；《淮南子》载："下有茯苓，上有菟丝"；《范子计然》载"茯苓，出嵩高三辅"；《神异经记》载"西北荒，有人饮甘露，食茯苓"；《典论》载"颍川郄俭，能辟谷，饵茯苓。初，俭至市，茯苓价暴贵数倍"；《典术》载"茯苓者，松脂入地，千岁为茯苓。望松树赤者，下有之"；《神仙传》载"秀眉公饵茯苓，得仙"；《列仙传》载"犊子者，邺人也。少在黑山上采松子、茯苓，饵而服之，且数百年。时壮时老，时好时丑，时人乃知仙人也"；《广志》载"伏神，松汁所作，胜茯苓。或曰：松根，茯苓贯着之。生朱提濮阳县"；《博物志》载"仙传云：松柏入地中，千年化为茯苓。茯苓千年化为虎魄，一名江珠。今太山出茯苓，而无虎魄江珠。益州永昌郡出虎魄，而无茯苓。或云蜂烧窠所作，未详二说"；《名山略记》载"郁州山，出茯苓"。关于茯苓的药性、主治和临床应用，《太平御览》引《吴普本草》载"茯苓通神，桐君甘，雷公、扁鹊甘，无毒。或生益州，大松根下，入地三（尺）〔丈〕一（丈）〔尺〕。二月、七月采"；又引《神农本草经》载"茯苓，一名伏神。味甘，平。生山谷。治胸胁、山气、忧患、悸惊。生太山"。《嵩高山记》载"取松柏茯苓二斤，醇酒渍之，和以白蜜，日三服，乃通灵"[1]。

猪苓，药名。关于猪苓的名称，《太平御览》卷九八九《药部六》引《庄子》载"豕橐，药也"，又引司马彪注"豕橐，一名苓根，似猪矢。治渴"。猪苓的性味、主治和应用，《太平御览》引《神农本草经》载"猪苓，一名假猪矢。味甘，平。生山谷。治痎疟，解毒、蛊毒不祥，利水道。久服轻身，能不老。生衡山"；又引《吴普本草》载"猪苓，神农甘，雷公苦，无毒，如茯苓。或生宛句。八月采"[2]。

---

① [宋]李昉，等编纂.太平御览：卷九八九，药部六[M].夏剑钦，等校点.石家庄：河北教育出版社，2000：916-918.

② [宋]李昉，等编纂.太平御览：卷九八九，药部六[M].夏剑钦，等校点.石家庄：河北教育出版社，2000：918.

卷柏，药名。关于卷柏的产地，《太平御览》卷九八九《药部六》引《建康记》载"建康出卷柏"；《范子计然》载"卷柏出三辅"。关于卷柏的性味、主治和应用，《太平御览》引《神农本草经》载"卷柏，一名万岁。味辛，温。生山谷。治五脏邪气"；《吴普本草》载"卷柏，一名豹足，一名求股，一名万岁，一名神投时。神农甘平，桐君、雷公甘。生[山]谷"；郑氏《婚礼谒文》载"卷柏药草，附生山巅。屈卷成性，终无自伸"①。卷柏分布于全国大部分地区，具有活血通经之效。

甘草，药名，性平，味甘，无毒，主五脏六腑寒热邪气。《太平御览》卷九八九《药部六》引《神农本草经》载："甘草，一名美草，一名蜜甘。"② 甘草分布于今甘肃、内蒙古、黑龙江一带，具有益气补中、祛痰止咳、缓解药性的作用。

厚朴，药名，性温，味苦、辛。关于其名称和产地，《太平御览》卷九八九《药部六》引《广雅》载"重皮，厚朴也"；《范子计然》载厚朴，"出弘农"。关于其性味、主治和应用，《太平御览》引《神农本草经》载"厚朴，味苦，温。生山谷。治中风、伤寒、热血、痹、死肌，去虫。生文山"；《吴普本草》载"厚朴，一名厚皮。神农、岐伯、雷公苦，无毒，李氏小温。生交趾"③。

黄精，药名，味甘，性平，始见于《名医别录》和《雷公炮炙论》④。关于其名称，《太平御览》卷九八九《药部六》引《广雅》载"黄精，龙衔也"，"黄精，叶似小黄也"；《抱朴子》载"黄精，一名菟竹，一名鸡格，一名岳珠。服其花，胜其实。花，生十斛，干之，则可得五六升。服之十年，乃可得益"。关于黄精的产地，《太平御览》引《永嘉记》载"黄精，出松阳永宁县"；《游名山志》载"名室药多黄精"。关于黄精的服用，《太平御览》引《列仙传》载

① [宋]李昉，等编纂. 太平御览：卷九八九，药部六 [M]. 夏剑钦，等校点. 石家庄：河北教育出版社，2000：918.

② [宋]李昉，等编纂. 太平御览：卷九八九，药部六 [M]. 夏剑钦，等校点. 石家庄：河北教育出版社，2000：918.

③ [宋]李昉，等编纂. 太平御览：卷九八九，药部六 [M]. 夏剑钦，等校点. 石家庄：河北教育出版社，2000：918.

④ 陈秀瑗，吕桂凤. 中药炮制技术 [M]. 3 版. 北京：中国医药科技出版社，2017：160.

"修羊公，魏人也，止华阴山石室中。中有悬石塌，卧其上，塌尽穿陷。略不食时，取黄精服之"；《神仙传》载"王烈，字长能，邯郸人也，常服黄精"，白菟公，"服黄精而得仙"；《博物志》载黄帝问天姥："天地所生，岂有食之令人不死者乎？"天姥说："太阳草，名黄精，饵食之，可以长生。"①

胡麻，药名。《太平御览》卷九八九《药部六》引用了 12 种文献。关于胡麻的名称，《太平御览》引《广雅》载"狗虱、钜胜、藤弘，胡麻也"，可知其名称有狗虱、钜胜、藤弘、方茎、方金、宸虱，通称胡麻。关于胡麻的产地和种植时间，《太平御览》引《淮南子》载"汾水濛浊，而宜胡麻"；崔寔《四民月令》载"二月可种胡麻，谓之上时也"。关于胡麻延年益寿之效，《太平御览》引《孝经援神契》"钜胜延年"；《晋书·安帝记》载殷仲堪在荆州任官时，"以胡麻为廪"；《广志》载胡麻，"一名方茎，服之不老，耐风湿。其叶名青襄也"；《列仙传》载关令尹喜，"与老子俱之流沙西，服钜胜实，莫知所终"；《鲁女生别传》载鲁女生，"长乐人也，少好道。初服饵胡麻，及术，绝谷八十余年。更少壮，色如桃华，一日能行三百里，走及獐鹿"。胡麻具有重要的医学药用价值，《太平御览》引《抱朴子》载"胡麻，好者一石，蒸之如炊，须暴干，复蒸（丸和）〔九次〕，细筛，白蜜丸如鸡子。日二枚，一年面色美，身体滑，二年白发黑，三年齿落更生，四年入水不濡，五年入火不焦，六年走及奔马。或蜜水和，作饼如糖状，炙食一饼"；《抱朴子·内篇》载"胡麻，服饵不老，耐风湿"。又引《吴普本草》载"胡麻，一名方金，一名狗虱。神农、雷公甘平，无毒，立秋采。青襄，一名蔓。神农苦，雷公甘"；《神农本草经》载"胡麻，一名巨胜。味甘，平。生川泽。治伤中虚羸，补五脏，益气。久服，轻身不老。生上党"②。

当归，药名。《太平御览》卷九八九《药部六》引用了 11 种文献。关于当归的名称，《太平御览》引《尔雅》载"薜，山靳"。关于当归的产地，《太平

---

①［宋］李昉，等编纂. 太平御览：卷九八九，药部六 [M]. 夏剑钦，等校点. 石家庄：河北教育出版社，2000：919.

②［宋］李昉，等编纂. 太平御览：卷九八九，药部六 [M]. 夏剑钦，等校点. 石家庄：河北教育出版社，2000：919-920.

御览》引《范子计然》载"当归，出陇西，无枯者善"；《秦州记》载陇西襄武县有牛山，"是出当归"；《建康记》载建康，"出当归，不堪用"；《广州记》载鄗平县，"出当归"。关于当归的药性和主治，《太平御览》引《博物志》载"《神农经》曰：下药治病，谓大黄除实，当归止痛"；崔豹《古今注》载"牛亨问：'将离别，相赠以芍药，何也？'答曰：'芍药，一名何离。故将别，赠以芍药。犹相招，则赠以蘼芜，蘼芜一名当归也'"；《神农本草经》载"当归，一名（干）〔子〕归。味甘，温。生川谷。主治逆止、气湿、疟寒热。生陇西"；《吴普本草》载"当归，神农、黄帝、桐君、扁鹊甘，无毒，岐伯、雷公辛，无毒，李氏小寒。或生羌胡地"①。

远志，药名。《太平御览》卷九八九《药部六》引用了4种文献。关于其名称，《太平御览》引《尔雅》载"葽绕，蕀蒬（今远志也。似麻黄，赤华叶，锐而黄，其上（为）〔谓〕之小草。蕀蒬，音棘冤）"。关于其药性和主治，《太平御览》引《神农本草经》载"远志，一名棘宛，一名要绕。久服，轻身不忘。叶名小草，生太（及）山及宛句"；《抱朴子·内篇》载"陵阳仲，服远志二十年，有子三十七人，坐在立亡"②。远志具有安神安智、祛痰消肿和治疮痈肿痛的功效。

细辛，药名，又名少辛。《太平御览》卷九八九《药部六》引用了7种文献。关于细辛的产地，《太平御览》引《山海经》载"浮戏之山东有蛇谷，上多少辛"；《管子》载"五沃之土，群药生少辛"；《范子计然》载"细辛，出华阴，色白者善"；《名山志》载"松阳诸山，草多细辛"；《永嘉记》载"细辛出松阳"。细辛的药性和主治，《太平御览》引《神农本草经》载"细辛，一名少辛。味温。生山谷。治咳逆，明目，通利九窍。久服轻身。生华阴"；又引《吴普本草》载"细辛，一名少辛，一名细辛。神农、黄帝、雷公、（相）〔桐〕君辛，小温，岐伯无毒，李氏小寒。如葵叶，赤色，一根一叶相连。二月、八

---

① 〔宋〕李昉，等编纂. 太平御览：卷九八九，药部六 [M]. 夏剑钦，等校点. 石家庄：河北教育出版社，2000：920-921.

② 〔宋〕李昉，等编纂. 太平御览：卷九八九，药部六 [M]. 夏剑钦，等校点. 石家庄：河北教育出版社，2000：921.

月采根"①。

续断，药名。《太平御览》卷九八九《药部六》引用了5种文献。关于续断的产地，《太平御览》引《范子计然》载"续断出三辅"；《广州记》载"鄩平县出续断"。关于其药性和主治，《太平御览》引《神农本草经》载"续断，一名龙豆。味苦，微温。生山谷。治伤寒，补不足；金疮、痈伤、折跌，续筋骨；妇人乳难，崩中，漏血。久服益力。生常山"；《吴普本草》载"龙刍，一名龙多，一名龙须，一名续断，一名龙木，一名草毒，一名龙华，一名悬菟。神农、李氏小寒，雷公、黄帝苦，无毒，扁鹊辛，无毒。生梁州。七月七日采"。又引《范汪方》载"续断即是马蓟，与水蓟菜相似，但大于（小）〔水〕蓟耳。叶似旁翁菜叶，但小厚，两边有刺，刺人。其花紫色"②。续断具有治伤寒、补肝肾、强筋骨、止崩漏的功效。

肉苁蓉，药名。《太平御览》卷九八九《药部六》引用了2种文献。关于其药性和主治，《太平御览》引《神农本草经》载"肉苁蓉，味甘，微温。生山谷。治五劳七伤，补中，除茎中寒热，养五脏，强阴，益精气，多子，妇人症瘕。久服轻身。生河西"；《吴普本草》载"肉苁蓉，一名（肉）〔草〕苁蓉。神农、黄帝咸，雷公酸，李氏小温。生河东山阴地，长三四寸，丛生，或代郡雁门。二月、八月采，阴干用之"③。

薯蓣，药名。《太平御览》卷九八九《药部六》引用了7种文献。关于薯蓣的产地，《太平御览》引《山海经》载"升山，草多薯蓣"；《湘中记》载"永和初，有采药衡山者，道迷粮尽"；《范子计然》载"储余，本出三辅，白色者善"。关于其药性和主治，《太平御览》引《神农本草经》载"署豫，一名山芋，味甘，温。生山谷。治伤中虚赢，补中，益气力，长肌肉，除邪气寒热。久服轻身，耳目聪明，不饥，延年。（山）〔生〕嵩高"；《吴普本草》载"署豫，

---

①〔宋〕李昉，等编纂. 太平御览：卷九八九，药部六 [M]. 夏剑钦，等校点. 石家庄：河北教育出版社，2000：921-922.

②〔宋〕李昉，等编纂. 太平御览：卷九八九，药部六 [M]. 夏剑钦，等校点. 石家庄：河北教育出版社，2000：922.

③〔宋〕李昉，等编纂. 太平御览：卷九八九，药部六 [M]. 夏剑钦，等校点. 石家庄：河北教育出版社，2000：922.

一名诸署，秦、楚名玉延，齐、(越)〔鲁〕名山(羊)〔芋〕，郑、赵名山羊，一名玉延，一名修脆，一名儿草。神农甘，小温，桐君、雷公甘，无毒。或生临朐钟山。始生赤茎细蔓，五月华白，七月实青黄，八月熟落，根中白、皮黄，类芋。二月、三月、八月采根。恶甘遂。"关于薯蓣的功效，《太平御览》引曹毗《杜兰香传》载："兰香降张硕，与三薯蓣实，曰：'食此可以辟雾露。'硕食二，怀一，欲以归。香曰：'可自食，不得持去'"；《异苑》载"薯蓣，一名山羊。根既入药，又复可食。若掘取，默默则获，唱名者不可得"①。

地黄，药名。《太平御览》卷九八九《药部六》引用了3种文献。关于地黄的名称，《太平御览》引《尔雅》"芐，地黄"。关于地黄的功效，《太平御览》引《抱朴子》载"楚文子，服地黄八年，视有光，手(上)〔止〕车弩"。关于地黄的药性和主治，《太平御览》引《神农本草经》载"地黄，一名地髓。治伤中，长肌肉。生咸阳"②。地黄是一味重要的清热药，具有清热凉血、养阴生津、通血益气的功效。

附子，药名。《太平御览》卷九九〇《药部七》引用了12种文献。关于其名称，《太平御览》引《广雅》载"菓奚，附子也。一岁为荝子，二岁为乌喙，三岁为附子，四岁为乌头，五岁为天雄"。关于附子的毒性，《太平御览》多有引用，如引晋孔衍撰《春秋后语》注文"乌喙，毒药，与乌头、附子同本也。饥人食之，虽充腹而死也"；《汉书》载"宣帝许皇后产，霍显使医捣附子入与后，后崩"；《淮南子》载"夫天下之物，莫凶于奚毒(奚毒，附子)。然而良医橐而藏之，有所用也"；《抱朴子》载"疗聋或以狼毒、冶葛，或以附子。葱涕合内耳，或蒸鲤鱼脑，灌之皆愈"。关于附子的产地与采摘时间，《太平御览》引《范子计然》载"附子出蜀武都中，白色者善"；《楚国先贤传》载"孔休伤颊有瘢，王莽曰：'玉屑、白附子香消瘢。'乃以剑鞘，并香与之"；《荆州记》载"宜都郡门生药草，有附子"；《博物志》载"物有同类而异用者，

<hr />

① [宋]李昉，等编纂. 太平御览：卷九八九，药部六 [M]. 夏剑钦，等校点. 石家庄：河北教育出版社，2000：922–923.

② [宋]李昉，等编纂. 太平御览：卷九八九，药部六 [M]. 夏剑钦，等校点. 石家庄：河北教育出版社，2000：923.

乌头、天雄、附子一物，春夏秋冬采之各异"；《大业拾遗记》载"汾阳宫所甚出名药数十种，附子、天雄并精好堪用"。关于附子的药性和主治，《太平御览》引《神农本草经》载"附子，味辛，温，出山谷。治风寒、咳逆、邪气、寒湿痿癖、拘缓不起、疼痛温中、金疮。生牛犍。为百药之长"；《吴普本草》载："附子名茛，神农辛，岐伯、雷公甘，有毒；李氏苦，有毒，大温。或生广汉。八月采，皮黑肌白"[①]。通过以上所引附子史料可知，附子大热，有毒，具有破癥积聚、散寒止痛、补火助阳等功效。

天雄，药名。《太平御览》卷九九〇《药部七》引用了2种文献。关于天雄的药性和主治，《太平御览》引《神农本草经》"天雄，味辛，甘温，（大温）有大毒。主大风，破积聚邪气，强筋骨，轻身健行，长阴气，强志，令人武勇，力作不倦。一名白幕。生少室山谷"。同时，书中还引用了《淮南子》中方剂1首，"天雄、雄鸡，志气益（取天雄三枚，内雄鸡腹中，捣生食之，令人勇）"[②]。

乌头，药名。《太平御览》卷九九〇《药部七》引用了8种文献。关于乌头的名称，《太平御览》引《说文解字》载"荝，乌头也"；《尔雅》载"芨，堇草（郭璞注曰：即乌头，江东今呼为堇）"。关于乌头的应用，因其有毒，古代常用来制造毒药，《太平御览》引《梁冀传》载"冀迫杀大家母宣（头）服［乌头］丸而死"；《后魏书》载"匈奴秋收乌头为毒药，以射禽兽"。关于乌头的产地和采摘时间，《太平御览》引《范子计然》载"乌头出三辅，中白者善"，可知长安京畿地一带出产乌头。崔寔《四民月令》载："三月可采乌头。"关于乌头的药性和主治，《太平御览》引《神农本草经》载"乌头，一名乌喙，一名叶毒，一名荝。味辛，温。生川谷。主治风中恶洗，出汗除寒温。生朗陵"；又引《吴普本草》载"乌头，一名茛，一名千秋，一名毒公，一名果负，一名耿子。神农、雷公、桐君、黄帝甘，有毒。正月始生，叶厚，茎方中空，

---

①［宋］李昉，等编纂. 太平御览：卷九九〇，药部七［M］. 夏剑钦，等校点. 石家庄：河北教育出版社，2000：924-925.

②［宋］李昉，等编纂. 太平御览：卷九九〇，药部七［M］. 夏剑钦，等校点. 石家庄：河北教育出版社，2000：925.

叶四面相当，与（嵩）〔蒿〕相似"，又载"乌喙，神农、雷公、桐君、黄帝有毒，李氏小寒。十月采。形如乌头，有两枝相合，如乌之喙，名曰乌喙也。所畏恶使尽与乌头同。一名侧子，一名茛。神农、岐伯有大毒，李氏大寒。八月采，阴干，是附子角之大者，畏恶与附子同"①。《神农本草经》将附子、天雄、乌头列为下品药，有毒，应在医家指导下服用。

提母，药名。《太平御览》卷九九〇《药部七》引用了3种文献。关于其名称，《太平御览》引《尔雅》载"荨，莐藩。生山上，（提）〔叶〕如韭，一曰提母"。关于其产地，《太平御览》引《范子计然》载"提母，出三辅，黄白者善"。关于其药性和主治，《太平御览》引《吴普本草》载"知母，一名提母。神农、桐君无毒。补不足，益气"②。

五味即五味子，药名。《太平御览》卷九九〇《药部七》引用了6种文献。关于其名称，《太平御览》引《尔雅》载："菋，荎藉。（五味也，蔓生，子丛在茎头也。未、迟、除三音。）"关于其功用，《太平御览》引《圣贤家墓记》载"孔子墓上五味树"；《抱朴子》载"羡门子，服五味十六年，始降玉女，能入水火"。关于其药性和主治，《太平御览》引《神农本草经》载："五味，一名会及"；《吴普本草》载"五味，一名玄及"。关于其医药功用，《太平御览》引《典术》载"五味者，五行之精，其子有五味。淮南公、羡门子服五味十六年，入水不濡，入火不焦，日行万里"③。可知，五味子具有收敛固涩、益气生津、补肾宁心、止咳定喘等功效。

雷丸，药名。《太平御览》卷九九〇《药部七》引用了3种文献。关于其产地，《太平御览》引《范子计然》载"雷丸，出汉中，色白者善"。关于其药性和主治，《太平御览》引《神农本草经》载"雷公丸，一名雷矢，味苦，寒。生山谷"；《吴普本草》载"雷丸，一名雷实。神农苦，黄帝、岐伯、桐君甘，

①［宋］李昉，等编纂. 太平御览：卷九九〇，药部七［M］. 夏剑钦，等校点. 石家庄：河北教育出版社，2000：925-926.

②［宋］李昉，等编纂. 太平御览：卷九九〇，药部七［M］. 夏剑钦，等校点. 石家庄：河北教育出版社，2000：926.

③［宋］李昉，等编纂. 太平御览：卷九九〇，药部七［M］. 夏剑钦，等校点. 石家庄：河北教育出版社，2000：926.

有毒；扁鹊甘，无毒；李氏大寒。或生汉中。八月采"①。雷丸分布较广，主消积杀虫，治虫积腹痛、恶风汗出、癫痫狂走、小儿疳疾等。

藜芦，药名。《太平御览》卷九九○《药部七》引用了4种文献。关于其名称，《太平御览》引《广雅》载"藜芦，葱苒也"。关于其产地，《太平御览》引《范子计然》载"藜芦，出河东，黄白者善"。关于其药性和主治，《太平御览》引《神农本草经》载"藜芦，一名葱苒。味辛，寒。生山谷。主治蛊毒。生太山"；《吴普本草》载"藜芦，一名葱葵，一名山葱，一名丰芦，一名蕙葵，一名公苒。神农、雷公辛，有毒；黄帝有毒；岐伯咸，有毒；李氏大毒大寒；扁鹊苦，有毒。大叶根小，相连。二月采根"②。

虎掌，药名。《太平御览》卷九九○《药部七》引用了2种文献，介绍其药性和主治。如引《神农本草经》载"虎掌，味苦，温。生山谷。治心痛寒热"；《吴普本草》载："虎掌，神农、雷公无毒；岐伯、桐君辛，有毒。或生太山，或宛句。立秋九月采"③。虎掌又名天南星、东北南星，块茎可以入药，具有燥湿化痰、祛风定惊、消肿散结等功效。

贯众，药名。《太平御览》卷九九○《药部七》引用了4种文献。关于其释名，《太平御览》引《尔雅》载"泺，贯众"；《广雅》载"贯节，贯众也"。关于其药性和主治，《太平御览》引《神农本草经》载"贯众，一名贯节，一名百头，一名贯渠，一名虎卷，一名扁符。味苦，微寒。生山谷。治腹中邪气诸毒，杀三虫。生玄山，亦生宛句"；《吴普本草》载"贯众，一名贯来，一名贯中，一名渠母，一名贯钟，一名伯芹，一名药藻，一名扁符，一名黄钟。神农、岐伯苦，有毒；桐君、扁鹊苦，一经甘，有毒；黄帝咸、酸，一经苦，无毒。叶青黄，两两相对。茎黑，毛聚生。冬夏不死。四月华白，七月实黑，

①［宋］李昉，等编纂.太平御览：卷九九○，药部七［M］.夏剑钦，等校点.石家庄：河北教育出版社，2000：926.

②［宋］李昉，等编纂.太平御览：卷九九○，药部七［M］.夏剑钦，等校点.石家庄：河北教育出版社，2000：926.

③［宋］李昉，等编纂.太平御览：卷九九○，药部七［M］.夏剑钦，等校点.石家庄：河北教育出版社，2000：927.

聚相连卷旁行。生三月，八月采根，五月采叶"①。贯众有小毒，具有清热解毒、驱虫杀虫的功效，主要用于治疗虫积腹痛、疮疡，止血等。

冶葛，药名，又名钩吻，也叫断肠草、胡蔓藤、大茶药、烂肠草等，具有强烈的毒性。《太平御览》卷九九〇《药部七》引用了12种文献。关于其毒性，《太平御览》引《周易参同契》载"冶葛、巴豆，一两入喉，虽周文兆蓍，孔丘占相，扁鹊操针，巫咸叩鼓，安能苏之?"说明该药具有强烈的毒性。关于其医药典故，《太平御览》引《唐书》载"袁恕己与敬晖等累被贬黜，流于环州，（寻）〔为〕周利（用）〔贞〕左右逼令饮野葛汁，数升不死，因击杀之。恕已素服黄金，故毒药不发"；《博物志》载"魏武习啖冶葛，至一尺，亦多饮鸩，近世事相传云"；《南州异物志》载"广州俚贼，若乡里负其家债不时还者，子弟便取冶葛，一名钩吻，数寸许，至债家门食钩吻而死，其家称怨，诬债家杀之。债家惭惧，以财物辞谢，多数十倍。死家便收尸去，不以为恨"；《论衡》载"万物含太阳者，有毒，在草为巴豆、冶葛"。关于其与其他毒草的辩识，《太平御览》引《抱朴子》载"《中经》曰：钩吻、狼毒，太阴之精气。主杀，故入口令人死"；《葛洪方》载"钩吻与食芹相似，而生处无他草，其茎有毛。误食之，杀人"。关于其药性和主治，《太平御览》引《神农本草经》载"钩吻，一名野葛。味辛，温。生山谷。主治金疮、中恶风、咳逆上气、水肿，杀蛊毒、鬼注"；《吴普本草》载："秦钩吻，一名毒根，一名野葛。神农辛，雷公有毒。杀人。生南越山，或益州。叶如葛，赤茎，大如箭，方根，黄。或生会稽东（治）〔冶〕。正月采"；《岭表录异》载："野葛，毒草也，俗呼胡蔓草。误食之，则用羊血浆解之。或说此草蔓生，叶如兰香，光而厚。其毒多着于生叶中，不得药解，半日辄死。山羊食其苗，则肥而大"②。从以上对野葛的认识可知，野葛有大毒，具有祛风攻毒、散结消肿、止痛等功效，主治风湿痹痛、瘰疬痈肿、跌打损伤等症状。

①［宋］李昉，等编纂. 太平御览：卷九九〇，药部七［M］. 夏剑钦，等校点. 石家庄：河北教育出版社，2000：927.

②［宋］李昉，等编纂. 太平御览：卷九九〇，药部七［M］. 夏剑钦，等校点. 石家庄：河北教育出版社，2000：927-928.

芎䓖，药名。《太平御览》卷九九〇《药部七》引用了 7 种文献。关于其出处来源，《太平御览》引《春秋左传·宣公下》"楚师伐萧。还无社与司马卯言，号申叔展，曰：'有山芎䓖乎？'"可知早在周代已有"芎䓖"之名。关于其释名，《太平御览》引《说文解字》载"芎䓖，香草也"。关于其产地，《太平御览》引《山海经》载"号山、洞庭之山，其草多芎䓖"；《范子计然》载"芎䓖生洽，无枯者善"；《游名山志》载"横山诸小，草多芎䓖"。关于其药性和主治，《太平御览》引《神农本草经》载"芎䓖，味辛，温。治中风入头、脑痛、寒痹。生武功"；又引《吴普本草》载"芎䓖，一名香果。神农、黄帝、岐伯、雷公辛，无毒，香；扁鹊酸，无毒；李氏生温中熟寒。或生胡无桃山阴，或斜谷西岭，或太山。叶香细，青黑文，赤如藁本。冬夏丛生，五月华赤，七月实黑，端两叶。三月采根，根有节，似如马衔状"①。

泽泻、升麻，药名。其中泽泻，《太平御览》卷九九〇《药部七》引《典术》载"食泽泻身轻，日行五百里，走水上，可游无穷，致玉女神仙。（一名泽之）"②。升麻，药名。关于其释名，《太平御览》引《广雅》载"周升麻，升麻也"。关于其产地，《太平御览》引《华阳国志》载"牧麻县出好升麻"。关于其药性和主治，《太平御览》引《神农本草经》载"升麻，一名周升麻，味甘、辛。生山谷。治辟百毒，杀百老殃鬼，辟瘟疾、郫（稚）〔邪〕毒蛊。久服不夭。生益州"；又引《吴普本草》载"升麻，神农甘"③。

芍药，药名。《太平御览》卷九九〇《药部七》引用了 8 种文献。关于其出处来源和释名，《太平御览》引《毛诗·溱洧》载"惟士与女，伊其相谑，赠之以芍药"；《广雅》载"黑牵夷，芍药也"。关于其产地，《太平御览》引《山海经》载"条谷之草多芍药。洞庭之上多芍药"；《晋宫阁名》载"晖章殿前，芍药华六畦"；《范子计然》载"芍药出三辅"；《建康记》载"建康出芍药，极

①［宋］李昉，等编纂. 太平御览：卷九九〇，药部七 [M]. 夏剑钦，等校点. 石家庄：河北教育出版社，2000：929.

②［宋］李昉，等编纂. 太平御览：卷九九〇，药部七 [M]. 夏剑钦，等校点. 石家庄：河北教育出版社，2000：929.

③［宋］李昉，等编纂. 太平御览：卷九九〇，药部七 [M]. 夏剑钦，等校点. 石家庄：河北教育出版社，2000：929.

精好"。关于其药性和主治，《太平御览》引《神农本草经》载"芍药，味苦、辛。生川谷。主治邪气、腹痛，除血痹，破坚积寒热疝，止痛"；又引《吴普本草》载"一名臼（其）〔甘〕积，一名解仓，一名诞，一名余容，一名白术，神农苦，桐君甘，无毒，岐伯咸，李氏小〔寒〕，雷公酸。二月、三月生"①。

泽兰、萆薢，药名。其中泽兰，《太平御览》引《广雅》载"虎兰，泽兰也"。关于其产地，《太平御览》引《建康记》载"建康出泽兰"。关于其药性和主治，《太平御览》引《神农本草经》载"泽兰，一名虎兰，一名龙来。味〔苦、辛〕，微温，无毒。生池泽。治乳妇衄血。生汝南，又生大泽旁"；又引《吴普本草》载"泽兰，一名水香。神农、黄帝、岐伯、桐君酸，无毒，李氏温。生下地水旁，叶如兰。二月生（香）〔苗〕，赤节，四叶相值，支节间。三月三日采"②。萆薢，药名。关于其名称，《太平御览》引《博物志》载"菝与萆薢相乱，名狗脊"；《吴氏本草》载"萆薢，一名百枝"③。

狗脊，药名。《太平御览》卷九九〇《药部七》引用了4种文献。关于其释名，《太平御览》引《广雅》载"薜挚，枸脊也"。关于其产地，《太平御览》引《建康记》载"建康出狗脊"。关于其药性和主治，《太平御览》引《神农本草经》载"狗脊，一名百丈，味苦，平。生川谷。治要背强，开机缓急，风痹，寒湿膝痛，利老人。生常山"；又引《吴普本草》载"狗脊，一名狗青，一名萆薢，一名赤节，一名强膂。神农苦，桐君、黄帝、岐伯、雷公、扁鹊甘，无毒，李氏温。如萆薢茎，节如竹，有刺，叶圆青赤，根黄白，亦如〔竹〕根，毛有刺。岐伯一经：茎无节，（根）黄白，如竹根，有刺，（根）叶端圆赤，皮白，有赤脉。二月采"④。

①〔宋〕李昉，等编纂.太平御览：卷九九〇，药部七[M].夏剑钦，等校点.石家庄：河北教育出版社，2000：930.

②〔宋〕李昉，等编纂.太平御览：卷九九〇，药部七[M].夏剑钦，等校点.石家庄：河北教育出版社，2000：930.

③〔宋〕李昉，等编纂.太平御览：卷九九〇，药部七[M].夏剑钦，等校点.石家庄：河北教育出版社，2000：931.

④〔宋〕李昉，等编纂.太平御览：卷九九〇，药部七[M].夏剑钦，等校点.石家庄：河北教育出版社，2000：931.

　　壮蒙、白头翁，药名。其中壮蒙，《太平御览》卷九九〇《药部七》引《吴普本草》载"壮蒙，一名紫参，一名众戎，一名音腹，一名伏菟，一名重伤。神农、黄帝苦，李氏小寒。生河西山谷，或宛句、商山。圆聚生，根黄赤，有文，皮黑中紫。五月华紫赤，实黑，大如豆。三月采根"①。白头翁，《太平御览》引《神农本草经》载"白头翁，一名野丈人，一名胡王使者。味苦，温，无毒，生川谷。治温疟、瘰气、狂疡。生嵩山"。关于其产地，《太平御览》引《建康记》载"建康出白头翁"；《范子计然》载"野丈人，出洛阳"。关于其药性和主治，《太平御览》引《吴普本草》载"白头翁，一名野丈人，一名奈何草。神农、扁鹊苦，无毒。生嵩山川谷。治气狂、寒热，止痛"②。

　　枸杞，药名。《太平御览》卷九九〇《药部七》引用了4种文献。关于其释名，《太平御览》引《广雅》载"地节，枸杞"；《抱朴子》载"枸杞，或名地骨，或名却老，或名西王母杖，或名仙人杖"。可知，枸杞在古代也称杞根、地辅、地节、地骨、却老、西王母杖、仙人杖、杞芭、羊乳等，有多种称谓。关于其疗效和主治，《太平御览》引《神农本草经》载"枸杞，一名杞根，一名地骨，一名地辅。服之坚筋骨，轻身耐老"；又引《吴普本草》载"枸杞，一名杞芭，一名羊乳"③。从古代文献中记载的枸杞称谓可知，枸杞是补虚之药，具有补精益气、润肺止咳、补肾明目等功效。

　　白及，药名。《太平御览》卷九九〇《药部七》引用了4种文献。关于其释名、药性和主治，《太平御览》引《神农本草经》载"白及，一名甘根，一名连及草。味苦、辛。治痈肿、恶疮、败疽。生北山"。关于其产地、药性和主治，《太平御览》引《晋宫阁名》载"华林，白及三株"；《建康记》载"建康出白及"；《吴普本草》载"白及，一名臼[白]根。神农、黄帝辛，李氏大寒，雷公辛，无毒。茎叶如生姜、黎芦也。十月华，直上，紫赤，根白连。二月、

　　①[宋]李昉，等编纂. 太平御览：卷九九〇，药部七[M]. 夏剑钦，等校点. 石家庄：河北教育出版社，2000：931.

　　②[宋]李昉，等编纂. 太平御览：卷九九〇，药部七[M]. 夏剑钦，等校点. 石家庄：河北教育出版社，2000：931.

　　③[宋]李昉，等编纂. 太平御览：卷九九〇，药部七[M]. 夏剑钦，等校点. 石家庄：河北教育出版社，2000：932.

八月、九月采。生宛句"①。

人参，药名。《太平御览》卷九九一《药部八》引用了15种珍贵文献。关于人参的释名，《太平御览》引《说文解字》载"人蔘，出上党"，这是文献中有关人参的最早记载。《春秋运斗枢》载："摇光星散为人参。废江淮山渎之利，则摇光不明，人参不生。"《礼斗威仪》载："君乘木而王，有人参生。"《广雅》载："蔘，地精，人参也。"关于人参的功用和医学典故，《太平御览》引《梁书》载"阮孝绪母王氏，忽有疾，合药须得生人参，旧传钟山所出。孝绪躬历幽险，累日不逢。忽见一鹿前行，孝绪感而随后。至一所遂灭，就视，果获此草。母得服之，遂愈"；《异苑》载"人参，一名土精，生上党者佳"；《石勒别传》载"初，勒家园中生人参，葩茂甚盛"。关于其产地，《太平御览》引《范子计然》载"人参出上党，状类人者善"；《广五行记》载"隋文帝时，上党有人，宅后每夜有人呼声，求之不得。去宅一里，但一人参枝苗。掘之，入地五尺，得人参，一如人体状。去之后，呼声遂绝"；《庐山记》载"山中药多人参"。关于人参的药性和主治，《太平御览》引《神农本草经》载"人参，味甘，微寒。生山谷。主补五脏，安定精神、魂魄，除邪止惊，明目，开心益智。久服，轻身延年。生上党"；又引《吴普本草》载"人参，一名土精，一名神草，一名黄参，一名血参，一名（久微）〔人衔〕，一名玉精。神农甘，小寒，桐君、雷公苦，岐伯、黄帝甘，无毒，扁鹊有毒。或生邯郸。三月生，叶小锐，核黑，茎有毛。三月、九月采根。根有头足手，面目如人"。人参在古代是名贵药材，慕容皝在《与顾和书》中说"今致人参十斤"②。人参被《神农本草经》列为上品药，以根及根茎入药，具有大补元气、生津养血、安定精神、补脾益肺等功效，"乃气中之血药"。

丹参、玄参，药名。其中丹参，《太平御览》卷九九一《药部八》引《吴普本草》载"丹参，一名赤参，一名木羊乳，一名郗蝉草。神农、桐君、黄帝、

①〔宋〕李昉，等编纂. 太平御览：卷九九〇，药部七 [M]. 夏剑钦，等校点. 石家庄：河北教育出版社，2000：932.

②〔宋〕李昉，等编纂. 太平御览：卷九九一，药部八 [M]. 夏剑钦，等校点. 石家庄：河北教育出版社，2000：933-934.

雷公、扁鹊苦，无毒，李氏大寒，岐伯咸。生桐柏，或生太山山陵阴。茎华小方，如荏，毛根赤。四月华紫。三月、五月采根，阴干，治心腹痛"①。玄参，《太平御览》引《广雅》载"鹿肠，玄参也"。关于其产地，《太平御览》引《建康记》载"建康出玄参"；《范子计然》载"玄参出三辅，青色者善"。关于其药性和主治，《太平御览》引《神农本草经》载"玄参，一名重台。味苦，微寒。生川谷。治腹中寒热，女子乳，补肾气，令人目明。生河间"；又引《吴普本草》载"玄参，一名鬼藏，一名正马，一名重台，一名鹿肠，一名端，一名玄台。神农、桐君、黄帝、雷公、扁鹊苦，无毒，岐伯咸，李氏寒。或生冤句山阳。二月生，叶如梅，［有］毛，四四相值。（以）〔似〕芍药，黑茎，茎方。高四五尺，华赤，生枝间。四月实黑"②。

沙参，药名。《太平御览》卷九九一《药部八》引用了5种文献。关于其释名，《太平御览》引《广雅》载"苦心，沙参也"。关于其产地，《太平御览》引《建康记》载"建康出沙参"；《范子计然》载"白沙参，出洛阳，白者善"。关于其药性和主治，《太平御览》引《神农本草经》载"沙参，一名知母。味苦，微寒。生川谷。治血积惊气，除寒热，补中，益肺气。生河内"；又引《吴普本草》载"白沙参，一名苦心，一名识美，一名虎须，一名白参，一名志取，一名文虎。神农、黄帝、扁鹊无毒，岐伯咸，李氏大寒。生河内川谷，或般阳渎山。三月生，如葵，叶青，实白，如芥根大，白如芜菁。三月采"③。

紫参、苦参，药名。其中紫参，《太平御览》卷九九一《药部八》引用了3种文献。关于其药性和主治，《太平御览》引《神农本草经》载"紫参，一名壮蒙。苦寒无毒。治心腹积聚、寒热邪气，利大便，通九窍。生河西，及冤句。治牛病。生林阳"。关于其产地，《太平御览》引《建康记》载"建康

---

①［宋］李昉，等编纂. 太平御览：卷九九一，药部八［M］. 夏剑钦，等校点. 石家庄：河北教育出版社，2000：934.

②［宋］李昉，等编纂. 太平御览：卷九九一，药部八［M］. 夏剑钦，等校点. 石家庄：河北教育出版社，2000：934.

③［宋］李昉，等编纂. 太平御览：卷九九一，药部八［M］. 夏剑钦，等校点. 石家庄：河北教育出版社，2000：935.

县出紫参";《范子计然》载"紫参出三辅,赤青色者善"①。苦参,药名。《太平御览》引《神农本草经》载"苦参,一名水槐"②,释其别名,具有清热燥湿,祛风杀虫的功效。

茱萸,药名。《太平御览》卷九九一《药部八》引用了8种文献。关于其释名,《太平御览》引《西京杂记》载"汉武帝宫人贾佩兰云:在宫时,九月九日佩茱萸,饮菊花酒,令人长寿";《汉书·地理志》载"九月九日为丝茱萸囊,戴之臂上";《风土记》载"俗上九月九日,谓为上九,茱萸到此日,气烈熟色赤,可折。茱萸囊以插头,云辟恶气,御冬";《续齐谐记》载"汝南桓景,随费长房游学累年。房谓之曰:'九月九日,汝家有灾厄。宜令急去,家人各作绛囊,盛茱萸以系臂上,登高,饮菊花酒,此祸可消。'景如言,举家登高山。夕还,见鸡犬牛羊一时暴死。房闻之,曰:'此代矣!'今世人每至此日,登高山,饮酒,戴茱萸囊是也。"关于其产地,《太平御览》引唐窦维鋈《广古今五行记》载"晋怀帝时,无锡县有四株茱萸树,生状若连理";《晋宫阁名》载"华林园,茱萸三十六株";《范子计然》载"茱萸出三辅"。关于其药性和主治,《太平御览》引《神农本草经》载"茱萸,一名薮。味辛,温。生川谷。(间)〔开〕凑理,根去三虫。久服轻身。生上谷"③。

山茱萸,药名。《太平御览》卷九九一《药部八》引用了4种文献。关于其产地,《太平御览》引《建康记》载"建康出山茱萸";《范子计然》载"山茱萸,出三辅"。关于其药性和主治,《太平御览》引《神农本草经》载"山茱萸,一名蜀(酸)枣,[味酸],平。生山谷。治心下邪气、寒热,温中,逐寒湿,去三虫。久服轻身。生汉中";《吴普本草》载"山茱萸,一名魁实,一名鼠矢,一名鸡足。神农、黄帝、雷公、扁鹊酸,无毒,岐伯辛,一经酸。或生冤句、琅琊,或东海承县。叶如梅,有刺毛。二月华,如杏。四月实,如酸

①[宋]李昉,等编纂.太平御览:卷九九一,药部八[M].夏剑钦,等校点.石家庄:河北教育出版社,2000:935.

②[宋]李昉,等编纂.太平御览:卷九九一,药部八[M].夏剑钦,等校点.石家庄:河北教育出版社,2000:935.

③[宋]李昉,等编纂.太平御览:卷九九一,药部八[M].夏剑钦,等校点.石家庄:河北教育出版社,2000:936.

枣，赤。五月采实"①。

占斯、杜仲、黄芪，药名。关于占斯，《太平御览》卷九九一《药部八》引《神农本草经》载"占斯，一名虞及，味苦"②。杜仲，《太平御览》引《吴普本草》载"杜仲，一名木绵，一名思仲"③。黄芪，《太平御览》引《秦州记》载"陇西襄武县出黄芪"；《神农本草经》载"黄芪，味甘，微温，生山谷"④。

黄连，药名。《太平御览》卷九九一《药部八》引用了8种文献。关于其释名，《太平御览》引《广雅》载"王连，黄连也"。关于其产地，《太平御览》引《范子计然》载"黄连出蜀都，黄肥坚者善"；《名山记》载"扶容石，草多黄连"；《湘州记》载"邵陵夫夷县衡山出黄连"；《永嘉记》载"松阳县，草有黄连覆地。土人取者，必祷祠。若失神意，则化为异物"。关于黄连的功用，《太平御览》引《神仙传》载汉代方士封君达，"服黄连五十余年。入乌鼠山，服练水银百余岁。常骑青牛，行民间，有疾病者，不问识与不识，皆与药即差"。又载黑穴公，"服黄连得仙"。关于黄连的药性和主治，《太平御览》引《神农本草经》载"黄连，一名王连，味苦，寒。生川谷。治热气、目痛、眦伤、泣出，明目，生巫阳"；又引《吴普本草》载"黄连，神农、岐伯、黄帝、雷公苦，无毒，李氏小寒。或生蜀郡、太山之阳"⑤。

防己，药名。《太平御览》卷九九一《药部八》引用了3种文献。关于其产地，《太平御览》引《范子计然》载"防己出汉中旬阳"。关于其药性和主治，《太平御览》引《神农本草经》载"防己，一名石解。味辛，平，无毒。

①［宋］李昉，等编纂. 太平御览：卷九九一，药部八［M］. 夏剑钦，等校点. 石家庄：河北教育出版社，2000：936.

②［宋］李昉，等编纂. 太平御览：卷九九一，药部八［M］. 夏剑钦，等校点. 石家庄：河北教育出版社，2000：937.

③［宋］李昉，等编纂. 太平御览：卷九九一，药部八［M］. 夏剑钦，等校点. 石家庄：河北教育出版社，2000：937.

④［宋］李昉，等编纂. 太平御览：卷九九一，药部八［M］. 夏剑钦，等校点. 石家庄：河北教育出版社，2000：937.

⑤［宋］李昉，等编纂. 太平御览：卷九九一，药部八［M］. 夏剑钦，等校点. 石家庄：河北教育出版社，2000：937.

治风寒、温疟、热气，通腠理，利九窍。生汉中"；《吴普本草》载"木防己，一名解离，一名解燕。神农辛，黄帝、岐伯、桐君苦，无毒，李氏大寒。如葛茎蔓延，如芄白根外黄，似桔梗内黑，文如车辐解。二月、八月、十月采叶根"①。

王不留行，药名。《太平御览》卷九九一《药部八》引用了4种文献。关于其药性、主治和采摘时间，《太平御览》引《神农本草经》载"王不留行，味苦，平。生山谷。久服，轻身能老。生太山"；崔寔《四民月令》载"八月采王不留行"；《吴普本草》载"王不留行，一名王不流行。神农苦平，岐伯、雷公甘。三月、八月采"。关于其功用，《太平御览》引《世说》载卫展任江州刺史，"有知旧人投之，都不料理，惟饷王不留行一斤。此人得饷命驾"②。

徐长卿，药名。《太平御览》卷九九一《药部八》引用了2种文献。关于其药性和主治，《太平御览》引《神农本草经》载"徐长卿，一名鬼督邮。味辛，温。生山谷。治鬼物、百精、蛊毒、疾疫、邪气、温鬼。久服，强悍轻身。生太山"；《吴普本草》载"徐长卿，一名石下长卿。神农、雷公辛。或生陇西。三月采"③。

菴蔺，药名。《太平御览》卷九九一《药部八》引用了2种文献。关于其药性和主治，《太平御览》引《神农本草经》载"奄闾，味苦，微寒。生川谷。治风寒湿痹、身体诸痛。久服，轻身不老。生雍州"；《吴普本草》载"奄闾，神农、雷公、桐君、岐伯苦，小温无毒，李氏温。或生上党。叶青厚，两两相当。七月花白，九月实黑。七月、九月、十月采。驴马食，仙去"。

蔺茹，药名。《太平御览》卷九九一《药部八》引用了4种文献。关于其产地，《太平御览》引《建康记》载"建康出草卢茹"；《范子计然》载"蔺茹

①［宋］李昉，等编纂. 太平御览：卷九九一，药部八［M］. 夏剑钦，等校点. 石家庄：河北教育出版社，2000：938.

②［宋］李昉，等编纂. 太平御览：卷九九一，药部八［M］. 夏剑钦，等校点. 石家庄：河北教育出版社，2000：938.

③［宋］李昉，等编纂. 太平御览：卷九九一，药部八［M］. 夏剑钦，等校点. 石家庄：河北教育出版社，2000：938.

出武都，黄色者善"。关于其药性和主治，《太平御览》引《神农本草经》载"蔄茹，味辛，寒。生川谷。治蚀恶肉、败疮死肌，仍杀疥虫，除大风。生代郡"；《吴普本草》载"蔄茹，一名离楼，一名屈居。神农辛，岐伯酸、咸，有毒，李氏大寒。二月采。叶员黄，高四五尺，叶四四相当。四月华黄，五月实黑。根黄有汁，亦同黄。三月、五月采根，黑头者良"①。

　　漏芦、委萎，药名。其中漏芦，《太平御览》卷九九一《药部八》引《神农本草经》载"漏芦，一名野兰"②。委萎，《太平御览》引《尔雅》载"荧，委萎。（郭璞注曰：药草也。叶似竹，大者如箭。竿有节。叶狭而长，表白里青。根大如指，长一二尺，可啖）"；《吴普本草》载"委萎，一名葳蕤，一名王马，一名节地，一名虫蝉，一名乌萎，一名荧，一名玉竹。神农苦，一经甘，桐君、雷公、扁鹊甘，无毒，黄帝辛。生太山山谷。叶青黄，相值如姜。二月、七月采。治中风暴热，久服轻身"。

　　离南、白菟藿、旋覆花、爵麻、小华、女苑、丹草，药名。其中离南，《太平御览》卷九九一《药部八》引《尔雅》载"离南，活苋也"，《山海经》载"升山，草多寇脱"③。白菟藿，《太平御览》引《吴普本草》载"白菟藿，一名白葛谷"④。旋覆，《太平御览》引《尔雅》载"覆，盗庚"，《神农本草经》载"旋覆花，一名金沸草"。爵麻，又名爵卿，《太平御览》引《神农本草经》载"爵麻生汉中"；《吴氏本草》载"爵麻，一名爵卿"。小华，《太平御览》引《吴氏本草》载"小华，一名结华"。女苑，《太平御览》引《吴普本草》载"女苑，一名白苑，一名织女苑"；《广雅》载"女腹，一名女苑也"。丹草，《太平御览》引《神农本草经》载"石长生，一名丹沙草。味咸，微寒。生山谷。治寒热、恶疮、火热，辟恶气、不祥鬼毒。生咸阳"；《吴普本草》载"石长生，

---

　　①［宋］李昉，等编纂. 太平御览：卷九九一，药部八［M］. 夏剑钦，等校点. 石家庄：河北教育出版社，2000：939.

　　②［宋］李昉，等编纂. 太平御览：卷九九一，药部八［M］. 夏剑钦，等校点. 石家庄：河北教育出版社，2000：939.

　　③［宋］李昉，等编纂. 太平御览：卷九九一，药部八［M］. 夏剑钦，等校点. 石家庄：河北教育出版社，2000：939.

　　④［宋］李昉，等编纂. 太平御览：卷九九一，药部八［M］. 夏剑钦，等校点. 石家庄：河北教育出版社，2000：940.

神农苦，雷公辛，一经甘。生咸阳，或同阳"①。从以上引文可知，《太平御览》征引文献的目的在于解释药物名称，探求事物名源。

鬼督邮，药名。《太平御览》卷九九一《药部八》引用了3种文献。关于其产地，《太平御览》引《建康记》载"建康出鬼督邮"。关于其药性和主治，《太平御览》引《神农本草经》载"鬼督邮，一名赤箭，一名离母。味辛，温。生川谷。杀鬼精物，治虫毒恶气。久服，轻身益力，长阴肥健。生雍州"；《吴普本草》载："鬼督邮，一名神草，一名阎狗。或生太山，或少室，茎如箭，赤，无叶，根如芋子。三月、四月、八月采根，（用）〔日〕干，治痈肿"②。

白鲜、薇蘅、翘根、茛草、卢精、屈草、陆英、縠菜、木香、杜衡、蠡实华、鼠李，皆药名。《太平御览》卷九九一《药部八》全部征引自《神农本草经》和《吴普本草》，一方面介绍了其名称，另一方面又叙述了其药性和主治。白鲜，《太平御览》引《神农本草经》载"白鲜，治酒风"。薇蘅，《太平御览》引《吴普本草》载"薇蘅，一名糜蘅，一名无愿，一名承膏，一名承丑，一名无心鬼"。翘根，《太平御览》引《神农本草经》载"翘根，味苦。生平泽。治下热气，益阴精，令人面悦好，明目。久服，轻身能老。生嵩高"；《吴普本草》载"翘根，神农、雷公甘，有毒。二月、八月采，以作蒸饮酒，病人"。茛草，《太平御览》引《神农本草经》载"茛草，味苦"，解释其药性。卢精，《太平御览》引《神农本草经》载"卢精，治蛊毒，味辛，平。生益州"。屈草，《太平御览》引《神农本草经》载"屈草，实根，味苦，微寒。生川泽。治胸胁下痛、邪气、腹间寒阴痹。久服轻身，补益能老。生汉中"，解释其药性和主治③。陆英，《太平御览》引《神农本草经》载"陆英，生熊耳山"，介绍了其产地。縠菜，《太平御览》引《神农本草经》载"縠菜，一名白英。味甘，寒。生山谷。治寒热。久服，轻身延年，生益州"，介绍其药性和主治。木香，《太

①［宋］李昉，等编纂. 太平御览：卷九九一，药部八 [M]. 夏剑钦，等校点. 石家庄：河北教育出版社，2000：940.

②［宋］李昉，等编纂. 太平御览：卷九九一，药部八 [M]. 夏剑钦，等校点. 石家庄：河北教育出版社，2000：940.

③［宋］李昉，等编纂. 太平御览：卷九九一，药部八 [M]. 夏剑钦，等校点. 石家庄：河北教育出版社，2000：941.

平御览》引《神农本草经》载"木香，一名木蜜香。味辛，温，无毒。治邪气，辟毒疫、温鬼，强志，主气不足。久服，不梦寤魇寐，轻身，致神仙。生永昌山谷。陶隐居云：'此即青木香也。永昌不复贡，今皆从外国舶上来。云大秦国以疗毒肿，消恶气，有验。今皆用之'"。杜衡，《太平御览》引《博物志》载"杜衡乱细辛"，说明杜衡和细辛在外形上较为相似。蠡实华，《太平御览》引《吴普本草》载"蠡实，一名剧草，一名三坚，一名剧荔华"。鼠李，《太平御览》引《吴普本草》载"鼠李，一名牛李"[①]。可见，《太平御览》在药物释名、产地、气味、主治等方面收载了大量珍贵的资料，可补本草学著作记载的不足。

（6）植物药（第二类）

《太平御览》卷九九二至卷九九三《药部》引用了大量药物，共67种。其中"草部"药物包括款冬、芫花、羊踯躅、旋花、黄芩、恒山、蜀漆、防风、大黄、石斛、半夏、射干、通草、牛膝、牡丹、茵芋、独活、紫威、大戟、栝楼、地肤、贝母、海藻、豕首、当陆、败酱、纶布、石龙芮、蛇床、云实、桔梗、鬼臼、莽草、忍冬、淫羊藿、狼牙、香蒲、落石、房葵、麻黄、芘葫、葶劳、紫菀、女萎、蓍实、地椹、黄环、菟丝、石芸、甘遂、马刀、女青、王孙、茵陈、百部、千岁垣中肤皮、蕨葰和蒲阴实；"木部"药物包括芫菁、秦皮、枳实、蕤核、巴豆、爵李、鬼箭、淮术等；"米谷部"药物包括腐婢等。每种药物大多包括名称、药性、主治、产地、采摘时间、功用等内容。

款冬，药名。《太平御览》卷九九二《药部九》引用了4种文献。关于其名称，《太平御览》引《尔雅》载"菟奚，颗冻也"；《述征记》载"洛水至岁末凝厉，则款冬生曾（水）〔冰〕之中"。关于款冬的药性和主治，《太平御览》引《神农本草经》载"款冬，一名橐石，一名颗冬，一名虎须，一名菟奚，味辛，温"[②]。

---

①［宋］李昉，等编纂. 太平御览：卷九九一，药部八 [M]. 夏剑钦，等校点. 石家庄：河北教育出版社，2000：942.

②［宋］李昉，等编纂. 太平御览：卷九九二，药部九 [M]. 夏剑钦，等校点. 石家庄：河北教育出版社，2000：943.

芫花，药名。《太平御览》卷九九二《药部九》引用了4种文献。关于其产地，《太平御览》引《建康记》载"建康出芫花"，《范子计然》载"芫花出三辅"，可知今南京、西安一带产芫花。关于芫花的药性和主治，《太平御览》引《神农本草经》载"芫花，一名去水。味辛，温。治咳逆、上气，杀虫。生淮原"；《吴普本草》载"芫花，一名去水，一名败花，一名儿草根，一名黄大戟。神农、黄帝有毒，扁鹊、岐伯苦，李氏大寒。二月生，叶青，加厚则黑。花有子，紫、赤、白者。三月实，落尽，叶乃生。三月、五月采。（华）芫花根，一名赤芫根。神农、雷公苦，有毒。生邯郸。八月、九月采，阴干，久服，令人泄。可用毒杀鱼"①。

羊踯躅、旋花，药名。《太平御览》卷九九二《药部九》引用了5种文献。关于羊踯躅的名称，《太平御览》引《广雅》载"羊踯躅，决光也"。关于其产地，《太平御览》引《建康记》载"建康出踯躅"。关于其药性和主治，《太平御览》引《神农本草经》载"羊踯躅，味辛，温。生川谷。治贼风、湿痹、恶毒。生太行山"；《吴普本草》载"羊踯躅花，神农、雷公辛，有毒。生淮南。治贼风、恶毒，诸邪气"②。旋花，药名，《太平御览》引《神农本草经》载"旋花，一名筋根，一名美草。去面黚黑，令人色悦泽。根主腹中寒热邪气。生豫州，或预章"③，介绍其药性和主治。

黄芩，药名。《太平御览》卷九九二《药部九》引用了5种文献。关于黄芩的名称，《太平御览》引《说文解字》载"荃，黄芩也"；《广雅》载"妊眉、黄文、内虚，黄芩也"。关于黄芩的产地，《太平御览》引《范子计然》载"黄芩出三辅，色黄者善"。关于黄芩的药性和主治，《太平御览》引《神农本草经》载"黄芩，一名腐肠。味苦，平。生（非）〔川〕谷。治诸热"；《吴普本草》载"黄芩，一名黄文，一名妒妇，一名虹胜，一名经芩，一名印头，一名

① ［宋］李昉，等编纂. 太平御览：卷九九二，药部九 [M]. 夏剑钦，等校点. 石家庄：河北教育出版社，2000：943.

② ［宋］李昉，等编纂. 太平御览：卷九九二，药部九 [M]. 夏剑钦，等校点. 石家庄：河北教育出版社，2000：944.

③ ［宋］李昉，等编纂. 太平御览：卷九九二，药部九 [M]. 夏剑钦，等校点. 石家庄：河北教育出版社，2000：944.

内虚。神农、桐君、黄帝、雷公、扁鹊苦，无毒，李氏小温。二月生赤黄叶，两两四（四）〔面〕相值。茎空中，或方员，高三四尺。四月花，紫、红、赤。五月实黑根黄。二月至九月采"①。从以上记载可知，黄芪是补气药，具有补气升阳、生津养血、实卫敛汗、败疮生肌等功效。

恒山，药名。《太平御览》卷九九二《药部九》引用了6种文献。关于恒山的释名，《太平御览》引《广雅》载"恒山菜，蜀漆也"。关于其产地，《太平御览》引《汉书·地理志》载武陵俍山县，"出恒山药"；《游名山记》载横阳诸山，"草多恒山"；《永嘉记》载"恒山出松阳永宁县"。关于其药性和主治，《太平御览》引《神农本草经》载"一名玄草，味苦，寒。生川谷。主治伤寒，发温疟，鬼毒，胸中痰结，吐逆。生益州"；《吴普本草》载"恒山，一名七叶。神农、岐伯苦，李氏大寒，桐君辛，有毒。二月、八月采"②。

蜀漆、芫荑、秦皮，药名。其中蜀漆，《太平御览》卷九九二《药部九》引用了4种文献。关于蜀漆的药性和主治，《太平御览》引《神农本草经》载"蜀漆，味辛，平。治疟，及咳逆、寒热、腹症坚、邪气、蛊毒鬼蛀"。关于蜀漆的产地，《太平御览》引《建康记》载建康（治今江苏南京）出蜀漆，《范子计然》载蜀漆出蜀都（治今四川成都）。关于蜀漆的名称、性味和采摘时间，《太平御览》引《吴普本草》载"蜀漆叶，一名恒山。神农、岐伯、雷公辛，有毒，黄帝辛，一经酸。如漆叶，蓝菁相似。五月采"③。芫荑，《太平御览》引《神农本草经》载"芫荑，味辛。一名无姑，一名蔽薞，去三虫，化食，逐寸白，散腹中喝喝喘息"④。秦皮，关于其药性、主治与产地，《太平御览》引《神农本草经》载"秦皮，味苦，微寒。生川谷。治风湿痹寒气，除热、目

①［宋］李昉，等编纂.太平御览：卷九九二，药部九［M］.夏剑钦，等校点.石家庄：河北教育出版社，2000：944.

②［宋］李昉，等编纂.太平御览：卷九九二，药部九［M］.夏剑钦，等校点.石家庄：河北教育出版社，2000：945.

③［宋］李昉，等编纂.太平御览：卷九九二，药部九［M］.夏剑钦，等校点.石家庄：河北教育出版社，2000：945.

④［宋］李昉，等编纂.太平御览：卷九九二，药部九［M］.夏剑钦，等校点.石家庄：河北教育出版社，2000：945.

中青黪。久服头不白，轻身。生庐江"；《建康记》载"建康出秦皮"；《吴普本草》载"岑皮，一名秦皮。神农、雷公、黄帝、岐伯酸，无毒，李氏小寒。或生冤句水边。二月、八月采"；《淮南万毕术》载"岑皮致水"①。

枳实，药名。《太平御览》卷九九二《药部九》引用了5种文献。关于其产地，《太平御览》引《山海经》载"北岳之山，其上多枳"；《晏子春秋》载晏子使楚时说"橘生江南，过北为枳，水土异也"。关于其采摘时间，《太平御览》引崔寔《四民月令》载"九月九日收枳实"。关于其药性、主治和产地，《太平御览》引《神农本草经》载"枳实，味苦，寒。生川泽。治大风在皮肤中，如麻豆苦痒，除寒热结止利，长肌肉，利五脏，益气轻身。生河内"；《吴普本草》载"枳实苦，雷公酸，无毒，李氏大寒。九月、十月采，阴干"②。从引文中可知，枳实是一种理气药，具有破气消积、化痰散痞和清利湿热的功效。

防风，药名。《太平御览》卷九九二《药部九》引用了3种文献。关于其药性、主治和产地，《太平御览》引《神农本草经》载"防风，一名铜芒，[味]甘，温。生川泽。治大风、头眩痛、目盲无所见、烦满，风行周身，骨节疼痛。久服轻身。生沙苑"；《范子计然》载"防风出三辅，白者善"；《吴普本草》载"防风，一名回云，一名回草，一名百枝，一名蕳根，一名百韭，一名百种。神农、黄帝、岐伯、桐君、雷公、扁鹊甘，无毒，李氏小寒。或生邯郸、上蔡。正月生，叶细圆，青、黑、黄、白。五月黄花，六月实黑。二月、十月采根，日干。琅琊者良"③。从引文中可知，防风是一种解表药，具有祛风解表、除风去湿、缓解疼痛的功效。

大黄，药名。《太平御览》卷九九二《药部九》引用了4种文献。关于其名称，《太平御览》引《广雅》载"黄良，大黄也"。关于其产地，《太平御览》引盛弘之《荆州记》载"建平出大黄"。关于其药性、主治和产地，《太平御

① [宋]李昉，等编纂. 太平御览：卷九九二，药部九 [M]. 夏剑钦，等校点. 石家庄：河北教育出版社，2000：945.

② [宋]李昉，等编纂. 太平御览：卷九九二，药部九 [M]. 夏剑钦，等校点. 石家庄：河北教育出版社，2000：946.

③ [宋]李昉，等编纂. 太平御览：卷九九二，药部九 [M]. 夏剑钦，等校点. 石家庄：河北教育出版社，2000：946.

览》引《神农本草经》载“大黄,味苦,寒。生山谷。治下瘀、血闭、寒热,破症瘕积聚、留饮宿食,荡涤肠胃,安五脏,推陈致新,通利水谷道,调中食。生河西”;又引《吴普本草》载“大黄,一名黄良,一名火参,一名肤如。神农、雷公苦,有毒,扁鹊苦,无毒,李氏小寒,为[药]中将军。或生蜀郡北部,或陇西。二月卷生,生黄赤叶,四四相当。黄茎高三尺许。三月华黄,五月实黑。三月采根,根有黄汁,切,阴干”①。从以上引文对大黄的认识和应用可知,大黄是一味泻下药,具有泻下攻积、逐瘀通经、清热泻火和通利水谷等功效,被称为“药中将军”。

石斛,药名。《太平御览》卷九九二《药部九》引用了5种文献。关于其产地,《太平御览》引盛弘之《荆州记》载“隋郡永阳县有龙石山,山上多石斛,精好,如金环也”;《庐山记》载“石门山,石间多生石斛”;《范子计然》载“石斛出陆安”。关于其药性和主治,《太平御览》引《神农本草经》载“石斛,一名林兰,一名禁生。味甘,平。生山谷。治伤中、下气、虚劳,补五脏羸瘦。久服,除痹、[厚]肠胃,强阴。出陆安”;《吴普本草》载“石斛,神农甘平,扁鹊酸,李氏寒”②。可知,石斛是一味补虚药,具有益胃生津、滋阴清热之功效。

半夏,药名。《太平御览》卷九九二《药部九》引用了6种文献。关于半夏的生长时间与产地,《太平御览》引《礼记·月令》载“仲夏之月,半夏生”;《范子计然》载“半夏出三辅,色白者善”;《广州记》载“鄣平县出半夏”;《建康记》载“建康出半夏,极精”。关于其药性和主治,《太平御览》引《神农本草经》载“一名地文水玉,味辛,平。生川谷,生槐里”;《吴氏本草》载“半夏,一名和姑。生微丘,或生野中。叶三三相偶。二月始生,白华员上”③。从引文中可知,半夏入药历史悠久,是一种化痰止咳平喘药。

①[宋]李昉,等编纂. 太平御览:卷九九二,药部九[M]. 夏剑钦,等校点. 石家庄:河北教育出版社,2000:946.

②[宋]李昉,等编纂. 太平御览:卷九九二,药部九[M]. 夏剑钦,等校点. 石家庄:河北教育出版社,2000:947.

③[宋]李昉,等编纂. 太平御览:卷九九二,药部九[M]. 夏剑钦,等校点. 石家庄:河北教育出版社,2000:947.

射干，药名。《太平御览》卷九九二《药部九》引用了 8 种文献。关于射干的名称，《太平御览》引《广雅》载"鹿廉、鸢尾、乌莲，射干也"。关于其产地与生长环境，《太平御览》引《易通卦验》载"冬至射干生"；《抱朴子》载"千岁之射干，其根如生人，长七尺，刺之有血"；《孙卿子》载"西方有木，名曰射干，茎长四寸，生于高山之上，临百仞之渊。木茎非能长也，所立者然也"；《范子计然》载"射干，根如安定"；《建康记》载"建康出射干"。关于射干的药性和主治，《太平御览》引《神农本草经》载"射干，一名乌扇，一名乌蒲。味苦，辛。生川谷。治咳逆上气。生南阳"；《吴普本草》载"射干，一名黄远"[①]。射干以根茎入药，具有清热解毒、清痰利咽和攻散疮痈等功效。

通草，药名。《太平御览》卷九九二《药部九》引用了 5 种文献。关于其名称，《太平御览》引《广雅》载"下父、附支，通草也"。关于其产地，《太平御览》引《建康记》载"建康出通草"；《范子计然》载"通草出三辅"。关于其药性和主治，《太平御览》引《神农本草经》载"通草，一名附支。味辛，平。生山谷。去恶虫，除脾胃寒热，利九窍血脉关节，不忘。生石城"；《吴普本草》载"通草，一名丁翁，一名附支。神农、黄帝辛，雷公苦。生石城山谷。叶青蔓延，止汗。自正月采"[②]。可知，通草是一种利水渗湿药，具有利水清热、通气下乳的功效。

牛膝，药名。《太平御览》卷九九二《药部九》引用了 4 种文献。关于其名称，《太平御览》引《广雅》载"牛茎，牛膝也"。关于其药性、主治和产地，《太平御览》引《神农本草经》载"牛膝，一名百倍。味苦，辛。生川谷。治伤寒湿痿痹、四肢拘挛、膝痛不可屈伸。久服，轻身能老。生河内"；《建康记》载"建康出牛膝"；《吴普本草》载"牛膝，神农甘，一经酸，黄帝、扁鹊甘，李氏温，雷公酸，无毒。生河内，或临邛。叶如夏蓝，茎本赤。二月、八

---

①［宋］李昉，等编纂. 太平御览：卷九九二，药部九［M］. 夏剑钦，等校点. 石家庄：河北教育出版社，2000：948.

②［宋］李昉，等编纂. 太平御览：卷九九二，药部九［M］. 夏剑钦，等校点. 石家庄：河北教育出版社，2000：948.

月采"①。从以上对牛膝的认识和临症应用可知，牛膝是一味活血化瘀药，以干燥的根入药，具有逐瘀通经、强筋舒筋、利尿通淋等功效。

牡丹，药名。《太平御览》卷九九二《药部九》引用了5种文献。关于其释名，《太平御览》引《广雅》载"白术，牡丹也"。关于其产地，《太平御览》引《范子计然》载"牡丹，出汉中、河内，赤色者亦善"；《游名山志》载"泉山多牡丹"。关于其药性和主治，《太平御览》引《神农本草经》载"牡丹，一名鹿韭，一名鼠姑。味辛，寒。生山谷。治寒热症伤，中风惊邪，安五脏。出巴郡"；又引《吴普本草》载"牡丹，神农、岐伯辛，季氏小寒，雷公、桐君苦，无毒，黄帝苦，有毒。叶如蓬，相值，黄色。根如指，黑，中有毒核。二月（采）、八月采，日干。可食之，轻身益寿"②。牡丹以根皮入药，称牡丹皮，具有清热凉血、活血化瘀等功效。

茵芋、独活，药名。其中茵芋，《太平御览》卷九九二《药部九》引《吴普本草》载"茵芋，一名卑山共。微温。有毒。状如莽草而细软"③。独活，药名，《太平御览》引《神农本草经》载"独活，一名护羌使者。味苦，平。生益州。久服轻身"；《吴普本草》载"独活，一名胡王使者。神农、黄帝苦，无毒。八月采此药，有风花不动，无风独摇"④。

紫威、大戟，药名。其中紫威，《太平御览》卷九九二《药部九》引用了4种文献。关于其药性、主治和产地，《太平御览》引《神农本草经》载"紫威，一名（芙）〔芰〕华，一名陵苕。味咸，微寒，无毒。生川谷。治妇人〔产〕乳余疾、崩（岫）〔中、疝〕症、血寒热，养胎。生西海"；《吴普本草》载"紫威，一名武威，一名瞿菱，一名陵居腹，一名鬼目，一名芰华。神农、

①〔宋〕李昉，等编纂. 太平御览：卷九九二，药部九〔M〕. 夏剑钦，等校点. 石家庄：河北教育出版社，2000：948.

②〔宋〕李昉，等编纂. 太平御览：卷九九二，药部九〔M〕. 夏剑钦，等校点. 石家庄：河北教育出版社，2000：949.

③〔宋〕李昉，等编纂. 太平御览：卷九九二，药部九〔M〕. 夏剑钦，等校点. 石家庄：河北教育出版社，2000：949.

④〔宋〕李昉，等编纂. 太平御览：卷九九二，药部九〔M〕. 夏剑钦，等校点. 石家庄：河北教育出版社，2000：949.

雷公酸，岐伯辛，扁鹊苦咸，黄帝甘，无毒。如夌根，黑。正月、八月采。或生真定"。关于其产地，《太平御览》引《建康记》载"建康出紫威"；《范子计然》载"紫威出三辅"①。大戟，药名，《太平御览》引《尔雅》载"荞，邛钜"；又引《本草经》载"大戟，一灭邛钜"②。

栝楼，药名。《太平御览》卷九九二《药部九》引用了6种文献。关于其释名，《太平御览》引《毛诗·东山》载"我来自东，零雨其濛。果赢之实，亦施于宇"，注曰"果赢，栝楼也"。又引《诗经·唐风·蟋蟀·葛生》载"蔹蔓于野"，《诗义疏》载"蔹，栝楼"，《尔雅》载"果赢之实栝楼"。关于其药性和主治，《太平御览》引《神农本草经》载"栝楼，一名地楼。味苦，寒。生川谷"；《吴普本草》载"栝楼，一名泽巨，一名泽冶"③。可知，栝楼的果实、果皮和种子均可入药，是一味化痰止咳平喘药，具有清热化痰、补肺润燥、宽胸散结等功效，"为治嗽之要药"。

蔪核，药名。《太平御览》卷九九二《药部九》引用了3种文献。关于其药性和主治，引《神农本草经》载："蔪核，味甘，温。生川谷。主治心腹邪结气，明目赤痛伤、泪出、目肿眦烂。久服，益气轻身。生函谷。"《晋宫阁名》载："华林园，蔪三株。"又引《吴普本草》载："蔪核，一名萁。神农、雷公甘，无毒，平。生池泽，八月采。补中强（中强）志，明耳目，久服不饥。"④可知，该药具有清肝明目之效，是眼方药。

地肤、贝母、海藻，药名。其中地肤，《太平御览》卷九九二《药部九》引《神农本草经》载"地肤，一名地华，一名地脉，一名地菜"，释其名称。贝母，药名，《太平御览》引《毛诗·鄘·柏舟·载驰》载"陟陂阿丘，言采其虻"，

①［宋］李昉，等编纂. 太平御览：卷九九二，药部九［M］. 夏剑钦，等校点. 石家庄：河北教育出版社，2000：949.

②［宋］李昉，等编纂. 太平御览：卷九九二，药部九［M］. 夏剑钦，等校点. 石家庄：河北教育出版社，2000：950.

③［宋］李昉，等编纂. 太平御览：卷九九二，药部九［M］. 夏剑钦，等校点. 石家庄：河北教育出版社，2000：950.

④［宋］李昉，等编纂. 太平御览：卷九九二，药部九［M］. 夏剑钦，等校点. 石家庄：河北教育出版社，2000：950.

注曰"䖟，贝母也"；《尔雅》载"莔，贝母也"；《说文解字》载"莔，贝母也"[1]。海藻，药名，《太平御览》引《尔雅》载"薅，海藻也"；《神农本草经》载"海藻着颈下，破散结"；《广雅》载"海罗，海藻"[2]。

豕首、当陆、败酱、纶布，药名。其中豕首，《太平御览》卷九九二《药部九》引用了3种文献。关于其名称，引《尔雅》载"茢薽，豕首"，郭璞注解说"《本草经》曰：鼠卢，一名蟾蜍兰"；《神农本草经》载"豕首，一名剧草，一名蠡实"。关于其药性和主治，引《吴普本草》载"一名泽蓝，一名豕首。神农、黄帝甘辛，无毒。生冤句。五月采"。当陆，药名，《太平御览》引《尔雅》载"（遂）〔蓫〕蘈，马尾也"；《神农本草经》载"商陆，一名夜乎"。败酱，药名，《太平御览》引《范子计然》载"败酱出三辅"，介绍其出产于今陕西西安一带。《神农本草经》载"败酱似桔梗，其臭如败豆酱"，介绍了其性状和味道。纶布，药名，《太平御览》引《本草经》载"纶布，一名昆布。味酸，寒，无毒。主十二种水肿、瘿瘤聚结气、瘘疮。生东（疮）〔海〕"[3]。

石龙芮、蛇床、云实，药名。其中石龙芮，《太平御览》卷九九二《药部九》引《范子计然》载"石龙芮，出三辅"；《吴普本草》载"龙芮，一名水姜苔"。蛇床，药名，《太平御览》引《吴普本草》载"蛇床，一名蛇珠"，《博物志》载"蛇床乱蘼芜"，说明两者在外形上极为相似，不易分辨。云实，药名，《太平御览》引《神农本草经》载"云实，味辛，温。生川谷。治泄利胀癖，杀虫蛊毒，去邪恶。多食令人狂走。久服轻身，通神明。生河间"；《范子计然》载"云实生三辅"；《吴普本草》载"云实，一名员实，一名天豆。神农辛，小温，黄帝咸，雷公苦。叶如麻，两两相值，高四五尺，大茎空中。六月花，八

①［宋］李昉，等编纂. 太平御览：卷九九二，药部九［M］. 夏剑钦，等校点. 石家庄：河北教育出版社，2000：950.

②［宋］李昉，等编纂. 太平御览：卷九九二，药部九［M］. 夏剑钦，等校点. 石家庄：河北教育出版社，2000：951.

③［宋］李昉，等编纂. 太平御览：卷九九二，药部九［M］. 夏剑钦，等校点. 石家庄：河北教育出版社，2000：951.

月、九月实，十月采"①。

桔梗，药名。《太平御览》卷九九三《药部十》引用了8种文献。关于其名称，《太平御览》引《广雅》载"犁如，桔梗"。关于其产地，《太平御览》引《管子》载"五沃之土生桔梗"；《范子计然》载"桔梗出河东洛阳"；《建康记》载"建康出桔梗，极精好"。关于其功用，《太平御览》引《搜神记》载"鄱阳赵寿有犬蛊。有陈岑诣寿，忽有大黄犬六七，群出吠岑，后余伯妇与寿妇食，吐血几死。屑桔梗以饮之，乃愈"。关于其药性和主治，《太平御览》引《神农本草经》载"桔梗，[一名犁如]。味辛，微温。生山谷。治胸胁痛、肠鸣、惊悸。生嵩高"；《吴普本草》载"桔梗，一名符蔰，一名白药，一名利如，一名梗草，一名卢茹。神农、医和苦，无毒；扁鹊、黄帝咸；岐伯、（云）雷公甘，无毒；李氏大寒。叶如荠苨，茎如笔管，紫赤。二月生"②。从宋以前对桔梗的认识可知，桔梗是一味化痰止咳平喘药，入药部位为桔梗的干燥根，具有宣肺、祛痰、利咽和排脓等功效。

巴豆，药名，味辛，性温，有毒。《太平御览》卷九九三《药部十》引用了10种文献。关于其名称，《太平御览》引《广雅》载"巴菽，巴豆也"。关于其产地，《太平御览》引《范子计然》载"巴菽出巴郡"；《三国志·蜀书》载犍为郡南安县"出巴豆"；盛弘之《荆州记》载朐䏰县，"有巴子城，地多巴豆"；《广志》载犍为郡僰道县"出巴豆"。关于其功用，《太平御览》引《晋书》载"贾后使太医令程据合巴豆杏子丸，矫诏使黄门孙虑赍至许昌，以害太子"。关于其药性和主治，《太平御览》引《神农本草经》载"巴豆，一名巴菽。味辛，温。生川谷。主治温疟、伤寒热，破癥瘕结坚，通六腑，去恶肉，除鬼毒邪注，杀虫。生巴蜀郡"；《吴普本草》载"巴豆，一名菽。神农、岐伯、桐君辛，有毒；黄帝甘，有毒；李氏主温热寒。叶如大豆。八月采"③。

①［宋］李昉，等编纂. 太平御览：卷九九二，药部九［M］. 夏剑钦，等校点. 石家庄：河北教育出版社，2000：952.

②［宋］李昉，等编纂. 太平御览：卷九九三，药部十［M］. 夏剑钦，等校点. 石家庄：河北教育出版社，2000：953-954.

③［宋］李昉，等编纂. 太平御览：卷九九三，药部十［M］. 夏剑钦，等校点. 石家庄：河北教育出版社，2000：954.

从历代文献中对巴豆的记载可知，巴豆具有辛热泻散、力毒强大之效，主治温疟寒热、癥瘕结坚、痰食积滞、恶疮烂肉等病症。

鬼臼、莽草、忍冬，药名。其中鬼臼，《太平御览》卷九九三《药部十》引《吴氏本草经》载"一名九臼，一名天臼，一名雀犀，一名马目公，一名解毒。生九真山谷，及冤句。二月、八月采根"，介绍其药性、主治及产地。莽草，药名，《太平御览》引《范子计然》载"莽草出三辅，青色者善"。莽草具有一定的毒性，书中引《淮南万毕术》载"莽草浮鱼"，说明莽草能杀死水中的鱼类。关于莽草的药性和主治，《太平御览》引《神农本草经》载"莽草，味辛，温。生山谷。治风头、痈乳、疝瘕、结气、疥瘙、疽疮。生还谷"；《吴普本草》载"莽，一名春草。神农辛，雷公、桐君苦，有毒。生上谷山中，或冤句。五月采，治风"①。忍冬，药名，《太平御览》引《神农本草经》载"忍冬，味甘，久服轻身"②。

淫羊藿，药名。《太平御览》卷九九三《药部十》引用了2种文献，俱为本草学著作，解释其药性和主治。如引《神农本草经》载"淫羊藿，一名蜀前。味辛，寒。治阴痿、伤中，益气强志，除茎痛，利小便。生上郡阳山"；《吴普本草》载"淫羊藿，神农、雷公辛，李氏小寒。坚骨"③。可知，淫羊藿具有益气强志、补肾壮阳、祛风除湿等功效。

狼牙，药名。《太平御览》卷九九三《药部十》引用了4种文献。关于其药性和主治，《太平御览》引《神农本草经》载"狼牙，一名牙子。味寒。生川谷。治邪气，去白虫、疥、痔。生淮南"。关于其产地，《太平御览》引《神农本草经》载生淮南，《建康记》载建康出狼牙，《范子计然》载狼牙出三辅，色白者善。同时，书中还引《吴普本草》载"狼牙，一名支兰，一名狼齿，一名犬牙，一名抱牙。神农、黄帝苦，有毒，桐君咸；岐伯、雷公、扁鹊苦，无

---

①［宋］李昉，等编纂. 太平御览：卷九九三，药部十 [M]. 夏剑钦，等校点. 石家庄：河北教育出版社，2000：954.

②［宋］李昉，等编纂. 太平御览：卷九九三，药部十 [M]. 夏剑钦，等校点. 石家庄：河北教育出版社，2000：955.

③［宋］李昉，等编纂. 太平御览：卷九九三，药部十 [M]. 夏剑钦，等校点. 石家庄：河北教育出版社，2000：955.

毒。或生冤句。叶青，根黄赤。六月、七月华，八月实黑。正月、八月采根"①。可知，狼牙具有清热解毒、消肿散瘀、收敛止血等功效。

香蒲、爵李、腐婢，药名。其中香蒲，《太平御览》卷九九三《药部十》引《神农本草经》载"香蒲，一名睢蒲。味甘，平。生池泽。治五脏心下邪气，坚齿明目聪耳。久服，轻身能老。生南海"；《吴普本草》载"醮，一名醮石，一名香蒲。神农、雷公甘。生南海池泽中"。爵李，药名，引《神农本草经》载"郁核，一名爵李"②，释其名称。腐婢，中药，引《神农本草经》载"腐婢，小豆花也"③，释其名称。

落石，药名，又称络石藤或络石。《太平御览》卷九九三《药部十》引用了2种文献，俱为本草学著作。关于其药性、主治和产地，《太平御览》引《神农本草经》载"落石，一名鲮石。味苦，温。生川谷。治风热。久服轻身，（明润目泽，好色）〔明目，润泽好颜色〕，不老延年。生太山"；《吴普本草》载"落石，一名鳞石，一名明石，一名县石，一名云华，一名云珠，一名云英，一名云丹。神农苦，小温；雷公苦，无毒；扁鹊、桐君甘，无毒；李氏大寒，云药中君。采无时"④。络石的根、茎、叶、果实均可入药，具有祛风活络、清热解毒、止痛消肿的功效。

鬼箭，即鬼羽箭，药名。《太平御览》卷九九三《药部十》引用了3种文献。关于其名称，《太平御览》引《广雅》载"鬼箭，神箭也"。关于其产地、药性和主治，《太平御览》引《神农本草经》载"卫矛，一名鬼箭。味苦，寒。生川谷。治女子崩中、下血、腹满、汗出，除邪，杀鬼毒。生霍山"；《吴普本草》载"鬼箭，一名卫（与）〔矛〕。神农、黄帝、桐君苦，无毒。叶如桃如羽。

---

①〔宋〕李昉，等编纂. 太平御览：卷九九三，药部十[M]. 夏剑钦，等校点. 石家庄：河北教育出版社，2000：955.

②〔宋〕李昉，等编纂. 太平御览：卷九九三，药部十[M]. 夏剑钦，等校点. 石家庄：河北教育出版社，2000：956.

③〔宋〕李昉，等编纂. 太平御览：卷九九三，药部十[M]. 夏剑钦，等校点. 石家庄：河北教育出版社，2000：956.

④〔宋〕李昉，等编纂. 太平御览：卷九九三，药部十[M]. 夏剑钦，等校点. 石家庄：河北教育出版社，2000：956.

正月、二月、七月采，阴干。或生野田"①。鬼箭全草可入药，具有破血通经、解毒消肿、破癥散结等功效。

房葵，即防葵，药名。《太平御览》卷九九三《药部十》引用了3种文献。关于其名称，《太平御览》引《博物志》载"房葵，与狼毒相似"。关于其药性、主治和产地，《太平御览》引《神农本草经》载"房葵，一名梨盖。味辛。冬生川谷。久服，坚骨髓，益气。生临淄"；《吴普本草》载"房葵，一名梁盖，一名爵离，一名房苑，一名晨草，一名利如，一名方盖。神农辛，小寒，桐君、扁鹊无毒，岐伯、雷公、黄帝苦，无毒。茎叶如葵，上黑黄。二月生根，根大如桔梗根，中红白。六月花白，七月、八月实白。三月三日采根"②。防葵的根部可入药，具有降逆止咳、益气填精、清热通淋等功效。

麻黄，药名。《太平御览》卷九九三《药部十》引用了5种文献。关于其释名，《太平御览》引《广雅》载"龙沙，麻黄也。麻黄茎，狗骨也"。关于其产地、药性和主治，《太平御览》引《神农本草经》载"一名龙沙。味苦，温。生川谷。治中风、伤寒、出汗，去热邪气，破坚积聚。生晋地"；《范子计然》载"麻黄出汉中三辅"；《吴普本草》载"麻黄，一名卑相，一名卑监。神农、雷公苦，无毒；扁鹊酸，无毒；李氏平。或生河东。四月、立秋采"③。麻黄是一味解表药，临床上是治中风、伤寒、出汗的良药。慕容皝在给顾和的书信中说"今致麻黄五斤"④，将其作为馈赠礼物。

茈葫，即柴胡，药名。《太平御览》卷九九三《药部十》引用了2种文献，俱为本草学著作。关于其药性和主治，《太平御览》引《神农本草经》载"茈葫，一名地〔重〕〔薰〕。味苦，平。生川谷。治心腹，祛肠胃结气。久服

---

① ［宋］李昉，等编纂. 太平御览：卷九九三，药部十［M］. 夏剑钦，等校点. 石家庄：河北教育出版社，2000：956.

② ［宋］李昉，等编纂. 太平御览：卷九九三，药部十［M］. 夏剑钦，等校点. 石家庄：河北教育出版社，2000：956.

③ ［宋］李昉，等编纂. 太平御览：卷九九三，药部十［M］. 夏剑钦，等校点. 石家庄：河北教育出版社，2000：957.

④ ［宋］李昉，等编纂. 太平御览：卷九九三，药部十［M］. 夏剑钦，等校点. 石家庄：河北教育出版社，2000：957.

轻身，明目益精。生弘农"；又引《吴普本草》载"茈葫，一名山来，一名如草。神农、岐伯、雷公苦，无毒。生冤句。二月、八月采根"。① 柴胡是一味解表药，具有疏散退热、疏肝解郁、升举阳气等功效，"乃引清气退热必用之药"。

葶苈、紫菀、女萎、蓍实，药名。其中葶苈，《太平御览》引《尔雅》载"蕈，亭历"，释其名称。关于其生长时间和产地，《太平御览》引《淮南子》载"亭历冬生"；《周髀算经》载"凡北极左右，物有朝生暮获，谓亭历、冬生之类"。紫菀，即紫菀，药名，《太平御览》引《游名山志》载"石室紫菀"，《吴普本草》载"紫菀，一名青菀"，释其名称。女萎，药名，《太平御览》引《神农本草经》载"女萎，一名左盼，一名玉竹。味辛。生川谷。久服，轻身能老。生太山"②。蓍实，药名，《太平御览》引《神农本草经》载"蓍实，味苦、酸，平，无毒。主益气，充肌肤，明目聪慧，先知。久服，不饥不老，轻身。生少室山谷。八月、九月采实，日干"③，介绍其药性、主治和产地。

地椹，药名。《太平御览》卷九九三《药部十》引用了3种文献。关于其产地、药性和主治，《太平御览》引《神农本草经》载"地椹，一名石龙芮，一名食果能。味苦，平。生川泽。治风寒。久服，轻身明目，不老。生太山"；《范子计然》载"石龙芮，出三辅，色黄者善"；《吴普本草》载"石龙芮，一名姜苔，一名天豆。神农苦，平；岐伯酸；扁鹊、李氏大寒；雷公咸，无毒。五月五日采"④。地椹全草可入药，具有清热解毒、消肿散结的功效。

黄环，药名。《太平御览》卷九九三《药部十》引用了3种文献。关于其药性和主治，《太平御览》引《神农本草经》载"黄环，一名凌泉，一名大就。

①［宋］李昉，等编纂. 太平御览：卷九九三，药部十［M］. 夏剑钦，等校点. 石家庄：河北教育出版社，2000：957.

②［宋］李昉，等编纂. 太平御览：卷九九三，药部十［M］. 夏剑钦，等校点. 石家庄：河北教育出版社，2000：958.

③［宋］李昉，等编纂. 太平御览：卷九九三，药部十［M］. 夏剑钦，等校点. 石家庄：河北教育出版社，2000：958.

④［宋］李昉，等编纂. 太平御览：卷九九三，药部十［M］. 夏剑钦，等校点. 石家庄：河北教育出版社，2000：958.

味苦。生山谷。主治虫毒、鬼魅、邪气、咳逆、寒热。生蜀郡"。关于其产地，《太平御览》引《范子计然》载"黄环，出魏郡，黄色者善"。关于其性味和采摘时间，《太平御览》引《吴普本草》载"蜀黄环，一名生芎，一名根韭。神农、黄帝、岐伯、桐君、扁鹊辛，一经味苦，有毒。二月生，初出正赤，高二尺，叶黄员端，大茎，叶有汁，黄白。五月实员。三月采根，根黄，从理如车辐，解治蛊毒"①。

菟丝、石芸，药名。其中菟丝，为寄生草本植物，古代文献中常常将其和茯苓、松枝等联系在一起，《太平御览》卷九九三《药部十》引用了9种文献。关于其释名，《太平御览》引《尔雅》载"唐蒙、女萝，菟丝也"；《广雅》载"女萝，松萝也。菟丘，菟丝也"；《史记·龟策传》载"下有茯苓，上有菟丝"；《博物志》载"女萝，菟丝。寄草上，根不着地"；《吕氏春秋》载"或谓菟丝无根。非无根也，其不属也，茯苓是也"；《淮南子》载"菟丝无根而生。茯苓抽，菟丝死"；《抱朴子》载"菟丝之草，下有茯苓之根，无此菟在下，则丝不得生于上"。关于其药性和主治，《太平御览》引《吴普本草》载"菟丝实，一名玉女，一名松萝，一名鸟萝，一名鸦萝，一名复实，一名赤网。生山谷"②。石芸，药名，《太平御览》引《尔雅》载"莿，勃莿也"；《范子计然》载"石芸出三辅"③。

甘遂，药名。《太平御览》卷九九三《药部十》引用了5种文献。关于其释名，《太平御览》引《广雅》载"陵旱，甘遂也"。关于其产地，《太平御览》引《建康记》载建康"出甘遂"，《范子计然》载"甘遂出三辅"。关于其药性和主治，《太平御览》引《神农本草经》载"甘遂，味苦，寒。生川谷。治大腹、疝瘕、胀满、面目浮肿，除留饮宿食。出中山"；《吴普本草》载"甘遂，一名主田，一名日泽，一名重泽，一名鬼丑，一名陵藁，一名甘藁，一名苦泽。

①［宋］李昉，等编纂.太平御览：卷九九三，药部十［M］.夏剑钦，等校点.石家庄：河北教育出版社，2000：958.

②［宋］李昉，等编纂.太平御览：卷九九三，药部十［M］.夏剑钦，等校点.石家庄：河北教育出版社，2000：959.

③［宋］李昉，等编纂.太平御览：卷九九三，药部十［M］.夏剑钦，等校点.石家庄：河北教育出版社，2000：959.

神农、桐君苦，有毒；岐伯、雷公有毒。须二月、八月采"①。从宋以前文献记载可知，甘遂是一味泻下药，以干燥块根入药，具有泻水逐饮、消肿散结的功效，"乃泄水之圣药"。

马刀、女青、王孙，药名。其中马刀，《太平御览》卷九九三《药部十》引《神农本草经》载"马刀，味辛，微寒。生池泽。治补中，漏下、赤白、留寒热，破石淋，杀禽兽贼鼠。生江海"；《范子计然》载"马刀出河东"；《吴普本草》载"马刀，一名齐蛤。神农、岐伯、桐君咸，有毒；扁鹊小寒，大毒。生池泽江海。采无时也"。女青，药名，《太平御览》引《神农本草经》载"女青，一名雀翘。味辛，平。生山谷。治蛊毒，逐邪杀鬼。生朱崖"；《吴普本草》载"女青，一名霍由祇。神农、黄帝辛"。王孙，药名，《太平御览》引《神农本草经》载"王孙，味苦，平。治五脏邪气、湿痹、四肢疼酸。生海西"；《吴普本草》载"黄孙，一名王孙，一名蔓延，一名公草，一名海孙。神农、雷公苦，无毒；黄帝甘，无毒。生西海（生）〔山〕谷，及汝南城郭垣下。蔓延，赤文，茎叶相当"②。

茵陈、淮术、百部、千岁垣中肤皮、蒛葐、蒲阴实，药名。其中茵陈，也作因尘，《太平御览》卷九九三《药部十》引《尔雅》载"因尘，马生也"。关于其产地、采集时间、药性和主治，《太平御览》引《神农本草经》载"因尘蒿，味苦。治风湿、寒热、邪气结、黄疸。久服，轻身益气，能老。生太山"；《吴普本草》载"因尘，神农、岐伯、雷公苦，无毒；黄帝辛，无毒。生田中，叶如蓝。十一月采"。淮术，药名，《太平御览》引《吴普本草》载"淮（木）〔术〕，神农、雷公无毒。生晋平阳、河东平泽。治久咳上气、伤中羸虚，补中益气"。百部，药名，《太平御览》引《抱朴子·内篇》载"百部（黄）〔苗〕似拔葜，治咳，杀（风）〔虫〕"，《博物志》载"百部与门冬相似"。千岁垣中肤皮，药名，首见于《太平御览》引《吴普本草》载"千岁垣中肤皮，得姜、赤石

---

① [宋]李昉，等编纂. 太平御览：卷九九三，药部十[M]. 夏剑钦，等校点. 石家庄：河北教育出版社，2000：959.

② [宋]李昉，等编纂. 太平御览：卷九九三，药部十[M]. 夏剑钦，等校点. 石家庄：河北教育出版社，2000：960.

脂共治"。蒛葐，药名，《太平御览》引《尔雅》载"茥，蒛葐"，《吴普本草》载"缺盆，一名（决）〔覆〕盆"。蒲阴实，药名，《太平御览》引《吴普本草》载"蒲阴实，生平谷，或圃中。延蔓如瓜，叶实如桃。七月采。止温延年"，介绍其药性、主治和采集时间①。

（三）《太平御览》"药部"中医学知识的主要来源

《太平御览》"药部"共征引各种文献155种，主要来源于医学类文献，儒家经典类文献，历代正史、奏议类文献，地理、占候、风俗类文献，诸子类文献，历代小说、人物传记、文集、诗词、歌赋、字典、词典、训诂学类文献，前代类书和其他文献等，详细地介绍了380余种药物的名称、性质、效能、产地、采集时间、入药部位和主治病症等。如果再加上收载在"百谷部""兽部""鳞介部""果部""菜茹部""香部""百卉部"等部类中的某些药物，如龙眼、木瓜、蘪芜、白芷、桑根白皮、文蛤、蟹、水蛭、斑蝥等，《太平御览》中收载的药物种类可能有500余种。《太平御览》"药部"是宋初官修《开宝本草》以外收录药物数量最多的著作，超过了前代类书《艺文类聚》"药香草部"的内容，保存了大量珍贵的医药学文献资料。其医药学知识，主要来源于以下8个方面。

1. 医学类文献

《太平御览》"药部"征引的医学类文献，包括本草学著作《神农本草经》、三国吴普撰《吴普本草》（《太平御览》中亦作《吴氏本草经》），佚名撰《养生略要》《神药经》，以及转引自《吴普本草》之《黄帝本草》《桐君本草》（又名《桐君采药录》《桐君药录》）、《岐伯本草》《雷公本草》《扁鹊本草》《医和本草》《李氏本草》（又名《李当之药录》）等。方书学著作有东晋葛洪撰《葛洪方》（即《肘后救卒方》）、范汪撰《范汪方》（又名《范东阳方》）等。

---

① ［宋］李昉，等编纂. 太平御览：卷九九三，药部十 [M]. 夏剑钦，等校点. 石家庄：河北教育出版社，2000：960-961.

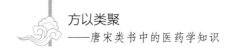

2. 儒家经学类文献

《太平御览》"药部"征引的儒家经典类文献，包括《易》《诗》《书》《周礼》《春秋》《春秋左传》《礼记》《仪礼》《论语》《毛诗序》《毛诗故训传》《尔雅》，西晋陆机撰《诗义疏》，以及汉佚名撰《孝经援神契》《春秋运斗枢》《易通卦验》等纬书著作。

3. 历史类文献

《太平御览》"药部"征引的历史类文献，包括汉司马迁撰《史记》，东汉班固撰《汉书》、刘珍等撰《东观汉记》、赵晔撰《吴越春秋》，三国魏鱼豢撰《典略》、陈寿撰《三国志》之《魏书》（魏志）、《吴书》（吴志）、《蜀书》（蜀志），晋朝司马彪撰《续汉书》、华峤撰《后汉书》、张勃撰《吴录》、王隐撰《晋书》、孙盛撰《魏氏春秋》（也作《魏氏春秋同异》）、孔衍撰《春秋后语》，南朝宋范晔撰《后汉书》，南朝梁沈约撰《宋书》，隋魏澹等撰《后魏书》、杜宝撰《大业拾遗录》，唐魏徵等撰《隋书》、房玄龄等撰《晋书》、姚思廉撰《梁书》、李百药撰《齐书》，后晋刘昫等撰《唐书》（即《旧唐书》），以及《汲冢周书》《后汉书·梁冀传》《晋书·石勒别传》等。

4. 地理、占候、风俗和其他科学类文献

《太平御览》"药部"征引的地理、占候、风俗和其他科学类文献，包括先秦时期佚名撰《山海经》，题东周范蠡撰《范子计然》，西汉桑钦撰《水经》，东汉袁康撰《越绝书》、班固撰《汉书·地理志》，三国吴沈莹撰《临海水土异物志》、万震撰《南州异物志》，两晋时期裴渊撰《广州记》、庾仲雍撰《湘州记》、罗含撰《湘川记》（又名《湘中记》《湘中山水记》）、伍缉之撰《从征记》、刘道真撰《钱塘记》、郭璞著《玄中记》、常璩撰《华阳国志》、谢灵运撰《游名山志》（又名《名山志》）、郭缘生撰《述征记》、慧远撰《庐山记》、佚名撰《罗浮山记》（清文廷式、丁国钧、黄逢元等认为是晋代袁宏撰），南朝宋郑缉之撰《永嘉记》、郑缉之撰《东阳记》、山谦之撰《吴兴记》、郭仲产撰《仇池记》、盛弘之撰《荆州记》、沈怀远撰《南越志》、郭仲产著《秦州记》（又名《秦州地记》），南朝宋李彤撰《圣贤冢墓记》、陈是乘民撰《江乘地记》、

姚察撰《建康记》，北朝北魏卢元明著《嵩高山记》。唐刘恂撰《岭表录异》，以及佚名撰《世赟记》《太山记》《东水经》《名山记》《名山略记》《晋宫阁名》等。博物、物产类著作包括晋张华撰《博物志》、郭义恭撰《广志》、嵇含撰《南方草木状》等。风俗类著作包括西晋周处撰《风土记》。月令类和其他科学类著作包括汉刘安、万毕撰《淮南万毕术》、东汉崔寔撰《四民月令》、唐窦维鋈撰《广古今五行记》（又名《广五行记》）等。

5. 诸子、道家、杂家类等文献

《太平御览》"药部"征引的诸子类文献，包括庄周等撰《庄子》、管仲等撰《管子》、荀子撰《孙卿子》（又名《荀子》）、晋傅玄撰《傅子》等。道家类著作包括《太清神丹经》3卷、《黄帝九鼎丹经》1卷、《太清金液神丹经》1卷、《五帝灵丹方》1卷、《丸丹金液仙经》1卷，汉阴君撰《丹经赞并序》、魏伯阳撰《周易参同契》，佚名撰《茅君内传》《仙人采芝图》，晋葛洪撰《抱朴子》《列仙传》，南朝梁孙柔之撰《孙氏瑞应图》。杂家类著作包括《吕氏春秋》《淮南子》等。

6. 历代小说、人物传记、奏章、文集、诗词、歌赋类等文献

《太平御览》"药部"征引了大量的历代小说、人物传记、奏章、文集、诗词、歌赋类等文献。其中笔记小说、志怪小说类著作，包括题西汉刘向撰《列仙传》、刘歆撰《西京杂记》、东方朔撰《海内十洲记》（又名《十洲记》）《神异经记》，题晋葛洪撰《西京杂记》、曹毗撰《杜兰香传》、干宝撰《搜神记》，南朝宋刘敬叔撰《异苑》，南朝宋齐间祖冲之撰《述异记》（10卷，已失传。另一本由南朝梁任昉撰，2卷），南朝梁吴均撰《续齐谐记》，佚名撰《归藏经》《汉武内传》《古瑞命记》。文集类著作，包括东周晏婴撰《晏子春秋》，东汉唐檀撰《唐子》、应劭撰《风俗通义》，三国魏曹丕撰《典论》，前燕慕容皝撰《与顾和书》，唐玄宗撰《御制玉灵芝诗》、刘肃编《唐新语》，以及佚名撰《郑氏婚礼谒文》等。人物类著作，包括皇甫谧撰《高士传》、佚名撰《鲁女生别传》。诗词、歌赋类文献，包括东周战国时期屈原、宋玉等撰《楚辞》，汉武帝撰《芝房歌》、司马相如撰《芍药赋》、扬雄撰《芍药赋》、佚名撰《乐府歌

诗》，三国魏曹丕撰《魏文帝集》、缪袭《神芝赞》、嵇康《灵芝诗》，西晋傅咸撰《款冬赋》，东晋王彪之撰《闽中赋》、孙绰撰《游天台山赋》、谢灵运撰《山居赋》，南朝梁庾信撰《哀江南赋》等。这类著作中包含了大量的医药学知识，如《太平御览》卷九八四《药部一》引谢灵运《山居赋》："《本草》所载，山泽不一，雷、桐是别，和、缓是悉，三枝六根，五华九实。"①《乐府歌诗》曰："仙人骑白鹿，发短耳何长！道我奉上药，览之获无疆。来到主人门，奉药一玉箱。主人服此药，身体日康强。发白复还黑，延年寿命长。"②魏文帝《折杨柳行》诗曰："西山一何高，高高殊无极。上有两仙童，不饮亦不食。与我一丸药，光耀有五色。服药四五日，身体生羽翼。"③

7. 字典、词典、训诂学类文献

《太平御览》"药部"征引的字典、词典、训诂学类文献，包括汉以前成书的《尔雅》，西汉扬雄撰《方言》，东汉许慎撰《说文解字》、刘熙撰《释名》，三国魏张揖撰《广雅》，晋崔豹撰《古今注》、郭璞撰《方言注》，唐陆德明撰《经典释文》等，解释医药学名词的字义、字音、字形和字源等。

8. 前代类书、哲学和其他类文献

《太平御览》"药部"征引的前代类书著作，包括《修文殿御览》《艺文类聚》《文思博要》等，是宋代仍然流传于世的前代有名类书。哲学和数学类著作，包括汉王充撰《论衡》，王符撰《潜夫论》，桓谭著《新论》（又名《桓子新论》），赵君卿注数学著作《周髀》（又名《周髀算经》）等，《太平御览》多有征引。

《太平御览》"药部"中医学知识的来源，从所引文献成书的年代、作者和种类来看，大多来自东周、秦、西汉、东汉、三国、西晋、东晋、南朝、北

①［宋］李昉，等编纂. 太平御览：卷九八四，药部一［M］. 夏剑钦，等校点. 石家庄：河北教育出版社，2000：884.

②［宋］李昉，等编纂. 太平御览：卷九八四，药部一［M］. 夏剑钦，等校点. 石家庄：河北教育出版社，2000：884.

③［宋］李昉，等编纂. 太平御览：卷九八四，药部一［M］. 夏剑钦，等校点. 石家庄：河北教育出版社，2000：885.

朝、隋、唐、五代时期的著作，尚未发现引用宋代当朝著作的内容，因而保存了大量北宋以前的医学文献书目和药物学内容。

（四）《太平御览》"药部"中医学知识的特点、传播与影响

《太平御览》"药部"中收载的药学文献书目、药学史料和医学病案，是对宋代以前中国药物学知识的一次系统总结，并随着《太平御览》的刊印和后世医学本草、方书著作对其内容的征引而受到重视。

《太平御览》"药部"中所载药物，大体上按释名（正名、异名）、性味、产地、主治功用来排列，间附医案，在内容上和一般本草著作有所不同。以书中所引《神农本草经》为例，《太平御览》所引《神农本草经》资料和历代本草著作所引《神农本草经》资料不完全相同，和宋代唐慎微原撰、艾晟校订《大观经史证类备急本草》和曹孝忠校订《政和新修经史证类备用本草》所载白字《神农本草经》条文相比，在书写程序上也不相同，"《证类本草》药物条文书写顺序为：药物正名→性味→主治功用→药物异名→生长环境。《太平御览》药物条文书写顺序为：药物正名→药物异名→性味→生长环境→主治功用"[①]。从药物内容上来看，本草学著作体现了药物学的编撰原则，而《太平御览》则体现了类书汇集资料的功能，呈现出了鲜明的工具书属性，既收载了大量的医学史料及其相关学科知识，又便于查询检索和文献查考使用。

《太平御览》"药部"中保存了很多失传的本草学著作及其他医史文献资料。从医学资料的种类来看，它远远地超过了一般本草学著作，有的药物条文少则一二条，多则数十条，且均一一注明出处，实际上是某一类药物的资料汇编。如丹药征引文献22种，芝药征引文献30余种，附子征引文献12种等，其中大多数原著今已散佚。尤其是书中所征引的前代本草学著作有10余种，如《神农本草经》（《太平御览》又作《本草经》《神农本草》《本草》）、《吴普本草》（又作《吴氏本草经》《吴氏本草》）、《黄帝本草》《岐伯本草》（又名《岐伯经》）、《雷公本草》（又名《雷公药对》）、《医和本草》《桐君采药录》（又名《桐君药录》）、《扁鹊本草》《李氏本草》（又名《李当

---

① 尚志钧. 本草人生：尚志钧本草论文集 [M]. 北京：中国中医药出版社，2010：296.

之药录》)、《本草经集注》(又作《陶弘景本草经》《陶隐居本草经》)、《新修本草》等，《太平御览》中征引内容较多。在引用本草次数上，以《神农本草经》最多，次之《吴普本草》，再次之《范子计然》等著作，充分反映了《神农本草经》在药物学中的权威地位和指导思想。又如魏晋以来方书著作，如葛洪撰《肘后备急方》、陶弘景撰《养性延命录》、甄权撰《药性论》、张文仲撰《随身备急方》等，《太平御览》中征引甚多，且内容相对完整，具有较高的学术价值。

《太平御览》"药部"中的医学内容，宋以后编撰刊行的类书、医学、方志等著作多有所引用，有力地促进了医药学知识的传播。如方剂学著作，宋代张杲撰《医说》载"上气常须服药"，引《太平御览》"张文仲言：风有一百二十四种，气有八十一种，唯脚气、头风、上气常须服药不绝。自余即随其发动，临期消息之。但有风气之人，春末夏初及秋暮，要得通泄，即不困剧。所谓通洩者，如麻黄、牵牛、郁李仁之类是也，不必苦驶利药"①。这条引文可能来源于张文仲撰《疗风气诸方》一书，介绍了风、气的种类和服药情况，该书今已散佚，故《太平御览》引文极其珍贵。明代吴昆撰《医方考》载"蒜齑酢"，引《太平御览》"华佗行道，见一人病噎，嗜食而不得下，家人车载欲往就医。佗闻其呻吟，驻车往视，语之曰：向来道旁卖饼者，有蒜齑大酢，从取三升饮之，病即当瘥。即如佗言，立吐蛇一条。悬之车边，欲造佗，佗尚未还，佗家小儿戏门前，迎见，自相谓曰：客车边有物，必是遇我公也。疾者前入，见佗壁悬此蛇辈以十数"。吴昆对《太平御览》中的华佗医方进行了注解，认为"蒜味辛热，为阳中之阳，能令人气实闷乱而自吐，若蛇虫蛊瘕，犹为宜之"②。

宋以后本草学著作对《太平御览》中的内容征引也较多。如明李时珍撰《本草纲目》载"玉""紫石英""胡豆""都桷子""斑蝥""地胆""鼠妇""鸬鹚""乌骨鸡""狸"等，引自《太平御览·药部》中的内容甚多。明卢之颐撰《本草乘雅半偈》载"紫石英"，引《太平御览》"自大岘至太山，皆出紫石英。

---

① [宋]张杲. 医说：卷三，诸风 [M]// 裴沛然. 中国医学大成三编，第 12 册. 长沙：岳麓书社，1988：62.

② [明]吴昆. 医方考：卷三，噎膈门 [M]. 洪青山，校注. 北京：中国中医药出版社，1998：157.

太山者，甚环玮。平氏山阳县者，色深特好。乌程县北垄山者，甚光明，但小而黑。东莞县爆山者，旧以贡献。江夏矾山亦有。永嘉固陶村小山者，芒角甚佳，但小薄耳。必以五棱如削，紫色达头，如樗蒲者乃良。修治，火煅醋淬，凡七遍，研末，水飞三四次，晒干入药。长石为之使。畏扁青、附子。恶鮀甲、黄连、麦句姜；得茯苓、人参，疗心中结气。得天雄、菖蒲，疗霍乱。过服紫石英，设乍寒乍热者，饮酒遂解"①。明张志聪撰《本草崇原》载"斑蝥"，引《太平御览》《神农本草经》云：春食芫花为芫青，夏食葛花为亭长，秋食豆花为斑蝥，冬入地中为地胆。其斑蝥甲上有黄黑斑点。芫青青绿色，亭长黑身赤头，地胆黑头赤尾，色虽不同，功亦相近"②。清杨时泰撰《本草述钩元》载"紫石英"，引《太平御览》"出泰山山谷，其色淡紫而质莹彻，随其小大，皆具五棱，两头如箭簇，比之白石英，其力当倍。产处甚多，或形甚环玮，或色深特好，或甚光明。但小而黑，或芒角甚佳而小薄，必以五棱如削，紫色达头如樗蒲者乃良"③。

　　总之，《太平御览》"方术部""疾病部""药部"中的医药学知识，受到后世学者的高度重视。随着前代类书、史书、方志和医学著作的散佚，《太平御览》中保存的医学内容便弥足珍贵。如中国学者孙星衍、黄奭、尚志钧、马继兴和日本学者森立之等各自所辑《神农本草经》，孙星衍、焦循、尚志钧所辑《吴普本草》等，皆以《太平御览》所引佚文为重要参校资料。《太平御览》是现存类书中引录《神农本草经》《吴普本草》内容最多的著作，其中所引《本草经》古本佚文264条，《吴普本草》古本佚文180条，具有极高的历史价值。这些古本佚文不仅为辑校《神农本草经》《吴普本草》提供了重要参校资料，而且也为研究古代医学名词术语演化、中药新药种类增补、中医抗病新药研发和中医古籍版本流传等提供了翔实的资料。

---

　　①［明］卢之颐，撰. 本草乘雅半偈：第三帙，紫石英［M］. 冷方南，王齐南，校点. 北京：人民卫生出版社，1986：188.

　　②［明］张志聪，著. 本草崇原：卷下，本经下品［M］. 刘小平，点校. 北京：中国中医药出版社，1992：136.

　　③［清］杨时泰，辑. 本草述钩元：卷五，石部［M］. 上海：科技卫生出版社，1958：51.

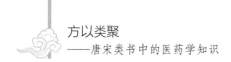

第二节　《册府元龟》中医药学知识
的内容、来源与传播

《册府元龟》是宋朝政府修撰的一部大型类书，也是现存宋代官修"四大类书"之一，成书于宋真宗景德二年（1005年）九月至大中祥符六年（1013年）八月。全书1 000卷、目录10卷，王钦若等18人奉诏撰，"四部书以《册府元龟》最大"①，汇辑了大量经、史著作中的史学内容。《册府元龟》"总录部"之"养生""医术"和"疾疹"部分，保存了大量宋代以前经、史、子书中有关养生学、医家人物传记、疾病防治等医药学内容。

一、《册府元龟》的编撰过程、知识分类与版本流变

（一）《册府元龟》的编撰过程与编修作者

景德二年（1005年）九月丁卯，宋真宗下诏王钦若、杨亿、孙奭等18人编修《历代君臣事迹》。大中祥符六年（1013年）八月书成，宋真宗御制序，赐书名《册府元龟》。南宋王应麟撰《玉海》卷五四《类书》详细地记载了宋朝政府编撰该书的时代背景、主要经过、编辑体例和重要意义：

> 景德二年九月丁卯，命资政殿学士王钦若、知制诰杨亿修《历代君臣事迹》。钦若等奏请直秘阁钱惟演、习衎，龙图阁待制杜镐、戚纶，直集贤院李维，直史馆王希逸、陈彭年、姜屿、陈越，太子右赞善大夫宋贻序同编修。初，令惟演等各撰篇目，送钦若暨亿参详。钦若等又自撰集，上用钦若等所撰为定，有未尽者奉旨增之。又令内臣刘承珪、刘崇超典其事。编修官供帐饮馔皆异常等。俄又令秘书丞

---

① 刘乃和.《册府元龟》新探[M]. 郑州：中州书画社，1983：1.

陈从易、校理刘筠同编修，又直馆查道、太常博士王（晓）〔曙〕。未成，又增直集贤院夏竦、职方员外郎孙奭注撰《音义》。三年四月丙子、四年八月壬寅，车驾再幸编修之所，再阅门类。杨亿悉以条对编次，未及伦理者改正之。帝曰："朕编此书，盖取著历代君臣德美之事，为将来取法。至于开卷览古，亦颇资于学者。皆命从官坐，赐编修官器币。"王钦若以《南、北史》有索虏岛夷之号，欲改去。王旦曰："旧史文不可改。"赵安仁曰："杜预注《春秋》，以长历推甲子多误，亦不敢改，但注云：日月必有误。乃诏欲改者，注释其下，凡所录以经籍为先。"亿又以群书中如《西京杂记》《明皇杂录》之类，皆繁碎，不可与经史并行，今并不取。止以《国语》《战国策》《管（子）》《孟（子）》《韩子》《淮南子》《晏子春秋》《吕氏春秋》《韩诗外传》与经史俱编，历代类书《修文殿御览》之类，采摭铨择，凡三十一部，部有总序，千（二）〔一〕百四门，门有小序。初撰篇序，诸儒皆作。帝以体例不一，祥符元年二月丙午，遂择李维等六人撰讫付杨亿审定。五月甲申，手札诏："凡悖恶之事及不足为训者，悉删去之。"日进草三卷，帝亲览之，摘其舛误，多出手书诘问，或召对，指示商略。三月丁卯，诏或有增改事标记复阅之（二年十月丁未手札，令钦若等书名，其增损悉书之）。凡八年而成之。六年八月十三日壬申，钦若等以献进表曰："推明凡例，分别部门，皆仰禀于宸谟，惟奉遵于成宪，刊除非当，稳括无遗。每烦乙夜之览，观率自清，衷而裁定。昔甘露、石渠，止于议奏，开元丽正，徒有使名。矧《皇览》《博要》之言，《玉鉴》《珠英》之作，但《词林》之见采，非治本之宜先。洪惟上圣之能，独出百王之首（崇政殿进呈），凡千卷，《目录》十卷，《音义》十卷。"诏题曰《册府元龟》，御制序。序曰："太宗皇帝始则编小说而成《广记》，纂百氏而著《御览》，集章句而制《文苑》，聚方书而撰《神医》。次复刊广疏于九经，校阙疑于三史，修古学于篆籀，总妙言于释老。洪猷丕显，能事毕陈。朕遹遵先志，肇振斯文，载命群儒，共司缀辑。粤自正统，至于闰位，君臣善迹，邦家美政，礼乐沿革，法令宽猛，官师论议，多士名行，靡不具载。用存典刑，凡勒成一千一百四门，门有小序，述其指归，分为三十一部，部有总序，言其经制，凡一千卷（祥符八年十二月乙丑，钦若等上版本，宴编修官，上作诗一章，赐命属和）。"①

关于宋真宗下诏编撰《册府元龟》的背景和经过，宋代官、私目录学著作《崇文总目》和陈振孙《直斋书录解题》、晁公武《郡斋读书志》、郑樵《通志》、马端临《文献通考》等均有记载，但唯以南宋王应麟《玉海》的记载最为详尽。《玉海》的记载具有极高的史料价值，主要包括以下内容。

一是《册府元龟》的名称、卷数和编撰时间。从王钦若等上进表和宋真宗所下诏令及御制序来看，该书原名《历代君臣事迹》，宋真宗下诏赐名《景德册府元龟》，简称《册府元龟》。全书共 1 000 卷，《目录》10 卷，《音义》10 卷，是宋真宗时期官府修撰的一部大型类书。该书的编撰时间，始于景德二年（1005 年）九月丁卯，成书于大中祥符六年（1013 年）八月壬申，刊行于大中祥符八年（1015 年）十二月乙丑。宋真宗对《册府元龟》的编撰给予了高度重视，于景德三年（1006 年）四月丙子、景德四年（1007 年）八月壬寅，"幸崇文院观新编《君臣事迹》，王钦若、杨亿等以草本进御，上遍览之"②，亲自到崇文院询问编撰进展情况。

二是《册府元龟》的编撰背景和政治文化意义。关于该书的编撰背景，宋真宗提出"取著历代君臣德美之事，为将来取法。至于开卷览古，亦颇资于学者"，是编撰《册府元龟》的政治文化基础和指导原则。在《册府元龟》编撰过程中，宋真宗制定了采编史料的原则——"援据经史，颇尽体要""异端小说，咸所不取"，并经常"亲览，摘其舛误，多出手书，或诏对，指示商略"③。《册府元龟》成书后，宋真宗不仅颁赐辅臣，而且亲撰《御制册府元龟序》，指出："朕遹遵先志，肇振斯文，载命群儒，共司缀缉。粤自正统，

① [宋]王应麟. 玉海：卷五四，类书 [M]. 南京：江苏古籍出版社，上海：上海书店，1987：1031-1032.

② [宋]李焘. 续资治通鉴长编：卷六六，景德四年八月壬寅 [M]. 北京：中华书局，2004：1479.

③ [宋]陈振孙，撰. 直斋书录解题：卷一四，子部·类书类 [M]. 徐小蛮，顾美华，点校. 上海：上海古籍出版社，2015：425.

至于闰位，君臣善迹，邦家美政，礼乐沿革，法令宽猛，官师论议，多士名行，靡不具载。用存典刑，凡勒成一千一百四门，门有小序，述其指归，分为三十一部，部有总序，言其经制，凡一千卷"，强调其政治文化意义。

三是《册府元龟》的编撰作者。据宋人程俱《麟台故事》和王应麟《玉海》的考证和记载，《册府元龟》的编撰者包括王钦若、杨亿、孙奭、钱惟演、杜镐、刁衎、李维、戚纶、王希逸、陈彭年、姜屿、宋贻序、陈越、陈从易、刘筠、查道、王曙、夏竦18人。其中王钦若、杨亿"总其事"，负责统编全书，孙奭撰《音义》10卷。同时，宋真宗对该书的编撰给予了高度重视，撰有《御制册府元龟序》一篇。

四是《册府元龟》收录历史文献的原则。书中收载的历史文献，包括儒家经传、正史、《国语》《战国策》《管子》《孟子》《韩非子》《淮南子》《晏子春秋》《吕氏春秋》《韩诗外传》，以及历代类书《修文殿御览》《皇览》《文思博要》《长洲玉镜》《三教珠英》《文馆词林》等，俱加收载。凡鬼怪、传奇、小说等，如《西京杂记》《明皇杂录》之类，均不收载。清四库馆臣指出："其间义例，多出真宗亲定，惟取六经子史，不录小说，于悖逆非礼之事，亦多所刊削，裁断极为精审。"[①]

《册府元龟》是宋真宗时期实施的一项重大文化工程。由于《册府元龟》收载的大多是历代正史和诸子著作，且又经过多次校证，因而保留了大量宋代以前的历史文献资料。其中，唐、五代时期的史书文献是《册府元龟》中的精华所在。这些珍贵的历史文献，成为校勘、增补、辑佚和研究宋以前中国古代史的珍贵资料。书中征引的史书不少现已失传，如《唐实录》《唐年补录》《修文殿御览》等，因而具有极高的文献学价值和史料学价值。

（二）《册府元龟》的知识分类与主要内容

《册府元龟》的卷数和目录，宋代官、私目录学著作均载正文1 000卷，《目录》10卷，《音义》10卷。如官修目录学著作《崇文总目》卷三《类书

---

① ［清］永瑢，纪昀. 四库全书总目：卷一三五，子部·类书一 [M]. 北京：中华书局，2003：1145.

类》载"《册府元龟》一千卷"①。《宋史》卷二〇七《艺文志六》载"王钦若
《册府元龟》一千卷"②。南宋陈振孙撰《直斋书录解题》卷一四载"《册府元
龟》一千卷"③。郑樵撰《通志》卷六九《艺文略七》载:"《册府元龟》一千
卷"④。马端临撰《文献通考》卷二二八《经籍考五十五》亦载"《册府元龟》
一千卷"⑤。

《册府元龟》的主要内容,采用类书"发凡起例,类事分门"的编撰体例,
按部分类,包括帝王部128门,闰位部78门,僭伪部37门,列国君部40门,
储宫部17门,宗室部43门,外戚部23门,宰辅部41门,将帅部106门,台
省部29门,邦计部29门,宪官部15门,谏净部6门,词臣部8门,国史部
13门,掌礼部9门,学校部15门,刑法部9门,卿监部15门,环卫部9门,
铨选部8门,贡举部7门,奉使部27门,内臣部16门,牧守部42门,令长
部21门,宫臣部11门,幕府部16门,陪臣部21门,总录部243门,外臣部
34门,合计总31部、1104门,总序31篇、小序1116篇。大多为宋以前历
代经、史、子书中的历史文献史料,内容以介绍历代君臣事迹和圣贤美德故
事为主,以便为宋王朝的统治提供借鉴。跟宋太宗朝官修"四大类书"——
《太平御览》《太平广记》《文苑英华》《神医普救方》有所不同的是,《册府
元龟》征引的文献主要为经、史、子书,在引文后没有标注文献来源。

(三)《册府元龟》的刊刻情况与版本流变

宋代《册府元龟》的版本,主要以刻本流传。大中祥符八年(1015年)
十二月《册府元龟》刊成后,天禧四年(1018年)闰十二月癸丑宋真宗下诏
"赐辅臣各一部",景祐四年(1037年)二月甲子宋仁宗下诏"赐御史台"⑥。

① [宋]王尧臣,等. 崇文总目:卷三,类书类 [M]// 国学基本丛书. 长沙:商务印书馆,1939:175.
② [元]脱脱,等. 宋史:卷二〇七,艺文志六 [M]. 北京:中华书局,2007:5299.
③ [宋]陈振孙,撰. 直斋书录解题:卷一四,类书类 [M]. 徐小蛮,顾美华,点校. 上海:上海古籍出版社,2015:425.
④ [宋]郑樵. 通志:卷六九,艺文略七 [M]. 北京:中华书局,1987:814.
⑤ [元]马端临,著. 文献通考:卷二二八,经籍考五十五 [M]. 上海师范大学古籍研究所,华东师范大学古籍研究所,点校. 北京:中华书局,2011:6262.
⑥ [宋]王应麟. 玉海:卷五四,类书 [M]. 南京:江苏古籍出版社,上海:上海书店,1987:1032.

其版本包括：北宋大中祥符八年（1015年）刻本，清陆心源曾藏有北宋残本483卷，后流入日本静嘉堂文库；南宋《新刊监本册府元龟》刻本，残存8卷，今中国国家图书馆有藏本；南宋《册府元龟》刻本，残存588卷，今台北故宫博物院、中国国家图书馆、北京大学图书馆有残本收藏。

明代《册府元龟》的版本，包括刻本和钞本两种。其中《册府元龟》的明刻本，包括明崇祯十五年（1642年）福建建阳县知县黄国琦刊刻宋王钦若等奉敕撰《册府元龟》1 000卷、目录10卷，明李嗣京阅，明文翔凤订，明黄国琦校，五绣堂刊，卷首有崇祯壬午长至月匡山黄国琦序、淮南李嗣京序。《册府元龟》的明钞本，包括《新刊监本册府元龟》钞本，现存702卷，142册，原藏于青岛崂山华岩寺，现藏于青岛市博物馆①。此外，《册府元龟》的明钞本还有明南岑书舍钞本，以及其他钞本等。

清代《册府元龟》的版本，包括刻本和钞本两种。其中《册府元龟》的清刻本，主要为清康熙十一年（1672年）黄九锡五绣堂翻刻明刊《册府元龟》重修本，卷首有西极文翔凤序。《册府元龟》的清钞本，主要为清乾隆年间官修《钦定四库全书》钞本。

近现代时期《册府元龟》的版本，包括影印本和校订本。1960年，中华书局影印明代崇祯十五年（1642年）刻本，后于1982年、1988年、2019年等多次重印。1996年，台北中华书局出版《册府元龟》1 000卷，共20册。2006年，凤凰出版社出版宋王钦若等编纂、周勋初等校订《册府元龟》一书，共12册。

二、《册府元龟》"总录部·养生"中医药学知识的主要内容

《册府元龟》卷八三六《总录部》"养生"收载了32则事例，其中养生理论方面2条，历史人物30条，叙述了宋代以前养生学的理论、实践及注意事项。

（一）关于养生理论

中国古代养生学提出了"太上养神，其次养形"的神形统一观点，对后世

---

① 鲁海，时桂山. 崂山华岩寺藏钞本《册府元龟》[J]. 图书馆杂志. 1984（2）：59, 60-61.

产生较大影响。《册府元龟》卷八三六《总录部》载：

> 文子曰："太上养神，其次养形。"夫人之生也，禀天地之中，钟五行之秀，资之以恬愉，则生理固。济之以颐摄，则德寓充。盖夫导引以为寿，著于蒙庄之说；吐吸以练藏，传夫王吉之论，养生之时义远矣。其有养其外而不养其内者，或被其苦；养其内而不养其外者，亦婴乎害，此偏枯之人，不足尚也。若乃内外相养，形神交泰，六疾不生，世患罔极，斯达人之善养哉。故潜山隐谷，服芝饵术，静居导引，熊经鸱顾，以养形也。绝虑弃智，黜聪去美，玄真寡欲，清虚自守，以养神也。乃有益壮不衰，长龄加倍，与夫太劳而弊，不节而嗟者异焉。①

这则史料不见于宋以前历史文献记载，应为王钦若等总结概括之语。文中强调了东周时期辛妍"太上养神，其次养形"的观点，提出了"内外相养，形神交泰，六疾不生，世患罔极，斯达人之善养哉"的看法。书中所引"周老子百有六十余岁，或言二百余岁，以其修道而养寿也"②，正是养神、养形方法的应用。

（二）关于养生实践

关于历史上养生实践及其案例，《册府元龟》卷八三六《总录部》征引了30则事例，分别是西汉张良，东汉王充、苏顺、吴普、冷寿光、鲁女生、封君达、王真、孟节，晋嵇康、张中、郭瑀、陶淡，南朝宋刘凝之、陶弘景、刘虬，南朝齐顾欢，北魏崔浩、徐謇，北齐颜吾道荣，隋徐则，唐王希夷、孙思邈、潘师正、司马承祯、孟诜、赵昌、柳公度，五代后唐许寂，后晋卢损等。这些人秉承的养生之道，主要包括以下几类。

---

① [宋]王钦若，等编纂. 册府元龟（校订本）：卷八三六，总录部·养生 [M]. 周勋初，等校订. 南京：凤凰出版社，2006：9709.

② [宋]王钦若，等编纂. 册府元龟（校订本）：卷八三六，总录部·养生 [M]. 周勋初，等校订. 南京：凤凰出版社，2006：9709.

一是导引、辟谷、胎息类。如《册府元龟》卷八三六《总录部》引"汉张良以高祖五年封留侯，良从入关，性多疾，即导引不食谷，闭门不出"①。虽然《册府元龟》没有注明史料来源，但这则史料实际上引自《史记》卷五五《留侯世家》。王真，上党人，"年且百岁，视之面有光泽，似未五十者。自云周流，登五岳名山，悉能行胎息胎食之方，嗽舌下泉咽之，不绝房室"②，系引自《后汉书》卷八二下《方术传下》。南朝梁陶弘景，丹阳秣陵人，天监四年（505年），"移居积金涧，行辟谷导引之法，年逾八十而有壮容。深慕张良之为人，云古贤莫比"③，系引自《梁书》卷五一《处士传》。唐朝王希夷，"孤贫好道，隐于嵩山。师道士黄颐向四十年，尽传其闭气导养之术。常饵松柏叶及杂花散。博通子史，尤明《庄》《老》及《易》。景龙中，年已七十余，气力益壮"，系引自《旧唐书》卷一九二《隐逸传》。司马承祯，"师事潘师正，传其符录及辟谷、导引、服饵之道"④，系引自《旧唐书》卷一九二《隐逸传》。柳公度，"善摄生，年八十余，步履轻便"⑤，系引自《旧唐书》卷一六五《柳公绰传附柳公度传》。

二是节欲类。如《册府元龟》卷八三六《总录部》载东汉王充，会稽上虞人，年渐七十，力志衰耗，"乃造《养性书》十六篇，裁节嗜欲，颐神自守"⑥，系引自《后汉书》卷四九《王充传》。隋代徐则，"幼沉静，寡嗜欲。后辞入天台山，因绝粒养性，所资惟松术而已"⑦，系引自《隋书》卷七七《徐则传》。

---

①［宋］王钦若，等编纂. 册府元龟（校订本）：卷八三六，总录部·养生［M］. 周勋初，等校订. 南京：凤凰出版社，2006：9709.

②［宋］王钦若，等编纂. 册府元龟（校订本）：卷八三六，总录部·养生［M］. 周勋初，等校订. 南京：凤凰出版社，2006：9710.

③［宋］王钦若，等编纂. 册府元龟（校订本）：卷八三六，总录部·养生［M］. 周勋初，等校订. 南京：凤凰出版社，2006：9710.

④［宋］王钦若，等编纂. 册府元龟（校订本）：卷八三六，总录部·养生［M］. 周勋初，等校订. 南京：凤凰出版社，2006：9711.

⑤［宋］王钦若，等编纂. 册府元龟（校订本）：卷八三六，总录部·养生［M］. 周勋初，等校订. 南京：凤凰出版社，2006：9711.

⑥［宋］王钦若，等编纂. 册府元龟（校订本）：卷八三六，总录部·养生［M］. 周勋初，等校订. 南京：凤凰出版社，2006：9709.

⑦［宋］王钦若，等编纂. 册府元龟（校订本）：卷八三六，总录部·养生［M］. 周勋初，等校订. 南京：凤凰出版社，2006：9711.

孙思邈，唐代著名医家，撰《备急千金要方》30卷、《千金翼方》30卷，提出了"太上畏道，其次畏物，其次畏人，其次畏身。忧于身者，不拘于人。畏于己者，不制于彼。慎于小者，不惧于大。戒于迩者，不悔于远"①的养生观点，强调"故善摄生者，常少思、少念、少欲、少事、少语、少笑、少愁、少乐、少喜、少怒、少好、少恶。行此十二少者，养性之都契也"②的养生方法。这则史料，系引自《旧唐书》卷一九一《方伎传》。

三是华佗"五禽戏"养生，即通过模仿动物的动作达到运动和强身健体的作用。《册府元龟》卷八三六《总录部》载："广陵吴普，彭城樊阿皆从佗学。普依准佗，治疗多所全济。佗语普曰：'人体欲得劳动，但不当使极尔。动摇则谷气得消，血脉流通，病不得生，譬犹户枢不朽也。是以古之仙者为导引之事，熊经鸱顾（熊经，若熊之攀枝自悬。鸱顾，身不动而回顾也），引挽腰体，动诸关节，以求难老。吾有一术名'五禽之戏'，一曰虎，二曰鹿，三曰熊，四曰猿，五曰鸟。亦以除疾，兼利蹄足，以当导引。体中不快，起作一禽之戏，沾濡汗出，因上著粉，身体轻便而欲食。'普施行之，年九十余，耳目聪明，齿牙完坚。"华佗学生樊阿，"从佗求方可服食益于人者，佗授以漆叶青黏散（青黏一名地节，一名黄芝，主五脏，益精气。本出于迷入山者，见仙人服，以告佗。佗以为佳，语阿，阿又秘之），漆叶屑一斗，青黏十四两，以是为率。言久服，去三虫，和五脏，轻体，使人头不白。阿从其言，寿百余岁"③。这则内容征引自《后汉书》卷八二下《方术传下》，《三国志·魏书》卷二九《华佗传》也有相同记载。又引《后汉书》卷八二下《方术列传》载冷寿光，与华佗同时代，"年可百五六十岁，常屈颈鹗息，鬓发尽白，而色如三四十岁"④。从吴普、樊阿、冷寿光的养生实践可知，运动养生可以维护健

---

①［宋］王钦若，等编纂. 册府元龟（校订本）：卷八三六，总录部·养生［M］. 周勋初，等校订. 南京：凤凰出版社，2006：9711.

②［唐］孙思邈. 备急千金要方［M］. 胡国辰，总主编. 张印生，韩学杰，主编. 唐宋金元名医全书大成·孙思邈医学全书. 北京：中国中医药出版社，2009：489.

③［宋］王钦若，等编纂. 册府元龟（校订本）：卷八三六，总录部·养生［M］. 周勋初，等校订. 南京：凤凰出版社，2006：9710.

④［宋］王钦若，等编纂. 册府元龟（校订本）：卷八三六，总录部·养生［M］. 周勋初，等校订. 南京：凤凰出版社，2006：9709-9710.

康、延缓衰老和增强体质。

　　四是服食药物类。《册府元龟》卷八三六《总录部》载鲁女生，东汉长乐人，"初饵胡麻及术，绝谷八十余年，日少壮，色如桃花，日能行三百里，走及獐鹿"①，系引自《后汉书》卷八二下《方术传下》。封君达，东汉陇西人，"初服黄连，五十余岁入鸟举山，服水银百余年，还乡里，如二十年间"②，系引自《后汉书》卷八二下《方术传下》。孟节，东汉上党人，"能含枣核不食，可至五年十年。又能结气不息，身不动摇，状若死人，可至百日半年"③，系引自《后汉书》卷八二下《方术传下》。郭瑀，字元瑜，东晋时期敦煌郡人，"隐于临松薤谷，凿石窟而居，服柏实以轻身"④，系引自《晋书》卷九四《隐逸传》。刘凝之，字志安，南朝宋人，"隐居衡山之阳，登高岭绝人迹处，为小屋居之，采药服之"⑤，系引自《宋书》卷九三《隐逸传》。刘虬，字灵预，南齐官吏，任当阳令，"罢官归家，静处，断谷，饵术及胡麻"⑥，系引自《南齐书》卷五四《刘虬传》。徐謇，字成伯，北魏医家，"善医术，謇尝有药饵，及吞服道符，年垂八十而鬓髪不白，力未多衰"⑦，系引自《魏书》卷九一《术艺传》。潘师正，字子真，贝州宗城人，唐代著名道士，"清静寡欲，居于嵩山之逍遥谷，积二十余年，但服松叶饮水而已"⑧，系引自《旧唐书》卷

----

　　①［宋］王钦若，等编纂. 册府元龟（校订本）：卷八三六，总录部·养生［M］. 周勋初，等校订. 南京：凤凰出版社，2006：9710.

　　②［宋］王钦若，等编纂. 册府元龟（校订本）：卷八三六，总录部·养生［M］. 周勋初，等校订. 南京：凤凰出版社，2006：9710.

　　③［宋］王钦若，等编纂. 册府元龟（校订本）：卷八三六，总录部·养生［M］. 周勋初，等校订. 南京：凤凰出版社，2006：9710.

　　④［宋］王钦若，等编纂. 册府元龟（校订本）：卷八三六，总录部·养生［M］. 周勋初，等校订. 南京：凤凰出版社，2006：9710.

　　⑤［宋］王钦若，等编纂. 册府元龟（校订本）：卷八三六，总录部·养生［M］. 周勋初，等校订. 南京：凤凰出版社，2006：9710.

　　⑥［宋］王钦若，等编纂. 册府元龟（校订本）：卷八三六，总录部·养生［M］. 周勋初，等校订. 南京：凤凰出版社，2006：9710.

　　⑦［宋］王钦若，等编纂. 册府元龟（校订本）：卷八三六，总录部·养生［M］. 周勋初，等校订. 南京：凤凰出版社，2006：9711.

　　⑧［宋］王钦若，等编纂. 册府元龟（校订本）：卷八三六，总录部·养生［M］. 周勋初，等校订. 南京：凤凰出版社，2006：9711.

一九二《隐逸传》。孟诜，唐汝州梁人，举进士，医学家，提倡"若能保身养性者，常须善言莫离口，良药莫离手"①，系引自《旧唐书》卷一九一《方伎传》。从鲁女生、徐睿、孟诜等养生实践可知，静以修身，俭以养德，爱精养身，服食草药，可以延长寿命。

五是服食丹药类。《册府元龟》卷八三六《总录部》载张中，字巨和，中山人，"永嘉之乱，隐于泰山，恬靖寡欲，清虚服气，飡芝饵石，修导养之方"②，系引自《晋书》卷九四《隐逸传》。

总之，从《册府元龟》所载养生学知识可知，养生的目的在于使人们通过采取各种保健措施来预防疾病的发生，增强体质，延缓衰老，延长寿命。

三、《册府元龟》"总录部·医术"中医药学知识的主要内容

《册府元龟》卷八五八、卷八五九为《医术》，共2卷，收载了宋以前医学人物传记资料及其诊疗疾病病案。书中提到的医学人物共75人，包括春秋战国时期名医医缓、医和、文挚、扁鹊，汉代名医淳于意、周仁、楼护、涪翁、程高、郭玉、黄宪父、阮炳，三国名医王翕、皇甫谧、华佗、吴普、樊阿、赵泉，两晋南北朝名医裴頠、单道开、无名医、徐熙、徐秋夫、徐道度、徐叔响、徐文伯、徐嗣伯、徐雄、薛伯宗、褚澄、何佟之、周澹、阴贞、李潭、李骥、李驹、李修、李亮、李天授、徐睿、王显、李亮、崔景凤、李元忠、李密、徐雄、徐之才、徐之范、崔季舒、马嗣明、姚菩提、姚僧垣、姚最、褚该、褚士，隋、唐、五代时期名医许道幼、许智藏、许胤宗、甄权、甄立言、宋侠、孙思邈、吕才、苏敬、许敬宗、李淳风、孔志约、李勣、秦鸣鹤、陆贽、段深、孟继瑜、陈立、张泳和刘翰，均来源于宋以前历代正史《方技传》《艺术传》等。

---

① ［宋］王钦若，等编纂. 册府元龟（校订本）：卷八三六，总录部·养生 [M]. 周勋初，等校订. 南京：凤凰出版社，2006：9711.

② ［宋］王钦若，等编纂. 册府元龟（校订本）：卷八三六，总录部·养生 [M]. 周勋初，等校订. 南京：凤凰出版社，2006：9710.

（一）周代以来医事制度

《册府元龟》"总录部·医术"所载周代以来医学制度，主要保存在《周官》和其他史书中，对后世产生重要影响。《册府元龟》卷八五八《总录部·医术一》载：

> 《周官》有医师之职，掌医之政令，聚毒以供其事，稽劳而制其食，盖以十全者为上矣。《传》曰："医不三世不服其药。"又曰："三折肱知为良医。"诚以其继志隶业，传习精练，除疾蠲疴，功效显著之谓也。自俞、扁、和、缓擅名于前代，汉魏而下，高手继出，其操术之妙，亦几于神。简策所纪，烂然可观。若乃审四时之候，究六疚之本，调五味五谷五药之品，视五气五声五色之状，两之以九窍之变，参之以九脏之动，则人之死生系焉。在执艺之工，为难能矣。①

这则引文解释了医师之职、医人标准，四时之候与六疚之本，五味、五谷、五药和五气、五声、五色，九窍之变与九脏之动之间的关系等。同时，还梳理了历代名医的事迹，指出自先秦以来，历代名医辈出，"其操术之妙，亦几乎神"。

（二）东周时期名医

《册府元龟》"总录部·医术"所载东周时期名医，共4人，包括医缓、医和、文挚和扁鹊。虽然《册府元龟》没有标注文献来源，但经笔者考证，系征引自《左传》《吕氏春秋》《史记·扁鹊仓公列传》等。

医缓，秦国名医，受秦桓公派遣为晋国国君治病，对疾病病因的认识达到了相当高的水平。《册府元龟》卷八五八《总录部·医术一》引《左传》"成公十年"载："晋景公疾病，求医于秦。秦伯使医缓为之（缓，医名，为犹治也。）未至，公梦病为二竖子曰：'彼良医也，惧伤我，焉逃之？'其一曰：'居

---

① ［宋］王钦若，等编纂. 册府元龟（校订本）：卷八五八，总录部·医术一[M]. 周勋初，等校订. 南京：凤凰出版社，2006：9989.

肓之上，膏之下，若我何（肓，膈也，心下为膏）?'医至曰：'疾不可为也，在肓之上，膏之下，攻之不可，达之不及，药不至焉，不可为也。'（达，针也）公曰：'良医也。'厚为之礼而归之。"① 这则医案发生在公元前581年，说明医缓具有较高的疾病诊断水平，同时还记载了"膏肓穴"和"病入膏肓"典故的出处，说明晋景公病情非常严重，已无法医治。

医和，秦国名医。《册府元龟》卷八五八《总录部·医术一》引用《左传》"昭公元年"，记载了公元前541年医和诊治晋平公疾病医案，提出了"节之，先王之乐，所以节百事也，故有五节"的节欲思想，认为晋平公所患疾病不可医治，并提出了"六淫致病"的观点。

> 天有六气（谓阴阳风雨晦明也），降生五味（谓金味辛、木味酸、水味咸、火味苦、土味甘，皆由阴阳风雨而生），发为五色（辛色白、酸色青、咸色黑、苦色赤、甘色黄。发，见也），征为五声（白声商、青声角、黑声羽、赤声徵、黄声宫徵也），淫生六疾（淫，过也。滋味声色所以养人，然过则生害）。六气曰阴阳风雨晦明也。分为四时，序为五节（六气之化，分而序之，则成四时，得五行之节）。过则为菑（古"灾"字）。阴淫寒疾（寒过则为冷），阳淫热疾（热过则喘渴），风淫末疾（末，四肢也。风为缓急），雨淫腹疾（雨湿之气为泄注），晦淫惑疾（晦，夜也，为宴寝过节，则心惑乱），明淫心疾（明，尽也。思虑烦多，心劳生疾）女，阳物，而晦时淫，则生内热惑蛊之疾（女常随男，故言阳物，家道尝在夜，故言晦时）。②

这是中国医学史上最早提出的"六淫致病"学说。"六淫"即指阴淫、阳淫、风淫、雨淫、晦淫、明淫，是六种外感病邪的统称，标志着中医病因学说逐渐成熟和完善。后《黄帝内经》秉承了这种观点，并做了进一步阐发。

---

① ［宋］王钦若，等编纂. 册府元龟（校订本）：卷八五八，总录部·医术一[M]. 周勋初，等校订. 南京：凤凰出版社，2006：9989.

② ［宋］王钦若，等编纂. 册府元龟（校订本）：卷八五八，总录部·医术一[M]. 周勋初，等校订. 南京：凤凰出版社，2006：9989-9990.

扁鹊，渤海郡郑人，姓秦氏，名越人。少时师从长桑君，尽得真传，"乃悉取其禁方书尽与扁鹊"，以此视病，尽见五脏症结，擅长诊脉。《册府元龟》全部征引了《史记》卷一〇五《扁鹊仓公列传》记载，称其为"赵扁鹊"，详细介绍了扁鹊的生平和数则医案病案。如赵简子患病，扁鹊诊断后应用"血脉治"。虢国太子患病暴死，扁鹊诊断后是"五脏蹶中之时暴作"，"乃使弟子子阳厉针砥石，以取外三阳五会。有间，太子苏。乃使子豹为五分之熨，以八减之剂和煮之，以更熨两胁下。太子起坐。更适阴阳，但服汤二旬而复故。"[①] 齐桓侯患病，扁鹊诊断后指出"君有疾在血脉，不治恐深"，后五日，齐桓侯身体果有病，使人召扁鹊，扁鹊已逃去，于是不治而亡。秦太医令李醯，"自知伎不如扁鹊也，使人刺杀之"[②]。扁鹊善诊脉，"至今天下言脉者，由扁鹊也"。司马迁在《太史公自序》中称赞说："扁鹊言医，为方者宗，守数精明，后世循序，弗能易也。"[③] 四川成都老官山汉墓出土扁鹊医书《脉书·上经》《脉书·下经》《经脉》《治六十病和齐汤法》等8部著作，首次系统论述了中医脉诊原理，开创了望闻问切、辨病施治之先河。

（三）两汉时期名医

《册府元龟》"总录部·医术"所载两汉时期名医，共8人，包括淳于意、周仁、楼护、涪翁、程高、郭玉、黄宪父和阮炳，系征引自《史记》《汉书》和《后汉书》。

西汉名医淳于意，精于医术和脉诊，师从公孙光、公乘阳庆学习医学基础理论和黄帝、扁鹊脉书。《册府元龟》全部征引了《史记》卷一〇五《扁鹊仓公列传》的内容。关于淳于意的生平，"为齐国太仓长，姓淳于氏，名意，少而喜医方术。高后八年，更受师同郡元里公乘阳庆。庆年七十余，无子，时使意尽去其故方，更悉以禁方与之，传黄帝、扁鹊之脉书，五色诊病，知人

---

① [宋]王钦若，等编纂. 册府元龟（校订本）：卷八五八，总录部·医术一 [M]. 周勋初，等校订. 南京：凤凰出版社，2006：9991.

② [宋]王钦若，等编纂. 册府元龟（校订本）：卷八五八，总录部·医术一 [M]. 周勋初，等校订. 南京：凤凰出版社，2006：9991.

③ [汉]司马迁. 史记（修订本）：卷一〇五，扁鹊仓公列传 [M]. 北京：中华书局，2014：4023.

死生，决嫌疑，定可治，及药论，甚精。时受之三年，为人治病，决死生多验。然左右行游诸侯，不以家为家，或不为人治病，病家多怨之者"①。《册府元龟》所引《史记》为全文征引，记载了淳于意诊断病人25则医案，是中国现存较为完整的病史记录，具有极高的史料价值。这些病案反映了淳于意擅长用脉诊诊断疾病，用针灸和方剂治疗病人。如淳于意治疗侍御史齐成头痛病医案，便充分反映了这种思想。《册府元龟》卷八五八《总录部·医术一》载：

> 齐侍御史成自言病头痛，臣意诊其脉，告曰："君病恶，不可言也。"即出，独告成弟昌曰："此病疽也，内发于肠胃之间，后五日当臑肿，后八日发脓死。"成之病得之饮酒且内，成即如期死。所以知成之病者，臣意切其脉，得肝气浊（一作色）而静（一作清），此内关之病也。脉法曰："脉长而弦，不得代四时者，其病主在于肝。和即经主病也，代则络脉有过。"经主病和者，其病得之筋髓里。其代绝而脉贯者，病得之酒且内。所以知其后五日而臑肿，八日呕脓死者，切其脉时，少阳初代。代者经病，病去过人，人则去。络脉主病，当其时，少阳初关一分，故中热而脓未发也，及五分，则至少阳之界（一作"分"，下章曰"肝与心相去五分"，故曰五日尽也）。及八日，则呕脓死，故上二分而脓发，至界而臑肿，尽泄而死。热上则熏阳明，烂流络。流络动则脉结发，脉结发则烂解，故络交。热气已上行，至头而动，故头痛。②

《册府元龟》所引《史记》中淳于意医案25则，生动地揭示了汉代医家已熟练地掌握了脉诊技巧和诊断疾病的水平。关于脉诊和疾病的关系，齐王侍医问淳于意："诊病决死生，能全无失乎?"淳于意回答说："意治病人，必先切其脉，乃治之。败逆者不可治，其顺者乃治之。心不精脉，所期死生视可

① [宋]王钦若，等编纂. 册府元龟（校订本）：卷八五八，总录部·医术一[M]. 周勋初，等校订. 南京：凤凰出版社，2006：9992.

② [宋]王钦若，等编纂. 册府元龟（校订本）：卷八五八，总录部·医术一[M]. 周勋初，等校订. 南京：凤凰出版社，2006：9992.

治时，时失之，臣意不能全也。"①在传统中医"四诊法"中，淳于意将脉诊提高到了极其重要的地位。由于《册府元龟》全文征引了古本《史记》中的内容，故可以用《册府元龟》中的史料校勘、补缺《史记》原文。

西汉名医周仁，其先任城人，"以医见（见于天子）"，汉景帝时任太子舍人、大中大夫。楼护，字君卿，齐人，父世医。楼护"少随父为医长安，出入贵戚家"，"诵医经、本草、方术数十万言，长者咸爱重之"②。上述医家史料均来源于东汉班固撰《汉书》。

东汉名医涪翁，常垂钓于涪水，因号涪翁，"乞食人间，见有疾者，时下针石，辄应时而效。乃著《针经诊脉法》传于世"③。弟子程高，名医，"寻求积年，翁乃授之。高亦隐迹不仕"。郭玉，"少师事程高，学方诊六征之技，阴阳不测之术"，汉和帝时任太医丞，治病多有奇效。《册府元龟》卷八五八《总录部·医术一》载：

郭玉，少师事程高，学方诊六征之技，阴阳不测之术。和帝时，为太医丞，多有效应。帝奇之，仍试令嬖臣美手腕者，与女子杂处帷中，使玉各诊一手，问所疾苦。玉曰："左阳右阴，脉有男女状，若异人，臣疑其故。"帝叹息称善。玉仁爱不矜，虽贫贱，厮养必尽其心力，而医疗贵人，时或不愈。帝乃令贵人羸服变处，一针即差。召玉诘问其状，对曰："医之为言意也，腠理至微，随气用巧，针石之间，毫芒即乖。神存于心手之际，可得解而不可言也。夫贵者处尊高以临臣，臣怀怖慑以承之，其为疗也，有四难焉：自用意而不任臣，一难也。将身不谨，二难也。骨节不强，不能使药，三难也。好逸恶劳，四难也。针有分寸，时有破漏，重以恐惧之心，加以裁慎之志，臣意

①［宋］王钦若，等编纂. 册府元龟（校订本）：卷八五八，总录部·医术一[M]. 周勋初，等校订. 南京：凤凰出版社，2006：9997.
②［宋］王钦若，等编纂. 册府元龟（校订本）：卷八五八，总录部·医术一[M]. 周勋初，等校订. 南京：凤凰出版社，2006：9997.
③［宋］王钦若，等编纂. 册府元龟（校订本）：卷八五八，总录部·医术一[M]. 周勋初，等校订. 南京：凤凰出版社，2006：9997.

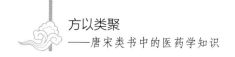
且犹不尽，何有于病哉！此所为不愈也。"帝善其对。①

这则史料来源于《后汉书》卷八二下《方术列传》。从引文中可知，郭玉具有极高的脉诊水平，在临床诊断中提出了"四难"观点，是研究医学社会史的珍贵资料。

此外，《册府元龟》中所载东汉名医黄宪父，是有名的牛医。阮炳，字叔文，曾任河南尹一职，"精意医术，撰药方一部"②。

（四）三国时期名医

《册府元龟》"总录部·医术"所载三国时期名医，共6人，包括王翕、皇甫谧、华佗、吴普、樊阿和赵泉，均征引自西晋陈寿撰《三国志》。

王翕，三国魏朝名医，撰《解寒食散方》，"与皇甫谧所撰并行于世"③。皇甫谧，幼名静，字士安，自号玄晏先生，安定郡朝那人，三国魏朝至晋初名医，撰《黄帝三部针灸甲乙经》（即《针灸甲乙经》）10卷和《寒食散论》（又作《论寒食散方》）2卷。

华佗，字元化，沛国谯县人，汉末三国时代名医，精于养生、方药、针灸和外科手术治疗，发明"麻沸散"。《册府元龟》完整地征引了晋陈寿撰《三国志·魏书》卷二九《方技传·华佗传》的内容，介绍了华佗的生平、医学贡献和临床医案等。《册府元龟》卷八五八《总录部·医术一》载：

> 华佗，字元化，沛国谯人也，一名旉。游学徐土，举孝廉，太尉黄琬辟，皆不就。晓养性之术，时人以为仙，年且百岁而貌有壮容。又精方药，其疗疾，合汤不过数种，心解分剂，不复称量，煮熟便饮。

---

①［宋］王钦若，等编纂. 册府元龟（校订本）：卷八五八，总录部·医术一[M]. 周勋初，等校订. 南京：凤凰出版社，2006：9997.

②［宋］王钦若，等编纂. 册府元龟（校订本）：卷八五八，总录部·医术一[M]. 周勋初，等校订. 南京：凤凰出版社，2006：9998.

③［宋］王钦若，等编纂. 册府元龟（校订本）：卷八五八，总录部·医术一[M]. 周勋初，等校订. 南京：凤凰出版社，2006：9998.

语其节度，舍去辄愈。若当灸，不过一两处，每处不过七八壮，病亦应除。若当针，亦不过一两处，下针言"当引某许，若至，语人"。病者言"已到"，应便拔针，病亦行差。若病结积在内，针药所不能及，当须刳割者，便饮其麻沸汤，须史便如醉死无所知，因破取。病若在肠中，便断肠湔洗，缝肠膏摩，四五日差，不痛，人亦不自寤，一月间，即平复矣。①

这则引文反映了华佗在养生、方药、针灸和外科手术方面的四大杰出成就。《册府元龟》完整地收载了《华佗传》中19则医案，如甘陵相夫人有娠案、县吏尹世四肢烦口中渴案、府吏李延和其子李寻头痛身热案、督邮顿子献得病案、督邮徐毅得病案、东阳陈叔山小男二岁得下利案、彭城夫人夜之厕虿螫其手案、军吏梅平得病案、一人病咽塞案、郡守盛怒病而解案、士大夫不快案、广陵太守陈登胸中烦懑病案、魏太祖头风案、李将军妻病而解案、军吏李成咳嗽案、河内太守女左脚膝里疮痒案、有人患头眩案、有妇人长病经年案、有人病腹中半切痛案等，反映了华佗精通内、外、妇、儿临床各科。下面，以甘陵相夫人有娠案和广陵太守陈登胸中烦懑病案为例，说明华佗高超的临床诊疗实践水平。《册府元龟》卷八五八《总录部·医术一》载：

　　故甘陵相夫人有娠六月，腹痛不安。佗视脉曰："胎已死矣。"使人手摸知所在，在左则男，在右则女。人云在左，于是为汤下之，果下男形，即愈……广陵太守陈登得病，胸中烦懑，面赤不食。佗脉之曰："府君胃中有虫数升，欲成内疽，食腥物所为也。"即作汤三升，先服一升，斯须尽服之。食顷，吐出三升许虫，赤头皆动，半身是生鱼脍也，所苦便愈。佗曰："此病后三期当发，遇良医乃可济救。"依期果发动。时佗不在，如言而死。②

①［宋］王钦若，等编纂. 册府元龟（校订本）：卷八五八，总录部·医术一 [M]. 周勋初，等校订. 南京：凤凰出版社，2006：9998.

②［宋］王钦若，等编纂. 册府元龟（校订本）：卷八五八，总录部·医术一 [M]. 周勋初，等校订. 南京：凤凰出版社，2006：9998-9999.

这两则病案是中国医学史上有名的内科疾病医案，包含病人身份、疾病病名、病症，华佗的诊断方法、用药或针灸、手术情况，以及临床效果等。同时，《册府元龟》还征引了《华佗别传》中的一则医案："有人病两脚躄不能行，举诣佗。佗望见云：'已饱针灸服药矣，不（复须）看脉。'便使解衣，点其背数十处，相去或一寸，或五寸，纵邪不相当。言灸此各十壮，灸创愈即行。后灸处夹脊一寸，上下行端直均调，如引绳矣。"①《华佗别传》是研究华佗医学实践的重要史料，最早见于裴松之《三国志》注和宋代官修《太平御览》《册府元龟》，惜已全部亡佚，因而《册府元龟》的引文便弥足珍贵。

吴普，广陵人，三国名医，"从华佗学"。吴普"依准佗，治多所全济"②，撰有《吴普本草》6卷，保存了《神农本草经》《黄帝本草经》《岐伯本草》《医和本草》《桐君药录》《雷公药对》《扁鹊本草》《华佗本草》等本草学著作的内容。《吴普本草》原书已佚，今有辑复本。《册府元龟》所引史料，来源于《三国志·魏书》卷二九《方技传·吴普传》。

樊阿，彭城人，三国名医，"从华佗学"。樊阿"善针术。凡医咸言：背及胸脏之间，不可妄针，针之不过四分。而阿针背入一二寸，巨阙胸脏针下五六寸而病辄皆瘳"③。这则史料来源于《三国志·魏书》卷二九《方技传·樊阿传》。

赵泉，三国吴人，"以善医为侍医"。赤乌中，孙权令赵泉为丞相顾雍诊断疾病，顾雍闻之，悲曰："泉善别死生，吾必不起，故上欲及吾目见济拜也。"④赤乌六年（243年），顾雍果卒，年76岁。这则史料来源于《三国志·吴书》卷五二《张顾、诸葛步传》。

---

① ［宋］王钦若，等编纂. 册府元龟（校订本）：卷八五八，总录部·医术一 [M]. 周勋初，等校订. 南京：凤凰出版社，2006：10000.

② ［宋］王钦若，等编纂. 册府元龟（校订本）：卷八五八，总录部·医术一 [M]. 周勋初，等校订. 南京：凤凰出版社，2006：10000.

③ ［宋］王钦若，等编纂. 册府元龟（校订本）：卷八五八，总录部·医术一 [M]. 周勋初，等校订. 南京：凤凰出版社，2006：10000.

④ ［宋］王钦若，等编纂. 册府元龟（校订本）：卷八五八，总录部·医术一 [M]. 周勋初，等校订. 南京：凤凰出版社，2006：10000.

（五）两晋南北朝时期名医

《册府元龟》"总录部·医术"所载两晋南北朝名医，包括裴頠、单道开、无名医、徐熙、徐秋夫、徐道度、徐叔响、徐文伯、徐嗣伯、徐雄、薛伯宗、褚澄、何佟之、周澹、阴贞、李潭、李骥、李驹、李修、李亮、李天授、徐謇、王显、崔景凤、李元忠、李密、徐雄、徐之才、徐之范、崔季舒、马嗣明、姚菩提、姚僧垣、姚最、褚该和褚士等。

裴頠（267—300年），字逸民，河东闻喜（治今山西闻喜）人，司空裴秀之子，晋代哲学家、名医，"通博多闻，兼明医术"。《册府元龟》引《晋书》卷三五《裴頠列传》记载，说明其精通药物度量衡制，"荀勖之修律度也，检得古尺，短世所用四分有余，頠上言：'宜改诸度量。若未能悉革，可先改太医权衡。此若差违，遂失神农、岐伯之正。药物轻重，分两乖互，所可伤夭，为害尤深。古寿考而今短折者，未必不由此也。'"[①] 其建议最后未被采纳。裴頠官至尚书仆射。

单道开，俗姓孟，敦煌人，东晋高僧、医家，精于医药，"自言能疗目疾，就疗者颇验。后入罗浮山"[②]。关于单道开的生平，《晋书》卷九五《艺术传·单道开》和《高僧传》卷九《神异传上·晋罗浮山单道开》均有记载，但《册府元龟》选用了史书《晋书》中的记载。

魏咏之，东晋官吏，幼年时曾患兔唇病。《册府元龟》征引《晋书》卷八五《魏咏之传》载："魏咏之生而兔缺，年十八，闻荆州刺史殷仲堪帐下有名医能疗之，贫无行装，谓家人曰：'残丑如此，用活何为？'遂赍数斛米西上，以投仲堪。既至，造门自通。仲堪与语，嘉其盛意，召医视之。医曰：'可割而补之，但须百日进粥，不得语笑。'咏之曰：'半生不语，而有半亦当疗之，况百日邪！'仲堪于是处之别屋，令医善疗之。咏之遂闭口不言，唯食

---

①［宋］王钦若，等编纂. 册府元龟（校订本）：卷八五九，总录部·医术二 [M]. 周勋初，等校订. 南京：凤凰出版社，2006：10004.

②［宋］王钦若，等编纂. 册府元龟（校订本）：卷八五九，总录部·医术二 [M]. 周勋初，等校订. 南京：凤凰出版社，2006：10004.

薄粥，其厉志如此。及差，仲堪厚资遣之。咏之后亦至荆州刺史。"①《册府元龟》卷八五九《总录部·医术二》征引《晋书》中的这则史料，说明无名医掌握了极高的兔唇修补技术，也说明当时五官科的发展达到了相当高的水平。

南齐徐文伯，字德秀，东海人，濮阳太守徐熙曾孙，徐道度之子。曾祖徐熙、祖父徐秋夫、父亲徐道度、叔父徐叔响和徐文伯、徐嗣伯等，俱为名医。徐文伯"少承家传，医道日精"，撰有《徐文伯药方》3卷、《徐文伯疗妇人瘕》1卷，后亡佚，今有辑复本。《册府元龟》卷八五九《总录部·医术二》全文征引了唐李延寿撰《南史》中有关徐文伯、徐嗣伯传记的记载，介绍了其家族行医治病的事迹。

> 南齐徐文伯，东海人。文伯，濮阳太守熙曾孙也。熙好黄老，隐于秦望山。有道士过求饮，留一瓠芦与之，曰："君子孙宜以道术救世，当得二千石。"熙开之，乃《扁鹊镜经》一卷，因精心学之，遂名震海内。生子秋夫，弥工其术，仕至射阳令。尝夜有鬼神呻，声甚凄怆，秋夫问何须，答言姓某，家在东阳，患腰痛死。虽为鬼，痛尤难忍，请疗之。秋夫曰："云何厝法？"鬼请为刍人，案孔穴针之。秋夫如言，为灸四处，又针肩井三处，设祭埋之。明日见一人谢恩，忽然不见。当世服其通灵。秋夫生道度、叔响，皆能精其业。道度有脚疾不能行，宋文帝令乘小舆入殿，为诸皇子疗疾，无不绝验，位至兰陵太守。道度生文伯，叔响生嗣伯。文伯亦精其业，兼有学行，倜傥不属意于公卿，不以医自业。张融谓文伯、嗣伯曰："昔王微、稽叔夜并学而不能，殷仲堪之徒故所不论。得之者由神明洞彻，然后可至，故非吾徒所及。且褚侍中澄当贵，亦能救人疾，卿此更成不达。"答曰："唯达者知此可崇，不达者以为深忌，既鄙之，何能不耻之。"文

---

①［宋］王钦若，等编纂. 册府元龟（校订本）：卷八五九，总录部·医术二 [M]. 周勋初，等校订. 南京：凤凰出版社，2006：10004.

伯为效与嗣伯相埒。[①]

从《册府元龟》征引《南史》卷三二《徐文伯传》可知，徐氏四门俱为名医，其遵循的医学著作是无名道士所传《扁鹊镜经》一书。《扁鹊镜经》是《扁鹊内经》第四卷《镜经》部分，为齐襄公与扁鹊问答语录，共八篇，题"扁鹊姜稽氏撰"，叙述了扁鹊学派的医学技术[②]。《册府元龟》还征引了三则徐文伯医案：

> 宋孝武路太后病，众医不识，文伯诊之曰："此石博小肠尔。"乃为水剂消石汤饮之，病即愈。除鄱阳王常侍，遗以千金，旬日恩意隆重。宋明帝宫人患腰痛牵心，每至辄气欲绝，众医以为肉癥。文伯曰："此髮癥。"以油投之，即吐得物如发。稍引之，长三尺，头已成蛇能动，挂门上滴尽，一发而已，病都差。宋后废帝出乐游苑门，逢一妇人有娠，帝亦善诊，诊之曰："此腹是女也。"问文伯，曰："腹有两子，一男一女，男左边，青黑，形小于女。"帝性急，便欲使剖。文伯恻然曰："若刀斧恐其变异，请针之立落。"便泻足太阴，补手阳明，胎便应针而落。两儿相续出，如其言。子雄亦传家业，尤工诊察，位奉朝请。能清言。多为贵游所善。[③]

这三则医案均来源于《南史》，可知徐文伯医德高尚，具有高超的临床诊断水平，善用医药和针灸。

徐嗣伯，字叔绍，徐叔响之子，精于医术，撰有《徐嗣伯落年方》3卷、《药方》5卷、《杂病论》1卷，今已亡佚。《册府元龟》征引《南史》全文，收载其医案4则。

---

① ［宋］王钦若，等编纂. 册府元龟（校订本）：卷八五九，总录部·医术二 [M]. 周勋初，等校订. 南京：凤凰出版社，2006：10004.

② 徐倬，辑校. 扁鹊镜经 [M]. 北京：人民卫生出版社，2021：7.

③ ［宋］王钦若，等编纂. 册府元龟（校订本）：卷八五九，总录部·医术二 [M]. 周勋初，等校订. 南京：凤凰出版社，2006：10005.

嗣伯位正员外郎诸府佐，深为临川王映所重。时直阁将军房伯玉服五石散十许剂，无益，更患冷，夏日常复衣。嗣伯为诊之曰："卿体热，应须以水发之，非冬月不可。"至十一月，冰雪大盛，令二人夹捉伯玉，解衣坐石，取冷水从头浇之，尽三十斛。伯玉口噤气绝，家人啼哭请止。嗣伯遣人执杖防阁，敢有谏者挝之。又尽水百斛，伯玉始能动，而见背上彭彭有气。俄而起坐，曰："热不可忍，乞冷饮。"嗣伯以水饮之，一饮一升，病都差。自尔常发热，冬月犹单裈衫，体更肥壮。尝有妪人患滞冷，积年不差。嗣伯为诊之曰："此尸注也。当取死人枕煮服之乃愈。"于是往古冢中取枕，枕已一边腐缺，服之即差。后秣陵人张景，年十五岁，腹胀面黄，众医不能疗，以问嗣伯，嗣伯曰："此石蛔耳，极难疗，当取死人枕煮之。"依语煮枕，以汤投之，得大利，并蛔虫头坚如石五升，病即差。后沈僧翼患眼痛，又多见鬼物，以问嗣伯。嗣伯曰："邪气入肝，可觅死人枕煮服之。竟，可埋枕于故处。"如其言，又愈。王晏问之曰："三病不同，而皆用死人枕而俱差，何也？"答曰："尸注者，鬼气伏而未起，故令人沉滞。得死人枕投之，魂气飞越，不得复附体，故尸注可差。石蛔者久蛔也，医疗既僻，蛔中转坚，世间药不能遣，所以须鬼物驱之然后可散，故令煮死人枕也。夫邪气入肝，故使眼痛而见魍魉，应须邪物以钩之，故用死人枕也。气因枕去，故令埋于冢间也。"又春月出南篱门戏，闻笪屋中有呻声。嗣伯曰："此病甚重，二日不疗必死。"乃往视之，见一老姥称体痛，而处处有瘢黑无数。嗣伯还煮斗余送令服之。服讫，痛势愈甚，跳投床者无数。须史，所瘢处皆拔出钉，长寸许，以膏涂诸疮口，三日而复。云："此名钉疽也。"[①]

从《册府元龟》所引4例经典医案中可知，徐嗣伯擅长临床辨证施治，针对患者的不同症状施以不同的疗法和药物，因而取得较好的疗效。

---

① [宋]王钦若, 等编纂. 册府元龟(校订本)：卷八五九, 总录部·医术二 [M]. 周勋初, 等校订. 南京：凤凰出版社, 2006：10005.

薛伯宗，南朝名医，"善徙痈疽"。《册府元龟》引《南史》卷二九《薛伯宗传》载："薛伯宗善徙痈疽。公孙泰患背，伯宗为气封之，徙置斋前柳树上，明旦痈消，树边便起一瘤如拳大，稍稍长二十余日，瘤大脓烂，出黄赤汁斗余，柳树为之痿损。"[1] 此治法可能为民间疗法，在明江瓘编撰《名医类案》中被称为"祝由法"，亦被后世医书多有征引。

褚澄，南朝齐医家，撰有《杂药方》和《褚氏遗书》。《册府元龟》引《南齐书》卷二三《褚澄传》载："褚渊弟澄拜驸马都尉，历官清显，善医术。豫章王或疾，太祖召澄为治，立愈。建元中，为吴郡太守，百姓李道念以公事到郡，澄见谓曰：'汝有重病。'答曰：'旧有冷病，至今五年，众医不差。'澄为诊脉曰：'汝病非冷非热，当是食白瀹鸡子过多所致。'令取蒜一升煮服。乃吐一物如升，涎裹之，动，开看，是鸡雏羽翅，距具，足能行走。澄曰：'此未尽。'更服所余药，又吐得如向者鸡二十头，而病都差。当时称妙焉。"[2] 何佟之，南朝梁医学家、经学家，"善医术，与徐嗣伯埒名"。天监中，为尚书左丞[3]。《册府元龟》所引这条史料，来源于《梁书》卷四八《儒林传》。

周澹，北魏人，"为人多方术，尤善医药，遂为太医令。明元尝苦风头眩，澹治得愈，由是见宠。位至特进，赐爵成德侯。"[4] 阴贞，北魏医家，"家世为医，与周澹并受封爵"[5]。李潭，医家，"亦以善针见知"，其子李骥、李驹"袭传术"。《册府元龟》所引这三条史料，来源于北齐魏收撰《魏书》卷九一"术艺传"。

李修，字思祖，北魏名医，撰《诸药方》百余卷。《册府元龟》完整地征

---

①［宋］王钦若，等编纂. 册府元龟（校订本）：卷八五九，总录部·医术二 [M]. 周勋初，等校订. 南京：凤凰出版社，2006：10005.

②［宋］王钦若，等编纂. 册府元龟（校订本）：卷八五九，总录部·医术二 [M]. 周勋初，等校订. 南京：凤凰出版社，2006：10005.

③［宋］王钦若，等编纂. 册府元龟（校订本）：卷八五九，总录部·医术二 [M]. 周勋初，等校订. 南京：凤凰出版社，2006：10005.

④［宋］王钦若，等编纂. 册府元龟（校订本）：卷八五九，总录部·医术二 [M]. 周勋初，等校订. 南京：凤凰出版社，2006：10006.

⑤［宋］王钦若，等编纂. 册府元龟（校订本）：卷八五九，总录部·医术二 [M]. 周勋初，等校订. 南京：凤凰出版社，2006：10006.

引了《魏书》卷九一《术艺传》的内容："李修字思祖，父亮少学医术，未能精究。太武时，奔宋，于彭城又就沙门僧垣研习众方，略尽其术，针灸授药，莫不有效。徐、兖之间，多所救恤。四方疾苦，不远千里，竞往从之。亮大为厅事以舍病人，停车舆于下，时有死者，则就而棺殡，亲往吊视，其仁厚若此。修兄元孙，亦遵父业，而不及。修以功赐爵义平子，拜奉朝请，迁给事中。太和中，常在禁内。孝文文明太后时有不豫，侍针药，治多有效。赏赐累加，车服第宅，号为鲜丽。集诸学士及工书者百余人，在东宫撰《诸药方》百余卷，皆行于世。先是，咸阳公高允虽年且百岁，而气力尚康。高祖文明太后时，令修诊视之。一旦奏言，允脉竭气微，大命无远，未几果亡。迁洛时为前军将军，领太医令。后数年卒。子天授袭汶阳令，医术又不逮父。"[1] 这则史料，《北史》卷九〇《艺术传下》也有相同记载，可知李修和其父李亮、兄李元孙俱为医人，唯以李修医术高超。李修善用针药疗病，曾用此法治愈北魏孝文帝文明太后所患疾病。李修之子李天授亦通晓医学，然其医技不如其父。

徐謇，字成伯，东莞人，南北朝时期北魏医家，与兄徐文伯等皆善医药。《册府元龟》完整地收载了《魏书》卷九一《术艺传》的内容，记载了徐謇行医治病的经历。《册府元龟》卷八五九《总录部·医术二》载：

> 徐謇字成伯，家本东莞，与兄文伯等皆善医药。謇因至青州，慕容白曜平东阳，获之，表送京师。献文欲验其所能，乃置诸病人于幕中，使謇隔而脉之，深得病形，兼知色候。遂被宠遇，为中散，稍迁内侍长。文明太后时问治方，而不及李修之见任用也。与謇合和药剂，攻疗之验，精妙于修。而性甚秘忌，承奉不得其意者，虽为王公，不为疗也。孝文后知其能，及迁洛，稍加眷幸。体小不平，及所宠冯昭仪有疾，皆能处治。又除中散大夫，转侍御。孝文幸悬瓠有疾，大渐，乃驰驿召謇，令水路赴行所，一日一夜行数百里。至，诊省下

---

① [宋]王钦若，等编纂. 册府元龟（校订本）：卷八五九，总录部·医术二 [M]. 周勋初，等校订. 南京：凤凰出版社，2006：10006.

治，果有验。孝文体少瘳，内外称庆。及车驾发豫州，次于汝滨，乃大为犒设太官珍膳，因集百官，特坐蹇于上席，遍陈肴馐于前，命左右宣蹇救摄危笃振济之功，宜加酬赉。①

从《册府元龟》的引文可知，徐蹇医术精湛，治疾有效，多次受到北魏孝文帝的奖赏。这则史料，《北史》卷八九《术艺传上》也有相同记载，说明东海徐氏世家医术精湛，名医辈出。徐蹇在北魏的医学活动，实为南朝医学传入北朝之始。

王显，字世荣，父王安道，北魏名医，撰《药方》35卷，今已散佚。《册府元龟》引《魏书》卷九一《术艺传》载："王显字安道，少与李亮同师，俱学医药，粗究其术，而不及亮。显少历本州从事，虽以医术自通，而明敏有决断才用。初，文昭太后之怀宣武也，梦为日所逐，化而为龙而绕后。后寤而惊悸，遂成心疾。文明太后敕召徐蹇及显等为后诊脉，蹇云是微风入脏，宜进汤加针。显言：'案三部脉非有心疾，将是怀孕，生男之象。'果如显言。宣武自幼有微疾，久未善愈。显摄疗有效。因是稍蒙眄识。拜廷尉少卿，营进御药，出为相州刺史，入除御史中丞。宣武诏显撰《药方》三十五卷，班布天下，以疗诸疾。"②王显奉诏修撰的《药方》一书，是北魏时期官修的一部重要方书，惜今已亡佚。

崔景凤，字鸾叔，北齐医家，任尚药典御，《册府元龟》引《北齐书》卷二二《崔悛传附崔景凤传》载："崔景凤涉学，以医术知名，为尚药典御"③。李元忠，北齐医家，熟知医药，《册府元龟》引《北齐书》卷三八《徐之才传》载："北齐李元忠以母老多患，乃专心医药，研习积年，遂善于方伎。性仁恕，

---

①［宋］王钦若，等编纂. 册府元龟（校订本）：卷八五九，总录部·医术二 [M]. 周勋初，等校订. 南京：凤凰出版社，2006：10006.

②［宋］王钦若，等编纂. 册府元龟（校订本）：卷八五九，总录部·医术二 [M]. 周勋初，等校订. 南京：凤凰出版社，2006：10006-10007.

③［宋］王钦若，等编纂. 册府元龟（校订本）：卷八五九，总录部·医术二 [M]. 周勋初，等校订. 南京：凤凰出版社，2006：10007.

见有疾者，不问贵贱，皆为救疗。后为骠骑大将军"①。李密，北齐医家，精习经方，洞晓针药，《册府元龟》引《北齐书》卷二二《李密传》载："李密为散骑常侍卒，性方直，有行检，因母患积年，得名医治疗不愈，乃精习经方，洞晓针药，母疾得除，当世皆服其明解。由是亦以医术知名。"②

徐之才，字士茂，南北朝时期著名医家，撰有《雷公药对》2卷、《徐王八世家传效验方》（又名《徐王效验方》）10卷、《徐氏家秘方》2卷、《徐王方》5卷等。《册府元龟》完整地引用了《北齐书》卷三三《徐之才传》的内容，弥足珍贵。《册府元龟》卷八五九《总录部·医术二》载：

> 徐之才父雄，仕南齐，位兰陵太守，以医术为江左所称。之才初为豫章王综镇北主簿，及综入魏，启魏帝云："之才大善医术，兼有机辨。"诏征之。之才药石多效，天平中，神武征赴晋阳，尝在内馆。出为西兖州刺史。未之官，武明皇太后不豫，之才疗之，应手便愈。孝昭赐彩帛千段，锦四百疋（匹）。之才既善医术，虽有外授，顷即征还。既博识多闻，由是于方术尤妙。有人患脚跟肿痛，诸医莫能识。之才曰："蛤精疾也，由乘船入海，垂脚水中。"疾者曰："实曾如此。"之才为割得蛤子二，大如榆荚。累迁兖州刺史。之才医术最高，偏被命召。武成酒色过度，恍惚不常，曾病发，自云："初见空中有五色物，稍近，变成一美妇人，去地数丈，亭亭而立。食顷变为观世音。"之才云："此色欲多，大虚所致。"即处汤方，服一剂，便觉稍远。又服，还变成五色物，数剂汤，疾竟愈。帝每发动，辄遣骑追之，针药所加，应时必效，故频有端执之举。入秋，武成小定，更不发动。和士开欲依次转进，以之才附籍兖州，即是本属，遂奏附刺史，以胡长仁为左仆射，士开为右仆射。及十月，帝又疾动，语士开云："恨用之才外任，使我辛苦。"其月八日，敕驿追之才。帝以十日崩。之才

---

① [宋]王钦若，等编纂. 册府元龟（校订本）：卷八五九，总录部·医术二 [M]. 周勋初，等校订. 南京：凤凰出版社，2006：10007.

② [宋]王钦若，等编纂. 册府元龟（校订本）：卷八五九，总录部·医术二 [M]. 周勋初，等校订. 南京：凤凰出版社，2006：10007.

十一日方到，既无所及，复还赴州。之才弟之范亦医术见知，位太常卿特听，袭之才爵西阳王。①

从《册府元龟》的引文可知，徐之才父徐雄，弟徐之范亦为当时名医。徐之才医术精湛，善用方药，曾侍奉过北魏孝明帝、东魏孝静帝、北齐文宣帝、北齐武成帝等多位皇帝，治愈皇帝、后宫和普通民众患病者无数。在东海徐氏医学世家六代 11 个名医中，徐之才以医术闻名于世，对医学有一定的研究，有多部著作问世，惜已亡佚。

崔季舒，字叔正，北齐博陵安平人。《册府元龟》节引了《北齐书》卷三九《崔季舒传》中有关医学内容，"崔季舒初为黄门侍郎，坐事徙北边。季舒本好医术，天保中于徙所无事，时更锐意研精，遂为名手，多所全济。虽位望转高，未曾懈怠。纵贫贱厮养辈，亦为之疗"②。这则史料，《北史》卷三八《崔季舒传》也有相同记载。

马嗣明，河内人，北齐医学家，擅长针灸和方药。《册府元龟》卷八五九《总录部·医术二》引用《北齐书》卷四九《方技传》载："马嗣明少明医术，博综经方，《甲乙》《素问》《明堂》《本草》莫不咸诵。为人诊脉，一年前知其生死。邢邵子大宝患伤寒，嗣明为其诊脉，退告杨愔云：'邢公子伤寒不治自差，然脉候不出一年便死。觉之少晚，不可治。'杨、邢并侍宴内殿，文宣云：'子才儿（臣钦若等曰：邵字子才），我欲乞其随近一郡。劼以此子年少，未合剖符。'宴罢奏云：'马嗣明称大宝脉恶，一年内恐死，若其出郡，医药难求。'遂寝。大宝未期而卒。杨愔患背肿，嗣明以练石涂之便差。作练石法：'以粗黄色石如鹅鸭卵大，猛火烧令赤，内醇醋中，自有石屑落醋里，频烧至石尽，取石屑暴干，捣下筛，和醋涂肿上，无不愈。'后为通直散骑常侍。针灸孔穴，往往与《明堂》不同。从驾往晋阳山中，数处见榜，云有人家

---

①［宋］王钦若，等编纂. 册府元龟（校订本）：卷八五九，总录部·医术二 [M]. 周勋初，等校订. 南京：凤凰出版社，2006：10007.

②［宋］王钦若，等编纂. 册府元龟（校订本）：卷八五九，总录部·医术二 [M]. 周勋初，等校订. 南京：凤凰出版社，2006：10007.

女病。若有能治差者，购钱十万。诸名医多寻榜至，问病状，俱不下手。惟嗣明独治之，问其病由，云曾以手持一麦穗，即见一赤物长二寸许似蛇，入其手指中，因惊怖倒地，即觉手臂疼肿，渐又半身俱肿，痛不可忍，呻吟昼夜不绝。嗣明即为处方服汤。比嗣明明年从驾还，女已平复。"[①] 这则史料，《北史》卷九〇《艺术传下》也有相同记载。从《册府元龟》引文可知，马嗣明掌握了从脉象发现恶病的诊断技术，其所创"炼石治背肿法"，为后世医家所应用。

北周名医姚僧垣和其父姚菩提、子姚最，是南北朝时期有名的医学世家。姚僧垣（499—583年），字法卫，精于方药，撰有《集验方》12卷、《行记》3卷行世。《册府元龟》卷八五九《总录部·医术二》全文征引了唐初令狐德棻等撰《周书》中的内容，详细地记载了姚僧垣及其父姚菩提行医治病的事迹。其父姚菩提，"仕梁高平令。尝婴疾疢历年，乃留心医药。武帝性又好之，每召菩提至，讨论方术，言多会意，由是颇礼之"[②]，对《黄帝内经》《黄帝八十一难经》等典籍多有研究。关于姚僧垣，《册府元龟》完整地征引了其生平履历和6则治病救人的有名医案，下面仅举一例加以说明。

> 僧垣年二十四，即传家业。武帝召入禁中，面加论试。僧垣酬对无滞，帝奇之。大通六年，解褐临川嗣王国左常侍。大同五年，除骠骑庐陵王府田曹参军。九年，追领殿中医师。时武陵王所生葛修华，宿患积时，方术莫效。帝令僧垣视之。僧垣还，具说其状，并记增损时候。帝叹曰："卿用意绵密，乃至于此，以此候疾，何疾可逃。朕尝以前代名人多好此术，是以每常留情，颇识治体。今闻卿说，益开人意。"十一年，转领太医正，加文德主帅，直阁将军。帝尝因发热，欲服大黄。僧垣曰："大黄乃是快药，然至尊年高，不宜轻用。"帝弗

---

① ［宋］王钦若，等编纂. 册府元龟（校订本）：卷八五九，总录部·医术二 [M]. 周勋初，等校订. 南京：凤凰出版社，2006：10007.

② ［宋］王钦若，等编纂. 册府元龟（校订本）：卷八五九，总录部·医术二 [M]. 周勋初，等校订. 南京：凤凰出版社，2006：10008.

从，遂致危笃。简文在东宫，甚礼之，四时伏腊，每有赏赐。元帝尝有疾，乃召诸医议治疗之方，咸谓至尊至贵，不可轻脱，宜用平药，可渐宣通。僧垣曰："脉洪而实，此有宿妨，非用大黄，必无差理。"元帝从之，进汤讫，果下宿食，因而疾愈。元帝大喜，时初铸钱，一当十，乃赐钱十万，实百万也。①

从《册府元龟》征引《周书》卷四七《艺术传》中姚僧垣的事迹来看，系全文征引，考证精详，和《周书》《北史》一样具有极高的史料价值。从《册府元龟》引文中可知，姚僧垣"医术高妙，为当世所推，前后效验，不可胜纪。声誉既盛，远闻边服。至于诸蕃外域，咸请托之"，善于诊断各种疑难杂症，尤其是对大黄的见解，充分反映了其辨证施药的技艺。姚僧垣晚年时，"搜采奇异，参校征效者，为《集验方》十二卷行于世"②，后于隋文帝开皇三年（583年）病逝。姚最，姚僧垣之子，北周医家。《册府元龟》引《周书》卷四七《艺术传》载："姚最，僧垣之子，为齐王宪府水曹参军，掌记室事。最幼在江左，迄于入关，未习医术。天和中，齐王宪奏武帝，遣最习之。宪又谓最曰：'尔博学多才？何如王褒、庾信。庾信、王褒名重两国，吾视之蔑如。接待资给，非尔家比也。尔宜深识此意，勿不存心。且天子有敕，弥须勉励。'最于是始受家业，十许年中，略尽其妙，每有人造请，效验甚多。"③这则史料，《北史》卷九〇《艺术传下》也有记载。姚最奉敕学习医学，略尽其妙，著有《本草音义》3卷行世，今已散佚。

北周医家褚该和其子褚士，生活于北周文帝、明帝、武帝时期，尤善医术。褚该，《册府元龟》引《周书》卷四七《艺术传》载："褚该，字孝通，幼而谨厚，有誉乡曲，尤善医术，见称于时。武成元年，除医正上士。自许奭

---

① ［宋］王钦若，等编纂. 册府元龟（校订本）：卷八五九，总录部·医术二 [M]. 周勋初，等校订. 南京：凤凰出版社，2006：10008.

② ［宋］王钦若，等编纂. 册府元龟（校订本）：卷八五九，总录部·医术二 [M]. 周勋初，等校订. 南京：凤凰出版社，2006：10009.

③ ［宋］王钦若，等编纂. 册府元龟（校订本）：卷八五九，总录部·医术二 [M]. 周勋初，等校订. 南京：凤凰出版社，2006：10009.

死后，该稍为时人所重，宾客迎候，亚于姚僧垣。天和初，迁县伯下大夫。五年，进授车骑大将军仪同三司。该性淹和，不自矜尚，但有请之者，皆为尽其艺术，时论称其长者焉。子士则亦传其家业。"① 这则史料，《北史》卷九〇《艺术传下》也有相同记载。

《册府元龟》中的医药学知识，说明南北朝时期医学世家大量出现，世代传承，名医辈出，延续数百年之久，体现了中医学的传承与发展。

（六）隋唐五代时期名医

《册府元龟》"总录部·医术"所载隋唐五代时期名医，共20人，包括许道幼、许智藏、许胤宗、甄权、甄立言、宋侠、孙思邈、吕才、苏敬、许敬宗、李淳风、孔志约、李勣、秦鸣鹤、陆贽、段深、孟继瑜、陈立、张泳和刘翰，系征引自《隋书》《唐书》（即《旧唐书》）、《五代史》（即《旧五代史》）等史书。

隋代医学家许智藏和其祖父许道幼，高阳人，南朝、隋代名医。《册府元龟》引《隋书》卷七八《艺术传》载："隋许智藏，高阳人。祖道幼尝以母疾，遂览医方，因而究极，世号名医。诫其诸子曰：'为人子者，尝膳视药，不知方术，岂谓孝乎！'由是世相传授。初仕陈，为散骑常侍。及陈灭，高祖以为员外散骑侍郎，使诣扬州。会秦孝王俊有病，帝驰召之。俊夜中梦其亡妃崔氏泣曰：'本来相迎，知许智藏将至。其人若到，当必相苦，为之奈何？'明夜，俊又梦崔氏曰：'妾得计矣，当入灵府中以避之。'及智藏至，为俊诊脉，曰：'疾已入心，即当发痫，不可救也。'果如言，俊数日而薨。帝奇其妙，赍物百段。炀帝即位，智藏时致仕于家。帝每有所苦，辄令中使就宅询访，或以舆迎入殿，扶登御床。智藏为方奏之，用无不效。年八十卒于家。"② 《册府元龟》所引史料，不仅记载了许智藏祖父许道幼在南朝梁行医治病的事迹，

---

① ［宋］王钦若，等编纂. 册府元龟（校订本）：卷八五九，总录部·医术二 [M]. 周勋初，等校订. 南京：凤凰出版社，2006：10009.

② ［宋］王钦若，等编纂. 册府元龟（校订本）：卷八五九，总录部·医术二 [M]. 周勋初，等校订. 南京：凤凰出版社，2006：10009.

而且更加详细地记载了许智藏治病的医案。其中，"秦王俊病入灵符"医案反映了许智藏在疾病诊断方面的高超技艺，"疾已入心，即当发痈"，说明患者已不可救。

许胤宗，后世因避讳又称许裔宗，唐常州义兴人，精于脉诊。《册府元龟》引《旧唐书》卷一四一《方技传》载："唐许〔裔〕〔胤〕宗，常州义兴人。初仕陈，为新蔡王外兵参军。时柳太后感风不能言，名医疗皆不愈，脉益沉而噤。胤宗曰：'口不可下药，宜以阳气熏之，令药入腠理，周理即可差。'乃造黄芪防风汤数十斛，置于床下，气如烟雾，其夜便得语。由是超拜义兴太守。陈亡入隋，历尚药奉御。武德初，累授散骑侍郎。关中多骨蒸病，得之必死，递相连染，诸医无能疗者。胤宗每疗，无不愈。或谓曰：'公医术若神，何不著书以贻将来？'胤宗曰：'医者意也，在人思虑。又脉候幽微，苦其难别。意之所解，口不能宣。且古之名手，惟是别脉，脉既精别，然后识病。夫病之于药，有正相当者，惟须单用一味，直攻其病。药力既纯，病即立愈。今人不能别脉，莫识病源，以情臆度，多安药味，譬之于猎未知兔所，多发人马，空地遮围，或冀一人偶然逢也。如此疗疾，不亦疏乎？假令一药偶然当病，复共他味相和，君臣相制，气势不行，所以难差，谅由于此，脉之深趣既不可言，虚设经方岂加于旧？吾思之久矣，故不能著述尔。'年九十余卒。"①《册府元龟》中征引的"柳太后病风不能言"医案，是隋唐时期的奇难医案之一。许胤宗用中医熏蒸疗法，以黄芪（即黄耆）防风汤数十剂置于床下，用药气雾熏疗，令入腠理，达到治疗效果。

甄权和其弟甄立言，许州扶沟人，唐代名医，尝以母病与弟甄立言"专习医方，得其旨趣"。甄权精通针灸，造诣尤深，兼通药治，绘有《明堂人形图》1卷，撰有《针经钞》3卷、《针方》1卷、《脉诀赋》1卷、《药性论》4卷，均已亡佚。《册府元龟》引《旧唐书》卷一四一《方技传》载："初仕隋，开皇初为秘书省正字，后称疾免。鲁州刺史库狄钦苦风患，手不能引弓，诸医莫

---

①［宋］王钦若，等编纂. 册府元龟（校订本）：卷八五九，总录部·医术二 [M]. 周勋初，等校订. 南京：凤凰出版社，2006：10009.

能疗。权谓曰：'但将弓箭向垛，一针可以射矣。'针其肩隅一穴，应时即射。权之疗疾多此类也。贞观十七年，权年一百三岁，太宗幸其家，视其饮食，访以药性，因授朝散大夫，赐几杖，衣服。是年卒，撰《脉经》《针方》《明堂人形图》各一卷。"① 甄立言，甄权弟，亦为名医，精通药物学，善治虫病，撰有《本草音义》7卷、《本草药性》3卷、《本草集录》2卷、《古今录验方》50卷，均已散佚，今有辑复本。《册府元龟》引《旧唐书》卷一四一《方技传》载："甄立言，权弟也，累迁太常丞御史。御史大夫杜淹患风毒发肿，太宗令立言视之。既而奏曰：'从今更十一日午时必死。'果如其言。时有尼明律，年六十余，患心腹鼓胀，身体羸瘦，已经二年。立言诊其脉曰：'腹内有虫，当是误食发为之尔。'因令服雄黄，须臾吐一蛇，如人手小指，无眼，烧之，犹有发气，其疾乃愈。立言寻卒，撰《本草医义》七卷、《古今录验方》五十卷。"②

宋侠，洛州清漳人，隋唐间医家。《册府元龟》引《旧唐书》卷一四一《方技传》载"宋侠，洛州清漳人，以医术著名，官至朝散大夫、药藏监。撰《经心录》十卷"③。

孙思邈，京兆华原（治今陕西耀州）人，唐代著名医家，撰有《备急千金要方》30卷、《千金翼方》30卷行于世。《册府元龟》较为完整地征引了《旧唐书》卷一九一《孙思邈传》的内容，记载了孙思邈治病的事迹。如卢照邻有恶疾，奉孙思邈为师，尝问孙思邈："名医愈疾，其道何如？"孙思邈回答说："吾闻善言天者，必质之于人；善言人者，必本之于天。天有四时五行，日月相推，寒暑递代。其运转也，和而为雨，怒而为风，乱而为雾，凝而为霜，雪张而为虹蜺，此天之常数也。人有四支五脏，一觉一寐，呼吸吐纳，精气往来，流而为荣卫，彰而为气色，发而为音声，此人之常数也。阳用其形，阴用

---

① ［宋］王钦若，等编纂. 册府元龟（校订本）：卷八五九，总录部·医术二 [M]. 周勋初，等校订. 南京：凤凰出版社，2006：10010.

② ［宋］王钦若，等编纂. 册府元龟（校订本）：卷八五九，总录部·医术二 [M]. 周勋初，等校订. 南京：凤凰出版社，2006：10010.

③ ［宋］王钦若，等编纂. 册府元龟（校订本）：卷八五九，总录部·医术二 [M]. 周勋初，等校订. 南京：凤凰出版社，2006：10010.

其精，天人之所同也。及其失也，蒸则生热，否则生寒。结而为瘤赘，陷而为痈疽，奔而为喘息，竭而为焦枯，诊发乎面，变动乎形，推此以及天地，则亦如之。五纬盈缩，星辰错行，日月薄蚀，彗孛飞流，此天地之危诊也。寒暑不时，此天地之蒸否也。石立土踊，此天地之瘤赘也。山摧水陷，此天地之痈疽也。冲风暴雨，此天地之喘息也。雨泽不降，川渎涸竭，此天地之焦枯也。良医导之以针石，救之以药剂。圣人和之以至德，辅之以人事。故人体有可愈之疾，天地有可消之灾，通乎数也。"[①]孙思邈在和卢照邻的对话中，提出了顺应自然、尊崇医道的观点，强调用针石、药剂救治疾病。

吕才，博州清平（治今山东聊城临清）人。《册府元龟》引《旧唐书》卷七九《吕才传》载："吕才为太常丞时，右监门长史苏敬上言陶弘景所撰《本草》事多舛谬。诏中书令许敬宗与才及李淳风、礼部郎中孔志约并诸名医增损旧本，仍令司空李勣总监定之，并图合成五十五卷，大行于世。"[②]可知，吕才参加了唐代《新修本草》的修撰活动。

秦鸣鹤，唐代名医，"以善针医为侍医"。《册府元龟》引《旧唐书》卷一三九《陆贽传》载："永淳初，高宗苦头重，不能视，召鸣鹤诊之。鸣鹤曰：'风毒上攻，若刺头出少血，即愈矣。'太后自帘中怒曰：'此可斩也。天子头上岂是出血处？'鸣鹤叩头请命。帝曰：'医之议病理，不加罪。且吾头重闷，殆能忍，出血未必不佳也。'即令鸣鹤刺之。刺百会及脑户，出血如棋。帝曰：'吾眼似明矣。'言未毕，帘中出绯百匹以赐鸣鹤。"[③]可见，秦鸣鹤医术精湛，善用放血疗法治病。现代学者研究认为，秦鸣鹤可能为来华的大秦景教徒，"放血疗法"是欧洲常用的治病方法之一。

陆贽，唐代名医，生活于唐德宗时期，撰有《陆氏集验方》50卷。《册府元龟》引《旧唐书》卷一三九《陆贽传》载："陆贽，少习医方。贞元中，

---

①［宋］王钦若，等编纂. 册府元龟（校订本）：卷八五九，总录部·医术二 [M]. 周勋初，等校订. 南京：凤凰出版社，2006：10010-10011.

②［宋］王钦若，等编纂. 册府元龟（校订本）：卷八五九，总录部·医术二 [M]. 周勋初，等校订. 南京：凤凰出版社，2006：10011.

③［宋］王钦若，等编纂. 册府元龟（校订本）：卷八五九，总录部·医术二 [M]. 周勋初，等校订. 南京：凤凰出版社，2006：10011.

自宰相再贬忠州别驾，避谤，不著书，集古今方为《陆氏集验方》五十卷行于世。"①

段深，五代后梁人，名医。《册府元龟》引《旧五代史》卷二四《段深传》载："开（元）〔平〕中，以善医待诏于翰林。时太祖抱疾久之，其溲甚浊。僧晓微时药有征，赐紫衣师号，锡赉甚厚。顷之疾发，晓微剥服色，去师号。因召深问曰：'疾愈，复作草药，不足恃也。我左右粒石，而效者众矣，服之何如？'深对曰：'臣尝奉诏诊切，陛下积忧勤劳。失护，脉代芃而心益虚。臣以为宜先治心，心和平而溲变清，当进饮剂而不当粒石也。臣谨按《太仓公传》曰：'中热不溲者，不可服石。石性精悍，有大毒。凡饵毒药，如甲兵，不得已而用之，非有危殆，不可服也。'太祖善之，令进饮剂，疾稍愈。乃以币帛赐之。"②

孟继瑜，五代后唐长安医工。《册府元龟》卷八五九《总录部·医术二》载："帝留守时，暴疾，以医效乃摄任。洎帝起兵凤翔，继瑜在长安谒见，从至洛，屡进方药。年内改诸寺少卿，奉使泾州。翰林诸医莫得为比。"③ 这段史料首见于《册府元龟》，不见于今本《旧五代史》和《新五代史》记载，因而弥足珍贵。这里的"帝"，可能为后唐末帝李从珂，孟继瑜因医治有效而获得赏赐。

陈立，京兆人，五代后唐名医，撰有《要术》1部。《册府元龟》卷八五九《总录部·医术二》载："陈立，京兆人，家世为医。后唐明宗朝，为太原少尹，集平生验方七十五首，并修合药法百件，号曰《要术》。刊石置于太原府衙之左，以示于众，病者赖焉。"④ 考《旧五代史》卷九六《陈玄传》记载，陈玄是

①［宋］王钦若，等编纂. 册府元龟（校订本）：卷八五九，总录部·医术二 [M]. 周勋初，等校订. 南京：凤凰出版社，2006：10011.

②［宋］王钦若，等编纂. 册府元龟（校订本）：卷八五九，总录部·医术二 [M]. 周勋初，等校订. 南京：凤凰出版社，2006：10011.

③［宋］王钦若，等编纂. 册府元龟（校订本）：卷八五九，总录部·医术二 [M]. 周勋初，等校订. 南京：凤凰出版社，2006：10011.

④［宋］王钦若，等编纂. 册府元龟（校订本）：卷八五九，总录部·医术二 [M]. 周勋初，等校订. 南京：凤凰出版社，2006：10011.

五代后唐名医，未有陈立之人，可能为《册府元龟》误辑，或宋人避赵玄朗名讳改名或后世刊刻时误刻所致。《要术》石刻方是五代后唐时期太府卿陈玄所刻，多为平生所收集的验方，"病者赖焉"。该刻石今已亡佚。

张泳，五代后周宋初名医。后周显德初，进《新集普济方》五卷，"诏付翰林院考验，寻以泳为翰林医官"①。《册府元龟》卷八五九《总录部·医术二》所引这则史料，来源于宋朝官修《国史·张泳传》，后被收入元脱脱等撰《宋史》卷二九三《张泳传》之中。宋代唐慎微撰《经史证类备用本草》"所出经史方书"中，引有《张泳方》一书。

刘翰，五代后周宋初名医，奉宋太祖之命修撰《开宝新详定本草》和《开宝重定本草》。后周显德初，"进《经用方书》一部三十卷，《论候》一十卷，《今体治世集》二十卷。上览而嘉之，乃以为翰林医官，其书付史馆"②。《册府元龟》卷八五九《总录部·医术二》所引这则史料，来源于宋朝官修《国史·方伎传》，后被收入元脱脱等撰《宋史》卷四六一《方伎传》之中。刘翰参与了宋初重大医学活动，宋太宗时官至翰林医官使。

总之，《册府元龟》中收载的医学人物传记，主要来源于宋以前历代正史《方技传》《艺术传》和宋朝官修《国史》，选材得当，史实准确，校勘严谨。绝大多数医史人物传记是全文征引，也有少部分是摘引，仅将其中有关医学的内容摘录出来。

四、《册府元龟》"总录部·疾疹"中医药学知识的主要内容

《册府元龟》卷九〇六《总录部》"疾疹"，收载了北宋以前有关疾病概念、病症、诊断和处方用药的历史文献，具有较高的史料价值。其中，疾病病名、病症名称约有 64 种，病人人数 52 人，包含外科疾病、内科杂病、眼科疾病和心理性疾病等病因、病症及其治疗方法。

①［宋］王钦若，等编纂. 册府元龟（校订本）：卷八五九，总录部·医术二［M］. 周勋初，等校订. 南京：凤凰出版社，2006：10011.

②［宋］王钦若，等编纂. 册府元龟（校订本）：卷八五九，总录部·医术二［M］. 周勋初，等校订. 南京：凤凰出版社，2006：10011.

关于疾病发生的原因,《册府元龟》卷九〇六《总录部·疾疹》载:"夫人肖天地而生,含五行之气,故阴阳不和,神灵不清,则百疾生焉。是故《洪范》谓之六极,《墨子》记其多方。若由此而去轩冕之途,绝婚姻之礼,终身沉废,至于短折死者,此乃仲尼兴斯疾之感,卫侯有将殻之恶,良可悲也。"① 此段"小序"未找到引文出处,可能为王钦若等人撰写的前言,指出疾病是由四时阴阳失衡所引起的。

(一)外科疾病

《册府元龟》"总录部·疾疹"所载外科疾病,共17种,包括秃、眇、跛、手偻、瘿、脚偏小、疵黯、尪病、兔缺、废疾、身材短小、瞀、脚短而跛、风疽、瘅疽、疮疾和痈疽等,实际上是一部简明外科疾病史料汇编。中国医学史上的外科疾病,通常包括伤折、痈疽、疮疡、金镞、骨病及伤残等疾病诊疗知识。

秃、眇、跛、偻等病,系身体缺陷引起的疾病。《册府元龟》卷九〇六《总录部·疾疹》载"鲁季孙行父秃。晋郤克眇。卫孙良夫跛。曹公子手偻"②,系征引自《春秋穀梁传》鲁成公元年(前590年)冬十月,"季孙行父秃,晋郤克眇,卫孙良夫跛,曹公子手偻,同时而聘于齐。齐使秃者御秃者,使眇者御眇者,使跛者御跛者,使偻者御偻者"③。其中,秃指秃发、秃鬓,通常指没有头发。眇,指一只眼瞎,也指两眼俱瞎,也指眼小。跛,指腿或脚有病,不能正常行走。手偻,指手掌弯曲。

脚偏小,病名,因患疾病或其他原因引起脚部变小的症状。《册府元龟》引《晋书》卷五一《皇甫谧传》载:"皇甫谧,字士安,因病服寒食散,而性与之忤,每委顿不伦,常悲恚叩刃,欲自杀。叔母谏之而止。谧尝上疏曰:'久

---

①[宋]王钦若,等编纂. 册府元龟(校订本):卷九〇六,总录部·疾疹[M]. 周勋初,等校订. 南京:凤凰出版社,2006:10528.

②[宋]王钦若,等编纂. 册府元龟(校订本):卷九〇六,总录部·疾疹[M]. 周勋初,等校订. 南京:凤凰出版社,2006:10528.

③[晋]范宁,集解. [唐]杨士勋疏. 春秋穀梁传注疏:卷一三. [清]阮元校刻. 十三经注疏[M]. 北京:中华书局,1982:2417.

瘿笃疾，躯半不任。又脚偏小，十有九载，又服寒食药，违错节度，辛苦荼毒，于今七年，隆冬裸袒食冰，当暑烦闷，加以咳逆，或若温疟，或类伤寒，浮气流肿，四肢酸重，于今困劣。'终不仕。"① 从引文可知，皇甫谧中年时突患风痹症，造成半身不遂，医治无效，但仍勤耕不辍，完成《针灸甲乙经》一书。

疵黯，指面部有黑色斑块。《册府元龟》引《晋书》卷十一《赵孟传》载："赵孟字长舒，善清谈，其面有疵黯，诸事不决，皆言当问疵面也。"②

尫病，病名，指因脊背骨骼病变引起弯曲而造成身形矮小的症状。《册府元龟》引《晋书》卷四三《山涛传》载："山玄、山允，皆（山）涛之子。玄不仕，允为奉居都尉，并少尫病，形甚短小，而聪敏过人。武帝闻而欲见之，涛不敢辞，以问允。允自以尫陋，不肯行。涛以为胜己，乃表曰：'臣二子尫病，宜绝人事，不敢受诏。'"③

兔缺，病名，又名缺唇、兔唇。《册府元龟》摘引《晋书》卷八五《魏咏之传》载："魏咏之生而兔缺，仕至荆州刺史。"④ 此病多由先天而来，后被荆州刺史殷仲堪帐下名医用修补之术治愈。

废疾，病名，即残疾。《册府元龟》引《南齐书》卷五〇《文二王、明七王传》载："南齐巴陵王（萧）宝义为扬州，封晋安王。（萧）宝义少有废疾，不堪出入，故帝加除授，仍以始安王遥光代之，转（萧）宝义为右将军领兵，置佐镇石头。"⑤ 这则史料，《南史》卷四四《齐武帝诸子传》也有记载。可见，萧宝义少患残疾，出入不便。

① ［宋］王钦若，等编纂. 册府元龟（校订本）：卷九〇六，总录部·疾疹 [M]. 周勋初，等校订. 南京：凤凰出版社，2006：10529.

② ［宋］王钦若，等编纂. 册府元龟（校订本）：卷九〇六，总录部·疾疹 [M]. 周勋初，等校订. 南京：凤凰出版社，2006：10529.

③ ［宋］王钦若，等编纂. 册府元龟（校订本）：卷九〇六，总录部·疾疹 [M]. 周勋初，等校订. 南京：凤凰出版社，2006：10529.

④ ［宋］王钦若，等编纂. 册府元龟（校订本）：卷九〇六，总录部·疾疹 [M]. 周勋初，等校订. 南京：凤凰出版社，2006：10530.

⑤ ［宋］王钦若，等编纂. 册府元龟（校订本）：卷九〇六，总录部·疾疹 [M]. 周勋初，等校订. 南京：凤凰出版社，2006：10530.

身材短小、瘿病、跛足，是先天性所患疾病。北魏李谐患有此病，《册府元龟》引《魏书》卷六五《李平传附子李谐传》载："后魏李谐为人短小，六指，因瘿而学颐，因跛而缓步，因謇而徐言。人言李谐善用三短。"① 这则史料，《北史》卷四三《李谐传》也有记载。其中，短小指身材矮小；瘿，指大脖子病；跛，指行动不便；謇，指口吃。

脚短而跛，病症名。《册府元龟》引《旧唐书》卷一〇四《封常清传》载："封常清细瘦白额，脚短而跛。"②

风疽，病名，可能是湿疹之类的皮肤病。《册府元龟》引《梁书》卷四九《周兴嗣传》载："梁周兴嗣为给事中，两手先患风疽。是年，又染疠疾，左目盲。高祖抚其手嗟曰：'斯人也而有斯疾？'手疏治疽方以赐之，其见惜如此。任昉又爱其才，常言曰：'周兴嗣若无疾，旬日当至御史中丞。'"③

瘅疽，病名，即恶疮。《册府元龟》引东汉王充撰《论衡·死伪》载："荀偃，晋卿也，瘅疽生疡于头（瘅疽，恶疮），病目出。"④ 疮疾，指皮肤肿烂溃脓。《册府元龟》引《春秋左氏传》载："褚师声子，卫大夫，卫侯为灵台于籍圃，与诸大夫饮酒焉，声子袜而登席（古者见君解袜）。公怒。辞曰：臣有疾，异于人（足有疮疾），若见之君，将㱿之（㱿，呕吐也）。"⑤

疽，病名，作痈疽，指皮肤局部肿胀的毒疮。《册府元龟》引《旧唐书》卷一二四《李正己传附李洧传》载："李洧，正己之从父也。正己死，其子纳犯宋州，洧以其州归顺，无何背发疽，得稍平，乃大具麇饼，饭僧于市。洧乘平肩舆，自临其场，市人欢呼，洧惊，疽溃于背而卒。赠左仆

①［宋］王钦若，等编纂. 册府元龟（校订本）：卷九〇六，总录部·疾疹［M］. 周勋初，等校订. 南京：凤凰出版社，2006：10530.

②［宋］王钦若，等编纂. 册府元龟（校订本）：卷九〇六，总录部·疾疹［M］. 周勋初，等校订. 南京：凤凰出版社，2006：10530.

③［宋］王钦若，等编纂. 册府元龟（校订本）：卷九〇六，总录部·疾疹［M］. 周勋初，等校订. 南京：凤凰出版社，2006：10530.

④［宋］王钦若，等编纂. 册府元龟（校订本）：卷九〇六，总录部·疾疹［M］. 周勋初，等校订. 南京：凤凰出版社，2006：10528.

⑤［宋］王钦若，等编纂. 册府元龟（校订本）：卷九〇六，总录部·疾疹［M］. 周勋初，等校订. 南京：凤凰出版社，2006：10528.

射。"^①该病名出《黄帝内经灵枢》。疮面浅而大者为痈，疮面深而恶者为疽，是气血为毒邪所阻滞而发于肌肉筋骨间的疮肿。

总之，《册府元龟》中的外科疾病知识，大多来源于宋代以前历代史书，包括外科疾病的释名、病因病机、治病方法和医学病案等内容，具有一定的临床借鉴价值。

（二）内科、耳鼻喉科疾病和风病

《册府元龟》"总录部·疾疹"所载内科、耳鼻喉科疾病和风病，共22种，包括痁疾、恶疾、口吃、消渴、湿痹、中风、疟病、膝疾、瘿疾、吐疾眩、鼻疾、风眩疾、脚疾、劳病、心虚疾、疮、肿、无骨病、疾、风疾和瞶疾等，系征引自历代史书中有关内科、耳鼻喉科疾病和风病方面的珍贵资料。

痁疾，病名，即疟疾。《册府元龟》卷九〇六《总录部·疾疹》引《晏子春秋》载："齐景公疥遂痁（痁，疾），期而不瘳。"^②又引《后汉书》卷七六《景丹传》载："景丹为骠骑大将军，从光武至怀，病疟，见上在前，疟发。"疟疾多发于夏季，在我国主要以间日疟和恶性疟为主，其症状表现为突发寒战、高热和出汗，同时伴有头痛、全身酸痛、无力等。

恶疾，病名，指难以医治的病，古代通常指大风癞疾，即麻风病。《册府元龟》卷九〇六《总录部·疾疹》引《论语·雍也第六》载："卜商，字子夏，夫子弟子，哭子而丧其明。卫絷不立恶疾也（絷，卫侯之兄）。冉伯牛，鲁人，有疾，孔子问之，自牖执其手曰：亡之，命矣夫，斯人也而有斯疾也，斯人也而有斯疾也（再言之者，痛惜之甚）。"^③这则引文说明卜商眼瞎和冉耕患恶疾，在古代是较难医治的疾病。

口吃，症状名，即重言，指语言障碍性疾病。《册府元龟》引《史记》卷

①［宋］王钦若，等编纂. 册府元龟（校订本）：卷九〇六，总录部·疾疹［M］. 周勋初，等校订. 南京：凤凰出版社，2006：10530.

②［宋］王钦若，等编纂. 册府元龟（校订本）：卷九〇六，总录部·疾疹［M］. 周勋初，等校订. 南京：凤凰出版社，2006：10528.

③［宋］王钦若，等编纂. 册府元龟（校订本）：卷九〇六，总录部·疾疹［M］. 周勋初，等校订. 南京：凤凰出版社，2006：10528.

一一七《司马相如列传》载："司马相如口吃，而善著书。常有消渴病，常称疾闲居，不慕官爵。"①这则史料，《汉书》卷五七下《司马相如传》也有相同记载。可见，司马相如患有口吃病、消渴病。

湿痹，病名、疾病名，指由潮湿引起的肢体疼痛或麻木的疾病。《册府元龟》引《汉书》卷七九《冯奉世传》载："冯立为东海太守，下湿病痹。武帝闻之，徙为平原太守。"②

中风，病名，也叫脑卒中，是一类疾病的统称。《册府元龟》引《汉书》卷一〇〇上《叙传》载："班伯，成帝时为定襄太守。征道病，中风。既至，以侍中光禄大夫养病。"③从症状来看，班伯所患"中风"，指卒暴昏仆，不省人事，或突然口眼㖞斜，半身不遂，言语謇涩的病症。

消渴，病名，亦作痟渴，泛指具有多饮、多食、多尿症状的疾病，"是因五脏禀赋脆弱，复加情志失调、饮食不节等诱因导致的脏腑阴虚燥热，气阴两虚，津液输布失常的一种疾病。临床以烦渴、多饮、多食、多尿、疲乏消瘦为典型症状"④。《册府元龟》引《后汉书》卷一五《李通传》载："后汉李通，素有消病，自为宰相，谢病不视事。"⑤引《三国志·魏书》卷五《后妃传》载："卞兰苦酒消渴疾，位至游击将军，散骑常侍。"⑥引《晋书》卷三五《裴秀传附裴楷传》载："裴楷有渴利疾，位至中书令，加侍中。"⑦《册府元龟》

① [宋]王钦若，等编纂. 册府元龟(校订本)：卷九〇六，总录部·疾疹 [M]. 周勋初，等校订. 南京：凤凰出版社，2006：10528.

② [宋]王钦若，等编纂. 册府元龟(校订本)：卷九〇六，总录部·疾疹 [M]. 周勋初，等校订. 南京：凤凰出版社，2006：10529.

③ [宋]王钦若，等编纂. 册府元龟(校订本)：卷九〇六，总录部·疾疹 [M]. 周勋初，等校订. 南京：凤凰出版社，2006：10529.

④ 王永炎，鲁兆麟. 中医内科学(第2版)[M]. 北京：人民卫生出版社，2016：716.

⑤ [宋]王钦若，等编纂. 册府元龟(校订本)：卷九〇六，总录部·疾疹 [M]. 周勋初，等校订. 南京：凤凰出版社，2006：10529.

⑥ [宋]王钦若，等编纂. 册府元龟(校订本)：卷九〇六，总录部·疾疹 [M]. 周勋初，等校订. 南京：凤凰出版社，2006：10529.

⑦ [宋]王钦若，等编纂. 册府元龟(校订本)：卷九〇六，总录部·疾疹 [M]. 周勋初，等校订. 南京：凤凰出版社，2006：10529.

卷九○六《总录部·疾疹》载南齐何点，"少时尝患渴"①，但《南齐书》卷五四《高逸传》和《南史》卷三○《何尚之传附何点传》却未有记载。《册府元龟》引《旧唐书》卷一九○《文苑传上》载："唐邓玄挺，患消渴，人因号为'邓渴'。"②

膝疾，病名，指膝关节部位所患疾病。《册府元龟》引《三国志·魏书》卷一三《钟繇传》载："魏钟繇有膝疾，位至太傅。"③

瘿疾，病名，也称瘿肿、瘿瘤、颈瘤，俗称大脖子。《册府元龟》引《三国志·魏书》卷一三《钟繇传》载："贾逵为弘农太守，后为太祖丞相主簿。逵前在弘农，与校尉争公，事不得理，乃发愤生瘿，后所病稍大，自启欲割之。太祖惜逵，恐其不活，教谢主簿：'吾闻十人割瘿九人死。'逵犹行其意。而瘿愈大。"又引《晋书》三四《杜预传》载："晋杜预患瘿，位至镇南将军。"④ 从这两则病例可知，瘿疾的发病与水土因素有关，或忧思郁怒，肝郁不舒，脾失健运而致气滞痰于颈部而成。

吐疾，病名、症状名，也称吐病，指胃失和降、气逆于上所致引起的呕吐症状。《册府元龟》引《晋书》卷四二《王戎传》载："王戎先有吐疾，居丧，增甚。帝遣医疗之，并赐药物，又断宾客。位至司徒。"⑤

眩，即眩晕、头眩，病名、病症名，重者昏乱旋转，身形倒地。《册府元龟》引《晋书》卷八八《孝友传》载："庾衮，字叔褒。州郡交命，皆不降志。入林虑山，中途眩发，倚岩而坐。柱杖将起，跌坠崖而卒。"⑥

---

① [宋]王钦若，等编纂. 册府元龟（校订本）：卷九○六，总录部·疾疹[M]. 周勋初，等校订. 南京：凤凰出版社，2006：10530.

② [宋]王钦若，等编纂. 册府元龟（校订本）：卷九○六，总录部·疾疹[M]. 周勋初，等校订. 南京：凤凰出版社，2006：10530.

③ [宋]王钦若，等编纂. 册府元龟（校订本）：卷九○六，总录部·疾疹[M]. 周勋初，等校订. 南京：凤凰出版社，2006：10529.

④ [宋]王钦若，等编纂. 册府元龟（校订本）：卷九○六，总录部·疾疹[M]. 周勋初，等校订. 南京：凤凰出版社，2006：10529.

⑤ [宋]王钦若，等编纂. 册府元龟（校订本）：卷九○六，总录部·疾疹[M]. 周勋初，等校订. 南京：凤凰出版社，2006：10529.

⑥ [宋]王钦若，等编纂. 册府元龟（校订本）：卷九○六，总录部·疾疹[M]. 周勋初，等校订. 南京：凤凰出版社，2006：10529.

鼻疾，病名，常见症状有鼻衄、鼻塞等，重者有鼻痔、鼻渊，伴随头痛、眼胀，流脓液等症状。《册府元龟》引《晋书》卷七九《谢安传》载："谢安，字安石，本能为洛下书生咏，有鼻疾，故其音浊。名流爱其咏，而不能及，或手掩鼻以学之。位至太傅。"①鼻病多与肺脏有关，或与脾胆等脏有关。

风眩，病名，指因风邪、风痰所致的眩晕，多由血气亏损、风邪上乘所致。按其病因，又分有风寒眩晕、风热眩晕、风痰眩晕等。《册府元龟》引《晋书》卷七六《王廙传附王胡之传》载："王胡之，字修龄，弱冠官，有声誉。历郡守、侍中、丹阳尹，素有风眩疾，发动甚数，而神明不损。"②

脚疾，病名，也称脚病，多指足部皮肤及趾甲以炎性、增生性为主的皮肤病。根据成因脚疾可分为多种症状，如脚气、脚汗、脚垫等。《册府元龟》摘引《晋书》卷八二《习凿齿传》载："习凿齿为桓温荆州别驾，以脚疾，遂废于里巷。及襄阳陷于苻坚，坚素闻其名，与释道安俱舆而至焉。既见，与语，大悦之，赐遗甚厚。又以其蹇疾，与诸镇书曰：'昔晋氏平吴，利在二陆，今破汉南，获士裁一人，有半尔。'"③

劳病，病名，按其病因和症状，可分为心劳、肝劳、脾劳、胃劳、肺劳、肾劳等。《册府元龟》引《宋书》卷六六《何尚之传》载："宋何尚之为临津令，高祖领征南将军，补府主簿。从政长安，以公事免还都，因患劳病积年，饮妇人乳，乃得差。"④这则史料，《南史》卷三〇《何尚之传》也有记载。可知何尚之所患"虚劳"，系由过度劳累、损伤气血而生病。

心虚，病症名，出《黄帝内经素问·脏气法时论》，泛指心之阴、阳、气、血不足的各种病症⑤。《册府元龟》引《宋书》卷五二《谢述传》载："谢述有

①［宋］王钦若，等编纂. 册府元龟（校订本）：卷九〇六，总录部·疾疹 [M]. 周勋初，等校订. 南京：凤凰出版社，2006：10529.

②［宋］王钦若，等编纂. 册府元龟（校订本）：卷九〇六，总录部·疾疹 [M]. 周勋初，等校订. 南京：凤凰出版社，2006：10530.

③［宋］王钦若，等编纂. 册府元龟（校订本）：卷九〇六，总录部·疾疹 [M]. 周勋初，等校订. 南京：凤凰出版社，2006：10530.

④［宋］王钦若，等编纂. 册府元龟（校订本）：卷九〇六，总录部·疾疹 [M]. 周勋初，等校订. 南京：凤凰出版社，2006：10530.

⑤李经纬，余瀛鳌，蔡景峰，等. 中医大辞典 [M]. 2版. 北京：人民卫生出版社，2016：386.

心虚疾，性理时或乖谬，除吴郡太守，以疾不之官。"[1] 这则史料，《南史》卷一九《谢裕传附谢述传》也有记载。

无骨病，病名，主要指软骨病或佝偻病。北齐西河王高仁机患无骨病，不能自己站立。《册府元龟》引《北齐书》卷一二《武成十二王传》载："北齐西河王仁机，生而无骨，不自支持。"[2] 这则史料，《北史》卷五二《武成诸子传》也有记载。

疾，病名，是各种病症的泛称。《册府元龟》引《北齐书》卷四五《李广传》载："李广，字弘基，范阳人也。文宣天保初，欲以为中书郎，遇疾，资产屡空，药石无继。广雅有鉴识，度量宏远，坦平无私，为士流所爱。岁时共赡遗之，赖以自给，竟以疾终。"[3] 这则史料，《北史》卷七一《李广传》也有记载。

风疾，病名，指半身不遂或麻风病等症。唐卢照邻患风病，于是投水而死。《册府元龟》引《旧唐书》卷一九〇《文苑传上》载："卢照邻为新都尉，因染风疾去官，处太白山中，以服饵为事。后疾转笃，徙居阳翟之具茨山，著《释疾文》《五悲》等词，颇有骚人之风，甚为文士所重。照邻既沉痼挛废，不堪其苦。尝与亲属执别，遂自投颍水而死。"[4] 从卢照邻的自叙和孙思邈的论述可知，卢照邻所患"风疾"，是一种恶疾，类似于今麻风病，较难医治。

聩疾，病名，指耳聋。《册府元龟》引《旧五代史》卷一三一《张沆传》载："汉张沆为翰林学士，沆虽聩疾，出入金门五六年。隐帝末，杨、史遇害，翌日，沆方知之，听犹未审，忽问同僚曰：'窃闻盗杀史公，其盗获否？'是时，

---

①［宋］王钦若，等编纂. 册府元龟（校订本）：卷九〇六，总录部·疾疹［M］. 周勋初，等校订. 南京：凤凰出版社，2006：10530.

②［宋］王钦若，等编纂. 册府元龟（校订本）：卷九〇六，总录部·疾疹［M］. 周勋初，等校订. 南京：凤凰出版社，2006：10530.

③［宋］王钦若，等编纂. 册府元龟（校订本）：卷九〇六，总录部·疾疹［M］. 周勋初，等校订. 南京：凤凰出版社，2006：10530.

④［宋］王钦若，等编纂. 册府元龟（校订本）：卷九〇六，总录部·疾疹［M］. 周勋初，等校订. 南京：凤凰出版社，2006：10530.

�惧之次，闻者笑之。"① 据《国语·晋语》韦昭注"耳不别五声之和曰聋，生而聋曰聩"，可见张沆所患聩疾相当于先天性耳聋。

（三）眼科疾病

《册府元龟》"总录部·疾疹"所载眼科疾病，共4种，包括目疾、失明、偏盲和眇，系征引自历代史书中有关眼科疾病方面的文献史料，弥足珍贵。

目疾，即眼疾，指各种眼科疾病的统称。《册府元龟》引《后汉书》卷八〇上《文苑列传上》载："杜笃仕郡为文学掾，以目疾二十余年，不窥京师。"②

失明，病症名，称盲或目盲，指视力丧失，盲无所见。《册府元龟》引《史记》卷一三〇《太史公自序》载："左丘明，鲁人，失明。"③ 引《梁书》卷四九《周兴嗣传》载："梁周兴嗣为给事中，两手先患风疽。是年，又染疠疾，左目盲。高祖抚其手嗟曰：'斯人也而有斯疾？'手疏治疽方以赐之，其见惜如此。任昉又爱其才，常言曰：'周兴嗣若无疾，旬日当至御史中丞。'"④ 又引《陈书》卷一三《徐世谱传》载："陈徐世谱为光禄大夫，寻以疾失明，谢病不朝。"⑤ 这则史料，《南史》卷六七《徐世谱传》也有记载。

偏盲，病名，指一侧或双侧眼睛正常视野中的一半缺失。《册府元龟》引《汉书》卷六〇《杜钦传》载："汉杜钦，目偏盲。茂陵杜薪与钦同姓字，俱以材能称。京师故衣冠谓钦为'盲杜子夏'以相别。钦恶以疾见诋，乃为小冠，高广财二寸。由是京师更谓钦为'小冠杜子夏'，而薪为'大冠杜子夏'。钦

① [宋]王钦若，等编纂. 册府元龟(校订本)：卷九〇六，总录部·疾疹 [M]. 周勋初，等校订. 南京：凤凰出版社，2006：10531.

② [宋]王钦若，等编纂. 册府元龟(校订本)：卷九〇六，总录部·疾疹 [M]. 周勋初，等校订. 南京：凤凰出版社，2006：10529.

③ [宋]王钦若，等编纂. 册府元龟(校订本)：卷九〇六，总录部·疾疹 [M]. 周勋初，等校订. 南京：凤凰出版社，2006：10528.

④ [宋]王钦若，等编纂. 册府元龟(校订本)：卷九〇六，总录部·疾疹 [M]. 周勋初，等校订. 南京：凤凰出版社，2006：10530.

⑤ [宋]王钦若，等编纂. 册府元龟(校订本)：卷九〇六，总录部·疾疹 [M]. 周勋初，等校订. 南京：凤凰出版社，2006：10530.

优游不仕，以寿终。"①

眇，病名，指一只眼盲，或眼睛很小。《册府元龟》引《三国志·魏书》卷十九《陈思王传》注引《魏略》载："丁仪字正礼，沛郡人也。太祖闻仪为令士，虽未见，欲以爱女妻之，以问五官将。五官将曰：'女人观貌而正礼，目不便，诚恐爱女未必悦也。'以为不如与伏波子楙，太祖从之。寻辟仪为掾，到与议论，嘉其才郎，曰：'丁掾好士也，即使其两目盲，尚当与女，何况但眇乎！'仕为右刺奸[掾]。"②"五官将"为汉、魏时期五官中郎将的省称，曹丕时任五官将，其职为副丞相，由于曹丕反对，丁仪未能娶到曹操爱女。《册府元龟》又引《晋书》卷八四《殷仲堪传》载"殷仲堪，吏部尚书师之子也。父尝患耳聪，闻床下蚁动，谓之牛斗，病积年。仲堪为晋陵太守，衣不解带，执药挥泪，遂眇一目"③，可见其目盲是由药薰眼睛所致的。

（四）心理性疾病

《册府元龟》"总录部·疾疹"所载"杯弓蛇影"，是中国医学史中有名的由于惊吓引起的心理性疾病案例。《册府元龟》卷九〇六《总录部·疾疹》载：

> 乐广字彦辅，为侍中河南尹。尝有亲客，久阔不复来，广问其故，答曰："前在坐蒙赐酒，方欲饮，见杯中有蛇，意甚恶之。既饮而疾。"于时，河南厅事壁上，有角漆画作蛇。广意杯中蛇，即角影也，复置酒于前处，谓客曰："酒中复有所见。"不答，所见如初。广乃告其所以，客豁然意解，沉疴顿愈。"④

---

① ［宋］王钦若，等编纂. 册府元龟（校订本）：卷九〇六，总录部·疾疹[M]. 周勋初，等校订. 南京：凤凰出版社，2006：10528.

② ［宋］王钦若，等编纂. 册府元龟（校订本）：卷九〇六，总录部·疾疹[M]. 周勋初，等校订. 南京：凤凰出版社，2006：10529.

③ ［宋］王钦若，等编纂. 册府元龟（校订本）：卷九〇六，总录部·疾疹[M]. 周勋初，等校订. 南京：凤凰出版社，2006：10530.

④ ［宋］王钦若，等编纂. 册府元龟（校订本）：卷九〇六，总录部·疾疹[M]. 周勋初，等校订. 南京：凤凰出版社，2006：10529.

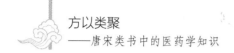
这则由"杯弓蛇影"引起的心理性疾病的典型案例，最早见于东汉应劭撰《风俗通义·怪神》。《册府元龟》所引文献来源于《晋书》卷四三《乐广传》，客人所患"沉疴"完全由惊吓引起。乐广，字彦辅，西晋南阳人，晋武帝时期任吏部尚书等职，他在充分调查客人所患病因后，"复置酒于前处"，让客人"所见如初"，然后"告其所以"，客人最终"豁然意解，沉疴顿愈"。这则寓言故事被后世医书广泛加以引用。

总之，《册府元龟》卷九〇六《总录部》"疾疹"中收载的疾病史文献资料，大多出自历代正史。这些病人不仅全为男性，而且所患疾病多为常见病，包括内科杂病、耳鼻喉科病、眼科疾病、外科疾病和心理性疾病，没有收载妇人疾病和小儿疾病等内容。"疾疹"中包含的病名、病症名约为64种，包括秃、眇、跛、手偻、脚偏小、疵黯、尪病、兔缺、废疾、身材短小、瘿、瘖、脚短而跛、风疽、瘴疽、疮疾、痈疽等外科疾病，痁疾、恶疾、口吃、消渴、湿痹、中风、疟病、膝疾、瘿疾、吐疾、眩、鼻疾、风眩疾、脚疾、劳病、心虚疾、疮、肿、无骨病、疾、风疾等内科、耳鼻喉科疾病，失明、偏盲、目疾、眇等眼科疾病，以及心理性疾病等。"疾疹"中包含的患者为52人，包括东周时期鲁国季孙行父、卜商、左丘明、卫絷、冉伯牛、晋国郤克、荀偃、卫国孙良夫、褚师声、曹国姬首、齐国齐景公，西汉司马相如、冯立、班伯、杜钦，东汉李通、景丹、杜笃，三国时期魏国卞兰、钟繇、贾逵、丁仪，晋朝皇甫谧、赵孟、山玄、山允、魏咏之、裴楷、杜预、王戎、庾衮、谢安、王胡之、习凿齿、殷仲堪父亲、殷仲堪、乐广，南朝宋何尚之、谢述，南朝梁周兴嗣，南朝齐萧宝义、何点，南朝陈徐世谱，北魏李谐、长孙子彦，北齐高仁机、李广，唐朝封常清、李洎、邓玄挺、卢照邻，五代后汉张沆等，几乎全为男性，是研究宋代以前中国疾病史的珍贵资料。

五、《册府元龟》"总录部"中医药学知识的主要来源

《册府元龟》主要收载历代经、史、子书中的君臣事迹，没有收载小说、杂说、传奇中的内容。跟现存宋太宗朝三部官修类书《太平御览》《太平广

记》《文苑英华》相比，《册府元龟》没有标注文献来源，在体例上与其他类书有所不同，故而受到后世学者的批评。据南宋陈振孙《直斋书录解题》卷一四考证，《册府元龟》"所采正经、史之外，惟取《战国策》《国语》《韩诗外传》《吕氏春秋》《管》《晏》《韩子》《孟子》《淮南子》及《修文殿御览》"①。郑樵《通志》卷六九《艺文略七》也载"惟取经、史、《国语》《战国策》《管子》《孟子》《韩子》《淮南子》《晏子》《吕氏春秋》《韩诗外传》，其余小说、杂说不取"②。

《册府元龟》"总录部"中"养生""医术""疾疹"医学知识及其所引文献，除少数若干条标注引文出处外，绝大多数没有标注文献来源。笔者经过仔细考证，现对《册府元龟》中医药学知识的主要来源加以梳理。

（一）《册府元龟》"总录部·养生"中医药学知识的主要来源

《册府元龟》"总录部·养生"中的医药学知识，主要来源于以下两个部分：一是道家类著作，包括《老子》《文子》等；二是历代正史中名人养生的事迹，包括《史记》卷五五《留侯世家》，《后汉书》卷八二下《方术传下》，《后汉书》卷四九《王充传》，《三国志·魏书》卷二九《华佗传》，《晋书》卷九四《隐逸传》，《魏书》卷九一《术艺传》，《宋书》卷九三《隐逸传》，《南齐书》卷五四《刘虬传》，《梁书》卷五一《处士传》，《隋书》卷七七《徐则传》，《旧唐书》卷一九一《方伎传》，《旧唐书》卷一九二《隐逸传》，《旧唐书》卷一六五《柳公绰传附柳公度传》等。

可见，《册府元龟》"总录部·养生"中的医药学知识，绝大多数来源于宋以前道家著作和历代正史《方术传》《方伎传》《隐逸传》《处士传》《术艺传》等。

（二）《册府元龟》"总录部·医术"中医药学知识的主要来源

尽管《册府元龟》没有注明引文出处，但书中征引的医史人物传记资料，

---

① ［宋］陈振孙, 撰. 直斋书录解题: 卷一四, 子部·类书类 [M]. 徐小蛮, 顾美华, 点校. 上海: 上海古籍出版社, 2015: 425.

② ［宋］郑樵. 通志: 卷六九, 艺文略七 [M]. 北京: 中华书局, 1987: 814.

主要来源于儒家经典和宋代以前史学著作,所引内容较为完整,校勘精详。尤其是某些医学著作,如《华佗别传》等,今已散佚不存,唯有《册府元龟》《太平御览》《太平广记》等类书的征引保存了部分或完整史料。还有某些内容首见于《册府元龟》,不见于宋以前著作,因而具有极高的文献学和史料学价值。

《册府元龟》"总录部·医术"中收载的75名医家人物传记,主要来源于以下四个部分。一是儒家经学文献,包括《周官》《左传》《礼记》等。二是宋以前历代正史文献,包括《史记》卷一〇五《扁鹊仓公列传》,《后汉书》卷八二下《方术列传》,《三国志·魏书》卷二九《方技传》,《三国志·吴书》卷五二《张顾、诸葛步传》,《晋书》卷三五《裴秀传附裴颁传》、卷八五《魏咏之传》、卷九五《艺术传》,《梁书》卷四八《儒林传》,《南齐书》卷二二三《褚澄传》,《魏书》卷九一《术艺传》,《北齐书》卷二二《崔悛传附崔景凤传》、卷二二《李密传》、卷三八《徐之才传》、卷三九《崔季舒传》、卷四九《方技传》,《周书》卷四七《艺术传》,《北史》卷三八《崔季舒传》、卷九〇《艺术传下》,《南史》卷二九《薛伯宗传》、卷三二《徐文伯、徐嗣伯传》,《隋书》卷七八《艺术传》,《旧唐书》卷一三九《陆贽传》、卷七九《吕才传》、卷一四一《方技传》,《旧五代史》卷二四《段深传》、卷九六《陈玄传》等。三是宋朝官修《国史》著作。元代脱脱等修《宋史》是在原宋朝《国史》基础上删削而成的,如《宋史》卷二九三《张咏传》,《宋史》卷四六一《方伎传》等,收载了五代入宋医官的医学活动。四是人物传记资料,包括《华佗别传》等。

(三)《册府元龟》"总录部·疾疹"中医药学知识的主要来源

《册府元龟》"总录部·疾疹"中的医学知识,主要来源于以下三个方面:一是儒家经典著作,包括《春秋谷梁传》《春秋左氏传》《论语》等;二是宋以前历代正史文献,包括《史记》卷一一七《司马相如列传》、卷一三〇《太史公自序》,《汉书》卷五七下《司马相如传》、卷六〇《杜钦传》、卷七九《冯奉世传》、卷一〇〇上《叙传》,《后汉书》卷一五《李通传》、卷七六《景丹传》、卷八〇上《文苑列传上》,《三国志·魏书》卷五《后妃传》、卷一三《钟繇传》、卷十九《陈思王传》，《晋书》卷十一《赵孟传》、卷三四《杜预传》、卷三五《裴秀传附裴颜传》、卷四二《王戎传》、卷四三《山涛传》、卷四三《乐广传》、卷五一《皇甫谧传》、卷七六《王廙传附王胡之传》、卷七九《谢安传》、卷八二《习凿齿传》、卷八五《魏咏之传》、卷八八《孝友传》，《宋书》卷五二《谢述传》、卷六六《何尚之传》，《南齐书》卷五〇《文二王、明七王传》，《梁书》卷四九《周兴嗣传》，《陈书》卷一三《徐世谱传》，《魏书》卷六五《李平传附子李谐传》，《北齐书》卷一二《武成十二王传》、卷四五《李广传》，《南史》卷一九《谢裕传附谢述传》、卷四四《齐武帝诸子传》，《北史》卷二二《长孙道生传附长孙子彦传》、卷四三《李谐传》，《旧唐书》卷一二四《李正己传附李洧传》、卷一九〇《文苑传上》，《旧五代史》卷一三一《张沆传》等；三是诸子、哲学类文献等，包括东周文子著《文子》、东周晏婴著《晏子春秋》、东汉王充著《论衡》等。

总之，《册府元龟》"总录部"中医药学知识的来源，主要以宋以前经学、史学和子书著作的内容为主，详述历代君臣事迹及其美德故事，凡悖恶之事悉删之，没有征引医学、小说、杂说、传奇、文学、文集等著作。加之书中绝大数引文没有标注文献来源，故而其编辑体例受到后世学者的批评，如南宋洪迈在《容斋四笔》中指出"其所遗弃既多，故亦不能暴白"，"然则杂史、琐说、家传，岂可尽废也"[①]。

第三节 《太平御览》《册府元龟》中医药学知识的选取原则、编辑特点与影响因素

作为宋朝官修类书，《太平御览》《册府元龟》的编撰与刊行，不仅有力地宣扬了国家在文化领域的大一统思想，而且在医学内容的选取、编辑特点

---

①［宋］洪迈，撰.容斋四笔：卷一一，册府元龟 [M]//容斋随笔，孔凡礼，点校.北京：中华书局，2005：763.

等方面呈现出了鲜明的时代特色。

一、《太平御览》中医药学知识的选取原则、编辑特点和影响因素

作为宋代第一部大型官修类书，《太平御览》中的医药学知识呈现出了显著的特点，成为官修医学本草、方书、针灸类著作以外，收载和保存医学内容最多的著作之一。该书不仅保存了大量前代珍贵的医学文献史料，而且为校勘、增补、辑录和研究传世及散佚医书提供了宝贵资料，深受后世医家的重视，在中国医学史上产生了重要的影响。

（一）《太平御览》中医药学知识来源的主要特点

《太平御览》中选取医药学知识的方式及其医史资料来源，呈现出了以下显著的特点。

首先，《太平御览》通过征引宋以前的类书，间接地引用了大量医学文献资料，因而保存了宋代以前中国古代医学史的内容。宋朝政府在编撰《太平御览》时，充分运用了崇文院中皇家藏书，尤其是前代官、私类书《修文殿御览》《艺文类聚》《文思博要》《北堂书钞》《初学记》《白氏六帖》及其他宋以前著作，更是广泛搜求，多加征引。据该书卷首《太平御览经史图书纲目》记载，《太平御览》中引用书目达1 689种，如果再加上尚未统计的皇帝诏令、古诗、古赋、铭文、箴言等在内，《太平御览》引用的文献书目极为丰富。[①]因此，《太平御览》保存了宋以前类书中的绝大部分医学文献资料，成为当时除《神医普救方》之外收载医学文献最多的著作。如秦汉、魏晋南北朝、隋唐时期医学著作《吴普本草》《典术》《刘根别传》《华佗别传》《经方小品》等，今已亡佚，而《太平御览》中保存了大量的内容，倍显珍贵。

其次，《太平御览》直接征引了大量宋以前流传的写本、刻本或残本文献，保存了先秦、两汉、魏晋南北朝、隋唐五代时期经、史、子、集著作中的医药学知识，具有极高的史料价值。《太平御览》中引用的医学文献，许多在宋以

---

①［宋］李昉，等编纂. 太平御览：卷首，太平御览经史图书纲目［M］. 夏剑钦，等校点. 石家庄：河北教育出版社，2000：4–20.

后散佚，因而《太平御览》成为校勘、辑补和复原古代医书的宝贵资料。清阮元在《重刻宋本太平御览叙》中给予了很高评价："北宋初古籍未亡，其所引秦汉以来之书，多至一千六百九十余种。考其书传于今者，十不存二三焉。然则存《御览》一书，即存秦汉以来佚书千余种矣。"① 民国时期，张元济在刊行《四部丛刊三编》时为本书撰写的跋中也指出："《太平御览》为有宋一大著作，其所引经史图书，凡一千六百九十种，今不传者十之七八。或谓辑自古籍，或谓原出类书。要之征引赅博，多识前言往行，洵足珍也。"② 可见，《太平御览》不但是一部重要的综合性资料工具书，而且也是保存古代佚书中医史文献资料最为丰富的类书之一。

最后，《太平御览》在编纂体例方面，受不同门类的影响，有些类目出现了重复辑录的情况，所引书名也不尽统一，甚至出现错乱的现象。如《曹操别传》与《曹瞒别传》，陈思王《辅臣论》与曹植《辅臣论》，《吴普本草》与《吴氏本草经》《吴氏本草》等，实际上是同一部著作。

（二）《太平御览》中医药学知识的传播与影响

1.《太平御览》在宋以后的传播与影响

作为宋代官修的第一部类书，《太平御览》中的医药学知识，在宋、元、明、清时期得到了广泛的传播。南宋张杲撰《医说》载"徙痈""上气常须服药""癔""肿""瘿""髀疮儿出""死枕愈病""蚕螫""养生""养性之术"等，均征引自《太平御览》疾病部和药部的内容。如"养性之术"，引《太平御览》载"杨泉《物理论》曰：谷气胜元气，其人肥而不寿。元气胜谷气，其人瘦而寿。养性之术，常使谷气少则病不生矣"③。

宋王钦若等撰、明王泰徵等辑《册府元龟序论》36卷，曹胤昌辑《册府

---

① ［清］阮元，撰. 揅经室集·揅经室三集：卷五，重刻宋本太平御览叙 [M]. 邓经元，点校. 北京：中华书局，1993：693.

② 张元济. 张元济全集：第9卷 [M]. 北京：商务印书馆，2010：364.

③ ［宋］张杲. 医说：卷九，养生修养调摄 [M]// 裴沛然. 中国医学大成三编，第12册. 长沙：岳麓书社，1988：171.

元龟独制》30卷，系节选《册府元龟》的著作。江瓘编《名医类案》卷五载唐甄立言用雄黄治愈"尼明律，年六十余，患心腹膨胀，身体羸瘦，已经二年"[①]医案，元嘉中无名医用秫米治章安某人"啖鸭肉，乃成瘕病，胸满面赤，不得饮食"[②]医案，卷七载汉末华佗用温汤治愈"彭城夫人夜之厕，虿螫其手，呻吟无赖"[③]医案等，系征引自《太平御览·医部》。明李时珍《本草纲目》卷一上《引据古今经史百家书目》载《太平御览》1部[④]。该书卷八载"白玉""紫石英"，卷二四载"蚕豆"，卷三一载"都桷子"，卷四〇载"斑蝥""地胆"，卷四一载"鼠妇"，卷四三载"龙涎"，卷四七载"鸬鹚翅羽"，卷四八载"乌骨鸡""屎白"等内容，系征引自《太平御览·药部》。另外，明卢之颐撰《本草乘雅半偈》第三帙载"紫石英"[⑤]，明周嘉胄撰《香乘》卷四载"市苏合香"[⑥]、卷一〇载"香食"[⑦]，也征引自《太平御览·药部》。

2.《太平御览》在朝鲜半岛的传播与影响

宋朝政府对《太平御览》管理甚严，将其定为"禁书难为传示外国"[⑧]，严禁传往高丽等地。如元祐元年（1086年）二月庚申，馆伴高丽使奏："高丽人乞《开宝正礼》《文苑英华》《太平御览》"，宋哲宗下诏"许赐《文苑英华》"[⑨]一书，而《太平御览》不在赏赐之中。元祐八年（1093年）春正月辛丑，宋哲宗下诏："高丽国自先朝以来，累次陈乞《太平御览》，以禁书难为

①［明］江瓘，编著. 名医类案：卷五，癥瘕［M］. 潘桂娟，等校注. 北京：中国中医药出版社，1996：94.

②［明］江瓘，编著. 名医类案：卷五，癥瘕［M］. 潘桂娟，等校注. 北京：中国中医药出版社，1996：94.

③［明］江瓘，编著. 名医类案：卷七，蛇虫兽咬［M］. 潘桂娟，等校注. 北京：中国中医药出版社，1996：151.

④［明］李时珍. 本草纲目（校点本第2版）：卷一［M］. 北京：人民卫生出版社，2012：31.

⑤［明］卢之颐，撰. 本草乘雅半偈：第三帙，紫石英［M］. 冷方南，王齐南，校点. 北京：人民卫生出版社，1986：188.

⑥［明］周嘉胄. 香乘：卷四，香品［M］// 景印文渊阁四库全书，第844册. 台北：商务印书馆，1986：382.

⑦［明］周嘉胄. 香乘：卷一〇，香事分类下［M］// 景印文渊阁四库全书，第844册. 台北：商务印书馆，1986：433.

⑧［宋］李焘. 续资治通鉴长编：卷四八〇，元祐八年春正月辛丑［M］. 北京：中华书局，2004：11426.

⑨［宋］李焘. 续资治通鉴长编：卷三六五，元祐元年二月庚申［M］. 北京：中华书局，2004：8744.

传示外国，故不许。今又陈乞，宜依向来例，或别作一不许意降指挥。"① 元符二年（1099 年）春正月甲子，高丽国进奉使尹瓘等上奏乞赐《太平御览》等书，宋哲宗下诏"所乞《太平御览》并《神医普救方》，见校定，俟后次使人到阙给赐"②，可知宋政府此时正在校定、刊印《太平御览》和《神医普救方》，没有赏赐两书。

宋徽宗建中靖国元年（1101 年）六月，高丽使者王嘏、吴延宠回国，宋徽宗下诏赐高丽王朝《太平御览》一部。宋人葛胜仲撰《代高丽王谢赐〈太平御览〉表》记载了此次赏书的情况，"流播三韩，共仰文明之化；分传五族，俾知赉予之私"③。同时，高丽使者还从商人处购买了《太平御览》1 部④。南宋光宗绍熙三年（1192 年），宋商到高丽贸易，向高丽国王进献《太平御览》一部⑤。可知，《太平御览》于 12 世纪初传入朝鲜半岛，文献中记载先后传入了三部。

3.《太平御览》在日本的传播与影响

《太平御览》最晚在治承三年（1179 年）传入日本。据藤原忠亲（中山忠亲，1131—1195 年）在《山槐记》"治承三年二月十三日辛丑"中记载："天阴、算博士行衡来云，入道大相国（六波罗），可被献唐书于内云云，其名《太平御览》云，二百六十帖也，入道书留之，可被献摺本于内里云云，此书未被渡本朝也。"⑥ 此处之治承三年，是日本平安时代（784—1184 年）⑦ 高仓天皇年号，亦是中国南宋孝宗淳熙六年（1179 年）。"摺本"即刻印本。这是日本古文献中有关《太平御览》第一次确切的记录。

① ［宋］李焘. 续资治通鉴长编：卷四八〇，元祐八年春正月辛丑 [M]. 北京：中华书局，2004：11426。

② ［宋］李焘. 续资治通鉴长编：卷五〇五，元符二年春正月甲子 [M]. 北京：中华书局，2004：12041.

③ ［宋］葛胜仲. 丹阳集：卷二，代高丽王谢赐《太平御览》表 [M]// 景印文渊阁四库全书，第 1127 册. 台北：商务印书馆，1986：422-423.

④ 周生杰. 太平御览研究 [M]. 成都：巴蜀书社，2008：437.

⑤ ［朝鲜］郑麟趾. 高丽史：卷二〇，明宗世家 [M]. 济南：齐鲁书社，1996：110.

⑥ ［日本］藤原忠亲，著. 笹川种郎，编. 山槐记 [M]. 东京：日本史籍保存会大正五年（1916 年）刊本，225.

⑦ ［日本］池田晃渊，著. 早稻田大学日本史：第四卷，平安时代 [M]. 罗安，译. 北京：华文出版社，2020：1-731.

日本仁治二年（1241 年），京都东福寺开山圣一国师圆尔辩圆（1202—1280 年）从中国返回日本。据《普门院经论章疏语录儒书等目录》记载，圆尔辩圆携回的数千卷汉籍文献中，有"《太平御览》一部""《太平御览》一部之内二册"①。今东福寺所藏《太平御览》1 000 卷，为中国南宋蜀刻本。文应元年（1260 年），藤原师继在《妙槐记》"四月二十二日己未"中记载："雨降，入夜晴。今日或宋客持来《太平御览》一部千卷，（复百帖）以直钱三十贯价取之。件四五帖有摺过之事，后日以他本可书改软。直钱者今两三日之后可下行之由契约了。此书者平家人道大相国（清盛）始渡取之。近高仓院以来连连宋人渡之，方今者我朝及数十本软，虽无兴予未持文也，依思文道冥加，虽为未被施行之书，近年人玩之。"②

明清时期，《太平御览》的刻本和钞本陆续传入日本。如明隆庆年间（1567—1572 年）闽饶世仁等铜活字刊本，万历二年（1574 年）活字印本，明人钞写本，清嘉庆十四年昭文张海鹏从善堂据宋本重校刊本，光绪二十年上海积山书局石印本等，先后传入日本③。

日本还出现了《太平御览》的和刻本和钞本。关于《太平御览》的和刻本，有日本安政二年（1855 年）至文久元年（1861 年），江都喜多邨氏学训堂据南宋蜀刻本校活字印本，即日本仿宋聚珍本《太平御览》1 000 卷、目录15 卷④；日本明治十一年（1878 年）金泽文库活字印本⑤。关于《太平御览》的日本钞本，有多部流传，主要包括：宋刊写补本，残存294 卷，版式行款与原陆心源藏本同，"写补部分约有三种，皆系十五至十六世纪室町时代人笔"；宋刊写补本，残存352 卷，"写补部分有十四世纪南北朝时代人笔，亦

①［日本］大道一以. 东福寺普门院经论章疏语录儒书等目录：高楠顺次郎，编. 大正新修大藏经：第 99 卷，别卷 [M]. 东京：大正一切经刊行会昭和九年（1934 年）刊本，971.

②［日本］藤原师继. 妙槐记 [M].［日本］笹川种郎，编. 矢野太郎，校订. 史料大成：第 28 卷. 东京：内外书籍株式会社昭和十一年（1931）版，292.

③［日本］宫内省图书寮，编. 图书寮汉籍善本书目：卷三，子部·类书类 [M]. 北京：国家图书馆出版社，2012：230-231.

④［日本］河田罴，撰. 静嘉堂秘籍志：卷二九，子部七·类书类 [M]. 杜泽逊，点校. 上海：上海古籍出版社，2016：1086.

⑤ 王宝平. 中国馆藏和刻本汉籍书目·子部·类书类 [M]. 杭州：杭州大学出版社，1995：351.

有十五世纪至十六世纪室町时代人笔"①；仿宋钞本，据日本涩江全善、森立之撰《经籍访古志》记载，明人钞本"体式行款略与前本同，盖从宋本影钞者。卷首有'闽中徐惟起藏书'印"，昌平学藏②；《太平御览纂》1卷，日本钞本③。

（三）影响《太平御览》中医药学知识选取与传播的因素

宋代官修类书《太平御览》中的医药学知识，是历代医学原著以外保存医史资料最多的载体，不仅保存了宋代以前医学文献中的大部或全部资料，而且对于研究中国医学史形成与发展的脉络提供了重要的文献证据，在中国医学史上占有十分重要的地位。影响《太平御览》中医药学知识选取与传播的主要因素，包括以下几个方面。

第一，《太平御览》被后世誉为"类书渊薮"④，在中国古代类书学史上占有重要地位。作为宋代官修大型类书之一，其征引的医学文献史料极为丰富，保存了大量宋以前流传的医学著作内容，成为后世校勘、补缺和辑佚宋以前医书的重要资料来源。明胡应麟在《读〈太平御览〉三书》中指出："宋初辑三大类书，《御览》之庞赜，《英华》之芜冗，《广记》之怪诞，皆艺林所厌薄，而不知其功于载籍者不眇也。非《御览》，西京以迄六代诸史乘煨烬矣。"⑤清高宗乾隆帝对《太平御览》给予了高度重视，撰《题太平御览书六韵》，指出"太平谁不喜，求实匪求名"⑥。清四库馆臣指出："宋太平兴国二年，李昉等奉敕撰。凡五十五门。所采书一千六百九十种。虽多转引

① 严绍璗. 日藏汉籍善本书录·子部·类书类 [M]. 北京：中华书局，2007：991-992.

②［日本］涩江全善，森立之，撰. 经籍访古志：卷五，子部下·类书类 [M]. 杜泽逊，班龙门，点校. 上海：上海古籍出版社，2014：172.

③ 王宝平. 中国馆藏和刻本汉籍书目·子部·类书类 [M]. 杭州：杭州大学出版社，1995：351.

④［清］黄丕烈. 黄丕烈书目题跋·荛圃藏书题识：卷六，子类三 [M] // 清人书目题跋丛刊·六. 北京：中华书局，1993：118.

⑤［明］胡应麟. 少室山房集：卷一〇四，读《太平御览》三书 [M] // 景印文渊阁四库全书，第1290册. 台北：商务印书馆，1986：752.

⑥［清］清高宗. 御制诗四集：卷二一，题太平御览书六韵 [M] // 景印文渊阁四库全书，第1307册. 台北：商务印书馆，1986：611.

类书,不能一一出自原本,而搜罗浩博,至今为考据之渊薮,他类书莫能先也。"①清阮元在《重刻宋本太平御览叙》中评价说:"然则存《御览》一书,即存秦汉以来佚书千余种矣,洵宇宙间不可少之古籍也。"②黄丕烈亦称赞:"《太平御览》为类书渊薮,近时讲实学者尤重之。"③清代辑佚学者黄奭、马国翰、严可均、孙星衍、顾观光等人,就从《太平御览》中辑出大量宋以前散佚医学著作。近代学者范希曾称赞:"《御览》存古佚书最富,故为类书之冠。"④

第二,《太平御览》中征引的十多种医学著作,如《神农本草经》《吴普本草》《华佗别传》等具有极高的史料价值,可以校勘现存的中医古籍。别传是一种特殊的人物传记体裁,清顾炎武在《日知录》"古人不为人立传"中指出:"《太平御览》书目列古人别传数十种,谓之别传,所以别于史家。"⑤《神农本草经》是中国现存最早的本草学专著,原书早已散佚,其内容散存在其他著作之中,清孙星衍、黄奭和日本森立之等辑《神农本草经》,皆以《太平御览》为重要的参考资料。三国名医吴普撰《吴普本草》一书,早已失传,然而《太平御览·药部》中收载了《吴普本草》药物条目达 200 条,极为珍贵,清焦循所辑《吴普本草》即出自《太平御览》。

第三,《太平御览》中征引的医学内容,可以辑录出大量散佚的医学著作。关于本草类著作,可以辑佚出《神农本草经》《黄帝本草》《桐君本草》(又名《桐君采药录》《桐君药录》)、《岐伯本草》《雷公本草》《扁鹊本草》《医和本草》《李氏本草》(又名《李当之药录》)、《胡本草》等。关于养生类著作,

---

①［清］永瑢,纪昀. 钦定四库全书简明目录:卷一四,子部十一·类书类[M]. 台北:商务印书馆,1986:227.

②［清］阮元,撰. 揅经室集·揅经室三集:卷五,重刻宋本太平御览叙[M]. 邓经元,点校. 北京:中华书局,1993:693.

③［清］黄丕烈. 黄丕烈书目题跋·荛圃藏书题识:卷六,子类三[M]// 清人书目题跋丛刊·六. 北京:中华书局,1993:118.

④［清］张之洞,撰. 书目答问补正:卷三,子部总目·类书类[M]. 范希曾,补正. 上海:上海古籍出版社,2001:188.

⑤［清］顾炎武,著. 日知录校注:卷二〇,古人不为人立传[M]. 陈垣,校注. 合肥:安徽大学出版社,2007:1071.

《太平御览》可以辑佚出三国魏嵇康撰《养生论》，东晋支法存撰《太清道林摄生论》、虞预撰《会稽典录》，北魏高湛撰《养生论》，南朝梁陶弘景撰《养性延命录》、佚名撰《刘根别传》，唐朝吴筠撰《著生论》，佚名撰《老子养生要诀》《养生要录》《修养杂诀》《守九精法言》等著作。关于医经、脉学、诊断等著作，《太平御览》可以辑录出《经方》《内外术经》《黄帝脉书》《扁鹊脉书》《医道》《论篇》，三国吴吕博撰《注八十一难经》，唐甄权撰《脉诀赋》等。关于方书著作，《太平御览》可以辑录出汉卫泛撰《四逆三部厥经》《妇人胎藏经》《小儿颅囟方》，东晋范汪撰《范汪秘方》《范汪方》，南朝宋刘宏撰《宋建平王典术》（简称《典术》）等40余种著作。关于针灸学著作，《太平御览》可以辑录出汉涪翁撰《针经》《诊脉法》，三国吴吕博撰《玉匮针经》，唐甄权撰《脉经》《针方》《明堂人形图》，张文仲撰《张文仲灸经》等。关于医学人物传记，《太平御览》可以辑录出《徐文伯传》、佚名撰《华佗别传》和唐甘伯宗撰《名医传》中的部分内容等。

可见，《太平御览》的资鉴功能和医学史料价值，是影响其医药学知识选取与传播的主要因素。但我们也应该看到，《太平御览》在征引前代医学知识和文献资料时，也存在着某些错误。明代王樵批评《太平御览》"采辑不精，编类无法"①。清高宗乾隆帝在肯定《太平御览》史料价值的同时，批评其"搜罗虽已富，考证未云精"②。这些都是类书共有的弊端，也是活字印刷术发明以前书籍流传中出现的版本致误所致。

二、《册府元龟》中医药学知识的选取原则、编辑特点和影响因素

（一）《册府元龟》中医药学知识的选取原则和编辑特点

《册府元龟》中医药学知识的选取原则，宋真宗给予了清晰的回答："朕编此书，盖取著历代君臣德美之事，为将来取法。至于开卷览古，亦颇资于

---

① ［明］王樵. 方麓集：卷一五，戊申笔记 [M] // 景印文渊阁四库全书，第 1285 册. 台北：商务印书馆，1986：410.

② ［清］清高宗. 御制诗四集：卷二一，题太平御览书六韵 [M] // 景印文渊阁四库全书，第 1307 册. 台北：商务印书馆，1986：611.

学者。"① 故该书的选取范围，主要集中宋以前历代儒家经典、史书、《国语》《战国策》《管子》《孟子》《韩非子》《淮南子》《晏子春秋》《吕氏春秋》《韩诗外传》和历代类书《修文殿御览》之类。凡野史、小说、琐说，如《西京杂记》《明皇杂录》等，一概不取，宋真宗明确要求"所编君臣事迹，盖欲垂为典法，异端小说，咸所不取"②。

《册府元龟》中医药学知识的内容，包括"粤自正统，至于闰位，君臣善迹，邦家美政，礼乐沿革，法令宽猛，官师论议，多士名行，靡不具载"。为了实现这一政治目的，宋真宗不仅亲定了编撰体例，而且亲览书中内容。如大中祥符元年（1008 年）二月丙午，宋真宗以体例不一，下诏李维等六人新撰，杨亿纂定。三月丁卯，宋真宗下诏规定"或有增改事标记，复阅之"。五月甲申，宋真宗发布手诏："凡悖恶之事及不足为训者，悉删去之。"规定每日进草稿三卷亲览，"摘其舛误，多出手书诘问，或召对，指示商略"③。因此，《册府元龟》在医学文献资料的选取方面极为严谨，有利于国家大一统政治和仁政思想的宣扬。清四库馆臣称赞："其间义例，多出真宗亲定。惟取六经子史，不录小说，于悖逆非礼之事，亦多所刊削，裁断极为精审。"④

跟宋太宗朝官修类书《太平御览》《太平广记》《文苑英华》等清晰标注文献来源相比，《册府元龟》中选取的绝大多数医学文献资料均没有注明出处，这不能不说是一大遗憾。

（二）影响《册府元龟》中医药学知识选取与传播的因素

《册府元龟》采取"惟以史传为据"⑤的标性，编撰中又遵照宋真宗诏旨"惟隶事迹"，故其医药学知识的选取主要来源于宋以前历代经、史著作。

《册府元龟》刊行后受到宋朝政府的重视，并将其颁行至地方州府。大中祥符八年（1015 年）七月丁卯，宋真宗下诏将新修《册府元龟》分送洪州和杭

① [宋]王应麟. 玉海：卷五四，类书 [M]. 南京：江苏古籍出版社，上海：上海书店，1987：1031.

② [宋]王应麟. 玉海：卷五四，类书 [M]. 南京：江苏古籍出版社，上海：上海书店，1987：1032.

③ [宋]王应麟. 玉海：卷五四，类书 [M]. 南京：江苏古籍出版社，上海：上海书店，1987：1031.

④ [清]永瑢，纪昀. 四库全书总目：卷一三五，子部·类书书一 [M]. 北京：中华书局，2003：1145.

⑤ [清]永瑢，纪昀. 四库全书总目：卷一三六，子部·类书书二 [M]. 北京：中华书局，2003：1154.

州①。天禧四年（1020年）闰十二月癸丑，宋真宗下诏赐辅臣各一部②。天圣中，宋仁宗下诏晏殊等"取《册府元龟》，掇其要者，分类为二百十五门"③，编成《天和殿御览》40卷。天和殿，即禁中便殿，可知《天和殿御览》是《册府元龟》的节略本。景祐四年（1037年）二月甲子，宋仁宗下诏赐御史台《册府元龟》《天下图经》各一部④。南宋绍兴四年（1134年）九月四日，大理评事、著名藏书家诸葛行仁献《册府元龟》等书，"凡万一千五百一十五卷"，宋高宗下诏"与本家将仕郎恩泽一名"⑤。《册府元龟》的编撰体例受到后世学者的重视，如明冯琦撰《经济类编》100卷，"大致仿《册府元龟》而兼录《文章》体例"⑥。

宋朝政府严禁《册府元龟》流出国外，但宋代以后仍流传到朝鲜半岛和日本地区。其中传入朝鲜半岛的《册府元龟》，有明崇祯七年刻本和清嘉庆十九年刻本⑦。传入日本的《册府元龟》，有北宋初刻本、明嘉靖九年至十九写本、明崇祯十五年刻本、明人写本和清康熙十一年黄九锡补刊本等⑧。

通过以上分析和研究，本章得出如下重要结论。

第一，《太平御览》《册府元龟》的编撰背景和编撰过程，受到宋太宗、宋真宗的高度重视，不仅亲定编辑体例，而且日进御览、亲定书名和撰写序言，是当时国家推动实施的重大文化工程。宋太宗鉴于前代《修文殿御览》

---

①［宋］周淙，纂修. 乾道临安志：卷三，牧守［M］// 宋元方志丛刊，第4册. 北京：中华书局，2006：3240.

②［宋］王应麟. 玉海：卷五四，类书［M］. 南京：江苏古籍出版社，上海：上海书店，1987：1032.

③［宋］陈振孙，撰. 直斋书录解题：卷一四，类书类［M］. 徐小蛮，顾美华，点校. 上海：上海古籍出版社，2015：426.

④［宋］王应麟. 玉海：卷五五，艺文［M］. 南京：江苏古籍出版社，上海：上海书店，1987：1056.

⑤［清］徐松，辑. 宋会要辑稿·崇儒［M］. 刘琳，刁忠民，舒大刚，等校点. 上海：上海古籍出版社，2014：2829.

⑥［清］永瑢，纪昀. 钦定四库全书简明目录：卷一四，子部十一·类书类［M］// 景印文渊阁四库全书，第6册. 台北：商务印书馆，1986：231.

⑦［韩］全寅初. 韩国所藏中国汉籍总目·子部·类书类［M］. 首尔：学古房，2005：738.

⑧［日本］静嘉堂文库，编. 静嘉堂文库汉籍分类目录·子部·类书类［M］. 东京：静嘉堂文库，1930：555.

《艺文类聚》，门目繁杂，失其伦次，于是下诏李昉、扈蒙、李穆、宋白等14人纂修《太平御览》，前后修撰者达17人，均为文官。关于《册府元龟》的编撰背景，宋真宗认为"朕编此书，盖取著历代君臣德美之事，为将来取法。至于开卷览古，亦颇资于学者"，于是在景德二年（1005年）九月丁卯下诏王钦若、杨亿、孙奭等18人编修《历代君臣事迹》，大中祥符六年（1013年）八月书成，宋真宗御制序，赐书名《册府元龟》。

第二，《太平御览》《册府元龟》中医药学知识的主要内容，包括宋以前历代医政、疾病、药物、养生和医家人物传记等，充分反映了医学为国家政治服务的目的。其中《太平御览》中的医药学知识，主要集中在"方术部""疾病部""药部"，包括先秦至北宋以前的医政、疾病、药物、食疗养生、医家传记、医案病案等内容。其体例是以部分类，按朝代顺序，先列书名，次录原文。《册府元龟》采用"类事分门"的编撰体例，其医学知识主要集中在《总录部》之"养生""医术""疾疹"，保存了大量宋以前经、史著作中有关养生学、医家人物传记、疾病防治等内容。

第三，《太平御览》《册府元龟》中医药学知识的主要来源，既有相同的部分，也有不同的地方。其中《太平御览》中医药学知识的来源，主要以宋以前《修文殿御览》《艺文类聚》《文思博要》等类书为蓝本，辑录其他宋以前写本、刻本和残本等著作而成，包括宋以前历代儒家经典、史学、医学、地方志、传记、起居注、诸子百家、道家、辞赋、文学和志怪小说等著作，充分反映了类书中医学知识的实用价值、资料价值和政治教化作用。《册府元龟》中医药学知识的来源，主要以宋以前经、史著作为主，没有收载小说、杂说、琐言、家传中的资料。

第四，《太平御览》《册府元龟》中的医药学知识，在后世产生了一定的影响和传播。其中《太平御览》中收载的医学文献资料，具有极高的学术价值，宋以后得到广泛传播和应用。书中征引的医史资料，其原著在宋以后大多散佚或残缺不全，因而成为校勘、辑补、复原和研究宋以前医学著作和医学知识演化的重要史料来源之一，在中国古代医学史上占有重要地位。如该书中所引《神农本草经》《吴普本草》《黄帝本草》《岐伯本草》《桐君药录》

《雷公药对》《医和本草》《扁鹊本草》和《华佗别传》等内容，成为清以后辑录、校证和研究宋以前散佚医学文献及中国医学史的珍贵资料。《册府元龟》中收载的养生、医史人物传记和疾病史资料，大多保存完整，校勘精详，尤其是某些著作如《华佗别传》等，今已散佚不存，唯有《册府元龟》征引而保存了部分或完整史料，因而也具有较高的史料价值。

第五，《太平御览》《册府元龟》中选取医药学知识的目的和原则，主要为推行国家文教政策和加强大一统政治服务。书中所引医史文献资料，大多出自历代经、史、子、集著作，包括医政、药物、疾病、养生和医家人物传记等内容。

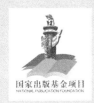

国家出版基金项目
NATIONAL PUBLICATION FOUNDATION

科技史新视角研究丛书

中国科学院自然科学史研究所　主编

韩毅　著

方以类聚

唐宋类书中的医药学知识（下册）

山东科学技术出版社

·济南·

第六章

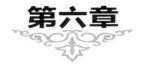

宋代官修类书中医药学知识的
内容、来源与传播（下）

　　《太平广记》和《文苑英华》是宋代官修"四大类书"之一。其中，《太平广记》是宋代朝廷编撰的第一部小说总集，《文苑英华》是宋代朝廷编撰的第一部诗文总集。

　　本章重点探究《太平广记》《文苑英华》中医药学知识的主要内容、史料来源和传播情况，揭示小说类、文学类类书辑录医药学知识的主要特点、选取原则和史料价值等。

第一节　《太平广记》中医药学知识的
内容、来源与传播

　　《太平广记》是宋代朝廷修撰的一部大型类书，也是现存宋代官修"四大类书"之一，编纂于宋太宗太平兴国二年（977 年）三月至太平兴国三年（978年）八月。该书共 500 卷、目录 10 卷，李昉等 13 人奉诏撰，广泛辑录了汉代至宋初鬼怪小说、唐代传奇、佛道神仙类等野史小说中的人物传记资料。《太平广记》之"医"部，共 3 卷，收录宋代以前医人、不详医人和病人达 115 人，实际上是一部正史以外保存在野史小说中的中国古代医学人物传记资料汇编，具有十分重要的学术价值和史料价值。

一、《太平广记》的编撰过程、知识分类与版本流变

(一)《太平广记》的编撰过程与编修作者

1.《太平广记》的编撰过程

太平兴国二年(977年)三月,宋太宗下诏李昉、扈蒙、李穆、徐铉、赵邻幾、王克贞、宋白、吕文仲等13人编纂《太平广记》。太平兴国三年(978年)八月书成,因成书于宋太宗太平兴国年间,新书遂命名为《太平广记》。太平兴国六年(981年)正月,奉旨雕版刊印行世。关于《太平广记》的编撰背景和编撰过程,太平兴国三年(978年)八月十三日李昉等上《太平广记表》记载甚为详细:

> 臣昉等言:臣先奉敕撰集《太平广记》五百卷者,伏以六籍既分,九流并起,皆得圣人之道,以尽万物之情,足以启迪聪明,鉴照今古。伏惟皇帝陛下,体周圣启,德迈文思,博综群言,不遗众善。以为编秩既广,观览难周,故使采摭菁英,裁成类例。惟兹重事,宜属通儒。臣等谬以谀闻,幸尘清赏,猥奉修文之寄。曾无叙事之能,退省疎芜,惟增觍冒。其书五百卷并目录十卷,共五百十卷。谨诣东上阁门奉表上进以闻,冒渎天听。臣昉等诚惶诚恐顿首顿首谨言。太平兴国三年八月十三日。[①]

宋朝官修《国朝会要》也记载了《太平广记》的编撰时间,南宋王应麟《玉海》卷五四《艺文·类书》载:

> 先是,帝阅类书,门目纷杂,遂诏修此书。(太平)兴国二年三月,诏昉等取野史小说,集为五百卷。(五十五部,天部至百卉。)三年八月,书成,号曰《太平广记》。(二年三月戊寅所集,八年十二月庚子成书。)六年,诏令镂板。(《广记》镂本颁天下,言者以为非学者所

---

①[宋]李昉,等.太平广记:卷首,太平广记表[M].北京:中华书局,2018:1.

急，收墨板藏太清楼。）^①

李昉《进表》和《宋会要》的记载，反映了以下一些重要内容：

一是关于《太平广记》的编纂过程和刊印情况。太平兴国二年（977年）三月，宋太宗下诏李昉、扈蒙、李穆等编撰《太平广记》。太平兴国三年（978年）八月修撰完毕，八月十三日李昉等上进书表，八月二十五日宋太宗下诏付史馆。太平兴国六年（981年）正月，国子监奉旨雕版开印。

二是关于《太平广记》的书名和卷数。《太平广记》是否为宋太宗赐名，文献记载不详。根据宋太宗年间官修《太平御览》《文苑英华》《神医普救方》三部类书的命名情况，此书很有可能为宋太宗赐名。全书500卷，目录10卷，是中国古代收载小说数量最多、题材最广的一部小说类书。

2.《太平广记》的编修作者

从李昉进表可知，《太平广记》的编撰人员，主要有李昉、吕文仲、吴淑、陈鄂、赵邻几、董淳、王克贞、张泊、宋白、徐铉、汤悦、李穆、扈蒙等13人。其中，李昉任翰林院学士、中顺大夫、户部尚书、知制诰，吕文仲、吴淑任将仕郎、守少府监丞，陈鄂任朝请大夫、太子中舍、太子赞善大夫，赵邻几任中大夫、太子左赞善、直史馆，董淳任朝奉郎、太子中允，王克贞、张泊任朝奉大夫、太子中允，宋白任承奉郎、左拾遗、直史馆，徐铉任通奉大夫、行太子率更令，汤悦任金紫光禄大夫，李穆任朝散大夫、充史馆修撰，扈蒙任翰林院学士、朝奉大夫、中书舍人等。这些通儒之士，除宋白外，大多为入宋的后周、南唐、后蜀等降臣，具有深厚的儒学修养，通晓各种典籍，曾参与宋太宗时期官修《太平御览》《文苑英华》《神医普救方》的编撰工作。

（二）《太平广记》的知识分类与主要内容

《太平广记》500卷，宋太宗年间官修"四大类书"之一，分类完整，自成体系，包含了小说体裁的各个方面，是中国"小说史上里程碑式的小说总

---

① ［宋］王应麟. 玉海: 54, 艺文·类书 [M]. 南京: 江苏古籍出版社, 上海: 上海书店, 1987: 1031.

集"①。其目录和卷数，南宋陈振孙《直斋书录解题》卷十一《小说家类》载："《太平广记》五百卷。太平兴国二年，诏学士李昉、扈蒙等修《御览》，又取野史、传记、故事、小说撰集，明年书成，名《太平广记》。"②

《太平广记》采用以部分类，全书分神仙、女仙、道术、方士、异人、异僧、释证、报应、征应、定数、感应、谶应、名贤、廉俭、气义、知人、精察、俊辩、幼敏、器量、贡举、铨选、职官、权倖、将帅、骁勇、豪侠、博物、文章、才名、儒行、乐、书、画、算术、卜筮、医、相、伎巧、博戏、器玩、酒、食、交友、奢侈、诡诈、谄佞、谬误、治生、褊急、诙谐、嘲诮、嗤鄙、无赖、轻薄、酷暴、妇人、情感、童仆奴婢、梦、巫厌、幻术、妖妄、神、鬼、夜叉、神魂、妖怪、精怪、灵异、再生、悟前、塚墓、铭记、雷、雨、山、石、水、宝、草木、龙、虎、畜兽、狐、蛇、禽鸟、水族、昆虫、蛮夷、杂传和杂录，共92部。某些部中又包含有附录内容，全书合计共有150个类目。

（三）《太平广记》的刊刻情况与版本流传

1.《太平广记》在国内的版本与流传情况

宋代《太平广记》的版本，主要以刻本为主，流传甚广。包括宋太宗太平兴国六年（981年）初刻本③，尤袤《遂初堂书目》载南宋《京本太平广记》刻本④。《太平广记》的北宋和南宋刊本，今已不存。

明代《太平广记》的版本，包括刻本和钞本两种。其中，《太平广记》的明刻本，包括：明嘉靖四十五年（1566年）正月都察院右都御史谈恺据传钞本加以校补，刻板重印，成为现存最早的版本；明穆宗隆庆年间活字印本；明末许自昌校正新刻本。《太平广记》的明钞本，主要有明《永乐大典》钞本、沈与文野竹斋钞本、谢少南有嘉堂钞本和其他钞本等。

---

① 牛景丽.《太平广记》的传播与影响 [M]. 天津：南开大学出版社，2008：14.

②[宋]陈振孙，撰. 直斋书录解题：卷一一，小说家类 [M]. 徐小蛮，顾美华，点校. 上海：上海古籍出版社，2015：325.

③[宋]李昉，等. 太平广记：卷首，太平广记表 [M]. 北京：中华书局，2018：1.

④[宋]尤袤. 遂初堂书目·小说类 [M]// 景印文渊阁四库全书，第674册. 台北：商务印书馆，1986：470.

清代《太平广记》的版本，包括刻本和钞本两种。其中，《太平广记》的清刻本，包括：清乾隆二十年（1755年）天都黄晓峰槐荫堂校刻本，卷首有乾隆十八年（1753年）黄晓峰《重刻太平广记序》[①]；清海宁陈鳣依残宋本校勘明本《太平广记》。《太平广记》的清钞本，有清乾隆年间《钦定四库全书》钞本。

民国时期《太平广记》的版本，主要为影印本。1923年，上海文明书局出版宋李昉等编《太平广记》500卷，共40册。1934年，北平文友堂书坊依据明朝谈刻本《太平广记》影印本一部，全书60册，500卷。[②]

新中国成立后，《太平广记》的版本包括影印本和点校本两种。1959年，人民文学出版社出版汪绍楹校点排印本，1961年中华书局重印，后又多次重印[③]。1986年，台北商务印书馆影印出版文渊阁《四库全书》本。1990年，上海古籍出版社依《钦定四库全书》本影印出版李昉等编《太平广记》，共4册。2009年，国家图书馆出版社影印出版李昉等编《谈恺本〈太平广记〉》，共12册。

2.《太平广记》在国外的版本与流传情况

《太平广记》刊行后，先后传入朝鲜半岛和日本，出现了朝鲜版本和日本版本。如朝鲜世祖八年（1462年），成任加以重新编纂，缩约为总50卷，名为《太平广记详节》。原书50卷，约840篇，现存世者仅为26卷。其版式为每页面10行17字，《考事撮要》中记载为晋州与草溪两地所刊出[④]。

2002年以来，日本广岛中国文学会编《中国学研究论集》，连续刊载《〈太平广记〉译注》一书。

①［清］黄晓峰. 重刻太平广记序.［宋］李昉，等编. 太平广记：卷首［M］//清高宗乾隆二十年天都黄晓峰槐荫堂校刊本，1755：1.

② 顾晓华. 中国地质图书馆珍藏文献图录［M］. 北京：地质出版社，2014：80.

③［宋］李昉，等编. 太平广记［M］. 汪绍楹. 校点说明. 北京：中华书局，2018：1-2.

④［朝鲜］徐居正. 太平广记详节序.［朝鲜］成任选编. 太平广记详节［M］//孙逊，［韩］朴在渊，潘建国. 朝鲜所刊中国珍本小说丛刊4. 上海：上海古籍出版社，2014：1-3. 又见：［韩］闵宽东. 中国古代小说在韩国研究之综考［M］. 武汉：武汉大学出版社，2016：285.

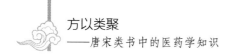
二、《太平广记》"医"部中医药学知识的主要内容

《太平广记》卷二一八、卷二一九、卷二二〇为"医"部，收载汉代至宋初名医、隐士医人和患病病人共 115 人，其中名医和不详姓名医者 53 人，患者 62 人。卷二一八收载医人 22 人，患者 23 人，包括华佗、张仲景、吴太医、句骊客、范光禄、徐文伯、徐嗣伯、李子豫、徐之才、甄权、孙思邈、许胤宗、秦鸣鹤、卢元钦、周允元、杨玄亮、赵玄景、张文仲、郝公景、崔务等。卷二一九《医二》收载医人 15 人，患者 15 人，包括周广、白岑、张万福、王彦伯、李祐妇、元颀、梁革、梁新、赵鄂、高骈、田令孜、于遘、颜燧等。卷二二〇《医人三》收载医人 16 人，患者 24 人，包括申光逊、孙光宪、渔人妻、陈寨、陶俊、张易、广陵木工、田承肇等；异疾，包括绛州僧、崔爽、刘录事、句容佐史、崔融、刁俊朝、李生、魏淑、皇甫及、王布、侯又玄、李言吉和蒯亮。这些医学人物的传记资料，除征引自历代正史《方技传》外，还大量征引了笔记、小说、传奇、志怪、方志中的内容，因而具有重要的医学史价值。相较于《初学记》《太平御览》《册府元龟》三部类书，《太平广记》中征引的民间医人资料（表 2）极为丰富，这是该书一个显著的特点。

表 2　　　　　《太平广记》"医部"所载历代医家和患者姓名

卷数	类别	医家姓名	人数
卷二一八《医一》	医人	华佗，张仲景，吴太医，句骊客，无名医（一），徐熙，徐文伯，徐秋夫，徐嗣伯，无名医（二），李子豫，徐之才，甄权，孙思邈，许胤宗，秦鸣鹤，无名医官（三），杨玄亮，赵玄景，张文仲，郝公景，无名医（四）	22 人
	患者	某郡守，女子（右膝患疮），某人（患心腹瘕病），王仲宣（眉毛脱落），孙和邓夫人（止痛除瘢痕），范光禄（两脚并肿），妇人（有娠），宋明帝宫人（患腰疼），妪（患滞淤），张景（蛔虫病），沈僧翼（眼痛），某病人（腹瘕病），许永弟弟，某病人（患脚跟肿痛），卢照邻，唐高宗（患风眩），卢元钦（患大风病），商州某患者（患大风病），周允元，赣县里正，洛州士人（患应病），崔务（坠马折足）	23 人

（续表）

卷数	类别	医家姓名	人数
卷二一九《医二》	医人	纪明，周广，白岑，张万福，王彦伯，元颜，赵卿，梁革，梁新，赵鄂，术士，西市卖汤药之人，张福，钉铰匠，医人	15人
	患者	宫人（患狂疾），黄门奉使（患虫病），柳登，尚书裴胄之子（中无鳃鲤鱼毒），李祐妇人（复苏），某妇人（误食虫病），某少年（眼花病），婢女莲子（患尸蹶病），富商（食物中毒），朝士（风疾），张廷之，麻风病人，田令孜，于遘（患蛊毒病），颜燧家使女	15人
卷二二〇《医三》	医人	申光逊，陈寨，两位书生，无名医（一），道士，广陵木工，陈怀卿，村妪，赵延禧，张鷟，刁俊朝，无名医（二），梵僧，无名医（三），无名医（四）	16人
	患者	孙仲敖（患脑痛），孙光宪家婢（火炭烧伤），渔人妻（患劳疾），苏猛之子（患狂病），陶俊（飞石击中，患腰足之疾），张易（患病热），广陵木工（手足蜷缩），某妇人，田承肇（手指中毒），绛州僧人（患噎病），崔爽（食生鱼），刘录事（食生鱼），句容县佐史（食生鱼），崔融（腹中虫蚀），刁俊朝妻巴妪（患项瘿），李生（患乳痛），魏淑（不食消瘦症），皇甫及（患巨人症），王布小女（患鼻息肉病），侯又玄（摔伤肘部），江南商人（左臂生疮），李言吉（左眼睛上眼睑瘙痒生疮），某病人（额角患瘤），某病人（足胫生瘤）	24人

从表2中可知，这些医学人物传记资料，除征引自历代正史《方技传》外，大量征引自宋以前野史、传记、故事、小说、笔记、传奇、志怪、方志中的内容，因而具有重要的医学文献史料价值。

（一）《太平广记》"医"部所载医家治病事迹

《太平广记》"医"部所载名医，包括汉代至唐代医家华佗、张仲景、吴太医、徐文伯、徐嗣伯、徐之才、甄权、孙思邈、许胤宗、秦鸣鹤、张文仲、张万福、王彦伯、元颜、梁革、赵鄂、无名医等，详细地介绍了他们行医治病的事迹。其中许多医人不见于正史记载，少部分医人甚至未留下姓名，对于研究秦汉至隋唐五代时期普通民众患病和民间医人行医治病情况，具有积极的意义。

华佗，汉末著名医学家，精于外科，擅长主治内科、疮肿、骨伤、妇科、

小儿和养生。《太平广记》卷二一八引唐李伉撰《独异志》载:

> 　魏华佗善医。尝有郡守病甚,佗过之,郡守令佗诊候。佗退,谓
> 其子曰:"使君病有异于常,积瘀血在腹中。当极怒呕血,即能去疾,
> 不尔无生矣。子能尽言家君平昔之恶,吾疏而责之。"其子曰:"若获
> 愈,何谓不言!"于是具以父从来所为乖误者,尽示佗。佗留书责骂
> 之。父大怒,发吏捕佗。佗不至,遂呕黑血升余,其疾乃平。
> 　又有女子极美丽,过时不嫁。以右膝常患一疮,脓水不绝。华佗
> 过,其父问之,佗曰:"使人乘马,牵一栗色狗走三十里,归而热截右
> 足,柱疮上。"俄有一赤蛇从疮出,而入犬足中,其疾遂平。①

又引东晋孔约撰《志怪》载:

> 　又后汉末,有人得心腹痕病,昼夜切痛。临终,敕其子曰:"吾
> 气绝后,可剖视之。"其子不忍违言,剖之,得一铜铃,容数合许。后
> 华佗闻其病而解之。因出巾箱中药,以投铃,铃即成酒焉。②

　《太平广记》所引唐李伉撰《独异志》、东晋孔约撰《志怪》中有关华佗的
3则医案资料,来源于西晋陈寿撰《三国志·魏书·华佗传》,形象地反映了
华佗精于医药和擅长外科疾病治疗。相较于《三国志》的记载,《太平广记》
引文内容更为详细,可补西晋陈寿撰《三国志》卷二九《魏书·华佗传》记载
的不足。这两部轶事兼志怪的小说著作,今已散佚,因而《太平广记》中征引
的史料弥足珍贵。

　张仲景,东汉末年著名医学家,撰《伤寒杂病论》16卷,创立"六经辨证"
诊疗方法。《太平广记》卷二一八引《小说》载:

---

①［宋］李昉,等.太平广记:卷二一八,医一[M].北京:中华书局,2018:1664.
②［宋］李昉,等.太平广记:卷二一八,医一[M].北京:中华书局,2018:1665.

何颙妙有知人之鉴。初郡张仲景总角造颙。颙谓曰："君用思精密，而韵不能高，将为良医矣。"仲景后果有奇术。王仲宣年十七时过仲景，仲景谓之曰："君体有病，宜服五石汤。若不治，年及三十，当眉落。仲宣以其赊远不治。后至三十，果觉眉落。其精如此，世咸叹颙之知人。[①]

《太平广记》所引《小说》，可能为南朝殷芸（471—529 年）奉梁武帝诏敕撰。《小说》亦称《殷芸小说》，以时代为次序，首刊帝王之事，继以周汉，终于南齐，记载了历代帝王和士大夫的遗闻逸事，后散佚不存，今有辑注本和补证本流传。这则史料反映了何颙善于识人，以及张仲景拥有高超的医术。关于张仲景的史料，除《何颙别传》外，《殷芸小说》中记载的内容也较为丰富。

吴太医，三国时吴国名医，姓名不详。《太平广记》卷二一八引唐段成式《酉阳杂俎》载："吴孙和宠邓夫人。尝醉舞如意，误伤邓颊，血流，娇惋弥苦。命太医合药。言得白獭髓、杂玉与虎魄屑，当灭此痕。和以百金购得白獭，乃合膏。虎魄太多，及差，痕不灭，左颊有赤点如痣。"[②] 可见，吴太医用"白獭髓、杂玉与虎魄屑"3 种药物，掌握了祛除面部瘢痕的技术。

句骊客，北魏时期名医，擅长针灸治病。《太平广记》卷二一八引唐段成式《酉阳杂俎》载："魏时有句骊客善用针。取寸发，斩为十余段，以针贯取之，言发中虚也。其妙如此。"[③] 这则引文形象地揭示出句骊客善用针治病，针贯毫发，针技超凡。

徐文伯，南朝宋名医，擅长针灸，撰有《徐文伯药方》2 卷和《徐文伯疗妇人瘕》1 卷，均佚。《太平广记》卷二一八引北齐阳松玠撰《谈薮》中两则徐文伯医学故事：

①［宋］李昉，等. 太平广记：卷二一八，医一 [M]. 北京：中华书局，2018：1665.
②［宋］李昉，等. 太平广记：卷二一八，医一 [M]. 北京：中华书局，2018：1665.
③［宋］李昉，等. 太平广记：卷二一八，医一 [M]. 北京：中华书局，2018：1665.

宋徐文伯尝与宋少帝出乐游苑门，逢妇人有娠。帝亦善诊候，诊之曰："是女也。"问文伯，伯曰："一男一女，男在左边，青黑色，形小于女。"帝性急，令剖之。文伯恻然曰："臣请针之，必落。"便针足太阴，补手阳明。胎应针而落，果效如言。文伯有学行，不屈公卿，不以医自业，为张融所善，历位泰山太守。文伯祖熙之好黄老，隐于秦望山。有道士过乞饮，留一胡芦子曰："君子孙宜以此道术救世，当得二千石。"熙开视之，乃《扁鹊医经》一卷。因精学之，遂名振海内，仕至濮阳太守。子秋夫为射阳令，尝有鬼呻吟，声甚凄苦。秋夫问曰："汝是鬼也，何所须？"鬼曰："我姓斛斯，家在东阳，患腰痛而死，虽为鬼，疼痛犹不可忍。闻君善术，愿见救济。"秋夫曰："汝是鬼，无形，云何措治？"鬼曰："君但缚刍作人。按孔穴（穴原作定，据明抄本改）针之。"秋夫如其言，为针四处，又针肩井三处，设祭而埋之。明日，见一人来谢曰："蒙君疗疾，复为设祭，除饥解疾，感惠实多。"忽然不见。当代服其通灵。又宋明帝宫人患腰疼牵心，发即气绝，众医以为肉癥。徐文伯曰："此发瘕也。"以油灌之，则吐物如发，稍稍引之，长三尺，头已成蛇。能动，悬柱上，水滴尽，一发而已。病即愈。[1]

《谈薮》亦题《八代谈薮》，北齐杂记体小说集，旧题北齐阳松玠撰，书中多记北齐前期人物事迹。宋朝官修目录学著作《崇文总目》"小说家类"著录为八卷，《宋史·艺文志》"小说家类"著录为二卷。《谈薮》原书已佚，今人有辑复本流传，并考定其为"隋代小说"[2]。《太平广记》所引徐文伯行医事迹，反映了其拥有高超的医疗技术。这则有名的医案，后为宋人刘敞撰《南北朝杂记》、张杲撰《医说》和明李时珍撰《本草纲目》所收录，反映了南北朝时期山东东海徐氏家族世代为医，拥有高超的医疗技术。

徐嗣伯，南齐医家，善针药，撰《徐氏落年方》3卷和《徐氏药方》5卷，

① [宋]李昉，等. 太平广记：卷二一八，医一[M]. 北京：中华书局，2018：1666-1667.
② [隋]阳玠. 八代谈薮校笺：卷首，隋人阳玠与《八代谈薮》（代前言）》[M]. 黄大宏，校笺. 北京：中华书局，2010：22.

均佚。《太平广记》卷二一八引唐朝李延寿撰《南史》载：

> 徐嗣伯，字德绍，善清言，精于医术。曾有一妪，患滞瘕，积年
> 不差。嗣伯为之诊疾曰："此尸注也，当须死人枕煮服之可愈。"于是
> 就古冢中得一枕，枕以半边腐缺，服之即差。后秣陵人张景年十五，
> 腹胀面黄，众医不疗。以问嗣伯，嗣伯曰："此石蚘耳，当以死人枕
> 煮服之。"依语，煮枕以服之，得大利，出（出字原缺，据明抄本补）
> 蚘虫，头坚如石者五六升许，病即差。后沈僧翼眼痛，又多见鬼物。
> 以问之，嗣伯曰："邪气入肝，可觅死人枕煮服之。竟，可埋枕于故
> 处。"如其言又愈。王晏知而问之曰："三病不同，而皆用死人枕疗
> 之，俱差何也？"答曰："尸注者，鬼气也。伏而未起，故令人沉滞。
> 得死人枕促之，魂气飞越，不复附体，故尸注可差。石蚘者，医疗既
> 僻。蚘虫转坚，世间药不能除，所以须鬼物驱之，然后可散也。夫邪
> 气入肝，故使眼痛而见魍魉。应须邪物以钓其气，因而去之，所以令
> 埋于故处也。晏深叹其神妙。[1]

这则史料征引自《南史》，记载了徐嗣伯为老妪、张景、沈僧翼治病的医
案，反映了徐嗣伯善于治疗尸注、蚘虫和眼痛病，并能辨证用药。

徐之才，北齐名医，善医术，撰《徐王方》5卷、《徐王八世家传效验方》
10卷、《徐王小儿方》3卷、《药对》2卷等。《太平广记》卷二一八引唐代佚
名撰《太原故事》载："北齐右仆射徐之才善医术。时有人患脚跟肿痛，诸医
莫能识之。窥之曰：'蛤精疾也。得之当由乘船入海，垂脚水中。'疾者曰：
'实曾如此。'为割之，得蛤子二个，如榆荚。"[2]可知，徐之才善于治疗酒色
过度、"蛤精"病和水中寄生虫病等。《太平广记引用书目》所载《太原故事》，
撰人不详，约为唐人所作，系小说故事类著作，今已散佚。

甄权，唐代著名针灸学家，撰《明堂人形图》1卷、《针经钞》3卷、《药

---

[1] ［宋］李昉，等. 太平广记：卷二一八，医一 [M]. 北京：中华书局，2018：1667.
[2] ［宋］李昉，等. 太平广记：卷二一八，医一 [M]. 北京：中华书局，2018：1668.

性论》4卷等。《太平广记》卷二一八引唐胡璩撰《谭宾录》载："甄权精究医术，为天下最。年一百三岁，唐太宗幸其宅，拜朝散大夫。"[①]

孙思邈，唐代著名医学家、药物学家，撰《备急千金要方》30卷、《千金翼方》30卷。《太平广记》卷二一八全文征引唐胡璩撰《谭宾录》卷二《孙思邈》中的内容，介绍了孙思邈的生平事迹及其对疾病理论的见解。《谭宾录》10卷，唐文宗、武宗时胡璩撰，专记"唐朝史之所遗"，于唐一代朝野遗事记载颇多，具有较高的史料价值，旧、新《唐书》多有采录。如《谭宾录》载：

> 显庆三年，诏征太白山隐士孙思邈，亦居此府。思邈，华原人，年九十余，而视听不衰。照邻自伤年才强仕，沉疾困惫，乃作《蒺藜树赋》，以伤其禀受之不同，词甚美丽。思邈既有推步导养之术。照邻与当时知名之士宋令文、孟诜，皆执师资之礼，尝问思邈曰："名医愈疾，其道何也？"思邈曰："吾闻善言天者，必质于人。善言人者，必本于天。故天有四时五形，日月相推，寒暑迭代，其转运也。和而为雨，怒而为风，散而为露，乱而为雾，凝而为霜雪，张而为虹霓，此天之常数也。人有四肢五脏，一觉一寐，呼吸吐纳，精气往来。流而为荣卫，彰而为气色，发而为音声，此亦人之常数也。阳用其精，阴用其形，天人之所同也。及其失也，蒸则为热，否则生寒，结而为瘤赘，隔而为痈疽，奔而为喘乏，竭而为焦枯。诊发乎面，变动乎形。推此以及天地，亦如之。故五纬盈缩，星辰错行，日月薄蚀，彗孛流飞，此天地之危诊也。寒暑不时，此天地之蒸否也。石立土踊，此天地之瘤赘也。山崩地陷，此天地之痈疽也。奔风暴雨，此天地之喘乏也。雨泽不降，川泽涸竭，此天地之焦枯也。良医导之以药石，救之以针灸。圣人和之以至德，辅之以人事，故体有可消之疾，天有可消之灾，通乎数也。"照邻曰："人事如何？"思邈曰："胆欲大而心欲小，智欲圆而行欲方。"照邻曰："何谓也？"思邈曰："心为五脏之君，君以恭顺为主，故心欲小。胆为五脏之将，将以果决为务，故胆欲大。

---

① ［宋］李昉，等. 太平广记：卷二一八，医一 [M]. 北京：中华书局，2018：1668.

智者动象天，故欲圆。仁者静象地，故欲方……"照邻又问："养性之道，其要何也？"思邈曰："天道有盈缺，人事多屯厄，苟不自慎而能济于厄者，未之有也。故养性之士，先知自慎。自慎者，恒以忧畏为本……"思邈寻授承务郎，直尚药局。以永淳初卒，遗令薄葬。不设明器，祭祀无牲牢。死经月余，颜色不变，举尸就木，如空衣焉。撰《千金方》三十卷行于代。①

《太平广记》所引《谭宾录》中有关孙思邈的事迹，是唐人所撰笔记中的珍贵史料，不少与《旧唐书》卷一九一《孙思邈传》的记载相同，可信度很高，可知其可能出自唐朝官修《国史》。这则史料反映出孙思邈精于医药、养生。孙思邈提出了有关"大医习业""大医精诚"和"治病略例"的主张，并和李元裕、卢照邻、宋令文、孟诜等有所往来。从《太平广记》引文可知，卢照邻患有严重的麻风病，因医治无效投颍水自尽。卢照邻和孙思邈有关"治病之道""养性之道"的问答，丰富了中医伦理学的内容。

许裔宗，原名许胤宗，因避讳，被后人改"胤"为"裔"，唐代名医，善于脉诊。《太平广记》卷二一八引唐胡璩撰《谭宾录》载：

许（裔）〔胤〕宗名医若神。人谓之曰："何不著书，以贻将来？"（裔）〔胤〕宗曰："医乃意也，在人思虑。又脉候幽玄，甚难别。意之所解，口莫能宣。古之名手，唯是别脉。脉既精别，然后识病。病之于药，有正相当者。唯须用一味，直攻彼病，即立可愈。今不能别脉，莫识病原，以情亿度，多安药味。譬之于猎，不知兔处，多发人马，空广遮围，或冀一人偶然逢也。以此疗病，不亦疏乎。脉之深趣，既不可言，故不能著述。"②

《谭宾录》中收载了多位唐朝名医的事迹，其内容较旧、新《唐书》记载

① ［宋］李昉，等. 太平广记：卷二一八，医一 [M]. 北京：中华书局，2018：1669-1670.
② ［宋］李昉，等. 太平广记：卷二一八，医一 [M]. 北京：中华书局，2018：1671.

更为详尽，为研究唐代医学人物史提供了重要史料。从《太平广记》引文可知，许胤宗提出了以脉辨病、然后用药的思想，"每疗无不愈"，具有临床指导意义。许氏不喜著书，强调"医乃意也"，故未有著作流传下来。

秦鸣鹤，唐代针灸学家。《太平广记》卷二一八引唐胡璩撰《谭宾录》载：

> 唐高宗苦风眩，头目不能视。召侍医秦鸣鹤诊之。秦曰："风毒上攻，若刺头出少血，愈矣。"天后自簾中怒曰："此可斩也，天子头上，岂是出血处耶？"鸣鹤叩头请命。上曰："医人议病，理不加罪，且吾头重闷，殆不能忍，出血未必不佳，朕意决矣。"命刺之。鸣鹤刺百会及脑户出血。上曰："吾眼明矣。"言未毕，后自簾中顶礼以谢之曰："此天赐我师也。"躬负缯宝以遗之。[①]

从《太平广记》引文可知，秦鸣鹤善于治疗风眩病。他通过针刺百会穴和脑户穴治愈唐高宗风眩引起的眼目失明症。

张文仲，唐代名医，善于治疗风气诸疾，撰《随身备急方》3卷、《法象论》1卷、《小儿五疳二十四候论》1卷和《疗风气诸方》1部等。《太平广记》卷二一八引唐张鷟撰《朝野佥载》载："洛州有士人患应病，语即喉中应之，以问善医张文仲。张经夜思之，乃得一法，即取《本草》令读之，皆应；至其所畏者，即不言。仲乃录取药，合和为丸，服之应时而止。一云，问医苏澄云。"[②]《朝野佥载》原20卷，今本6卷或1卷，唐张鷟所撰的一部笔记小说，所记内容为唐初至开元间名人佚事、典章制度、医学故事和社会生活等，多为作者亲历见闻，具有较高的史料价值。《太平广记》引文来源于《朝野佥载》卷一，内容文字基本一致。

张万福，唐代名医，擅长脉诊。《太平广记》卷二一九引唐段成式撰《酉阳杂俎》载："柳芳为郎中，子登疾重。时名医张万福初除泗州，与芳故旧，

---

① [宋] 李昉, 等. 太平广记: 卷二一八, 医一 [M]. 北京: 中华书局, 2018: 1671.
② [宋] 李昉, 等. 太平广记: 卷二一八, 医一 [M]. 北京: 中华书局, 2018: 1673.

芳贺之，具言子病。惟悕故人一顾也。张诘且候芳，芳遽引视登。遥见登顶曰：'有此顶骨，何忧也？'因诊脉五六息。复曰：'不错，寿且逾八十。'乃留芳数十字。谓登曰：'不服此亦得。'后登为庶子，年至九十。"①《酉阳杂俎》20卷及其续集10卷，唐代笔记小说名作，唐朝晚期段成式撰，记载了许多不见其他著作的珍贵资料，几乎汇集了唐朝所有的遗事轶史，具有很高的史料价值。《太平广记》引文来源于《酉阳杂俎》卷七《医》，文字基本一致，体现了张万福具有高超的望诊技艺，望顶言寿。

王彦伯，唐代道士、名医，擅长脉诊和用药。《太平广记》卷二一九引唐段成式撰《酉阳杂俎》载："荆人道士王彦伯天性善医，尤别脉，断人生死寿夭，百不差一。裴胄尚书有子，忽暴中病，众医拱手，或说彦伯，遽迎使视之。候脉良久，曰：'都无疾。'乃煮散数味，入口而愈。裴问其状，彦伯曰：'中无鳃鲤鱼毒也。'其子实因鲙得病。裴初不信，乃鲙鲤鱼无鳃者，令左右食之，其疾悉同，始大惊异焉。"又引《国史补》载"彦伯自言：'医道将行。'列三四灶，煮药于庭。老幼塞门而请，彦伯指曰：'热者饮此，寒者饮此，风者饮此，气者饮此。'各负钱帛来酬，无不效者。"②《太平广记》所引的《国史补》，共3卷，唐李肇撰，记开元至长庆间轶事、琐闻和杂记等，具有较高的史料价值。有关王彦伯的医学事迹，是研究隋唐时期道教医家名流的珍贵医学资料。

不知姓名医元颃，擅长心理疗法。《太平广记》卷二一九引五代孙光宪撰《北梦琐言》载：

唐时京城有医人忘其姓，名元颃。中表间有一妇人从夫南中，曾误食一虫，常疑之，由是成疾，频疗不损，请看之。医者知其所患，乃请主人姨奶中谨密者一人，预戒之曰："今以药吐泻，但以盘盂盛之。当吐之时，但言有一小虾蟆走去，然切不得令病者知是诳给也。"其奶仆遵之，此疾永除。又有一少年，眼中常见一小镜子。偻医工赵

---

① ［宋］李昉，等. 太平广记：卷二一九，医二 [M]. 北京：中华书局，2018：1675.
② ［宋］李昉，等. 太平广记：卷二一九，医二 [M]. 北京：中华书局，2018：1675.

卿诊之，与少年期，来晨以鱼鲙奉候。少年及期赴之，延于内，且令从容，候客退后方接。俄而设台子，止施一瓯芥醋，更无他味，卿亦未出。迨禺中久候不至，少年饥甚，且闻醋香，不免轻啜之，逡巡又啜之，觉胸中豁然，眼花不见，因竭瓯啜之。赵卿知之，方出，少年以啜醋惭谢。卿曰："郎君先因吃鲙太多，酱醋不快。又有鱼鳞在胸中，所以眼花。适来所备酱醋，只欲郎君因饥以啜之，果愈此疾。烹鲜之会，乃权诈也，请退谋朝餐。"他妙多斯类也。①

《太平广记》所引这则史料出自《北梦琐言》卷一〇。病人因误食虫而患病，元颃用吐虫法和呕吐法加以治疗，使病人的忧虑心病得以释放，最后取得良好的治疗效果。《太平广记》所引的《北梦琐言》，是宋初孙光宪撰写的一部笔记小说，原书30卷，今存20卷，记载了唐武宗朝至五代十国时期的史事、轶事、典故和琐闻等，具有很高的史料价值。文中的元颃疗疾，是典型的心理疗法医案，为现代"疑心病"的治疗提供了借鉴。

梁革，三国魏国名医，精于医术。《太平广记》卷二一九引《续异录》，记载了梁革的行医事迹②。然考《续异录》可知，宋以前却无此书，可能为南北朝时期佚名撰《续异记》一书，所收多为精怪故事和奇闻异事。梁新，唐代武陵医人，曾任尚药奉御。赵鄂，唐代郴州马医，曾任太仆卿，二人俱精于医药。《太平广记》卷二一九引《北梦琐言》载：

> 唐崔铉镇渚宫。有富商船居，中夜暴亡，待晓，气犹未绝。邻房有武陵医工梁新闻之，乃与诊视曰："此乃食毒也。三两日非外食耶？"仆夫曰："主翁少出舫，亦不食于他人。"梁新曰："寻常嗜食何物？"仆夫曰："好食竹鸡，每年不下数百只。近买竹鸡，并将充馔。"梁新曰："竹鸡吃半夏，必是半夏毒也。"命捣姜揾汁，折齿而灌，由是而苏。崔闻而异之，召至，安慰称奖。资以仆马钱帛入京，致书于

---

① ［宋］李昉，等. 太平广记：卷二一九，医二 [M]. 北京：中华书局，2018：1676-1677.
② ［宋］李昉，等. 太平广记：卷二一九，医二 [M]. 北京：中华书局，2018：1677-1678.

朝士，声名大振，仕至尚药奉御。有一朝士诣之，梁曰："何不早见示？风疾已深矣，请速归，处置家事，委顺而已。"朝士闻而惶遽告退，策马而归。时有郿州马医赵鄂者，新到京都，于通衢自榜姓名，云攻医术。此朝士下马告之，赵鄂亦言疾危，与梁生之说同。谓曰："即有一法，请官人剩吃消梨，不限多少，咀龁不及，捩汁而饮，或希万一。"此朝士又策马而归，以书筒质消梨，马上旋龁。行到家，旬日唯吃消梨，烦觉爽朗，其恙不作。却访赵生感谢，又访梁奉御，且言得赵生所教。梁公惊异，且曰："大国必有一人相继者。"遂召赵生，资以仆马钱帛，广为延誉，官至太仆卿。[①]

这则史料具有较高价值。医工，古代对一般医生的称谓，唐代设医工、针工等，职位在医师、针师之下，而在医学生、针生之上。梁新时任医工，说明其具有较高的医术，后官至尚药奉御。《太平广记》又引唐佚名撰《闻奇录》载："省郎张廷之有疾，诣赵鄂。才诊脉，说其疾宜服生姜酒一盏，地黄酒一杯。仍谒梁新，所说并同，皆言过此即卒。自饮此酒后，所疾寻平。他日为时相坚虐一杯，诉之不及，其夕乃卒。时论为之二妙。"[②] 可知赵鄂为兽医，善治马病，治病多奇效，后官至太仆卿，掌全国畜牧事务。《闻奇录》3卷，唐代末年成书志怪杂事集，作者不详。原书已佚，唯《太平广记》征引佚文颇多。

晚唐无名医，擅长医治风病。《太平广记》卷二一九引晚唐五代王仁裕撰《玉堂闲话》载：

> 江淮州郡，火令最严，犯者无赦。盖多竹屋，或不慎之，动则千百间立成煨烬。高骈镇维扬之岁，有术士之家延火，烧数千户。主者录之，即付于法。临刃，谓监刑者曰："某之愆尤，一死何以塞责。然某有薄技，可以传授一人，俾其救济后人，死无所恨矣。"时骈延待方术之士，恒如饥渴。监行者即缓之，驰白于骈。骈召入，亲问之。

---

① ［宋］李昉，等. 太平广记：卷二一九，医二 [M]. 北京：中华书局，2018：1678-1679.
② ［宋］李昉，等. 太平广记：卷二一九，医二 [M]. 北京：中华书局，2018：1679.

曰:"某无他术,唯善医大风。"骈曰:"可以冀之。"对曰:"但于福田院选一最剧者,可以试之。"遂如言。乃置患者于密(密原作隙,据明抄本改)室中,饮以乳香酒数升,则懵然无知,以利刀开其脑缝。挑出虫可盈掬,长仅二寸。然以膏药封其疮,别与药服之,而更节其饮食动息之候。旬余,疮尽愈。才一月,眉须已生,肌肉光净,如不患者。骈礼术士为上客。①

这则史料征引自唐末五代王仁裕所撰笔记小说《玉堂闲话》,详细地记载了唐末五代时期的历史事实和社会传闻,具有很高的史料价值。高骈,晚唐名将、诗人,历任天平、西川、荆南、镇海、淮南等五镇节度使,爱好黄老之术。无名医善治大风癞病,通过乳香酒麻醉,用开颅手术治愈某位严重麻风病患者。

又一无名医,善疗蛇蛊,曾治愈颜燧女儿所患蛇蛊病。《太平广记》卷二一九引王仁裕撰《玉堂闲话》载:

京城及诸州郡阛阓中,有医人能出蛊毒者,目前之验甚多。人皆惑之,以为一时幻术,膏肓之患,即不可去。郎中颜燧者,家有一女使抱此疾,常觉心肝有物唼食,痛苦不可忍。累年后瘦瘁,皮骨相连,胫如枯木。偶闻有善医者,于市中聚众甚多,看疗此病。颜试召之。医生见曰:"此是蛇蛊也,立可出之。"于是先令炽炭一二十斤,然后以药饵之。良久,医工秉小铃子于傍。于时觉咽喉间有物动者,死而复苏。少顷,令开口,钳出一蛇子长五七寸,急投于炽炭中燔之。燔蛇屈曲,移时而成烬,其臭气彻于亲邻。自是疾平,永无唼心之苦耳,则知活变起虢肉徐甲之骨,信不虚矣。②

医人通过烧炭施药,让患者服用药饵逼出蛇蛊,然后将蛇蛊投入炽炭中

---

① [宋]李昉,等. 太平广记:卷二一九,医二 [M]. 北京:中华书局,2018:1679.
② [宋]李昉,等. 太平广记:卷二一九,医二 [M]. 北京:中华书局,2018:1681.

烧死，最终治愈了颜燧女儿所患蛇蛊病。《玉堂闲话》中记载的这两则医案，均由无名医治愈，虽具有传奇色彩，但反映了当时某些民间医人具有高超的医术和掌握了某种治疗疑难杂症的方法。《玉堂闲话》共3卷，多记唐代轶事，入宋时已残缺不全，《太平广记》收文156条。尤其是《太平广记》中保存的若干医学资料，具有相当重要的史料价值，是研究晚唐、五代时期医学史的珍贵史料来源之一。

（二）《太平广记》"医"部所载病人患病情况

《太平广记》还收载了十多条有关两汉、魏晋南北朝、隋唐时期病人患病的医案，共有患者62人。如范光禄患脚肿病，不能吃饭，被无名医用针灸治愈。《太平广记》卷二一八引佚名撰《齐谐录》载：

> 有范光禄者得病，两脚并肿，不能饮食。忽有一人，不自通名，径入斋中，坐于光禄之侧。光禄谓曰："先不识君，那得见诣？"答云："佛使我来理君病也。"光禄遂废衣示之。因出针（"出针"原作"以刀"，据明抄本改。）针肿上，倏忽之间，顿针两脚及膀胱百余下，出黄脓水三升许而去。至明日，并无针伤，而患渐愈。①

《齐谐录》为南北朝时期的志怪小说，撰者姓名不详，今已亡佚。从这则医案中可知，无名医人通过"针针肿上"和"针两脚及膀胱百余下"，治愈了范光禄的脚肿疾病，显示了针刺疗法的神奇功效。《太平广记》中收载的这则有名的"脚肿医"医案，后被《名医类案》《古今图书集成医部全录》《外科医案》等引用，作为外科经典医案。

晋代豫州刺史许永弟弟，患"心腹坚痛"病，被医家李子豫用"八毒赤丸"治愈。《太平广记》卷二一八引晋陶潜撰《续搜神记》载：

> 许永为豫州刺史，镇历阳。其弟得病，心腹坚痛。居一夜，忽闻

---

① [宋]李昉，等. 太平广记：卷二一八，医一[M]. 北京：中华书局，2018：1666.

屏风后有鬼言："何不速杀之？明日，李子豫当以赤丸打汝，汝即死矣。"及旦，遂使人迎子豫。即至，病者忽闻腹中有呻吟之声。子豫遂于巾箱中出八毒赤丸与服之。须史，腹中雷鸣绞（绞原作彭，据明抄本改）转，大利，所病即愈。①

《续搜神记》亦题《搜神后记》《搜神续记》《搜神录》，是《搜神记》的续书，东晋志怪小说集，记载了许多拥有高超医术的医家和疑难杂病医案。李子豫，"少善医方，当代称其通灵"，用"八毒赤丸"治愈许永弟弟所患心腹痛病。"八毒赤丸"也名"李子豫赤丸""八毒丸"，最早见于《古今录验方》引《胡录》，主治五尸癥积，及恶心痛、蛊疰、鬼气，无所不疗。

《太平广记》征引了唐初张鷟撰《朝野金载》中数则医案资料。如《太平广记》卷二一八引《朝野金载》载："泉州有客卢元钦染大风，唯鼻根未倒。属五月五日。官取蚺蛇胆欲进，或言肉可治风，遂取一截蛇肉食之。三五日顿渐可，百日平复。"商州有人患大风病，"家人恶之，山中为起茅舍。有乌蛇坠酒罂中，病人不知，饮酒渐差。罂底见蛇骨，方知其由也"②。由此可知卢元钦和商州某人患大风癞病，通过食用蛇肉和饮用乌蛇泡酒被治愈。

唐高宗时期的周允元，字汝良，豫州（治今河南汝南）人，武后朝任同平章事。万岁登封元年（696年），周允元患病而死，旧、新《唐书》均未记载其死因。《太平广记》卷二一八引《朝野金载》的记载，解释了周允元的死因，"则天时，凤阁侍郎周允元朝罢入阁。太平公主唤一医人自光政门入，见一鬼撮允元头，二鬼持棒随其后，直出景运门。医白公主，公主奏之。上令给使觇问，在阁无事。食讫还房，午后如厕。长参典怪其久私，思往候之。允元蹲面于厕上，目直视，不语，口中涎落。给使奏之。上问医曰：'此可得几时？'对曰：'缓者三日，急者一日。'上与锦被覆之，并床舁送宅。止夜半而卒。上自为诗以悼之"③。从"目直视，不语，口中涎落"症状来看，周允元

① ［宋］李昉，等. 太平广记：卷二一八，医一［M］. 北京：中华书局，2018：1668.

② ［宋］李昉，等. 太平广记：卷二一八，医一［M］. 北京：中华书局，2018：1671.

③ ［宋］李昉，等. 太平广记：卷二一八，医一［M］. 北京：中华书局，2018：1672.

似应因患急性中风而死。又引《朝野佥载》载"定州人崔务坠马折足。医令取铜末，和酒服之，遂痊平。及亡后十余年，改葬，视其胫骨折处，铜末束之。"①

《太平广记》卷二一九引唐大中九年（855年）郑处诲撰《明皇杂录》，记载了唐代隐士、名医周广行医治病的事迹。

　　开元中，有名医纪明者，吴人也，尝授秘诀于隐士周广。观人颜色谈笑，便知疾深浅，言之精详，不待诊候。上闻其名，征至京师。令于披庭中召有疾者，俾周验焉。有宫人每日昃则笑歌啼号，若中狂疾，而又足不能及地。周视之曰："此必因食且饱，而大促力，顷复仆于地而然也。"周乃饮以云母汤，既已，令熟寐，寐觉，乃失所苦。问之，乃言："尝因大华宫主载诞三日，宫中大陈歌吹，某乃主讴者，惧其声不能清，且常（常原作长，据明抄本改）食独蹄羹（羹原作美，据明抄本改），遂（明抄本遂作甚）饱，而当筵歌数（明抄本数作大）曲。曲罢，觉胸中甚热，戏于砌台乘高而下，未及其半，复有后来者所激，因仆于地。久而方苏而病狂，因兹足不能及地也。"上大异之。有黄门奉使，自交广而至，拜舞于殿下。周顾谓曰："此人腹中有蛟龙，明日当产一子，则不可活也。"上惊问黄门曰："卿有疾否？"乃曰："臣驰马大庾岭，时当大热，既困且渴，因于路傍饮野水，遂腹中坚痞如石。"周即以消石、雄黄，煮而饮之。立吐一物，不数寸，其大如指。细视之，鳞甲备具，投之以水，俄顷长数尺。周遽以苦酒沃之，复如故形，以器覆之。明日，器中已生一龙矣。上深加礼焉，欲授以官爵，周固请还吴中。上不违其意，遂令还乡。水部员外刘复为周作传，叙述甚详。

《明皇杂录》2卷及其《补遗》1卷，记载了唐玄宗朝杂事，少部分叙及唐肃宗、唐代宗二朝史实。从这则医案可知，周广于开元中获吴县名医纪明所授秘诀，擅长望诊，精于医药，具有高超的疾病诊断水平，并善用各种药物

---

①［宋］李昉，等. 太平广记：卷二一八，医一［M］. 北京：中华书局，2018：1673.

治病。

《太平广记》引五代王仁裕撰《玉堂闲语》记载，介绍了有关田令孜、于邈、申光逊的医案故事。《太平广记》卷二一九《田令孜》载：

> 长安完盛日，有一家于西市卖饮子。用寻常之药，不过数味，亦不闲方脉，无问是何疾苦，百文售一服。千种之疾，入口而愈。常于宽宅中，置大锅镬，日夜剉斫煎煮，给之不暇。人无远近，皆来取之，门市骈罗，喧阗京国，至有赍金守门，五七日间，未获给付者，获利甚极。时田令孜有疾，海内医工召遍，至于国师待诏，了无其征。忽见亲知白田曰："西市饮子，何妨试之。"令孜曰："可。"遂遣仆人，驰乘往取之。仆人得药，鞭马而回。将及近坊，马蹶而覆之。仆既惧其严难，不复取云（明抄本复取云作敢复去）。遂诣一染坊，丐得池脚一瓶子，以给其主。既服之，其病立愈。田亦只知病愈，不知药之所来，遂偿药家甚厚。饮子之家，声价转高，此盖福医也。近年，邺都有张福医者亦然，积货甚广，以此有名，为蕃王掣归塞外矣。[①]

这则医案约发生在唐僖宗光启元年（885年）前后。田令孜，原姓陈，字仲则，唐懿宗朝当权宦官，其所患疾病被无名饮子治愈。从这则医案可知，当时对"福医"倍加推崇，这些医人医术水平不一，但却掌握了某种专科药物的配方，获得了极高的治愈率，"千种之疾，入口而愈"。

《太平广记》引《玉堂闲语》载于邈，"尝中蛊毒，医治无门"，被某一无名钉铰匠治愈。《太平广记》卷二一九《于邈》载：

> 近朝中书舍人于邈，尝中蛊毒，医治无门。遂长告，渐欲远适寻医。一日，策杖坐于中门之外。忽有钉铰匠见之，问曰："何苦而羸茶如是？"于即为陈之。匠曰："某亦曾中此，遇良工，为某铃出一蛇而愈。某亦传得其术。"邈欣然，且祈之。彼曰："此细事耳，来早请

① ［宋］李昉，等. 太平广记：卷二一九，医二 [M]. 北京：中华书局，2018：1679-1680.

勿食，某当至矣。"翌日果至。请遣于舍檐下，向明张口，执钤俟之。及欲夹之，差跌而失。则又约以来日。经宿复至，定意伺之，一夹而中。其蛇已及二寸许，赤色，粗如钗股矣。遽命火焚之，遘遂愈。复累除官，至紫微而卒。其匠亦不受赠遗，但云："某有誓救人。"唯饮数觞而别。①

蛊毒病，病名，指中蛊毒所致的多种病候。症状复杂，变化不一，病情一般较重，极难医治。可见，无名钉铰匠掌握了杀虫疗蛊毒之术。

《太平广记》引《玉堂闲语》载唐代官吏申光逊，以醇酒、胡椒、干姜温服得汗的方法治愈孙仲敖的"脑痛症"而名噪一时。《太平广记》卷二二〇《申光逊》载：

> 近代曹州观察判官申光逊，言本家桂林。有官人孙仲敖，寓居于桂，交广人也。申往谒之，延于卧内。冠簪相见曰："非惭于巾帻也，盖患脑痛尔。"即命醇酒升余，以辛辣物泪胡椒、干姜等屑僅半杯，以温酒调。又于枕函中取一黑漆筒，如今之笙项，安于鼻窍，吸之至尽，方就枕（枕原作椀，据明抄本改），有汗出表，其疾立愈，盖鼻饮蛮獠之类也。②

《太平广记》征引的这则史料，是中国古代鼻饮治法的典型医案。申光逊所用鼻饮法，指用鼻嗅吸药物蒸汽或通过鼻腔吸药治疗口、鼻、头痛等疾病的方法，至今应用于临床。

《太平广记》征引了五代宋初徐铉撰《稽神录》中数则医案资料。《稽神录》是徐铉在五代时期撰写的一部志怪小说集，共6卷，所记之事虽多鬼怪异迹和因果报应之事，但也反映了某些医学内容，具有一定的史料价值。《太平广记》卷二二〇《渔人妻》载：

---

① ［宋］李昉，等. 太平广记：卷二一九，医二 [M]. 北京：中华书局，2018：1680.
② ［宋］李昉，等. 太平广记：卷二二〇，医三 [M]. 北京：中华书局，2018：1683.

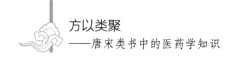
瓜村有渔人妻得劳疾，转相染著，死者数人。或云："取病者生钉棺中弃之，其病可绝。"顷之，其女病，即生钉棺中，流之于江。至金山，有渔人见而异之，引之至岸。开视之，见女子犹活，因取置渔舍。每多得鳗鲡鱼以食之，久之病愈。遂为渔人之妻，今尚无恙。①

劳疾，又名痨瘵、劳极、传尸劳、尸注、鬼注等，具有一定的传染性。这则史料反映了五代时期人们不仅认识到痨瘵病（即肺结核）可以互相传染，而且还提出了"传染之病"的概念，是研究普通民众防治传染病的珍贵资料，被后世医书多有引用。

《太平广记》引《稽神录》载江南吉州刺史张曜卿仆人陶俊，因战争中为飞石击中，患腰足痛病，被二书生用药丸治愈。《太平广记》卷二二〇《陶俊》载：

江南吉州刺史张曜卿，有廉力者陶俊性谨直。尝从军征江西，为飞石所中，因有腰足之疾，恒扶杖而行。张命守舟于广陵之江口。因至白沙市，避雨于酒肆，同立者甚众。有二书生过于前，独顾俊，相与言曰："此人好心，宜为疗其疾。"即呼俊，与药二丸曰："服此即愈。"乃去。俊归舟吞之。良久，觉腹中痛楚甚，顷之痛止，疾亦多差。操篙理缆，尤觉轻健。白沙去城八十里，一日往复，不以为劳。后访二书生，竟不复见。②

这则医案是研究军中战伤的珍贵史料，反映了丸药在疾病治疗中日益受到重视，并发挥了显著疗效。如当时所用"骨碎补丸"，治一切金刃伤及筋骨，风冷所中疼痛。"熟干地黄丸"，治远年伤折。"沉香丸"，治踠折伤损，落马坠车蹉跌，筋骨俱碎，黯肿疼痛等。

《太平广记》引《稽神录》载广陵某一木工，患手足蜷缩病，被道士用药

---

① ［宋］李昉，等. 太平广记：卷二二〇，医三［M］. 北京：中华书局，2018：1683.
② ［宋］李昉，等. 太平广记：卷二二〇，医三［M］. 北京：中华书局，2018：1684.

治愈。《太平广记》卷二二〇《广陵木工》载：

> 广陵有木工，因病，手足皆拳（拳原作举，据明抄本改）缩，不能复执斤斧。扶踊行乞，至后土庙前，遇一道士。长而黑色，神采甚异。呼问其疾，因与药数丸曰："铒此当愈，旦日平明，复会于此。"木工辞曰："某不能行，家去此远，明日虽晚，尚未能至也。"道士曰："尔无忧，但早至此。"遂别去。木工既归，铒其药。顷之，手足痛甚，中夜乃止，因即得寐。五更而寤，觉手足甚轻，因下床，趋走如故。即驰诣后土庙前。久之，乃见道士倚杖而立。再拜陈谢。道士曰："吾授尔方，可救人疾苦，无为木匠耳。"遂再拜受之。因问其名居，曰："吾在紫极宫，有事可访吾也。"遂去。木匠得方，用以治疾，无不愈者。至紫极宫访之，竟不复见。后有妇人久疾，亦遇一道士，与药而差。言其容貌，亦木工所见也。广陵寻乱，木工竟不知所之。①

这则医案是研究晚唐五代时期道教医学史的珍贵资料，包含了以下重要内容：一是扬州木工制造业发达，木工所患手足蜷缩病，是典型的职业病；二是某些道士掌握了一定的医术，擅长治疗各种疑难杂症；三是药物在疾病防治中的地位受到重视，"有病视药"成为唐宋以来中国医学发展的新趋向。

（三）《太平广记》"医"部所载疾病、毒药和异疾

《太平广记》"医"部中收载了某些疑难杂病防治知识，如腹瘕病、蛊毒、中毒、腹痛、瘿瘤、乳肿、疮肿等，对认识中医临证医学有一定的借鉴价值。

关于"腹瘕病"，是一种腹内有虫或结块引起疼痛的疾病。《太平广记》卷二一八引晋陶潜撰《续搜神记》载："昔有一人，与奴同时得腹瘕病。奴既死，令剖腹视之，得一白鳖。乃试以诸药浇灌之，并内药于腹中，悉无损动，乃系鳖于床脚。忽有一客来看之。乘一白马，既而马溺溅鳖。鳖乃惶骇，疾走避之，既系之，不得去，乃缩藏头颈足焉。病者察之，谓其子曰：'吾病或

---

① [宋]李昉，等. 太平广记：卷二二〇，医三 [M]. 北京：中华书局，2018：1685.

可以救矣。'乃试以白马溺灌鳖，须臾消成水焉。病者遂顿服升余白马溺，病即豁然除愈。"①此处的"马尿消瘕"方，最早出现于《续搜神记》，在古代可能是一种民间治疗腹瘕病的验方，此后被历代医书引用。

关于蛊毒和毒药，《太平广记》征引了唐初张鷟撰《朝野佥载》中的数则资料。如"飞蛊"，《太平广记》卷二二〇引《朝野佥载》载："江岭之间有飞蛊，其来也有声，不见形，如鸟鸣啾啾唧唧然。中人即为痢，便血，医药多不差，旬日间必不救。"②"菌毒"，《太平广记》卷二二〇引《朝野佥载》载："岭南风俗，多为毒药。令老奴食冶葛死，埋之。土堆上生菌子，其正当腹上，食之立死。手足额上生者，当日死。旁自外者，数日死。渐远者，或一月两月。全远者，或二年三年。无得活者。惟有陈怀卿家药能解之。或有以菌药涂马鞭头马控上，拂着手即毒，拭着口即死。"③"冶葛鸩"，《太平广记》卷二二〇引《朝野佥载》"冶葛食之立死。有冶葛处，即有白藤花，能解冶葛毒。鸩鸟食水之处，即有犀牛，犀牛不濯角，其水物食之必死，为鸩食蛇之故。"④冶葛，又名野葛，草名，有大毒，钩吻之别名。"蛇毒"，是由毒蛇毒腺分泌的液体或其干燥制品，被毒蛇咬伤后会引起人或动物中毒。《太平广记》卷二二〇引五代王仁裕撰《玉堂闲话》载："赵延禧云：遭恶蛇虺所螫处，帖之艾炷，当上灸之，立差。不然即死。凡蛇啮即当啮处灸之，引去毒气，即止。"⑤

关于异疾，指各种奇怪或罕见的疑难病症。《太平广记》征引了十多条医史资料，尤其是有关食用野生动物而引起的疾病案例，具有一定的借鉴价值。如"绛州僧"，《太平广记》卷二二〇引唐初窦维鋈撰《广古今五行记》载："永徽中，绛州有一僧病噎，都不下食。如此数年，临命终，告其弟子云：'吾气绝之后，便可开吾胸喉，视有何物，欲知其根本。'言终而卒。弟子依其言

---

① [宋]李昉，等. 太平广记：卷二一八，医一 [M]. 北京：中华书局，2018：1668.
② [宋]李昉，等. 太平广记：卷二二〇，医三 [M]. 北京：中华书局，2018：1685.
③ [宋]李昉，等. 太平广记：卷二二〇，医三 [M]. 北京：中华书局，2018：1685-1686.
④ [宋]李昉，等. 太平广记：卷二二〇，医三 [M]. 北京：中华书局，2018：1687.
⑤ [宋]李昉，等. 太平广记：卷二二〇，医三 [M]. 北京：中华书局，2018：1686.

开视，胸中得一物，形似鱼而有两头，遍体悉是肉鳞。弟子致钵中，跳跃不止。戏以诸味致钵中，虽不见食，须臾，悉化成水。又以诸毒药内之，皆随销化。时夏中蓝熟，寺众于水次作靛，有一僧往，因以少靛致钵中，此虫悁惧，绕钵驰走，须臾化成水。世传以靛水疗噎疾。"① 这是治疗噎塞病的典型医案，被后世医家多次引用。"崔爽"，《太平广记》卷二二〇引唐初张鷟撰《朝野佥载》载："永徽中，有崔爽者，每食生鱼，三斗乃足。于后饥，作鲙未成，爽忍饥不禁，遂吐一物，状如虾蟆。自此之后，不复能食鲙矣。"② "句容佐史"，《太平广记》卷二二〇引唐代中期戴孚撰《广异记》载："句容县佐史能啖鲙至数十斤，恒食不饱。县令闻其善啖，乃出百斤，史快食至尽。因觉气闷，久之，吐出一物，状如麻鞋底。县令命洗出，安鲙所，鲙悉成水。累问医人术士，莫能名之。令小吏持往扬州卖之，冀有识者。诚之：'若有买者，但高举其价，看至几钱。'其人至扬州，四五日，有胡求买。初起一千，累增其价。至三百贯文，胡辄还之。初无酬酢。人谓胡曰：'是句容县令家物，君必买之，当相随去。'胡因随至句容。县令问此是何物，胡云：'此是销鱼之精，亦能销人腹中块病。人有患者，以一片如指端，绳系之，置病所，其块既销。我本国太子，少患此病，父求愈病者，赏之千金。君若见卖，当获大利。'令竟卖半与之。"③ 由上文可知，食用生鱼引起了积滞。同时，也反映了胡人在我国扬州收购名贵药物的情况，以及胡人辨识宝物的能力。

关于腹痛、瘿瘤、乳肿、疮肿等疑难杂病，《太平广记》亦多征引。如崔融患腹痛，《太平广记》卷二二〇引唐初张鷟撰《朝野佥载》载："唐国子司业、知制诰崔融病百余日，腹中虫蚀极痛不能忍。有一物如守宫，从下部出，须臾而卒。"④ 刁俊朝妻患项瘿，《太平广记》卷二二〇引唐李复言撰《续玄怪录》载："安康伶人刁俊朝，其妻巴妪项瘿者。初微若鸡卵，渐巨如三四升瓶盎。积五年，大如数斛之鼎，重不能行。其中有琴瑟笙磬埙篪之响，细而

---

① ［宋］李昉，等. 太平广记：卷二二〇，医三［M］. 北京：中华书局，2018：1687.
② ［宋］李昉，等. 太平广记：卷二二〇，医三［M］. 北京：中华书局，2018：1686.
③ ［宋］李昉，等. 太平广记：卷二二〇，医三［M］. 北京：中华书局，2018：1689.
④ ［宋］李昉，等. 太平广记：卷二二〇，医三［M］. 北京：中华书局，2018：1689.

听之，若合音律，泠泠可乐。积数年，瘿外生小穴如针芒者，不知几亿。每天欲雨，则穴中吹白烟，霏霏如丝缕，渐高布散，结为屯云，雨则立降。其家少长惧之，咸请远送岩穴。俊朝恋恋不能已，因谓妻曰：'吾迫以众议，将不能庇于伉俪，送君于无人之境，如何？'妻曰：'吾此疾诚可憎恶，送之亦死，拆之亦死。君当为我决拆之，看有何物。'俊朝即磨淬利刀，挥挑将及妻前。瘿中轩然有声，遂四分披裂。"①这段史料真实地记载了瘿瘤的发病过程，说明采用外科手术和药物可以治愈此病。李生乳痛，《太平广记》卷二二〇引张读撰《宣室志》载："天宝中，有陇西李生自白衣调选桂州参军。既至任，以热病旬余。觉左乳痛不可忍，及视之，隆若痈肿之状，即召医验其脉。医者曰：'脏腑无他，若臆中有物，以喙攻其乳，乳痛而痈不可为也。'又旬余，病甚。一日痛溃，有一雉，自左乳中突而飞出，不知所止。是夕李生卒。"②李言吉左目上睑生疮，《太平广记》卷二二〇引五代于逖撰《闻奇录》载："金州防御使崔尧封有亲外甥李言吉者，左目上睑忽痒，而生一小疮。渐长大如鸭卵，其根如弦。恒压其目不能开，尧封每患之。他日饮之酒，令大醉，遂剖去之。言吉不知觉也，赘既破，中有黄雀，鸣噪而去。"③侯又玄左臂患疮，《太平广记》卷二二〇引唐段成式《酉阳杂俎》载："又江表尝有商人，左臂有疮，悉如人面，亦无他苦。商人戏滴酒口中，其面亦赤。以物食之，凡物必食。食多，觉膊内肉涨起，疑胃在其中也。或不食之，则一臂瘠焉。有善医者，教其历试诸药。金石草木悉试之，至贝母，其疮乃聚眉闭口。商人喜曰：'此药必治也。'因以小苇筒毁其口，灌之，数日成痂。遂愈。"④以上"异疾"，属于某些不知病名的疑难杂病，充满了传奇色彩，其治法多为民间疗法。

（四）《太平广记》"医"部所载药物学和方剂学知识

《太平广记》"医"部还收载了某些药物学知识和中医验效方剂应用等。

---

① [宋] 李昉，等. 太平广记：卷二二〇，医三 [M]. 北京：中华书局，2018：1689-1690.
② [宋] 李昉，等. 太平广记：卷二二〇，医三 [M]. 北京：中华书局，2018：1690.
③ [宋] 李昉，等. 太平广记：卷二二〇，医三 [M]. 北京：中华书局，2018：1693.
④ [宋] 李昉，等. 太平广记：卷二二〇，医三 [M]. 北京：中华书局，2018：1692.

如"杀鬼丸方"，《太平广记》卷二一八《郝公景》引唐初张鷟撰《朝野佥载》载："郝公景于泰山采药，经市过。有见鬼者，怪群鬼见公景，皆走避之。遂取药和为杀鬼丸，有病患者，服之差。"① "杀鬼丸方"最早见于唐甄立言撰《古今录验方》，孙思邈《千金翼方》引丁季方也有记载，主治瘟疫、时气瘴疫和杀毒等。关于"治发背方"，《太平广记》卷二一九《白岑》引唐李肇撰《国史补》载："白岑曾遇异人传发背方，其验十全。岑卖弄以求利。后为淮南小将，节度高适胁取之，其方然不甚效。岑至九江为虎所食，驿吏于囊中乃得真本。太原王升之写以传布。"② 这则史料反映了善恶因果报应的思想。

关于某些民间验效方剂，《太平广记》也有征引。如李祐以神药治妇，《太平广记》卷二一九《李祐妇》引唐李伉撰《独异志》载："李祐为淮西将。元和十三年，送款归国。裴度破吴元济，入其城，官军有剥妇人衣至裸体者。祐有新妇姜氏，怀孕五月矣，为乱卒所劫，以刀划其腹，姜氏气绝踣地。祐归见之，腹开尺余，因脱衣襦裹之，一夕复苏，傅以神药而平。满十月，产一子。朝廷以祐归国功，授一子官。子曰行修，年三十余，为南海节度。罢归，卒于道。"③ 孙光宪家婢女发明醋泥治火伤，《太平广记》卷二二〇引五代孙光宪撰《北梦琐言》载："火烧疮无出醋泥，甚验。孙光宪尝家人作煎饼，一婢抱玄子拥炉，不觉落火炭之上，遽以醋泥傅之，至晓不痛，亦无瘢痕。是知俗说不厌多闻。"④

《太平广记》还辑录了某些动物利用自然界中天然药物治愈疾病的事例，说明医药学知识来源于社会实践。《太平广记》卷二二〇《杂说药》引《朝野佥载》载："医书言虎中药箭，食清泥。野猪中药箭，豗荠苨而食。雉被鹰伤，以地黄叶帖之。又礜石可以害鼠。张鷟曾试之，鼠中毒如醉，亦不识人，犹知取泥汁饮之，须臾平复。鸟兽虫物，犹知解毒，何况人乎！被蚕啮者，以甲虫末傅之。被马咬者，烧鞭鞘灰涂之。盖取其相服也。蜘蛛啮者，雄黄末傅

---

① ［宋］李昉，等. 太平广记：卷二一八，医一［M］. 北京：中华书局，2018：1673.

② ［宋］李昉，等. 太平广记：卷二一九，医二［M］. 北京：中华书局，2018：1675.

③ ［宋］李昉，等. 太平广记：卷二一九，医二［M］. 北京：中华书局，2018：1676.

④ ［宋］李昉，等. 太平广记：卷二二〇，医三［M］. 北京：中华书局，2018：1683.

之。筋断须续者，取旋覆根绞取汁，以筋相对，以汁涂而封之，即相续如故。蜀儿奴逃走，多刻筋，以此续之，百不失一。"[1]唐人张鷟进行的"鼠中毒"实验，是中国古代利用老鼠从事医学实验的案例，弥足珍贵。

总之，《太平广记》"医"部中的医药学知识，来源于汉代至宋代前期的笔记、小说和传奇，大体上按照医学人物和异疾的顺序编排，充分体现了类书汇集资料的功能。"医"部中医学知识的主要内容，虽以笔记、小说、野史的形式体现出来，但弥补了正史记载的不足。某些内容尽管具有志怪传奇的色彩，但恰恰反映了华佗、张仲景、徐文伯、甄权、孙思邈等医家的高超医术和广大民间医人行医治病的事迹，使用时理应加以辨析和批判。

三、《太平广记》"医"部中医药学知识的主要来源与传播影响

（一）《太平广记》"医"部中医药学知识的主要来源

由于《太平广记》按类书体例编排资料时详细地注明了引文出处，所以《太平广记》"医"部中医药学知识的来源，主要包括以下几个方面。

一是宋以前史书类著作，包括唐李延寿撰《南史》和李肇撰《国史补》。其中，《南史》80卷记载了南朝宋、齐、梁、陈四个政权的历史。《国史补》又名《唐国史补》，共3卷，叙述了唐玄宗开元年间至唐穆宗长庆年间的事实等。

二是宋以前笔记、小说类著作，包括东晋孔约撰《志怪》、陶潜撰《续搜神记》，南朝梁殷芸撰《小说》，北齐阳松玠撰《谈薮》，魏晋南北朝时期佚名撰《续异记》《齐谐录》，唐代张鷟撰《朝野佥载》、窦维鋈撰《广古今五行记》、李亢撰《独异志》、段成式撰《酉阳杂俎》、胡璩撰《谭宾录》、郑处海撰《明皇杂录》、戴孚撰《广异记》、李复言撰《续玄怪录》、张读撰《宣室志》、薛用弱撰《集异记》及佚名撰《太原故事》《闻奇录》等，收载了大量医学人物、药物、疾病等史料。虽多志怪传奇色彩，但也包含了大量医学内容。如唐李亢撰《独异志》3卷，"记世事之独异也。自开辟以来，迄于今世

---

[1]［宋］李昉，等. 太平广记：卷二二〇，医三［M］. 北京：中华书局，2018：1687.

之经籍，耳目可见闻，神仙鬼怪，并所摭录"①。唐段成式撰《酉阳杂俎》
30卷，"仰志怪小说之书"②，收载了大量传奇、志怪、杂录、琐闻、考证和
草木异物等故事内容。唐胡璩撰《谭宾录》5卷，收载了大量唐代朝野遗事，
尤其是唐玄宗、唐肃宗、唐代宗、唐德宗四朝名臣轶事记载甚详。唐张鷟撰
《朝野佥载》20卷，主要记载武后时期的事迹，某些叙事多志怪传奇色彩，"也
不失为反映当时社会生活的有用资料"③。唐郑处诲撰《明皇杂录》2卷，记
载了唐玄宗开元、天宝年间的史实，"颇有史料价值"④。唐李复言撰《续玄
怪录》4卷，专记唐代奇闻异事，尤以元和年间史实居多⑤。唐佚名撰《广五
行记》，可能为《广古今五行记》一书的简称，记载了一些医药学知识。唐张
读撰《宣室志》10卷，"多记神仙鬼怪狐精佛门休咎故事"⑥。唐薛用弱撰
《集异记》3卷，记述唐代传奇故事和因果报应事例，其中某些事例涉及医药
学知识。

　　三是五代、宋初笔记小说著作。《太平广记》"医"部收载五代孙光宪撰
《北梦琐言》、王仁裕撰《玉堂闲话》、于逖撰《闻奇录》、徐铉撰《稽神录》
6卷、《拾遗》1卷、《补遗》1卷等，也属志怪小说，收载大量鬼怪传奇和因
果报应故事，其中也收载了大量医史资料。如五代宋初孙光宪撰《北梦琐言》
30卷，"先以唐朝达贤一言一行列于谈次，其有事类相近，自唐至后唐、梁、
蜀、江南诸国所得闻知者，皆附其末"⑦，专记晚唐、五代、宋初政治逸闻、
士大夫言行和社会风俗等。

　　总之，《太平广记》"医"部中的医药学知识，主要来源于宋以前史学类
著作、传奇小说类著作和宋初笔记小说类著作等，但尤以笔记小说类著作的
资料最为集中，充分反映了该书小说的属性。

---

① [唐] 李冗. 独异志：卷首，独异志序 [M]. 北京：中华书局，1983：16.
② [唐] 段成式，撰. 酉阳杂俎：卷首，酉阳杂俎序 [M]. 曹中孚，等校点. 上海：上海古籍出版社，2012：1.
③ [唐] 张鷟，撰. 朝野佥载：卷首，校点说明 [M]. 赵守俨，点校. 北京：中华书局，1997：4.
④ [唐] 郑处诲，撰. 明皇杂录：卷首，校点说明 [M]. 田廷柱，点校. 北京：中华书局，1997：3.
⑤ [唐] 李复言，撰. 续玄怪录：卷首，校点说明 [M]. 田松青，校点. 上海：上海古籍出版社，2012：69.
⑥ [唐] 张读，撰. 宣室志：卷首，校点说明 [M]. 萧逸，校点. 上海：上海古籍出版社，2012：3.
⑦ [五代] 孙光宪，撰. 北梦琐言：卷首，北梦琐言序 [M]. 林艾园，校点. 上海：上海古籍出版社，2012：4.

（二）《太平广记》"医"部中医药学知识的传播与影响

由于《太平广记》是中国古代第一部小说类类书，故其刊行后受到后世的重视，在宋代、明清时期先后有刻本、钞本和节略本问世。如明末冯梦龙（1574—1646年）编《正续太平广记》，即《太平广记钞》，共80卷，是节录《太平广记》的著作。冯梦龙"自少涉猎，辄喜其博奥，厌其芜秽，为之去同存异，芟繁就简，类可并者并之，事可合者合之，前后宜更置者更置之，大约削减什三，减句字复什二，所留才半，定为八十卷"①。明天启六年（1626年）刻本，1982年中州古籍出版社据此版本排印。清陆寿名（1620—1671年）撰有《续太平广记》8卷，"仿其规制，节记其事，特列天地山川之异、禽兽草木之奇，以及人文珍宝之类，分门辨类，亦欲畅发其前书之意，留为后世之观，有可记者，靡不毕举"②，收载北宋至明代各类杂事十七类。清嘉庆五年（1800年）怀德堂刻本，1996年北京出版社据以影印出版。

《太平广记》中的医药学知识，受到后世医家唐慎微、张杲、王璆、朱橚、李时珍、王肯堂、江瓘、魏之琇、胡廷光等重视和引用。如宋唐慎微撰《经史证类备急本草》载"矾石"，引《太平广记》"壁镜毒人必死，用白矾治之"③。张杲撰《医说》载白矾治壁镜毒人方，引《太平广记》"用桑柴灰汁，三度沸，取调白矾为膏，金疮口即善，兼治蛇毒"④。王璆原辑《是斋百一选方》载"治气痢"，引《太平广记》"唐太宗得效方，乳煎荜茇"⑤。明李时珍撰《本草纲目》载"白矾"，引《太平广记》"壁镜毒人必死，白矾涂之"⑥。江瓘编著《名医类案》载治恶蛇所螫方，引《太平广记》"赵延禧云：遭恶蛇所螫处，贴蛇皮，便于其上灸之，引去毒气，痛即止"，"有人被壁镜毒，几死。一医

① ［明］冯梦龙，评纂. 太平广记钞：卷首，小引 [M]. 孙大鹏，点校. 武汉：崇文书局，2019：3.
② ［清］陆寿名，辑. 续太平广记：卷首，《续太平广记》序 [M]. 北京：北京出版社，1996：1.
③ ［宋］唐慎微，著. 重修政和经史证类备用本草：卷三，玉石部上品 [M].［宋］曹孝忠，等校.［金］张存惠，增订. 陆拯，郑苏，傅睿，等校注. 北京：中国中医药出版社，2013：195.
④ ［宋］张杲. 医说：卷七，蛇虫兽咬犬伤 [M]// 裴沛然. 中国医学大成三编，第12册. 长沙：岳麓书社，1988：142.
⑤ ［宋］王璆，原辑. 是斋百一选方：卷六，第八门 [M]. 刘耀，等点校. 上海：上海科学技术出版社，2003：115.
⑥ ［明］李时珍. 本草纲目（校点本第2版）：卷一一，石部 [M]. 北京：人民卫生出版社，2012：676.

用桑柴灰汁三度沸，取调白矾为膏，涂疮口，即瘥，兼治蛇毒"①；"异症"，引《太平广记》"参政孟庾夫人徐氏有奇疾，每发于见闻，即举身战栗，至于几绝。见其母与弟皆然，母至死不相见。又恶闻徐姓，乃打银打铁声。尝有一婢，使之十余年，甚得力，极喜之。一日，偶问其家所为业，婢曰：打银。疾亦遂作，更不可见，逐去之。医祝无能施其术。盖前世所未尝闻也"②。清魏之琇编著《续名医类案》载"中风"医案，引《太平广记》"梁新见一朝士，诊之曰：风痰已深，请速归去。其朝士复见郑州高医治，赵鄂诊之，言疾危与梁说同。惟云只有一法，请啖沙梨，不限多少，咀嚼不及，绞汁而饮。到家旬日，依法治之而愈，此亦降火消痰之验也"③。

第二节 《文苑英华》中医药学知识的内容、来源与传播

《文苑英华》是宋朝政府修撰的又一部大型类书，也是现存宋代官修"四大类书"之一，成书于宋太宗太平兴国七年（982年）九月至雍熙三年（986年）十二月。该书1 000卷、目录50卷，李昉等20余人奉诏撰，是宋朝政府编撰的第一部诗文总集类书。《文苑英华》卷七三五《杂序一》、卷七五〇《论十二·医》，收载了宋代以前南朝梁简文帝撰《劝医论》、唐刘禹锡撰《华佗论》和王勃撰《黄帝八十一难经序》三篇著名医学论文。

一、《文苑英华》的编撰过程、知识分类与版本流变

（一）《文苑英华》的编撰过程与编修作者

太平兴国七年（982年）九月，宋太宗鉴于"诸家文集，其数至繁，各擅所

---

① ［明］江瓘，编著. 名医类案：卷七，蛇虫兽咬［M］. 潘桂娟，等校注. 北京：中国中医药出版社，1996：151.

② ［明］江瓘，编著. 名医类案：卷一二，异症［M］. 潘桂娟，等校注. 北京：中国中医药出版社，1996：260.

③ ［清］魏之琇. 续名医类案：卷二，中风［M］. 黄汉儒，等点校. 北京：人民卫生出版社，1997：50.

长，蓁芜相间”，于是下诏李昉、扈蒙、徐铉等20余人编撰诸家诗文总集类书《文苑英华》，雍熙三年（986年）十二月书成，共1 000卷，目录50卷。《宋会要辑稿》崇儒五之一载：

> 太平兴国七年九月，命翰林学士承旨李昉、学士扈蒙、直学士院徐铉、中书舍人宋白、知制诰贾黄中、吕蒙正、李至、司封员外郎李穆、库部员外郎杨徽之、监察御史李范、秘书丞杨砺、著作佐郎吴淑、吕文仲、胡汀、著作佐郎直史馆战贻庆、国子监丞杜镐、将作监丞舒雅，阅前代文集，撮其精要，以类分之，为千卷。雍熙三年十二月书成，号曰《文苑英华》。昉、蒙、蒙正、至、穆、范、砺、淑、文仲、汀、贻庆、镐、雅继领他任，续命翰林学士苏易简、中书舍人王（祐）〔祜〕、知制诰范杲、宋湜与宋白等共成之。帝览之，称善，降诏褒谕。以书付史馆，赐器（弊）〔币〕各有差。①

这项重大国家文化工程，李焘《续资治通鉴长编》卷二七也载：“上以诸家文集，其数实繁，虽各擅所长，亦蓁芜相间。乃命翰林学士宋白等精加铨择，以类编次，为《文苑英华》一千卷。壬寅，上之，诏书褒答。”② 这些史料包含以下重要信息。

一是《文苑英华》的编撰背景。宋太宗时期推行“崇文”政策，鉴于前代诸家文集卷数繁多，分类不精，于是命儒臣编辑新的诗文总集。南宋王明清《挥麈后录》载：“太平兴国中，诸降王死，其旧臣或宣怨言。太宗尽收用之，置之馆阁，使修群书，如《册府元龟》《文苑英华》《太平广记》之类，广其卷帙，厚其廪禄赡给，以役其心，多卒老于文字之间云。”③

二是《文苑英华》的编撰作者。从《宋会要辑稿》《续资治通鉴长编》《玉

---

① ［清］徐松，辑. 宋会要辑稿·崇儒 [M]. 刘琳，刁忠民，舒大刚，等校点. 上海：上海古籍出版社，2014：2835.

② ［宋］李焘. 续资治通鉴长编：卷二七，雍熙三年十二月 [M]. 北京：中华书局，2004：625.

③ ［宋］王明清，撰. 挥麈后录：卷一 [M]// 全宋笔记，第六编，第一册. 燕永成，整理. 郑州：大象出版社，2013：73.

海》等史书的记载可知，宋太宗下诏李昉、扈蒙、徐铉、宋白、李穆、吴淑、吕文仲等参与《文苑英华》修撰工作，继又命贾黄中、吕蒙正、李至、杨徽之、李范、杨砺、胡汀、战贻庆、杜镐参与编辑。其后李昉、吕蒙正、李至、李穆、李范、杨砺、吴淑、吕文仲、胡汀、战贻庆、杜镐、舒雅继领他任，宋太宗又命令苏易简、王祐、范杲、宋湜、宋白等参与修撰，先后共有20多人参加了编撰工作。关于他们修书时的官职，程俱《麟台故事》卷二《修纂》考证甚详："太平兴国七年，诏翰林学士承旨李昉、翰林学士扈蒙、给事中直学士院徐铉、中书舍人宋白、知制诰贾黄中、吕蒙正、李至、司封员外郎李穆、库部员外郎杨徽之、监察御史李范、秘书丞杨砺、著作佐郎吴淑、吕文仲、胡汀、著作佐郎直史馆战贻庆、国子监丞杜镐、将作监丞舒雅等阅前代文集，撮其精要，以类分之，为《文苑英华》。续命翰林学士苏易简、中书舍人王（祐）〔祐〕、知制诰范杲、宋湜与宋白等共成之，雍熙三年上之，凡一千卷。"①

　　三是《文苑英华》的书名命名。《文苑英华》又名《雍熙文苑英华》，其名称是否是宋太宗赐名，文献记载不详。从宋太宗诏令"阅前代文集，撮其精要，以类分之"的要求来看，这是一部前代诗文、文集精华的汇编。凌朝栋在《文苑英华研究》一书中指出："《文苑英华》从名称上有袭用昭明《诗苑英华》或者《文章英华》之意，而从具体选录文体的种类看，则真正是继承《文选》之体例。"② 笔者赞同这种看法，认为该书和其他类书、史学、医学等著作一样，是宋朝朝廷重视和推行文教政策的反映。

　　四是《文苑英华》的校勘情况。雍熙三年（986年）十二月，《文苑英华》1 000卷修成，宋太宗"览之，称善"③，下诏付史馆，并褒奖修书之官吏。这是继南朝梁昭明太子萧统选编《文选》之后，又一部由国家组织编撰的大型文化工程，保存了大量宋以前的诗文、文集、序跋等内容。但该书并未在

　　① ［宋］程俱，撰. 麟台故事校证：卷二，修纂 [M]. 张富祥，校证. 北京：中华书局，2000：47.

　　② 凌朝栋. 文苑英华研究 [M]. 上海：上海古籍出版社，2005：5.

　　③ ［清］徐松，辑. 宋会要辑稿·崇儒 [M]. 刘琳，刁忠民，舒大刚，等校点. 上海：上海古籍出版社，2014：2835. 又见：［宋］陈骙，原撰. 赵士炜，辑. 中兴馆阁书目：卷五，集部·总集类 [M]// 许逸民，常振国，编. 中国历代书目丛刊，第 1 辑. 北京：现代出版社，1987：442.

雍熙三年（986年）下诏国子监刊印，其间经过反复校勘，直到宋宁宗嘉泰四年（1204年）才刊印完毕并颁行天下。南宋王应麟《玉海》卷五四《艺文》详细记载了北宋真宗和南宋孝宗年间三次校勘的经过。

《会要（兼宝训）》：太平兴国七年九月，帝以诸家文集，其数至繁，各擅所长，蓁芜相间，乃命翰林学士承旨李昉，学士扈蒙，直院徐铉，中书舍人宋白，知制诰贾黄中、吕蒙正、李至，司封员外郎李穆，库部员外郎杨徽之，监察御史李范，秘书监丞杨砺，著作佐郎吴淑、吕文仲、胡汀、战贻庆，国子监丞杜镐，将作监丞舒雅（凡十七人，以徽之尤精风雅，特命编诗为百八十卷），阅前代文章，撮其精要，以类分之，为千卷，目录五十卷。雍熙三年十二月壬寅，书成，号曰《文苑英华》。后李昉等相继改外任，续命翰林学士苏易简等共成之。帝览之，称善，降诏褒谕，以书付史馆，赐器帛各有差。景德四年八月丁巳，诏三馆分校《文苑英华》，以前所编次未尽允惬，遂令文臣择前贤文章，重加编录，芟繁补缺换易之，卷数如旧。（景德中，上谓宰臣曰："今方外学者少书诵读，不能广博。《文苑英华》先帝缵次，当择馆阁文学之士校正，与李善《文选》并镂板颁布，庶有益于学者)。《实录》：雍熙三年十二月壬寅，翰林学士宋白等上（宋白等表曰：席翻经史，堂列缣缃，咀嚼英腴，总览翘秀，撮其类列，分以部居，使沿溯者得其余波，慕味者接其妍唱）。上览而善之，诏答曰："近代以来，斯文浸盛，虽述作甚多，而妍媸不辨，遂令编缉，止取菁英，所谓撅鸾凤之羽毛，截犀象之牙角，书成来上，实有可观，宜付史馆。"景德四年八月丁巳，命直馆校理校勘《文苑英华》及《文选》，摹印颁行。（大中）祥符二年十月己亥，命太常博士石待问校勘。十二月辛未，又命张秉、薛映、戚纶、陈彭年覆校。孝宗以秘阁本多舛错，命周必大校雠以进。淳熙八年正月二十二日，以一百十册藏秘阁。[①]

---

① ［宋］王应麟. 玉海：卷五四，艺文 [M]. 南京：江苏古籍出版社，上海：上海书店，1987：1022.

王应麟的引文来源于官修《会要》和《实录》，具有较高的史料价值，说明雍熙三年（986 年）十二月《文苑英华》成书后，先后进行了三次校勘：第一次校勘时间是景德四年（1007 年）八月，宋真宗下诏三馆校正《文苑英华》，但因新校书稿毁于宫廷火灾未及刊行。第二次校勘时间是大中祥符二年（1009 年）十月至十二月，宋真宗再次下诏石待问、张秉、薛映、戚纶、陈彭年覆校《文苑英华》，但不知何故未能刊行于世。第三次校勘时间是淳熙元年（1174 年）至淳熙八年（1181 年），宋孝宗下诏周必大、胡柯、彭叔夏复校《文苑英华》，校正完成后于宋宁宗嘉泰四年（1204 年）颁行天下。

《文苑英华》收载了大量六朝及唐代文集，这些著作有相当一部分在宋代以后散佚，"惟赖此书之存"，清四库馆臣称赞"实为著作之渊海"①。

（二）《文苑英华》的知识分类与主要内容

《文苑英华》的目录和卷数，宋代官修目录学著作《崇文总目》载："《文苑英华》一千卷。原释：宋白等奉诏撰，采前世诸儒杂著之文。"②《宋史》卷二〇九《艺文志八》载："宋白《文苑英华》一千卷，《目》五十卷。"③ 南宋陈振孙撰《直斋书录解题》卷一五《总集类》载："《文苑英华》一千卷。太平兴国七年，命学士李昉、扈蒙、徐铉、宋白等阅前代文学，撮其精要，以类分之。续又命苏易简、王（祐）〔祜〕等。至雍熙三年，书成。"④

《文苑英华》中的内容，上起南朝梁，下至五代，选录作家 2 200 余人，诗、文作品 20 000 余篇，采用"以类分之"⑤ 的原则编排。赵希弁《读书附志》卷下《总集类》记载甚详：

---

① ［清］永瑢，纪昀. 四库全书总目：卷一八六，集部·总集类一 [M]. 北京：中华书局，2003：1692.

② ［宋］王尧臣，等. 崇文总目：卷五，总集类上 [M]// 国学基本丛书. 长沙：商务印书馆，1939：325.

③ ［元］脱脱，等. 宋史：卷二〇九，艺文志八 [M]. 北京：中华书局，2007：5393.

④ ［宋］陈振孙，撰. 直斋书录解题：卷一五，总集类 [M]. 徐小蛮，顾美华，点校. 上海：上海古籍出版社，2015：443.

⑤ ［清］徐松，辑. 宋会要辑稿·崇儒 [M]. 刘琳，刁忠民，舒大刚，等校点. 上海：上海古籍出版社，2014：2835.

《文苑英华》一千卷。右翰林学士、中书舍人宋白等奉敕集。始，太宗皇帝既得诸国图籍，聚名士于朝，诏修三大书，其一曰《文苑英华》。盖以诸家文集，其数实繁，虽各擅所长，亦榛芜相间，乃命白等精加铨择，以类编次为一千卷，时太平兴国七年九月也。雍熙三年十二月壬寅上之。赋五十卷，诗一百八十卷，歌行二十卷，杂文二十九卷，中书制诰四十卷，翰林制诰五十三卷，策问四卷，策二十六卷，判五十卷，表七十四卷，笺一卷，状十七卷，檄二卷，露布二卷，弹文一卷，移文一卷，启十六卷，书二十七卷，疏五卷，序四十卷，论二十二卷，议十卷，连珠喻对一卷，颂八卷，赞五卷，铭六卷，箴一卷，传五卷，记三十八卷，谥哀册五卷，谥议二卷，诔二卷，碑九十一卷，志三十五卷，墓表一卷，行状十卷，祭文二十三卷，通一千卷。嘉泰改元，周益公刻而记于前。①

可见，《文苑英华》充分反映了类书的编撰原则，将诗文作品编入赋、诗、歌行、杂文、中书制诰、翰林制诰、策问、策、判、表、笺、状、檄、露布、弹文、移文、启、书、疏、序、论、议、连珠、喻对、颂、赞、铭、箴、传、记、谥册、哀册、谥议、诔、志碑、墓表、行状、祭文 38 大类之中。

《文苑英华》收载了中国魏晋南北朝、隋唐、五代时期的诏诰、书判、表疏、碑志，可以据此考订史籍的得失，校补史传的缺漏。其所征引的诗文、文集、序跋等资料，更是保存了大量宋代以前的原始文献。这些所引文献的原著大多在南宋以后散佚，流传下来的数量极少，主要依靠《文苑英华》的征引而保存了部分或全部内容。

（三）《文苑英华》的刊刻情况与版本流变

1. 宋代《文苑英华》的版本与流传情况

宋太宗雍熙三年（986 年），《文苑英华》修成后交付史馆，但并未刊行。

---

① [宋] 赵希弁. 读书附志: 卷下, 总集类 [M]. [宋] 晁公武, 撰. 《郡斋读书志校证》附录. 孙猛, 校证. 上海: 上海古籍出版社, 1990: 1214-1215.

景德四年（1007 年），宋真宗下诏三馆、秘阁直馆、校理校勘《文苑英华》。《宋会要辑稿》崇儒四之三记载甚详：

> （景德）四年八月，诏三馆、秘阁直馆、校理分校《文苑英华》、李善《文选》，摹印颁行。《文苑英华》以前所编次未精，遂令文臣择古贤文章，重加编录，芟繁补缺，换易之，卷数如旧。又令工部侍郎张秉、给事中薛映、龙图阁（侍）〔待〕制戚纶、陈彭年覆校之。李善《文选》校勘毕，先令刻板，又命官覆勘。未几，宫城火，二书皆烬。①

《宋会要辑稿》的记载具有很高的史料价值，说明雍熙三年（986 年）《文苑英华》成书后，宋政府又于景德四年（1007 年）再次编录和校勘了书中的某些内容。景德四年（1007 年）八月，宋真宗鉴于"《文苑英华》以前所编次未精"，于是下诏三馆、秘阁直馆、校理校勘《文苑英华》，"遂令文臣择古贤文章，重加编录，芟繁补缺，换易之，卷数如旧"。随后又下令工部侍郎张秉、给事中薛映、龙图阁待制戚纶、陈彭年覆校之。然而，"未几宫城火，二书皆烬"，新校《文苑英华》和李善《文选》一起毁于火灾，此后未再见有北宋政府校正和刊刻《文苑英华》的记载。

南宋孝宗淳熙元年（1174 年），宋孝宗鉴于秘阁藏本《文苑英华》错误较多，于是下诏命周必大再次校勘此书。淳熙八年（1181 年）正月二十二日校勘完成，共 110 册，入藏秘阁。周必大撰《文苑英华序》详细记载校勘此书经过：

> 臣伏睹太宗皇帝丁时太平，以文明化成天下。既得诸国图籍，聚名士于朝，诏修三大书：曰《太平御览》，曰《册府元龟》，曰《文苑英华》，各一千卷。今二书闽、蜀已刊，惟《文苑英华》士大夫家绝无而仅有，盖所集止唐文章，如南北朝间存一二。是时印本绝少，虽

---

① ［清］徐松，辑. 宋会要辑稿·崇儒 [M]. 刘琳，刁忠民，舒大刚，等校点. 上海：上海古籍出版社，2014：2816.

韩、柳、元、白之文尚未甚传，其他如陈子昂、张说、九龄、李翱等诸名士文集世尤罕见，故修书官于宗元、居易、权德舆、李商隐、顾雲、罗隐辈或全卷取入。当真宗朝，姚铉铨择十一，号《唐文粹》，由简故精，所以盛行。近岁唐文摹印浸多，不假《英华》而传，况卷帙浩繁，人力难及，其不行于世则宜。臣事孝宗皇帝，间闻圣谕欲刻江钿《文海》。臣奏其去取差谬不足观，帝乃诏馆职裒集《皇朝文鉴》。臣因及《英华》虽秘阁有本，然舛误不可读。俄闻传旨取入，遂经乙览。时御前置校正书籍一二十员，皆书生稍习文墨者，月给餐钱，满数岁补进武校尉……始雕于嘉泰改元春，至四年秋讫工，盖欲流传斯世，广熙陵右文之盛，彰阜陵好善之优，成老臣发端之志。深惧来者莫知其由，故列兴国至雍熙成书岁月，而述证误本末如此。阙疑尚多，谨俟来哲。七月七日，具位臣周某谨记。①

周必大所撰序文也具有很高的史料价值，详细地记载了周必大奉宋孝宗诏旨校正此书的经过和校勘原则。从序文中可知，《文苑英华》于宋孝宗淳熙元年（1174年）至淳熙八年（1181年）复校，八年（1181年）正月奏进，以110册藏秘阁。宋宁宗嘉泰元年（1201年）至嘉泰四年（1204年）雕版，嘉泰四年（1204年）刊印完毕并颁行天下，为宋代最早刊本。此时距离《文苑英华》成书，已过去了近200年，今中国国家图书馆藏有宋刊残本。

2. 明代《文苑英华》的版本与流传情况

明代《文苑英华》有刊本和钞本流传。明嘉靖四十五年（1566年），胡维新、戚继光等根据传抄本重新刻印，隆庆元年（1567年）成书，是为"隆庆本"，乃现存最完整的刊本。后又有隆庆六年（1572年），万历六年（1578年），万历三十六年（1608年）递修本等。关于钞本，约有五种钞本流传，但大多已残缺不全。

①［宋］周必大. 平圆续稿：卷一五，文苑英华序，庐陵周益国文忠公集：卷五五 [M]. 王蓉贵，［日本］白井顺，点校. 周必大全集：第2册，成都：四川大学出版社，2017：518.

3. 清代《文苑英华》的版本与流传情况

清乾隆年间官修《钦定四库全书》时，将《文苑英华》1 000卷抄入其中，现存文渊阁、文津阁、文溯阁本。清宫梦仁辑《文苑英华选》60卷，清乾隆二十七年光明正大之堂刻本。

4. 中国近现代《文苑英华》的版本与流传情况

1966年，中华书局用宋刊残本140卷、明刊本860卷配齐影印，仍以1 000卷刊印。同时，书中还收入南宋嘉泰四年彭叔夏撰《文苑英华辨证》10卷和清劳格撰《文苑英华辨证拾遗》1卷。

二、《文苑英华》中医药学知识的主要内容

（一）医学著作序文

《文苑英华》卷七三五《杂序一》收载唐王勃撰《黄帝八十一难经序》一篇，系统地论述了中国古代医药学知识的发展与传承情况。

> 《黄帝八十一难经》，是医经之秘录也。昔者岐伯以授黄帝，黄帝历九师以授伊尹，伊尹以授汤，汤历六师以授太公，太公授文王，文王历九师以授医和，医和历六师以授秦越人，秦越人始定立章句，历九师以授华佗，华佗历六师以授黄公，黄公以授曹夫子。夫子讳元，字真道，自云京兆人也。盖授黄公之术，洞明医道，至能遥望气色，彻视腑脏，洗肠刳胸之术，往往行焉。浮沉人间，莫有知者。勃养于慈父之手，每承过庭之训，曰："人子不知医，古人以为不孝。"因窃求良师，阴访其道。以大唐龙朔元年，岁次庚申冬至后甲子，予遇夫子于长安。抚勃曰："无欲也。"勃再拜稽首，遂归心焉。虽父伯兄弟，不能知也。盖授《周易章句》及《黄帝素问》《难经》，乃知三才六甲之事，明堂玉匮之数，十五月而毕。将别，谓勃曰："阴阳之道，不可妄宣也；针石之道，不可妄传也。无猖狂以自彰，当阴沉以自深也。"勃受命，伏习五年于兹矣，有升堂睹奥之心焉。近复钻仰太虚，导引元气，觉滓秽都绝，精明相保，方欲坐守神仙，弃置流俗。噫，

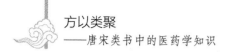
苍生可以救耶！斯文可以存耶！昔太上有立德，其次有立功，其次有立言，非以徇名也，将以济人也。谨录师训，编附圣经，庶将来君子，有以得其用心也。①

王勃，字子安，唐代杰出诗人，河东道绛州龙门（治今山西河津）人，与杨炯、卢照邻、骆宾王并称为"初唐四杰"。王勃熟知医学，幼年时跟随曹元在长安学医，系统地学习了《周易》《黄帝内经素问》《黄帝八十一难经》等经典，撰《医学纂要》1卷、《黄帝八十一难经序》1篇。

王勃序文最初见于《王勃集》，在中国医学史上产生了深刻的影响。书中对《黄帝八十一难经》给予了高度评价，称其是"医经之秘录"②，并提出了医学是孝道的重要观点。文中不仅详细地介绍了中国古代医学师道传承的关系，而且还构建了完整的医学传承谱系，即岐伯、黄帝、历九师、伊尹、商汤、历六师、姜太公、周文王、历九师、医和、历六师、扁鹊、历九师、华佗、历六师、黄公、曹元、王勃等。清代嘉庆年间董诰等奉旨编修《全唐文》时，以《文苑英华》为基础，将这篇序文收入其中。

（二）医学论文

《文苑英华》卷七五〇《论十二·医》收载了南朝梁简文帝撰《劝医论》和唐刘禹锡撰《华佗论》两篇著名的医学论文。

梁简文帝萧纲（503—551年），梁武帝萧衍第三子，喜好文学、玄学，精于医道，撰有《沐浴经》3卷、《如意方》10卷、《劝医论》1篇。其医学论著，除《劝医论》外，余皆散佚。其《劝医论》载：

劝医曰：天地之中，惟人最灵。人之所重，莫过于命。虽修短有分，夭寿悬天，然而寒暑反常，嗜欲乖节。故虐（《周礼》作瘧）寒病首，致毙不同。伐性烂肠，摧年匪一。拯斯之要，实在良方。故祇域

---

① ［宋］李昉，等. 文苑英华：卷七三五，杂序一 [M]. 北京：中华书局，1966：3828-3829.

② ［唐］王勃，著. 重订新校王子安集：卷四，《黄帝八十一难经》序 [M]. 何林天，校注. 太原：山西人民出版社，1990：75-76.

医王，明于释典。如大师，乃以医王为号。以如来，能烦恼病祇，能治四大乖为。故亦有骚人之咏彭城（一作场非），秦国之称和缓。季梁之遇卢氏，虢子之值越人，爰至九市（一作久视）飞仙。长生妙道，犹变六一于金液，改三七于银丸，蓄玉匣之秘，研紫书之奥。桃胶何是，北斗靡遁（一作绿）其刑（一作形），金浆非远，明珠还耻其价。能使业门之下，鼓响独闻（一作传）；雍祀之傍，箫声犹（一作独）在。《周礼》疾医，掌万民之疾。凡民之有病者，分而治之。岁终则各书其所治，而入于医师。知其愈与不愈，以为后之法戒也。正如研精玄理，考核儒宗。尽日清谈，终夜讲习。始学则负墟尚诼，积功则为师乃著。日就月将，方称硕学。专经之后，犹须剧谈。网罗愈广，钩深理见。厌饫不寐，惟日不足。又若为诗，则多须见意。或古或今，或雅或俗，皆须寓目，详其去取，然后丽辞方吐，逸韵乃生。岂有秉笔不讯，而能善诗，塞兑不谈，而能善义？扬子云言：读赋千首，则能为赋。况医之为道，九部之诊甚精，百药之品难究。察色辨声，其功甚秘。秋辛夏苦，几微难识。而比之术者，未尝稽合，曾无讨论。多以少壮之时，涉猎方疏。略知甘草为甜，桂心为辣，便是宴驭自足，经方泯弃。同庾凯（见《晋书本传》）之读《庄子》，异孔丘之好《周易》。然而疾者求我，又不能尽意攻治。假使不能为地，自可即为己益。所以然者，若无隔贵贱，精加消息，以前验后，自可解之。日知所亡，坐成妙术，而又告以不能也。治疾者众，必以溢（一作盂）浪酬塞（一作赛）。恶之（一作人）者多，爱之（一作人）者鲜。是则日处百方，月为千治（一作轴），未尝不轻其药性，任其死生。浮华之功，于何而得？及其爱深亲属，情切支肌（一作友朋），患起膏肓，疴兴（一作俞附），虽欲尽其治功，思无所出。何以故然？本不素习，卒难改变故也。周靡（二字一作胡）麻、鹿藿，止（一作才）救头痛之病（一作疴）；麦曲、芎藭，反救（一作止）河鱼之疾（一作腹）。思不出位，事局辕下，医者忘志（四字一作欲求反侯者，侯疑作死）于玄都，扬己名于绿帙（一作籍），其可得乎？术道困穷，于斯实至。诚当善思此意，更兴其美。非直传名于后，亦是功德甚深，比夫脱一鸽于权衡，活万鱼于池水，不可同日而论焉。①

梁简文帝在《劝医论》中告诉了人们以下重要信息。一是高度肯定了广大民众生命的珍重，提出了"人之所重，莫过于命"的主张，反映了魏晋南北朝时期王朝更替，战乱多发，广大民众迁徙频繁，死于战争和瘟疫甚多。梁简文帝能提出这一观点实属不易。二是重视疾病的病因，"寒暑反常，嗜欲乖节"。三是极为重视方书的重要作用，认为"拯斯之要，实在良方"。四是提出了良医应有的标准，"医之为道，九部之诊甚精，百药之品难究。察色辨声，其功甚秘"，并称其为"医王"。五是提出了考核医人的主张，"岁终则各书其所治，而入于医师，知其愈与不愈，以为后法之戒也"。

刘禹锡（772—842年），字梦得，洛阳人，唐代文学家、哲学家、医学家，撰有《刘禹锡集》30卷、《外集》10卷、《传信方》2卷。其所撰《华佗论》，是中国医学史上有名的医论。《文苑英华》卷七五〇《论十二·医》载：

> 史称华佗以恃能厌事，为曹公所怒。荀文若请曰："佗术实工，人命系焉，宜议能以宥。"曹公曰："忧天下无此鼠辈邪！"遂考竟佗。至仓舒病且死，见（贤迦切）医不能生，始有悔之之叹。嗟乎！以操之明略见几，然犹轻杀材能如是。文若之智力地望，以的然之理攻之，然犹不能反其恚。执柄者之恚，真可畏诸，亦可慎诸。原夫史氏之书于册也，是使后之人，宽能者之刑，纳贤者之谕，而惩暴者之轻杀。故自恃能至有悔，悉（《川文粹》作恚非）书焉。后之或者，复（《川文粹》作覆）用是为口实。悲哉！夫贤能不能无过，苟置于理矣，或必有宽之之请。彼壬人皆曰："忧天下无材邪！"曾不知悔之日，方痛材之不可多也。或必有惜之之叹。彼壬人皆曰："譬彼死矣，将若何？曾不知悔之日，方痛生之不可再也。可不谓（《川文粹》作为）大哀乎？"夫以佗之不宜杀，昭昭然，不足言也。独病夫史书之义，是将推而广耳。吾观自曹魏以来，执死生之柄者，用一恚而杀材能众矣，又

---

① ［宋］李昉，等. 文苑英华：卷七五〇，论十二·医［M］. 北京：中华书局，1966：3920.

焉用书佗之事为？呜呼！前事之不忘，期有劝且惩也，而暴者复（蜀本作覆）藉口以快意。孙权则曰："曹孟德杀孔文举矣，孤于虞翻何如？"而孔融亦以应泰山杀孝廉，自譬仲谋近霸者。文举有高名，然犹以（《三字集》作犹亦）可惩为故事，矧他人哉？ ①

　　刘禹锡在《华佗论》中抨击了曹操杀害华佗的行径，认为"轻杀材能"是不对的，并对历代统治者滥杀无辜的做法给予了批判，"吾观自曹魏以来，执死生之柄者，用一恚而杀材能众矣"，规劝统治者"前事之不忘，期有劝且惩"。刘禹锡对华佗充满了同情，可能与他屡遭朝廷贬斥有关。尽管他多年受到奸臣的排斥，但仍保持了积极乐观的心态和顽强意志，对医学多有留意。唐宪宗元和十三年（818年），刘禹锡撰《传信方》2卷，载方50余首，主治各科疾病和传染病等。

三、《文苑英华》中医药学知识的主要来源与传播影响

（一）《文苑英华》中医药学知识的主要来源

　　《文苑英华》中收载了大量珍贵的诗文作品，南北朝之文，"十之一而弱"；唐代之文，"十之九而强，往往全部收入"；唐人之集，"传世日稀，所赖以考见者，赖此编之存而已" ②。《文苑英华》中征引的这三篇医学序跋和文论，主要来源于王勃、梁简文帝、刘禹锡三人文集。其中唐王勃撰《黄帝八十一难经序》，系征引自《王勃集》 ③。梁简文帝撰《劝医论》，系《文苑英华》征引自《梁简文帝集》 ④。刘禹锡撰《华佗论》，系《文苑英华》征引自《刘禹锡集》卷五《论上·华佗论》 ⑤。

---

① ［宋］李昉，等. 文苑英华：卷七五〇，论十二·医 [M]. 北京：中华书局，1966：3921.

② ［清］永瑢，纪昀. 四库全书简明目录：卷一九，集部八·总集类 [M]// 景印文渊阁四库全书，第6 册. 台北：商务印书馆，1986：361.

③ ［唐］王勃，著. 王勃集：卷四，黄帝八十一难经序 [M]. 谌东飚，校点. 长沙：岳麓书社，2001：37.

④ ［南朝梁］萧纲，著. 梁简文帝集校注：卷一一，论·劝医论 [M]. 肖占鹏，董志广，校注. 天津：南开大学出版社，2015：839-848.

⑤ ［唐］刘禹锡，著. 瞿蜕园，笺证. 刘禹锡集笺证：卷五，论上·华佗论 [M]. 上海：上海古籍出版社，1989：133-135.

（二）《文苑英华》中医药学知识的传播影响

《文苑英华》中的医学知识，受到宋以后学者的重视。清代官修《钦定全唐诗》《钦定全唐文》《钦定四库全书》，清朝严可均辑《全上古三代秦汉三国六朝文》等，均收录了这部分内容。《文苑英华》可以用来校证、增补梁简文帝、唐王勃、刘禹锡文集的内容，因而具有十分重要的文献史料价值。

南朝梁简文帝萧纲著《梁简文帝集》，有100卷、90卷、85卷、80卷等版本流传。如《南史·梁本纪下》载《文集》100卷，《周书·萧大圜传》载《文集》90卷，《隋书·经籍志》载《梁简文帝集》85卷，《旧唐书·经籍志》《新唐书·艺文志》著录《梁简文帝集》80卷，宋代时已散佚不存。明张溥依据《文苑英华》和其他类书，辑录出《梁简文帝集》2卷，收入《汉魏六朝百三名家集》①。唐代王勃的文集，较早有20卷、27卷、30卷3种版本流传，后皆散佚②。王勃撰写的《黄帝八十一难经序》，幸赖《文苑英华》的征引而保存了下来。明崇祯中张燮据《文苑英华》辑佚出《王子安集》16卷，清代蒋清翊集注《王子安集注》20卷，谌东飚校点《王勃集》16卷等，均收载了《文苑英华》中王勃撰《黄帝八十一难经序》③。

第三节　《太平广记》《文苑英华》中医药学知识的选取原则、编辑特点与影响因素

宋代官修文学类类书《太平广记》和《文苑英华》，在医药学知识选取、编辑特点等方面呈现出了鲜明的时代特征。

---

①［南朝梁］萧纲，著. 梁简文帝集校注：卷首，前言［M］. 肖占鹏，董志广，校注. 天津：南开大学出版社，2015：3.

② 刘洪仁. 古代文史名著提要［M］. 成都：巴蜀书社，2008：111.

③［唐］王勃，撰.［明］张燮，辑. 王子安集：卷四，黄帝八十一难经序［M］//景印文渊阁四库全书，第1065册. 台北：商务印书馆，1986：89-90.［唐］王勃，著.［清］蒋清翊，注. 王子安集注：卷九，黄帝八十一难经序［M］. 上海：上海古籍出版社，1995：266.［唐］王勃，著. 王勃集：卷四，黄帝八十一难经序［M］. 谌东飚，校点. 长沙：岳麓书社，2001：37.

一、宋代官修类书《太平广记》中医药学知识的选取原则、编辑特点与影响因素

（一）《太平广记》中医药学知识的选取原则与编辑特点

《太平广记》"医"部中的医药学知识，大体上是按照医学人物和异疾的顺序编排，充分体现了类书汇集资料的功能。"医"部中所引医史文献内容，虽以笔记、小说、野史的形式体现出来，但弥补了正史记载的不足。某些内容虽具有神秘传奇的色彩，但恰恰反映了华佗、张仲景、徐文伯、甄权、孙思邈等医家的高超医术和临床诊疗水平，以及后世对前代名医医德、医技的肯定和"神化"。"医"部中的医药学知识，主要来源于汉代至宋代前期史书、笔记小说中的文献资料，大多为直接征引。跟传世的足本文献相比，《太平广记》虽为摘编，但史料价值较高，可与传世文献互相校勘、辑录。由于《太平广记》征引的宋以前文献大多已失传，故《太平广记》中保存的内容极为珍贵。

《太平广记》中医药学知识的选取原则与编撰体例，是由宋太宗决定的，反映了宋朝最高统治者的想法和目的。宋太宗认为"编秩既广，观览难周，故使撮菁英，裁成类例"，因此《太平广记》大多选自史书、野史、小说、笔记、鬼怪、传奇等资料。明胡应麟称赞说："今六代、唐人小说、杂记存者，悉赖此书。"[①] 由于《太平广记》汇编了大量宋以前野史、笔记、别传、方志、风俗等珍稀资料，因而在宋以后产生了广泛影响，不仅成为校证、增补、辑录前代著作的重要史料来源，而且也是研究中国文学史、小说史的珍贵资料。如清代陆寿名编有《续太平广记》8卷，"仿其规制，节记其事"[②]，辑录了《太平广记》中未收的内容和北宋至明代的某些材料，有笃庆堂刻本传世。鲁迅在《中国小说史略》中指出："《广记》采摭宏富，用书至三百四十四种，自汉晋至五代之小说家言，本书今已散亡者，往往赖以考见，且分类纂辑，得

---

①［明］胡应麟. 少室山房集：卷一一六，书牍·燕中与祝生杂柬八通其三 [M] // 景印文渊阁四库全书，第1290册. 台北：商务印书馆，1986：853.

②［清］陆寿名，辑. 续太平广记：卷首，《续太平广记》序 [M]. 北京：北京出版社，1996：1.

五十五部，视每部卷帙之多寡，亦可知晋唐小说所叙，何者为多，盖不特稗说之渊海，且为文心之统计矣。"①

（二）影响《太平广记》中医药学知识选取与传播的因素

由于《太平广记》奉宋太宗诏旨"取野史小说"②编撰而成，故其医学知识来源于佚闻、野史、志怪、笔记、小说等，弥补了正史记载的不足。这些保存在野史、志怪、小说中的医家人物传记、医学病案和医药学知识等内容，记载了魏晋南北朝、隋唐、五代时期有名医人和无名医人行医治病的事例及用药情况。这些医人医德高尚，医术高明，熟知针药，治愈了不少的疑难杂症。作为一种特殊的类书体裁，《太平广记》在歌颂、传播名医和讽刺庸医方面起到了重要的作用，但不可避免地烙上了神秘传奇的色彩，"构成了我国古代志怪小说中常见的一种主题"③。

《太平广记》中保存的大量珍稀医学史料，丰富了中国古代医学史研究的内容。如唐代胡人从事的外科手术案例，更是丰富了隋唐医学史研究的内容。李锦绣在《唐代的胡人与外科手术：以〈太平广记〉为中心》一文中指出："胡医、胡僧和方士还在放血疗法、开颅、切除肿瘤、刀箭创伤和骨科等领域各展所长，甚至进行腹腔手术。不论宫廷、地方官府还是民间，胡医做手术的现象多有存在，胡人行医畅行无阻，成为中华医学的补充。中医以草药，胡医以手术刀，各司其职，共同行医成为唐皇室、官员、百姓健康的保证。胡医一定程度上弥补了中医的不足，与中医共同维系着唐代的医学水平。"④随着中国古代小说的发展，《太平广记》中的内容成为后世小说取材的来源之一，因而有力地促进了《太平广记》中医药学知识的传播。

① 鲁迅. 中国小说史略 [M]. 南宁：广西人民出版社，2017：108.
②［宋］王应麟. 玉海：54，艺文·类书 [M]. 南京：江苏古籍出版社，上海：上海书店，1987：1031.
③ 刘世德，选注. 魏晋南北朝小说选注 [M]. 上海：上海古籍出版社，1984：102.
④ 李锦绣. 唐代的胡人与外科手术：以《太平广记》为中心 [M]// 刘进宝. 丝路文明：第1辑. 上海：上海古籍出版社，2016：102.

二、宋代官修类书《文苑英华》中医药学知识的选取原则、编辑特点与影响因素

（一）《文苑英华》中医药学知识的选取原则与编辑特点

《文苑英华》中医学知识的选取原则与编撰体例，完全是由宋太宗决定的。宋太宗认为"诸家文集，其数实繁，虽各擅所长，亦蓁芜相间"，于是下令文臣"择前贤文章，重加编录，芟繁补缺"。这是自南朝梁萧统组织文人编选《昭明文选》以来，又一次由政府组织编撰的大型文集总集，在人物选取和著作选录方面超过了以往任何一个时代，上起南朝梁，下迄五代，选录作家2 200余人，文章20 000余篇，是宋朝政府推行文教政策和重视文学总集编撰的高度反映。

《文苑英华》中征引的历史文献资料，南北朝、隋唐时期占据了绝大多数。清朝官修《钦定全唐诗》《钦定全唐文》和《钦定四库全书》时，曾从《文苑英华》中辑录出大量历史文献资料。该书"杂序""医论"中收载的三篇医学文献，主要来源于梁简文帝、唐王勃和刘禹锡三人文集，可以用来辑补、校勘他们的文集著作，"唐人诸集，传世日稀，所赖以考见者，赖此编之存而已"[1]。

（二）影响《文苑英华》中医药学知识选取与传播的因素

由于《文苑英华》的编撰受到宋太宗的重视，故其医学内容的选取主要来源于前代文集。《文苑英华》刊行后受到后世学者的重视，出现了大量的节选本。如南宋高似孙辑《文苑英华纂要》84卷，"是编乃采摘《文苑英华》中典雅字句，可供文章之用者，仿洪迈《经子法语》之例，钞合成帙"，清四库馆臣称赞"是书有助焉"[2]，有宋刻元修本、清康熙内务府钞本流传。彭书夏撰《文苑英华辨证》10卷，"凡分二十一例，考订异同，极为精核"[3]。姚

---

① 陈伯海，李定广，著. 唐诗总集纂要[M]//陈伯海. 唐诗学书系：之三. 上海：上海古籍出版社，2016：108.

②[清]永瑢，纪昀. 四库全书总目：卷一三一，子部·杂家类存目八[M]. 北京：中华书局，2003：1116.

③[清]永瑢，纪昀. 钦定四库全书简明目录：卷一九，集部八·总集类[M]//景印文渊阁四库全书，第6册. 台北：商务印书馆，1986：361.

铉编《唐文粹》100卷，"其书删掇《文苑英华》而稍附益之"①。明代张献翼辑《文苑英华摘粹》10卷，董斯张辑《文苑英华钞》40卷，陈仁锡辑《奇赏斋广文苑英华》26卷。清宫梦仁辑《文苑英华选》60卷，清乾隆二十七年光明正大之堂刻本②。这些不同时代出现的《文苑英华》节选本，绝大多数都收有《劝医论》《黄帝八十一难经序》《华佗论》3篇医论。

《文苑英华》中所载3篇医论，后世论著中多有征引，成为校证、增补、辑佚梁简文帝、唐王勃、刘禹锡等文集的史料来源之一。关于南朝梁简文帝撰《劝医论》，明冯琦、冯瑗撰《经济类编》卷九七《道术类》③，梅鼎祚编《梁文纪》卷三《简文帝》④，张溥等编《汉魏六朝百三家集》卷八二下《梁简文帝集》⑤等全文予以收载。唐初王勃撰《黄帝八十一难经序》，宋王应麟撰《汉艺文志考证》卷一〇《褉占》⑥，明李日华撰《六研斋三笔》卷三⑦等全文予以收载。唐刘禹锡撰《华佗论》，明冯琦、冯瑗撰《经济类编》卷九七《道术类》⑧，明贺履徵编《文章辨体汇选》卷三九八《论》⑨，清宫梦仁辑《文苑英华选》卷四九《华佗论》⑩等全文予以收载。

---

① [清]永瑢，纪昀. 钦定四库全书简明目录：卷一九，集部八·总集类 [M] // 景印文渊阁四库全书，第6册. 台北：商务印书馆，1986：362.

② 王重民. 中国善本书提要·集部·总集类 [M]. 上海：上海古籍出版社，1983：441-442.

③ [明]冯琦，冯瑗. 经济类编：卷九七，道术类四 [M] // 景印文渊阁四库全书，第963册. 台北：商务印书馆，1986：593.

④ [明]梅鼎祚，编. 梁文纪：卷三，简文帝二 [M] // 景印文渊阁四库全书，第1399册. 台北：商务印书馆，1986：304-305.

⑤ [明]张溥，等编. 汉魏六朝百三家集：卷八二下，梁简文帝集 [M] // 景印文渊阁四库全书，第1414册. 台北：商务印书馆，1986：558.

⑥ [宋]王应麟. 汉艺文志考证：卷一〇，褉占 [M] // 景印文渊阁四库全书，第675册. 台北：商务印书馆，1986：106.

⑦ [明]李日华. 六研斋三笔：卷三 [M] // 景印文渊阁四库全书，第867册. 台北：商务印书馆，1986：714.

⑧ [明]冯琦，冯瑗. 经济类编：卷九七，道术类四 [M] // 景印文渊阁四库全书，第963册. 台北：商务印书馆，1986：594.

⑨ [明]贺履徵. 文章辨体汇选：卷三九八，论 [M] // 景印文渊阁四库全书，第1407册. 台北：商务印书馆，1986：33-34.

⑩ [宋]李昉，等编. [清]宫梦仁，选. 文苑英华选：卷四九，华佗论 [M]. 长春：吉林人民出版社，1998：613.

通过以上分析和研究，本章得出以下重要结论。

第一，《太平广记》《文苑英华》的编撰背景和编撰过程，反映了宋朝政府对子部小说、集部文集类书的重视，宋太宗指出"近代以来，斯文浸盛，虽述作甚多，而妍媸不辨，遂令编辑，止取菁华"①。可见，宣传"文以载道"已成为宋代社会的普遍共识。

第二，《太平广记》《文苑英华》中医药学知识的主要内容，以医学人物传记和医学论文为主。其中《太平广记》"医"中的内容，反映了汉代至宋初名医华佗、张仲景、徐文伯、徐嗣伯、徐之才、甄权、孙思邈、许胤宗、秦鸣鹤等临床诊治病人的经过和临证用药情况，保存了大量珍贵的医学病案资料。由于《太平广记》是一部小说总集，书中的某些医药学知识是在鬼怪传奇、因果报应和人妖爱情叙事中出现的，虽然宣扬了善恶有报的伦理观，但从医学史的角度来看具有夸大和迷信的成分，利用时应根据本草、方书和医案著作的记载仔细加以辨析。《文苑英华》中收载的南朝梁简文帝撰《劝医论》、唐王勃撰《黄帝八十一难经序》和唐刘禹锡撰《华佗论》三篇著名医论，是研究中国古代疾病概念演变、医学谱系传承和爱惜医学人才的重要史料。

第三，《太平广记》《文苑英华》中医药学知识的主要来源，是由宋太宗决定的，充分反映了宋朝最高统治者的意愿。其中《太平广记》"医"中的史料来源，既征引了《南史》《唐国史补》中《方技传》的资料，也征引了汉代至五代时期佚闻、野史、笔记小说、传奇、志怪中的资料。《文苑英华》中征引的唐王勃撰《黄帝八十一难经序》、梁简文帝撰《劝医论》和刘禹锡撰《华佗论》，主要来源于王勃、梁简文帝、刘禹锡三人文集。

第四，《太平广记》《文苑英华》中的医药学知识，在后世产生了一定的影响。由于两书中保存的大多数著作在宋以后散佚，因而《太平广记》《文苑英华》中征引的部分或全部史料具有较高的史学价值。《太平广记》"医"中的医学知识，是历代刻本、钞本、节本以外保存原始医学文献内容最多的载体，受到宋以后医家、文人和小说家的高度重视，不仅成为校勘存世医学文

---

① [宋]王应麟. 玉海：卷五四，艺文 [M]. 南京：江苏古籍出版社，上海：上海书店，1987：1022.

献、增补残缺医学文献和辑录散佚医学文献的珍贵史料，而且也成为后世研究中国古代医学史的重要资料，对于研究医学人物生平事迹及其临床疾病诊断和临证用药等具有较高的参考价值。《文苑英华》中收载的医学序文和医论受到宋以后学者的重视，清代官修《钦定全唐诗》《钦定全唐文》《钦定四库全书》，以及明张溥辑《汉魏六朝百三名家集》、清严可均辑《全上古三代秦汉三国六朝文》等，都收录了这部分内容，可以用来校证、增补梁简文帝、唐王勃、刘禹锡等文集的内容，因而具有十分重要的文献和史料价值。

第七章

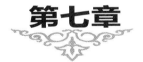

宋代私家类书中医药学知识的内容、
来源与传播

受宋代朝廷文教政策的影响，宋代个人编撰类书之风盛行。较之唐代，宋代私家类书不仅数量巨大，而且出现了大量新型的类书体裁，如综合类书、典章制度类书、科举类书、植物学类书、通俗类书、小学启蒙类书等，保存了大量医学文献书目、医学制度沿革、医家人物传记、本草药物名称、民间验效方剂和临证医学病案等医学内容。

本章系统地梳理宋代私家类书编撰之风的盛行与医学文献选录的多样化，重点探究科举类类书《玉海》、植物学类书《全芳备祖》和通俗性类书《事林广记》等私家类书中医药学知识的内容、来源和传播情况，揭示私家类书选取医药学知识的特点、史实和机制等内容。

第一节　宋代私家类书编撰之风的盛行与
医药学知识选录的多样化

宋代，个人编撰私家类书之风盛行，医学文献选录呈现出了多样化的趋势，出现了综合类、会要类、文学类、辞典类、科举类、通俗类等类书，因而医药学知识的内容也呈现出了多样化的特征。

一、宋代官修目录学著作所载私家类书编撰情况

（一）《崇文总目》"类书类"所载私家类书书目

宋仁宗庆历元年（1041年）七月成书的官修书目《崇文总目》，共66卷，按4部分45类。其子部类书类，收载魏晋南北朝、隋唐五代至宋初的类书书目。其中，宋代个人撰写的私家类书有7部，包括欧阳修撰《麟角》120卷，王溥撰《五代会要》30卷、《唐会要》100卷，晏殊撰《类要》15卷（又作65卷、74卷、76卷、77卷、100卷、200卷），苏易简撰《文选抄》12卷，曾致尧撰《仙凫羽翼》30卷，王纯臣撰《青宫懿典》15卷等。[①]

（二）《宋史·艺文志》"类书类"所载私家类书书目

宋朝十分重视本朝《国史艺文志》的修撰，先后编撰了《三朝国史艺文志》《两朝国史艺文志》《四朝国史艺文志》《中兴国史艺文志》等，开创了编修当朝史志目录著作的先河。元脱脱等修《宋史·艺文志》主要依据宋代四部《国史艺文志》和宋宁宗嘉定以后书目所组成，其"类事类"收载个人撰写的私家类书有217部，包括建隆四年十月张昭撰《名臣事迹》5卷，太平兴国二年八月张齐贤撰《太平杂编》2卷，王溥撰《续唐会要》100卷、《五代会要》30卷，大孝（一作"存"）僚撰《御览要略》12卷，乐黄目撰《学海搜奇录》60卷，张陟撰《唐年经略志》10卷，范镇、周沆、掌禹锡等撰《尊谥》1卷，苏洵撰《谥法》3卷、《皇朝谥录》20卷、《历代谥录》15卷，晏殊撰《类要》77卷，范镇撰《国史对韵》12卷、《本朝蒙求》2卷，杨钧撰《鲁史分门属类赋》3卷，丁度撰《迩英圣览》10卷、《鉴精义》3卷、《编年总录》8卷，范师道撰《垂拱元龟会要详节》40卷、《国朝类要》12卷，宋敏求撰《集类国朝谥》1卷，孙纬纂《集谥总录》1卷，皮文灿撰《鹿门家钞诗咏》50卷，吴淑撰《事类赋》30卷，袁毂撰《韵类题选》100卷，许冠编《书林韵海》100卷，任浚撰《书叙指南》20卷，马永易撰《异号录》30卷、《后

---

① ［宋］王尧臣，等. 崇文总目：卷三，类书类 [M]// 国学基本丛书. 长沙：商务印书馆，1939：174-185.

集》30卷，钱讽撰《史韵》49卷，张孟撰《押韵》5卷，杨咨编《歌诗押韵》
5卷，俞观能撰《孝悌类鉴》(又名《孝经类鉴》)7卷，李象先撰《禁杀录》
1卷，王经撰《侍女小名》1卷，苏易简撰《文选双字类要》3卷、《文选菁英》
24卷等。宋代官修目录学著作，保存了大量医学文献书目资料[①]。

二、宋代个人编撰目录学著作所载私家类书编撰情况

(一)《通志》"类书类"所载私家类书书目

南宋绍兴二十七年(1157年)，郑樵撰成《通志》200卷，是一部重要的
个人撰写的纪传体通史。该书卷六九《类书类》收载类书132部，16 989卷。
其中收载宋人撰写的私家类书，包括欧阳修撰《麟角》120卷、《麟角抄》
12卷，晏殊编《类要》74卷(又作15卷、65卷、76卷、77卷、100卷、200卷)，
邵思撰《唐书类苑》2卷，苏易简撰《文选抄》12卷，僧智晓(此处"僧智晓"
有误，应为"曾致尧")撰《仙凫羽翼》30卷，钱昌宗编《庆历万题》60卷，吴
淑撰《事类赋》30卷，楼郁编《唐书解题》30卷，章辟光编《新唐书解题》
20卷，许冠编《韵海》50卷，张孟纂《韵类解题》5卷，方龟年撰《群书新语》
10卷，以及佚名撰《玉山题府》30卷、《壬寅题宝》10卷、《熙宁题髓》15卷、
《题海》80卷、《续题海》80卷等[②]。

(二)《郡斋读书志》"类书类"所载私家类书书目

南宋晁公武撰《郡斋读书志》，是中国现存最早的私家藏书目录，约于宋
高宗绍兴二十一年(1151年)前后撰成。关于该书的卷数，南宋绍兴二十七
年(1157年)前后四川刊行本共4卷；南宋淳祐九年(1249年)衢州刊行本分
作20卷，收录图书1 461部；南宋淳祐十年(1250年)袁州刊行本共4卷，收
录图书1 468部。该书20卷本之卷一四《类书类》，收载魏晋以来至宋代类
书共55部。

---

① [元]脱脱，等.宋史:卷二〇七，艺文志六[M].北京:中华书局 2007:5293-5303.
② [宋]郑樵.通志:卷六九，艺文略七[M].北京:中华书局，1987:814.

《郡斋读书志》"类书类"收载宋代私家类书，包括王溥撰《唐会要》100卷、《五代会要》30卷，杨侃纂集《职林》20卷，晏殊纂《类要》65卷，不题撰人《书林韵海》100卷，马永易编《异号录》20卷，李象先纂《禁杀录》1卷，苏易简撰《文房四谱》5卷，李孝美纂《钱谱》10卷，陶岳撰《货钱录》1卷，董迪撰《续钱谱》10卷，董秉撰《墨谱》1卷，唐询撰《砚谱》2卷，洪刍撰《香谱》1卷，晁克一撰《印格》1卷，王铚纂《侍女小名录》1卷，杨筠撰《鲁史分门属类赋》3卷，文济道撰《左氏纲领》4卷，范镇撰《国史对韵》12卷，俞观能撰《孝悌类鉴》7卷，任浚撰《书叙指南》20卷，张孟撰《押韵》5卷，杨咨编《歌诗押韵》5卷，以及佚名撰《左氏蒙求》3卷、《两汉蒙求》5卷、《唐史属辞》5卷、《南北史蒙求》10卷等①。

《郡斋读书志》"类书类"收载的类书，晁公武均撰有简要提要内容，介绍了其编辑原则和选编体例。如《唐会要》100卷，"右皇朝王溥撰。初，唐苏冕叙高祖至德宗九朝沿革损益之制。大中七年，诏崔铉等撰次德宗以来事，至宣宗大中七年，以续冕书。溥又采宣宗以后事，共成百卷，建隆二年正月奏御，文简事备，太祖览而嘉之，诏藏于史阁，赐物有差"②。《五代会要》30卷，"右皇朝王溥等撰。采梁至周典故，纂次成秩，建隆初上之"③。《节国朝会要》12卷，"右皇朝范师道以章得象书繁多，节其要，以备检阅"④。《职林》20卷，"右皇朝杨侃纂集历代职官沿革之故，盖因《通典》职官门增广而已"⑤。《书林韵海》100卷，"右不题撰人。分门依韵纂经史杂事，以备寻阅。或云皇朝许冠所编"⑥。苏易简撰《文房四谱》5卷，"右皇朝苏易

---

① [宋] 晁公武，撰. 郡斋读书志校证：卷一四，类书类 [M]. 孙猛，校证. 上海：上海古籍出版社，1990：646－678.

② [宋] 晁公武，撰. 郡斋读书志校证：卷一四，类书类 [M]. 孙猛，校证. 上海：上海古籍出版社，1990：658.

③ [宋] 晁公武，撰. 郡斋读书志校证：卷一四，类书类 [M]. 孙猛，校证. 上海：上海古籍出版社，1990：659.

④ [宋] 晁公武，撰. 郡斋读书志校证：卷一四，类书类 [M]. 孙猛，校证. 上海：上海古籍出版社，1990：660.

⑤ [宋] 晁公武，撰. 郡斋读书志校证：卷一四，类书类 [M]. 孙猛，校证. 上海：上海古籍出版社，1990：662.

⑥ [宋] 晁公武，撰. 郡斋读书志校证：卷一四，类书类 [M]. 孙猛，校证. 上海：上海古籍出版社，1990：664.

简撰。集古今笔、砚、纸、墨本原故实，继以赋颂述作，有徐铉序"①。

《郡斋读书志》"类书类"收载的类书，充分反映了类书"以备修文之用"和"以备检阅"的功能。如范镇撰《国史对韵》12卷，"乃自太祖开基，迄于仁宗朝，撽取事实可为规矩鉴戒者，用韵编次之"②。俞观能撰《孝悌类鉴》7卷，"取经史孝悌事，成四言韵语"③。任浚撰《书叙指南》20卷，"纂集古今文章碎语，分门编次之，凡二百余类"④。张孟撰《押韵》5卷，"辑六艺、诸子、三史句语，依韵编入，以备举子试诗赋之用"⑤。杨咨编《歌诗押韵》5卷，"编古今诗人警句，附于韵之下，以备押强韵"⑥。文济道撰《左氏纲领》4卷，"排比事实为俪句，《蒙求》之类也"⑦。

（三）《直斋书录解题》"类书类"所载私家类书书目

南宋陈振孙撰《直斋书录解题》，约成书于南宋理宗淳祐初年（1241年）。该书卷一四《类书类》收载类书57部，3 691卷，并仿《郡斋读书志》体例，撰有简要提要内容。

《直斋书录解题》"类书类"收载宋代私家类书，包括皮文璨撰《鹿门家钞诗咏》50卷，晏殊撰《类要》76卷（又作15卷、65卷、74卷、77卷、100卷、200卷），吴淑撰《事类赋》30卷，袁毂撰《韵类题选》100卷，范镇撰《本朝蒙求》3卷，王令撰《十七史蒙求》1卷，任广撰《书叙指南》20卷，马永易撰《实

① [宋] 晁公武，撰. 郡斋读书志校证：卷一四，类书类 [M]. 孙猛，校证. 上海：上海古籍出版社，1990：665.

② [宋] 晁公武，撰. 郡斋读书志校证：卷一四，类书类 [M]. 孙猛，校证. 上海：上海古籍出版社，1990：675.

③ [宋] 晁公武，撰. 郡斋读书志校证：卷一四，类书类 [M]. 孙猛，校证. 上海：上海古籍出版社，1990：675.

④ [宋] 晁公武，撰. 郡斋读书志校证：卷一四，类书类 [M]. 孙猛，校证. 上海：上海古籍出版社，1990：676.

⑤ [宋] 晁公武，撰. 郡斋读书志校证：卷一四，类书类 [M]. 孙猛，校证. 上海：上海古籍出版社，1990：677.

⑥ [宋] 晁公武，撰. 郡斋读书志校证：卷一四，类书类 [M]. 孙猛，校证. 上海：上海古籍出版社，1990：677.

⑦ [宋] 晁公武，撰. 郡斋读书志校证：卷一四，类书类 [M]. 孙猛，校证. 上海：上海古籍出版社，1990：674.

宾录》30卷、《后集》(即《异号录》)30卷,钱讽撰《史韵》49卷,孔传撰《后六帖》30卷,叶廷珪撰《海录碎事》33卷,江少虞撰《皇朝事实类苑》26卷,刘珏撰《两汉蒙求》10卷,徐子光撰《补注蒙求》8卷,叶凤撰《群书类句》14卷,无名氏撰《书林韵会》100卷,孙应符撰《幼学须知》5卷,杨侃撰《两汉博闻》20卷,程俱撰《班左诲蒙》3卷,胡元质撰《左氏摘奇》13卷,钱端礼撰《诸史提要》15卷,林越撰《汉隽》10卷,苏易简撰《文选双字类要》3卷,王若撰《选腴》5卷,戴迅撰《晋史属辞》3卷,吕祖谦撰《观史类编》6卷,唐仲友撰《帝王经世图谱》10卷,洪迈撰《经子法语》24卷、《左传法语》6卷、《史记法语》18卷、《西汉法语》20卷、《后汉精语》16卷、《三国精语》6卷、《晋书精语》5卷、《南史精语》10卷,倪思撰《迁史删改古书异辞》12卷、《马班异辞》35卷,陈应行撰《杜诗六帖》18卷,不著名氏撰《锦绣万花谷》40卷、《续》40卷,赵彦絟撰《赵氏家塾蒙求》25卷、《宗室蒙求》3卷等①。

　　《直斋书录解题》"类书类"收载的类书,绝大多数撰有简要提要内容,介绍了其编辑原则和检阅之便。如《鹿门家钞诗咏》50卷,"鸿胪少卿襄阳皮文灿撰。以群书分类事为诗而注释之。其祖曰休,有书名《鹿门家钞》,故今述其名"②。袁毂撰《韵类题选》100卷,"朝奉大夫知处州鄞袁毂容直撰。以韵类事纂集,颇精要"③。《书叙指南》20卷,"任广撰。崇宁中人。皆经传四字语,备尺牍应用者也"④。钱讽撰《史韵》49卷,"嘉禾钱讽正初撰。附韵类事,颇便检阅"⑤。《群书类句》14卷,"三山叶凤撰。以《群书新语》增广。自五字以至九字,为七百五十一门,各以平仄声为偶对"⑥。《幼学须

---

①〔宋〕陈振孙,撰. 直斋书录解题:卷一四,类书类[M]. 徐小蛮,顾美华,点校. 上海:上海古籍出版社,2015:422-432.

②〔宋〕陈振孙,撰. 直斋书录解题:卷一四,类书类[M]. 徐小蛮,顾美华,点校. 上海:上海古籍出版社,2015:425.

③〔宋〕陈振孙,撰. 直斋书录解题:卷一四,类书类[M]. 徐小蛮,顾美华,点校. 上海:上海古籍出版社,2015:426.

④〔宋〕陈振孙,撰. 直斋书录解题:卷一四,类书类[M]. 徐小蛮,顾美华,点校. 上海:上海古籍出版社,2015:427.

⑤〔宋〕陈振孙,撰. 直斋书录解题:卷一四,类书类[M]. 徐小蛮,顾美华,点校. 上海:上海古籍出版社,2015:427.

⑥〔宋〕陈振孙,撰. 直斋书录解题:卷一四,类书类[M]. 徐小蛮,顾美华,点校. 上海:上海古籍出版社,2015:428.

知》5卷，"余姚孙应符仲潜撰次。此书本书坊所为，以教小学。应符从而增广之"①。《观史类编》6卷，"吕祖谦撰。初辑此篇为六门，曰'择善'、曰'儆戒'、曰'阃范'、曰'治体'、曰'论议'、曰'处事'。而'阃范'最先成，既别行，今惟五门，而'论议'分上、下卷"②。

总之，《直斋书录解题》"类书类"收载的类书，充分反映了类书"以类编集"和"颇便检阅"的原则。如苏易简撰《文选双字类要》3卷，"摘取双字，以类编集"③。王若撰《选腴》5卷，"以五声韵编集《文选》中字"④。戴迅撰《晋史属辞》3卷，"用《蒙求》体，以类晋事"⑤。唐仲友撰《帝王经世图谱》10卷，"兼采传注，类聚群分"⑥。

（四）《遂初堂书目》"类书类"所载私家类书书目

南宋尤袤（1127—1194年）撰《遂初堂书目》1卷，分44类，收录图书3 000余种。其"类书类"收载官、私类书70种，突出了对宋朝类书著作的介绍，开创了中国古代书目著录版本的先例。

《遂初堂书目》子部，分为12门，包括儒家类、杂家类、道家类、释家类、农家类、兵家类、数术家类、小说家类、杂艺类、谱录类、类书类和医书类。其"类书类"位于第11门，收载类书包括《修文殿御览》《太平御览》《天和殿御览》《文思博要》《文枢要录》《艺文类聚》《册府元龟》《刘存事始》《冯鉴续事始》《刘冯事始》《经史事始》《事物纪原》《徐子光注蒙求》《三国蒙求》《本朝蒙求》《唐史属辞》《叙古蒙求》《小说蒙求》《叶才老和蒙求》《会

①［宋］陈振孙，撰. 直斋书录解题：卷一四，类书类［M］. 徐小蛮，顾美华，点校. 上海：上海古籍出版社，2015：428.

②［宋］陈振孙，撰. 直斋书录解题：卷一四，类书类［M］. 徐小蛮，顾美华，点校. 上海：上海古籍出版社，2015：430.

③［宋］陈振孙，撰. 直斋书录解题：卷一四，类书类［M］. 徐小蛮，顾美华，点校. 上海：上海古籍出版社，2015：429.

④［宋］陈振孙，撰. 直斋书录解题：卷一四，类书类［M］. 徐小蛮，顾美华，点校. 上海：上海古籍出版社，2015：430.

⑤［宋］陈振孙，撰. 直斋书录解题：卷一四，类书类［M］. 徐小蛮，顾美华，点校. 上海：上海古籍出版社，2015：430.

⑥［宋］陈振孙，撰. 直斋书录解题：卷一四，类书类［M］. 徐小蛮，顾美华，点校. 上海：上海古籍出版社，2015：430.

史》《刘昆山集类》《事类赋》《经史类对》《海录碎事》《实宾录》《陆机要览》《兔园册府》《采箱子》《文馆词林》《语丽》《玉屑》《分门节要》《金钥》《备忘小抄》《开卷录》《编珠》《文选事类》《文选双事》《五色线》《苏氏选钞》《北堂书钞》《班左训蒙》《记室新书》《前汉六帖》《应用集类》《备举文言》《初学记》《六帖学林》《白氏六帖》《孔氏六帖》《晏公类要》《文苑英华》《掞天录》《类题玉册》《题渊》《玉山题府》《续题府》《庆历万题》《选类》《文选华句》《鸡跖集》《书叙指南》《通典》《续通典》《唐会要》《五代会要》《国朝会要》《四朝会要》《政和续修会要》《中兴会要》。在《遂初堂书目》所收70种类书中，宋人所撰类书占绝大多数[①]。

(五)《玉海·艺文》"类书"所载私家类书书目

南宋王应麟撰《玉海》卷五四《艺文·类书》，收载各种类书92种，其中宋代人个人所撰类书约23种。

《玉海》"艺文·类书"收载宋代私家类书，包括建隆四年(963年)十月吏部尚书张昭撰《建隆新撰名臣事迹》5卷。淳化二年(991年)八月癸酉参政张齐贤撰《淳化太平杂编》2卷，"所涉历闻见及赋咏，皆编类之"。丁度撰《迩英圣览》10卷、《龟鉴精义》3卷、《编年总录》8卷，范师道撰《国朝类要》12卷，宋敏求撰《集类国朝谥》1卷，孙纬撰《集谥总录》1卷，苏洵撰《谥法》3卷。南宋绍兴中，郑樵撰《谥法》3卷。乾道间，洪遵撰《乾道翰苑群书》3卷，卷上包括唐李肇《翰林志》、元稹《承旨学士院记》、韦处厚《翰林学士记》、韦执谊《翰林院故事》、杨钜《翰林学士院旧规》、丁居晦《重修承旨学士壁记》、李昉《禁林宴会集》，凡七家；下卷为苏易简《续翰林志》、苏耆《次续翰林志》《学士年表》《翰苑题名》《翰苑遗事》，凡五种；卷末《遗事》为遵所续，实止四家，记载唐事[②]。

(六)《文献通考·经籍考》"类书"所载私家类书书目

元代马端临撰《文献通考》卷二二八《经籍考五十五》所载"类书"，收

---

① [宋]尤袤. 遂初堂书目·类书类 [M]// 丛书集成初编. 上海：商务印书馆，1935：24-25.
② [宋]王应麟. 玉海：卷五四，艺文 [M]. 南京：江苏古籍出版社，上海：上海书店，1987：1025-1036.

载类书 66 部，3 943 卷。尤为珍贵的是，《文献通考》记载了宋朝国史《艺文志》中类书的部数和卷数，其中吕夷简等编宋太祖、宋太宗、宋真宗《三朝国史艺文志》类书 115 部，5 119 卷；李焘、洪迈等编宋神宗、宋哲宗、宋徽宗、宋钦宗《四朝国史艺文志》类书 16 部，514 卷；陈骙等撰宋高宗、宋孝宗、宋光宗、宋宁宗四朝《中兴国史艺文志》类书 171 家，197 部，8 397 卷。

《文献通考》"经籍考·类书"收载宋代官修类书 3 部，私家类书 40 部。其中私家类书有皮文灿撰《鹿门家钞诗咏》50 卷，晏殊撰《类要》65 卷，吴淑撰《事类赋》30 卷，袁毂撰《韵类题选》100 卷，许冠编《书林韵海》100 卷，任广撰《书叙指南》20 卷，马永易撰《异号录》20 卷，钱讽撰《史韵》49 卷，张孟撰《押韵》5 卷，杨咨撰《歌诗押韵》5 卷，杨筠撰《鲁史分门属类赋》3 卷，范镇撰《国史对韵》12 卷，俞观能撰《孝悌类鉴》7 卷，李象先撰《禁杀录》1 卷，王铚撰《侍女小名录》1 卷，孔传撰《后六帖》30 卷，叶廷珪撰《海录碎事》33 卷，江少虞撰《皇朝事实类苑》36 卷，叶仪凤撰《郡书类句》14 卷，杨侃撰《两汉博闻》20 卷，胡元质撰《左氏摘奇》12 卷，钱端礼撰《诸史提要》15 卷，林钺撰《汉隽》10 卷，苏易简撰《文选双字类要》3 卷，王若撰《选腴》5 卷，戴迅撰《晋史属辞》3 卷，吕祖谦撰《观史类编》6 卷，唐仲友撰《帝王经世图谱》10 卷，洪迈撰《经子法语》24 卷、《左传法语》6 卷、《史记法语》18 卷、《西汉法语》20 卷、《后汉精语》16 卷、《三国精语》6 卷、《晋书精语》5 卷、《南史精语》10 卷，陈应行撰《杜诗六帖》18 卷，阎一德撰《古今故事录》20 卷，佚名撰《书林韵会》100 卷、《锦绣万花谷》40 卷、《续》40 卷①。

三、宋代私家类书收载医学文献的新变化

宋代，私家类书在选取医学内容方面发生了新的变化，收载了大量专科性的医学文献资料。如科举类类书《玉海》中收载的医学书目文献，植物学类书《全芳备祖》中收载的药物学文献，通俗性类书《事林广记》中收载的民

---

① [元]马端临，著. 文献通考：卷二二八，经籍考五十五 [M]. 上海师范大学古籍研究所，华东师范大学古籍研究所点校. 北京：中华书局，2011：6255-6288.

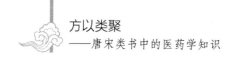

间医学文献等，适应了宋代社会不同阶层获取医学知识的需要。

总之，从《崇文总目》《通志》《直斋书录解题》《郡斋读书志》《遂初堂书目》《玉海》《文献通考》等记载的类书书目来看，宋代个人撰写的私家类书取得了重要的成就，不仅收载了宋代常用的各种学科门类知识，而且也收载了大量的医学文献资料和实用医学知识，成为研究中国古代医学史的宝贵史料。

第二节　《玉海》中的医学书目文献学知识

南宋王应麟撰《玉海》200卷，是宋代个人撰写的重要私家类书之一。该书卷六三《艺文》，收载了东周至宋代百余部医学著作的名称、卷数、目录、作者、校勘者及其流传情况，对于研究历代医学著作的编校经过与刊刻情况、医著名称与目录卷数、医籍版本与书目提要、校书机构设置与校书活动等提供了珍贵史料，具有相当重要的学术价值。

一、《玉海》的编撰情况、编辑体例与版本流变

（一）《玉海》的编撰情况与主要内容

《玉海》是南宋王应麟（1223—1296年）撰写的一部重要类书。今《钦定四库全书》本系两江总督采进本，共200卷，附《辞学指南》4卷，合计204卷。《玉海》是为当时"博学宏词科"考试而编，故收载资料的重点是历代典章制度，尤其对宋代当朝史实记载甚详。王应麟，字伯厚，号深宁居士，祖为开封府浚仪人，后迁居两浙东路庆元府（治今浙江宁波），淳祐元年（1241年）中进士，宝祐四年（1256年）再中博学宏词科，历任浙江安抚司干办公事、太常博士、秘书郎、著作佐郎、起居舍人兼国史编修、实录院检讨官、礼部尚书兼给事中等职。王应麟博通经史，熟知历代典章制度，长于考证，著述颇丰，撰有《困学纪闻》20卷、《玉海》200卷、《辞学指南》4卷、《诗地理考》6卷、《诗考》1卷、《汉艺文志考证》10卷、《玉堂类稿》23卷、《深宁集》100卷、

《通鉴地理考》100卷、《通鉴地理通释》16卷、《通鉴答问》4卷、《姓氏急就篇》2卷等20余种著作，《宋史》有传。

《玉海》本为南宋"博学宏词科"考试而作，"故所列门目，率巨典鸿章，所录故实亦多吉祥善事，与他类书体例迥殊"①。《玉海》的内容，包括天文、律历、地理、帝学、圣文、艺文、诏令、礼仪、车服、器用、郊祀、音乐、学校、选举、官制、兵制、朝贡、宫室、食货、兵捷、祥符、辞学指南22门，每门各分子目，共240余类，不仅收载了宋朝历代《实录》《国史》《日历》《会要》等珍贵历史文献资料，而且还详细辑录了宋朝政府实施医书编撰活动时颁布的皇帝诏令，以及历代医书流传考证等内容，是研究宋代医学史的重要资料来源之一。

（二）《玉海》的编辑体例与学术创新

王应麟在类书编撰体例方面，颇有创新。如《玉海》200卷，清四库馆臣称赞"其作此书，即为词科应用而设。故胪列条目，率巨典鸿章，其采录故实亦皆吉祥善事，与他类书体例迥殊。然所引自经史子集、百家传记，无不赅具，而宋一代之掌故，率本诸实录、国史、日历尤多，后来史志所未详。其贯串奥博，唐宋诸大类书未有能过之者"②。王应麟撰另一类书《小学绀珠》10卷，清四库馆臣亦称赞"分门隶事，与诸类书略同。而每门之中，以数为纲，以所统之目系于下，则与诸类书迥异"③。从清四库馆臣评价《玉海》"体例迥殊"来看，王应麟极为重视类书编撰体例的创新，故而在门类设置和资料辑录方面颇有贡献。

由于《玉海》中征引的南宋以前部分史籍、医籍今已散佚，所以《玉海》中保存的医学文献史料，成为辑补、复原、校勘南宋以前医学著作和研究中国古代医学史的珍贵资料。

---

① ［清］永瑢，纪昀. 钦定四库全书简明目录：卷一四，子部十一·类书类［M］//景印文渊阁四库全书，第6册. 台北：商务印书馆，1986：229.
② ［清］永瑢，纪昀. 四库全书总目：卷一三五，子部·类书类一［M］. 北京：中华书局，2003：1151.
③ ［清］永瑢，纪昀. 四库全书总目：卷一三五，子部·类书类一［M］. 北京：中华书局，2003：1151.

（三）《玉海》的刊刻情况与版本流变

《玉海》成书于南宋末年，但未及刊行，元代时始有刊本流传。元代《玉海》的版本，主要以刻本为主，包括元顺帝至元三年（1337年）浙东刻本、至元六年（1340年）庆元路儒学刻本和至正十一年（1351年）王应麟孙校补刻印本。

明代《玉海》的版本，包括刻本和钞本两种。其中《玉海》的明刻本，有明正德二年（1507年）南京国子监补刊印本，明正德十四年（1519年）戴镛修补本，明嘉靖三十四年（1555年）修补本，明万历十五年（1587年）赵用贤修补本，明万历年间刻元至元庆元路儒学递修本。《玉海》的明钞本，有明永乐年间《永乐大典》钞本。

清代《玉海》的版本，包括刻本和钞本两种。其中《玉海》的清刻本，有清康熙二十六年（1687年）李振裕补刊本，清乾隆三年（1738年）知江宁府事广川张华年补刊本，清乾隆五十四年（1789年）康基田修补本，嘉庆十一年（1806年）江宁藩署清畏轩重刊本，道光六年（1826年）长白觉罗氏刻本，光绪九年（1883年）浙江书局重刊本，清光绪十年（1884年）成都志古堂刻本等。《玉海》的清钞本，有乾隆年间《钦定四库全书》钞本等[①]。

近现代时期《玉海》的版本，有影印本和校注本。如1964年，台湾华文书局据元至元六年庆元路儒学刊本出版影印本，共8册。1978年，台湾大化书局据台北图书馆藏5种善本、日本京都建仁寺两足院所藏珍本出版影印本，书名为《中日合璧本玉海》。1985年，广陵古籍刻印社出版《玉海》影印本，共15函140册。1987年，文物出版社出版《玉海》影印本，共10函100册。1987年，江苏古籍出版社、上海书店据清光绪九年浙江书局刊本出版《玉海》影印本，共6册。2003年，广陵书社影印出版清光绪九年浙江书局《玉海》本，共5册。1977年，日本株式会社中文出版社据宋元本影印出版《玉海》合璧本。此外，2013年凤凰出版社出版武秀成、赵庶洋校证《玉海艺文校证》，共3册。

---

① 罗志欢. 中国丛书综录选注：下册 [M]. 济南：齐鲁书社，2017：305-308.

二、《玉海》"艺文"中医学文献书目的主要内容

《玉海》"艺文"具有重要的文献价值，书中收载的中国早期医学制度与医学分类、东周至魏晋南北朝时期医学著作的编撰与流传、唐代医学著作的编撰与流传、宋代医学著作的编撰与流传等内容，不仅提供了大量丰富的医学文献书目资料，而且也成为研究中国医学史的珍贵资料，涵盖了中医基础理论、文献学、本草学、方剂学、针灸学、疾病学和医学教育与考试等内容。王重民指出"《玉海·艺文》所反映的新方向是带有引导我国分类目录走向主题目录的倾向"[①]，高度肯定了《玉海·艺文》的目录学和文献学价值。

（一）中国早期医学制度与医学分科

西周姬旦撰《周礼·天官》、西汉司马迁撰《史记·扁鹊仓公列传》和东汉班固撰《汉书·艺文志》等典籍中，收载了大量中国早期医学分类、医学制度和医学文献书目等内容，对后世产生了深远影响。

关于周代医学制度和医学分科，《玉海》卷六三《艺文》所载"周医师"，引《周礼·天官》载：

> 《天官》：医师掌医之政令，聚毒药以共医事。凡邦之有疾病者、疕疡者造焉，则使医分而治之，岁终则稽其医事。疾医掌养万民之疾病，以五味、五谷、五药，养其病（五药，草、木、虫、石、谷也）；以五气、五声、五色，视其死生。两之以九窍之变，参之以九脏之动。凡民之有疾病者，分而治之（又食医、疡医、兽医）。[②]

《玉海》基本上征引了《周礼》全文，介绍了周代医师、疾医的主要职责；食医、疡医、兽医，仅列名称，未有引文。为了解释医师的来源和职业要求，《玉海》又引东周吕不韦等编《吕氏春秋》载"巫彭初作医"，注《世本》《说文》"同"字样。晋皇甫谧撰《帝王世纪》载："黄帝使岐伯尝味草木，定《本

---

① 王重民. 王应麟的《玉海·艺文》[J]. 学术月刊，1964（1）：76.
② ［宋］王应麟. 玉海：卷六三，艺文 [M]. 南京：江苏古籍出版社，上海：上海书店，1987：1188.

草经》，造医方。"晋杨泉撰《物理论》载："夫医者，非仁爱不可托；非聪明理达，不可任；非廉洁淳良，不可信。古之用医，必选名姓之后。"①这些记载说明医德和医技密不可分，是医师从业必须遵循的两个方面。

关于汉代方技的分类和医学内容，《玉海》卷六三《艺文》所载"汉方技四种"，将其分为医经、经方、房中、神仙四大类。

> 《志》：自《黄帝内经》（十八卷）至《旁篇》，为医经七家（医经者，原人血脉经络骨髓阴阳表里，而用度针石汤火所施，调百药齐和之所宜）。自《十二病方》至《神农黄帝食禁》，为经方十一家（经方者，本草石之寒温。量疾病之浅深，假药味之滋，因气感之宜，辨五苦六辛，致水火之齐，以通闭解结，反之于平）。自《容成阴道》至《三家方》，为房中八家（房中者，情性之极，至道之际，是以圣王制外乐以禁内情，而为之节文）。自《宓戏杂子道》至《泰壹杂子黄冶》，为神仙十家（神仙者，所以保性命之真，而游求于其外者也）。凡方技三十六家，八百六十八卷。方技者，皆王官之一守也。太古有岐伯、俞拊（一作俞跗），中世有扁鹊、秦和，盖论病以及国，原诊以知政。汉兴有仓公，今其技晻昧，故论其书，以序方技为四种。

> 《礼》"疾医"注：治合之齐，存乎神农、子仪之术。察其盈虚，休王吉凶，可知审用此者，莫若扁鹊、仓公，参两变动能专是者，其唯秦和乎，岐伯、俞拊（一作俞跗）兼彼数术。《疏》：案刘向云"扁鹊使子仪脉神"。又《中经簿》云：《子义本草经》一卷，仪与义一人也，子义亦周末时人。张仲景《金匮》云"神农能尝百药"。

> 《史记》：秦越人传长桑君禁方书，淳于意受阳庆禁方，定可治，及药论，甚精。诏问太仓长臣意："方技所长，有其书无有？安受学？"公孙光善为古传方。②

《玉海》所引引文，出自《汉书·艺文志》《周礼注疏》和《史记·扁鹊仓

① ［宋］王应麟. 玉海：卷六三，艺文 [M]. 南京：江苏古籍出版社，上海：上海书店，1987：1188.
② ［宋］王应麟. 玉海：卷六三，艺文 [M]. 南京：江苏古籍出版社，上海：上海书店，1987：1189.

公列传》。关于方技的概念，《玉海》引用《汉书·艺文志》"方技者，皆生生之具，王官之一守也。太古有岐伯、俞拊（一作俞跗），中世有扁鹊、秦和""汉兴有仓公"来看，方技主要指与医药有关的技术和知识，包括医家姓名、所撰医著和临床诊治等内容。汉代方技有36家，860卷，其中医经7家，216卷；经方11家，274卷；房中8家，186卷；神仙10家，205卷。

关于方技的分类，《玉海》引用了《汉书·艺文志》中的内容，分其为医经、经方、房中、神仙四种。其中，医经者，指"原人血脉、经络、骨髓、阴阳、表里，以起百病之本，死生之分，而用度针、石、汤、火所施，调百药齐和之所宜"。经方者，指"本草石之寒温，量疾病之浅深，假药味之滋，因气感之宜，辨五苦六辛，致水火之齐，以通闭解结，反之于平"。房中者，指"情性之极，至道之际，是以圣王制外乐以禁内情，而为之节文"①。

《玉海》引用《汉书·艺文志》《周礼注疏》和《史记·扁鹊仓公列传》等医史文献资料时，基本上属于全文征引，故其史料价值较高。从这些引文中可知，中国传统医学理论体系的雏形，大约在西周时期就已出现。周代初年，医学分为疾医、疡医、食医和兽医，形成了较为完善的医学分科制度。

（二）先秦至魏晋南北朝时期医学著作的编撰与流传情况

1.《黄帝内经》《黄帝九经》《黄帝八十一难经》等

东周至秦汉时期，以《黄帝内经》的成书为标志，中医学理论体系初步形成，其后经过历代医家的补充，日趋成熟和完善。《玉海》卷六三《艺文》载"《黄帝内经》《黄帝九经》《八十一难经》"，引《汉书·艺文志》《隋书·经籍志》《旧唐书·经籍志》《新唐书·艺文志》等书目，介绍了早期中国医学著作的形成与流传情况。

> 《汉志》：医经七家，二百一十六卷。《黄帝内经》十八卷、《外经》
> 三十七卷，《扁鹊内经》九卷、《外经》十二卷，《白氏内经》三十八
> 卷、《外经》三十六卷，《旁篇》二十五卷。

---

① [汉]班固.汉书：卷三〇，艺文志[M].北京：中华书局，1962：1776-1779.

《隋志》：《黄帝甲乙经》十卷（《音》一卷，《梁》十二卷，《唐志》
十二卷），《八十一难》二卷，《素问》九卷。

　　《唐志》：《黄帝明堂经》三卷，杨玄注《黄帝内经明堂》十三卷，
秦越人《黄帝八十一难经》二卷（王勃《序》曰：《八十一难经》，医
经之秘录也，岐伯授黄帝，黄帝历九师以授伊尹，伊尹授汤，汤历六
师以授太公，太公授文王，文王历九师以授医和，医和历六师以授秦
越人，秦越人始定立章句，历九师以授华佗，华佗历六师以授黄公，
黄公以授曹夫子元）。全元起注《黄帝素问》九卷，王冰注《素问》
二十四卷、《释文》一卷（冰号启玄子），《黄帝内经太素》三十卷（《书
目》：《太素经》三卷。《内经》者，黄帝藏之灵兰，而《天元纪论》而
下七篇，明五运六气。《晋（书）·皇甫谧传》曰："黄帝创制于九经，
汉淳于意师公乘阳庆，传《黄帝扁鹊脉书上下经》"）。

　　《中兴书目》：《黄帝内经素问》十四卷（王冰注），八卷（全元起
注。序云：素者，本也；问者，黄帝问岐伯也。陈性情之原，五行之
本，故名）。①

　　《玉海》"艺文"中征引的"汉志"，即《汉书·艺文志》；"唐志"，即《旧
唐书·经籍志》或《新唐书·艺文志》；"中兴书目"，即南宋淳熙四年（1177
年）陈骙等编《中兴馆阁书目》。《玉海》所引医学书目及其序、跋等史料，具
有相当重要的学术史价值。

　　一是《玉海》通过引用《汉书》《晋书》《隋书》《旧唐书》《新唐书》《中
兴馆阁书目》和历代医书序跋等，介绍了"医经七书"的名称、卷数和流传情
况，并重点考证了《黄帝内经》的内容和校注情况，以及《黄帝八十一难经》
的作者和卷数等。从《玉海》引《汉书·艺文志》可知，"医经七书"的名称是
《黄帝内经》18卷、《黄帝外经》37卷、《扁鹊内经》9卷、《扁鹊外经》12卷、
《白氏内经》38卷、《白氏外经》36卷、《旁篇》25卷，共7家，216卷。

　　二是《玉海》通过引用历代史籍、医籍的记载，考证了"黄帝医著"的流

---

　　①［宋］王应麟. 玉海：卷六三，艺文 [M]. 南京：江苏古籍出版社，上海：上海书店，1987：1190.

传情况。如引《隋书·经籍志》所载，指出黄帝医著有《黄帝针灸甲乙经》10卷、《黄帝八十一难经》2卷、《素问》9卷。引《旧唐书·经籍志》所载，指出黄帝医著有佚名著《黄帝明堂经》3卷、杨玄注《黄帝内经明堂》12卷（一作13卷）、秦越人撰《黄帝八十一难经》2卷、公乘阳庆撰《黄帝扁鹊脉书上下经》、王冰注《黄帝内经太素》24卷。引南宋官修《中兴馆阁书目》所载，指出黄帝医著有王冰注《黄帝内经素问》14卷、全元起注《黄帝内经素问》8卷、《针经》9卷、《素问》9卷。这些考证甚见功力，对于了解不同时代托名黄帝所撰的著作的流传起到了积极作用。

三是《玉海》中还提到了《黄帝九经》的书名，但未列出详细书目。笔者认为，《黄帝九经》可能是后世托名黄帝所撰的9部系列医学著作，包括《黄帝内经》《黄帝外经》《黄帝本草经》《黄帝八十一难经》《黄帝虾蟆经》《黄帝针经》《黄帝明堂经》《黄帝三部针灸甲乙经》《黄帝祝由十三科》等，具体名称究竟是什么，还有待进一步考证。

四是《玉海》引用了汉张仲景撰《伤寒卒病论集》序，晋朝皇甫谧撰《黄帝三部针灸甲乙经序》，唐朝王勃撰《黄帝八十一难经序》、王冰撰《重广补注黄帝内经素问序》，宋朝高保衡、林億撰《重广补注黄帝内经素问序》等历代医籍序文，但大都做了较大幅度的精简和节略。

2.《黄帝灵枢经》

《黄帝内经》由《素问》和《灵枢》两部分组成。关于《黄帝灵枢经》9卷，《玉海》卷六三《艺文》引南宋陈骙等编《中兴馆阁书目》载：

> 《黄帝灵枢经》九卷，黄帝、岐伯、雷公、少俞、伯高答问之语，隋杨上善序，凡八十一篇。《针经》九卷，大氐同，亦八十一篇。《针经》以九针十二原为首，《灵枢》以精气为首，又间有详略。王冰以《针经》为《灵枢》，故席延赏云"《灵枢》之名，时最后出"。[①]

《黄帝灵枢经》，又称《灵枢》《针经》《九针》，共9卷，81篇，与《素问》

[①][宋]王应麟.玉海：卷六三，艺文[M].南京：江苏古籍出版社，上海：上海书店，1987：1190.

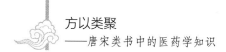

9 卷合称《黄帝内经》，是中国现存最早的中医理论著作。《黄帝针经》9 卷，81 篇，元祐七年（1092 年）高丽所献，秘书少监王钦臣校。元祐八年（1093 年）正月庚子，宋哲宗下诏颁行天下。《续资治通鉴长编》卷四八〇详细记载了此次校勘颁行的经过，工部侍郎兼权秘书监王钦臣奏"高丽献到书内有《黄帝针经》，篇帙具存，不可不宣布海内，使学者诵习，乞依例摹印"。宋哲宗"诏令校对讫，依所请"[①]。南宋绍兴五年（1135 年），史崧将其家藏旧本《灵枢经》9 卷，增修音释，编为 24 卷，即现在通行的《灵枢经》。

3. 食疗养生著作

养生、食疗和康复是中医理论体系的重要组成部分，对于人类增强体质、维护健康、延缓衰老、提高寿命等具有重要意义。关于食疗养生著作，《玉海》卷六三《艺文》引《文选》"海赋注"，介绍了三国魏曹操撰《魏武四时食制》的内容。又引《旧唐书·经籍志》载赵武撰《四时食法》1 卷，诸葛颖撰《淮南王食经》130 卷[②]。《玉海》所引食疗养生著作，今均已亡佚。

从《玉海》引文可知，《黄帝内经》《黄帝八十一难经》奠定了中医学理论体系的基础，《神农本草经》奠定了中医药物学知识的基础，《伤寒杂病论》奠定了中医学辨证论治理论体系的基础。

（三）隋唐时期医学著作的编撰与流传情况

1. 唐朝官修《新修本草》的编撰与流传

隋唐时期，国家统一，由于统治者重视医学，中国传统医学在这一时期得到了较为全面的发展，出现了大量的药物学和方剂学著作。《玉海》卷六三《艺文》"唐本草、图"，收载了唐代以前历代本草的流传情况和唐高宗显庆二年至四年（657—659 年）李勣、苏敬、孔志约等 23 人奉诏修撰《新修本草》54 卷的经过。

---

①［宋］李焘. 续资治通鉴长编：卷四八〇，元祐八年正月庚子 [M]. 北京：中华书局，2004：11425-11426.

②［宋］王应麟. 玉海：卷六三，艺文 [M]. 南京：江苏古籍出版社，上海：上海书店，1987：1192.

《志》：《神农本草》三卷，《雷公集撰》四卷（《隋志》：四卷，雷公集注），《吴普本草（因）〔经〕》六卷（华佗弟子），《李氏》三卷，原平仲《灵秀本草图》六卷，殷子严《音义》二卷，《病源合药节度》五卷，《要术》三卷，《要妙》五卷，《名医别录》三卷，陶弘景《集注》七卷（《隋志》同，又有《本草》十卷），《太清草木方集要》三卷。显庆四年，司空英公李勣，太尉长孙无忌，兼侍中辛茂将，弘文馆学士许敬宗，礼部郎中孔志约，尚药奉御许孝崇、胡子蒙、蒋季璋、蔺复珪、许弘直、巢孝俭、蒋季瑜、吴嗣宗、蒋义方、蒋季琬、许弘、蒋茂昌（以上并医官），太常丞吕才、贾文通，太史令李淳风，潞王府参军吴师哲，礼部主事顾仁楚，右监门长史苏敬等（合二十三人），撰《本草》二十卷、《目录》一卷、《药图》二十卷、《图经》七卷。

《会要》：显庆二年，右监门长史苏敬言："陶弘景《本草》，事多舛谬，请加删补。"四年正月十七日，撰成，并图五十卷。诏藏秘府。

《于志宁传》：初，志宁与司空李勣修定《本草》并《图》，合五十四篇，帝曰："本草尚矣，今复修之何所异耶？"对曰："昔陶弘景以《神农经》合杂家别录，注之江南，偏方不周晓，药石往往纰缪，四百余物今考正之，又增后世所用百余物，此以为异。"帝曰："《本草》《别录》何为而二？"对曰："班固记'黄帝内、外经'，不载《本草》。至齐《七录》，乃称之世，谓神农氏尝药，以拯含气，而黄帝以前文字，不传以识相付，至桐雷乃载篇册。然所载郡县，多是汉时，疑张仲景、华佗所记。其《别录》者，魏晋以来吴普、李当之所记，其言华叶形色，佐使相须，附经为说，故弘景合而录之。"帝曰："善。其书遂行（或云五十二卷）。"

《六典》注：凡药八百五十种。三百六十，《神农本经》。一百八十二，《名医别录》。一百一十四，《新修本草》新附。一百九十四，有名无用。[1]

---

① [宋]王应麟. 玉海: 卷六三, 艺文 [M]. 南京: 江苏古籍出版社, 上海: 上海书店, 1987: 1192-1194.

《玉海》引文来源于《新唐书·艺文志》《大唐六典》《唐会要》《中兴馆阁书目》《文选》《周礼注疏》和旧、新唐书《于志宁传》等，包括以下三方面的内容。

一是介绍了历代史书和官修目录学著作中有关唐以前医学本草著作编撰与流传的内容，以及本草名称、卷数、音义、作者的考证和辨析等。《玉海》中收载的前代本草书目，包括《神农本草经》3卷，《雷公集撰》4卷，《吴普本草经》6卷，《李氏本草》3卷，原平仲《灵秀本草图》6卷，殷子严《音义》二卷，《病源合药节度》5卷，《要术》3卷，《要妙》5卷，《名医别录》3卷，陶弘景撰《本草经集注》7卷和《太清草木方集要》3卷等。

二是介绍了《新修本草》的编撰经过和唐高宗下诏编修该书的诏令。《新修本草》又名《唐本草》《英公本草》，显庆四年（659年）李勣、苏敬等23人奉敕撰成。全书共54卷，包括《本草》20卷、《目录》1卷、《药图》26卷、《图经》7卷，实际载药850种，较《本草经集注》新增114种。该书是中国历史上第一部由政府颁布的国家药典，也是世界医学史上最早的国家药典。

三是介绍了《新修本草》的流传及后世增补情况。《玉海》指出，"李勣等参考增一百十四种，凡八百味，广为二十卷。世谓《唐本草》，复有《图经》，载形色，释同异"。五代后蜀孟昶命韩保昇等，"以《唐本图经》参比，世谓《蜀本草》"。开宝中，宋太祖"诏卢多逊等重注"，是为《开宝新详定本草》，次年重修后命名为《开宝重定本草》。嘉祐二年，掌禹锡等"再加校正"，是为《嘉祐补注神农本草》。可见，唐宋时国家对《新修本草》极为重视，将其列为医学生必读之教材。在《新修本草》所载药物基础上，通过增补新药，又编撰了新的本草学著作。

2. 唐朝官修《开元广济方》《贞元集要广利方》的编撰与流传

开元十一年（723年）唐玄宗编撰《开元广济方》5卷，贞元十二年（796年）唐德宗编撰《贞元集要广利方》5卷，是唐朝最高统治者下诏编写的两部医学方书著作，在唐代及后世产生了一定的影响。《玉海》卷六三《艺文》详细记载了两部方书的编撰过程。

《志》：玄宗《开元广济方》五卷，德宗《贞元集要广利方》五卷（《崇文（总）目》同）。《旧纪》：开元十一年九月己巳，颁上所撰《广济方》于天下，令诸州置医博士一人（《实录》七月丁亥）。天宝五载八月癸未，诏《广济方》令郡县长吏选其要者录于大板，以示坊村。贞元十二年二月十三日（乙丑），上制《贞元广利方》，颁于天下，总六十三种，五百八十六首，亲制序（散题于天下通衢）。①

《玉海》引用了《旧唐书·经籍志》《新唐书·艺文志》《旧唐书·玄宗本纪》《唐玄宗实录》和旧、新唐书《李吉甫传》等内容，介绍了唐代《开元广济方》《贞元集要广利方》的修撰时间和颁行情况。同时，《玉海》还记载孙思邈撰有《千金方》30卷、《摄生真录》1卷。

3. 唐朝王焘撰《外台秘要方》等医学方书目录

唐王焘撰《外台秘要方》，共40卷，1 104门，载方6 000余首，是唐代医家撰写的一部综合性方书，保存了大量唐代以前的医学文献。《玉海》卷六三《艺文》"唐外台秘要"，详细记载了王焘撰写《外台秘要方》的过程和宋代校勘此书的情况。

《志》：王焘《外台秘要方》四十卷，又《外台要略》十卷。《王焘传》：性至孝，为徐州司马，母有疾弥年，不废带，视絮汤剂。数从高医游，遂穷其术，因以所学，作书号《外台秘要》，讨绎精明，世宝焉。《中兴书目》：《外台秘要》四十卷，唐天宝中持节邺郡军事兼守刺史王焘撰。焘久知弘文馆，得古今方，上自神农，下及唐世，无不采撷，集成经方四十卷，以出守于外，故号曰《外台秘要方》（皇祐中孙兆校正）。《隋志》：姚僧坦（坦，应作"垣"）《集验方》十卷。《唐志》：伏适《医苑》一卷，甘伯宗《名医传》七卷，陆贽《集验方》十五卷。《南史》：陶弘景著《肘后百一方》。开元十一年七月丁亥，敕诸州写

---

① ［宋］王应麟. 玉海：卷六三，艺文 [M]. 南京：江苏古籍出版社，上海：上海书店，1987：1194.

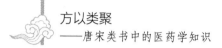

《本草》及《百一集验方》，与经史同贮。①

《玉海》"艺文"的引文来源于《旧唐书·经籍志》《新唐书·艺文志》《隋书·经籍志》和《中兴馆阁书目》等，介绍了王焘撰写《外台秘要方》的背景和宋朝孙兆等校勘此书的情况。同时，《玉海》通过征引《隋书·经籍志》和《南史》的记载，介绍了王焘撰《外台要略》10卷、姚僧垣撰《集验方》10卷、伏适撰《医苑》1卷、甘伯宗撰《名医传》7卷、陆贽撰《集验方》15卷、陶弘景撰《肘后百一方》8卷等医书的流传情况。除陶弘景撰《肘后百一方》尚留存外，其余皆已散佚。尤为珍贵的是，《玉海》还记载开元十一年（723年）七月丁亥，唐玄宗"敕诸州写《本草》及《百一集验方》，与经史同贮"，这一政策对于医书的流传和保存具有积极意义。

4. 唐朝医术类、明堂经脉类和医学人物传记等医著目录

隋唐时期在医学理论、本草学、方剂学、诊疗学、养生学、兽医学等方面取得了显著的成就，涌现出了大批医学著作。关于唐医术六十四家，《玉海》卷六三《艺文》引《新唐书·艺文志》载：

> 《志》子录：医术六十四家，始《神农本草》至《崔知悌方》，百二十部，四千四十六卷（失姓名三十六家）；王方庆《新本草》至严龟《食法》，不著录五十五家，四百八卷；明堂经脉，十六家，自《针经》至《内经太素》，三十五部，二百三十一卷……《隋志》：医方二百五十六部，合四千五百十卷，始于《素问》《甲乙经》，终于《四海类聚单要方》；五行，二百七十二部，合一千一百二十卷，始于《黄帝飞鸟历》，终于《相马经》。《崇文（总）目》：医书六十五部，一百三十卷。②

从《玉海》引《新唐书》卷五九《艺文志三》可知：唐代医术类64家，120部，4 046卷（失姓名36家，王方庆以下不著录55家，408卷）；明堂经脉类

---

① ［宋］王应麟. 玉海：卷六三, 艺文 [M]. 南京：江苏古籍出版社，上海：上海书店，1987：1194.
② ［宋］王应麟. 玉海：卷六三, 艺文 [M]. 南京：江苏古籍出版社，上海：上海书店，1987：1195.

16家,35部,231卷(失姓名16家,甄权以下不著录7家,7卷)。较之《旧唐书》所载,《新唐书》的统计更为全面一些。同时,《玉海》还引用了官修《隋书·经籍志》和《崇文总目》的统计,揭示了唐宋时期中国医学书目的增长情况。

唐甘伯宗撰《历代名医录》,收载伏羲至唐代名医120人。《玉海》卷六三《艺文》引《中兴馆阁书目》载:"自伏羲至唐,凡一百二十人(《唐志·名医传》,《崇文(总)目》同)。"①《历代名医录》即《名医传》,共7卷,是中国医学史上较早出现的医家人物传记著作。原书已佚,李昉等撰《太平御览》、周守忠撰《历代名医蒙求》等有所引录。

(四)宋代医学著作的编撰、校正与流传情况

宋朝是中国古代医学全面大发展的重要时期,突出地表现在中央政府对医学发展的重视并发挥了更加重要的作用。《玉海》卷六三《艺文》,通过征引《国史》《会要》《实录》《书目》中的史料,详细记载了宋朝政府编撰和校正13部医书的活动。其中,宋朝政府编撰的新医书有《开宝新详定本草》(次年重修后命名为《开宝重定本草》)、《嘉祐补注神农本草》《嘉祐图经本草》《大观经史证类备急本草》《绍兴校定经史证类备急本草》《太平圣惠方》《雍熙神医普救方》《天圣铜人腧穴针灸图经》《庆历善救方》《皇祐简要济众方》《熙宁太医局方》《校正和剂局方》《太平惠民和剂局方》《政和圣济经》和《政和圣济总录》,校正的前代医学著作有《天圣校定内经素问》等。

1. 宋朝官修医学本草的编撰与流传

《玉海》卷六三《艺文》"开宝重定本草、嘉祐绍兴校定本草图",引用宋代皇帝诏令和医学本草序文,介绍了宋代官修医学本草《开宝本草》《嘉祐补注神农本草》《嘉祐图经本草》《大观经史证类备急本草》《绍兴校定经史证类备急本草》的编撰与流传情况。

---

① [宋]王应麟. 玉海:卷六三,艺文 [M]. 南京:江苏古籍出版社,上海:上海书店,1987:1195.

开宝中，命医工刘翰、道士马志等详定，附益一百二十三种，学士（卢）多逊、（李）昉、（扈）蒙刊定之。六年四月癸丑，知制诰王祐等上之（二十卷。凡神农所说以白字别之，名医所传墨字别之。《崇文（总）目》二十一卷）。御制序（合九百八十三种，并《目》二十二卷，颁天下）。嘉祐二年八月辛酉，诏掌禹锡、林亿、苏颂、张洞等再校正，既而补注成书，奏御。又诏天下郡县图上所产药，以颂刻意是书，俾专撰述，总二十卷，《图经》二十卷，《目录》各一卷。颂为之序，曰："主上至仁厚德，函养生类，屡敕近臣雠校岐黄内经，重定针艾腧穴，或范金揭石，或镂板联编，作《庆历善救方》以赐南方，作《简要济众方》以示下民。今复广药谱之未备，图地产之所宜，纳斯民于寿康，召和气于穹壤。"六年九月，集贤校理苏颂上之。总新、旧一千八十二条（新补八十有二种，新定十有七种，合一千七十六种）。绍兴二十七年八月十五日，王继先上《校定大观证类本草》三十二卷、《释音》一卷，诏秘省修润，付胄监镂板行之（《大观经史证类本草》，唐慎微撰）。[①]

《玉海》"艺文"的引文具有重要的价值。由于《开宝重定本草》《嘉祐补注神农本草》《嘉祐图经本草》今已失传，故《玉海》保存的皇帝诏令和目录卷数具有一定的史料价值，亦可以与今存世的《大观经史证类备急本草》和《重修政和经史证类备用本草》相验证。

2. 宋朝官修医学方书的编撰与流传

《玉海》卷六三《艺文》收载了宋代官修医学方书《太平圣惠方》《雍熙神医普救方》《庆历善救方》《皇祐简要济众方》《熙宁太医局方》《校正和剂局方》《太平惠民和剂局方》的编撰、刊行与流传情况。

《太平圣惠方》100卷，王怀隐、王光佑、郑彦等奉诏撰，是太平兴国三年至淳化三年（978—992年）宋太宗下诏编撰的宋代历史上第一部官修医学方书，也是中国医学史上现存最早完整的官修官刻方书著作。由于其贯穿

---

① ［宋］王应麟. 玉海：卷六三，艺文 [M]. 南京：江苏古籍出版社，上海：上海书店，1987：1195.

了"仁政之务"与"方书辅世"的思想，因而在宋代社会得到了广泛的接受和传播，被宋人列为"国朝第一方书"。《玉海》卷六三《艺文》"太平圣惠方"载：

> 太宗留意医术，自潜邸得妙方千余首。太平兴国三年，诏医官院献经验方，合万余首，集为《太平圣惠方》百卷，凡千六百七十门，万六千八百三十四首，并序论，总目录。每部以隋巢元方《（诸）病源候论》冠其首，凡诸论证，品药功效，悉载之（《目录》一卷）。御制序。淳化三年二月癸未，赐宰相李昉、参政（贾）黄中、（李）沆、枢臣（温）仲舒、（寇）准（内出五部赐）。五月己亥，颁天下诸州，置医博士掌之（《书目》首卷：兴国中，王怀隐等承诏撰。庆历四年正月，赐德顺军）。①

《玉海》引文来源于宋朝《国史》，保存了宋太宗年间《太平圣惠方》的编撰过程和颁行情况。尤其是从宋太宗颁赐李昉、贾黄中、李沆、温仲舒、寇准每人1部《太平圣惠方》来看，该书已在淳化三年（992年）二月癸未之前刊印完毕，这是推断《太平圣惠方》成书的重要依据。淳化三年（992年）五月己亥，宋太宗发布《行圣惠方诏》，颁行诸州。庆历四年（1044年）正月，宋仁宗下诏颁赐陕西路德顺军。

《雍熙神医普救方》1 000卷、目录10卷，贾黄中等奉诏撰，是太平兴国六年（981年）十月至雍熙四年（987年）十月宋太宗下诏编撰官修方书。该书是宋朝政府编撰的第二部官修医学方书，但其刊刻与颁行早于《太平圣惠方》。《玉海》卷六三《艺文》"雍熙神医普救方"载：

> 太平兴国六年十月丙戌，诏贾黄中等于崇文院编录医书。雍熙三年十月，纂成千卷，目录十卷，名《神医普救方》，御制序（《长编》，

---

① ［宋］王应麟. 玉海：卷六三，艺文·太平圣惠方［M］. 南京：江苏古籍出版社，上海：上海书店，1987：1196.

四年，上）。赵自化以医术称，献所撰《四时养颐录》，真宗改名《调膳摄生图》，仍为制序。又缵自古以方技至贵仕者，为《名医显秩传》三卷。①

《玉海》引文来源于《续资治通鉴长编》，记载了《雍熙神医普救方》的编撰时间和颁行情况。同时，《玉海》还记载了赵自化撰《四时养颐录》（宋真宗改名《调膳摄生图》）和《名医显秩传》的流传情况，赵自化后升任翰林医官副使、医官使等职。

《庆历善救方》是庆历八年（1048年）宋仁宗命翰林医官院编撰的专门用于防治蛊毒的医学著作，由福州医工林世元之方和太医辑录其他医方组成，是宋朝政府官修的第三部医学方书。《玉海》卷六三《艺文》"庆历善救方"载：

> 庆历八年二月癸酉，以南方病毒者乏方药，为颁《善救方》。又尝出通天犀，命太医和药赐疫者。皇祐三年，集《简要济众方》五卷颁行，标脉证，叙病源，去诸家之浮冗。《国史志》：《庆历善救方》一卷（八年颁行。《纪》二月癸酉）。②

从《玉海》所引宋朝《国史》"仁宗本纪"和"艺文志"来看，全书共1卷。书中保存的治蛊毒正方（元代称"吐剂八味方"）、解毒丸方和和气汤散三个方剂，是宋代新出现的中药方剂。庆历八年（1048年）二月癸酉，宋仁宗下诏颁行诸路州县。

《皇祐简要济众方》又名《简要济众方》，简称《简要济众》《济众方》《简要方》，共5卷，翰林医官使周应奉诏撰，是宋朝官修的第四部医学方书。《玉海》卷六三《艺文》"皇祐简要济众方"载：

---

①［宋］王应麟. 玉海：卷六三，艺文·雍熙神医普救方［M］. 南京：江苏古籍出版社，上海：上海书店，1987：1196.

②［宋］王应麟. 玉海：卷六三，艺文·庆历善救方［M］. 南京：江苏古籍出版社，上海：上海书店，1987：1197.

　　《皇祐简要济众方》(一云广济)五卷(皇祐中)。仁宗谓辅臣曰:
"外无善医,其令太医简《圣惠方》之要者,颁下诸道,仍敕长吏拯
济。"令医官使周应编,三年颁行。(《纪》:三年五月乙亥颁,命长吏
按方剂救民疾)。开宝修《本草》,兴国中纂《圣惠方》,皇祐择取精者
为《简要济众方》。嘉祐间,命掌禹锡等校正医书,置局编修院,后
徙太学。十余年补注《本草》、修《图经》,而《外台秘要》《千金方》
《翼》《金匮要略》,悉从摹印,天下皆知学古方书。[①]

　　《玉海》引宋朝《国史·艺文志》《国史·仁宗本纪》和李焘《续资治通鉴
长编》,不仅记载了《简要济众方》的编撰经过和颁赐情况,而且也记载了宋
代政府设立校正医书局校正前代和宋朝医书的情况。同时,《玉海》还记载
了宋朝国家医书编撰活动带来的深刻变化,"天下皆知学古方书"。

　　《太平惠民和剂局方》是宋朝政府颁布的中国医学史上第一部关于中成药
的专书,也是世界医学史上最早有关制造成药的法定处方集。《玉海》卷六三
《艺文》载"熙宁太医局",记载了宋神宗熙宁九年(1076年)五月设"提举太
医局所"的情况,以及官修《熙宁太医局方》《大观校正和剂局方》和《太平
惠民和剂局方》的编撰经过与颁行情况。

　　熙宁九年五月癸亥,命许将、熊本提举太医局,不隶奉常(提举
一员,判局二员,每科置教授一,学生以春试补,三百人为额,岁终
较功过为三等)。大观中,陈师文等《校正和剂局方》五卷,一百九十
七道,二十一门。绍兴二年四月,定医官为八十五员,礼部请止以四
十三员为额。六年正月四日,置药局四所,其一曰和剂局。十八年闰
八月二十三日,改熟药所为太平惠民局。二十一年十二月十七日,以
监本药方颁诸路。[②]

---

　　① [宋]王应麟. 玉海:卷六三,艺文·皇祐简要济众方 [M]. 南京:江苏古籍出版社,上海:上海书
店,1987:1197.

　　② [宋]王应麟. 玉海:卷六三,艺文·天圣针经 [M]. 南京:江苏古籍出版社,上海:上海书店,
1987:1198.

《玉海》"艺文"引文具有重要的学术价值，包括以下三方面重要的内容。

一是太医局隶属关系的变动和人员设置情况。熙宁九年（1076年）五月，宋神宗下诏："中书礼房修《太医局式》，候修定，即市易务卖药所往彼看详。太医局更不隶太常寺，别置提举一员，判局二员。其判局选差知医事者充。"①太医局从太常寺中分离出来，有禀奏事，直达于上。新设提举太医局1员，掌领本局公事。另设判太医局1员，管勾太医局1员，太医局科教授9员，太医局丞1员，知太医局丞公事1员。仍设太医局令1员、太医局正1员，吏人若干。《玉海》所引太医局建置变化的内容，和《宋史·职官志》②、《宋会要辑稿》③、《续资治通鉴长编》④的记载极为一致。

二是局方医学著作的修撰情况。元丰五年（1082年）太医局奉诏编成《熙宁太医局方》后，宋神宗下诏国子监"模本传于世"。全书共3卷，是国家药局太医局熟药所制造成药的法定处方集，也是《太平惠民和剂局方》的原始处方。大观四年（1110年），陈承、裴宗元、陈师文等奉宋徽宗诏旨校正《熙宁太医局方》，书成后命名为《校正和剂局方》，共5卷，"校正七百八字，增损七十余方"。南宋绍兴二十一年（1151年），宋高宗下诏"将太平惠民局监本药方印颁诸路"⑤。此次刊刻的《增广校正和剂局方》，共5卷，5册，半页11行，行21字，左右双边，细黑口，板心有镌人姓氏，增补《绍兴续添方》72方。其内容包括，卷一《诸风伤寒》，卷二《一切气至痼冷》，卷三《积热至疮疡伤折》，卷四《妇人》，卷五《小儿》。在所有的宋刊本《太平惠民和剂局方》中，目前仅存绍兴本残卷1种，现收藏于日本宫内厅书陵部。

---

①［清］徐松，辑. 宋会要辑稿·职官 [M]. 刘琳，刁忠民，舒大刚，等校点. 上海：上海古籍出版社，2014：3635.

②［元］脱脱，等. 宋史：卷一六四，职官志四 [M]. 北京：中华书局，2007：3885-3886. 又见：［元］脱脱，等. 宋史：卷一五，神宗本纪二 [M]. 北京：中华书局，2007：290.

③［清］徐松，辑. 宋会要辑稿·职官 [M]. 刘琳，刁忠民，舒大刚，等校点. 上海：上海古籍出版社，2014：3636.

④［宋］李焘. 续资治通鉴长编：卷二七五，熙宁九年五月癸亥 [M]. 北京：中华书局，2004：6724.

⑤［清］徐松，辑. 宋会要辑稿·职官 [M]. 刘琳，刁忠民，舒大刚，等校点. 上海：上海古籍出版社，2014：3746. 又见：［宋］王应麟. 玉海：卷六三，艺文·熙宁太医局 [M]. 南京：江苏古籍出版社，上海：上海书店，1987：1198.

三是局方医学著作的刊行与流传情况。《熙宁太医局方》和《和剂局方》诸版本刊行后，宋朝政府迅速地将其颁赐到诸路州县和地方药局，极大地促进了方剂剂型的变革和成药的大发展，"自宋迄今，官府守之以为法，医门传之以为业，病者恃之以立命，世人习之以成俗"①。

3. 宋朝政府对《黄帝内经素问》的校正与刊行

《黄帝内经素问》是中医学重要典籍之一，在中国医学史上占有重要地位。北宋政府于天圣四年（1026年）、景祐二年（1035年）、嘉祐二年（1057年）和政和八年（1118年）四次发布诏令加以校正。至此，《黄帝内经素问》作为"医书之祖"②的地位始确定下来。《玉海》卷六三《艺文》"天圣校定内经素问"，记载了天圣四年（1026年）十月至天圣五年（1027年）四月，宋仁宗下诏集贤校理晁宗悫、王举正校正《黄帝内经素问》的情况。

> 天圣四年十月十二日（乙酉），命集贤校理晁宗悫、王举正校定《黄帝内经素问》《难经》《巢氏（元方）病源候论》（《唐志》五十卷）。五年四月乙未，令国子监摹印颁行，诏学士宋绶撰《病源序》。景祐二年七月庚子，命丁度等校正《素问》。嘉祐二年八月辛酉，置校正医书局于编修院，命掌禹锡等五人，从韩琦之言也。琦言："《灵枢》《太素》《甲乙经》《广济》《千金》《外台秘要方》之类，多讹舛。《本草》编载，尚有所亡。"于是选官校正。政和八年四月二十四日，诏刊正《内经》。重和元年十一月十五日，诏以《内经》考其常，以《天元玉册》极其变。③

《玉海》"艺文"的引文来源于《国史·艺文志》，详细地记载了宋朝政府

---

①［元］朱震亨．局方发挥［M］//胡国臣，总主编，田思胜，主编．唐宋金元名医全书大成．北京：中国中医药出版社，2006：33.

②［宋］陈振孙，撰．直斋书录解题：卷一三，医书类·黄帝内经素问［M］．徐小蛮，顾美华，点校．上海：上海古籍出版社，2015：382.

③［宋］王应麟．玉海：卷六三，艺文·天圣校定内经素问［M］．南京：江苏古籍出版社，上海：上海书店，1987：1196.

4次校正《黄帝内经素问》的时间、校勘者和刊行情况。同时，《玉海》还介绍了宋朝3部官修目录学著作《崇文总目》《景德龙图阁书目》和《国史艺文志》所载医书目录的情况。其中，《景德龙图阁书目》载医书1 326卷，《崇文总目》载医书65部、130卷。

4. 宋朝官修《天圣铜人腧穴针灸图经》的编撰与流传

《天圣铜人腧穴针灸图经》亦称《新铸铜人腧穴针灸图经》，共3卷，宋仁宗天圣元年（1023年）至天圣四年（1026年）翰林医官、尚药奉御王惟一奉诏撰，翰林学士夏竦作序。《玉海》卷六三《艺文》"天圣针经"，记载了此次政府的编撰活动。

> （天圣）五年十月壬辰，医官院上所铸腧穴铜人式二，诏一置医官院，一置大相国寺仁济殿。先是，上以针砭之法，传述不同，命尚药奉御王惟一考明堂气穴，经络之会，铸铜人式。又纂集旧闻，订正讹缪，为《铜人腧穴针灸图经》（三卷），至是上之（摹印颁行）。翰林学士夏竦序曰："圣人有天下，论病以及国，原诊以知政。王泽不流，则奸生于下，故辨淑慝以制治；真气不荣，则疢动于体，故谨医砭以救民。昔圣祖之问岐伯，以为善言天，必有验于人。上下有纪，左右有象，督任有会，腧合有数，尽书其言，藏于金兰之室。洎雷公请问其道，乃坐明堂以授之。后世言明堂者，以此针艾之法。旧列王官之守，思革其谬。王惟一授禁方，精厉石，定偃侧于人形，正方寸于腧慕，总会诸说，勒成三篇。又以传心岂如会目，著辞不如按形，复铸铜人为式，内分脏腑，旁注溪谷，窍而达中，刻题于侧，将使多瘝咸诏，巨刺靡差。案说躅疴，若对谈于涪水（涪翁著《针经》《法》）。披图洞视，如旧饮于上池（长桑君以禁方传扁鹊，饮以上池之水）。保我黎烝，介乎寿考。昔夏后叙六极以辨疾，帝炎问百药以惠人，当逊德归功矣。"（序以天圣四年岁次析木秋八月丙申上）七年闰二月乙未，赐诸州。①

---

① ［宋］王应麟. 玉海：卷六三，艺文·天圣针经 [M]. 南京：江苏古籍出版社，上海：上海书店，1987：1196-1197.

《玉海》"艺文"征引了宋朝针灸学的珍贵资料，包含以下重要内容。

一是宋朝有关宋仁宗下诏王惟一修撰《天圣铜人腧穴针灸图经》的史料，《宋史》《续资治通鉴长编》《宋会要辑稿》均有记载，但尤以王应麟《玉海》的记载最为详尽。《玉海》不仅记载了《天圣铜人腧穴针灸图经》中有关针灸理论、脏腑学说、腧穴位置、经络走向、针灸主治等内容，而且也记载了"天圣针灸铜人"的铸造时间和存放地点——京师开封翰林医官院和大相国寺仁济殿。

二是考证了历代针灸著作的流传情况。例如，汉涪翁著《针经》《诊脉法》；《隋书·经籍志》载《黄帝针经》9卷，南朝梁佚名撰《黄帝针灸经》12卷；《唐书·艺文志》载皇甫谧撰《黄帝三部针经》12卷，甄权撰《脉经》1卷、《针经钞》3卷、《针方》1卷、《明堂人形图》1卷，佚名撰《黄帝杂注针经》1卷、《玉匮针经》12卷；《崇文总目》载《黄帝针经》1卷等，颇有学术价值。

三是介绍了宋朝政府校对高丽进献《黄帝针经》的情况。《黄帝针经》是《黄帝内经》的重要组成部分。然而至宋初以来，《灵枢经》已残存不全，《黄帝针经》更是散佚不存。《玉海》"艺文"引《续资治通鉴长编》："元祐八年，高丽所献书有《黄帝针经》。正月庚子，秘书监王钦臣请宣布〔海内〕，〔俾〕〔使〕学者诵习。"

5. 宋朝官修《政和圣济经》的编撰与流传

《政和圣济经》10卷，共42篇，宋徽宗赵佶撰。该书内容主要来源于《黄帝内经素问》，同时大量引用了六经、老氏之言，详细地论述了阴阳五行、天人相应、孕育胎教、察色诊脉、脏腑经络、病机治法、五运六气、食疗养生、药性方义等诸多理论问题，是宋代出现的比较系统完整的一部中医学理论专著[①]。《玉海》卷六三《艺文》"政和圣济经"载：

> 《书目》：《圣济经》十卷，政和中御制并序。体真、原化、慈幼、

---

① ［宋］赵佶，撰. ［宋］吴褆，注. 圣济经：卷首，御制圣济经序[M]. 刘淑清，校. 北京：人民卫生出版社，1990：8-9.

达道、正纪、食颐、守机、卫生、药理、审剂，凡十篇；阴阳适平，精神内守而次，凡四十二章（一本云：政和八年五月壬辰，颁御制《圣济经》，以广黄帝之传，其篇五十，其章四十有二）。①

从《玉海》引用《中兴馆阁书目》可知，政和四年（1114年）八月宋徽宗下诏翰林医官曹孝忠等8人成立"编类圣济经所"，征集当时民间及医家所献大量医方，又将内府所藏秘方合在一起，由圣济殿御医整理汇编《政和圣济经》。政和八年（1118年）书成，题宋徽宗撰，御制序，辟雍学生吴禔注。同年（1118年）五月十一日，宋徽宗发布手诏颁行天下学校；九月二十四日，应大司成李邦彦之请，下诏令内外学校课试于《政和圣济经》出题，将《政和圣济经》与《黄帝内经》《道德经》列于同等地位。②

总之，《玉海》"艺文"中收载了先秦至宋代出现的医学文献书目及其流传情况，其保存的医书名称、作者、卷数、提要、校勘者、刻本、钞本、皇帝诏令等内容，是研究中医文献学和中国医学史的珍贵资料，具有相当重要的学术价值。

三、《玉海》"艺文"中医学文献书目的主要来源

《玉海》卷六三《艺文》所载医学文献书目的内容，包括宋代以前的医学著作名称、作者、卷数、目录、提要、刻本、钞本、历代政府编撰与颁行医书的诏令等，主要来源于以下几个方面。

（一）经学、史学和其他著作

《玉海》卷六三《艺文》所引经学文献，包括《周礼·天官》《周礼注疏》。史学文献有先秦时期佚名撰《世本》，汉司马迁撰《史记》，班固撰《汉书》，

①［宋］王应麟.玉海：卷六三，艺文·政和圣济经［M］.南京：江苏古籍出版社，上海：上海书店，1987：1198.

②［宋］赵希弁.读书附志：卷上，医书类·圣济经十卷［M］.［宋］晁公武，撰.《郡斋读书志校证》附录.孙猛，校证.上海：上海古籍出版社，1990：1158.

晋皇甫谧撰《帝王世纪》，唐房玄龄等撰《晋书》，元载、令狐峘撰《唐玄宗实录》，杜佑撰《通典》，宋代欧阳修、宋祁撰《新唐书》，王溥撰《唐会要》，宋朝官修《国朝会要》《国史》，李焘撰《续资治通鉴长编》等。《玉海》引用的其他著作，有东周战国时期吕不韦等编《吕氏春秋》，汉许慎编撰《说文解字》，晋杨泉撰《物理论》，南朝梁萧统编《文选》等。这些著作的《经籍志》《艺文志》《方技传》中，收载了丰富的医学文献书目内容。

（二）目录学著作

《玉海》卷六三《艺文》所引目录学著作，有《汉书·艺文志》《中经簿》《隋书·经籍志》《旧唐书·经籍志》《新唐书·艺文志》，宋朝官修书目《崇文总目》《景德龙图阁书目》《中兴馆阁书目》《中兴馆阁续书目》《国史·艺文志》等。这些目录学著作的"医家类"中，收载了丰富的医学书目、卷数和提要等内容。

（三）医学著作

《玉海》卷六三《艺文》所引医学著作极为丰富，有几十种，基本上收载了南宋以前的医学著作，详细介绍了其书名、目录、卷数、流传及存佚情况。其中先秦至魏晋南北朝时期的医学著作，包括《黄帝内经素问》《黄帝八十一难经》《黄帝灵枢经》《神农本草经》，汉代公乘阳庆撰《黄帝扁鹊脉书》、张仲景撰《伤寒论》《金匮要略方论》，晋皇甫谧撰《针灸甲乙经》，南朝全元起撰《素问训解》等。隋代医学著作，包括杨上善撰《黄帝内经太素》、巢元方撰《诸病源候论》和隋炀帝敕编《四海类聚方》《四海类聚单方》等。唐代医学著作，包括官修《新修本草》《开元广济方》《贞元集要广利方》，孙思邈撰《备急千金要方》、王冰撰《重广补注黄帝内经素问》、杨玄注《黄帝内经明堂》、王焘撰《外台秘要方》、甘伯宗撰《历代名医录》。宋代医学著作，包括官修《开宝重定本草》《嘉祐补注神农本草》《嘉祐图经本草》《绍兴校定经史证类备急本草》《铜人腧穴针灸图经》《太平圣惠方》《雍熙神医普救方》《庆历善救方》《皇祐简要济众方》《熙宁太医局方》《校正和剂局方》《政和圣济经》《太平惠民和剂局方》，以及赵自化撰《四时养颐录》《名医显秩传》、陈尧叟撰《集验方》、许希撰《神应针经要诀》等，《玉海》多有征引。

此外，唐王勃撰《黄帝八十一难经序》，宋太宗撰《御制神医普救方序》《御制太平圣惠方序》，宋徽宗撰《御制政和圣济经序》，夏竦撰《新刊补注铜人腧穴针灸图经序》等，《玉海》"艺文"亦有收录。

四、《玉海》"艺文"中医学文献书目的价值、影响和流传

（一）《玉海》"艺文"中医学史料的价值

第一，《玉海》"艺文"中收载的南宋以前医学文献史料，主要来源于宋朝《国史·艺文志》、历朝《实录》《国朝会要》和崇文院内三馆秘阁修撰的各种官修目录，前代正史《汉书·艺文志》《隋书·经籍志》《旧唐书·经籍志》《新唐书·艺文志》，唐宋时期私人藏书目录，以及历代有关十七史、十三经注疏、前四史中的诸家注解、唐宋两代重要类书中所有与文化典籍有关的历史文献参考资料等。其所载医学文献书目，受到后世学者的重视，不仅成为校勘、复原宋以前医学文献书目名称、卷数的重要史料，而且也研究宋代校勘医书活动和宋版医书的珍贵史料。尤其是该书所引宋朝官修《景德龙图阁书目》《中兴馆阁书目》《中兴馆阁续书目》，今已失传，故《玉海》所引用的医学内容具有极高的文献学价值。

第二，《玉海》"艺文"中收载的宋朝医学文献书目及其相关知识，主要来源于宋朝《国史》《国朝会要》《日历》《实录》《崇文总目》《景德龙图阁书目》《中兴馆阁书目》和《中兴馆阁续书目》等。如《太平惠民和剂局方》10卷，宋朝官修医学方书著作，两宋时期多次进行了增补和重修，清四库馆臣在提要中指出："案王应麟《玉海》云，大观中陈师文等《校正和剂局方》五卷，二百九十七道，二十一门。"又对《读书后志》载《太医局方》10卷进行了考证，指出："考《玉海》又载，绍兴十八年闰八月二十三日，改熟药所为太平惠民局。二十一年十二月十七日，以监本药方颁诸路。此本以'太平惠民'为名，是绍兴所颁之监本，非大观之旧矣。"①四库馆臣引用《玉海》的内容非常正确，此书原名《熙宁太医局方》，共3卷。大观三年（1109年），宋

---

①［清］永瑢，纪昀. 四库全书总目：卷一〇三，子部·医家类一［M］. 北京：中华书局，2003：864-865.

徽宗下诏陈承、裴宗元、陈师文等校正《校正和剂局方》，大观四年（1110年）书成，共5卷，21门，297方，"此本卷第一诸风伤寒，第二一切气至瘤冷，第三积热至疮疡伤折，第四妇人，第五小儿"①。南宋绍兴二十一年（1151年），宋高宗下诏再次校正，名《增广校正和剂局方》，后改名为《太平惠民和剂局方》，共5卷，增补《绍兴续添方》72方，全书共369方。

第三，《玉海》"艺文"中保存的宋朝皇帝医事诏令，是研究宋代政府治理与医学发展的重要史料。宋朝政府编撰的新医书有《开宝重定本草》《嘉祐补注神农本草》《嘉祐图经本草》《绍兴校定经史证类备急本草》《太平圣惠方》《雍熙神医普效方》《天圣铜人腧穴针灸图经》《庆历善救方》《皇祐简要济众方》《校正和剂局方》《太平惠民和剂局方》《政和圣济经》和《政和圣济总录》等。除少数著作流传下来外，大多已经散佚，《玉海》"艺文"中却保存了与此相关的皇帝诏令，成为研究官修医书编撰时间、书目名称、目录卷数、刊行情况、修撰人员等方面的珍贵资料。

（二）《玉海》"艺文"中医学知识在科举考试中的应用

南宋王应麟撰《玉海》一书，专为"博学宏词科"应试者而编，其"艺文"中收载了宋代中央医学教育机构太医局、国子监医学和地方医学教育机构中医学生学习和考试的教材书目。

从《玉海》《宋会要辑稿》《宋史·选举志》等记载来看，宋仁宗时期太医局医学生学习和考试的内容，包括《黄帝内经素问》《难经》《诸病源候论》《太平圣惠方》和《神农本草经》。宋徽宗时期国子监医学中的教材和考试内容，方脉科以《黄帝内经素问》《难经》《脉经》为大经，《诸病源候论》《龙树论》《千金翼方》为小经，针、伤科则去《脉经》而增《黄帝三部针灸甲乙经》。宋代地方医学学习和考试的内容，大方脉科为《难经》一部、《黄帝内经素问》一部和《诸病源候论》二十四卷；小方脉科为《难经》一部、《诸病源

---

① ［日本］涩江全善，森立之，等撰. 经籍访古志补遗，医部 [M]. 杜泽逊，班龙门，点校. 上海：上海古籍出版社，2014：313.

候论》六卷、《太平圣惠方》十二卷①。关于其在科举考试中的作用，王应麟指出："须灯窗之暇，将日出之题，件件编类，如《初学记》《六帖》《艺文类聚》《太平御览》《册府元龟》等书，广博搜览，多为之备。"②

（三）《玉海》"艺文"中医药学知识的流传与影响

《玉海》"艺文"把历史文献与图书目录紧密地结合在一起，不但提供了珍贵的医史文献资料，而且还提供了这些文献的图书目录，因而受到后世学者的重视和引用。如明代刘鸿训鉴于王应麟《玉海》卷帙浩繁，于是节录书中要语，悉依原目编排，并删去《辞学指南》，辑《玉海纂》22卷。

清四库馆臣在撰写《四库全书总目》医家类书目提要时，引用《玉海》中的内容甚多，认为"其作此书，即为词科应用而设。故胪列条目，率巨典鸿章，其采录故实，亦皆吉祥善事，与他类书体例迥殊。然所引自经史子集、百家传记，无不赅具，而宋一代之掌故，率本诸实录，国史、日历尤多，后来史志所未详。其贯串奥博，唐宋诸大类书未有能过之者"③。如隋代巢元方撰《诸病源候论》50卷，前有宋绶奉敕撰序，明汪济川、方矿校，清四库馆臣指出："考《玉海》载天圣四年十月十二日乙酉，命集贤校理晁宗悫、王举正校定《黄帝内经素问》《难经》《巢氏病源候论》。五年四月乙未，令国子监摹印颁行。诏学士宋绶撰《病源序》，是其事也，书凡六十七门，一千七百二十论。"④《经史证类备急本草》30卷、《目录》1卷，宋代名医唐慎微撰，清四库馆臣考证后指出："案陈振孙《书录解题》载此书三十卷，名《大观本草》。晁公武《读书志》则作《证类本草》三十二卷，亦题唐慎微撰。是宋时已有两本矣。《玉海》载绍兴二十七年八月十五日，王继先上《校定大观本草》三十二卷、《释音》一卷，诏秘书省修润，付胄监镂板行之。则南宋且有官本，然皆未见其原刊。"⑤南宋时期共有2部官校《证类本草》流传，即艾晟等校

① 韩毅. 政府治理与医学发展：宋代医事诏令研究 [M]. 北京：中国科学技术出版社，2014：252−282.
②［宋］王应麟. 玉海：卷二〇三，辞学指南 [M]. 南京：江苏古籍出版社，上海：上海书店，1987：3706.
③［清］永瑢，纪昀. 四库全书总目：卷一三五，子部·类书类一 [M]. 北京：中华书局，2003：1151.
④［清］永瑢，纪昀. 四库全书总目：卷一〇三，子部·医家类一 [M]. 北京：中华书局，2003：859.
⑤［清］永瑢，纪昀. 四库全书总目：卷一〇三，子部·医家类一 [M]. 北京：中华书局，2003：863.

《大观经史证类备急本草》31卷和王继先等校《绍兴校定经史证类备急本草》
31卷，均源于北宋唐慎微原撰《经史证类备急本草》一书。

总之，王应麟《玉海》"艺文"中所引医学文献书目，在中国医学文献发
展史上具有重要意义。由于其征引资料大多来源于《汉书·艺文志》《隋书·经
籍志》《旧唐书·经籍志》《新唐书·艺文志》，宋朝《国史·艺文志》《崇文总
目》《中兴馆阁书目》《国朝会要》和《续资治通鉴长编》等，因而成为研究宋
代乃至南宋以前中国医学文献学史、目录学史、版本学史等的珍贵资料。清
四库馆臣对《玉海》给予了极高的评价，认为"应麟博极群书，谙练掌故，征
引奥博，条理通贯。唐宋诸大类书中，杜佑《通典》可以抗行，马端临以下皆
非其敌也"[①]。王重民也指出，"在《玉海·艺文》的图书著录上，就走向了主
题目录的组织形式，给我国编制目录的方法，开辟了一个新的方向"，"如果
把《艺文》从《玉海》中提出单行，是一件很有意义的工作"[②]。

第三节 《全芳备祖》中的植物药物学知识

南宋陈咏撰《全芳备祖》58卷，是中国乃至"世界最早的植物学辞
典"[③]，也是中国有名的类书之一。该书后集卷二八至卷三一《药部》，收载
植物类药物，如茶、人参、茯苓、术、肉豆蔻、丁香、甘草、茱萸、皂荚、仙灵
毗、茱苜、菝葜、白头翁、白蘘荷、益智、覆盆子、杜若、蘼芜、菟丝子、地
黄、椒、芎、槟榔、扶留、薏苡、黄精、金樱子、麦门冬、紫苏、胡麻等30种，
以及矿物类药物辰砂、钟乳2种。每种药物以"事实祖""赋咏祖""乐府祖"
的体例，收载了大量南宋以前的药物学史料和药物学知识。《全芳备祖后集》
"药部"中的药物学知识，主要来源于历代经学、史学、医学、农学、诸子、方

①［清］永瑢，纪昀. 钦定四库全书简明目录：卷一四，子部十一·类书类 [M]// 景印文渊阁四库全书，
第6册. 台北：商务印书馆，1986：229.

② 王重民. 王应麟的《玉海·艺文》[J]. 学术月刊，1964（1）：75—76.

③ 吴德铎. 一部日本珍藏的中国古书 [N]. 人民日报，1979—05—16. 又见：吴德铎.《全芳备祖》述
概 [J]. 辞书研究，1983（3）：117.

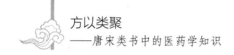
志、诗词、文集、笔记、谱录、类书等著作，尤其是对宋朝医学本草、植物谱录、方志著作和诗词散文等征引颇多，开创了"诗史互证""词史互证"研究医学史的新途径。

一、《全芳备祖》的编撰情况、知识分类与版本流变

（一）《全芳备祖》的编撰情况与知识分类

陈咏，字景沂，号肥遯，又号愚一子，南宋两浙东路台州温岭县（治今浙江温岭）人，未见有任官的记载。约在宋理宗宝庆元年（1225 年），陈咏完成《全芳备祖》初稿，后又多次修改。宋理宗宝祐年间（1253—1258 年），经祝穆订正，最终刊刻行世。

《全芳备祖》全名《天台陈先生类编花果卉木全芳备祖》，其中前集 27 卷，后集 31 卷，合计共 58 卷。宝祐元年（1253 年）韩境作序。全书内容分花、果、卉、草、木、农桑、蔬、药八部，收录植物 300 多种。关于该书的编撰背景和主要内容，陈咏在《自序》中说：

> 余束发习雕虫，弱冠游方外，初馆西浙，继寓京庠，暨姑苏、金陵、两淮诸乡校，晨窗夜灯，不倦披阅，记事而提其要，纂言而钩其玄，独于花果草木尤全且备。所集凡四百余门，非全芳乎？凡事实、赋咏、乐府，必稽其始，非备祖乎？①

从青年时期收集资料到最终成书，陈咏编撰此书前后约 30 年，"独于花果草木尤全且备"。关于该书的体例，清四库馆臣在《四库全书总目》卷一三五《子部四十五·类书类》中考证甚详：

> 其例，每一物分"事实祖""赋咏祖"二类，盖仿《艺文类聚》之

---

① [宋]陈景沂，编辑．[宋]祝穆，订正．全芳备祖前集：卷首，陈景沂自述 [M]．程杰，王三毛，点校．杭州：浙江古籍出版社，2014：3.

体。"事实祖"中分碎录、纪要、杂著三子目。"赋咏祖"中分五言散
句、七言散句、五言散联、七言散联、五言古诗、七言古诗、五言八
句、七言八句、五言绝句、七言绝句十子目，则条理较详。①

从陈咏"序文"和纪昀"提要"来看，《全芳备祖》中对每种植物的介绍
分为三类：一是"事实祖"，其下又设碎录、纪要、杂著三目，主要记载植物
的命名、特征、史实等方面的内容；二是"赋咏祖"，其下分五言、七言散句，
五言、七言散言，五言、七言古诗，五言、七言八句，五言、七言绝句等十目，
收录历代有关歌颂药物的诗词佳句；三是"乐府祖"，收录历代名家有关药物
的词，分别以词牌标目。每种药物的介绍均有"事实祖"和"赋咏祖"的内
容，但关于"乐赋祖"的内容，有的药物中有，有的则无。韩境在《序》中称
赞"物推其祖，词掇其芳"，给予了很高的评价。

《全芳备祖》中收载了大量宋朝及其宋代以前的药物学知识，弥足珍贵。
陈咏在《全芳备祖》"自序"中说："且《大学》立教，格物为先，而多识于鸟
兽草木之名，亦学者之当务也。"②清四库馆臣在该书提要中也指出"虽唐以
前事实、赋咏、纪录寥寥，北宋以后则特为赅备，而南宋尤详。多有他书不载
及其本集已佚者，皆可以资考证焉"③，充分肯定了《全芳备祖》收载南宋以
前植物药物学史料的价值。

（二）《全芳备祖》的刊刻情况与版本流变

《全芳备祖》的刻本，主要指宋刊本，题"江淮肥遯愚一子陈景沂编辑，
建安祝穆订正"。南宋以后，未再见有刊刻的记载。现存宋刊本内容，残缺
不全，仅存41卷，今藏日本宫内厅书陵部。

《全芳备祖》的钞本，有多部清钞本流传。包括清初毛氏汲古阁钞本，清
乾隆年间《钦定四库全书》钞本，清丁氏八千卷楼旧藏《全芳备祖》钞本，清

---

① ［清］永瑢，纪昀. 四库全书总目：卷一三五，子部・类书类一 [M]. 北京：中华书局，2003：1150.

② ［宋］陈景沂，编辑．［宋］祝穆，订正. 全芳备祖前集：卷首，陈景沂自序 [M]. 程杰，王三毛，点校. 杭州：浙江古籍出版社，2014：4.

③ ［清］永瑢，纪昀. 四库全书总目：卷一三五，子部・类书类一 [M]. 北京：中华书局，2003：1150.

方氏碧琳琅馆旧藏《全芳备祖》钞本,清缪荃孙云轮阁旧藏《全芳备祖》钞本,以及其他清钞本等①。

《全芳备祖》的影印本,分足本和残本两种。一是足本,1982年中国农业出版社据日本宫内厅书陵部藏宋刻残本影印出版,残缺部分以国家图书馆藏徐氏积学斋钞本补齐,收入《中国农学珍本丛刊》,为今日通行足本。二是日藏残宋本41卷,2002年线装书局影印出版,收入《日本宫内厅书陵部藏宋元版汉籍影印丛书》第一辑;2008年西南师范大学出版社和人民出版社影印出版,收入《域外汉籍珍本文库》第一辑;2009年人民出版社和鹭江出版社影印出版,收入《闽刻珍本丛刊》;2012年,上海古籍出版社影印出版,收入《日本宫内厅书陵部藏宋元版汉籍选刊》②。

《全芳备祖》的点校本,为程杰、王三毛点校,共4册,收入《浙江文丛》,2014年9月由浙江古籍出版社出版。2018年6月,浙江古籍出版社出版点校单行本,分上、下两册,2019年7月重印。

二、《全芳备祖后集》"药部"中植物药物学知识的主要内容

《全芳备祖后集》"药部",收载药物有茶、人参、茯苓、术、肉豆蔻、丁香、甘草、辰砂、钟乳、茱萸、皂荚、仙灵毗、茺苜、菝葜、白头翁、白蘘荷、益智、覆盆子、杜若、蘼芜、菟丝子、地黄、椒、芎、槟榔、扶留、薏苡、黄精、金樱子、麦门冬、紫苏、胡麻等32种。每种药物基本上依"事实祖""赋咏祖""乐府祖"组成。尤其将历代植物学谱录著作和诗词赋咏引入类书,实乃《全芳备祖》的一大创新。

根据《全芳备祖》所引宋朝官修本草学著作《嘉祐补注神农本草》《嘉祐图经本草》《大观经史证类备急本草》等记载,《全芳备祖后集》"药部"所载"草部"药物有人参、术、甘草、仙灵毗、茺苜、菝葜、白头翁、益智、覆盆子、杜若、蘼芜、菟丝子、地黄、芎、麦门冬、黄精,共16种;"木部"药物有茶、

---

① 程杰.《全芳备祖》的抄本问题. 花卉瓜果蔬菜文史考论[M]. 北京:商务印书馆,2018:610-621.
② 程杰. 前言.[宋]陈景沂,编辑.[宋]祝穆,订正. 全芳备祖[M]. 程杰,王三毛,点校. 杭州:浙江古籍出版社,2014:1-34.

茯苓、肉豆蔻、丁香、茱萸、皂荚、椒、金樱子，共8种；"米谷部"药物有薏苡、胡麻，共2种；"果部"药物有槟榔、扶留，共2种；"菜部"药物有白蘘荷、紫苏，共2种；"玉石部"药物有辰砂、钟乳，共2种。从药物种类来看，植物药最多，合计30种；矿物药次之，合计2种；动物药，未见收录（参见表3）。

表3 　　　　　《全芳备祖后集》"药部"所载药物分布情况

种类	部类	数量	药物名称
植物药	草部	16种	人参、术、甘草、仙灵毗、茺苢、菝葜、白头翁、益智、覆盆子、杜若、蘼芜、菟丝子、地黄、芎、麦门冬、黄精
	木部	8种	茶、茯苓、肉豆蔻、丁香、茱萸、皂荚、椒、金樱子
	果部	2种	槟榔、扶留
	菜部	2种	白蘘荷、紫苏
	米谷部	2种	薏苡、胡麻
矿物药	玉石部	2种	辰砂、钟乳

（一）草部药物

《全芳备祖后集》"药部"收载草部药物16种，包括人参、术、甘草、仙灵毗、茺苢、菝葜、白头翁、益智、覆盆子、杜若、蘼芜、菟丝子、地黄、芎、麦门冬、黄精等。

1.人参

人参，药名。味甘、微苦，性温、平。"主补五脏，安精神，止惊悸，除邪气，明目，开心益智"。《全芳备祖后集》卷二九《药部》"事实祖"之"碎录"，引《本草》载："人参，初生小者一桠两叶尔，年深者生四桠，各五叶，根如人形者神。"这里的《本草》，考唐慎微《经史证类备急本草》和陈景沂《全芳备祖》所引内容，出自苏颂奉敕撰《图经本草》[①]。《全芳备祖后集》"事实祖"之"纪要"，引南朝宋刘敬叔撰《异苑》载："骆琼采药北山，月夜见紫衣

[①]［宋］苏颂, 撰. 图经本草(辑复本): 卷四, 草部上品之上·人参[M]. 胡乃长, 王致谱, 辑注. 福州: 福建科学技术出版社, 1988: 88.

童子歌曰：'山涓涓兮树蒙蒙，明月愁兮当夜空，烟芍密兮垂枯松。'遂于古松下得参一本，食之而寿。""事实祖"之"杂著"引唐钱起撰《紫参歌序》载："紫参，幽芳也，五葩连萼，状飞鸟羽起，故人校书刘公咏歌之。"①

《全芳备祖后集》"赋咏祖"，引"五言古诗"2首。其一为苏轼《小圃五咏·人参》："上党天下脊，辽东真井底。玄泉倾海腴，白露洒天醴。灵苗此孕毓，肩股或具体。移根到罗浮，越水灌清泚。地殊风雨隔，臭味终祖祢。青桠缀紫萼，圆实堕红米。穷年生意足，黄土手自启。上药无炮炙，龁啮尽根柢。开心定魂魄，忧患何足洗。糜身辅吾躯，既食首重稽。"其二为苏轼《紫团参寄王定国》："谽谺土门口，突兀太行顶。岂惟团紫云，实自俯倒景。刚风被草木，真气入苕颖。旧闻人衔芝，生此羊肠岭。纤纤虎豹蠹，蹙缩龙蛇瘿。蚕头试小嚼，龟息变方聘。矧予明真子，已造浮玉境。清宵月挂户，半夜珠落井。灰心宁复然，汗喘久已静。东坡犹故目，北药致遗秉。欲持三桠根，往佐九转鼎。为予置齿颊，岂不贤酒茗。""七言古诗"1首，引唐钱起撰《紫参歌》："远公林下满青苔，春药偏宜间石开。往往幽人寻水见，时时仙蝶隔云来。阴阳雕刻花如鸟，对凤棲鸡一何小。春风宛转虎溪傍，紫翼红翘翻翠光。贝叶经前无住色，莲花会里暂留香。蓬山才子怜幽性，白雪阳春动新咏。应知仙卉老云霞，莫赏夭桃满蹊径。""七言八句"1首，引杨万里撰《紫团参》："新罗上党各宗枝，有两曾参果是非。入手截来花晕紫，闻香已觉玉池肥。旧传饮子安心妙，新捣珠尘看雪飞。珍重故人相问意，为言老矣只思归。"②以上所引诗文，介绍了人参的品种、生长环境、分布范围和药用价值。

2. 术

术，药名。味苦、甘，性温，无毒。主风寒，湿痹，死肌，痉疸，止汗，除热，消食。《全芳备祖后集》卷二九《药部》"事实祖"之"碎录"，详细地介

---

① [宋]陈景沂，编辑. [宋]祝穆，订正. 全芳备祖后集：卷二九，药部 [M]. 程杰，王三毛，点校. 杭州：浙江古籍出版社，2014：1285-1286.

② [宋]陈景沂，编辑. [宋]祝穆，订正. 全芳备祖后集：卷二九，药部 [M]. 程杰，王三毛，点校. 杭州：浙江古籍出版社，2014：1286-1287.

绍了术的名称、颜色和主治。如引《尔雅》载"术，山蓟也"。又引掌禹锡等撰《嘉祐补注神农本草》载"一名山姜，一名山筋，又名山苏，又名山芥，又名天苏。术有二种，曰苍、曰白是也"。《神农本草经》载"必欲长生，当服山精"。

《全芳备祖后集》"事实祖"之"纪要"，引用了3种文献，介绍了历代应用术的情况。如引晋嵇含《南方草木状》载："药有乞力伽，术也。濒海所产，有如数斤者，刘涓子取以作煎，令可丸，饵之长生。"引葛洪《抱朴子》载："南阳文氏，其祖汉中人。值乱，逃华山，饥困将死。有二人教以食术，遂不饥。数十年，乃还乡。颜色少年，气力转胜。故术名曰山精。"又引托名东方朔《神异传》载："陈子皇得饵术要方，服之得仙，入霍山去。其妻念婿疲病，亦效其采术之法，服之病自愈，其力气如二十时。"说明食术具有延年益寿之效。

《全芳备祖后集》"事实祖"之"杂著"，引梁庾肩吾《谢陶隐居赍术启》载："窃以绿叶抽条，生乎首峰之侧；紫花标色，出自郑岩之中。六府内充，百邪外御。又云味重金浆，芳逾玉液。足使坐致延生，伏深铭感。"

《全芳备祖后集》"赋咏祖"，介绍了历代歌颂术的诗文。如引"七言散句"1首，苏轼《天竺寺》"雨渑山姜病有花"。引"五言古诗"2首，柳宗元《种术》："守闲事服饵，采术东山阿。东山幽且阻，疲痛烦经过。戒徒劚灵根，封殖阂天和。违尔涧底石，彻我庭中莎。土膏滋玄液，松露坠繁柯。东南自成亩，缭绕纷相罗。晨步佳色媚，夜眠幽气多。离忧苟可怡，孰能知其他。爨竹茹芳叶，宁虑瘵与瘥。留连树蕙辞，婉娩采薇歌。悟拙甘自足，激清愧同波。单豹且理内，高门复如何。"梅尧臣《采白术》："白术结灵根，持锄采秋月。归来濯寒涧，香气流不歇。夜火煮石泉，朝烟遍岩穴。千岁扶玉颜，终年固玄发。"引用"七言绝句"1首，高似孙《木香》："下帘深与意商量，无酒何如此夜长。一箸术丝仙有分，依然只作秘书香。"[①]

3. 甘草

甘草，又名国老，药名。味甘，性平，无毒。主五脏六腑寒热邪气，坚筋

---

① [宋]陈景沂，编辑. [宋]祝穆，订正. 全芳备祖后集：卷二九，药部 [M]. 程杰，王三毛，点校. 杭州：浙江古籍出版社，2014：1291－1293.

骨，长肌肉，倍力，金疮肿，解毒。久服轻身延年。《全芳备祖后集》卷二九《药部》"事实祖"之"碎录"，引《本草》"此草最为众药之主，犹香中之有沉水也"，又引《本草》"反甘遂、芫花、大戟、海藻，恶远志，解附子毒"。此处之《本草》，考其内容，系征引自南朝梁陶弘景编撰《本草经集注》。

《全芳备祖后集》"赋咏祖"，引"五言八句"1首，梅尧臣《司马君实遗甘草杖》："美草将为杖，孤生马岭危。难从荷蓧叟，宁入化龙陂。去与秦人采，来扶楚客衰。药中称国老，我懒岂能医。"①

4. 仙灵毗

仙灵毗，药名，又名淫羊藿、仙人脾，味辛、甘，性温，无毒。主阴痿，益气力，强志，坚筋骨。叶青似杏，叶上有刺，茎如粟杆，根紫色，有须。仙灵毗是常用的补益类药物，临床上常常用于益精气、强筋骨、补肾壮阳等。

《全芳备祖后集》卷三〇《药部》"赋咏祖"，引"五言古诗"1首。柳宗元《种仙灵脾》："穷陋阙自养，疠气剧嚣烦。隆冬立霜霰，日夕南风温。杖藜下庭际，曳踵不及门。门有野田吏，慰我飘零魂。及言有灵药，近在湘西原。服之不盈旬，蟊蟿皆腾骞。笑忭前即吏，为我擢其根。蔚蔚遂充庭，英翘忽已繁。晨起自采曝，杵臼通夜喧。灵和理内脏，攻疾贵自源。拥覆逃积雾，伸舒委余暄。奇功苟可征，宁复资兰荪。我闻畸人术，一气中夜存。能令深深息，呼吸还归跟。疏放固难效，且以药饵论。痿者不忘起，穷者宁复言。神哉辅吾足，幸及儿女奔。"②这首诗是柳宗元于唐宪宗元和四年（809年）冬作于永州的。从"杖藜下庭际，曳踵不及门"来看，柳宗元患有严重腿疾。这首诗生动地记载了柳宗元种植仙灵脾的原因，以及服用仙灵脾治疗腿疾的效果，反映了诗人对病魔顽强斗争的意志和对服用仙灵脾药效的认同，具有极高的史料价值。

---

①［宋］陈景沂，编辑.［宋］祝穆，订正. 全芳备祖后集：卷二九，药部［M］. 程杰，王三毛，点校. 杭州：浙江古籍出版社，2014：1298.

②［宋］陈景沂，编辑.［宋］祝穆，订正. 全芳备祖后集：卷三〇，药部［M］. 程杰，王三毛，点校. 杭州：浙江古籍出版社，2014：1308.

5. 芣苢

芣苢，又名车前草，药名。味甘、咸，性寒，无毒。主气癃，止痛，利水道小便，除湿痹，明目疗赤痛。《全芳备祖后集》卷三〇《药部》"事实祖"之"碎录"，引《本草》"芣苢，马舃也，即车前草"，"一名当道、虾蟆衣"。这里的《本草》，可能为《嘉祐补注神农本草》。

《全芳备祖后集》"赋咏祖"，引"七言绝句"1首。唐张籍《答开州韦使君寄车前子》："开州午日车前子，作药人皆道有神。惭愧使君怜病眼，三千余里寄闲人。"[①] 从诗中可知，韦处厚在山南西道开州任刺史期间，闻知当地车前子治疗眼疾有效，于是将其寄给久患眼病的张籍。张籍便写诗记载了这件事。开州车前子是有名的治眼病药物，唐朝曾作为"土贡"进奉朝廷。

6. 菝葜

菝葜，药名。味甘、酸，性平，无毒。主腰背寒痛，风痹，益血气，止小便利。《全芳备祖后集》卷三〇《药部》"事实祖"之"碎录"，引《本草》："苗茎成蔓，采其根，田舍贫家亦取以酿酒。"考其内容，此处之《本草》即苏颂撰《图经本草》卷六《草部中品之上》：

> 菝葜，旧不载所出州土，但云生山野，今近京及江、浙州郡多有之。苗茎成蔓，长二、三尺，有刺。其叶如冬青、乌药叶，又似菱叶差大。秋生黄花，结黑子，樱桃许大。其根作块，赤黄色。二月、八月采根，暴干用。江浙间人呼为金刚根。浸赤汁以煮粉食，云啖之可以辟瘴，其叶以盐捣，傅风肿恶疮等，俗用有效。田舍贫家亦取以酿酒，治风毒脚弱，痹满上气，殊佳。[②]

宋代官修《图经本草》记载了菝葜的名称、别称、分布、性状、采摘时间、主治和功效等。此后，唐慎微原撰、艾晟等校《大观经史证类备急本草》和曹

---

① [宋]陈景沂，编辑.[宋]祝穆，订正.全芳备祖后集：卷三〇，药部 [M].程杰，王三毛，点校.杭州：浙江古籍出版社，2014：1309.

② [宋]苏颂，撰.图经本草(辑复本)：卷六，草部中品之上 [M].胡乃长，王致谱，辑注.福州：福建科学技术出版社，1988：164-165.

孝忠等校《政和新修经史证类备用本草》也有收载。

《全芳备祖后集》"赋咏祖"之"五言古诗"1首，引张文潜《食菝葜苗》："江乡有奇蔬，本草寄菝葜。驱风利顽痹，解疫补体节。春深土膏肥，紫笋进土裂。烹之芼姜橘，尽取无可掇。应同玉井莲，已过苗头苗。异时中州去，买子携根拨。免令食蔬人，区区美薇蕨。"①张文潜，即宋人张耒。从"驱风利顽痹，解疫补体节"来看，菝葜具有祛风活血之功效。

7. 白头翁

白头翁，药名。味苦，性温，无毒、有毒。主温虐狂易寒热，癥瘕积聚，瘿气，逐血，止痛，疗金疮，鼻衄。《全芳备祖后集》卷三〇《药部》"事实祖"之"碎录"，引《新修本草》："叶似芍药，花紫色，似木槿。白毛披下似鬃，正似白头翁，故名。"

《全芳备祖后集》"赋咏祖"之"五言八句"1首，引李白《见野草中有曰白头翁者》："醉入田家去，行歌荒野中。如何青草里，亦有白头翁。折取对明镜，宛将衰鬓同。微芳似相消，留恨向东风。"②从以上引文可知，白头翁是一种清热药，具有清热解毒、凉血止痢的功效。

8. 益智

益智，药名，别名益智仁、益智子。味辛，性温，微苦。《全芳备祖后集》卷三〇《药部》"事实祖"之"碎录"，引晋顾微《广州志》"益智叶如蘘荷，茎如竹箭。子丛生，大如枣中瓣。粽，味辛"，介绍了益智的形状、性味。"事实祖"之"纪要"，介绍了历史上应用益智的情况，如引《晋嵇含记》："魏建安八年，交州刺史张津尝以益智子粽饷武帝。"《晋嵇含记》又名《南方草木状》，晋嵇含撰，是中国现存最早的植物学专著。又引南朝宋刘义庆《世说新语》："卢循为广州刺史，遗刘裕益智粽，裕答以续命汤。"③

①［宋］陈景沂，编辑．［宋］祝穆，订正．全芳备祖后集：卷三〇，药部［M］．程杰，王三毛，点校．杭州：浙江古籍出版社，2014：1310.

②［宋］陈景沂，编辑．［宋］祝穆，订正．全芳备祖后集：卷三〇，药部［M］．程杰，王三毛，点校．杭州：浙江古籍出版社，2014：1311.

③［宋］陈景沂，编辑．［宋］祝穆，订正．全芳备祖后集：卷三〇，药部［M］．程杰，王三毛，点校．杭州：浙江古籍出版社，2014：1313.

《全芳备祖后集》"赋咏祖"之"五言古诗散联",引梁刘孝胜《咏益智诗》:"挺芳铜岭上,擢颖石门端。连丛去本叶,杂和委雕盘。"[1]从以上引文可知,益智是一种补虚药,主治脾胃虚寒、腹中冷痛、肾虚遗尿、遗精白浊等。

9. 覆盆子

覆盆子,药名。味甘,性平,无毒,主益气轻身,令发不白。《全芳备祖后集》卷三〇《药部》"事实祖"之"碎录",引《本草》:"覆盆子即蓬蘽之实也。蓬蘽乃根或苗之类,益肾藏,缩小便。服后当覆其溺器,以此得名。"[2]

《全芳备祖后集》"赋咏祖",引"五言古诗"2首。唐王维《覆盆子》:"灵根茂永夏,幽磴罗深丛。晶华发鲜泽,叶实分青红。搜寻犯晨露,采摘勤村童。藉以烟笋蒻,贮之霜筥笼";佚名撰:"谁知此俗俚,却老有奇功。咀飱脑髓聚,烹啜形神充。"[3]从以上引文可知,覆盆子是一种收涩药,入药部位为其干燥果实,具有益肾固精、养肝明目的功效。

10. 杜若

杜若,药名。味辛,性微温,无毒。《全芳备祖后集》卷三〇《药部》"事实祖"之"碎录",引用文献3条,介绍杜若的形状、颜色和名称。如引《本草》:"叶似山姜,花赤色,根似高良姜,一名杜蘅。"《尔雅》:"实为红豆,根则为高良姜。"[4]"事实祖"之"杂著",引《楚辞》"采芳洲兮杜若,将以遗兮下女""杂杜蘅与芳芷""山中人兮芳杜若"[5]。

《全芳备祖后集》"赋咏祖"之"五言散句"2首,引苏轼《地黄》"崖蜜助甘冷,山姜发芳辛",吴陵《登南浦亭》"宿雨桃花水,春风杜若汀"。"七言

①［宋］陈景沂,编辑.［宋］祝穆,订正. 全芳备祖后集:卷三〇,药部［M］. 程杰,王三毛,点校. 杭州:浙江古籍出版社,2014:1314.

②［宋］陈景沂,编辑.［宋］祝穆,订正. 全芳备祖后集:卷三〇,药部［M］. 程杰,王三毛,点校. 杭州:浙江古籍出版社,2014:1314.

③［宋］陈景沂,编辑.［宋］祝穆,订正. 全芳备祖后集:卷三〇,药部［M］. 程杰,王三毛,点校. 杭州:浙江古籍出版社,2014:1315.

④［宋］陈景沂,编辑.［宋］祝穆,订正. 全芳备祖后集:卷三〇,药部［M］. 程杰,王三毛,点校. 杭州:浙江古籍出版社,2014:1315.

⑤［宋］陈景沂,编辑.［宋］祝穆,订正. 全芳备祖后集:卷三〇,药部［M］. 程杰,王三毛,点校. 杭州:浙江古籍出版社,2014:1316.

散句"1首，引苏轼《天竺寺》："林深野桂寒无子，雨涸山姜病有花。""五言古诗"1首，引沈约《咏杜若》："生在穷绝地，岂无迹相亲。不愿逢采撷，本欲芳幽人。""五言八句"1首，引刘禹锡《奉和郑相公以考功十弟山姜花俯赐篇咏》："采撷黄姜蕊，封题青琐闱。共闻调膳日，正是退朝归。香为华筵发，清随彩翰飞。故将天下宝，万里与光辉。""七言古诗"1首，引宋人刘圻父《杜若》："钦州五月土如炊，满山杜若芳菲菲。素英绿叶纷可喜，劲烈不避炎歊威。采之盈掬荐蔬食，臧获失笑庖人讥。君不见屈平夕餐赋秋菊，魂兮无南盍来归，又不见坡公服食得枲耳，扣角自叹从前非。伊予假禄二千石，穷比二子犹庶几。餐花嚼蕊有真乐，一饱何必谋甘肥。尚余升合渍生蜜，从他薏苡生珠玑。"①刘圻父，即南宋诗人刘子寰。从以上引文可知，杜若具有疏风消肿、理气止痛、明目轻身等功效。

11. 蘼芜

蘼芜，药名。味辛，性温，无毒。主咳逆，定惊气，辟邪恶。《全芳备祖后集》卷三〇《药部》"事实祖"之"碎录"，引《本草》"芎䓖叶也。苗似芹，与胡荽及蛇床等"，介绍蘼芜的形状。"事实祖"之"杂著"，引《楚辞》"秋兰兮蘼芜，罗生兮堂下。绿叶兮素枝，芳菲菲兮袭予"②。又引晋郭璞蘼芜赞文："蘼芜香草，乱之蛇床。不损其贵，自烈以芳。佞人似智，巧言如簧。"此处所引的《本草》内容，原出《重广英公本草》（即《蜀本草》），苏颂敕撰《图经本草》亦有收载。

《全芳备祖后集》"赋咏祖"之"五言散句"3首，如引古诗"上山采蘼芜，下山逢故夫"，朱待制"蘼芜敷绿叶，系出峨眉阴""时过汤饼客，共破粤侯琛"③。"七言散句"2首，引唐孟迟"蘼芜自是王孙草，莫送春香入客衣"，苏轼"饱食不嫌溪笋瘦，穿林闲觅野蘼苗"。"五言古诗"1首，引苏双溪《蘼

① [宋]陈景沂，编辑. [宋]祝穆，订正. 全芳备祖后集：卷三〇，药部 [M]. 程杰，王三毛，点校. 杭州：浙江古籍出版社，2014：1317.

② [宋]陈景沂，编辑. [宋]祝穆，订正. 全芳备祖后集：卷三〇，药部 [M]. 程杰，王三毛，点校. 杭州：浙江古籍出版社，2014：1318.

③ [宋]陈景沂，编辑. [宋]祝穆，订正. 全芳备祖后集：卷三〇，药部 [M]. 程杰，王三毛，点校. 杭州：浙江古籍出版社，2014：1318.

芫》："叶叶秋声中，霏霏蚤英蕨。介特有如松，繁华匪惭菊。勃蔚袭轩墀，薰沾满衣服。情人擢纤指，拾蕊动盈掬。蘼芜见离骚，苓藿入谱录。""五言古诗散联"1首，引曾文昭《句其二十》："蘼芜有香叶，采采乘清旦。山头去妇思，堂下骚人怨。使君亦何为，烹茶奉闲燕。""七言绝句"1首，引韩忠献《咏川芎》："蘼芜嘉种列群芳，御湿前推蕊品良。时摘嫩苗烹赐茗，更从云脚发清香。"①从引文中可知，蘼芜是一种活血化瘀药，具有活血行气、祛风止痛、破癥消瘀等功效。

《全芳备祖》中之朱待制，即朱翌，撰有《潜山集》44卷、《猗觉寮杂记》2卷。苏双溪，即宋人苏大璋。曾文昭，即宋人曾肇。韩忠献，即宋人韩琦。《全芳备祖》所引诗句，均无诗名，此处诗名系笔者查阅增补。

12. 菟丝子

菟丝子，药名，又名兔丝子、菟丝实、吐丝子、黄藤子等。味辛、甘，性平，无毒。主续绝伤，补不足，益气力肥健，久服明目，轻身延年。《全芳备祖后集》卷三一《药部》"事实祖"之"碎录"，引用3种文献，介绍了菟丝子的名称。如引《尔雅》"女萝，菟丝也"；《诗》"茑与女萝，施于松柏"；陆机《诗疏》"菟丝，蔓草上生，今菟丝子是也，在木曰松萝"②。

《全芳备祖后集》"赋咏祖"之"五言散句"2首，如引《古诗》"菟丝附女萝"；杜甫《新婚别》"菟丝附蓬麻，引蔓故不长"。"五言古诗"1首，引唐元稹《菟丝》："人生莫依倚，依倚事不成。君看菟丝蔓，依倚榛与荆。荆榛易蒙密，百鸟撩乱鸣。下有狐兔穴，奔走亦纵横。樵童破将去，柔蔓与之并。翳荟生可耻，束缚死无名。桂树月中出，珊瑚石上生。俊鹘度海食，应龙升天行。灵物本特达，不敢相缠萦。缠萦竟何者，荆榛与飞茎"。"五言古诗散联"1首，引南朝齐谢朓《咏菟丝》："轻丝既难理，细缕竟无织。烂漫已万条，连绵复一色。安根不可知，萦心终不测。"③

---

① [宋]陈景沂，编辑. [宋]祝穆，订正. 全芳备祖后集：卷三〇，药部 [M]. 程杰，王三毛，点校. 杭州：浙江古籍出版社，2014：1319.

② [宋]陈景沂，编辑. [宋]祝穆，订正. 全芳备祖后集：卷三一，药部 [M]. 程杰，王三毛，点校. 杭州：浙江古籍出版社，2014：1321.

③ [宋]陈景沂，编辑. [宋]祝穆，订正. 全芳备祖后集：卷三一，药部 [M]. 程杰，王三毛，点校. 杭州：浙江古籍出版社，2014：1321.

从以上引文可知，菟丝子是一种寄生草本植物，入药部位为菟丝子干燥成熟的种子，具有补益肝肾、固精缩尿、温脾助胃等功效。

13. 地黄

地黄，药名。味甘、苦，性寒，无毒。《全芳备祖后集》卷三一《药部》"事实祖"之"碎录"，引用《本草》："有干、生二种，久服轻身不老。一名地髓，一名芐，一名芑。"[①]此处之引文，系征引自唐慎微原撰《经史证类备急本草》。

《全芳备祖后集》"赋咏祖"之"五言古诗"2首，引唐白居易《采地黄者》："麦死春不雨，禾损秋旱伤。岁晏无口食，田中采地黄。采之将何用，持以易糇粮。凌晨荷锸去，薄暮不盈筐。携来朱门家，卖与白面郎。与君啖肥马，可使照地光。愿易马残粟，救此苦饥肠。"苏轼《地黄》："地黄饲老马，可使光鉴人。吾闻乐天语，喻马施之身。我衰正伏枥，垂耳气不振。移栽附沃壤，蕃茂争香新。沉水得稚根，重阳养陈薪。投以东河清，和以北海醇。崖蜜助甘冷，山姜发芳辛。融为寒食饧，咽作瑞露珍。丹田自留火，渴肺还生津。愿饷内热子，一洗胸中尘。"[②]

从以上引文可知，地黄是一种清热药，入药部位为地黄的干燥块根，具有清热凉血、养阴生津、破除血痹、津伤便秘等功效。

14. 芎

芎，即芎䓖，药名。味辛，性温，无毒。《全芳备祖后集》卷三一《药部》"事实祖"之"碎录"，引苏颂撰《图经本草》："芎䓖以蜀川者为胜，其苗生叶似芹而倍香，或莳于园庭，则芬馨满径，人采其叶作饮香云。惟贵形块重实作雀脑状者，此最有力也。"此则引文介绍了芎的名称、形状、采摘时间、功效和主治，并首次提出川芎乃芎药中上品的观点。

《全芳备祖后集》"事实祖"之"纪要"，引《左传》鲁宣公十二年（前597

---

①［宋］陈景沂，编辑.［宋］祝穆，订正全芳备祖后集：卷三一，药部 [M]. 程杰，王三毛，点校. 杭州：浙江古籍出版社，2014：1322.

②［宋］陈景沂，编辑.［宋］祝穆，订正. 全芳备祖后集：卷三一，药部 [M]. 程杰，王三毛，点校. 杭州：浙江古籍出版社，2014：1323-1324.

年）冬："楚子伐萧，王遂围萧。萧溃，申公巫臣曰：'师人多寒，王巡三军，抚而勉之，三军之士皆如挟纩。'遂传于萧还无社。与司马卯言，呼申叔展。叔展曰：'有麦曲乎？'曰：'无。''有山鞠穷乎？'曰：'无。''河鱼腹疾，奈何？'曰：'目于眢井而拯之。''若为茅绖，哭井则已。'明日，萧溃，申叔视其井，则茅绖存焉，号而出之。"

《全芳备祖后集》"赋咏祖"之"五言八句"1首，引苏轼《和子由记园中草木十一首》："芎䓖生蜀道，白芷来江南。漂流到关辅，犹不失芳甘。濯濯翠茎满，愔愔清露涵。及其未花实，可以资筐篮。秋节忽已老，苦寒非所堪。劚根取其实，对此微物惭。""七言八句"1首，引苏轼《次韵袁公济谢芎椒诗》："燥吻时时著酒濡，要令卧病致文殊。河鱼溃腹空号楚，汗水流骸始信吴。自笑方求三岁艾，不如长作独眠夫。羡君清瘦真仙骨，更助飘飘鹤背躯。"[①]从以上引文可知，芎䓖是一种活血化瘀药，入药部位为其干燥的根茎，具有活血行气、祛风止痛的功效。

15. 麦门冬

麦门冬，药名。味甘，性平，微寒，无毒。《全芳备祖后集》卷三一《药部》"事实祖"之"碎录"，引用本草文献 3 种，如引《本草》"叶似莎草，长及尺余，四季不凋，根作连珠，形似矿麦颗。"此处之《本草》，即苏颂撰《图经本草》。又引《本草》"取苗作水饮"，此处之《本草》，即寇宗奭撰《本草衍义》。又引《本草》"天门冬，春生藤蔓，大如钗股，高至丈余。叶似茴香，秋结黑子，在其根，一名蘑"，此处之《本草》，即苏颂撰《图经本草》[②]。

《全芳备祖后集》"赋咏祖"之"五言古诗散联"1首，引梅尧臣《寄麦门冬于符公院》："佳人种碧草，所爱凌风霜。佳人昔已殁，草色犹苍苍。思人不忍弃，期植寒冢傍。""五言绝句"1首，引朱熹《天门冬》："高萝引蔓长，插援垂碧丝。西窗夜来雨，无人领幽姿"。"七言绝句"1首，引苏轼《送门冬

①［宋］陈景沂，编辑.［宋］祝穆，订正. 全芳备祖后集：卷三一，药部 [M]. 程杰，王三毛，点校. 杭州：浙江古籍出版社，2014：1327-1329.

②［宋］陈景沂，编辑.［宋］祝穆，订正. 全芳备祖后集：卷三一，药部 [M]. 程杰，王三毛，点校. 杭州：浙江古籍出版社，2014：1340.

饮与米元章》："一枕清风直万钱，无人肯买北窗眠。开心暖胃门冬饮，知是东坡手自煎。"①《全芳备祖》所引梅尧臣《寄麦门冬于符公院》，无作者和标题，此处系笔者增补。

从以上引文可知，麦冬是一种养阴药，入药部位为植物麦冬的干燥块根，具有养阴生津、润肺清心、益胃润肠等功效，是甘药补益之上品。

16. 黄精

黄精，药名。味甘，性平，无毒。《全芳备祖后集》卷三一《药部》"事实祖"之"碎录"，引晋葛洪《抱朴子》"一名兔竹，一名救穷。服花胜实，服实胜根"，介绍了其名称和功效。"事实祖"之"纪要"，引晋皇甫谧《高士传》："陆通字接舆，与妻俱隐峨眉诸名山，食菌栌实，服黄精子，俗传以为仙。"②

《全芳备祖后集》"赋咏祖"之"五言散句"1句，引杜甫《太平寺泉眼》："三春湿黄精，一食先毛羽。""七言散句"3句，引杜甫《丈人山》"扫除白发黄精在"，苏轼《又次前韵赠贾耘老》"诗人空腹待黄精，生事只看长柄械"，王安石《句》"雪底黄精兴不疏，忆著君诗应捧腹"。"五言古诗"1首，引韦应物《饵黄精》："灵药出西山，服食采其根。九蒸换凡骨，经著上世言。候火起中夜，馨香满南轩。斋居感众灵，药衍起妙门。自怀物外心，岂与俗士论。终期脱印绶，永与天壤存。""七言古诗"1首，引杜甫《乾元中寓居同谷县作歌七首》，其二曰"长镵长镵白木柄，我生托子以为命。黄独无苗山雪盛，短衣数挽不掩胫。此时与子空归来，男呻女吟四壁静。鸣呼四歌兮歌四奏，竹林为我啼清昼"。"七言绝句"1首，引苏轼《黄精鹿》："太华西南第几峰，落花流水自重重。幽人只采黄精去，不见青山养鹿茸。"③ 从引文中可知，黄精是一种补益药，为多年生植物黄精的干燥根茎，具有补气养阴、健脾润肺、添精益肾等功效。

---

① [宋]陈景沂，编辑．[宋]祝穆，订正．全芳备祖后集：卷三一，药部 [M]．程杰、王三毛，点校．杭州：浙江古籍出版社，2014：1340-1341．
② [宋]陈景沂，编辑．[宋]祝穆，订正．全芳备祖后集：卷三一，药部 [M]．程杰、王三毛，点校．杭州：浙江古籍出版社，2014：1336．
③ [宋]陈景沂，编辑．[宋]祝穆，订正．全芳备祖后集：卷三一，药部 [M]．程杰、王三毛，点校．杭州：浙江古籍出版社，2014：1337-1338．

（二）木部药物

全芳备祖后集》"药部"收载木部药物8种，包括茶、茯苓、肉豆蔻、丁香、茱萸、皂荚、椒、金樱子等。

1.茶

茶，既是一种饮品，也是一种药物，在中国有悠久的栽培、采摘和应用历史。其花、叶、子、油、根等，均可入药。《全芳备祖后集》卷二八《药部》收录了大量有关"茶"的历史文献资料。

《全芳备祖后集》"事实祖"之"碎录"，引用了唐代陆羽撰《茶经》，宋代蔡襄撰《茶录》，蔡宽夫撰《诗话》，施元之、施宿撰《东坡诗注》，张君房撰《脞说》，毛文锡撰《茶谱》，王观国撰《学林新编》6种文献，介绍了茶的名称、命名、特征、产地、采摘、加工等。如关于茶的名称，《全芳备祖后集》引陆羽《茶经》载"一曰茶，二曰槚，三曰蔎，四曰茗，五曰荈"，"茶有三品，上者生烂石，中者生砾壤，下者生黄土。沫饽者，汤之华也。花之薄者为沫，厚者为饽，细者为花"，"凡茶少汤多，则云脚散；汤少茶多，则乳面聚"。[①]关于茶的产地和名茶，《全芳备祖》介绍了南剑州、湖州、宣州宣城县、袁州、建州等地名茶。如引五代前蜀毛文锡撰《茶谱》载"宣州宣城县有茶山，其东为朝日所烛，号曰阳坡。其茶最胜，形如小方饼，横铺茗芽其上。太守常荐之，京洛题曰'阳坡茶'。杜牧《茶山》诗云：'山实东吴秀，茶称瑞草魁'"，"袁州界桥其名甚著，不若湖州之研膏紫笋，烹之有绿脚垂下，故公淑赋云'云垂绿脚'"，"建州：北苑、先春、龙焙。洪州：西山白露、双井白芽、鹤岭。安吉州：顾渚紫笋。常州：义兴紫笋、阳羡春。池阳：凤岭。睦州：鸠坑。宣州：阳坡。南剑：蒙顶石花、露钑牙、籛牙。南康：云居。峡州：碧涧明月。东川：兽目。福州：方山露芽。寿州：霍山黄芽"[②]。由于毛文锡《茶谱》久已散佚，因而《全芳备祖》的引文具有极高的史料价值，是研究唐宋以来茶叶

[① [宋]陈景沂,编辑.[宋]祝穆,订正.全芳备祖后集:卷二八,药部[M].程杰,王三毛,点校.杭州:浙江古籍出版社,2014:1260.]

[② [宋]陈景沂,编辑.[宋]祝穆,订正.全芳备祖后集:卷二八,药部[M].程杰,王三毛,点校.杭州:浙江古籍出版社,2014:1261-1262.]

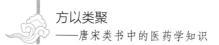

产地分布、茶叶种类和名茶贡茶的宝贵史料。

《全芳备祖后集》"事实祖"之"纪要",引用《洛阳伽蓝记》《法帖》《唐书》《漫录》《本传》《语林》《茶谱》《蛮瓯志》《太平御览》《类苑》《言行录》《欧阳文忠公文集》《金銮密记》13种文献,介绍了宋以前茶树栽培、茶叶采摘、茶叶烹制及饮茶的史实。如引宋王谠撰《语林》载:"陆羽字鸿渐,嗜茶,著《经》三篇。"毛文锡《茶谱》载:"甫里先生陆龟蒙嗜茶荈,置小园于顾渚山下。岁入茶租,薄为瓯蚁之费,自为品第书一篇,继《茶经》《茶诀》之后"。欧阳修《欧阳文忠公文集》载:"建州大、小龙团始于丁晋公,而成于蔡君谟。"唐韩偓撰《金銮密记》载:"故例,翰林当直学士春晚人困,则日赐成象殿茶。"①

《全芳备祖后集》"事实祖"之"杂著",引用蔡襄《进〈茶录〉序》、欧阳修《〈龙茶录〉后序》两篇著名的序论,介绍了建茶和龙茶的采摘及加工过程。其中,引蔡襄《进〈茶录〉序》,几为全文,达889字。

> 臣前因奏事,伏蒙陛下谕臣,先任福建转运使日所进上品龙茶最为精好。臣退念草木之微,首辱陛下知鉴,若处之得地,则能尽其材。昔陆羽《茶经》不第建安之品,丁谓《茶图》独论采造之本。至于烹试,曾未有闻。臣辄条数事,简而易明,勒成二篇,名曰《茶录》。伏惟清闲之宴,或赐观采,臣不胜惶惧荣幸之至。谨序。②

《全芳备祖后集》所引序文,介绍了蔡襄撰写《茶录》的背景。较之陆羽《茶经》和丁谓《茶图》,《茶录》增加了宋朝建茶产地、烹试和品第等内容。

《全芳备祖后集》引用欧阳修《〈龙茶录〉后序》,也具有很高的史料价值。《全芳备祖后集》卷二八《药部》载:

---

①[宋]陈景沂,编辑.[宋]祝穆,订正.全芳备祖后集:卷二八,药部[M].程杰,王三毛,点校.杭州:浙江古籍出版社,2014:1262-1263.
②[宋]陈景沂,编辑.[宋]祝穆,订正.全芳备祖后集:卷二八,药部[M].程杰,王三毛,点校.杭州:浙江古籍出版社,2014:1265-1266.

茶为物之至精，而小团又其精者，录序所谓上品龙茶者是也。盖自君谟始造而岁贡焉。仁宗尤所珍惜，虽辅相之臣，未尝辄赐。惟南郊大礼致斋之夕，中书枢密院各四人，共赐一饼，宫人剪金为龙凤花草贴其上。两府之家分割以归，不敢碾试。相家藏以为宝，时有佳客，出而传玩尔。嘉祐七年，亲享明堂，斋夕，始人赐一饼，余亦忝与，至今藏之。余自以谏官供奉仗内，至登二府，二十余年才一获赐，而丹成龙驾，舐鼎莫及，每一捧玩，泪血交零而已。因君谟著录，辄附于后，庶知小团自君谟始，而可贵如此。①

从《全芳备祖》的引文可知，龙茶上品系蔡襄制造上贡，受到宋仁宗的喜爱，因而风靡天下，成为茶之极品。陈咏《全芳备祖》中所引蔡襄序文和欧阳修序文，可以校正传世《茶录》中的内容。

《全芳备祖》之"赋咏祖"，引用唐宋时期诗人杜甫、冯深居、杜牧、韦应物、王禹偁、梅尧臣、宋祁、宋庠、王西涧、陈与义、欧阳修撰"五言散句"11首，如唐代杜甫"破睡见茶功，春风啜茗时"，宋代宋庠"香浓烟穗直，茶嫩乳花圆"②。引用唐代崔珏、郑谷、李涉，宋代王禹偁、宋祁、林逋、梅尧臣、王安石、欧阳修、宋祁、司马光、文彦博、黄庭坚、张芸叟、王珪、韩元吉、王令、陈师道、张元尽、苏轼、洪刍、刘允叔、杨万里等撰"七言散句"24首，如宋梅尧臣"拣芽几日始能就，碾月一罂初寄来"，宋祁"溪山击鼓助雷霆，逗晓灵芽发翠茎"，洪刍"松鸣汤鼎茶初熟，雪压炉灰火渐低"③。引用唐代袁高、柳宗元，宋代刘岩叟、苏轼《乞桃花茶栽》、蔡襄《北苑》等"五言古诗"9首，如蔡襄《茶垄》："造化曾无私，亦有意所嘉。夜雨作春力，朝云护日车。千万碧玉枝，戢戢抽云芽"；《采茶》："春衫逐红旗，散入青林下。

①〔宋〕陈景沂，编辑.〔宋〕祝穆，订正. 全芳备祖后集：卷二八，药部 [M]. 程杰，王三毛，点校. 杭州：浙江古籍出版社，2014：1265-1266.

②〔宋〕陈景沂，编辑.〔宋〕祝穆，订正. 全芳备祖后集：卷二八，药部 [M]. 程杰，王三毛，点校. 杭州：浙江古籍出版社，2014：1267.

③〔宋〕陈景沂，编辑.〔宋〕祝穆，订正. 全芳备祖后集：卷二八，药部 [M]. 程杰，王三毛，点校. 杭州：浙江古籍出版社，2014：1268.

阴崖喜先至，新苗渐盈把。竞携筇笼归，更带山云泻"；《造茶》："屑玉寸阴间，抟金新范里。规呈月正圆，势动龙初起。出焙香花全，争夸火候是"；《试茶》："兔毫紫瓯新，蟹眼清泉煮。雪冻作成花，云闲未垂缕。愿尔池中波，去作人间雨"。引用唐郑愚、宋梅尧臣撰"五言古诗散联"3首，如郑愚《茶诗》："嫩芽香且灵，吾谓草中英。夜臼和烟捣，寒炉对雪烹"；梅尧臣《得雷太简自制蒙顶茶》："顾渚及阳羡，又复下越茗。近年江国人，鹰爪夸双井"。引用丁谓《北苑茶》"五言排律"1首①。引用贾似道《天台石桥》"五言八句"1首。引用苏轼、张芸叟"五言律诗散联"2首。引用唐卢仝《谢孟谏议寄新茶》、刘禹锡《兰若试茶歌》，宋欧阳修《斗茶歌》《尝新茶》，苏轼《煎茶歌》，黄庭坚《谢送碾壑源拣芽》《龙团半锭赠无咎》《双井茶送子瞻》，杨万里《谢送讲筵茶》《澹庵坐上观显上人分茶》"七言古诗"10首②。引用温庭筠、李郢、梅尧臣、欧阳修、厉小山、曾肇、苏轼、张芸叟"七言古诗散联"8首，如唐温庭筠《西陵道士茶歌》"涧花入井水味香，山月当人松影直。仙翁白扇霜乌翎，拂拭夜读《黄庭经》"；欧阳修《送龙茶与许道人》："我有龙团古苍璧，九泉泉深一百尺。凭君汲井试烹茶，不是人间香味色"③。引用白居易、蔡襄、林逋、曾巩、张商英、黄庭坚、杨万里、郑清之、戴翼等撰"七言绝句"15首，如白居易《谢李六郎中寄新蜀茶》："红纸一封书后信，绿芽十片火前春。汤添勺水煎鱼眼，末下刀圭搅曲尘"；郑清之《茶》："书如香色倦犹爱，茶似苦言终有情。慎勿教渠纨袴识，珠槽碎釜浪相轻"④。引用李郢、苏轼、张栻"七言八句"4首，如苏轼《汲江煎茶》"活水还将活火烹，自临钓石汲深清。大瓢酌月归春瓮，小杓分江入夜瓶。雪乳已翻煎处脚，松风仍作泻时声。枯肠未易经三碗，卧听山城长短更"；陆游《日铸焙香怀旧隐》："苍

①[宋]陈景沂，编辑．[宋]祝穆，订正．全芳备祖后集：卷二八，药部[M]．程杰，王三毛，点校．杭州：浙江古籍出版社，2014：1272．

②[宋]陈景沂，编辑．[宋]祝穆，订正．全芳备祖后集：卷二八，药部[M]．程杰，王三毛，点校．杭州：浙江古籍出版社，2014：1273-1275．

③[宋]陈景沂，编辑．[宋]祝穆，订正．全芳备祖后集：卷二八，药部[M]．程杰，王三毛，点校．杭州：浙江古籍出版社，2014：1277-1278．

④[宋]陈景沂，编辑．[宋]祝穆，订正．全芳备祖后集：卷二八，药部[M]．程杰，王三毛，点校．杭州：浙江古籍出版社，2014：1278-1279．

爪初惊鹰脱鞲，得汤已见玉花浮。睡魔何止避三舍，欢伯直教输一筹。日铸焙香怀旧隐，谷帘试水忆西游。银瓶铜碾俱官样，恨欠纤纤为捧瓯"①。以上诗文，反映了丰富的种茶与制茶技术，包括茶地开辟与茶树种植、茶树良种选育与茶园管理、茶叶采摘、杀青、揉捻和干燥等过程。

《全芳备祖后集》之"乐府祖"，引用黄庭坚撰《满庭芳》《阮郎归》《品令》、苏轼撰《行香子》词4首。如引黄庭坚《满庭芳》载：

> 北苑龙团，江南鹰爪，万里名动京关。碾深罗细，琼叶暖生烟。一种风流气味，如甘露，不染尘凡。纤纤捧，冰瓷莹玉，金缕鹧鸪斑。相如，方病酒，银瓶蟹眼，波怒涛翻。为扶起，樽前醉玉颓山。饮罢风生两腋，醒魂到，明月轮边。归来晚，文君未寝，相对小窗前。②

又引苏轼《行香子》载：

> 绮席才终，欢意犹浓。酒阑时，高兴无穷。共夸君赐，初拆臣封。看分香饼，黄金缕，密云龙。斗赢一水，功敌千钟。觉凉生，两腋清风。暂留红袖，少却纱笼。放笙歌散，庭馆静，略从容。③

《全芳备祖后集》所引黄庭坚、苏轼词中所载的"北苑龙团茶"和"江南鹰爪茶"是风靡全国的上等名茶，深受宋朝士人的喜爱。4首宋词形象地反映了宋代茶叶的生产、制作和饮茶技艺已达到前所未有的高度，不仅重视茶的种植、来源、制作工艺、水色和茶盏，而且也重视饮茶的效果，说明宋人已经注意到了宋词的史料价值。除将陆游《日铸焙香怀旧隐》误作张栻所作外，其余引文全部正确。

---

① ［宋］陈景沂，编辑．［宋］祝穆，订正．全芳备祖后集：卷二八，药部 [M]．程杰，王三毛，点校．杭州：浙江古籍出版社，2014：1280．

② ［宋］陈景沂，编辑．［宋］祝穆，订正．全芳备祖后集：卷二八，药部 [M]．程杰，王三毛，点校．杭州：浙江古籍出版社，2014：1282．

③ ［宋］陈景沂，编辑．［宋］祝穆，订正．全芳备祖后集：卷二八，药部 [M]．程杰，王三毛，点校．杭州：浙江古籍出版社，2014：1283．

2. 茯苓

茯苓，药名。味甘，性平，无毒。久服安魂魄，养神，不饥，延年。《全芳备祖后集》卷二九《药部》"事实祖"之"碎录"，引《本草》载"一名松肪，一名松脂"，"茯苓，千岁松脂也。菟丝生其上而无根，一名女萝。上有菟丝，下有茯神。茯苓皆自作块，不附著根上。（其）有抱根而轻虚者为茯神"，"茯苓在菟丝之下，状如飞鸟之形，似人形、龟形者佳。久服，安魂养神，不饥延年"①，介绍了茯苓的名称、生长地域、形状和功用。此处《本草》中的内容，系徵引自《嘉祐图经本草》。

《全芳备祖后集》"赋咏祖"之"七言散句"1首，引苏轼《谢王泽州寄长松兼简张天觉二首》："无复青黏和漆叶，枉教钟乳敌仙茅。""五言古诗"1首，引唐李益《罢秩后入华山采茯苓逢道者》："委绶来名山，观奇恣所停。山中若有闻，言此不死庭。遂逢五老人，一谓西岳灵。或闻樵人语，飞去入昴星。授我出云路，苍然凌石屏。视之有文字，乃古黄庭经。左右长松列，动摇风露零。上蟠千年枝，阴虬负青冥。下结九秋霰，流膏为茯苓。取之沙石间，妙者龟鹤形。况闻秦宫女，华发变已青。有如上帝心，与我千万龄。始疑有仙骨，炼魂可永宁。何事逐豪游，饮啄以膻腥。神物亦自秘，风雷护此扃。欲传山中宫，回策忽已暝。乃悲世上人，求醒终不醒。""五言八句"1首，引杜甫《路逢襄阳杨少府入城戏呈杨员外绾》："寄语杨员外，山寒少茯苓。归来稍暄暖，当为劚青冥。翻动神仙窟，封题鸟兽形。兼将老藤杖，扶汝醉初醒。""七言绝句"1首，引苏轼《谢王泽州寄长松兼简张天觉二首》："莫道长松浪得名，能教覆额两眉青。便将径寸同千尺，知有奇功似茯苓。""七言古诗"1首，引张栻《李仁父寄茯苓酥赋长句谢之》："岷峨山中千岁松，枝虬干直摩青空。雪霜剥落中不槁，膏液下与灵泉通。龟跧鸟伏自磊砢，全坚玉洁仍丰融。箧明夜取喜得隽，煮鼎朝听如吟风。杵成坐上香飞雪，更和乳酪收全功。当知至味本无味，予若服之寿无穷。巽岩脊梁硬如铁，

---

① ［宋］陈景沂，编辑. ［宋］祝穆，订正. 全芳备祖后集：卷二九，药部 [M]. 程杰，王三毛，点校. 杭州：浙江古籍出版社，2014：1288.

冠峨切云佩明月。百好都随春梦空，大药独传鸿宝诀。中宵咀嚼不摇头，玉池生肥咽不彻。怜我百虑形早衰，裹赠扶持意何切。丹砂著根谩尔传，脂泽酿秫计已拙。由来妙道初不烦，此法莫从儿辈说。径思举袂揖浮丘，下视尘世真一唉。朱颜留得亦何为，追逐同坚岁寒节。"[1]

《全芳备祖后集》"乐府祖"，引黄庭坚《鹧鸪天》词一道："汤泛冰瓷一坐春。长松林下得灵根。吉祥老子亲拈出，个个教成百岁人。灯焰焰，酒醺醺。壑源曾未破醒魂。与君更把长生碗，略为清歌驻白云"[2]，形象地介绍了土茯苓茶汤的妙用。

3. 肉豆蔻

肉豆蔻，药名。味辛，性温，无毒。主鬼气，温中，治积冷，心腹胀痛，霍乱中恶，冷疰，呕沫冷气，消食止泄，小儿乳霍。《全芳备祖后集》卷二九《药部》"事实祖"之"碎录"，引用文献2种，介绍肉豆蔻的名称、形状和主治。如引《本草》载"肉豆蔻，其形圆小，皮紫紧薄，中肉辛辣"；"白豆蔻，形如芭蕉，叶似杜若。子作朵，如葡萄。其子初出微青，熟则变白"[3]。考其内容，当引自掌禹锡等撰《嘉祐补注神农本草》[4]。

《全芳备祖后集》"赋咏祖"，引"七言散句"3首，如李涉《与梧州刘中丞》"瘴山江上重相见，醉里同看豆蔻花"；杜牧《赠别》"娉娉袅袅十三余，豆蔻梢头三月初"；张良臣《芳草复芳草》"日暮天寒吹属玉，蛮江豆蔻重重绿"。引"五言绝句"1首，王维《相思》"豆蔻生南国，秋来发几枝。赠公多采摘，此物最相思"。

《全芳备祖后集》"乐府祖"，引晚唐五代李珣撰《南乡子》3首，"停舞

---

① [宋]陈景沂，编辑. [宋]祝穆，订正. 全芳备祖后集: 卷二九，药部 [M]. 程杰，王三毛，点校. 杭州: 浙江古籍出版社，2014: 1288-1290.

② [宋]陈景沂，编辑. [宋]祝穆，订正. 全芳备祖后集: 卷二九，药部 [M]. 程杰，王三毛，点校. 杭州: 浙江古籍出版社，2014: 1291.

③ [宋]陈景沂，编辑. [宋]祝穆，订正. 全芳备祖后集: 卷二九，药部 [M]. 程杰，王三毛，点校. 杭州: 浙江古籍出版社，2014: 1294.

④ [宋]掌禹锡，等撰. 嘉祐本草(辑复本): 卷九，草部中品之下 [M]. 尚志钧，辑复. 北京: 中医古籍出版社，2009: 219.

袖，敛鲛绡，采香深洞笑相邀。藤杖枝头芦酒滴。携燕席，豆蔻花间趁暖日"；
"归路近，叩舷歌，采真珠处水风多。曲岸小桥山月过，烟深锁，豆蔻花垂
千万朵"；"红豆蔻，紫玫瑰，谢娘家接越王台。一曲乡歌齐祝寿。堪游赏，
酒酌螺杯流水上"①。

4. 丁香

丁香，药名。味辛，性温，无毒。主温脾胃，止霍乱、壅胀、风毒、诸肿
等。《全芳备祖后集》卷二九《药部》"事实祖"之"碎录"，引《本草》"树高
丈余，凌冬不凋。其子出枝叶上，如钉，长三四分，紫色。有粗大如山茱萸
者，谓之母丁香。治口气，即御史所含之香也"，介绍了其形状、颜色、性味
和主治。考其内容，当引自掌禹锡等撰《嘉祐补注神农本草》②。"事实祖"
之"纪要"，引《王梅溪文集》"王梅溪有十二子名，以丁香为丁子素"。

《全芳备祖后集》"赋咏祖"，引用称赞丁香的诗文，介绍了丁香的产
地分布、生态习性、育种栽培、采收加工和功效作用等。如"五言古诗"
1首，引唐杜甫《丁香》："丁香体柔弱，乱结枝犹垫。细叶带浮毛，疏花披
素艳。深栽小斋后，庶近幽人占。晚堕兰麝香，休怀粉身念。""五言绝句"
1首，引宋代王十朋《咏丁子素》："雨里含愁态，枝头缀玉英。为花更雅目，
更乱药中名。""五言八句"1首，引洪遵《丁香》："来自丁香国，还应世所稀。
丛生盛枝叶，乱结冒巾衣。冷艳琼为色，低枝翠作围。蔓连疑锁骨，时见玉
尘飞。""七言绝句"1首，引陶弼《丁香》"万枝千叶递相亲，内结花心外结
身。草木至微犹有合，悲哉父子与君臣"③。

《全芳备祖后集》所引杜甫《丁香》，未标注作者和诗名；王梅溪即王十
朋，所引诗未标诗名；洪景即洪遵，未标注诗名；陶弼诗，也未标注诗名。诗
文中的作者姓名和诗名，系笔者补入。

---

① [宋]陈景沂，编辑．[宋]祝穆，订正．全芳备祖后集：卷二九，药部[M]．程杰，王三毛，点校．杭
州：浙江古籍出版社，2014：1294-1295．

② [宋]掌禹锡，等撰．嘉祐本草（辑复本）：卷一二，木部上品[M]．尚志钧，辑复．北京：中医古籍出
版社，2009：289．

③ [宋]陈景沂，编辑．[宋]祝穆，订正．全芳备祖后集：卷二九，药部[M]．程杰，王三毛，点校．杭
州：浙江古籍出版社，2014：1296-1298．

5. 茱萸

茱萸，药名，分山茱萸和吴茱萸。茱萸在古代种植较广，用途很多。《全芳备祖后集》卷三〇《药部》"事实祖"之"碎录"，介绍了茱萸的名称和采摘时间。如引《本草》"茗薁，九月九日采"，《礼·内则》"三牲用薁"，注曰"薁，煎茱萸也"[①]。"事实祖"之"纪要"，介绍了历代应用茱萸避瘟疫的情况。如引南朝梁吴均《续齐谐记》："汝南桓景随费长房游学，谓之曰：'九月九日，汝南当有灾厄。急令家人缝囊盛茱萸系臂，登山饮菊花酒，此祸可消。'果如其言，举家上山。夕还，见鸡犬一时暴死。长房曰：'此可代之。'今重阳是也"。引《晋书·郭璞传》："郭璞自洞林避难至新息，有以茱萸令璞射之。璞曰：'子如小铃，含玄珠。'案，文言是茱萸。"[②]

《全芳备祖后集》"赋咏祖"，引用了大量诗文。其中，五言散句4首引唐杜甫"缀席茱萸好""茱萸赐朝士，难得一枝来"，张说"西楚茱萸节""菊酒携山客，萸囊系牧童"。七言散句2首，引元稹"茱萸暗绽红珠蕊"，杜甫"明年此会知谁健，醉把茱萸子细看"。五言绝句3首，引皇甫冉"朱实山下开，清香寒更发。幸与双桂花，窗前向秋月"；王维"结实红且绿，复如花更开。山中倘留客，置此芙蓉杯"；崔迪"飘香乱椒桂，布叶间檀栾。云日虽回照，森沉犹自寒"[③]。

《全芳备祖后集》"乐府祖"，引宋周美成《六么令·重九》："快风收雨，亭馆清残燠。池光静横秋影，岸柳如新沐。闻道宜城酒美，昨日新醅熟。轻镳相逐，冲泥策马，来折东篱半开菊。花艳华堂对列，一一惊郎目。歌韵巧共泉声，间杂淙琤玉。惆怅周郎易老，莫唱当时曲。幽欢难卜，明年谁健，更把茱萸再三嘱。"[④]周美成，即周邦彦，字美成，号清真居士，两浙路钱塘

①［宋］陈景沂，编辑．［宋］祝穆，订正．全芳备祖后集：卷二九，药部 [M]．程杰，王三毛，点校．杭州：浙江古籍出版社，2014：1304．

②［宋］陈景沂，编辑．［宋］祝穆，订正．全芳备祖后集：卷三〇，药部 [M]．程杰，王三毛，点校．杭州：浙江古籍出版社，2014：1305．

③［宋］陈景沂，编辑．［宋］祝穆，订正．全芳备祖后集：卷三〇，药部 [M]．程杰，王三毛，点校．杭州：浙江古籍出版社，2014：1305．

④［宋］陈景沂，编辑．［宋］祝穆，订正．全芳备祖后集：卷三〇，药部 [M]．程杰，王三毛，点校．杭州：浙江古籍出版社，2014：1306．

（治今浙江杭州）人，北宋著名词人。

以上诗词引文中的内容，不仅反映了茱萸是中国古代常用调味品，而且反映出茱萸被用作泡酒驱邪、戴花避疫等，是重阳节常用药物之一。

6. 皂荚

皂荚，药名。味辛、咸，性温，有小毒。主风痹，死肌，邪气，风头泪出，下水，利九窍，杀鬼、精物。《全芳备祖后集》卷三〇《药部》"事实祖"之"碎录"，引《本草》"有三种，如猪牙者良"[①]。

《全芳备祖后集》"赋咏祖"，引"七言绝句"1首。张文潜《皂荚》："畿县尘埃不可论，故山乔木尚能存。不缘去垢须青荚，自爱苍鳞百岁根。"[②]张文潜，即宋人张耒，诗文出自《东斋杂咏·皂荚》。

7. 椒

椒，药名，分蜀椒、秦椒、胡椒3种。《全芳备祖后集》卷三一《药部》"事实祖"之"碎录"，引《尔雅》"檓，大椒也"；《本草》"蜀椒出武都，秦椒出天水、陇西，胡椒生西戎，亦出南海。向阴生者名澄茄，向阳生者名胡椒"；《诗》"椒聊之实，蕃衍盈升""有椒其馨"。此处之《本草》内容，系征引自唐慎微原撰《经史证类备急本草》。

《全芳备祖后集》"事实祖"之"纪要"，引唐颜师古《汉书注》："汉椒房，殿名，皇后所居，以椒和壁，取其温而芳也。"《汉书》："桓帝窦皇后崩，中常侍曹节、王甫欲以贵人礼葬。太尉李固捣椒自随，谓妻子曰：'若太后不得配桓帝，吾不生还矣。'"《晋书·石崇传》："晋石崇以奢相尚，室宇宏丽，至以椒涂其壁。"《魏氏春秋》："钟繇黜其妻，文帝命复焉。繇恚忿餐椒，帝乃止。"《坡诗注》："吴真君服椒法并歌曰：'其椒应五行，其仁通五义。服之半年内，脚心汗如水。'吴人呼脚为骹。"《新唐书·元载传》："元载为相，朝廷籍其家，胡椒至八百斛，他物称是。"《四民月令》："正月旦日，进酒降神，

---

① [宋]陈景沂，编辑. [宋]祝穆，订正. 全芳备祖后集：卷三〇，药部[M]. 程杰，王三毛，点校. 杭州：浙江古籍出版社，2014：1307.

② [宋]陈景沂，编辑. [宋]祝穆，订正. 全芳备祖后集：卷三〇，药部[M]. 程杰，王三毛，点校. 杭州：浙江古籍出版社，2014：1307.

讫室家无大小，以次坐祖先之前，各上椒酒于家长，曰椒觞。"

《全芳备祖后集》"事实祖"之"杂著"，引《楚辞》"杂申（重也）椒与菌桂兮""奠桂酒兮椒浆"；刘臻妻《椒花颂》"青汤散晖，澄景载焕。美此灵葩，爰采爰献。"

《全芳备祖后集》"赋咏祖"之"五言散句"4首，引北周庾信《正旦蒙赵王赉酒诗》"椒花逐颂来"。其他三句"红椒艳复殊""椒实雨新红""椒盘已颂花"，《全芳备祖》未标注出处，据笔者考证，分别引自唐杜甫撰《杜工部集》之《寒雨朝行视园树》《遣闷奉呈严郑公二十韵》《杜位宅守岁》三诗。"七言散句"1首，引苏轼"汗水流骸始信吴"，出自苏轼《次韵袁公济谢芎椒诗》。"五言古诗"1首，引裴迪《辋川集二十首·椒园》："丹刺胃人衣，芳香留过客。幸堪调鼎用，所愿垂采摘。"[1] 从以上引文可知，蜀椒、秦椒、胡椒是一种温里药，具有温中止痛、杀虫止痒等功效。

8.金樱子

金樱子，药名。味酸、甘、涩，性平，无毒。《全芳备祖后集》卷三一《药部》"事实祖"之"碎录"，引《本草》"金樱子，今丛生于篱落间，类蔷薇，有刺，经霜后方红熟。味甘少涩，止多便，敛精气。今野人盛摘，捣汁熬成糖"[2]，介绍了其产地、形状、颜色、性味、功效和主治。

《全芳备祖后集》"赋咏祖"之"五言古诗"2首，引黄庭坚《和李公善金樱饵》。其一曰："人生欲长存，日月不肯迟。百年风吹过，忽成甘蔗滓。传闻上世士，烹饵草木滋。千秋垂绿髮，每恨不同时。李侯好方术，肘后探神奇。金樱出皇坟，刺橐揽霜枝。寒窗司火候，古鼎冻胶饴。初尝不可口，醇酒和味宜。至今身七十，孺子色不衰。田中按耘耡，孙息亲抱持。却笑邻舍翁，未老须杖藜。"其二曰，"假守富春公，秋毫听民词。夙夜临公厅，归卧酸体肢。李侯来馈药，期以十日知。深中护灵根，金锁秘玉筐。不须许斧子，

---

①［宋］陈景沂，编辑. ［宋］祝穆，订正. 全芳备祖后集: 卷三一，药部 [M]. 程杰，王三毛，点校. 杭州: 浙江古籍出版社，2014: 1324-1327

②［宋］陈景沂，编辑. ［宋］祝穆，订正. 全芳备祖后集: 卷三一，药部 [M]. 程杰，王三毛，点校. 杭州: 浙江古籍出版社，2014: 1338.

辛勤采五芝。我方困健讼，挝翁争一锥。不能鸣弦坐，颇愧巫马期。敢乞刀圭余，归和卯饮卮。倘令忧民病，从此得国医。"《和李公善金樱饵》，原名《和孙公善李仲同金樱饵唱酬二首》。"七言绝句"1首，引姚西岩《金樱子》："三月花如蘼蕾香，霜中采实似金黄。煎成风味亦不浅，润色犹烦顾长康。"①

从以上引文可知，金樱子是一种收涩药，具有固精缩尿、固崩止带、涩肠止泻等功效。

（三）果部、菜部、米谷部药物

《全芳备祖后集》"药部"收载果部药物槟榔、扶留2种，菜部药物白蘘荷、紫苏2种，米谷部药物薏苡、胡麻2种。

1. 槟榔

槟榔，药名。味辛，性温，无毒。主消谷，逐水，除痰澼，杀三虫，去伏尸，疗寸白。《全芳备祖后集》卷三一《药部》"事实祖"之"碎录"，引用了3种文献，介绍槟榔的形状、性味、主治、产地等。如引《本草》："树高五七丈，正直无枝，皮似青桐，节如桂竹。叶生木颠，大如楯头。其实作房，从叶中出，傍有刺若棘针，重叠其下。一房数百实，如鸡子状。皆有皮壳，肉满壳中，味苦涩，得扶留藤与瓦屋子灰同咀嚼之，则柔滑而甘美。其俗云：南方地温，不食此无以祛之，盖瘴疠也。其大腹子与槟榔相似，槟榔难得真者，今货者多大腹也。生南海，今岭外诸郡皆有之。"②考其内容，此处之《本草》，当为宋苏颂撰《图经本草》。《坡诗注》："栲藤可以食，槟榔盖蒟酱也。"引《郡志》："南中风俗，男聘女必以槟榔盘为礼，宾客会见必先进槟榔，若不设用，相嫌恨。""事实祖"之"纪要"，引唐李延寿《南史》："刘穆之少贫，往妻兄江氏乞食毕，求槟榔。江氏戏曰：'槟榔消食，君常饥，何须此？'穆之为丹阳令，乃令厨人以金柈贮一斛，与其妻兄弟。""事实祖"之"杂著"，引梁

①［宋］陈景沂，编辑.［宋］祝穆，订正. 全芳备祖后集：卷三一，药部［M］. 程杰，王三毛，点校. 杭州：浙江古籍出版社，2014：1339.

②［宋］陈景沂，编辑.［宋］祝穆，订正. 全芳备祖后集：卷三一，药部［M］. 程杰，王三毛，点校. 杭州：浙江古籍出版社，2014：1329.

庾肩吾《谢东宫赉槟榔启》："无穷朱实，嫌荔枝之五滋；能发红颜，类芙蓉之十酒。"[①] 可见，早在汉代时槟榔就被用于防治瘴疬。

《全芳备祖后集》"赋咏祖"之"五言散句"2 句，引郑松窗诗"槟榔共聘币"，周庾信《忽见槟榔诗》"绿房千子熟，紫穗百花开"。"七言散句"3 首，引杨万里"棕榈叶子海棠花""人人藤叶嚼槟榔，户户茅檐覆土床"，苏轼"不用长愁挂月村，槟榔生子竹生孙"。"五言古诗散联"1 首，引南朝梁刘孝绰《咏有人乞牛舌乳不付因饷槟榔》："羞比朱樱就，讵易紫梨津。莫言蒂中熟，当看心里新。微芳虽不足，含咀愿相亲。""五言八句"1 首，引朱熹《次秀野杂诗韵·槟榔》："忆昔南游日，初尝面发红。药囊知有用，茗碗讵能同。蠲疾收殊效，修真录异功。三彭如不避，糜烂七非中。""七言绝句"3 首，引黄庭坚《几道复觅槟榔》："蛮烟雨里红千树，逐水排痰肘后方。莫笑忍饥穷县令，烦君一斛寄槟榔。"黄庭坚《几复寄槟榔且答诗劝予同种复次韵寄之》："少来不食蚁丘浆，老去得意漆园方。鉴中已失儿时面，忍能乞与兵作郎。"杨万里《小泊英州》："人人藤叶嚼槟榔，户户茅檐覆土床。只有春风不寒乞，隔溪吹渡柚花香。""七言八句"1 首，引郑松窗《薄衲如枣而酸》："海角人烟百万家，蛮风未变事堪嗟。果惟羊矢乌青榄，菜钉丁香紫白茄。杨枣贵酸薄衲子，山茶无叶木棉花。一般气味真难学，日啖槟榔当啜茶。"[②] 郑松窗，即南宋诗人郑域。

从以上引文可知，槟榔是一种驱虫药，既可食用，也可入药，是常绿乔木植物槟榔的干燥成熟种子，具有杀虫、消积、行气、利水、截疟的功效。另外，诗中还提到了东晋葛洪撰《肘后备急方》一书。

2. 扶留

扶留，又名蒟，药名。味辛，性温，无毒，主下气温中，破痰积。《全芳备祖后集》卷三一《药部》"赋咏祖"，其"五言绝句"引朱熹《扶留》："根节

---

①［宋］陈景沂，编辑.［宋］祝穆，订正. 全芳备祖后集: 卷三一，药部 [M]. 程杰，王三毛，点校. 杭州：浙江古籍出版社，2014: 1330.

②［宋］陈景沂，编辑.［宋］祝穆，订正. 全芳备祖后集: 卷三一，药部 [M]. 程杰，王三毛，点校. 杭州：浙江古籍出版社，2014: 1330-1332.

含露辛，苕颖扶榠绿。蛮中灵草多，夏永清阴足。"①从以上引文可知，扶留具有化痰散积、活血化瘀、解毒消肿等功效。

3. 白蘘荷

白蘘荷，药名。味辛，性微温，有小毒，主中蛊及疟，亦云辟蛇。《全芳备祖后集》卷三〇《药部》"事实祖"之"碎录"，引陶弘景"人家种此以辟蛇。春初生，叶似甘蕉，根似姜而肥。其根茎堪为菹，赤者为上"，陶隐居，即陶弘景。这则引文原出南朝梁陶弘景撰《本草经集注》，实乃征引自《图经本草》。

《全芳备祖后集》"赋咏祖"之"五言古诗"1首，引柳宗元《种白蘘荷》："血虫化为厉，夷俗多所神。衔精每腊毒，谋富不谋仁。蔬果自远至，杯酒盈肆陈。言甘中必苦，何用知其真。华洁自外饰，必病中州人。钱刀恐贾害，饥至益逡巡。窜伏常战慄，怀故逾悲辛。庶民有嘉草，攻会事久泯。炎帝乘灵编，言此殊足珍。崎岖乃有得，托以全余身。纷敷碧树阴，眇睐心所亲。"②

4. 紫苏

紫苏，药名。味辛，性温。《全芳备祖后集》卷三一《药部》"事实祖"之"碎录"，引《本草》"有水苏、紫苏、假苏三种，水苏又名杂苏。"又引《本草》："叶下紫色，而气甚香，其不紫无香者为野苏，不堪用。其子主下气，与橘皮相宜。"③此处之《本草》内容，原出于陶弘景《本草经集注》，宋代掌禹锡等撰《嘉祐补注神农本草》亦载之。

《全芳备祖后集》"赋咏祖"之"五言古诗"1首，引刘原父《种紫苏》："岁暮有此望，带经且亲锄。今兹五月交，盛阳消已徂。养生寄空瓢，虽乏未

---

① [宋]陈景沂，编辑. [宋]祝穆，订正. 全芳备祖后集: 卷三一, 药部 [M]. 程杰, 王三毛, 点校. 杭州: 浙江古籍出版社, 2014: 1333.

② [宋]陈景沂，编辑. [宋]祝穆，订正. 全芳备祖后集: 卷三〇, 药部 [M]. 程杰, 王三毛, 点校. 杭州: 浙江古籍出版社, 2014: 1312.

③ [宋]陈景沂，编辑. [宋]祝穆，订正. 全芳备祖后集: 卷三一, 药部 [M]. 程杰, 王三毛, 点校. 杭州: 浙江古籍出版社, 2014: 1341.

可虚。正以营一饮，形骸如此匆。"① 刘原父，即宋人刘敞。从以上引文可知，紫苏是一味解表药，具有解表散寒、行气和胃、理气安胎、辟秽化浊等功效。

5. 薏苡

薏苡，药名，其仁、根、叶均可入药。《全芳备祖后集》卷三一《药部》"事实祖"之"碎录"，引《本草》："春生苗，茎高三四尺。叶如黍，开红白花，作穗子。五六月结实，形如珠子而稍长，故名薏珠子。小儿多以线穿，如贯珠，为戏。细春为饭，或煮粥，亦好。今人多取叶为饮香。"② 考其内容，此处之《本草》应为苏颂撰《图经本草》，介绍了薏苡的形状、性味、主治和功用。"事实祖"之"纪要"，引《后汉书·马援传》："马援在交趾，常饵薏苡，以胜瘴气。军还，载之一车。时人以为南土珍贵，权贵皆疑之，援方有宠，故莫以闻。及卒，有上书谮之者，以谓前所载还乃明珠文犀尔。上益怒。"③以上引文说明薏苡作为一种常用药物，可以治疗瘴气。

《全芳备祖后集》"赋咏祖"之"七言散句"1句，引徐竹隐《句》："胡椒尚杀元相国，薏苡犹疑马伏波。""五言古诗"1首，引苏轼《薏苡》："伏波饭薏苡，御瘴传神良。能除五溪毒，不救谗言伤。谗言风雨过，瘴疠久亦亡。两俱不足治，但爱草木长。草木各有宜，珍产骈南荒。绛囊悬荔支，雪粉剖桃榔。不谓蓬荻姿，中有药与粮。春为芡珠圆，炊作菰米香。子美拾橡栗，黄精诳空肠。今吾独何者，玉粒照座光。""五言古诗散联"1首，引司马光《薏苡》："佳实产南州，流传却山瘴。如何马伏波，坐取丘山谤。""七言古诗"1首，引陆游《薏苡》："初游唐安饭薏米，炊成不减雕胡美。大如芡实白如玉，滑欲流匙香满屋。腹腴项脔不入盘，况复饧酪夸甘酸。东归思之未易得，每以问人人不识。呜呼奇材从古弃草菅，君试求之篱落间。""七言古

①［宋］陈景沂，编辑．［宋］祝穆，订正．全芳备祖后集：卷三一，药部 [M]．程杰，王三毛，点校．杭州：浙江古籍出版社，2014：1342．

②［宋］陈景沂，编辑．［宋］祝穆，订正．全芳备祖后集：卷三一，药部 [M]．程杰，王三毛，点校．杭州：浙江古籍出版社，2014：1333-1334．

③［宋］陈景沂，编辑．［宋］祝穆，订正．全芳备祖后集：卷三一，药部 [M]．程杰，王三毛，点校．杭州：浙江古籍出版社，2014：1334．

诗散联"1首,引梅尧臣《和石昌言学士官舍十题·薏苡》:"叶如华黍实如珠,移种宫庭特葱蒨。但蠲病渴付相如,勿恤谤言归马援。"① 从以上引文可知,薏苡仁始载于《神农本草经》,被列为上品上药,是一种利水渗湿药,具有利水渗湿、健脾止泻、补肺清热、除痹排脓等功效。

《全芳备祖》引用历史人物时,大多以谥号、字号、官名等称之,如"少陵""乐天""温公""山谷""放翁""圣俞"等,实为杜甫、白居易、司马光、黄庭坚、陆游、梅尧臣。其中,徐竹隐为宋人徐似道,字渊子,号竹隐,两浙东路台州黄岩县(治今浙江黄岩)人。

6. 胡麻

胡麻,药名,其花、仁、叶均可入药。味甘,性平,无毒。《全芳备祖后集》卷三一《药部》"事实祖"之"碎录",引《广雅》:"狗虱,巨胜也。藤苰,胡麻也。隐居陶氏云,茎方者名巨胜,圆者名胡麻。形类麻,故名胡麻。又八谷中最为大胜,故名巨胜。生上党川泽。青蘘,巨胜苗也。处处有之,皆园圃所种。苗梗如麻而叶圆锐光泽,嫩时可作蔬,道家多食之。"② 此处之《广雅》,《全芳备祖》标注有误,应为苏颂撰《图经本草》,介绍了胡麻的名称、形状、颜色、性味、功效、主治等③。"事实祖"之"纪要",引佚名撰《天台志》:"刘晨、阮肇入天台采药,失道,食尽。见桃实,食之觉身轻。行数里,至溪浒。持杯取水,见一杯流出,有胡麻饭。溪边二女子笑曰:'刘、阮二郎,捉向所失流杯来。'便迎归作食。既出,无复相识。至家,子孙已七世矣。"④ 这则民间故事说明服食胡麻具有良好的益寿养生作用。

《全芳备祖后集》"赋咏祖"之"五言古诗散联"1首,引梅尧臣《种胡

---

① [宋]陈景沂,编辑. [宋]祝穆,订正. 全芳备祖后集:卷三一,药部 [M]. 程杰,王三毛,点校. 杭州:浙江古籍出版社,2014:1334-1335.

② [宋]陈景沂,编辑. [宋]祝穆,订正. 全芳备祖后集:卷三一,药部 [M]. 程杰,王三毛,点校. 杭州:浙江古籍出版社,2014:1342.

③ [宋]苏颂,撰. 图经本草(辑复本):卷一九,米部 [M]. 胡乃长,王致谱,辑注. 福州:福建科学技术出版社,1988:526-527.

④ [宋]陈景沂,编辑. [宋]祝穆,订正. 全芳备祖后集:卷三一,药部 [M]. 程杰,王三毛,点校. 杭州:浙江古籍出版社,2014:1342-1343.

麻》："勉力向药物，曲畦聊自薅。胡麻养气血，种以督儿曹。"① 从以上引文可知，胡麻是一种补益药，具有补益肝肾、填精补血、润肠通便等功效。

（四）玉石部药物

《全芳备祖后集》"药部"收载玉石部药物辰砂、钟乳 2 种，具有良好的中药材药效，广泛应用于医学各个领域。

1. 辰砂

辰砂，又名丹砂，药名。味甘，性微寒，无毒。治身体五脏百病，养精神，安魂魄，益气，明目。《全芳备祖后集》卷二九《药部》"事实祖"之"碎录"，引《郡志》："辰砂本出麻阳县。唐以麻阳县及开山洞为锦州，今属沅州，不属辰也。其地产丹砂，而砂井之名有九，皆在猺獠窟穴之中，而锦之旧城在焉。遇岁寒，獠以薪竹燔火爆石以取之。时出与土人贸易，不知者以辰砂为辰所出也。"此处所引《郡志》的内容，可能为南宋祝穆撰《方舆胜览》，介绍了辰砂的产地与开采方法。又引《本草》"辰砂生深山石崖间。土人采之，穴地数十尺，始见其苗，乃白石耳，谓之朱砂。床砂生石上，其块大者如鸡子，小者如石榴颗，状若芙蓉箭镞。头连床者，紫黯若铁色，而光明莹彻。碎之崭岩作墙壁，又似云母片。可析者，真辰砂也。无石弥佳。过此皆淘土石中得之，非生于石床者"，介绍了辰砂的性状和名称。引《本草》"水银出于丹砂，盖采粗次朱砂，作垆置砂于中，下承以水，上覆以盎器，外加火煅养，则烟飞于上，水银流于下"，介绍了辰砂与水银的关系。考《全芳备祖》内容，当征引自苏颂等撰《图经本草》卷一《玉石上品·丹砂》，辰砂之名出自此书②。

《全芳备祖后集》"事实祖"之"纪要"，引《晋书·葛洪传》载"葛洪字稚川，从祖玄，吴时学道，得仙号曰葛仙翁，其炼丹秘术悉得真法。以年老，欲炼丹砂，以期遐寿。闻交趾出丹砂，求为勾漏令。帝以洪年高，不许。洪

---

① ［宋］陈景沂，编辑.［宋］祝穆，订正. 全芳备祖后集：卷三一，药部 [M]. 程杰，王三毛，点校. 杭州：浙江古籍出版社，2014：1343.

② ［宋］苏颂，撰. 图经本草（辑复本）：卷一，玉石上品 [M]. 胡乃长，王致谱，辑注. 福州：福建科学技术出版社，1988：4.

曰:'非欲为荣,以有丹砂。'帝从之"①。该文介绍了葛洪利用丹砂炼丹的情况。

《全芳备祖后集》"赋咏祖",收载歌颂辰砂的诗文字句,指出汉晋以来岭南丹砂受到炼丹家的重视和喜爱。如"五言散句"1首,引杜甫《为农》"远惭勾漏令,不得问丹砂"。"七言八句"1首,引苏轼《观张帅正所蓄辰砂》:"将军结发战蛮溪,箧有殊珍胜象犀。谩说玉床分箭镞,何曾金鼎识刀圭。近闻猛士收丹穴,欲助君王铸袠蹄。多少空岩人不见,自随初日吐虹霓。"②

2. 钟乳

钟乳即石钟乳,又名留公乳,药名。味甘,性温,无毒。治咳逆上气,明目,益精,安五脏,通百节,利九窍,下乳汁。《全芳备祖后集》卷二九《药部》"事实祖"之"碎录",引用本草文献两种,详细地介绍了钟乳的形状、产地、性味、主治等。如引《本草》:"钟乳性通中,轻薄如鹅翎管。碎之如爪甲,中无雁齿光明者为善。"又引《本草》:"乳有三种:有石钟乳,其山纯石,以石津相滋,状如蝉翼,为石乳,石乳性温。有竹乳,其山多生篁竹,以竹津相滋乳,如竹状,其性平。有茅山之乳,其山土石相杂,遍生茅草,以茅津相滋乳,谓之茅山之乳,性微寒。"③从内容来看,此处所引《本草》内容,来源于掌禹锡等撰《嘉祐补注神农本草》卷三《玉石等部上品》④。

《全芳备祖后集》"事实祖"之"杂著",引唐柳宗元《与崔饶州论石钟乳书》:"前以所致石钟乳非良,以为土之所出乃良,又况钟乳直产于石,石之精粗疏密寻尺特异,则其依而产者固不一性。然由其精密而出者,食之使人荣华温柔,由其粗疏而下者,食之使人偃蹇壅郁,故君子慎焉。取其色之美,

---

①[宋]陈景沂,编辑.[宋]祝穆,订正.全芳备祖后集:卷二九,药部[M].程杰,王三毛,点校.杭州:浙江古籍出版社,2014:1300.

②[宋]陈景沂,编辑.[宋]祝穆,订正.全芳备祖后集:卷二九,药部[M].程杰,王三毛,点校.杭州:浙江古籍出版社,2014:1300-1301.

③[宋]陈景沂,编辑.[宋]祝穆,订正.全芳备祖后集:卷二九,药部[M].程杰,王三毛,点校.杭州:浙江古籍出版社,2014:1302.

④[宋]掌禹锡,等撰.嘉祐本草(辑复本):卷三,玉石等部上品[M].尚志钧,辑复.北京:中医古籍出版社,2009:83-84.

而不必惟土之信，以求其至精，凡为此也。"①

《全芳备祖后集》"赋咏祖"，引"五言古诗"1首。黄庭坚《乞钟乳于曾公衮》："寄语曾公子，金丹几时熟。愿持钟乳粉，实此磬悬腹。遥怜蟹眼汤，已化鹅管玉。刀圭勿妄传，此物非碌碌。"②可知，石钟乳配各种植物药服用，临床上用于治疗腰酸腰痛、补肾壮阳、口干口渴、咳逆气喘、乳汁不下、目暗昏花、视物不清等症。

总之，从《全芳备祖后集》"药部"所载药物种类来看，植物药占据了绝大多数，矿物药和动物药数量较少，是一部名副其实的植物学工具辞书。

三、《全芳备祖后集》"药部"中植物药物学知识的文献来源

《全芳备祖后集》"药部"中的植物药物学知识，其引用文献资料极为丰富，包括前代和宋朝的本草学、农学、植物学、史学、谱录、方志、辞典，以及诗赋、文集、小说、类书等著作。

（一）医学、农学、植物学等文献著作

《全芳备祖后集》"药部"中引用的医学文献著作，包括《神农本草经》，南朝梁陶弘景撰《本草经集注》《名医别录》，唐李勣、苏敬等撰《新修本草》，掌禹锡等撰《嘉祐补注神农本草》，苏颂撰《图经本草》，唐慎微原撰、艾晟等校《大观经史证类备急本草》，寇宗奭撰《本草衍义》等本草学著作。药学、农学、植物学著作，包括东汉崔寔撰《四民月令》、刘臻妻撰《椒花颂》，晋嵇含撰《南方草木状》，唐代杜甫撰《丁香》、柳宗元撰《种术》《种仙灵牌》、钱起撰《紫参歌》、白居易撰《采地黄者》，宋代梅尧臣撰《采白术》、杨万里撰《紫团参》、高似孙撰《木香》、陶弼撰《丁香》、洪遵撰《丁香》、张耒撰《皂荚》、王安石撰《覆盆子》、司马光撰《薏苡》、苏轼撰《地黄》《薏苡》、陆游

　　①［宋］陈景沂，编辑.［宋］祝穆，订正. 全芳备祖后集：卷二九，药部 [M]. 程杰，王三毛，点校. 杭州：浙江古籍出版社，2014：1302.
　　②［宋］陈景沂，编辑.［宋］祝穆，订正. 全芳备祖后集：卷二九，药部 [M]. 程杰，王三毛，点校. 杭州：浙江古籍出版社，2014：1303.

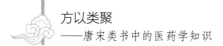

撰《薏苡》、姚西岩撰《金樱子》、刘敞撰《种紫苏》、梅尧臣撰《种胡麻》、王十朋《咏丁子素》、朱熹撰《天门冬》《扶留》等，是研究秦汉以来至南宋时期中国药物学的珍贵资料。

（二）经学、史学、谱录、方志、辞典等文献著作

《全芳备祖》"药部"中引用的儒家经学著作，包括《礼·内则》《诗经》《左传》。史学著作，包括《后汉书》《晋书》《南史》《唐书》，以及晋孙盛撰《魏氏春秋》、晋皇甫谧撰《高士传》、唐颜师古撰《汉书注》等。谱录著作，有唐陆羽撰《茶经》、蔡襄撰《茶录》、毛文锡撰《茶谱》、蔡襄《进〈茶录〉序》、欧阳修《〈龙茶录〉后序》、丁谓《北苑茶》。方志著作，包括北魏杨衒之撰《洛阳伽蓝记》、晋顾微撰《广州志》、佚名撰《蛮瓯志》《天台志》、宋祝穆撰《方舆胜览》等。词典、博物学著作，包括《尔雅》等。

（三）诗赋、文集、笔记、小说、类书等著作

《全芳备祖后集》"药部"中征引的诗文、文集、辞赋著作，包括东周时期屈原、宋玉等撰《楚辞》，魏晋南北朝时期陶弘景、刘孝标、庾肩吾、沈约、谢朓，唐代李白、崔珏、郑谷、李涉、李益、杜甫、王维、冯深居、杜牧、韦应物、张武子、袁高、柳宗元、刘禹锡、白居易、李郢、段成式、张说、张籍、元稹、皇甫冉、李珣、韩偓、郑愚、温庭筠、钱起等诗词文集。宋人诗词文集作品，包括王禹偁、宋祁、林逋、王说、蔡襄、梅尧臣、曾肇、韩琦、欧阳修、宋祁、宋庠、王西涧、陈与义、王安石、司马光、刘敞、文彦博、黄庭坚、刘岩叟、苏轼、张耒、张商英、张芸叟、王珪、朱翌、韩元吉、周邦彦、王令、陈师道、张元尽、张功甫、洪刍、刘允叔、杨万里、郑清之、戴翼、张栻、张功甫、高似孙、苏双溪、王十朋、吴陵、贾似道、刘子寰、郑域、徐似道等。较之其他类书，《全芳备祖》征引宋代诗词、文集中的内容大为增加，如欧阳修撰《欧阳文忠公文集》，黄庭坚撰《山谷诗集》，蔡宽夫撰《诗话》，施元之、施宿撰《东坡诗注》，张君房撰《缙绅脞说》，王观国撰《学林新编》等，引用颇多。

《全芳备祖后集》"药部"中征引的笔记、志怪传奇类著作，包括托名汉

东方朔撰《神异传》，晋朝葛洪撰《神仙传》、王羲之撰《法帖》、裴启撰《语林》，南朝宋刘义庆撰《幽明录》《世说新语》，南朝梁刘峻撰《类苑》、吴均撰《续齐谐记》，唐代韩偓撰《金銮密记》，宋代朱熹、李幼武等撰《宋名臣言行录》。类书类著作，包括宋代李昉等撰《太平御览》。其他著作，还包括晋葛洪撰《抱朴子》，唐段成式撰《酉阳杂俎》等，陈咏在《全芳备祖》中也多有引用。

四、《全芳备祖后集》"药部"中植物药物学的史料价值与传播影响

（一）《全芳备祖后集》"药部"的史料价值

《全芳备祖后集》"药部"中的医药学知识，呈现出植物学词典的特点，在南宋以后产生了一定的影响。在历史文献史料方面，《全芳备祖》引用了《唐实录》《蛮瓯志》《天台志》《郴州图经》《郡志》等稀见史料。在医学文献史料方面，《全芳备祖》征引了《神农本草经》《南方草木状》《本草经集注》《名医别录》《新修本草》《嘉祐补注神农本草》《图经本草》《大观经史证类备急本草》《本草衍义》和大量植物谱录著作等内容。

《全芳备祖后集》"药部"中保存了大量南宋以前医学文献的内容，其中许多著作南宋以后逐渐散佚，因而具有极高的史料价值。尤其是对《神农本草经》《本草经集注》《新修本草》《开宝本草》《嘉祐补注神农本草》《图经本草》《益州草木记》等内容的征引，对于校勘、补辑这些著作具有十分重要的价值。如《全芳备祖后集》卷三一《药部》载"槟榔"，其"事实祖"之"碎录"引《本草》载：

> 树高五、七丈，正直无枝，皮似青桐，节如桂竹，叶生木颠，大如楯头。其实作房，从叶中出，傍有刺若棘针，重叠其下。一房数百实，如鸡子状。皆有皮壳，肉满壳中，味苦涩，得扶留藤与瓦屋子灰同咀嚼之，则柔滑而甘美。其俗云：南方地温，不食此无以祛之，盖瘴疠也。其大腹子与槟榔相似，槟榔难得真者，今货者多大腹也。生南海，

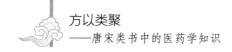
今岭外诸郡皆有之。①

这条史料介绍了槟榔的形状、功效、主治和分布。考其内容，系《全芳备祖后集》征引自苏颂撰《图经本草》卷一一《木部中品》：

> 槟榔，生南海，今岭外州郡皆有之。大如桄榔而高五、七丈，正直无支，皮似青桐，节如竹桂，叶生木巅，大如楯头，又似甘蕉叶。其实作房，从叶中出，旁有刺若棘针，重叠其下。一房数百实，如鸡子状，皆有皮壳，肉满壳中，正白，味苦涩，得扶留藤与瓦屋子灰同咀嚼之，则柔滑而甘美。岭南人啖之，以当果实。其俗云南方地温，不食此无以祛瘴疠。其实春生，至夏乃熟，然其肉极易烂，欲收之，皆先以灰汁煮熟，仍火焙熏干，始堪停久。此有三、四种，有小而味甘者名山槟榔，有大而味涩、核亦大者名猪槟榔，最小者名蒳子。其功用不说有别。又云：尖长而有紫纹者名槟，矮者名榔，槟力小，榔力大。今医家不复细分，但取作鸡心状，存坐正稳，心不虚，破之作锦纹者为佳。其大腹所出，与槟榔相似，但茎叶根干小异，并皮收之，谓之大腹槟榔。或云：槟榔极难得真者，今贾人货者多大腹者也。②

由于苏颂撰《图经本草》原书已散佚，所以《全芳备祖》的引文内容尤为重要。《全芳备祖》是继唐慎微原撰《经史证类备急本草》、艾晟校《大观经史证类备急本草》、曹孝忠校《政和新修经史证类备用本草》等征引《图经本草》中药物以来，又一部收载苏颂《图经本草》内容较多的著作之一，具有极高的史料价值。

《全芳备祖后集》还保存了多部宋代本草学著作的内容，且引文准确，大多标有文献出处。如"麦门冬"，《全芳备祖后集》就引用了3种本草文献。

---

①［宋］陈景沂，编辑．［宋］祝穆，订正. 全芳备祖后集：卷三一，药部 [M]. 程杰，王三毛，点校. 杭州：浙江古籍出版社，2014：1329.

②［宋］苏颂，撰. 图经本草（辑复本）：卷一一，木部中品 [M]. 胡乃长，王致谱，辑注. 福州：福建科学技术出版社，1988：334-335.

如引《本草》："叶似莎草，长及尺余，四季不凋，根作连珠，形似矿麦颗。"从内容来看，此处之《本草》应为苏颂撰《图经本草》，该书卷四《本草上品之上》载："麦门冬，生函谷、川谷及堤坂肥土石间久废处，今所在有之。叶青似莎草，长及尺余，四季不凋。根黄白色，有须根作连珠形，似矿麦颗粒，故名麦门冬。"[①] 又引《本草》："取苗作水饮。"此处之《本草》，应为寇宗奭撰《本草衍义》，该书卷七《麦门冬》载："麦门冬，根上子也。治心肺虚热，并虚劳客热，亦可取苗作熟水饮。"[②] 又引《本草》："天门冬，春生藤蔓，大如钗股，高至丈余。叶似茴香，秋结黑子在其根，一名蘑。"此处之《本草》，应为苏颂撰《图经本草》，该书卷四《本草上品之上》载："天门冬，生奉高山谷，今处处有之。春生藤蔓，大如钗股，高至丈余。叶如茴香，极尖细而疏滑，有逆刺，亦有涩而无刺者，其叶如丝杉而细散，皆名天门冬。夏生白花，亦有黄色者，秋结黑子在其根枝旁。"[③]

（二）《全芳备祖后集》"药部"的传播影响

《全芳备祖后集》"药部"，以"事实祖""赋咏祖""乐府祖"的体例，收载了大量南宋以前的珍稀植物药学资料，在南宋以后产生了重要影响。该书中的医药学史料不仅成为其他类书的重要史料来源，而且也成为校正存世文献和辑录散佚文献的重要史料来源之一。如明王象晋撰《二如亭群芳谱》30卷（又作28卷、29卷），分天谱、岁谱、谷谱、蔬谱、果谱、茶谱、竹谱、桑麻葛棉谱、药谱、木谱、花谱、卉谱、鹤鱼谱等，"即以是书为蓝本"[④]。清四库馆臣称赞："每部分事实祖、赋咏祖二类，事实与诸书相出入，赋咏则采录宋诗特详。后来总集，多即据此为出典。"[⑤] 例如，清汪灏等撰《广群芳谱》、清

---

①［宋］苏颂，撰. 图经本草（辑复本）：卷四，草部上品之上 [M]. 胡乃长，王致谱，辑注. 福州：福建科学技术出版社，1988：66.

②［宋］寇宗奭，撰. 本草衍义：卷七，麦门冬 [M]. 颜正华，等点校. 北京：人民卫生出版社，1990：45.

③［宋］苏颂，撰. 图经本草（辑复本）：卷四，草部上品之上 [M]. 胡乃长，王致谱，辑注. 福州：福建科学技术出版社，1988：64.

④［清］永瑢，纪昀. 四库全书总目：卷一三五，子部四十五·类书类 [M]. 北京：中华书局，2003：1150.

⑤［清］永瑢，纪昀. 钦定四库全书简明目录：卷一四，子部十一·类书类 [M]// 景印文渊阁四库全书，第6册. 台北：商务印书馆，1986：229.

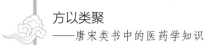

查彬撰《采芳随笔》等书，也引用了《全芳备祖后集》"药部"中的内容。

（三）《全芳备祖后集》"药部"的某些错误

《全芳备祖后集》"药部"中征引的药物内容，绝大部分引文和文献出处极为一致，但是也有少量引文文献存在着误标诗文、精简诗文和拼凑诗文的情况。

引文错误主要表现在误标作者、误标诗文标题和个别字句引用错误等方面。如《全芳备祖》中《日铸焙香怀旧隐》诗，《全芳备祖》标注为南宋张栻撰，实际上是陆游撰。《次秀野杂诗韵·槟榔》，《全芳备祖》标注为柳宗元《骂尸虫文》，系误标，实际上为南宋朱熹撰。唐代诗人裴迪，《全芳备祖》作"崔迪"，可能是传抄错误。《全芳备祖》"胡麻"条，"事实祖"之"碎录"标注为《广雅》，考其内容系误标，应为苏颂《图经本草》卷一九《米部》："胡麻，巨胜也。生上党川泽。青蘘，巨胜苗也，生中原川谷。今并处处有之。皆园圃所种，稀复野生。苗梗如麻而叶圆锐光泽，嫩时可作蔬，道家多食之。谨按《广雅》云：狗虱，巨胜也；藤弘，胡麻也。陶隐居云：其茎方者名巨胜，圆者名胡麻。"[①] 由此可知，《广雅》为《图经本草》中的引文，不是原始文献。

省略引文主要表现为省去某些无关联的诗词，仅保留与药物有关的句子。如《全芳备祖后集》在引用梅尧臣《采白术》诗时，省略了首句"吴山雾露清，群草多秀发"和末句"曾非首阳人，敢慕食薇蕨"，造成诗歌内容不完整。

总之，《全芳备祖后集》"药部"开拓了中国古代类书收载药物学史料的新范围，也开创了"诗史互证""词史互证"研究医学史的新途径。该书一方面大量收载了经学、史学、植物学、医学、农学、地方志中的植物类药学史料，另一方面又广泛收载了诗、词、楚辞、乐赋中的植物药物学资料，对深入开展南宋以前中国医学史、植物学史、农学史等研究大有裨益。

---

① [宋]苏颂，撰. 图经本草(辑复本)：卷一九，米部 [M]. 胡乃长，王致谱，辑注. 福州：福建科学技术出版社，1988：526.

第四节　《事林广记》中的通俗医药学知识

南宋陈元靓撰《新编纂图增类群书类要事林广记》，简称《事林广记》，是中国较早的"日用百科全书型的古代民间类书"①，收载了大量宋代民间社会生活史料。北京大学图书馆藏元顺帝至元庚辰六年（1340年）建阳郑氏积诚堂刻本，共10集，20卷，分54门。其丁集道教类所载"辟谷服饵"方，戊集医学类所载"医学发明""用药效验""炮制方法""收藏要法""药性反忌""药分数种""解救药毒"，辛集兽畜类所载"医疗须知"等，收载了大量民间常用疾病知识、诊断方法、医药方剂、药物炮制等方面的医学资料和医药学知识，深受南宋以后医家的重视。

现存元代3种《事林广记》刻本中，唯有至元庚辰六年（1340年）建阳郑氏积诚堂刻本收载医学门类最为齐全，而泰定二年（1325年）增补刊本和至顺年间（1330—1333年）建安椿庄书院刻本中的医学内容相对简略一些。尤其是至元庚辰六年刊本《事林广记》所载"炮制方法"，系征引自南宋嘉定元年（1208年）官修医学方书《增广太平惠民和剂局方诸品药石炮制总论》一书中的内容，而其余两种元刊本均未收载，因而具有极高的医学文献学价值。下面以1999年中华书局影印北京大学图书馆藏元顺帝至元庚辰六年（1340年）建阳郑氏积诚堂刻本为主，深入系统地探究《事林广记》中医药学知识的主要内容、史料来源和传播影响。

一、《事林广记》的编撰情况、编辑体例与版本流变

（一）《事林广记》的编辑体例与主要内容

陈元靓，南宋末年人，福建路建宁府崇安（治今福建崇安）人，也有认为

---

① 胡道静. 一九六三年中华书局影印本前言. [宋]陈元靓. 事林广记: 卷末. 附录 [M]. 北京: 中华书局, 1999: 559.

是福建建阳人①，自称广寒仙裔，撰《事林广记》20卷（有些版本作10卷、12卷、40卷、42卷）、《岁时广记》4卷、《博闻录》10卷等，《宋史》无传。从南宋淳祐二年（1242年）史铸撰《百菊集谱》引陈元靓《岁时广记》和元世祖至元十年（1273年）司农司修撰《农桑辑要》引用陈元靓《博闻录》来看，陈元靓大约生活在南宋理宗至元世祖初年。其所编撰《事林广记》一书，约成书于南宋理宗、度宗年间，收载了大量宋代尤其是南宋时期民间日常生活的资料，首创类书附载插图的体例。是书元明时期多次增补，刊本较多，流传颇广。

《事林广记》原名《新编纂图增类群书类要事林广记》，宋刊本卷数不详。现存元顺帝至元庚辰六年（1340年）建阳郑氏积诚堂刻本，共10集，20卷，分54类，内容包括天象、历候、节序、农桑、花品、果实、竹木、人纪、人事、家礼、仪礼、翰墨、帝系、纪年、历代、圣贤、先贤、儒教、幼学、文房、佛教、道教、修真、官制、俸给、刑法、公理、货宝、医学、文籍、辞章、卜史、选择、器用、音乐、文艺、武艺、音谱、算法、杂咏、伎术、闺妆、茶果、酒曲、麦食、饮馔、禽兽、牧养、地舆、郡邑、方国、胜迹、仙境、拾遗等。《事林广记》刊行后，受到元、明学者的重视，如陶宗仪在《说郛》中大量引用了该书中的内容。

关于《事林广记》的卷数，元脱脱等撰《宋史·艺文志》和清钱大昕撰《补元史艺文志》均不载。明杨士奇等撰《文渊阁书目》卷三收载《事林广记》"一部四册""一部七册"和"一部四册"3种。清黄虞稷撰《千顷堂书目》卷十五《类书类》载"《事林广记》，陈元靓""陈元靓《事林广记》十卷（一作十二卷）""《纂图增注群书类要事林广记》四十卷"②。

（二）《事林广记》的刊刻情况与版本流变

《事林广记》的南宋刻本，今已散佚不存。今流传者大多为元代以后出

---

① 王珂：陈元靓家世生平新证 [J]. 图书馆理论与实践, 2011(3): 58-61.
② [清]黄虞稷, 撰. 千顷堂书目: 卷一五, 子部·类书类 [M]. 瞿凤起, 潘景郑, 整理. 上海: 上海古籍出版社, 1990: 399.

现的版本，包括刊本和钞本两种。其中，《事林广记》的刻本有元泰定二年
（1325年）增补刻本，元至顺年间（1330—1333年）建安椿庄书院刻本，元至
元六年（1340年）建阳郑氏积诚堂刻本，明永乐十六年（1418年）建阳翠岩精
舍刻本，明成化十四年（1478年）福建刘廷宾等刻本，明弘治辛亥四年（1491
年）云衢菊庄刻本，明弘治九年（1496年）詹氏进德精舍刻本，明嘉靖二十年
（1541年）余氏敬贤堂刻本，明江西临江府刻本等。《事林广记》的钞本主要
为明钞本，包括《纂图增新群书类要事林广记》外集2卷及其别集2卷和《纂
图类聚天下至宝全补事林广记》残卷等，宋陈元靓辑。

　　《事林广记》传入日本后，有元禄十二年（1699年）京都今井七郎兵卫等
翻刻元泰定二年（1325年）增补刊本。1990年，上海古籍出版社出版日本长
泽规矩也编《和刻本类书集成》第1辑，收载了元禄十二年《新编群书类要事
林广记》刊本[①]。

　　《事林广记》的影印本包括1963年中华书局影印元至顺年间建安椿庄书
院刊本和1999年中华书局影印元至元六年建阳郑氏积诚堂刊本，是目前较为
常见的两种版本。尤其是1999年中华书局影印本，包含元至元六年建阳郑氏
积诚堂刊本和日本元禄十二年《新编群书类要事林广记》刊本，是研究宋代
民间类书较好的文本。

二、《事林广记》中医药学知识的主要内容

　　《事林广记》中收载了大量民间常用的疾病种类、诊断方法、医药方剂、
炮制方法等方面的医学史料。其中，《事林广记·丁集》卷下《道教类》收载
"辟谷服饵"方15首，戊集卷下《医学类》收载医学发明、用药效验、炮制方
法、收藏要法、药性反忌和解救药毒等内容，辛集卷下《兽畜类》"医疗须知"
收载治牛瘴疫方、牛定血方、牛咳嗽方等59首。这些民间常用的医药学知识，
大多来源于宋代官修医学本草、方书和民间医家撰写的方书著作，内容通俗
易懂，其中的方剂组成简便，药材易得，价钱低廉，切于临床，实用性较强。

---

①［日本］长泽规矩也编. 和刻本类书集成：第1辑［M］. 上海：上海古籍出版社，1990：173-467.

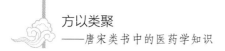
（一）《事林广记·丁集·道教类》所载"辟谷服饵"方

宋朝最高统治者对道教的重视影响了医学方书内容的变化和方剂选取倾向。宋代官修医学方书《太平圣惠方》《雍熙神医普救方》《政和圣济总录》中，收载了大量神仙辟谷服饵方剂。《事林广记·丁集》卷下"道教类"载"神仙服何首乌延年法""神仙服紫荷车休粮法""神仙服天门冬居山辟粒不饥法"等15首常用辟谷服饵方，主要来源于宋代官修医学方书和道家养生类著作。

关于辟谷服饵理论，《事林广记·丁集》"道教类"引《济用方论》载：

> 彭祖曰：道不在烦，但能不思声色，不思胜负，不思曲直，不思得失，不思荣辱，心无烦，形勿极，而兼之以导引行气，乃可长生，千岁不死。倘导引之法未明，行气之诀未悟，但能深穷服食，不惟去谷休粮，亦可延年益寿。《神仙服饵》论曰：服饵诸药者，服草木，胜金石，金石功速而易生诸疾，性或大温、大热，腑胃难久制也。大凡服饵，勿犯色欲，皆能成功。若一欲则发药毒，损元阳，返致疾耳。近观服杏仁者，往往三二年，或泻或脐中出物，皆不可治。服楮实者，辄成骨软疾。服钟乳、阳起石、硫黄、丹砂、雄黄、附子、乌头之类，多为虚阳发热作疾。服大黄、皂角、牵牛、巴豆、水银、大戟、甘遂之类，虽曰治风疗积，皆不可多食，为赢败疾。此等虽群药中用，亦不可常服，疗病可耳，常服宜温平补益，日久而见功者皆良。服药当勿服药所畏忌者，及葵菜莼芋滑物，去药势也。疾有坚癖风气，结在腠理，或皮肤，皆可针，分寸如法，腹胸皆近肠胃脏腑，非上医者当谨之。凡头目手足，胸前鸠尾诸穴，不可灸，有疾勿过七壮，多则损神，足昏忘，少智惠。背勿过二七至三七，脐腹在三十以下，勿过齿年之数。六十以上，虽多无害，盖气壮者，多灸，皆侵夺真气。凡针灸当慎欲，至疾愈，不然无效矣。针灸自有术，此所不载，服饵并济用诸方如左。①

---

① [宋]陈元靓. 纂图增新群书类要事林广记丁集：卷下，道家类 [M]. 北京：中华书局，1999：115–116.

《济用方论》不见于宋以前史书记载，可能为宋代道家、民间医人或陈元靓撰，主要介绍了神仙服饵方的药物来源、方剂组成、主治病症及其药物、针灸应用禁忌等。其中，《事林广记》所引彭祖《摄生养性论》，南朝梁陶弘景《养性延命录》①和唐孙思邈《备急千金要方》②有收载，是中国古代有名的养生学著作；《神仙服饵》不见于宋以前医籍记载，可能为佚名撰，或某一亡佚著作中的内容。

《事林广记·丁集》"道教类"中收载了15首辟谷服饵方，认为服用补益药有助于复性命、益精气、回衰历、去微疴等。其中，第1方，神仙服何首乌延年法，"取何首乌根（一名桃柳藤），以铜竹刀薄切，米泔浸一宿，曝干，木杵臼捣末，新瓷器盛之，忌铁器，空心一钱，渐加二钱，酒服。治五痔腰膝之病，冷气心痛，积年劳瘦，痰癖风虚，长筋骨，益精髓，壮气驻颜，黑髭延年，久服令人有子。有疾用茯苓汤下，忌猪、羊血，无鳞鱼。二四六八偶日，服之良。河南祖能嗣父子服此，俱得遐寿。此药采其头，获九数者，服之乃仙，其中有形如鸟兽山岳之状珍也，掘得去皮，生吃得味甘甜。赞曰：神效助道，著在仙书，雌雄相交，夜合昼疏，服之去谷，日居月诸，返老还少，保安病躯"。第2方，神仙服紫荷车休粮法，"取紫荷车（一名金钱草）根，以竹刀刮去皮，切作骰子块，面裹如石莲大，入瓷瓶，煮候药浮，漉出旋冷，入新布袋当风挂干，每三丸。五更初，面东念咒，井花水下，连进三服，已试良验。若要饮食，先以黑豆煎汤饮，次以药丸煮稀白粥渐渐饮食。咒曰：乾元亨利贞（三遍），日月共吾并，吾今服药愿长生，三尸九虫汝莫惊，服气吞精仙骨成，急急如律令敕。又曰：天朗气清金鸡鸣，吾今服药欲长生。吾今不饥复不渴，须得神仙草自荣。又曰：青帝骑龙，何神不从，速来救护，使吾乐通，急急如律令敕"。第3方，神仙服天门冬居山辟粒不饥法，"取天门冬（二斤），熟地黄（一斤），捣罗为末，炼蜜为丸，如弹子大。每服三丸，以温酒化破服之，日三

---

①［南朝梁］陶弘景. 养性延命录：卷上，教诫篇第一[M]// 李世华，沈德惠，点校. 道藏养生书十种. 北京：中医古籍出版社，1987：7.

②［唐］孙思邈. 备急千金要方：卷二七，调气法第五[M]// 胡国辰，总主编. 张印生，韩学杰，主编. 唐宋金元名医全书大成·孙思邈医学全书. 北京：中国中医药出版社，2009：493.

服。如居山远行，辟谷不饥。服至十日，身轻目明。二十日，百病愈，颜色如花。三十日，发白更黑，齿落重生。四十日，行及奔马。百日，服之延年矣。一云久服大益，人去三尸，断谷轻身，延年不老，百病不生，以茯苓等分，为末，同服。大寒单衣汗出，忌食鲤鱼"。第4方，神仙服天门冬强骨髓驻颜容法，"天门冬（二十斤，去心、皮，阴干），前件药生奉高山。在东岳名淫羊藿，在中岳名天门冬，在西岳名管松，在北岳名无不愈，在南岳名百部，在京陆山阜名颠棘，处处有之。其名虽异，其实一也，在北岳地阴者佳。捣罗为末，每服三钱，酒调下，日五六服。二百日，怡泰拘急者缓，羸劣者强。三百日，身轻。二年，走及奔马。与炼成松脂蜜丸益善，多服佳。忌食鲤鱼"。第5方，神仙服胡麻除一切痼疾不饥法，"胡麻（三斗，得生上党者尤佳），用净水淘去泥沙，上甑蒸之，令气漏出，曝干，以水酒拌，又蒸，如此九遍，止白汤，脱去皮，令净，炒令香熟，捣为末，炼蜜和丸，如弹大。每服一丸，以温酒化破服，日再服。服满一百日，能除一切痼病。服一年，身面光泽，不饥。服三年，水火不能害，行步可及奔马，久服长生。若欲下之，煮葵叶汁服之即下。当忌生菜、狗肉、毒鱼"。第6方，神仙炼松脂久服延年法，"松脂（七斤），以桑薪灰汁一石煮五七沸，漉出置冷水中凝，复煮之，凡十遍，如脂白矣，细研为散。每服以粥饮调下三钱，日三服。服十两已上不饥，饥再服之。一年已后，夜视目明，久服延年益寿"。第7方，神仙服松脂见西王母法，"百炼松脂下筛，蜜和，内以角中，勿见风，日服博棋一枚。日三服，一斤延年。《仙经》云：常以三月入衡山之阴，取不见日月之松脂，炼而服之，百日耐寒暑，二百日五脏补益，服之五年即见西（王母）"。第8方，神仙服蒺藜子断谷法，"蒺藜子（一石或二石，常以七八月熟时收拾，十月曝干），先春去刺，然后捣罗为细末。每服二钱，以新汲水调下，日三服，勿令中绝。断谷长生，服之一年以后，冬不寒，夏不热。服之二年，老者复少，发白再黑，齿落重生。服之三年，身轻体健，延年益寿"。第9方，神仙服菟丝子益元阳法，"菟丝子（一升，以酒豆浸，良久漉出，日干，又浸，令酒尽），丁香皮（真者三两半，为末），草豆蔻（去皮，二两半，为末），右都入酒内浸，春夏七日，秋冬半月，候日数足满取出，略于温汤内浴过焙干。不计时候，嚼下三五粒，用茶下，或酒下亦得"。第10方，神仙饵槐子延年不老方，"槐子者灵精也（以子相连多者为佳，云薹子者不用）。右以十月上巳日采，新瓷器盛，以泥泥定，勿令泄气，一七日开取，去皮。从月初日服一粒，以水下，日加一粒，直至月中，每日却减一粒，终而复始。令人可夜读书，久服延年，气力百倍"。第11方，神仙饵地黄长生不老方，"生地黄（味甘，无毒，生于黄土者佳，二月八月采肥者，不拘多少），阴干为细末，炼蜜为丸，如梧桐子大。每服以温酒下三十丸，日三服。百日颜如桃花，服三年令人身轻，长生不老"。第12方，神仙饵茯苓延年不老方，"白茯苓（三斤，去皮木，细切，日曝干），白菊花（一斤半）。二药捣罗为末，以炼成松脂和丸，如弹子大。每服一丸，以酒化破服之，日再服。百日颜色变异，肌肤，光泽，延年不老。忌食米醋"。第13方，神仙饵柏叶肥白补益方，"侧柏叶（三斤），远志（去心，二斤），白茯苓（去皮，一斤）。右侧柏叶五月五日于五方采，同二药捣罗为末，炼蜜和丸，梧（桐）子大。每以温仙灵脾酒下三十丸，日再服，并无所忌，勿示非人"。第14方，神仙饵菊花延年不老方，"白菊花（二斤），白茯苓（一斤，并捣罗为末），二末拌匀。每服三钱，温酒调下，日三，久服令人长生"。第15方，神仙采紫萍回生起死方，"天生灵草无根干，不在山间不在岸。始因飞絮逐东风，泛梗青青飘水面。神仙一味去沉疴，采时须至七月半。选甚瘫风与大风，铁幞头上也出汗"[①]。

经笔者考证前代医书发现，《事林广记·丁集》"道教类"所载"神仙服饵"方，主要来源于历代养生学著作，包括晋葛洪撰《抱朴子》《神仙服食方》，唐司马承祯撰《修真秘旨》、孙思邈撰《备急千金要方》，佚名撰《神仙服饵》《神仙秘旨》，宋代官修医学方书王怀隐等敕撰《太平圣惠方》。从方剂名称及内容来看，《事林广记》所引方剂绝大多数来自宋代官修医学方书《太平圣惠方》卷九四《神仙方》[②]。

---

① ［宋］陈元靓. 纂图增新群书类要事林广记丁集：卷下，道家类［M］. 北京：中华书局，1999：116-117.

② ［宋］王怀隐. 太平圣惠方（校点本）：卷九四，神仙方［M］. 郑金生，汪惟刚，董志珍，校点. 北京：人民卫生出版社，2016：2091-2115.

（二）《事林广记·戊集·医学类》所载"医学发明""用药效验""炮制方法""收藏要法""药性反忌"和"解毒药法"

《事林广记·戊集》卷下"医学类"首载《烟萝子图》1幅，有图有文，内容完整。该图系五代道士烟萝子于后晋天福九年（944年）前绘制的《内境图》，也称《烟萝子图》，是中国现存最早的人体解剖图，"其内容与现代解剖学大致吻合，这是中国解剖史上的一大成就"①。其次，收载了"医学发明""用药效验""炮制方法""收藏要法""药性反忌""药分数种"和"解救药毒"等医学内容及其文献史料。《事林广记·戊集》"医学类"所载各种医学知识，是研究宋代民间医药学史的重要文本资料。

1. 医学发明

"医学发明"前有一小序，介绍了中国古代医学的传承情况。《事林广记·戊集》卷下"医学类"载：

> 自神农使岐伯尝味百草，典医疗疾。尧时巫咸以鸿术为医，春秋秦有医和、医缓，战国有扁鹊兄弟，后汉有华佗，皆以医名于世，自是医学之传，流派益远，然而医未可以易言也，天之命寄焉。昔扁鹊见齐桓侯曰："君疾在腠理，不治将深。"桓侯曰："寡人无疾。"后五日复见，曰："君疾在血脉，不治将深。"后五日复见，曰："君疾在肠胃间，不治将深。"后五日望见桓侯，退亦曰："疾居腠理，汤熨之所及也；在血脉，针石之所及也；在肠胃间，酒醪之所及也；今在骨髓，虽司命无奈之何。"后五日，桓侯召之，扁鹊逃去，桓侯遂死。然则学未至于扁鹊，医可易言哉。②

陈元靓所引这则医案故事，来源于《史记》卷一○五《扁鹊仓公列传》，介绍了神农、岐伯、巫咸、医和、医缓、扁鹊兄弟以来的医学传承关系，强调了名医辨证论治和熟知汤熨、针石、酒醪疗病的重要性。

---

① 祝亚平. 中国最早的人体解剖图：烟萝子《内境图》[J]. 中国科技史料, 1992, 13（2）：61-67.

② [宋]陈元靓. 纂图增新群书类要事林广记戊集：卷下，医学类 [M]. 北京：中华书局, 1999：131.

"医学发明"载有论用药法、论治病法、疗诸风证、半身不遂、诸风寒湿、诸风脚气、头痛痰壅、气中证候、疗伤寒证、伤寒表证、伤寒里证、阴证吐泻、阳证烦躁、和解证候、伤寒潮热、伤寒咳嗽、伤寒呕吐、伤寒鼻衄、伤寒腹满、寒证腹痛、热证腹痛、大小便秘、妇人伤寒和伤寒杂证①。

经笔者考证，《事林广记·戊集》中收载的"医学发明"内容，主要征引自宋代官修医学方书《增广太平惠民和剂局方》《增广太平惠民和剂局方指南总论》和《太平圣惠方》等，内容文字基本一致。

2. 用药效验

"用药效验"前有一小序："夫用药如用刑，刑不可误，误即杀人，用药亦然，一有不谨，性命系焉，可不慎诸！今人才到病家，便以所见轻易投药，不知病证之源流，不审药饵之当否，其不误人者几希。故方以经验为良，药以详订为贵，庶十病九瘳，取十全之功必矣。"②经笔者考证，这一序引系陈元靓征引自宋朝医学家寇宗奭撰《本草衍义》"序例中"，个别字句做了节略与概括③。

关于"用药效验"，《事林广记·戊集》收载诸风、卒中、中风、头风、卒感风寒、泄痢、冷痢、赤白痢、治痢、痔漏、肠风、中暑、暑渴、去暑、心脾痛、心脾痛不可忍、□□气刺心痛、赤心痛、小肠气、白浊、小便不通、淋痛、偏坠、治喉闭、咽喉肿痛、悬嗝卒肿、热极喉闭、喉痛、热疮风、鼻衄、热吐、呕血、消渴、脚气、臂痛、妇人乳癓、产后泻痢、崩漏下血、妇人心痛、男子小儿卒心痛、偏头痛、产后血晕、小儿头疮、走马疳、疥疮、诸般恶疮、头疮、痄腮、内外臁疮、满疮、冻脚疮、疸疮、治癣、久年恶疮、金疮、打扑伤损、刀箭伤、蛇伤、蜈蚣伤、蝼蚁毒、犬咬伤、马咬伤、汤火伤、骨鲠、鱼骨鲠、口疮、口舌生疮、木舌、重舌、口气、鼻癓、脑气、瘕疯、头癣、手缝痒、去疮瘢、

---

①［宋］陈元靓. 纂图增新群书类要事林广记戊集：卷下，医学类［M］. 北京：中华书局，1999：131-134.

②［宋］陈元靓. 纂图增新群书类要事林广记戊集：卷下，医学类［M］. 北京：中华书局，1999：134.

③［宋］寇宗奭，撰. 本草衍义：卷二，序例中［M］. 颜正华，常章富，黄幼群，点校. 北京：人民卫生出版社，1990：16.

乌髭不老、点痣去瘢、针灸法、灸艾杂说、干日人神、支日人神、人神所在等78种常见疾病及其症状、疗法和常用方剂，药方组成简便，大多为一味药或二三味药，药物也多为常见药物 [①]。

3. 炮制方法

《事林广记·戊集》卷下《医学类》所载"炮制方法"，收载了药物炮制17法和192种（实为190种）药物炮制方法。

关于药物"炮制方法"，《事林广记·戊集》卷下《医学类》引《雷公药性论》载：

> 药之有方，犹乐之有调也。乐备众调，始和其音；药备众方，始和其剂。乐调十七，方亦如之，曰炮、曰爁、曰炙、曰煿、曰煨、曰炒、曰煅、曰炼、曰制、曰度、曰飞、曰伏、曰镑、曰摋、曰曝、曰爆、曰露是也，然用则各有宜焉。[②]

"炮制十七法"可能来源于南朝名医雷敩原著《雷公炮炙论》，由于该书已散佚，现知此十七法最早见于《事林广记》一书，介绍了炮、爁、炙、煿、煨、炒、煅、炼、制、度、飞、伏、镑、摋、曝、爆、露制药法17种。后被明寇平《全幼心鉴》、徐春甫《古今医统大全》、罗周彦《医宗粹言》、缪希雍《炮炙大法》、清张骥辑《雷公炮炙论》等所征引和发挥。

《事林广记·戊集》中征引了192种（实为190种）药物炮制方法及其用药禁忌，分玉石部、草药部、木实部、果菜部、鱼虫部、龙兽部六大类，实际上是一部简要药物炮制学专著。如"玉石部"所载药物，包括丹砂、雌黄、雄黄、硫黄、白矾、黑铅、赤石脂、白石脂、硝石、滑石、磁石、阳起石、禹余粮、紫石英、石膏、寒水石、代赭石、石燕、白垩、石钟乳、黄丹、自然铜、食盐、云母石、花蕊石，共25种。其中，丹砂、雌黄、雄黄，"先打碎研细，水

---

①［宋］陈元靓. 纂图增新群书类要事林广记戊集: 卷下, 医学类 [M]. 北京: 中华书局, 1999: 134-136.

②［宋］陈元靓. 纂图增新群书类要事林广记戊集: 卷下, 医学类 [M]. 北京: 中华书局, 1999: 136.

飞过，灰碗内铺纸渗干，入药用。别有煅炼，各依本方"。硫黄，"凡使，先细研，水飞过，以皮纸澄去水令干，为末，始入药用。别有煅炼，各依本方"。白矾，"要光明者，先于铁铫子内或刀上火中煅过，研细入药用。如生用者，则依本方"。黑铅，"以铁铫炭火镕开，泻出新瓦上，滤去滓脚，一两番，取净铅用。或结砂子，依本方"。赤石脂、白石脂，"炭火煅通赤，取出候冷，研细，水飞过用。缓急，则研令极细，不飞亦得"。硝石，"研令极细，以瓷瓶子盛于炭火中，煅令通赤，方用。如缓急，只炒过，研细使亦得"。滑石，"以刀刮下，牡丹皮同煮伏时，取出，用东流水研，飞过，日干。如急用，只细研亦得"。磁石，"以炭火烧赤，酽醋淬丸过捣碎，细研，水飞过用。入汤剂，即杵，水淘去，用汁亦得"。阳起石，"凡使，先以炭火烧通赤，好酒内淬七遍，如只用好酒煮半日，亦得。并研细，水飞过，入药用"。禹余粮、紫石英、石膏、寒水石、代赭石、石燕，"凡使，并用火煅，醋淬七遍，捣研，令极细，水飞过，入药用"。白垩，"即白磵土，每一两用盐一分，投于斗水中，用铜器煮十余沸，然后用此沸了水飞过，入药用"。石钟乳，"依法煮，候日足，入水研细，不碜，入药用"。黄丹，"先须炒，令色变，研令极细，再罗过，入药用"。自然铜，"火烧通赤，醋淬九遍，细研，罗过，入药用"。食盐，"凡使，须炒过，研细。一法，火烧研细，入药用"。云母石，"用益母草捋汁，浸一宿，研易细，方可用"。花蕊石，"凡使，以大火煅过。如缓急，不煅亦可用"①。从以上引文可知，"玉石部"药物在炮制中大多使用了"打碎""研细""水飞""火煅""滤滓"等方法。

《事林广记·戊集》"草药部"所载药物，包括菖蒲、人参、甘草、天门冬、麦门冬、苍术、熟地黄、菟丝子、半夏、当归、肉苁蓉、麻黄、蒲黄、大黄、川牛膝、骨碎补、乌头、黄芪、牛蒡子、蒺藜子、补骨脂、远志、苦参、木香、石斛、防风、草龙胆、巴戟天、续断、狗脊、旋覆花、京三棱、蓬莪术、茴香、石韦、车前子、柴胡、前胡、白薇、阿魏、高良姜、百部根、缩砂仁、附子、天雄、史君子、桔梗、大戟、延胡索、葶苈子、牵牛子、牡丹皮、黄连、天麻、王

---

① ［宋］陈元靓. 纂图增新群书类要事林广记戊集：卷下，医学类 [M]. 北京：中华书局，1999：136.

不留行、瞿麦、仙灵脾、肉豆蔻、蓬莪茂、通草、熟艾、泽泻、天南星、黑附子、五味子、山茵陈、灯心末、白术、独活、羌活、蛇床子、常山、干姜、芍药、川芎、白芷、菊花、山药、薏苡仁、秦艽、漏芦、细辛、葫芦巴、破故纸、马兜铃、紫菀、黄芩、木通，共88种。其中，蓬莪术和蓬莪茂、补骨脂和破故纸为同一药物的不同称谓，故"草药部"实收药物86种。如菖蒲，"用去土，生节密者佳。凡使，须用剉碎，微炒用。或焙干亦得"。人参，"凡使，须去芦头，剉，焙干秤，方入药用。不去芦，令人吐，谨之"。甘草，"微炙赤色，欲用捣末，水中蘸过，炙令透，即无滓，或只生用"。天门冬、麦门冬，"水浸润，抽去心，火上焙热，即当风凉三四次，即干"。苍术，"凡使，先以米泔浸，春五日，夏三日，秋七日，冬十日，逐日换水，日足，刮去皮，焙干，方入药用。如缓急，不浸亦得，但稍燥"。熟地黄，"凡使，须净洗过，以酒浸三日夜，漉出，蒸三、两炊，焙干，方入药用。如急用，只以酒洒蒸过使，不蒸亦得，不若酒浸蒸过为佳。生干者，只生用，不用酒浸"。菟丝子，"洗去沙土，酒浸一昼夜，漉出，蒸过，乘热杵为粗末，焙干捣。捣之不尽者，再以酒渍，取出焙干，捣之。一法，默念老鹰不辍即易细。一法，用盐拌，碾则易碎"。半夏，"软白者封齐所产，先以沸汤浸，候温洗去滑，如此七遍，薄切，焙干。用如作曲，以事持了半夏为末，生姜自然汁和作饼子，焙干，再为末，再以姜汁和再焙"。当归，"洗去泥土并芦头尖硬处，无灰酒浸一宿，漉出，焙干方用。或微炒用，各依本方。要补血，即使头一节；若止痛破血，即用尾；若都用，不如不使，服食无效也"。肉苁蓉，"凡使，先须以温汤洗，刮去上粗鳞皮，切碎，以酒浸一日夜，漉出，焙干使。如缓急要用，即酒浸煮过，研如膏或焙干便亦得"。麻黄，"凡使，先去根、节，寸剉令理通，别煮十数沸，掠去其沫，却取出，碎剉，焙干用。不尽去之，令人烦闷。如用急，只去根、节亦得"。蒲黄，"即蒲上黄花，须（子）〔仔〕细认，勿误用松黄。凡使，须用隔三重纸，焙令黄色，蒸半日，焙干用。消肿破血，即生用。补血止血，即炒"。大黄，"或蒸过用，或糖灰中炮热用。若取猛利，即焙干用。蒸法，以湿纸里三斗米下蒸，薄切，焙干，入汤即切如棋子，先以酒洗"。川牛膝，"凡使，先洗，去芦头，剉碎，以酒浸透软，焙干方用。如急，切，用酒浸蒸过便使，不蒸亦得"。骨碎补，"用刀刮去上黄皮、毛，令尽，细剉，用酒拌，蒸一日，取出晒干。缓急，只焙干，不蒸亦得"。乌头，"要炮裂令熟，去皮、脐，入药用。或阴制，以东流水浸七日夜，去皮、脐、尖，切片焙干用亦得"。黄芪，"蜜炙了，大头写官字，小头写人字，碾即易碎。一法，纸包席下卧一夜，次日用，即不成滓"。牛蒡子，"凡使，要净拣，勿令有杂子，然后用好酒拌，蒸一伏时，取出焙干，别捣如粉，方入药用"。蒺藜子，"凡使，须净拣择，蒸一伏时，晒干，于木臼中舂，令刺尽，用好酒拌再蒸，取出曝干方用"。补骨脂，"酒浸一宿，漉出，却用东流水浸三日夜，再蒸，曝干用。如缓急，以盐同炒令香，去盐用"。远志，"须去心，焙干，方入药用。如不去心，令人烦闷。更能以甘草汤浸一宿，漉出，焙干用尤好"。苦参，"凡使，不拘多少，先须用浓糯米泔浸一宿，漉出，蒸一伏时，取出，却细剉，焙干，用之为妙"。木香，"凡使，不见火，须细剉，日干用。如为细末，薄切，微火焙干使，亦不妨，然不若晒干之为愈"。石斛，"洗去根土，用酒浸一宿，漉出，蒸过，曝干方用。如急用，不蒸亦得。如别有炮制，各依本方"。防风，"择去芦头及叉头、叉尾者，洗，剉，焙干用。叉头者令人发狂，叉尾者令人发痼疾，宜慎之"。草龙胆，"去芦头，剉，用甘草浸一宿，曝干用。急用，不浸亦得"。巴戟天，"去心，萆薢酒浸一夜，剉碎，焙干用。急用，不浸亦得"。续断，"剉碎，以酒浸一伏时，漉出，焙干方用。急用，不浸亦得"。狗脊，"火燎去毛，令净，酒浸一宿，蒸过，焙干。急用，不浸亦得"。旋覆花，"一名金沸草，用蒸过，方入药用。如急用，不蒸亦得"。京三棱、蓬莪术，"醋煮，剉碎，焙干，用糖灰中炮熟用之，亦得"。茴香，"净洗，酒浸一宿，漉去，曝干，炒过用。急用，只炒过亦得"。石韦，"以粗布拭去黄毛，用羊脂炒干用。缓急，微炙使亦得"。车前子，"凡使，须是微微炒燥，方入药用。如只焙干用亦得"。柴胡、前胡，"二味凡使，须先去芦头，洗，剉碎，焙令干，入药用"。白薇，"凡使，先去苗，用秫米泔浸一宿，漉出，蒸过，入药内用"。阿魏，"先于净钵中研如粉了，却于热酒器上蒸过，入药用"。高良姜，"凡使，须先剉碎，以真麻油少许拌匀，炒过入药用"。百部根，"以竹刀劈开，去心，酒浸一宿，漉出，剉，焙过，入药用"。缩砂仁，"凡使，须和皮慢火炒，令热透，去皮梗，取仁入药用"。附子、天雄，"二味凡使，先炮裂令熟，去皮脐、尖，焙干，入药用"。史君子，"凡使，热灰中和皮炮，却去了皮，取仁焙干，入药用"。桔梗、大戟、延胡索、葶苈子、牵牛子，"五味并微炒过，入药用"。牡丹皮，"凡使，须去心，净拣，酒拌蒸过，细剉，曝令干，入药用"。黄连，"凡使，先净去须，剉碎，用蜜拌，慢火内炒令干，入药用"。天麻，"纸包，水浸湿，热灰中煨熟，取出，以酒浸一宿，焙干用"。王不留行，"先浑蒸一时久，却下浆水浸一宿，漉出，焙干用"。瞿麦，"只用药壳，不用茎叶，都使即令人气咽，及小便不禁"。仙灵脾，"用羊脂拌炒，候羊脂尽为度，每一斤用羊脂四两"。肉豆蔻，"以曲裹煻灰中炮，以曲熟为度，去曲，剉，焙令干用"。蓬莪戌，"最难，末以湿纸裹熟，煨，取出急捣，应手如粉用之"。通草、灯心草，"欲为末，拌以秫米粥焙干，研之，即成细末。灯心同法"。熟艾，"欲成末，当入茯苓少许同研，以糯米饮搜焙亦成末"。泽泻，"酒浸一宿，漉出，焙干用，不浸亦得。别有炮制，依本方"。天南星、黑附子，"热灰中炮裂，方入药用。别有炮制，依本方"。五味子，"凡使，须净拣，去枝梗，方用。如入汤剂用，槌碎使之"。山茵陈，"凡使，须择去根土，细剉，曝干入药用，勿令犯火气"。灯心末，"以瓷器拌，碾令细，以水淘，灯心浮上瓷，末自沉下"。白术、独活、羌活，"凡使，须剉，焙干用"。蛇床子，"先须慢火微炒过，冷香用"。常山，"须剉碎，酒浸一昼夜，蒸过用"。干姜，"凡使，须炮令裂，以去湿气用"。芍药，"凡使，先须剉碎，却焙，令干用"。川芎、白芷等，"并剉碎，焙干用"。菊花，"凡使，须去枝梗，焙干用"。山药，"凡使，先须剉碎，焙干用"。薏苡仁，"须以糯米同焙干用"。秦艽、漏芦，"破开，净洗，焙干用"。细辛，"先洗去土，并苗焙干用"。葫芦巴、破故纸、马兜铃，"炒用"。紫菀，"取茸，洗去土，微炒过用"。黄芩，"凡使，须剉碎，微炒过用"。木通，"凡使，须剉，去节去皮用"①。

《事林广记·戊集》"木实部"所载药物，包括肉桂、巴豆、槟榔、蜀椒、

① ［宋］陈元靓. 纂图增新群书类要事林广记戊集：卷下，医学类 [M]. 北京：中华书局，1999：136–138.

楝实、皂角、诃梨勒、吴茱萸、杜仲、厚朴、枳壳、枳实、干漆、茯神、栀子、大腹皮、龙脑、麒麟竭、乳香、松脂、酸枣仁、黄柏（即"黄檗"，下同）、沉香、檀香、芜荑、茯苓、猪苓、蔓荆子、山茱萸，共29种。如肉桂，"愈嫩即愈厚，愈老即愈薄，仍用紧卷紫色者佳。凡使不见火，先去粗皮，至有油有味处方用。妇人妊娠药，须微炒过用"。巴豆，"去壳并心、膜，烂捣，纸裹，压去油，取霜用。又法，去壳、心、膜了，水煮，五度换水，再煮一沸，研。不尔，令人闷。又法，煮了，炒赤用"。槟榔，"要存坐端正坚实者，以刀刮去底，细切，勿经火，恐无力。若熟使，不如勿用"。蜀椒，"去枝梗并目及闭口者，微炒过，净地上，以新盆盖定，土围盆，四周去汗用"。楝实，"酒浸润，待皮软，剥去虚皮，焙干，以曲炒，入木臼内杵，为粗末，罗过，去核用"。皂角，"凡使，要拣肥厚长大不蛀者，削去皮，弦并子涂酥，慢火炙，令焦黄，入药用"。诃梨勒，"凡使，先于糖灰中炮去核，取肉，酒浸蒸一伏时久，取出，焙干，方入药用"。吴茱萸，"先以沸汤浸洗七次，焙干，微炒过，方入药。若治外病，不入口，不洗亦得"。杜仲，"去粗皮令尽，生姜汁炙，令香熟，无丝为度。或剉碎，如豆大，姜汁炒丝绝用"。厚朴，"刮去粗皮，令见心，生姜汁炙三次，令香熟为度。或只剉碎，使姜汁炒，亦得"。枳壳、枳实，"要陈者，汤浸，磨刮去瓤，细切，用曲拌，炒令焦黄，香熟为度，方入药用"。干漆，"凡使，须捣碎，炒至大烟出方用。不尔，损人肠胃"。茯神，"凡使，去粗皮，并中心所抱木，剉碎，焙干，入药用"。栀子，"先去皮，须用甘草水浸一宿，漉出，焙干，入药用"。大腹皮，"先以酒浸洗，再以大豆汁洗过，剉，焙，入药用"。龙脑、麒麟竭、乳香、松脂，"凡使，并须别研令细，入药用"。酸枣仁，"凡使，先以慢火炒，令十分香熟，研碎，入药用"。黄柏，"去粗皮，蜜涂炙，入药用"。沉香、檀香，"须别剉，捣，入药用"。芜荑，"拣净，慢火微炒，入药用"。茯苓、猪苓，"去黑皮，剉，焙干用"。蔓荆子，"酒浸蒸一伏时，焙用"。山茱萸，"捣，焙用。或和核，亦得"[①]。

《事林广记·戊集》"果菜部"所载药物，包括草豆蔻、黑豆、赤小豆、大

---

① [宋]陈元靓. 纂图增新群书类要事林广记戊集：卷下，医学类 [M]. 北京：中华书局，1999：138.

豆黄卷、麦蘗、神曲、白扁豆、绿豆、陈皮、青皮、胡麻、杏仁、桃仁、木瓜、乌梅、胡桃、韭子，共17种。如草豆蔻，"去皮，取仁，焙干用。或和皮煻灰中炮熟，去皮用亦得"。黑豆、赤小豆、大豆、黄卷、麦蘗、神曲、白扁豆、绿豆等，"并炒过用"。陈皮、青皮，"汤浸磨去瓤，曝干，曲炒用。或急用，只焙干入药用"。胡麻，"即黑色油麻也，凡使，须先炒过用。或九蒸九曝用，亦得"。杏仁、桃仁，"汤浸去皮、尖及双仁者，曲炒黄用"。木瓜，"汤浸去瓤，并子剉碎，焙令干，方入药用"。乌梅，"先净洗，槌碎，去核，取净肉，微炒，入药用"。胡桃，"去壳，以汤浸，去了皮膜，却研碎，入药用"。韭子，"先须微炒过用之。亦有生用，各依本方"①。

　　《事林广记·戊集》"鱼虫部"所载药物，包括真珠、鳖甲、龟甲、乌蛇、白花蛇、蛤蟆、白蜜、斑蝥、芫青、白僵蚕、蛇蜕、五灵脂、牡蛎、蝉蜕、原蚕蛾、蛇黄、桑螵蛸、天浆子、夜明砂、水蛭、蜈蚣、蜻蜓、穿山甲、鼋甲、露蜂房、地龙，共26种。如真珠，"要取新净，未曾伤破及钻透者，臼中捣碎，绢罗重重筛过，却更研一二万下，任用"。鳖甲、龟甲，"用醋浸三日，去裙，慢火中反复炙，令黄赤色。急用，只蘸醋炙，候黄色，便可用"。乌蛇、白花蛇，"凡使，先以酒浸三日夜，慢火上反复炙，令黄赤干燥，去皮、骨，取肉入药用"。蛤蟆，"以酥涂，或酒浸，慢火中反复炙，令焦黄为度，或烧灰存性用。他有炮制，各依本方"。白蜜，"凡使，须先以慢火煎，掠去沫，令色微黄，则经久不坏。掠之多少，则随蜜之精粗也"。斑蝥、芫青，"去头、翅、足，用秫米同炒熟，方可入药，生即吐泻"。白僵蚕，"要白色条直者，去丝、觜，微炒用或生用，各依本方"。蛇蜕，"洗去土，炙过，方可用。或烧灰存性入药用，各依本方"。五灵脂，"入麻油三五滴，即易成末，酒研，飞，淘去砂土方用"。牡蛎，"以稻藁包之煅。一法，以京墨末涂之，煅，细研用"。蝉蜕，"去觜、足，以汤浸润，洗去泥土，却曝干，微炒过用"。原蚕蛾，"凡使，去翅、足，微炒过，方入药用。蚕沙亦炒用"。蛇黄，"火烧通赤，以酽醋淬三五度，候

　　①［宋］陈元靓. 纂图增新群书类要事林广记戊集：卷下，医学类［M］. 北京：中华书局，1999：138－139.

冷，研末，入药用"。桑螵蛸，"炙过，或蒸过亦得。一云涂酥，慢火炙香熟用"。天浆子、夜明砂，"并微炒过用"。水蛭，"凡使，须是炒焦用"。蜈蚣、蛞蝓，"去头、翅、足，炙过用"。穿山甲、鼍甲，"须炙焦用"。露蜂房，"炙过用，或炒过亦得"。地龙，"搓去土，微炒过用"①。

《事林广记·戊集》"龙兽部"所载药物，包括龙骨、鹿茸、虎骨、阿胶、诸胶、腽肭脐、犀角、麝香，共8种。如龙骨，"要黏舌者，酒浸一宿，焙干，细捣罗，研如粉，以水飞过三度，日中晒干用。如缓急，只以酒煮，焙干用。他有炮制，各依本方"。鹿茸，"凡使，用鹿茸连顶骨者，火燎去毛，令净，约三寸已来截断，酒浸一日，慢火炙，令脆用。或用酥涂炙亦好，炮制各依本方"。虎骨，"斫开，去髓，涂酒及酥或醋，反复炙，黄赤色用，各依本方"。阿胶及诸胶，"剉碎，炒，候沸，燥如珠子，入药用"。腽肭脐，"用酒浸，慢火反复炙，令熟，方入药用"。犀角，"须用人肉煨之，久之捣，则成末，入药用"。麝香，"欲研为末，须着少水，自然细，不必罗也"②。

可见，《事林广记·戊集》"医学类"中所载药物"炮制方法"，不仅详细地介绍了常见中药炮制技术、方法和要求，而且也强调了药物经炮制后性味功效的改变，对保证药品质量和方剂疗效起了很大的作用。

经笔者考证，《事林广记·戊集·医学类》中"炮制方法"的内容，其"炮制十七法"可能来源于《雷公药性论》，由于该书已散佚，现知此十七法最早见于《事林广记》一书；192种（实为190种）药物炮制方法，主要来源于南宋医学家许洪撰《增广太平惠民和剂局方诸品药石炮制总论》，是南宋官修医学方书《增广太平惠民和剂局方》的附录部分。南宋宁宗嘉定元年（1208年），许洪奉诏修撰《太平惠民和剂局方》时增补了3个附录，分别是《增广太平和剂图经本草药性总论》《增广太平惠民和剂局方指南总论》和《增广太平惠民和剂局方诸品药石炮制总论》。其中《增广太平惠民和剂局方诸品药石炮制总论》1卷，简称《诸品药石炮制总论》《药石炮制总论》《炮制总论》《局方

---

① ［宋］陈元靓. 纂图增新群书类要事林广记戊集：卷下，医学类［M］. 北京：中华书局，1999：139.
② ［宋］陈元靓. 纂图增新群书类要事林广记戊集：卷下，医学类［M］. 北京：中华书局，1999：139.

炮制》等，许洪撰，是南宋嘉定本《太平惠民和剂局方》的重要组成部分①。全书仿掌禹锡等撰《嘉祐补注神农本草》体例，分玉石部、草部、木部、禽兽部、鱼虫部、果菜部等六部分②。从《事林广记》"炮制方法"中"别有煅炼，各依本方""如生用者，各依本方""他有炮制，各依本方"等字样来看，《诸品药石炮制总论》是南宋政府颁布的法定药物炮制标准，不仅对规范官修医学方书《太平惠民和剂局方》中药物炮制及官府药局药品生产具有积极意义，而且也对民间药物炮制和药品生产产生了深刻影响。陈元靓在编撰《事林广记》时，对宋宁宗嘉定初年官修《太平惠民和剂局方》中的验效方剂和附录部分内容征引甚多。

下面，以陈元靓撰《事林广记·医学类》中所载"炮制方法"，与南宋官修方书《增广太平惠民和剂局方诸品药石炮制总论》中药物炮制内容进行比较，分析两书所载内容的异同，揭示类书著作在保存医学文献史料和传播医学知识方面的独特价值（参见表4）。

---

①［宋］许洪. 增广太平惠民和剂局方诸品药石炮制总论. ［宋］陈承，裴宗元，陈师文，原撰. ［宋］许洪增广，［日本］橘亲显，细川桃庵，望月三英，等校正. 增广太平惠民和剂局方：附录三［M］. 任廷苏，李云，张镐京，等点校. 海口：海南出版社，2012：493-505.

②［宋］掌禹锡，等撰. 尚志钧，辑复. 嘉祐本草（辑复本）：卷二，序例下［M］. 北京：中医古籍出版社，2009：55-79.

表4　《事林广记·医学类·炮制方法》与《增广太平惠民和剂局方诸品
药石炮制总论》药物种类比较情况表

序号	部类	《事林广记·医学类·炮制方法》药物种类		《增广太平惠民和剂局方诸品药石炮制总论》药物种类		《事林广记》增减情况
1	玉石部	丹砂、雌黄、雄黄、硫黄、白矾、黑铅、赤石脂、硝石、滑石、磁石、阳起石、禹余粮、紫石英、石膏、寒水石、代赭石、石燕、白垩、石钟乳、黄丹、自然铜、食盐、云母石、花蕊石	24种	丹砂、雄黄、雌黄、石钟乳、白矾、赤石脂、白石脂、硫黄、阳起石、磁石、黑铅、黄丹、硝石、食盐、石灰、伏龙肝、百草霜、滑石、禹余粮、紫石英、石膏、寒水石、代赭、石燕、太阴玄精石、白垩、自然铜、花蕊石	28种	《事林广记》去白石脂、石灰、伏龙肝、百草霜、太阴玄精石，增云母石
2	草部	菖蒲、人参、甘草、天门冬、麦门冬、苍术、熟地黄、菟丝子、半夏、当归、肉苁蓉、麻黄、蒲黄、大黄、川牛膝、骨碎补、乌头、黄芪、牛蒡子、蒺藜子、补骨脂、远志、苦参、木香、石斛、防风、草龙胆、巴戟天、断续、狗脊、旋覆花、京三棱、蓬莪术、茴香、石韦、车前子、柴胡、前胡、白薇、阿魏、高良姜、百部根、缩砂仁、附子、天雄、史君子、桔梗、大戟、延胡索、葶苈子、牵牛子、牡丹皮、黄连、天麻、王不留行、瞿麦、仙灵脾、肉豆蔻、蓬莪茂、通草、熟艾、泽泻、天南星、黑附子、五味子、山茵陈、灯心末、白术、独活、羌活、蛇床子、常山、干姜、芍药、川芎、白芷、菊花、山药、薏苡仁、秦艽、漏芦、细辛、葫芦巴、破故纸、马兜铃、紫菀、黄芩、木通	88种	菖蒲、菊花、人参、天门冬、麦门冬、甘草、熟干地黄、苍术、菟丝子、川牛膝、柴胡、前胡、白术、独活、羌活、车前子、木香、山药、川芎、白芷、薏苡仁、远志、草龙胆、泽泻、石斛、巴戟天、黄连、蒺藜子、黄芪、肉苁蓉、防风、蒲黄、续断、细辛、五味子、蛇床子、山茵陈、王不留行、干姜、苦参、当归、麻黄、木通、芍药、瞿麦、仙灵脾、黄芩、狗脊、紫菀、石韦、草薢、白薇、艾叶、牛蒡子、天麻、阿魏、高良姜、百部根、茴香、牡丹皮、京三棱、蓬莪术、补骨脂、缩砂、附子、天雄、乌头、半夏、大黄、旋覆花、常山、天南星、白附子、马兜铃、骨碎补、葫芦巴、使君子、桔梗、大戟、延胡索、葶苈子、牵牛子	82种	《事林广记》去草薢、白附子，增肉豆蔻、蓬莪茂、通草、黑附子、灯心末、秦艽、漏芦、破故纸

（续表）

序号	部类	《事林广记·医学类·炮制方法》药物种类		《增广太平惠民和剂局方诸品药石炮制总论》药物种类		《事林广记》增减情况
3	木部	肉桂、巴豆、槟榔、蜀椒、楝实、皂角、诃梨勒、吴茱萸、杜仲、厚朴、枳壳、枳实、干漆、茯神、栀子、大腹皮、龙脑、麒麟竭、乳香、松脂、酸枣仁、黄柏、沉香、檀香、芜荑、茯苓、猪苓、蔓荆子、山茱萸	29种	肉桂、茯苓、猪苓、茯神、酸枣仁、黄柏、干漆、蔓荆实、杜仲、沉香、檀香、桑白皮、吴茱萸、槟榔、栀子、枳实、枳壳、厚朴、山茱萸、大腹皮、巴豆、蜀椒、皂角、诃梨勒、楝实、芜荑子、龙脑、麒麟竭、乳香、松脂	30种	《事林广记》去桑白皮
4	龙兽部（禽兽部）	龙骨、鹿茸、虎骨、阿胶及诸胶、腽肭脐、犀角、麝香	8种	龙骨、麝香、牛黄、阿胶及诸胶、鹿茸、虎骨、腽肭脐、夜明砂	9种	《事林广记》去牛黄、夜明砂，增犀角
5	鱼虫部	真珠、鳖甲、龟甲、乌蛇、白花蛇、蛤蟆、白蜜、斑蝥、芫青、白僵蚕、蛇蜕、五灵脂、牡蛎、蝉蜕、原蚕蛾、蛇黄、桑螵蛸、天浆子、夜明砂、水蛭、蜈蚣、蜣螂、穿山甲、鼍甲、露蜂房、地龙	26种	白蜜、牡蛎、真珠、桑螵蛸、鳖甲、龟甲、露蜂房、蝉蜕、白僵蚕、原蚕蛾、虾蟆、蛇蜕、乌蛇、白花蛇、地龙、蜈蚣、斑蝥、天浆子、蜣螂、五灵脂	20种	《事林广记》增芫青、蛇黄、夜明砂、水蛭、穿山甲、鼍甲
6	果菜部	草豆蔻、黑豆、赤小豆、大豆黄卷、麦蘖、神曲、白扁豆、绿豆、陈皮、青皮、胡麻、杏仁、桃仁、木瓜、乌梅、胡桃、韭子	17种	草豆蔻、陈皮、青皮、乌梅、木瓜、杏仁、桃仁、胡桃、韭子、胡麻、黑豆、赤小豆、大豆黄卷、麦蘖、神曲、白扁豆、绿豆	17种	（相同）
合计		192种（实为190种）		186种		

　　从表4中可知，《事林广记·戊集》"医学类"所载192种（实为190种）药物炮制方法，绝大多数征引自南宋官修医学方书《太平惠民和剂局方》附录《增广太平惠民和剂局方诸品药石炮制总论》。其中，玉石部24种，《事林广记》去《诸品药石炮制总论》中白石脂、石灰、伏龙肝、百草霜、太阴玄精石，增云母石；草部88种，因蓬莪术和蓬莪茂、补骨脂和破固纸为同一药物，

故实为 86 种，《事林广记》去《诸品药石炮制总论》中萆薢、白附子，增肉豆蔻、蓬莪茂、通草、黑附子、灯心末、秦艽、漏芦、破故纸；木部 29 种，《事林广记》去《诸品药石炮制总论》中桑白皮。龙兽部（禽兽部）8 种，《事林广记》去《诸品药石炮制总论》中牛黄、夜明砂，增犀角；鱼虫部 26 种，《事林广记》增芜青、蛇黄、夜明砂、水蛭、穿山甲、鼍甲；果菜部 17 种，《事林广记》和《诸品药石炮制总论》完全相同。同时，《事林广记》还在"炮制方法"中增补了几种新的药物炮制方法，如食盐，《事林广记》增"一法，火烧研细，入药用"。菟丝子，《事林广记》增"一法，默念老鹰不辍即易细。一法，用盐拌，碾则易碎"。黄芪，《事林广记》增"一法，纸包席下卧一夜，次日用，即不成滓"。牡蛎，《事林广记》增"一法，以京墨末涂之，煅，细研用"。桑螵蛸，《事林广记》增"一云涂酥，慢火炙香熟用"。可见，《事林广记》充分采纳了官修医学著作《增广太平惠民和剂局方诸品药石炮制总论》中药物炮制的方法，但又根据民间医药学的实际情况，增补和删减了某些常用验效药物及其炮制方法。

总之，《事林广记·医学类》中药物炮制方法，主要征引自南宋医学家许洪撰《增广太平惠民和剂局方诸品药石炮制总论》，是首次在宋元时期著作中发现的保存该书内容较完整的药物炮制专著，打破了以往学界从未在宋元时期著作中发现此书内容的缺憾，早于现存日本享保十五年（1730 年）橘亲显等刊刻《增广太平惠民和剂局方》附录中收载的《增广太平惠民和剂局方诸品药石炮制总论》近 400 年，具有极高的医学文献学和史料学价值，成为研究宋代局方药物炮制史的珍贵史料。由于《太平惠民和剂局方》嘉定以后宋刊诸本今已不存，元刊本亦多散佚不全，所以《事林广记·医学类》中所引《增广太平惠民和剂局方诸品药石炮制总论》内容，不仅完整地保存了《太平惠民和剂局方》附录的内容，而且也受到后世学者的重视和应用。元代以后出现的医学方书著作中，多次引用了《事林广记》中的"炮制方法"，说明其在加强药物疗效、易于制造药品和便于患者服用等方面仍具有重要的医学价值。

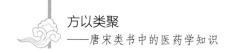
4. 收藏要法

《事林广记·戊集》卷下《医学类》所载"收藏要法",包括沉香、麝香、檀香、丁香、脑子、人参、腽肭脐、驼酥、天雄、附子、白花蛇、硇砂、川乌、白附子、紫苏、淮枣、皂角17种药物的保管方法。如沉香,"置旧盛蜜饼中,虽绵历岁月,其香清润不残"。麝香,"包外再以蒸荷叶裹之,可使香气于外不闻"。檀香,"以蜡搅曲为糊,刷厚藤纸封之,可经久不泄"。丁香,"贮以新罐,系油单(纸)封口则不燥,频焙则不蛀"。脑子,即龙脑香,"鸡冠毛、相思子同入素杉合内收之,则不耗"。人参,"以细辛逐层间积纳,新瓮中密封之,可不蛀"。腽肭脐,"宜杂以汉椒、樟脑等同处收之,则虫不蛀"。驼酥,"经春月,以饼盛闭,沉之井中,冬间取出,不妨"。天雄、附子,"用汉椒拌入新饼内,挂近火处,可不蠹"。白花蛇,"薄以桐油抹匀,纸裹,置石灰中,永久不坏"。硇砂,"每裹杂以干姜六两同收,置于暖处,可不润"。川乌、白附子,"宜晒燥,同石灰末收之,可久不损"。紫苏,"和根拔晒干,以火微烧其根畔,则其叶不落"。淮枣,"略用些麻油拌匀,盛入新瓮,紧蒙收之,不损"。皂角,"蒸过晒干,以篮盛挂厕室之侧,虽经久不蛀"[①]。

这些收藏药物的方法,有的来源于医学本草著作,有的是陈元靓收载的民间土法或陈氏总结的藏药之法。陈元靓指出:"凡贵细生熟药材,并宜用好厚藤蜡纸重覆包裹,紧密收藏,则虽经历岁月,药性不泄,仍于春雨秋阴时节时,复点检之。"

5. 药性反忌

关于药性反忌,指某些药物不能合用,否则会产生各种副作用,影响药效的发挥。《事林广记·戊集》"医学类"引南朝梁陶弘景所撰本草著作:"上药一百二十种,为君,主养命,以应天。中药一百二十种,为臣,主养性,以应人。下药一百二十五种,为佐使,主治病,以应地。合三百六十五种,应三百六十五度。阴阳配合,子母兄弟,根茎花实,草木骨肉,有单行者,有相须者,有相使者,有相畏者,有相杀者,有相恶者,有相反者,相须相使者,

---

① [宋]陈元靓. 纂图增新群书类要事林广记戊集: 卷下, 医学类 [M]. 北京: 中华书局, 1999: 139.

服之愈疾、遏病、益寿、延年。相畏、相杀、相恶者，不可合用。至于相反与有毒者，制之无法，服之皆能杀人，不可不知也。"① 陶弘景撰有《名医别录》和《本草经集注》两部本草学著作。从引文内容来看，这部分系陶弘景《本草经集注》征引自《神农本草经》卷一《序录》，介绍了药物的分类方法、君臣佐使概念、药性七情和疾病养生等内容②。

6. 药分数种

关于"药分数种"，《事林广记·戊集》"医学类"载："单行者七十一种，相须者一十二种，相使者凡九十种，相畏者七十八种，相杀者三十六种，相恶者凡六十种，相反者一十八种（言反者甚多，皆未之究也，今就《本草》系出）。"③ 此条内容来源于《神农本草经》，合计 365 种药，介绍了药物七情的种类和数量。

关于"药十八反"，《事林广记·戊集》"医学类"载："人参、紫参、沙参、玄参、丹参、芍药、细辛，并反藜芦。白及、白蔹、半夏、括蒌（瓜蒌）、贝母，并反乌头、乌喙。大戟、芫花、海藻、甘遂，并反甘草。芫花、海藻，并反大戟。"④ 此条内容介绍了中药十八反中毒性和药效的关系，来源于宋王怀隐等撰《太平圣惠方》卷二《药相反》："乌头反半夏、瓜蒌、贝母、白蔹。甘草反大戟、芫花、甘遂、海藻。藜芦反五参、细辛、芍药。"⑤

关于"药贵六陈"，《事林广记·戊集》"医学类"引古诗"枳壳茱萸并半夏，橘皮狼毒及麻黄。六般之药宜陈久，入用方知功效良。"⑥ 此诗可能来源于金代医学家李杲撰《珍珠囊指掌补遗药性赋》，但诗中个别药名顺序不同，也可能为陈元靓或其他民间医人所撰。

① ［宋］陈元靓. 纂图增新群书类要事林广记戊集：卷下，医学类 [M]. 北京：中华书局，1999：139.

② ［南朝梁］陶弘景. 本草经集注（辑校本）：卷一，序录 [M]. 尚志钧，尚元胜，辑校. 北京：人民卫生出版社，1994：7−11.

③ ［宋］陈元靓. 纂图增新群书类要事林广记戊集：卷下，医学类 [M]. 北京：中华书局，1999：139−140.

④ ［宋］陈元靓. 纂图增新群书类要事林广记戊集：卷下，医学类 [M]. 北京：中华书局，1999：140.

⑤ ［宋］王怀隐，王光佑，郑彦，等编. 太平圣惠方：卷二，药相反 [M]. 郑金生，汪惟刚，董志珍，校点. 北京：人民卫生出版社，2016：30.

⑥ ［宋］陈元靓. 纂图增新群书类要事林广记戊集：卷下，医学类 [M]. 北京：中华书局，1999：140.

关于"服药食忌"，《事林广记·戊集》"医学类"载："有藜芦忌狸肉，有黄连、桔梗忌猪肉，有鳖甲忌食苋菜，有地黄忌芜荑，有细辛、远志忌生菜，有朱砂忌食生血，有甘草忌菘菜，有乌头、乌喙忌豉汁，有大枣忌食地黄，有牡丹忌葫荽，水银粉、生银忌生血，有常山忌食生葱，有商陆忌犬肉，巴豆忌芦笋、野猪肉，有天门冬忌鲤鱼，有常山忌醋物，食杨梅忌食生葱菜，有半夏、菖蒲忌饴糖、羊肉，有术忌桃李、雀肉、葫荽、蒜、鱼鲊，有孔公蘖、阳起石、矾石、硇砂、半夏忌羊血。服药不可多食葫荽、蒜、生菜、肥猪、犬肉、油腻肥羹、鱼脍腥臊及诸般生冷滑物，果实非时，嫣残酸臭等物。"①此条内容主要讲述了服药食忌例，可能来源于宋王怀隐等撰《太平圣惠方》②、掌禹锡等撰《嘉祐补注神农本草》③和唐慎微原撰、艾晟校订《大观经史证类备急本草》④等医学著作。另外，南宋许洪编《增广太平惠民和剂局方指南总论》卷上《论服药食忌》，其内容与《事林广记》"服药食忌"较为一致。

关于"月分食忌"，《事林广记·戊集》"医学类"载："正月，勿食虎、豹、狸肉，令人伤神；勿食生蓼，令人伤肾。二月，勿食兔，伤神；勿食鸡子，恶心；初九日，勿食鱼，仙家大忌。三月，勿食鸟兽五脏及百草，仙家大忌；庚寅日，食鱼大凶。四月，勿食雉，令人气逆；勿食鳝鱼，害人；勿食蒜，伤气伤神。五月，勿食肥浓；勿食煮饼，君子当斋戒，节嗜欲，薄滋味。六月，勿食生葵，宿疾者尤不可食；勿食泽水，令人病鳖症。七月，勿食莼，是月蜡虫著上，人不见；勿食蜜，令人霍乱。八月，勿食姜蒜，令人损寿，减智；勿食鸡子，令人伤神。九月，蟹肠有真稻芒长寸，向冬输与东海神，未输芒，未可食。十月，勿食猪肉，令人发宿疾；勿食椒，令人损心。十一月，勿食龟鳖，令人水病；勿食陈脯，勿食鸳鸯，令人恶心。十二月，勿食生葵，发痼疾；勿

①〔宋〕陈元靓. 纂图增新群书类要事林广记戊集：卷下，医学类 [M]. 北京：中华书局，1999：140.

②〔宋〕王怀隐，王光佑，郑彦，等编. 太平圣惠方：卷二，服诸药忌 [M]. 郑金生，汪惟刚，董志珍，校点. 北京：人民卫生出版社，2016：31.

③〔宋〕掌禹锡，等撰. 嘉祐本草（辑复本）：卷二，序例下·服药食忌例 [M]. 尚志钧，辑复. 北京：中医古籍出版社，2009：59.

④〔宋〕唐慎微，著. 〔宋〕艾晟，刊订. 大观经史证类备急本草：卷二，序例下·服药食忌例 [M]. 尚志钧，点校. 合肥：安徽科学技术出版社，2002：57-58.

食薤，勿食鳝，勿食龟鳖，必害人。"①此条内容讲述了四时月令时令变化与食忌、养生的关系，主要来源于孙思邈撰《孙真人摄养论》一书②。

关于"饮食害人"，《事林广记·戊集》"医学类"载："食黄鳝后，食荆芥杀人。鲫鱼不可与麦门冬同吃，杀人。盛蜜瓶作鲊，食之杀人。凡肉炙不动，暴之不干，并杀人。菌下无纹者，食之杀人。肉汁在密器、气不泄者，皆杀人。新薑有毛者，食之杀人。檐滴水生菜有大毒，食之杀人。禽兽肝青者，食之杀人。凡鸟自死、口不闭者，食之杀人。蟹目相向者，食之杀人。头发不可在鱼鲊内，食之杀人。祭酒自耗者，食之杀人。鱼头有白连背上者，食之害人。河豚眼赤者，食之害人。祭神肉无故自动者，食之害人。羊肝有窍者，食之害人。生果停久有损处者，食之害人。瓜两蒂两鼻，食之害人。鲎鱼小者谓之鬼鲎，食之害人。曝肉脯不干，食之害人。饮酒后，不得食羊、豕脑，大害人。"③

关于"饮食相反"，《事林广记·戊集》"医学类"载："螃蟹与灰酒同食，令人吐血。食粟米，勿食杏仁，令人吐泻。薤菜与牛肉同食，令人生瘕。食兔肉，勿食干姜，令人霍乱。兔肉与白鸡同食，令人发黄。食死马，勿食仓米，发人百病。鲫鱼与芥菜同食，令人黄肿。食猪肉，勿食生姜，发人大风。鸡肉与葫蒜同食，令人气滞。糖蜜与小鰕同食，令人暴下。食羊肝，勿使生椒，伤人五脏。枣李与蜂蜜同食，五脏不和。饮酒后，勿食芥辣，缓人筋骨。兔肉与鹅肉同食，血气不行。饮酒后，勿食胡桃，令人呕血。猪肝与鹌鹑同食，面生黑点。食粥后，勿食白汤，令人成淋。牛肉与白酒同食，生寸白虫。食鳖肉，勿食苋菜，腹中生鳖。麦酱与鲤鱼同食，咽喉生疮。诸禽兽鱼油点灯烟，盲人眼。"④此条内容主要讲述了某些食物相克、不能同食的道理，可能来源于南朝梁陶弘景撰《养性延命录》卷上《食诫篇》⑤。

① [宋]陈元靓. 纂图增新群书类要事林广记戊集：卷下，医学类 [M]. 北京：中华书局，1999：140.

② [唐]孙思邈. 孙真人摄养论 [M]// 李世华，沈德惠，点校. 道藏养生书十种. 北京：中医古籍出版社，1987：58-60.

③ [宋]陈元靓. 纂图增新群书类要事林广记戊集：卷下，医学类 [M]. 北京：中华书局，1999：140.

④ [宋]陈元靓. 纂图增新群书类要事林广记戊集：卷下，医学类 [M]. 北京：中华书局，1999：140.

⑤ [南朝梁]陶弘景. 养性延命录：卷上，食诫篇第二 [M]// 李世华，沈德惠，点校. 道藏养生书十种. 北京：中医古籍出版社，1987：9-11.

关于"孕妇杂忌",《事林广记·戊集》"医学类"载:"《列女传》曰:古者妇人妊子,寝不侧,坐不边,立不跛。洞心神,和情性,节欲,省庶事。不食邪味,割不正不食,席不正不坐,目不视邪色,耳不听淫声。欲见贤人君子、盛德大师,焚艺名香,居处静室。欲听钟鼓、琴瑟、诗书、箴诫,欲观俎豆、簠簋、军旅陈设、犀象、猛兽、宝物、古器,生子自然形容端正、贤明、福寿、忠孝、仁义、聪明,无疾。乃文王胎教之法也。"[①] 此条内容讲述了胎教的重要性,《事林广记》标注其引自《列女传》,实际上唐孙思邈撰《备急千金要方》卷二《妇人方上·养胎第三》中的记载和书中引文更为一致[②]。

关于"孕妇药忌",《事林广记·戊集》"医学类"引南宋李师圣、郭稽中编撰《产育集》:"蚖班水蛭地胆虫,乌头附子配天雄。踯躅野葛螻蛄类,乌喙侧子及虻虫。牛黄水银并巴豆,大戟蛇蜕及蜈蚣。牛膝藜芦兼薏苡,金石银粉及雌雄。牙朴芒硝牡丹桂,蜥蜴飞生及䗪虫。代赭蚱蝉胡粉麝,芫花薇茎草三棱。槐子牵牛并皂角,桃子蛴螬和茅根。榢根硇砂与干漆,亭长溲流茵草中。瞿麦茴茹蟹爪中,猬皮鬼箭赤头红。马刀石蚕衣鱼等,半夏南星通草同。干姜蒜鸡及鸡子,驴肉兔肉不须供。切忌妇人产前忌,此歌宜记在心胸。"[③] 此首《孕妇药忌歌》,陈元靓明确标注来源于宋朝产科学著作《产育集》,指出孕妇应避免服用水银、巴豆、蜈蚣、附子等有毒药物,红花、肉桂、麝香、三棱等活血化瘀药物,防止孕妇中毒、早产或流产。

关于"孕妇食忌",《事林广记·戊集》"医学类"引唐孙思邈撰《备急千金要方》:"食团鱼(子须短),食鸡肉糯米(子寸白虫),食雀肉(子淫乱,无肘),食羊肝(子多厄),食山羊(子多厄),食鸡子干鲤(子生疮癣),食酒多(子淫乱无度),食兔肉(子缺唇),食骡肉(子难产),食椹并鸭子(子倒生),食酱多(子面多黣黯),食犬肉(子无声),食螃蟹(子横生),食驴肉马肉(子过月),食雀肉(子面多斑点)。"[④] 此条引文,陈元靓明确标注来源于《备急

---

①[宋]陈元靓. 纂图增新群书类要事林广记戊集:卷下, 医学类[M]. 北京: 中华书局, 1999: 140.

②[唐]孙思邈. 备急千金要方:卷二, 妇人方上·养胎第三[M]// 胡国辰, 总主编. 张印生, 韩学杰, 主编. 唐宋金元名医全书大成·孙思邈医学全书. 北京: 中国中医药出版社, 2009: 36.

③[宋]陈元靓. 纂图增新群书类要事林广记戊集:卷下, 医学类[M]. 北京: 中华书局, 1999: 140—141.

④[宋]陈元靓. 纂图增新群书类要事林广记戊集:卷下, 医学类[M]. 北京: 中华书局, 1999: 141.

千金要方》卷二《妇人方上·养胎第三》，指出孕妇应避免食用刺激性食物、活血化瘀食物和喝酒等。

7. 解救药毒

关于解救药毒，《事林广记·戊集》"医学类"引唐张鹥撰《朝野佥载》："名医言：虎中箭药，食青泥而解；野猪中药箭，豗荠苨而食。雉被鹰伤，衔地黄叶帖之。矾石可以害鼠，张鹥曾试之，鼠中毒如醉，亦不识人，犹知取泥汁饮之，须臾平复。鸟兽虫物犹知解毒，何况人乎？"《许氏方论》载："凡中一切诸毒，从酒得者难治。言酒性行诸血脉遍身体，故难治也。因食得者易治，言食与药俱入于胃，胃能容毒，或逐大便泄出，毒气未流于血脉，故易愈也。"又引《林氏手记》载："凡煮诸药汁解毒者，皆不可热饮，能使毒气愈甚，宜冷服之，乃效。"[①]书中接着介绍了解挑生毒、解中蛊毒、解砒霜毒、解野菌毒、解过剂毒、解丹药毒、解百药毒、解酒食毒、解果菜毒、中禽鱼毒、中猪肉毒、中诸药毒、解一切毒的常用方法。其措施包括：通过呕吐、腹泻排除毒物；通过服用药物中和毒物药性[②]。

如关于"解挑生毒"，《事林广记·戊集》"医学类"载："凡中挑生毒者，胁下忽肿起，如生痈疖状，顷刻间大如椀。俟五更以绿豆嚼试，若香甜，则是挑生毒也。治法，捣小升麻为细末，取冷熟水调二大钱，连服之，洞下泻出生葱数茎，根须皆具，肿即消，续煎平胃散，补日食白粥。"又载："凡吃鱼肉瓜果，皆可挑生。初中毒，觉胸腹稍痛，明日渐加搅刺，满十日则物生能动，腾上则胸痛，沉下则腹痛是也。在上膈，取之法，用热茶一瓯，投胆矾半钱于茶中，候矾化尽，通口呷服。良久即以鸡翎探喉中，即吐出毒物。在下膈，泻之法，米饮下郁金末二钱，即泻下其毒。次用人参、白术，各半两，为末，用无灰酒纳缾内，慢火熬半日许，度酒熟，温温服之。日一盏，五日乃止。然后饮食如故。"[③]此条史料系《事林广记》征引自南宋洪迈撰《夷坚丁志》卷

---

① [宋]陈元靓. 纂图增新群书类要事林广记戊集：卷下，医学类 [M]. 北京：中华书局，1999：141.

② [宋]陈元靓. 纂图增新群书类要事林广记戊集：卷下，医学类 [M]. 北京：中华书局，1999：141–142.

③ [宋]陈元靓. 纂图增新群书类要事林广记戊集：卷下，医学类 [M]. 北京：中华书局，1999：141.

一《治挑生法》①。朱佐《类编朱氏集验医方》卷一四《中毒门》也有记载，但来源于《夷坚志》②。

关于解中蛊毒。《事林广记·戊集》"医学类"载："造蛊之家，用毒有日。如正月则用初一日，二月二日，三月三日，四月四日，五月五日，六月六日，七月七日，八月八日，九月九日，十月十日，十一月十一日，十二月十二日。延平有僧惠全刊板以警误人。凡蛊毒有五种，皆治以马兜铃根三两，咬咀，分三服，水煎去滓，空腹顿服，随时吐出蛊。未吐再服，以吐为度。又治百蛊不愈者，取鹁鸽热血随多少服。中蛊欲死者，生甘草半两，水浓煎，顿服，吐痰即愈。忽中蛊者，胡萝蔔捣汁半盏，不计时服，其蛊立下，和酒服尤妙。自鸡鸭血亦好。中蛊吐血者，用小麦麵二合，分两服，冷水调下，半日当下。中蛊下血者，用蝱皮烧灰，细研，熟水下一钱。又方，以升麻为末，汲溪水调下。"③《事林广记》收集了8种常用解蛊名方。

（三）《事林广记·壬集·兽畜类》所载"医疗须知"

《事林广记·壬集》卷上《兽畜类》所载"医疗须知"，收载了牛、马、羊、狗、猫等18种动物及其56种常见病和瘟疫治疗方剂。跟宋代官修兽医学著作《景祐医马方》《绍圣重集医马方》《蕃牧纂验方》中大量收载医马方剂相比，《事林广记·壬集》中收载的医治牛、马、羊、鸡等方剂数量较多，不仅将与农业生产密切相关的牛病防治放在首位，而且收载了10多种与民间生活密切相关的家畜动物疾病防治药方。这些方剂数量众多，切于临床，简便易行，是宋代民间常用的兽医药方。

关于"医疗须知"，《事林广记·壬集》"兽畜类"载："《礼记》曰：古之君子，惠及犬马。又曰：尽人之性，然后能尽物之性。盖《周礼》有牧人之官，以掌王之孳畜，即今之兽医是也。然其术不传于世，识者病马。今采撮异方，

① [宋]洪迈. 夷坚丁志：卷一，治挑生法 [M] // 何卓，点校. [宋]洪迈，撰. 夷坚志. 北京：中华书局，1981：541-542.

② [宋]朱佐，编撰. 类编朱氏集验医方：卷一四，中毒门 [M]. 郭瑞华，等点校. 上海：上海科学技术出版社，2003：333.

③ [宋]陈元靓. 纂图增新群书类要事林广记戊集：卷下，医学类 [M]. 北京：中华书局，1999：141.

铨其已验者，用为仁术之助。"①

关于医治牛病诸方，《事林广记·壬集》"兽畜类"收载了16种常见疾病治疗方剂。如牛瘴疫方，"石菖蒲，淡竹叶，葛粉，郁金，绿豆，苍术，各等分，碾罗为细末。每服一两，芭蕉自然汁三升，入蜂蜜一两，并黄蜡二钱，重调，灌之。未解，再一服。如热极，加大黄。鼻头无汗，加麻黄。鼻口出血，加蒲黄。此药用苍术、石菖蒲之义，盖恐他药太冷，欲此二药以制众药，而又通气也"。又方，"取十二月兔头烧灰，和水五升灌"。又方，"用真茶末二两，和水五升灌"。又方，"人参细切，水煮五升，灌口中，立瘥"。又方，"治牛卒疫，而动头打胁，急用巴豆七个，去壳，细研，生油和灌，即愈。又取安息香于牛栏中烧，如烧香法。如初斋有一头至两头是疫，即牵出，以鼻吸其香，立止，更烧苍术亦好"。牛尿血方，"川当归，红花，为末，酒二升半煎，取二升，冷灌有验"。牛吃尿方，"榆白皮三两，水煮升，二升灌。又法，豉汁调食盐灌"。牛牛热方，"兔肥去粪，用芦草裹，令合。未愈，再服兽百药"。牛患眼方，"牛生膜遮眼，炒盐，并竹节烧存性，细研，一钱贴瘥"。牛气噎方，"牛有茅根噎，皂角末吹鼻中，以鞋底拍尾停骨下"。牛腹胀方，"牛吃杂虫腹胀，用燕屎一合，以水二升调灌，立效"。牛触人方，"牛颠走，逢人触，胆大也。黄连、大黄末，鸡子酒调灌"。牛尾焦方，"牛尾焦，不食水草。大黄、黄连、白芷末，鸡子酒调灌"。牛生蛭方，"肚中生蛭，盐苔脯啖，虫出食苔，牛（到）〔倒〕草则啮死，效"。牛气胀方，"净水洗汗袜，取汁一升，好醋半升和，灌之，愈"。牛鼻胀方，"治以十分酿酽好醋一盏许，灌之耳中，立愈"。牛肩烂方，"旧绵絮三两烧存性，麻油调抹，忌水五日，愈"。牛漏蹄方，"紫矿为末，猪脂和，纳入蹄中，烧铁篦烙之，愈"。牛生虱方，"生土当归捣，浸醋一宿，涂之，愈。胡麻油，亦愈"。牛沙疥方，"荞麦随多寡，烧灰淋汁，入绿矾一合，和涂，愈"②。这些医牛方剂，元至元十年（1273年）成书的官修农书《农桑辑要·孳畜·牛水牛附》中也有较为完整的记载。据《农

---

① ［宋］陈元靓. 纂图增新群书类要事林广记壬集：卷上，兽畜类 [M]. 北京：中华书局，1999：233.
② ［宋］陈元靓. 纂图增新群书类要事林广记壬集：卷上，兽畜类 [M]. 北京：中华书局，1999：233.

桑辑要》中的标注，元代大司农司修撰《农桑辑要》时，主要征引自南宋陈元靓撰《博闻录》、宋金时期农书《四时类要》《韩氏直说》和其他农书①。

关于医治马病诸方，《事林广记·壬集》"兽畜类"收载了16种常见疾病治疗方剂。如马伤脾方，"川厚朴去粗皮，为末，同姜枣煎，灌。应脾胃有伤，不食水草，褰唇似笑，鼻中气短，宜速与此药"。马心热方，"甘草、芒硝、黄蘗、大黄、山栀、瓜蒌为末，水调灌。应心肺壅热，口鼻流血，跳踯烦躁，宜急与此药"。马肺毒方，"天门冬、知母、贝母、紫苏、芒硝、黄芩、甘草、荷叶同为末，饭汤，入少醋，调灌。疗肺毒，热极，鼻中喷水"。马肝壅方，"朴硝、黄连为末，男子头发烧灰存性，浆水调灌。应邪气冲肝，眼昏似睡，忽然眩倒，此方主之"。马肾搐方，"乌药、芍药、当归、玄参、山茵陈、白芷、山药、杏仁、秦艽，每服一两，酒一大升，同煎，温灌。隔日再灌"。马气喘方，"玄参、葶苈、升麻、牛蒡、兜铃、黄耆、知母、贝母，同为末，每服二两。浆水调，草后灌之，应喘嗽皆治"。马尿血方，"黄耆、乌药、芍药、山茵陈、地黄、兜铃、枇杷叶，同为末，浆水煎沸，候冷，调灌。应卒热、尿血，皆主疗之"。马喉肿方，"螺青、川芎、知母、川郁金、牛蒡、炒薄荷、贝母同为末。每服药二两，蜜二两，浆水煎沸，候温，调灌"。马结尿方，"滑石、朴硝、木通、车前子，同为末。每服一两，温水调（灌），隔时再服。结甚，则加山栀子、赤芍药，同末"。马结粪方，"皂角烧灰存性，同大黄、枳壳、麻子仁、黄连、厚朴同为末，清米泔调灌。若肠突，加蔓荆子末，同调"。马舌硬方，"款冬花、瞿麦、山栀子、地仙草、黛青、硼砂、朴硝、油烟墨，等分为细末。每用半两许，涂舌上，立瘥"。马眼患方，"石决明、草决明、川黄连、黄柏、甘草、秦皮、山栀，同为末。每服一两半，蜜二两，猪胆一枚，冷水调灌"。马膈痛方，"羌活、白药（子）、甜瓜子、当归、没药、芍药，为末。春夏浆水加蜜，秋冬小便调。疗膈痛、低头难、不食草"。马流沫方，"当归、菖蒲、白术、泽泻、赤石脂、枳壳、厚朴、甘草，同为末。每服一

---

① ［元］大司农司，编撰. 元刻农桑辑要校释：卷七，孳畜·牛水牛附［M］. 缪启愉，校释. 北京：农业出版社，1988：478-482.

两半，酒一升，葱白三握，同水煎，温灌"。马伤蹄方，"大黄、五灵脂、木鳖子（去油）、海桐皮、甘草、土黄、芸苔子、白芥子，为末。黄米粥调药，摊帛上裹之"。马诸疮方，"昆砂夜合花叶、黄丹、干姜、槟榔、五倍子，为末。先用盐、浆水洗疮，后用麻油加轻粉调药薄傅"①。《事林广记》中的这些医马方剂，据元至元十年（1273 年）成书的元代大司农司修撰《农桑辑要》卷七《孳畜·马驴骡附》引用书目标注，可知其主要来源于南宋陈元靓撰《博闻录》②。

关于医治羊病诸方，《事林广记·壬集》"兽畜类"收载了 4 种常见疾病治疗方剂。羊疥癞方，"藜芦根不拘多少，槌碎，以米泔浸之，瓶盛，塞口，置灶边，令暖数日，味酸便可用。先以砖瓦刮疥处，令赤。若坚硬，汤洗之，去痂，拭干，以药汁涂。再上，可愈。若多，则渐涂之。若一项涂，恐不胜痛也。又方，猪脂和礜黄涂之"。羊中水方，"先以水净洗眼鼻中脓污，令嚏，次用盐一撮就杓子内，以沸汤研化，须极咸，候冷，澄取清汁，各注一鸡子，清许，灌于两鼻。五日后，必渐渐肥愈。未愈，则再灌"。羊夹蹄方，"殺羊脂煎熟，去滓，取铁篦子一枚，炭火烧，令热，将脂匀于篦上，就夹处烙之，勿令入水，次日即愈"。羊败群方，"取长竿一条，竖于栈所，竿首颇一小板，系猕猴于竿，令可上下，凡羊脓鼻及口颊生疮，如干癣更相染著，遂致绝群，此法主之。盖物类有相感者，又能辟狸"③。这些医羊方剂，元至元十年（1273 年）成书的元代大司农司修撰《农桑辑要》卷七《孳畜·羊》全部予以征引。据该书引用书目标注，可知其主要来源于佚名撰《四时类要》④。实际上，此方亦见于北魏贾思勰《齐民要术》和韩鄂《四时纂要》，但《四时类要》《事林广记》收录时个别文字有所改动。

---

① ［宋］陈元靓. 纂图增新群书类要事林广记壬集：卷上，兽畜类 [M]. 北京：中华书局，1999：233-234.

② ［元］大司农司，编撰. 元刻农桑辑要校释：卷七，孳畜·马驴骡附 [M]. 缪启愉，校释. 北京：农业出版社，1988：467-477.

③ ［宋］陈元靓. 纂图增新群书类要事林广记壬集：卷上，兽畜类 [M]. 北京：中华书局，1999：234.

④ ［元］大司农司，编撰. 元刻农桑辑要校释：卷七，孳畜·羊 [M]. 缪启愉，校释. 北京：农业出版社，1988：482-489.

关于医治狗、猫、猪、鱼、鸡病诸方，《事林广记·壬集》"兽畜类"收载了6种常见疾病治疗方剂。如治狗杂病方，"巴豆去壳，研，水调，平胃散灌之，百病皆愈。卒死者，以葵根塞鼻，可甦。遍身脓癞臭秽不可近者，浓煎百部汁涂之。为虻蝇啮瘁者，取麻油淬遍挼其身，立去"。猫杂病方，"天台乌药磨水，灌之，可愈。百病煨火瘦瘁，以硫黄少许纳猪肠中，炮熟饲之。或以琉黄置鱼腹中煨，拌饭饲之，皆愈。误为人踏死，以苏木浓煎汁灌之，可活"。猪疫病方，"或以萝卜，或叶与之，此物乃猪所好食，性凉，能愈。其热毒，又能宣转其肠胃，使之流通。若不食，则难救"。鱼遭毒方，"鱼为药所毒，宜急疏去毒水，别引新水入池，多取芭蕉，捣碎，顿水来处使吸其水则解。或以溺浇池面，亦佳。鱼身上生菌子，用好茶末调水，清早匀泼池面，则消去"。斗鸡病方，"斗鸡以雄黄末搜饭饲之，可去其胃虫。此药性热，又可使其力健、善斗。以狸脂涂其爪躰，能使他鸡畏也"。鸡杂病方，"以真麻油灌之，皆立愈。中蜈蚣毒，研茱萸解"[①]。这些方剂是防治家畜、家禽动物常见疾病、瘟疫的效方，不见于宋以前方书著作的记载，可能是《事林广记》收载的民间验方。

关于医治猴、猿、百鸟、竹鸡、鹦鹉、绣眼、画眉、黄头、鸳鸯、鸽子等所患疾病诸方，《事林广记·壬集》"兽畜类"收载了10种常见疾病治疗方剂。如治猴百病方，"贯众磨水，灌之，并取壁上蟢子与食，百病皆愈"。猿百病方，"多取大蜘蛛，研烂，入冷水调稀，灌之，百病皆愈"。百鸟疮方，"百鸟吃恶水，鼻凹生烂疮，磨甜瓜蒂为末，傅之愈"。竹鸡疮方，"甜瓜蒂为末，凡竹鸡背上生疮则毙，急傅则愈"。鹦鹉病方，"以橄榄余甘饲之，愈。预收作干，以备缓急之用"。绣眼病方，"以砂糖少许，置水罐中，饮之，可愈其眼烂之疾"。画眉病方，"画眉过寒，毛燥落，宜以羊脂炒米饲之，则润"。黄头病方，"黄头斗罢身痛，宜取尿堀畔砂砂饲之，则愈"。养鸳鸯方，"鸳鸯恐其飞去，将腋下膜子割离些许，则驯"。疗鸽伤方，"鸽为鹰所伤，宜取地黄研

---

①［元］大司农司，编撰. 元刻农桑辑要校释：卷七，孳畜·羊 [M]. 缪启愉，校释. 北京：农业出版社，1988：482—489.

汁，浸米饲之，则安"①。这些方剂是防治野生动物、鸟类动物常见疾病和瘟疫的效方，也不见于宋以前方书著作的记载，可能是《事林广记》收载的民间验方。

三、《事林广记》中医药学知识的主要来源

《事林广记》丁集、戊集、壬集中的医药学知识，主要来源于南宋以前医学著作、道家养生著作、农学著作，以及陈元靓收载、总结的民间实用医学知识等。

（一）医学著作

《事林广记》中引用的医学著作，包括中医学经典《神农本草经》，南朝梁陶弘景撰《本草经集注》，唐代孙思邈撰《备急千金要方》《千金翼方》《孙真人摄养论》，五代烟萝子撰《内境图》，宋代王怀隐等敕撰《太平圣惠方》、掌禹锡等撰《嘉祐补注神农本草》、唐慎微撰《经史证类备急本草》，陈承、裴宗元、陈师文原撰、许洪增广《增广太平惠民和剂局方》，许洪撰《增广太平惠民和剂局方诸品药石炮制总论》，寇宗奭撰《本草衍义》，金李杲撰《珍珠囊指掌补遗药性赋》，以及佚名撰《雷公药性论》《许氏方论》《林氏手记》等。尤其是《事林广记》中征引的《雷公药性论》所载"炮制十七方法"，不见于宋以前著作，可能为宋金元时期民间医人或陈元靓所撰，系《事林广记》中最早出现。明代医家寇平撰《全幼心鉴》、徐春甫撰《古今医统大全》、罗宗彦撰《医宗粹言》等采纳了"炮制十七法"，缪希雍在《先醒斋医学广笔记》卷四《炮炙大法》中将其总结为"雷公炮炙法有十七法"。

（二）养生著作

《事林广记》中引用的养生著作，包括晋葛洪撰《抱朴子》《神仙服食方》，南朝梁陶弘景撰《养性延命录》，唐司马承祯撰《修真秘旨》，宋代王怀隐等奉敕撰《太平圣惠方》"神仙服饵"方，以及佚名撰《彭祖摄生养性论》《神仙

---

① ［宋］陈元靓.纂图增新群书类要事林广记壬集：卷下，兽畜类［M］.北京：中华书局，1999：234.

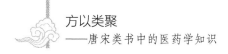

服饵》《神仙秘旨》等。

（三）农学著作

《事林广记》中引用的农学著作，包括北魏贾思勰撰《齐民要术》，唐韩鄂撰《四时纂要》，以及宋金时期成书的佚名撰《四时类要》等。

（四）儒家典籍、史学、文集、笔记等著作

《事林广记》中征引的儒家典籍、史学、文集、笔记等著作，包括《礼记》《周礼》，汉司马迁撰《史记》，唐张鹭撰《朝野佥载》，南宋南洪迈撰《夷坚志》等著作中的内容。

（五）陈元靓撰《博闻录》

《事林广记》中大量引用了陈元靓本人所撰《博闻录》中的内容。从金元时期成书的农学著作《四时类要》、元代官修农书《农桑辑要》和明代徐光启撰《农政全书》的征引来看，《博闻录》可能是一部博物学著作，包括栽桑、种植、养蚕、瓜菜、树艺、竹木、医学、六畜等内容。其中，医学知识大多是陈元靓收载的民间常用验效方剂。这些方剂组方简便，药材易得。该书今已失传，故《事林广记》中的引文有很高的文献价值。

四、《事林广记》中医药学知识的传播与影响

（一）明代医学著作的重视和临证应用

《事林广记·戊集》"医学类"中的内容，深受明代医学家的重视和应用。如明寇平撰《全幼心鉴》，刊刻于成化四年（1468年），其卷一"炮制法"引用了《事林广记》中的"炮制十七法"[1]。明朱权编撰《乾坤生意》[2]、方广撰《丹溪心法附余》[3]，引用了《事林广记》中的君臣佐使论、药性反治论等

---

① [明]寇平，撰. 全幼心鉴：卷一，炮制法 [M]. 王尊旺，校注. 北京：中国中医药出版社，2015：6.
② [明]朱权，编撰. 乾坤生意：卷上，用药大略 [M]. 于海芳，校注. 北京：中国中医药出版社，2018：10.
③ [明]方广，撰. 丹溪心法附余：卷二四，杂治门 [M]. 王英，曹钒，林红，校注. 北京：中国中医药出版社，2015：1054-1055.

内容。

《事林广记·戊集》"医学类"所载药物炮制方法，明代医学本草著作征引甚多。明李时珍在《本草纲目》卷一"引据古今经史百家书目"中，不仅将陈元靓《事林广记》列为参考书目，而且引用《事林广记》中药物达22首。如卷八载"云母"，治金疮出血，引《事林广记》"云母粉傅之，绝妙"①。卷一四载"当归"，治手臂疼痛，引《事林广记》"当归三两切，酒浸三日，温饮之。饮尽，别以三两再浸，以瘥为度"②；"白芷"，解砒石毒，引《事林广记》"白芷末，井水服二钱"③；"白芍药"，治疗脚气肿痛，引《事林广记》"白芍药六两，甘草一两，为末，白汤点服"；"赤芍药"，衄血不止，引《事林广记》"赤芍药为末，水服二钱七"；"白芍药"，治鱼骨鲠咽，引《事林广记》"白芍药嚼细咽汁"④；"缩砂密"，治一切食毒，引《事林广记》"缩砂仁末，水服一二钱"⑤；"郁金"，治中砒霜毒，引《事林广记》"郁金末二钱，入蜜少许，冷水调服"⑥。卷一六载"萱草根"，治食丹药毒，引《事林广记》"萱草根，研汁服之"⑦。卷一八载"菟丝子"，治消渴不止，引《事林广记》"菟丝子煎汁，任意饮之，以止为度"⑧。卷一九载"菖蒲"，解一切毒，引《事林广记》"石菖蒲、白矾等分，为末，新汲水下"⑨；卷二四载"白扁豆"，治六畜肉毒，引《事林广记》"白扁豆烧存性研，冷水服之，良"⑩。卷二九载"杏仁"，治小儿头疮，引《事林广记》"杏仁烧研，敷之"⑪。卷三三载"西瓜"，疗食瓜过伤，引《事林广记》"瓜皮煎汤解之，诸瓜皆同"⑫。卷三九载"五

①［明］李时珍. 本草纲目（校点本第2版）：卷八，金石部 [M]. 北京：人民卫生出版社，2012：510.

②［明］李时珍. 本草纲目（校点本第2版）：卷一四，草部 [M]. 北京：人民卫生出版社，2012：835.

③［明］李时珍. 本草纲目（校点本第2版）：卷一四，草部 [M]. 北京：人民卫生出版社，2012：848−849.

④［明］李时珍. 本草纲目（校点本第2版）：卷一四，草部 [M]. 北京：人民卫生出版社，2012：852.

⑤［明］李时珍. 本草纲目（校点本第2版）：卷一四，草部 [M]. 北京：人民卫生出版社，2012：870.

⑥［明］李时珍. 本草纲目（校点本第2版）：卷一四，草部 [M]. 北京：人民卫生出版社，2012：883.

⑦［明］李时珍. 本草纲目（校点本第2版）：卷一六，草部 [M]. 北京：人民卫生出版社，2012：1036.

⑧［明］李时珍. 本草纲目（校点本第2版）：卷一八，草部 [M]. 北京：人民卫生出版社，2012：1236.

⑨［明］李时珍. 本草纲目（校点本第2版）：卷一九，草部 [M]. 北京：人民卫生出版社，2012：1360.

⑩［明］李时珍. 本草纲目（校点本第2版）：卷二四，谷部 [M]. 北京：人民卫生出版社，2012：1521.

⑪［明］李时珍. 本草纲目（校点本第2版）：卷二九，果部 [M]. 北京：人民卫生出版社，2012：1735.

⑫［明］李时珍. 本草纲目（校点本第2版）：卷三三，果部 [M]. 北京：人民卫生出版社，2012：1884.

倍子"，治中河豚毒，引《事林广记》"五倍子、白矾末等分，以水调下"①；
"百药煎"，消暑止渴，引《事林广记》"百药煎、蜡茶等分，为末，乌梅肉捣
和，丸茨子大。每含一丸。名水瓢丸"②。卷四四载"鳔鮧"，治产后血运，
引《事林广记》"鳔胶烧存性，酒和童子小便调服三五钱良"③。卷四八载"鸡
卵黄"，治小儿头疮，引《事林广记》"煮熟鸡子黄，炒令油出，以麻油、腻粉
搽之"④；"鸽血"，引《事林广记》"解诸药、百蛊毒"⑤。"寒号虫"，治卒
暴心痛，引《事林广记》"五灵脂，炒，一钱半。干姜，炮，三分。为末，热
酒服，立愈"⑥。明缪希雍撰《神农本草经疏》卷三载"云母"，引《事林广
记》"治金疮出血，云母粉敷之，绝妙"⑦。卷九载"缩砂密"，引《事林广记》
"治一切食毒，用砂仁末，水服二钱"⑧。卷二二载"五灵脂"，引《事林广记》
"卒暴心痛，五灵脂炒一钱半，干姜炮三分，为末。热酒服，立愈"⑨。明末
张三锡撰《本草发明切要》卷五载"龙骨"，引《事林广记》"用酒浸一宿，焙
干研粉，水飞三度用。如急用，以酒煮焙干。每斤用黑豆一斗，蒸一伏时，
晒干用。否则着人肠胃，晚年作热也"⑩。

　　《事林广记·戊集》"医学类"之"收藏要法"，明周王朱橚撰《普济方》
卷二六八《制药法》全部加以征引。关于药物禁忌和解毒药例，《普济方》卷
二五二《诸毒门》，唐顺之撰《武编前集》卷六《药方》等，收载了《事林广记》
中绝大多数解毒药方。

① [明]李时珍. 本草纲目(校点本第2版)：卷三九，虫部 [M]. 北京：人民卫生出版社，2012：2240.
② [明]李时珍. 本草纲目(校点本第2版)：卷三九，虫部 [M]. 北京：人民卫生出版社，2012：2242.
③ [明]李时珍. 本草纲目(校点本第2版)：卷四四，虫部 [M]. 北京：人民卫生出版社，2012：2483.
④ [明]李时珍. 本草纲目(校点本第2版)：卷四八，禽部 [M]. 北京：人民卫生出版社，2012：2611.
⑤ [明]李时珍. 本草纲目(校点本第2版)：卷四八，禽部 [M]. 北京：人民卫生出版社，2012：2625.
⑥ [明]李时珍. 本草纲目(校点本第2版)：卷四八，禽部 [M]. 北京：人民卫生出版社，2012：2645.
⑦ [明]缪希雍，著. 神农本草经疏：卷三，玉石部上品 [M]. 郑金生，校注. 北京：中医古籍出版社，
2002：136.
⑧ [明]缪希雍，著. 神农本草经疏：卷九，草部中品之下 [M]. 郑金生，校注. 北京：中医古籍出版社，
2002：346.
⑨ [明]缪希雍，著. 神农本草经疏：卷二二，虫鱼部中品 [M]. 郑金生，校注. 北京：中医古籍出版社，
2002：658.
⑩ [明]张三锡，编纂. 医学六要：本草发明切要：卷五，鳞部 [M]. 王大妹，陈守鹏，点校. 上海：上海
科学技术出版社，2005：1273.

《事林广记·壬集》"兽畜类"中方剂内容，元代司农司编《农桑辑要》卷七，明胡濙撰《卫生易简方》卷一二《六畜》，明徐光启等《农政全书》卷四一《牧养》① 等，几乎全部加以征引。尤其是永乐八年（1410 年）刊刻的胡濙撰《卫生易简方》12 卷，是其任礼部侍郎时收集各地民间单方验方编成，其"服药忌例"和"六畜"征引了《事林广记》中的内容②。

（二）清代医学著作的临证应用

《事林广记》中的医学内容，受到清代学者的重视和应用。如清初医家喻昌撰《喻选古方试验》，引《事林广记》"卒暴心痛：五灵脂炒，一钱半，炮姜三分为末，热酒服，立愈"③。陈元龙撰《格致镜原》引《事林广记》中数则药物禁忌，如"鳖肉与苋菜同食，生鳖瘕，与鸡子同食，恶病死""鲎鱼小者，谓之鬼鲎，食之害人"④，"螃蟹与灰酒同食，令人吐血。蟹目相向者，食之杀人"⑤。清沈金鳌撰《要药分剂》载"龙骨"，其炮制方法，引《事林广记》"酒浸一宿，焙干研粉，水飞三次用。如急用，以酒煮焙干"⑥。

（三）当代医学著作的临证应用

《事林广记》中的药物炮制知识和民间验效方剂，也受到当代学者的关注。如叶世龙主编《头面损容性疾病治疗方》载"蛋黄轻粉膏"⑦，引自《事林广记》。林余霖、张静编著《图解医用本草》引《事林广记》："消渴不止，菟丝

① [明]徐光启，撰. 农政全书校注：卷四一，牧养 [M]. 石声汉，校注. 上海：上海古籍出版社，1979：1139-1208.

② [明]胡濙，撰. 卫生易简方：卷一二，附录·六畜 [M]. 北京：人民卫生出版社，1984：342-343.

③ [清]喻嘉言，选辑. 喻选古方试验：卷二，心腹胸胁 [M]. 陈湘萍，点校. 北京：中医古籍出版社，1999：41.

④ [清]陈元龙. 格致镜原：卷九四，水族类五 [M]// 景印文渊阁四库全书，第 1032 册. 台北：商务印书馆，1986：704-706.

⑤ [清]陈元龙. 格致镜原：卷九五，水族类六 [M]// 景印文渊阁四库全书，第 1032 册. 台北：商务印书馆，1986：710.

⑥ [清]沈金鳌，编著. 要药分剂：卷九，涩剂 [M]. 上海：上海卫生出版社，1958：227.

⑦ 叶世龙. 头面损容性疾病治疗方 [M]. 广州：广东科学技术出版社，2000：17.

子煎汁，任意饮之，以止为度。"① 南劲松、南红梅主编《南征用药心得十讲》引《事林广记》："治衄血不止：赤芍药为末，水服二钱匕。"② 李克绍《李克绍中药讲习手记》中"菟丝子"，引《事林广记》："消渴不止，菟丝子煎汁，任意饮之，以愈为度。"③ "鸡子黄"，引《事林广记》："小儿头疮，煮熟鸡子黄，炒令油出，以麻油腻粉搽之（按：外科亦用此油加冰片二分研细滴耳，治耳内流脓水）。"④ 张晓燕、谢勇主编《实用中草药彩色图集》载"芍药"，引《事林广记》："治衄血不止：赤芍药为末，水服二钱匕。"⑤

此外，何宗德等主编《现代中医耳鼻咽喉口齿科学》、张树生等编著《中药临床鉴用指迷》、彭铭泉主编《药膳实用药物全书》、王文安主编《中国中草药单方大全》、关子安等主编《现代糖尿病学》等，也征引了《事林广记》中的单方药物和验效方剂。这说明《事林广记》所载药物、炮制方法和主治病证，在现代临床医学中仍具有较强的借鉴价值。

（四）国外医学著作的收载和应用

《事林广记》传入朝鲜半岛和日本后，受到朝鲜、日本医家的重视和应用。如朝鲜世宗十三年（1431年）至十五年（1433年），俞孝通、卢正礼、朴允德等奉敕撰《乡药集成方》85卷，书中征引南宋陈元靓撰《事林广记》中"药物炮制"内容较多。如"风病门"，引陈元靓撰《事林广记》"治卒中风，无药备用。顶心发，急取一握。毒撒之，以省人事为度"⑥；"三消门"，引《事林广记》"治消渴，五味子浓煎汤服之。又方：菟丝子煎汁，任意服之，渴止为度"⑦；

① 林余霖，张静，编著. 图解医用本草 [M]. 北京：中医古籍出版社，2018：146.
② 南劲松，南红梅. 南征用药心得十讲 [M]// 名老中医临床用药心得丛书. 北京：中国医药科技出版社，2016：39.
③ 李克绍. 李克绍中药讲习手记 [M]// 李克绍医学全集，第2版. 北京：中国医药科技出版社，2018：201.
④ 李克绍. 李克绍中药讲习手记 [M]// 李克绍医学全集，第2版. 北京：中国医药科技出版社，2018：275.
⑤ 张晓燕，谢勇. 实用中草药彩色图集 [M]. 北京：中国中医药出版社，2019：127.
⑥ ［朝鲜］俞孝通，著. 乡药集成方：卷一，风病门 [M]. 郭洪耀，等校注. 北京：中国中医药出版社，1997：19.
⑦ ［朝鲜］俞孝通，著. 乡药集成方：卷一六，三消门 [M]. 郭洪耀，等校注. 北京：中国中医药出版社，1997：180.

"口舌门"，引《事林广记》"治口舌生疮。天南星末，醋调，涂脚心"①，"治木舌，半夏醋煎，灌漱吐，即差"②；"痈疽疮疡门"，引《事林广记》"治顽癣。斑蝥去头翅足，糯米炒黄，去糯米，以淮枣煮熟，去皮取肉为丸，唾调擦之，尤妙"③，"治久年恶疮。石灰多年者，碾碎，鸡子清调成块煅过，候冷再为末，姜汁调敷"④，"治头疮，杏仁烧灰敷之"⑤。

朝鲜世宗二十五年（1443年）至二十七年（1446年），金礼蒙等奉敕编《御修医方类聚》365卷（现存266卷），书中征引《事林广记》中医学内容达38处之多⑥。如"诸风门"，引《事林广记》"用药效验"之半身不遂、诸风寒温、诸风、卒中、中风⑦。"伤寒门"，引《事林广记》"察伤寒证""阴证吐泻""阳证烦躁""伤寒呕吐""伤寒腹满""寒证腹痛""热证腹痛""大小便秘""伤寒杂证"7条资料⑧。"口舌门"，引《事林广记》"口舌生疮，酸米醋含，吐涎，再含硼砂，即愈"⑨。"赤白浊门"，引《事林广记》"白浊，五苓散下茴香丸。又方：下八味丸"⑩。

①［朝鲜］俞孝通，著．乡药集成方：卷三四，口舌门［M］．郭洪耀，等校注．北京：中国中医药出版社，1997：349.

②［朝鲜］俞孝通，著．乡药集成方：卷三四，口舌门［M］．郭洪耀，等校注．北京：中国中医药出版社，1997：350.

③［朝鲜］俞孝通，著．乡药集成方：卷四三，痈疽疮疡门［M］．郭洪耀，等校注．北京：中国中医药出版社，1997：443.

④［朝鲜］俞孝通，著．乡药集成方：卷四四，痈疽疮疡门［M］．郭洪耀，等校注．北京：中国中医药出版社，1997：450.

⑤［朝鲜］俞孝通，著．乡药集成方：卷四六，痈疽疮疡门［M］．郭洪耀，等校注．北京：中国中医药出版社，1997：471.

⑥［朝鲜］金礼蒙，辑．医方类聚：第12册，索引［M］．浙江省中医研究所，湖州中医院，原校．盛增秀，陈勇毅，王英，等重校．北京：人民卫生出版社，2006：310.

⑦［朝鲜］金礼蒙，辑．医方类聚：卷一四，诸风门［M］．浙江省中医研究所，湖州中医院，原校．盛增秀，陈勇毅，王英，等重校．北京：人民卫生出版社，2006：377.

⑧［朝鲜］金礼蒙，辑．医方类聚：卷四二，伤寒门十六［M］．浙江省中医研究所，湖州中医院，原校．盛增秀，陈勇毅，王英，等重校．北京：人民卫生出版社，2006：425.

⑨［朝鲜］金礼蒙，辑．医方类聚：卷七七，口舌门二［M］．浙江省中医研究所，湖州中医院，原校．盛增秀，陈勇毅，王英，等重校．北京：人民卫生出版社，2006：410.

⑩［朝鲜］金礼蒙，辑．医方类聚：卷一三四，赤白浊门二［M］．浙江省中医研究所，湖州中医院，原校．盛增秀，陈勇毅，王英，等重校．北京：人民卫生出版社，2006：615.

日本嘉永六年（1853年）成书的丹波元坚编纂《杂病广要》一书，在"采摭书目"中将陈元靓撰《事林广记》列为引据书目①。如"腹痛"，引《事林广记》"心腹疼痛，服诸药不效。生料五积散，加艾、生姜煎服。心脾痛，以炮过附子数片，同五积散煎服"②。

总之，《事林广记》作为民间日常生活类书，其医药学知识主要来源于宋代以前医书、宋代官修医书、宋代民间医人撰写的著作，以及其他史学、方志、笔记等著作，内容大多为民间常用的药物炮制、药物禁忌、兽医方剂、养生方剂等医药学知识。《事林广记》受到后世学者的重视，元代以后出现的医学著作、农学著作和养生著作等大量引用了该书中的医药学内容。

第五节　宋代私家类书中医药学知识的特点、传播与利用情况

宋代私家类书获得了重要的发展，出现了大量的专著，呈现出了初步繁荣的局面。宋代私家类书和官修类书一起，在中国类书发展史上占有重要地位。尤其是私家类书中收载的医药学知识，极大地丰富和拓展了中国古代医学史的史料来源与研究内容，具有十分重要的学术意义和借鉴价值。

一、宋代私家类书中医药学知识的特点与价值

（一）私家类书中医药学知识的特点

首先，宋代私家类书获得了重要发展，出现了对后世产生重要影响的类书类著作。从宋代官修目录学著作《崇文总目》"类书类"、《宋史·艺文志》

---

①［日本］丹波元坚，编纂. 杂病广要：卷首，杂病广要采摭书目［M］. 李洪涛，等校注. 北京：中医古籍出版社，2005：18.

②［日本］丹波元坚，编纂. 杂病广要：卷三八，身体类［M］. 李洪涛，等校注. 北京：中医古籍出版社，2005：1113.

"类事类"，以及个人撰写的目录学著作《通志》"类书类"、《郡斋读书志》"类书类"、《遂初堂书目》"类书类"、《玉海·艺文》"类书"等记载来看，宋代个人撰写的类书著作数量剧增，种类繁多，内容丰富，体裁多样。私家类书中收载的医学文献书目、临证医学实践、药物炮制加工、验效方剂组成和畜牧兽医方药等知识，成为研究中国医学史的珍贵资料。

其次，宋代私家类书《玉海》《全芳备祖》《事林广记》中的医药学知识，包含中医书籍流传史、本草学史、方剂学史、疾病史、瘟疫防治史、畜牧兽医学史等内容，呈现出了鲜明的专科性、学术性、实用性和资料性等特点，适应了宋代科举考试、辞书辞典和通俗知识发展的需要。

最后，宋代私家类书中医药学知识的来源极为丰富，包括经学、史学、目录学、医学、植物学、动物学，诗文、词赋、谱录、辞典、文集、笔记、小说、类书等著作，保存了大量珍稀医学史料，是研究南宋以前中国古代医学史的珍贵资料。更为重要的是，宋代私家类书对宋朝官修医学著作《开宝重定本草》《嘉祐补注神农本草》《图经本草》《大观经史证类备急本草》《太平圣惠方》《太平惠民和剂局方》和官修目录学著作《崇文总目》《景德龙图阁书目》《中兴馆阁书目》《中兴馆阁续书目》等医学文献史料的征引，不仅保存了官修医书、目录著作中丰富的医学内容，而且也是研究宋代民间医学史和医学知识传播史的珍贵史料。

（二）私家类书中医药学知识的价值

《玉海·艺文》中征引的《汉书·艺文志》《周礼注疏》和《史记·扁鹊仓公列传》等医史资料，基本上属于全文征引，故其史料价值较高。《玉海》中提到的《黄帝九经》，今已散佚，故《玉海》中所引用的医学书目名称及其内容具有极高的文献学价值，是研究周代至南宋时期中国医学著作版本流传与医籍存佚情况的珍贵资料。

《全芳备祖》"药部"中征引了大量周代至南宋时期本草学、植物学和地方志著作的内容。尤其是书中征引的《神农本草经》《本草经集注》《新修本草》《开宝重定本草》《嘉祐补注神农本草》《图经本草》《益州草木记》等著

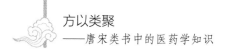
作，今已散佚，因而《全芳备祖》中的引文就成为后世研究和辑佚这些医学本草著作的珍贵资料，具有相当重要的史料价值。

《事林广记》"医学类"中"药物炮制"内容，全部征引自南宋医家许洪撰《增广太平惠民和剂局方诸品药石炮制总论》一书。这是自嘉定元年（1208年）许洪奉宋宁宗诏旨校补、刊刻《增注太平惠民和剂局方》时收载该书以来，首次在局方著作以外发现的全文收载《增广太平惠民和剂局方诸品药石炮制总论》内容最全的著作，早于现存日本享保十五年（1730年）橘亲显等刊刻的《增广太平惠民和剂局方》附录中收载的《增广太平惠民和剂局方诸品药石炮制总论》，具有极高的医学文献学价值，成为研究《太平惠民和剂局方》传播史的珍贵资料。同时，《事林广记》还收载了《增广太平惠民和剂局方诸品药石炮制总论》以外新的药物炮制方法，如灯心末，"以瓷器拌，碾令细，以水淘，灯心浮上瓷，末自沉下"；肉桂，"愈嫩即愈厚，愈老即愈薄，仍用紧卷紫色者佳。凡使不见火，先去粗皮，至有油有味方用。妇人妊娠药，须微炒过用"；巴豆，"又法，煮了，炒赤用"。这些新增的药物炮制方法丰富和补充了官修方书的内容，在宋代药物炮制学史上具有积极意义。《事林广记》"兽畜类"所载牛、马、羊、狗、猫、鱼、鸟、鸳鸯等18种动物及其56种常见病和瘟疫治疗方剂，来源于宋金时期佚名撰《四时类要》、陈元靓撰《博闻录》和陈元靓收集的民间验效方剂。这些著作今已散佚，幸赖《事林广记》的引文而保存了部分内容，倍显珍贵。

二、宋代私家类书中医药学知识的传播、影响与利用

（一）私家类书中医药学知识的传播与影响

宋代私家类书，数量众多，内容丰富，体裁多样，知识来源广泛，其独特的专科性、学术性、史料性和应用性等特点，使其受到后世学者的广泛重视。《玉海》《全芳备祖》《事林广记》等类书，宋代以后有大量的刻本、钞本、节本问世。如王应麟撰《玉海》，明刘鸿训"节录其要语，部分悉依原目"，编《玉海纂》22卷。陈咏撰《全芳备祖》，明王象晋撰《二如亭群芳谱》、清汪灏等撰《广群芳谱》即以此书内容为蓝本，在原书基础上增补而成。陈元靓所

撰《事林广记》，元代以后多有增补。

宋代私家类书中的医药学知识，受到后世学者的广泛重视和引用。如元代司农司编《农桑辑要》，明代解缙等敕编《永乐大典》、朱橚等编撰《普济方》、朱权编撰《乾坤生意》、胡滢撰《卫生易简方》、寇平撰《全幼心鉴》、方广撰《丹溪心法附余》、李时珍撰《本草纲目》、缪希雍撰《神农本草经疏》、张三锡撰《本草发明切要》、徐光启撰《农政全书》，清代喻昌撰《喻选古方试验》、陈元龙撰《格致镜源》等著作，大量征引了《玉海》《全芳备祖》《事林广记》中的医药学内容。

宋代私家类书著作及其医药学知识，在以后还流传到了朝鲜、日本等地。日本静嘉堂文库、宫内厅书陵部、叡山文库、国立国会图书馆等，就藏有宋、元、明、清和近现代刊刻的宋代私家类书。如任广撰《书叙指南》、陈元靓撰《事林广记》①、高承撰《事物纪原》、王应麟撰《小学绀珠》②、胡继宗编《京本音释注解书言故事大全》③、宋刊本《天台陈先生类编花果卉木全芳备祖》、元刊本《玉海》等，日本就有中国刻本与和刻本流传。尤其对于南宋陈元靓撰《事林广记》而言，朝鲜金礼蒙等奉敕编《御修医方类聚》，卢重礼、俞孝通、朴允德等撰《乡药集成方》，许俊等编著《东医宝鉴》等，就大量征引了该书中的医药学内容。

（二）私家类书中医药学知识的应用

宋代私家类书中保存的医药学知识，绝大多数更加接近于宋代原版著作的内容，且大多标注了文献出处，因此它又是一部查找中国医药学古籍文献的专题资料工具书，既可以校勘和补注传世的医籍著作，又可以研究南宋以前中国本草学史、方书学史、针灸学史、疾病史、药物学史、养生学史、兽医学史、医家人物传记等学科史的发展和演变。

宋代私家类书《玉海》《全芳备祖》《事林广记》三部类书中征引的医学

---

① [日本]长泽规矩也编. 和刻本类书集成：第1辑[M]. 上海：上海古籍出版社，1990：3-468.
② [日本]长泽规矩也编. 和刻本类书集成：第2辑[M]. 上海：上海古籍出版社，1990：3-464.
③ [日本]长泽规矩也编. 和刻本类书集成：第3辑[M]. 上海：上海古籍出版社，1990：3-201.

文献史料，可以用来校勘传世医学书籍和辑录宋以后散佚的医学著作。如《神农本草经》《本草经集注》《新修本草》《开宝重定本草》《嘉祐补注神农本草》《图经本草》《益州草木记》《四时类要》《博闻录》等著作，南宋以后大多已散佚。然而，这三部类书中却收载了散佚医著的目录、卷数和部分内容，可以依据私家类书、官修类书和医学著作中收载的文献史料，辑录或复原出这些医著的部分或完整内容。对于中国医学史研究来说，这些都是很有意义的工作。

通过以上分析和研究，本章得出如下重要结论。

第一，宋代私家类书《玉海》《全芳备祖》《事林广记》的编撰背景和编撰过程，反映了宋代社会对科举考试、辞书辞典、典章制度、通俗知识等著作的重视。私家类书的出现及其所收载的医学文献书目、临证医学知识和养生学知识等，呈现出了鲜明的知识性、专科性、实用性和资料性等特点，适应了宋代社会不同阶层获取医药学知识的需要。

第二，宋代私家类书《玉海》《全芳备祖》《事林广记》中的医药学内容，包括宋以前医籍编撰、药物释名、药物炮制、药物收藏、药物禁忌、常用验方、解毒药方、医疗养生、兽医医方等实用知识。

第三，宋代私家类书《玉海》《全芳备祖》《事林广记》中的医药学知识，主要来源于经学、史学、医学、农学、诸子、方志、诗词、文集、笔记、谱录、类书等著作。尤其是对宋朝医学、谱录、诗词、文集、笔记等著作的征引，具有相当重要的史料价值。

第四，宋代私家类书《玉海》《全芳备祖》《事林广记》中的医药学知识，在宋代以后产生了广泛的传播与影响，历代医学著作多有引用，是校勘传世医学文献、辑录散佚医学著作和研究中国古代医学史的珍贵资料。

第八章

唐宋时期类书中医药学知识来源与传播的机制、特征和影响因素

　　作为中国古代一种大型的以辑录资料为主的专书，唐宋类书的一个重要特点是，无论是官修类书，还是私家类书，均按"方以类聚"的编辑原则收载了大量珍贵医学文献史料，成为单行本医学著作以外保存原书内容最多的载体。唐宋时期出现的官、私类书，如《北堂书钞》《艺文类聚》《初学记》《白氏六帖》《太平御览》《太平广记》《文苑英华》《册府元龟》《玉海》《全芳备祖》《事林广记》等，大多收载了丰富的医学文献书目、临证医学知识、药物炮制方法、验效方剂应用、医学病案分析、食疗养生实践、医家人物传记和医政管理制度等内容，呈现出强烈的学术性、知识性、资料性和应用性等特征。唐宋类书中医药学知识的选材范围相当广泛，主要来源于历代儒家经典、史书、子书、医书、文集、笔记、方志等著作，其刊行后流传深远并受到后世学者的重视和引用。

　　本章重点探讨唐宋类书中医药学知识来源与传播的机制、特征和影响因素，分析类书中医药学知识的主要特点和流传基础。

第一节 唐宋类书中医药学知识来源与
传播的主要机制

唐宋时期类书的编纂获得了重要的发展，是由其所处的时代背景和类书的特点所决定的。其中皇帝的态度、政府的重视、士人获取知识的需求和科举考试的发展，成为类书形成与传播的主要机制。尤其是两宋时期，"迩年以来类书之行多矣"[①]，出现了大量新型体裁的类书。

一、唐宋类书的编撰者、传播者、传播载体和传播地域

（一）类书的编撰者

唐宋时期类书的编撰者，主要包括皇帝、政府官吏、儒家士人、坊间书商和宗教人士等，编撰了大量综合类书和专科类书。

1. 皇帝和政府官吏

唐宋时期官修类书的编撰，受到皇帝和中央政府的高度重视，先后任命大批朝臣、文官参与类书的撰写。其中某些皇帝还是类书修撰的重要组织者，不仅亲定编辑体例和遴选范围，而且还御定书名、亲撰序言和御览内容，从国家层面对类书的形成给予了人力、物力、财力和技术的大力支持。如《太平御览》1 000 卷，宋太宗御定书名；《册府元龟》1 000 卷，宋真宗御定书名并亲撰《册府元龟序》，详细地阐述了类书的主旨和国家推行文教政策的目的。

现存唐代第一部官修类书《艺文类聚》，武德五年（622 年）唐高祖下诏给事中欧阳询、秘书丞令狐德棻、侍中陈叔达、太子詹事裴矩、詹事府主簿赵弘智、齐王府文学袁朗等十余人参加修撰，武德七年（624 年）成书。宋代第一部官修类书《太平御览》，太平兴国二年（977 年）三月宋太宗下诏命翰林学士

---

①［宋］陈子和. 璧水群英待问会元序. ［宋］刘达可. 璧水群英待问会元：卷首 [M]//明丽泽堂活字本，四库全书存目丛书·子部，第 168 册. 济南：齐鲁书社，1995：35.

李昉、扈蒙，知制诰李穆，太子詹事汤悦，太子率更令徐铉，太子中允张洎，左补阙李克勤，左拾遗宋白，太子中舍陈鄂，光禄寺丞徐用宾，太府寺丞吴淑，国子监丞舒雅，少府监丞吕文仲、阮思道等奉敕编撰，继又命赵邻几、王克贞和董淳参与修撰，太平兴国八年（983年）十二月成书，赐书名为《太平御览》。

唐宋时期官修类书大都卷帙浩繁，部数众多，分类精详，史料征引广泛，大多标注文献出处，成书后由官府刊刻颁行，在中国类书发展史上占有重要地位。其中，皇帝和各级官府发挥了组织实施者、成效管理者和成果传播者的重要推动作用。

2. 儒家士人

儒家士人是唐宋类书的主要编撰者之一。如北宋类书《文选类林》18卷，分549类，刘攽撰，"是编取《文选》字句可供词赋之用者，分门标目"①。刘攽（1023—1089年），字贡父，江南西路新喻（治今江西新余）人，庆历六年（1046年）中进士，任秘书少监、蔡州知州、中书舍人等职。该书卷一〇"医药"类，包括庐附是料、治内容外、太一余粮、风连、五石、西山、金膏、丹泉、合欢、上药养命、韩公论、东方、俞跗（一作俞拊）、扁鹊等医学内容，介绍了历史上有关疾病、药物、诊断、医家等知识。其引文资料，来源于左思《蜀都赋》、枚乘《七发》、张平子《南都赋》、郭璞《游仙诗》、沈约《宿东园诗》、谢灵运《入彭蠡湖口》、嵇康《养生论》、江淹《杂体诗·效左思》、孙楚《为石仲容与孙皓书》等②。

宋代类书《山堂先生群书考索》，又名《群书考索》《山堂考索》，南宋章如愚编，共212卷，是宋代类书中颇具特色的一部著作，对后世有一定的影响。章如愚字俊卿，两浙东路婺州金华（治今浙江金华）人，登庆元二年（1196年）进士第，任朝奉郎国子监博士、知贵州、史馆编校等职。《群书考

①［清］永瑢，纪昀. 四库全书总目：卷一三七，子部·类书类存目一 [M]. 北京：中华书局，2003：1161.

②［宋］刘攽. 文选类林：卷一〇，医药 [M]//明嘉靖三十七年吴思贤刻本，四库全书存目丛书·子部，第167册. 济南：齐鲁书社，1995：560.

索》分前集 66 卷、后集 65 卷、续集 56 卷、别集 25 卷，其后集"士门·医学"
详细地记载了唐太宗贞观三年（629 年）朝廷设置医学和选拔医人的史实，以
及宋徽宗崇宁三年至宣和二年（1104—1120 年）宋朝政府在太医局之外建立
专门的教育机构"国子监医学"的三置三废情况，包括国子监医学的编制、国
子监医学的专业、国子监医学的考试、国子监医学生的录用程序等。其资料
来源于李焘《续资治通鉴长编》和宋徽宗、宋钦宗诏旨，由于《续资治通鉴长
编》宋徽宗、宋钦宗朝内容散佚严重，所以《群书考索》中收载的医史文献资
料是研究唐宋时期尤其是宋徽宗年间医学教育和医官选任的珍贵史料①。清
四库馆臣称赞："如愚是编，独以考索为名，言必有征，事必有据，博采诸家
而折衷以己意。不但淹通掌故，亦颇以经世为心。在讲学之家，尚有实际。"②

宋代某些儒家士人还编撰了家塾、私塾、书院中用于教学的类书，便于
学习和作文之用。如《两汉蒙求》10 卷，同知三省枢密院事刘班撰，"是书仿
唐李瀚《蒙求》之体，取两汉之事，以韵语括之，取便乡塾之诵习"③。《东
莱先生分门诗律武库》前集 15 卷、后集 15 卷，吕祖谦（1137—1181 年）辑，
是其家塾学习儒学和其他学科资料的汇编。其后集卷六"技艺门"收载怀中
方书、疾在腠理、仙方出龙宫、紫金丹等内容，介绍了长桑君、扁鹊、孙思邈
等名医诊治疾病和善于用药的事例，其资料来源于汉司马迁撰《史记》、唐段
成式撰《酉阳杂俎》和东周时期成书的医学名著《灵枢经》（即《黄帝内经灵
枢》）等著作④。

3. 书商

书商，也称坊间商贾、坊贾，是唐宋类书的主要编撰者之一，编辑和刊
刻了大量有关科举考试、公文应酬和民间日用方面的类书。如宋代类书《翰
苑新书》前集 70 卷、后集 32 卷、别集 12 卷、续集 42 卷，原书不著撰人，也

---

① [宋]章如愚辑. 群书考索后集：卷三〇，士门·医学 [M]. 扬州：广陵书社，2008：612-613.

② [清]永瑢，纪昀. 四库全书总目：卷一三五，子部·类书类一 [M]. 北京：中华书局，2003：1150.

③ [清]永瑢，纪昀. 四库全书总目：卷一三七，子部·类书类存目一 [M]. 北京：中华书局，2003：1162.

④ [宋]吕祖谦. 东莱先生分门诗律武库后集：卷六，技艺门 [M]// 续修四库全书，第1216册. 上海：上海古籍出版社，2002：285-286.

有题南宋谢枋得撰，实乃"坊贾所赝托也"。其书"本为应酬而作，惟取便检用"，前集所载"自叙病坊"、后集所载"贡方物""赐汤药"等，由历代事实、皇朝新事、前贤诗词、警联组成，是研究前代和宋代医学史、药物学史、疾病史的重要资料。明岳凌霄在《翰苑新书序》中认为，"编中条目，亦悉采撷亦周，可以馈贫，可以剂急"①。清四库馆臣在提要中指出，《翰苑新书》"于宋代典故事实，最为赅备，披沙拣金，往往见宝，较孔传《续六帖》之类，反为有资考证也"②，充分肯定了其史学价值。

　　宋代出现了许多"不著撰人"或题某名人撰写的类书，绝大多数为坊贾所为。如南宋类书《群书会元截江网》35卷，不著撰人，为坊间编撰的程试策论之书，清四库馆臣指出"其出自坊本者，则为是书之类"③。《记室新书》70卷，题宋方龟年编，考《新唐书》《崇文总目》《宋史》《郡斋读书志》《文献通考》等所载，唐李途撰有《记室新书》30卷，却无方龟年编撰此书的记载。清四库馆臣考证后认为："盖坊贾得残阙《翰苑新书》，并两集为一集，改此名以售欺也。"④《诚斋四六发遣膏馥》10卷，题南宋杨万里（1127—1206年）撰，淳祐八年（1248年）建安余卓刻本，"门分类聚"⑤。然考杨万里著作《诚斋集》和2007年辛更儒笺校《杨万里集笺校》，却无收录《四六膏馥》一书，清四库馆臣认为"此必坊贾托名耳"⑥。王状元撰《八诗六帖》29卷，"盖坊贾所为之赝本"⑦。

4. 僧人、道士

　　唐代佛教类书有《法苑珠林》100卷，唐高宗总章元年（668年）僧道世编

---

　　①［明］岳凌霄. 翰苑新书序.［宋］不著撰人. 新编翰苑新书［M］//北京图书馆古籍出版编辑组. 北京图书馆古籍珍本丛刊：第74册，子部·类书类. 北京：书目文献出版社，1988：1-2.

　　②［清］永瑢，纪昀. 四库全书总目：卷一三五，子部·类书类一［M］. 北京：中华书局，2003：1153.

　　③［清］永瑢，纪昀. 四库全书总目：卷一三五，子部·类书类一［M］. 北京：中华书局，2003：1150.

　　④［清］永瑢，纪昀. 四库全书总目：卷一三七，子部·类书类存目一［M］. 北京：中华书局，2003：1161.

　　⑤［宋］杨万里，撰.［宋］周公述，辑. 诚斋四六发遣膏馥：卷首［M］//宋淳祐八年建安余卓刻本，四库全书存目丛书·子部，第170册. 济南：齐鲁书社，1995：393.

　　⑥［清］永瑢，纪昀. 四库全书总目：卷一三七，子部·类书类存目一［M］. 北京：中华书局，2003：1162.

　　⑦［清］永瑢，纪昀. 四库全书总目：卷一三七，子部·类书类存目一［M］. 北京：中华书局，2003：1163.

撰，是中国现存较早的一部佛教"类书体"①著作，收载佛家、儒家、道教、谶纬、杂著等 400 余种。

宋代道教类书《云笈七签》120 卷，是北宋张君房据《大宋天宫宝藏》编辑而成的②。尤其是该书卷七四至卷七八《方药》，是研究宋代以前疾病史、医药学史、养生学史和药物化学史的珍贵资料。

（二）类书的传播者和受众者

唐宋时期类书的传播者，主要包括皇帝、政府官吏、士人、书商、藏书家、僧人和道士，以及朝鲜和日本的使者、僧人、商人等，在推广、传播类书方面做出了积极贡献。尤其是书商，成为宋代类书传播的特殊社会阶层，不仅刊刻了士人撰写的各种类书著作，而且还编撰了大量适合儒家士人和官僚士大夫作文、程式、考试和日常民用方面的类书。

类书的受众者包括各级官吏、儒家士人、书商、藏书家和儿童等。尤其是儒家士人，他们在获取知识和参加科举考试的过程中，广泛接触了各种应试类类书，所以他们既是类书的传播者，也是类书的受众。

唐宋时代，中朝和中日的使者、商人、僧人等将中国类书传往国外发挥了积极作用。如日本治承三年（1179 年）十二月十六日，平安时代后期武将平清盛（1118—1181 年）将从宋朝新输入的《太平御览》一书献给高仓天皇③。木宫泰彦在《日中文化交流史》中指出："北宋时代的入宋僧，每多从日本带去经典补足宋土的散佚，但同时也从中国带回或托便船运回还宋传入日本的典籍。"④

（三）类书的传播载体

唐宋时期类书的传播载体，先后发生较大变化。唐代官、私类书，如《北

---

① 周绍良. 校注记略. ［唐］释道世，著. 法苑珠林校注：卷首 [M]. 周叔迦，苏晋仁，校注. 北京：中华书局，2003：2.

②［宋］张君房. 云笈七签：卷首，序 [M]. 张继禹. 中华道藏：第 29 册. 北京：华夏出版社，2004：30.

③［日本］木宫泰彦，著. 日中文化交流史 [M]. 胡锡年，译. 北京：商务印书馆，1980：300.

④［日本］木宫泰彦，著. 日中文化交流史 [M]. 胡锡年，译. 北京：商务印书馆，1980：280.

堂书钞》《艺文类聚》《初学记》《白氏六帖》等，大多以写本流传。宋代时，雕版印刷术和活字印刷术获得重要发展，并被用于书籍刊刻，出现了官刻本、私刻本和坊刻本等版本，成为书籍流传的主要形式。宋代官、私类书大多以刻本流传，如官修类书李昉等编《太平御览》，太平兴国八年（983年）宋太宗下诏国子监刊行。王钦若等编《册府元龟》，大中祥符八年（1015年）十二月刊行。晏殊等所编《天和殿御览》，天圣二年（1024年）五月宋仁宗下诏秘阁镂板刊行。私家类书，如陈景沂编《全芳备祖》、陈元靓撰《事林广记》和王应麟撰《玉海》等，有南宋刻本和元刻本、明刻本、清刻本等。宋人叶梦得在《石林燕语》中记载了两宋之际书籍版本带来的变化，"今天下印书，以杭州为上，蜀本次之，福建最下。京师比岁印板，殆不减杭州，但纸不佳。蜀与福建多以柔木刻之，取其易成而速售，故不能工。福建本几遍天下，正以其易成故也"①。

南宋时期，坊间书肆刻书业兴盛，编撰和刊刻了大量的类书，"其时麻沙书坊，刊本最多"②。如南宋类书《名贤氏族言行类稿》60卷，宋宁宗嘉定二年（1209年）章定撰，为"书肆刊本"③，流传颇广。刘达可辑《璧水群英待问会元》90卷，"盖麻沙书坊本也"④。谢维新在《古今事文类聚原序》中指出："两坊书市，以类书名者尚矣！曰《事物纪原》，曰《艺文类聚》，最后则《锦绣万花谷》《事文类聚》出焉，何汗牛充栋之多也。"⑤这些描述反映了南宋时期坊间书市编撰和刊刻的类书不仅数量众多、体裁多样、内容丰富，而且成为士人常用的工具书，"凡古今应用之事，悉于荟萃"。

（四）类书的传播地域

唐宋时期类书的传播地域主要分布在京城、地方诸路州、府、军、监、县，

---

① ［宋］叶梦得，撰. 石林燕语：卷八［M］// 全宋笔记，第二编，第十册. 徐时仪，整理. 郑州：大象出版社，2006：115.

② ［清］永瑢，纪昀. 四库全书总目：卷一三五，子部·类书类一［M］. 北京：中华书局，2003：1151.

③ ［清］永瑢，纪昀. 四库全书总目：卷一三五，子部·类书类一［M］. 北京：中华书局，2003：1149.

④ ［清］永瑢，纪昀. 四库全书总目：卷一三七，子部·类书存目一［M］. 北京：中华书局，2003：1162.

⑤ ［宋］谢维新. 古今合璧事类备要：卷首，古今合璧事类备要原序［M］// 景印文渊阁四库全书，第939册. 台北：商务印书馆，1986：2.

家塾、私塾，书肆，周边少数民族地区，以及朝鲜半岛、日本等地。随着唐末宋初雕版印刷术被用于书籍刊刻，类书印刷的数量大为增加，类书也开始被许多士人和藏书家收藏。唐宋时期科举制的发展使得某些类书被私塾教育和科举考试用作参考资料，因而进一步扩大了类书传播的地域。相应地，类书中的医史资料和医药学知识，亦得到了士人的广泛关注和重视。

二、唐宋时期类书中医药学知识来源的主要机制

（一）官修类书

首先，官修类书的编撰受到历代皇帝和政府的重视，成为国家文化工程的重要组成部分。自三国魏朝编撰首部官修类书《皇览》以来，类书的编撰一直受到历代王朝的高度重视。在"方以类聚"编撰原则基础上，该书开创按"随类相从"编排史料的方法，历代相沿仿效，唐宋时期依然。作为某一时期重大国家文化工程之一，皇帝或中央政府在类书编撰中，不仅下诏从全国各地征集图书，提供政策、经费、人力和文化支持，而且亲定类书的编撰目的、编辑体例和选材范围。唐朝政府建立的弘文馆、崇文馆，宋朝政府建立的崇文院三馆（昭文馆、史馆、集贤院）和秘阁，都是中央级别的藏书机构，掌管历代经籍图书和御制典籍。这是唐宋时期政府编撰大型类书的文化基础。如宋代官修类书《太平御览》，宋太宗在诏令中说"史馆新纂《太平总类》，包罗万象，总括群书，纪历代之兴亡，自我朝之编纂，用垂永世"，"凡诸故事，可资风教者悉记之。及延见近臣，必援引谈论，以示劝诫"①，因而备受皇帝、政府官吏和士人的重视。

其次，官修类书具有强大的资料收集和检索功能。类书按"以类相从"的方法，采取门类、字韵等编辑体例，辑录了大量经部、史部、子部和集部中的医学史料，呈现出了"非经、非史、非子、非集"的特点，因而受到社会各阶层的重视。如宋朝官修类书《太平御览》，其所载文献资料，据陈振孙《直

斋书录解题》考证，实乃来源于"前诸家类书之旧"①。《太平御览》实际上是一部宋以前类书资料的重新整理与汇编，对保存魏晋南北朝、隋唐时期的类书文献做出了积极贡献。

最后，官修类书具有强大的政治资鉴作用，适应了统治阶级了解治国方略和推行文教政策的需要。如唐魏徵、虞世南、褚遂良等奉敕撰《群书治要》50 卷，其目的就是"立德立言，作训垂范""时有所存，以备劝诫"，达到统治阶级提倡的"本求治要"思想，进而实现"用之当今，足以鉴览千古；传之来叶，可以贻厥孙谋"②的作用。徐坚、韦述、余钦等撰《初学记》30 卷，用于"以教诸王"③，培养皇家人才。李昉等奉敕撰《太平御览》，强调"备天地万物之理，政教法度之原，理乱废兴之由，道德性命之奥"④，因而备受宋代社会的尊崇。苏颂等撰《迩英要览》，"可为规戒，有补时政者"⑤。

（二）私家类书

唐宋时期个人撰写的类书，从类书内容、类书种类和文献来源等方面来看，其机制主要表现在以下几个方面。

首先，私家类书中的医药学内容是为士人获取知识、科举考试、诗文词赋等编撰的课本或参考资料，以用于考试。这是绝大多数私家类书产生的重要因素。如唐代白居易撰《白氏六帖》30 卷，反映了唐代开元年间科举考试的内容，杜佑《通典》卷一五《选举三》载："凡举司课试之法，帖经者，以所习经掩其两端，中间开唯一行，裁纸为帖，凡帖三字，随时增损，可否不一，或得四、得五、得六者为通。"⑥宋代晏殊撰《类要》65 卷，"分门辑经史子集

---

① [宋]陈振孙，撰．直斋书录解题：卷一四，类书类 [M]．徐小蛮，顾美华，点校．上海：上海古籍出版社，2015：425．

② [唐]魏征，等编撰．群书治要：卷首，《群书治要》序 [M]．北京：北京理工大学出版社，2013：1-2．

③ [宋]王应麟．玉海：卷五四，艺文 [M]．南京：江苏古籍出版社，上海：上海书店，1987：1027．

④ [宋]蒲叔献．序．[宋]李昉，等编撰．太平御览：卷首 [M]．夏剑钦，等校点．石家庄：河北教育出版社，2000：4．

⑤ [宋]李焘．续资治通鉴长编：卷四〇七 [M]．北京：中华书局，2004：9902．

⑥ [唐]杜佑，撰．通典：卷一五，选举三 [M]．王文锦，王永兴，刘俊文，等点校．北京：中华书局，1988：356．

事实，以备修文之用"①。俞观能撰《孝悌类鉴》7卷，"取经史孝悌事，成四言韵语"②。吕祖谦撰《历代制度详说》12卷，本家塾私课之本，专述考课之事，以备答策，"前列制度，叙述简赅；后为详说，议论明切"③。书中"荒政"部分收载了历代防治饥饿、旱灾、雨灾、水灾、蝗灾、疫灾等自然灾害的制度和措施等方面的资料，尤其对有关宋朝荒政的记载尤为翔实，具有一定的参考价值。

其次，私家类书中的医药学知识是编撰者利用查阅皇室藏书的便利或自幼患病而积极汇编的各种资料，以便检阅。如唐王焘撰《外台秘要方》40卷，"凡古方纂得五、六十家，新撰者向数千百卷，皆研其总领，核其指归"④，辑录了包括释僧深、崔知悌、孙思邈、张文仲、孟诜、许仁则、吴升等在内的大量珍贵医学方书内容。清徐大椿明确称《外台秘要方》为"医方类书"，认为"至唐王焘所集《外台》一书，则纂集自汉以来诸方，汇萃成书，而历代之方，于焉大备。但其人本非专家之学，故无所审择，以为指归，乃医方之类书也。然唐以前之方，赖此书以存，其功亦不可泯"⑤。

最后，私家类书中的医药学知识是探究历代典章制度源流及其变迁的翔实资料，以资借鉴。如南宋谢维新撰《古今合璧事类备要》366卷，包括前集69卷、后集81卷、续集56卷、别集94卷、外集66卷，是宋代乃至中国古代有名的类书。其《前集》卷五五《技术门》"医家"，收载了事类作医、瘵疾、十全、三折、三世、四家、上医、良师、知脉虚实、察脉病否、血脉经络、神虑气血、君臣佐使、阴阳配合、上药养命、善医无书、神农尝药、鸿术为医、扁鹊针脉、华佗精方、俞氏良医、卢氏神医、扁鹊论病、医和戒色、董仙杏林、

---

① [宋]晁公武，撰. 郡斋读书志校证：卷一四，类书类[M]. 孙猛，校证. 上海：上海古籍出版社，1990：663.

② [宋]晁公武，撰. 郡斋读书志校证：卷一四，类书类[M]. 孙猛，校证. 上海：上海古籍出版社，1990：675.

③ [清]永瑢，纪昀. 四库全书总目：卷一三五，子部·类书类一[M]. 北京：中华书局，2003：1148.

④ [唐]王焘. 外台秘要方：卷首，外台秘要方序[M]// 胡国臣，总主编. 张登本，主编. 唐宋金元名医全书大成·王焘医学全书. 北京：中国中医药出版社，2006：9.

⑤ [明]徐大椿. 医学源流论：卷下，《千金方》《外台》论[M]// 胡国臣，总主编. 刘洋，主编. 明清名医全书大成·徐灵胎医学全书. 北京：中国中医药出版社，2015：151.

苏耽橘井、视见症结、病在膏肓、湔肠涤脏、刮骨去毒、导胃吐虫、医疮以犬、召医舐痔、为卒吮疽、遣医视病、为人迎医、舆药焚券、卖药守价、读药处方、储资防疫、针经脉法、金匮药方、委命在天、服药成效、求医当拜、尽告所患、诗集采药、防病等医学术语、医学制度、医学典故、临床诊断、名医用药、内科外科、医学病案等知识。其医学内容包括医人标准、医学伦理、诊断方法、疾病治疗、验效方剂和名医病案等诸多方面，主要来源于《尚书》《周礼》《曲礼》《国语》《韩文》（即《韩昌黎集》）、《韩文杂说》《后汉书·王符传》《汉书·艺文志》《唐书·张皋传》《神农本草经》《黄帝内经素问》《唐史》《世纪》《郭璞赋序》《鹖冠子》《列子》《后汉书·华佗传》《史记·扁鹊仓公列传》《左传》《神仙传》《三国志·蜀书》《三国志·华佗传》《华佗别传》《史记·秦本纪》《韩子》《后汉书·陶侃传》《后汉书·韩康传》《语林》《唐书·狄仁杰传》《后汉书·郭玉传》《晋书·葛洪传》《史记·高祖本纪》、韩侠《金銮记》《颜氏家训》、苏轼《求医诊脉说》、王绩《东皋子集》、邵雍《伊川击壤集》等，涵盖了历代经史子集和医学文献史料[①]。该书中保存了大量医学文献史料，谢维新在《原序》中指出："今之所编，正将备前乎未见之书，以充后乎无涯之用，凡古今应用之事，悉于此书萃焉。"[②]清四库馆臣在提要中称赞"所引最为详悉"，"惟此书后集，条列最明，尤可以资考证，在类事之家尚为有所取材者矣"[③]，充分彰显了类书汇编资料的强大功能。

三、唐宋时期类书中医药学知识的主要内容

唐宋时期类书中的医药学知识，有的是历代著作中部分内容的征引，有的是历代著作中全书内容的征引，有的是作者的概括和注解，因而保存了大量珍贵原始医学文献史料，可以说是一部宋代以前的中国医学资料通史。其

①［宋］谢维新. 古今合璧事类备要前集：卷五五，技术门［M］// 景印文渊阁四库全书，第939册. 台北：商务印书馆，1986：433-435.

②［宋］谢维新. 古今合璧事类备要：卷首，古今合璧事类备要原序［M］// 景印文渊阁四库全书，第939册. 台北：商务印书馆，1986：3.

③［清］永瑢，纪昀. 四库全书总目：卷一三五，子部·类书类一［M］. 北京：中华书局，2003：1151.

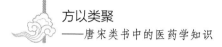
医学知识主要包含以下几个方面。

（一）医学临证诸科知识

唐宋类书中的医药学知识，包括医经、医学理论、伤寒金匮、诊法、针灸推拿、本草、方书、临证各科、食疗养生、医学病案、医话医论等。类书中收载的医史资料，详细地介绍了医学的起源与历代医事制度，医籍的编撰与流传，疾病的种类与病因病证，疾病诊疗方法与处方用药，药材的生产与药物炮制，医学诸科的发展与知识创新，医学教育与人才培养，医学人物传记与医家思想，名医类案与医家经验总结，祛病延年与养生保健，中外医药学交流等内容，蕴藏着许多宝贵的验效方剂。

类书中不仅收载了大量前代医学著作，而且也收载了当朝学者撰写的医学著作。如唐代欧阳询等撰《艺文类聚》、徐坚等撰《初学记》、白居易撰《白氏六帖》等类书，收载了唐初甄权撰《药性论》、贾公彦疏《周礼义疏》、吴兢撰《唐国史》、孙思邈撰《备急千金要方》《千金翼方》、王焘撰《外台秘要方》等。宋代李昉等撰《太平御览》《太平广记》《文苑英华》和王应麟撰《玉海》、陈景沂撰《全芳备祖》、陈元靓撰《事林广记》等类书，收载了宋代官修本草《开宝重定本草》《嘉祐补注神农本草》《图经本草》《大观经史证类备急本草》，官修医学方书《太平圣惠方》《雍熙神医普救方》《庆历善救方》《皇祐简要济众方》《熙宁太医局方》《太平惠民和剂局方》，以及医家个人撰写的医学著作《苏沈良方》《南阳活人书》《本草衍义》《普济本事方》《类编朱氏集验方》等内容，成为研究宋代医学史的珍贵资料。尤为重要的是，唐宋类书对辑录南宋以前的某些已佚医学著作和章节内容也有积极的作用。

（二）医学文献书目知识

唐宋类书中收载了大量医学文献书目资料。如《汉书·艺文志》"方技略"之"医经""经方""房中""神仙"，《隋书·经籍志》"子部"之"医方"，《旧唐书·经籍志》"子部"之"医术类"，《新唐书·艺文志》"子部"之"明堂经脉类""医术类"，宋朝官修《国史·艺文志》"子部"之"医书"，《景德龙图阁书目》《中兴馆阁续书目》"子部"之"医书"，王尧臣等奉敕撰《崇文总目》

"医书"，陈骙等编《中兴馆阁书目》"子部"之"医类"，以及郑樵撰《通志》
"医书类"、晁公武撰《郡斋读书志》"医书类"、陈振孙撰《直斋书录解题》
"医书类"、尤袤撰《遂初堂书目》"医书类"、王应麟撰《玉海·艺文》和马
端临撰《文献通考》"经籍考"之"医家"等，形成了南宋以前系统地的中国
医籍总目。

　　类书中收载的某些书目著作，如唐朝官修《群书四部录》200 卷、《古今书
录》40 卷、《开元四库书目》14 卷和宋朝官修《乾德史馆书目》4 卷、《皇朝秘
阁书目》1 卷、《太清楼书目》4 卷、《中兴馆阁书目》70 卷、《中兴馆阁续书目》
30 卷和北宋九朝《国史艺文志》73 877 卷等，今已亡佚。某些书目著作，如宋
朝官修《崇文总目》66 卷等，今已残存不全。故而类书中收载的医学文献书
目，记录了中国古代医学从总体到各个分支学科的历史渊源，对于研究医学目
录学的形成与发展、医学书籍的编撰与流传、医学名词的考证与辨析等具有十
分独特的学术价值，也是编制中国中医古籍总目的重要史料来源之一。

（三）医学社会史知识

　　唐宋类书中收载了南宋以前历代政府发布的医事诏令，是研究医学社会
史的重要史料。如类书中保存的历代皇帝发展医学的诏令，历代官府、医家
和社会民众防治瘟疫的措施，社会各界对医学的认识及态度等，是研究国家
与医学关系的重要史料，具有相当重要的学术价值。

　　中国历代政府对医学采取了积极扶持和重点发展的态度，"其制定的政
策、措施和开展的医学活动，均通过医事诏令体现出来"[①]。尤其是唐朝皇帝
发布的医事诏令，除保留在《旧唐书》《新唐书》《唐大诏令集》中外，类书中
也保存了某些内容。宋朝皇帝发布的医事诏令，除大部分保存在《宋会要辑
稿》《宋大诏令集》《宋史》《续资治通鉴长编》《建炎以来系年要录》《宋史
全文》《续编两朝纲目备要》《宋季三朝政要》《文献通考》等著作中外，还有
相当一部分保存在宋代类书《玉海》《事林广记》中，尤其是有关医书编撰、
医书序跋、刊刻颁行、疾病诊治等内容，颇具史料价值。

---

① 韩毅. 政府治理与医学发展：宋代医事诏令研究 [M]. 北京：中国科学技术出版社，2014：406.

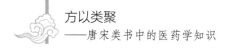
（四）医学语言文字学知识

唐宋类书中收载了大量语言文字资料，保留了相当数量的中国古代语言词汇、书写符号和助读标记，甚为珍贵。尤其是类书中创立的大字为正文、小字为引文之书写格式，保存了大量古籍的原貌和精美插图。

凡有关疾病、药物的名称、读音、释义等，类书中通常会征引先秦时期成书的《尔雅》，汉代扬雄撰《𬨎轩使者绝代语释别国方言》（简称《方言》）、许慎撰《说文解字》、刘熙撰《释名》，三国魏张揖撰《广雅》，晋郭璞撰《尔雅注疏》《三仓解诂》、崔豹撰《古今注》，唐代不著撰人编《广韵》，宋代陈彭年等奉诏撰《大宋重修广韵》、丁度奉诏撰《礼部韵略》《集韵》等字典、辞典、韵书中的内容，解释文字字源、字义和诠释事物含义。如《太平御览》"疾病部"有关"疾病"的解释，征引《尔雅》《说文解字》《释名》《方言》等文献60余种，疾病种类56种，是其他古籍中所少见的。

总之，唐宋类书中的医药学知识，包含医学各学科在不同阶段发展的历史、特点，历代医学制度与政府发展医学的措施，疾病史及其紧密相关的病因病机学、诊断学、本草学、方剂学、针灸学、养生学，以及医学家的著述、思想、经验、医案及临床处方用药情况等内容。

四、唐宋时期类书中医药学知识传播的主要机制

（一）文献基础

类书的所以受到后世的重视，是因为它保存了大量原始文献资料，适应了当时社会的需求。由于自然灾害和人为因素，类书中征引的某些历史文献，其原书在后来流传过程中大多失传，所以类书中保存的部分或全部内容，就成为校勘古籍、辑录佚文、复原古书和研究医学知识演化的重要载体。如现存唐虞世南撰《北堂书钞》、欧阳询奉敕撰《艺文类聚》、徐坚敕撰《初学记》、白居易撰《白氏六帖》等诸类书，所载皆"六朝以前之典籍，颇存梗概"①，

---

① ［清］永瑢，纪昀. 御定渊鉴类函提要. ［清］张英，王士禛奉敕撰. 御定渊鉴类函：卷首 [M]// 景印文渊阁四库全书，第982册. 台北：商务印书馆，1986：62.

保存了两汉三国六朝隋唐方书的内容。某些医著如《必效方》《小品方》《范东阳方》《集验方》《经心录》《删繁方》《古今录验方》《延年秘录》《纂要方》《广济方》《产宝》《近效方》《张文仲方》等，今已散佚，而类书中却保存了大量的内容。

宋代官、私类书也以收载各种历史文献书目和医学史料而受到重视。如李昉等编《太平御览》"药部"，共征引155种文献，其中所引前代本草学著作10余种，如《神农本草经》《吴普本草》《黄帝本草》《岐伯本草》《雷公本草》《医和本草》《桐君采药录》《扁鹊本草》《李氏本草》《本草经集注》《新修本草》等。王应麟撰《玉海》、陈景沂撰《全芳备祖》、陈元靓撰《事林广记》等，征引了宋朝本草、方书著作《开宝重定本草》《嘉祐补注神农本草》《图经本草》《大观经史证类备急本草》《本草衍义》《太平圣惠方》《太平惠民和剂局方》等。马永易撰《实宾录》14卷，"其书皆取古人殊名别号，以广见闻，领异标新，颇资采掇"[①]，书中收载了"扁鹊"[②]、"卖药翁"[③]、"牛医子"[④] 等珍贵医史资料。

（二）应用基础

类书按"方以类聚"或"随类相从"的原则及方法编排文献史料，载有历代医事制度、医疗机构、疾病诊治、医学人物、药物炮制、常用方剂、延年养生等内容，非常便于检阅。只要凭借文献出处，便可快速找到引文来源。唐宋时期，中国科举取士制度获得重要发展，"推动了教育体制的变革"[⑤]，形成官学教育、私学教育和书院教育相结合的"独具特色的教育组织形式"[⑥]。这些为类书的形成与传播应用奠定了基础，成为读书人应付科举考试、作诗填词和撰写文书的一种捷径。

---

① ［清］永瑢，纪昀. 四库全书总目：卷一三五，子部·类书类一 [M]. 北京：中华书局，2003：1146.

② ［宋］马永易，撰. 陈鸿图，辑校. 新辑实宾录：卷二，扁鹊 [M]. 北京：中华书局，2018：64.

③ ［宋］马永易，撰. 陈鸿图，辑校. 新辑实宾录：卷六，卖药翁 [M]. 北京：中华书局，2018：208.

④ ［宋］马永易，撰. 陈鸿图，辑校. 新辑实宾录：卷一三，牛医子 [M]. 北京：中华书局，2018：441.

⑤ 张希清，毛佩琦，李世愉，主编. 金滢坤，著. 中国科举制度通史：隋唐五代卷 [M]. 上海：上海人民出版社，2017：4.

⑥ 毛礼锐，沈灌群. 中国教育通史：第3卷 [M]. 济南：山东教育出版社，2005：13.

唐杜嗣先编《兔园策府》30卷，"至五代时，行于民间，村野以授学童"①。北宋任广撰《书叙指南》20卷，初刊于宋钦宗靖康年间，"其书皆采录经传成语，以备尺牍之用，故以书叙为名"②，书中"疾病安否"③、"医工药物"④收载了历代医事制度、疾病名称、诊断方法、药物名称、药品加工等珍贵史料。南宋王应麟撰《玉海》一书，专为博学鸿词科应试者而编，他在《辞学指南》中指出："须灯窗之暇，将日出之题，件件编类，如《初学记》《六帖》《艺文类聚》《太平御览》《册府元龟》等书，广博搜览，多为之备。"⑤明陆深亦指出："类书起于六朝，而盛于唐宋。本以简约，便于文字之营构"，又说"唐宋之间则以资科举应试，尤便于诗赋韵脚与剪裁饾饤之用"⑥。

唐宋官、私类书中的医学文献史料，明清时期又被新的类书所征引或辑出，成为新类书的知识来源。如明代解缙等敕编《永乐大典》，清代张英等奉敕编《御定渊鉴类函》、清圣祖敕撰《御制佩文斋广群芳谱》、陈梦雷等奉敕编《钦定古今图书集成》、陈元龙撰《格致镜原》等，就广泛征引了唐宋类书《北堂书钞》《艺文类聚》《初学记》《白氏六帖》《太平御览》《太平广记》《文苑英华》《册府元龟》《玉海》《全芳备祖》《事林广记》等著作中的医药学内容。

（三）学术基础

类书的分门分类，充分反映了当时的学术分类体系。尽管官、私类书在门类设置上略有差异，但总体上反映了当时最新的学术分类思想。如南宋谢

①［宋］晁公武，撰. 郡斋读书志校证：卷一四，类书类［M］. 孙猛，校证. 上海：上海古籍出版社，1990：650.

②［清］永瑢，纪昀. 四库全书总目：卷一三五，子部·类书类一［M］. 北京：中华书局，2003：1146.

③［宋］任广. 书叙指南：卷二〇，疾病安否［M］//丛书集成初编. 上海：商务印书馆，1937：245-248.

④［宋］任广. 书叙指南：卷二〇，医工药物［M］//丛书集成初编. 上海：商务印书馆，1937：248-250.

⑤［宋］王应麟. 玉海：卷二〇三，辞学指南［M］. 南京：江苏古籍出版社，上海：上海书店，1987：3706.

⑥［明］陆深. 俨山外集：卷一七，续停骖录下［M］//景印文渊阁四库全书，第885册. 台北：商务印书馆，1986：93.

维新所撰类书《古今合璧事类备要》一书，是应友人刘德亨之约而编的，前、后、续、别四集成书于宝祐五年（1257 年），外集稍后成书。谢维新在《原序》中指出：

> 今而是编，始而天文、地理，次而节序、人物，以至族属、官职、姓氏之分，儒学、仕进、道释、技艺之等，与夫吉凶庆吊、冠婚、丧祭之仪，草木虫鱼、器用动什之末，莫不类而得其备，备而得其要。其间别以标题，配以合璧，俾阅是编者求其一则知其二，观于此则得于彼，既无搜摘之劳而有骈俪之巧，如游元圃而取瑶宝，入武库而缮甲兵，则其有功于后之类书者多矣。①

从序文中可知，该书分天文、地理、岁时、气候、君道、臣道、技术等 160 门，2 317 子目。从内容分类来看，完全可以和《艺文类聚》《北堂书钞》《太平御览》《册府元龟》等相媲美。医学知识作为《古今合璧事类备要》的重要组成部分，其"技术门"所载医学文献资料极为丰富，包含医学诸科的内容，对研究南宋以前中国医学史具有一定的借鉴意义。

总之，类书具有的文献基础、应用基础和学术基础，是其形成、刊刻和传播的重要条件，也是其受到历代官府、士人和藏书家关注的重要因素。类书中收载的医学文献史料，包括历代医学著作流传、医学制度法规、医史人物传记、药物基础知识、药物炮制技术、药品保管方法、民间常用方剂、针灸治疗疾病、临床医案病案、畜牧兽医方剂、药物禁忌和解中毒方等内容，为研究者提供了从事专题医学史研究的翔实资料。如历代《神农本草经》辑复本，包括明代卢复辑《神农本经》，清代孙星衍、孙冯翼辑《神农本草经》、顾观光辑《神农本草经》，日本森立之辑《神农本草经》，以及当代学者马继兴主编《神农本草经辑注》、尚志钧作《神农本草经校注》等，就大量引用唐、宋类书中的内容作为辑补史料和校勘异文。清孙星衍、孙冯翼在辑佚《神农本

---

① ［宋］谢维新. 古今合璧事类备要：卷首，古今合璧事类备要原序 [M]// 景印文渊阁四库全书，第 939 册. 台北：商务印书馆，1986：2-3.

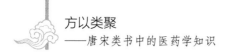

草经》时，充分肯定了唐宋类书中医学文献的价值。孙星衍《校订〈神农本草经〉序》载：

> 是普书宋时已佚，今其文唯见掌禹锡所引《艺文类聚》《初学记》《后汉书注》《事类赋》诸书。《太平御览》引据尤多，足补《大观》所缺。重是《别录》前书，因采其文附于《本经》，亦略备矣。①

孙星衍序文中提到的"普书"，指三国吴普撰《吴普本草》（又名《吴氏本草》《吴氏本草经》）一书，为《神农本草经》古辑注本之一，后世流传颇广。"《大观》"，指宋代医学家唐慎微原撰、艾晟修订《大观经史证类备急本草》，书中收载《神农本草经》条文甚多。这些唐宋时期成书的本草学著作，和同一时期类书著作《艺文类聚》《初学记》《事类赋》《太平御览》等一起，成为校勘、辑佚和研究《神农本草经》的珍贵史料。

第二节 唐宋类书中医药学知识的主要特征与学术创新

唐宋时期类书中收载的医药学知识，无论是官修类书，还是个人撰写的私家类书，均呈现出了鲜明的学术性、知识性、资料性和检索性的特点。

一、唐宋时期类书中辑录医药学知识的主要特点

唐宋时期的官、私类书，从当时所能搜集到的书籍中辑录有关段落、字句、序跋，甚至整部书籍，按"方以类聚"的原则，以门类、音韵、字义等体

---

① ［清］孙星衍，孙冯翼辑.神农本草经：卷首，校订《神农本草经》序 [M].周劲草，等校.太原：山西科学技术出版社，2018：2-3.

例编排而成。由于类书的目的是辑录资料，所以每部类书中收载的医药学知识，除征引当时流传的医学著作外，还广泛辑录了经部、史部、子部和集部中的医学内容，呈现出了"非经、非史、非子、非集"的特点。从这个意义上来说，类书中的医药学知识，实际上已突破了狭义上的医学文献范畴，而是一部广义上的医学文献资料集，其保存医学文献史料的价值是不言而喻的。

随着王朝更替、自然灾害、战乱频发和书籍版本的更替，南宋以前的许多医籍今已失传，然而唐宋类书中却保存了大量内容。这些珍贵的医学文献史料及其所反映的医学知识，一方面可以辑佚已经散佚的医学著作，另一方面可以为从事中国古代医学史研究的学者提供参考。清四库馆臣在《四库全书总目》类书类"小叙"中指出："古籍散亡，十不存一，遗文旧事，往往托以得存。《艺文类聚》《初学记》《太平御览》诸编，残玑断璧，至捃拾不穷，要不可谓之无补也。"① 阮元在《重刻宋本太平御览叙》中论述《太平御览》保存前代著作文献价值时，指出"存《御览》一书，即存秦汉以来佚书千余种矣"②，充分肯定了类书收载史料的功能。

可见，类书最大的特点是辑录各种原始资料，重在资料的收集、编排与应用，因而保存了大量珍贵的原始文献史料。清四库馆臣在南宋类书《名贤氏族言行类稿》提要中指出"然于有宋一代，纪述颇详。其人其事，往往为史传所不载，颇足以补阙、核异。故在宋时不过书肆刊本，而流传既久，遂为考证者所资"③，高度肯定了类书文献"补阙、核异"的史料价值和学术研究功能。

二、唐宋时期类书中医药学知识的学术创新

（一）医学资料的原始性

类书的最大特点是辑录原始资料，重在资料性，是原始文献资料的汇集。

---

① ［清］永瑢，纪昀. 四库全书总目：卷一三五，子部·类书类一 [M]. 北京：中华书局，2003：1141.
② ［清］阮元，撰. 揅经室三集：卷五，重刻宋本太平御览叙 [M]. 邓经元，点校. 北京：中华书局，1993：693.
③ ［清］永瑢，纪昀. 四库全书总目：卷一三五，子部·类书类一 [M]. 北京：中华书局，2003：1149.

类书不加入编撰者的主观意见，一般收载的是原始文献，不是编撰者高度概括或提炼的东西。因此，类书中收载的医学文献，是当时有名的珍本或以前更早的版本。

类书收载原始资料时，呈现出了"类事之书，兼收四部"的特点，不仅会辑录医学著作中的条文或全文，而且也会收集四部著作中的医学文献资料。从文献学的属性来看，类书中的医学文献属于广义医学文献学的范畴，是研究医学内史和外史的绝佳载体。如南宋叶廷珪撰《海录碎事》22卷，"每闻士大夫家有异书无不借，借无不读，读无不终篇而后止。尝恨无资，不能尽得写，间作数十大册，择其可用者手抄之"①。其"圣贤人事部"之疾病门，"百工医技部"之医卜门、药饵门、药名门，"皆类聚故事，分条别目，以备检用"，收载了大量原始文献资料。如"圣贤人事部"之疾病门，收载疾病种类和医学典故有重腽、婴哀、移病、生恧、大怒痊疾、瘅母、漳浦卧、伧鬼、寝瘵、淹病滞疾、涩然、兔缺、带移孔、瘦行、冶令、病力、崔家疾、负疴、牛咽病、白麦面、虽卜、病间多鬼、撒琴晨、卧疾、手足堕窳、筋骨挺解、颠眴、痁疾、疾阴消、求坟、青鼻瘴等，主要来源于汉贾谊撰《新书》、汉班固撰《汉书》、南宋胡安国撰《春秋传》、唐房玄龄等撰《晋书·陆玩传》、唐李延寿撰《南史》、梁萧统编《文选》、唐刘恂撰《岭表录异》、段成式撰《酉阳杂俎》、谢灵运诗、李义山诗等②。清四库馆臣称赞："其征摭繁富，轶闻琐事，往往而在，颇足以资考证，在南宋类书中尤为善本。"③

（二）医学内容的学术性

类书的"部"或"门"，是当时学术分类体系的反映。书中收载的医学文献书目、医学诸科知识、药物炮制方法、验效方剂应用、瘟疫防治措施、食疗养生实践等内容，通过"部""门""类"分类编排，反映了医学原始资料之间

---

①［宋］叶廷珪，撰. 海录碎事：卷首，序 [M]. 李之亮，校点. 北京：中华书局，2002：1.

②［宋］叶廷珪，撰. 海录碎事：卷九上，圣贤人事部下 [M]. 李之亮，校点. 北京：中华书局，2002：424-426.

③［清］永瑢，纪昀. 海录碎事提要.［宋］叶廷珪. 海录碎事：卷首 [M]// 景印文渊阁四库全书，第921册. 台北：商务印书馆，1986：2.

的内部关系和时间顺序。

　　类书中征引的医学原著，其中绝大多数在后世散佚较为严重，因而类书中保存的医学文本内容具有重要的学术价值和史料价值。清四库馆臣指出："古籍散亡，十不存一，遗文旧事，往往托以得存。《艺文类聚》《初学记》《太平御览》诸编，残玑断璧，至掇拾不穷，要不可谓之无补也。"①如《神农本草经》《吴普本草》《本草经集注》《名医别录》《新修本草》《胡本草》《海药本草》《四海类聚方》《开元广济方》《贞元集要广利方》《开宝本草》《嘉祐补注神农本草》《图经本草》等，其原著今已散佚，然而唐宋类书中保存了大部或全部内容，具有很高的学术价值。我们可以据类书、医书和官私史书艺文志中记载的目录卷数，将已散佚的医学资料悉数辑出，并为研究其编撰背景、主要内容、版本流变和传播影响等提供支持。

（三）医学知识的资鉴性

　　类书中辑录的医药学知识，一方面反映了医学自身发展和进步的内容，另一方面反映了国家文教政策对类书选取内容的影响，有关历代医事制度、医书编撰、疾病防治、药物炮制等弘扬"仁政"思想和提供治国理政资鉴的内容，受到最高统治者、地方官吏、儒家士人和医家等社会各阶层的重视。

　　北宋类书《事物纪原》10卷，高承撰，收载了大量历代医学制度沿革方面的内容。尤其是"伎术医卜部"，分伎术、医、医书、方书、小方、本草、难经、百药、针灸、明堂、兽医12类。如"助教"，《事物纪原》卷六《抚字长民部》载："晋咸宁四年，初立国子学，置助教以教生徒。魏始于太医置之。唐国子、四门，俱有其官。开元元年，诸州始置医学助教。宋朝神宗元丰中除之。初，宋朝唯以四门、国子助教命医者，故官制行，唯置太医及州助教也。"②此则引文详细地考证了西晋武帝咸宁四年（278年）至北宋神宗元丰六年（1083年）地方医学教育的沿革及医学助教的设置情况，颇具学术价值。"方书"，《事物纪原》卷七《伎术医卜部》载："世诸方书药法，虽损益随时，

---

①［清］永瑢，纪昀. 四库全书总目：卷一三五，子部·类书类一［M］. 北京：中华书局，2003：1141.
②［宋］高承，撰. 事物纪原：卷六，抚字长民部［M］. 金圆，许沛藻，点校. 北京：中华书局，1989：326.

大抵祖述黄帝。如《脉诀》之出于晋王叔和，《病源》之出于隋巢元方，《汤液经》之出于商伊尹，《伤寒论》之出于汉张机，《千金备急》出于孙思邈，《外台秘要》出于唐王焘，宋太宗求天下名方，集《太平圣惠》。其余纷纷，无代无之。《高氏小史》曰：炎帝作药方以救时疾。"① 清四库馆臣在该书提要中称赞道："多排比详赡，足资核证，在宋代类书中固犹有体要矣。"②

南宋类书《全芳备祖》58 卷，陈咏撰。韩境在《序》中指出："予拱而曰：盈天壤间皆物也，物具一性，性得则理存焉。《大学》所谓格物者，格此物也。今君晚而穷理，其昭明贯通，翛然是非得丧之表，毋亦自其少时区别草木，有得于格物之功欤。"③ 在探求事物原理方面，该书具有积极的借鉴作用。

（四）医学资料的检索性

类书是检索古籍文献资料的重要工具。类书中按一定体例编排的医学文献史料，既反映了一定的学术性，又具备了一定的检阅功能，加之绝大多数类书都标注了引文出处，可以据此检索原文。南宋陈咏在《全芳备祖序》中明确指出，类书的目的之一就是"以便检阅，备遗忘耳"④。

宋代类书《古今事文类聚》236 卷，其中前集 60 卷、后集 50 卷、续集 28 卷、别集 32 卷，南宋祝穆撰，成书于宋理宗淳祐六年（1246 年）；新集 36 卷、外集 15 卷，元富大用撰；遗集 15 卷，元祝渊撰。祝穆鉴于欧阳询《艺文类聚》、徐坚《初学记》等所撰类书"颇有条理"，于是"暇日仿其遗意，诠次旧稿。自羲农以至我宋各循世代之次，纪事而必提其要，纂文而必拔其尤，编成辄以《古今事文类聚》名之"，强调"惟温习旧闻，以知新意，所以常活观是编者，盖亦温故知新，而不流于玩物丧志斯可矣"⑤。其前集"技艺部"，

---

① [宋]高承，撰. 事物纪原：卷七，伎术医卜部 [M]. 金圆，许沛藻，点校. 北京：中华书局，1989：394.

② [清]永瑢，纪昀. 四库全书总目：卷一三五，子部·类书类一 [M]. 北京：中华书局，2003：1146.

③ [宋]韩境. 驾阁韩初堂全芳备祖序. [宋]陈景沂，编辑. [宋]祝穆订正. 全芳备祖前集：卷首 [M]. 程杰，王三毛，点校. 杭州：浙江古籍出版社，2014：1-2.

④ [宋]陈景沂，编辑. [宋]祝穆订正. 全芳备祖前集：卷首，陈景沂自序 [M]. 程杰，王三毛，点校. 杭州：浙江古籍出版社，2014：4.

⑤ [宋]祝穆. 古今事文类聚前集：卷首，古今事文类聚原序 [M]// 景印文渊阁四库全书，第 925 册. 台北：商务印书馆，1986：3.

由"群书要语""古今事实""诗话""杂著""古诗"等类书体例组成,收载医学文献资料颇丰。如《古今事文类聚前集》卷三八《技艺部》载"医者(附药)",收载《周礼》《曲礼》《尚书》、耿湋《秋晚卧疾寄司空拾遗曙卢少府纶》、邵雍《仁者吟》、嵇康《养生论》等著作中的医学内容。"古今事实",收载神农尝药、鸿术为医、扁鹊善医、扁鹊论病、扁鹊起死、医和戒色、病在膏肓、上医医国、视见五脏、召医舐痔、著针经、医书不传、为人迎医、医言意、馈药不尝、卖药避名、对垒馈药、服金石药、读药治病等医学知识和医学典故,主要征引自《世纪》《郭璞赋序》《鹖冠子》《史记·扁鹊仓公列传》《左传》《国语》《汉书》《韩侯金銮记》《语林》等。"古今文集"之"杂著"收载柳宗元《宋清传》、嵇康《养生论》、颜之推《颜氏家训·求医当拜》、苏轼《仇池笔记·尽告所患》等内容;"诗话"收载因病求昏、守庚申,主要引自刘斧《青琐高议》、丁用晦《芝田录》;"古诗"收载王绩《采药》《洪范·卜筮者》等。"技艺部"收载前代和宋代医学知识众多,既包括经史子集中的医学内容,也包括某些散佚著作中的医史资料,由于分类科学,编目合理,且又一一标注了参考文献出处,检索查阅极为便利①。清四库馆臣不仅充分肯定了该书的价值,认为"是书所载,必举全文,故前贤遗佚之篇,间有籍以足征者","而此备载其文,是亦其体裁之一善",而且也赞扬了此书的检阅功能,指出"在宋代类书之中,固尤为可资检阅者矣"②。

①[宋]祝穆. 古今事文类聚前集: 卷三八, 技艺部 [M]// 景印文渊阁四库全书, 第925册. 台北: 商务印书馆, 1986: 633-639.

②[清]永瑢, 纪昀. 四库全书总目: 卷一三五, 子部·类书类一 [M]. 北京: 中华书局, 2003: 1149.

第三节　影响唐宋类书中医药学知识
辑录与传播的主要因素

唐宋时期医药学知识大量进入类书之中，与国家重视医学、士人获取知识、私塾教育发展、科举考试需求和类书体例完善等密切相关。

一、医学的仁政功能和统治阶级的重视促进了类书中医药学知识的辑录与传播

（一）医学的仁政功能

医学在古代中国作为"仁政"之学，受到唐宋两朝皇帝和政府的高度重视。如天宝五年（746年）八月，唐玄宗下诏颁布《开元广济方》时指出："朕顷者所撰《广济方》，救人疾患，颁行已久，传习亦多，犹虑单贫之家，未能缮写，闾阎之内，或有不知。傥医疗失时，因至夭横，性命之际，宁忘恻隐。宜命郡县长官就《广济方》中逐要者，于大板上件录，当村坊要路榜示。仍委采访使勾当，无令脱错。"① 贞元十二年（786年），唐德宗下诏颁布《贞元集要广利方》时也指出："敕立国之道，莫重于爱民，育物之心，期臻于寿域。故安其性命，顺其节宜，使六气不差，百疾不作，斯亦救人之要也。朕以听政之暇，思及黎元，每虑温湿不时，壅郁为厉。或辟远之俗，难备于医方，或贫匮之家，有亏于药石，失于救疗，遂至伤生。言念于兹，载深忧轸。属春阳在候，寒暑方交，闾里之间，颇闻疾患，每因服饵，尤感予衷。遂阅方书，求其简要，并以曾经试用，累验其功。及取单方，务于速效，当使疾无不差，药必易求，不假远召医工，可以立救人命。因加纂集，以便讨寻，类例相从，勒成五卷，名曰《贞元集要广利方》。宜付所司即颁下州府，闾阎之内，咸使

---

① ［唐］唐玄宗. 牓示广济方敕. ［宋］宋敏求编. 唐大诏令集: 卷一一四, 政事 [M]. 北京: 中华书局, 2008: 595.

闻知。"① 从唐玄宗、唐德宗的诏令内容可知,中医学所具有的仁心济世、治病救人的理念,符合统治阶级的治国理政思想。

宋朝皇帝普遍重视医学,多次将医学视作"仁政",从国家战略角度和加强统治的目的出发,积极发展医学。如宋太宗称医学"广兹仁义"②,宋仁宗称"仁政之本""在宥之仁""至仁厚德"③,宋徽宗称"仁政之急务"④"仁政之用心""仁政之大者"⑤,宋高宗称"仁政所先"⑥,宋宁宗称"推广吾仁"⑦,宋理宗称"圣心至仁"⑧等。宋朝皇帝对医学的认识和态度,"对于营造整个社会重视医学起了政策性的导向作用"⑨。

类书作为一种特殊的体裁,不仅收载了大量前代医药学知识,而且保存了唐宋时期政书、史书、文集、医著、诗词、地理等著作中新出现的医学文献资料。从现存唐宋类书的分类来看,绝大多数类书中都有医学内容。如徐坚等奉敕撰《初学记》30卷,就是唐玄宗下诏为皇子编撰的学习参考资料,书中收载了大量唐代中期以前的医史资料,包括医人的分类、职责和良医的标准,名医扁鹊、俞跗(一作俞拊)、淳于意、涪翁、程高、郭玉、华佗、文挚、张仲景、王纂等行医治病事迹,黄精、山麻、菖蒲、茯苓、禹余粮、桃饴、黄连等药物炮制与主治,以及普通疾病、传染病的防治措施等内容,主要来源

① [唐]唐德宗. 颁广利方敕. [宋]宋敏求编. 唐大诏令集:卷一一四,政事 [M]. 北京:中华书局,2008:595.

② [宋]宋太宗. 御制《太平圣惠方》序. [宋]王怀隐,王光佑,郑彦,等编. 太平圣惠方:卷首 [M]. 郑金生,汪惟刚,董志珍,校点. 北京:人民卫生出版社,2016:9.

③ [宋]苏颂,著. 苏魏公文集:卷六五,本草图经序 [M]. 王同策,管成学,颜中其,等点校. 北京:中华书局,2004:997.

④ [宋]宋徽宗. 求方书药法御笔. [宋]佚名编. 司仪祖,整理. 宋大诏令集:卷二一九 [M]. 北京:中华书局,1997:843.

⑤ [清]徐松,辑. 宋会要辑稿·食货 [M]. 刘琳,刁忠民,舒大刚,等校点. 上海:上海古籍出版社,2014:7420.

⑥ [清]徐松,辑. 宋会要辑稿·食货 [M]. 刘琳,刁忠民,舒大刚,等校点. 上海:上海古籍出版社,2014:7423.

⑦ [宋]宋宁宗. 宣赐腊药. [宋]崔舆之,撰. 张其凡,孙志章,整理. 宋丞相崔清献公全录:卷九,宸翰 [M]. 广州:广东人民出版社,2008:109.

⑧ [宋]施谔,纂修. 淳祐临安志:卷七,城府 [M]//宋元方志丛刊,第4册. 北京:中华书局,2006:3289.

⑨ 韩毅. 政府治理与医学发展:宋代医事诏令研究 [M]. 北京:中国科学技术出版社,2014:400.

于医学著作、儒家经典、历代史书、诸子著作、地理方志、诗词歌赋和皇帝诏敕等。

关于类书弘扬"仁政"思想和儒家之道的作用,唐宋时期的士人也积极地给予了阐述和回应。如宋徽宗大观三年(1109年)正月,杜开在类书《锦带补注序》中指出:"知于道者,达至意之浅深;明于理者,合礼仪之先后。况君子耻一物,而不知圣人故多能而鄙事。由是论之,凡处于世,所贵乎笺牍为先容,应对为事业。"① 宋宁宗嘉泰元年(1201年),著作佐郎唐仲友新撰类书《帝王经世图谱》10卷,清四库馆臣校正后分为16卷,详述南宋以前历代帝王主要事迹,"大要以《周礼》为纲,而诸经史传以类相附。于先圣大经大法,咸纵横贯串,曲畅旁通"②,凡天文、地理、礼乐、刑政、阴阳、度数、兵农、王霸等内容,"兼采传注,类聚群分"③。

(二)统治阶级对类书的重视

唐宋最高统治阶级极为重视类书的编撰,与类书的知识体系和政治资鉴功能是密不可分的。医药学知识作为类书的重要组成部分,是儒家典籍以外弘扬"仁政"的重要载体,因而受到统治阶级和社会各阶层的重视,北宋医官高保衡、孙奇、林亿等校正医书时指出:"我朝以好生为德,以广爱为仁,乃诏儒臣,正是坠学。"④ 唐代官修类书《艺文类聚》《文馆词林》《群书治要》《文思博要》《东殿新书》《玄览》《初学记》,宋代官修类书《太平御览》《太平广记》《文苑英华》《雍熙神医普救方》《册府元龟》《天和殿御览》《国朝

---

① [宋]杜门. 新刻锦带补注:卷首,锦带补注序[M]//明胡氏文会堂刻格致丛书本,四库全书存目丛书·子部,第166册. 济南:齐鲁书社,1995:1.

② [清]永瑢,纪昀. 四库全书总目:卷一三五,子部·类书类一[M]. 北京:中华书局,2003:1147.

③ [宋]周必大. 平园续稿:卷一四,帝王经世图谱题辞. 庐陵周益国文忠公集:卷五四[M]. [宋]周必大,撰. 周必大全集,第一册. 王蓉贵,[日本]白井顺,点校. 成都:四川大学出版社,2017:508. 又见:[宋]周必大. 帝王经世图谱原序. [宋]唐仲友. 帝王经世图谱:卷首[M]//丛书集成初编. 上海:商务印书馆,1937:1. 又见:[宋]陈振孙,撰. 直斋书录解题:卷一四,类书类[M]. 徐小蛮,顾美华,点校. 上海:上海古籍出版社,2015:430.

④ [宋]高保衡,孙奇,林亿. 新校《备急千金要方》序. [唐]孙思邈. 备急千金要方[M]//胡国辰,总主编. 张印生,韩学杰,主编. 唐宋金元名医全书大成·孙思邈医学全书. 北京:中国中医药出版社,2009:5.

会要》等，就是当时国家重要的文化工程，为统治阶级"纪历代之兴亡"① 和
"启迪聪明，鉴照今古"② 提供了依据。

可见，医学救死扶伤的本性和对仁政的宣传，符合统治阶级治国理政的
思想。因此，类书的编撰、推广和传播受到唐宋社会各阶级的重视，相应地
也促进了医药学资料的整理、辑录以及医学史的深入研究等。

二、士人获取知识的需求和科举考试的发展促进了类书中医药学知识的辑录与传播

（一）士人获取知识的工具书

唐宋时期，中国在经学、理学、史学、科技、佛道等方面"均取得了令人
瞩目的学术成就"③。尤其是中国古代医学，唐宋时期分别获得了"集大成发
展"④ 和"全面大发展"⑤ 的阶段，出现了大量专科和综合性医书。类书作为
一种包罗万象的载体，先后吸收了前代和唐宋时期出现的各种医药学知识，
其辑录的医学文献史料成为士人获取知识的重要工具书。如唐代虞世南撰
《北堂书钞》173 卷，"钞经史百家之事以备用"⑥。欧阳询等撰《艺文类聚》
100 卷，"分门类事，兼采前世诗赋铭颂文章，附于逐目之后"⑦。李翰撰《蒙
求》3 卷，"取其韵语易于训诵而已。遂至举世诵之，以为小学发蒙之首，事
有甚不可晓者"⑧。

---

① ［宋］李昉，等编纂. 太平御览：卷首，引 [M]. 夏剑钦，等校点. 石家庄：河北教育出版社，2000：6.

② ［宋］李昉，等编. 太平广记：卷首，太平广记表 [M]. 北京：中华书局，2018：1.

③ 朱汉民. 中国学术史（宋元卷）[M]. 南昌：江西教育出版社，2001：1.

④ 李经纬. 中医史 [M]. 海口：海南出版社，2007：113.

⑤ 李经纬. 中医史 [M]. 海口：海南出版社，2007：167.

⑥ ［宋］晁公武，撰. 郡斋读书志校证：卷一四，类书类 [M]. 孙猛，校证. 上海：上海古籍出版社，1990：649.

⑦ ［宋］晁公武，撰. 郡斋读书志校证：卷一四，类书类 [M]. 孙猛，校证. 上海：上海古籍出版社，1990：648.

⑧ ［宋］陈振孙，撰. 直斋书录解题：卷一四，类书类 [M]. 徐小蛮，顾美华，点校. 上海：上海古籍出版社，2015：424.

宋代李昉等奉诏撰《太平御览》1 000卷，"辑经史故事"①，其"方术部""疾病部""香部""药部"等收载了大量北宋以前的医药学知识。高承编撰的《事物纪原》10卷，是一部考证历代事物源流和沿革的类书。其"伎术医卜部"包含伎术、医、医书、方书、小儿方、难经、本草、百药、九针、明堂、医兽等知识，尤其是有关方书、小儿方、本草、百药源流的考证极具史料价值。其内容来源于《周礼》《史记》《黄帝内传》《帝王世纪》《说文解字》《吕氏春秋》《淮南子》《高氏小史》《续事始》，以及医学著作《黄帝内经》《黄帝八十一难经》《伤寒论》《金匮要略方论》《针灸甲乙经》《脉诀》《诸病源候论》《备急千金要方》《外台秘要方》《颅囟经》《太平圣惠方》《神农本草经》《本草经集注》《新修本草》《开宝重定本草》《嘉祐补注神农本草》《金医家纪》和《铜人腧穴针灸图经》等②。明阎敬在《事物纪原序》中称赞道："故圣门之学，以格物致知为先；文学之士，以博问洽识为贵。而一物不知，又儒者之所耻也。"③

（二）科举考试的参考读物

唐宋科举考试制度的发展，以及宋朝"自神宗罢诗赋，用策论取士，以博综古今，参考典制相尚"④，对儒家士人和各级考生的知识体系和博学程度提出了新的要求。《新唐书》卷四四《选举志上》载：

> 唐制，取士之科，多因隋旧，然其大要有三。由学馆者曰生徒，由州县者曰乡贡，皆升于有司而进退之。其科之目，有秀才，有明经，有俊士，有进士，有明法，有明字，有明算，有一史，有三史，有开元礼，有道举，有童子。而明经之别，有五经，有三经，有二经，有学究

---

①［元］马端临，著. 文献通考：卷二二八，经籍考五十五 [M]. 上海师范大学古籍研究所，华东师范大学古籍研究所，点校. 北京：中华书局，2011：6260.

②［宋］高承，撰. 事物纪原：卷七，伎术医卜部第三十九 [M]. 金圆，许沛藻，点校. 北京：中华书局，1989：393-397.

③［明］阎敬. 事物纪原序.［宋］高承，撰. 事物纪原：卷首 [M]. 金圆，许沛藻，点校. 北京：中华书局，1989：1.

④［清］永瑢，纪昀. 四库全书总目：卷一三五，子部·类书类一 [M]. 北京：中华书局，2003：1151.

一经；有三礼，有三传，有史科。此岁举之常选也。①

从《新唐书》的记载可知，唐代常举包括秀才科、进士科、明经科和明法、明书、明算科，学生学习的教材有儒家经典、书学著作、算学著作等。

《宋史》卷一五五《选举志一》载：

> 宋之科目，有进士，有诸科，有武举。常选之外，又有制科，有童子举，而进士得人为盛。神宗始罢诸科，而分经义、诗赋以取士，其后遵行，未之有改。……凡进士，试诗、赋、论各一首，策五道，帖《论语》十帖，对《春秋》或《礼记》墨义十条。②

从《宋史》的记载可知，宋代科举分为贡举、武举、制举和童子举等。其中，贡举设进士科与诸科，学生学习的教材有儒家经典和朝廷规定的专门教材。

唐宋科举考试的发展及其客观要求，极大地促进了科举考试型类书的产生，某些类书专为士人学习、作文而编。如唐代类书《金钥》2卷，太学博士李商隐撰，"分四部，曰《帝室》《职官》《岁时》《州府》，大略为笺启应用之备"③。宋代苏易简撰的《文房四谱》5卷，是一部"集古今笔、砚、纸、墨本原故实"④的类书，仿唐欧阳询《艺文类聚》体例，"讨其根源，纪其故实，参以古今之变，继之赋颂之作，各从其类次而谱之，有条不紊，既精且博。士有能精此四者，载籍其焉往哉"⑤。清四库馆臣称赞"其搜采颇为详博"⑥。张

---

①〔宋〕欧阳修，宋祁. 新唐书：卷四四，选举志上 [M]. 北京：中华书局，1975：1159.

②〔元〕脱脱，等. 宋史：卷一五五，选举志一 [M]. 北京：中华书局，2007：3604.

③〔宋〕陈振孙，撰. 直斋书录解题：卷一四，类书类 [M]. 徐小蛮，顾美华，点校. 上海：上海古籍出版社，2015：424.

④〔宋〕晁公武，撰. 郡斋读书志校证：卷一四，类书类 [M]. 孙猛，校证. 上海：上海古籍出版社，1990：665.

⑤〔宋〕徐铉. 文房四谱序.〔宋〕苏易简. 文房四谱：卷首 [M]// 丛书集成初编. 长沙：商务印书馆，1939：1.

⑥〔清〕永瑢，纪昀. 四库全书总目：卷一一五，子部·谱录类 [M]. 北京：中华书局，2003：984.

孟撰《押韵》5卷，"辑六艺、诸子、三史句语，依韵编入，以备举子试诗赋之用"①。

　　南宋岳珂在《愧郯录》中指出："自国家取士场屋，世以决科之学为先。故凡编类条目，撮载纲要之书，稍可以便检阅者，今充栋汗牛矣。"② 南宋类书《新笺决科古今源流至论》，又名《古今源流至论》，林駉撰前集10卷、后集10卷、续集10卷，黄履翁撰别集10卷，是一本"专为科举而设"的类书。书中收载"经济之文"③ 资料，极为广博，"是编于经史百家之异同，历代制度之沿革，条例件系，亦尚有体要。虽其书亦专为科举而设，然宋一代之朝章国典，分门别类，序述详明，多有诸书不载者，实考证家所取资"④。南宋理宗端平年间（1234—1236年）成书的类书《群书会元截江网》35卷，不著撰人姓名，系出自坊间，为宋理宗时"程试策论之本"。全书分65门，每门间附子目。每类之中，以历代事实、宋朝事实、经传格言、名臣议奏、诸儒至论等分段标识，其间又有主意、事证、时政、警段、结尾诸目，收载宋代文献颇丰。该书编撰者称其宗旨为"撷拾古今，分类纂集，名曰《群书会元截江网》。谓之会元者，以见其有会归之地也。谓之截江网者，以见其无遗漏之虞也"⑤。清四库馆臣指出："其出自坊本者，则为是书之类。大抵意求广络，故丛冗日增，然其间每事皆具首尾，颇便省览，于宋代典故引用尤详，间可以裨史阙。盖在当日为俗书，在后世则为古籍。"⑥

　　南宋理宗淳祐五年（1245年）刊刻的类书《璧水群英待问会元》90卷，刘

---

　　①［宋］晁公武，撰. 郡斋读书志校证：卷一四，类书类［M］. 孙猛，校证. 上海：上海古籍出版社，1990：677.

　　②［宋］岳珂，撰. 愧郯录：卷九，场屋编类之书［M］// 全宋笔记，第七编，第四册. 许沛藻，刘宇，整理. 郑州：大象出版社，2016：104.

　　③［宋］黄履翁. 古今源流至论前集原序. ［宋］林駉. 古今源流至论：卷首［M］// 景印文渊阁四库全书，第942册. 台北：商务印书馆，1986：2.

　　④［清］永瑢，纪昀. 四库全书总目：卷一三五，子部·类书类一［M］. 北京：中华书局，2003：1151.

　　⑤［元］胡助. 群书会元截江网序. ［宋］不著撰人. 群书会元截江网［M］// 景印文渊阁四库全书，第934册. 台北：商务印书馆，1986：2.

　　⑥［清］永瑢，纪昀. 四库全书总目：卷一三五，子部·类书类一［M］. 北京：中华书局，2003：1149-1150.

达可辑，分萃新、圣学、君道、治道、国事、臣道、官吏、选举、儒事、道学、性理、民事、武事、财计、礼典、数学16门，计238类，"其书为太学诸生答策而设"①。该书"原其初意，本欲自为进取设，然不欲独善其身，必思以兼乎善人"，建安进士陈子和在《璧水群英待问会元序》中指出："国家以经赋论策取士，其可以觇学术之淹贯，世务之练达者则莫后场若也。"② 该书"数学门"所载"五运六气"，以"策头""策叚""事料"格式，收载了宋代医学考试中问答"五运六气"的内容③。这是宋宁宗嘉定五年（1212年）南宋政府颁布何大任编《太医局诸科程文格》以来，类书中收载有关医学考试"五运六气"问答最详细的史料之一。

宋人编撰的有关科举考试的类书，数量众多，题材多样。如詹光大撰《群书类句》27卷、萧元登撰《古今诗材》8卷、裴良甫《十二先生诗宗集韵》20卷、朱景元撰《经学队仗》3卷、王状元撰《八诗六帖》29卷等，实为宋代的"科举策料"④。不著撰人辑《万卷菁华》前集80卷、后集80卷、续集34卷，"其体例盖宋人科举之书也"⑤。不著撰人辑《三场通用引易活法》9卷，"盖南宋人取说《易》之词，分类排比，以备场屋之用者也"⑥。由于唐宋时期医学教育与考试较为规范完善，所以绝大多数类书中都收载了丰富的医学资料，供医学生考试和医官选任之用。

（三）皇室、家塾、私塾课本

唐宋时期，某些类书被用于私塾、家塾教育，"讲科举之学者，率辑旧文以备用"⑦，直接促生了大量课本、教材型类书的出现。如唐代徐坚奉敕

---

①［清］永瑢，纪昀. 四库全书总目: 卷一三七，子部·类书类存目一[M]. 北京: 中华书局，2003: 1162.

②［宋］陈子和. 璧水群英待问会元序. ［宋］刘达可. 璧水群英待问会元: 卷首[M]//明丽泽堂活字本，四库全书存目丛书·子部，第168册. 济南: 齐鲁书社，1995: 35.

③［宋］刘达可. 璧水群英待问会元: 卷九〇，数学门·五运六气[M]//明丽泽堂活字本，四库全书存目丛书·子部，第168册. 济南: 齐鲁书社，1995: 774-775.

④［清］永瑢，纪昀. 四库全书总目: 卷一三七，子部·类书类存目一[M]. 北京: 中华书局，2003: 1163.

⑤［清］永瑢，纪昀. 四库全书总目: 卷一三七，子部·类书类存目一[M]. 北京: 中华书局，2003: 1163.

⑥［清］永瑢，纪昀. 四库全书总目: 卷一三七，子部·类书类存目一[M]. 北京: 中华书局，2003: 1163.

⑦［清］永瑢，纪昀. 四库全书总目: 卷一三五，子部·类书类一[M]. 北京: 中华书局，2003: 1150.

撰《初学记》30卷，专为唐玄宗诸子作文检事及查看文体之用编撰的资料集。实际上，它是一部皇家教材。

两宋时期，有关私塾、家塾和启蒙类书大量出现，用于童蒙初学。南宋王芮撰《历代蒙求》1卷、陈傅良（1137—1203年）编《永嘉八面锋》13卷、吕祖谦（1137—1181年）撰《历代制度详说》12卷、王应麟（1223—1296年）撰《小学绀珠》10卷和徐伯益撰《训女蒙求》1卷等类书，收载了前代和宋朝医事制度、医学机构、医学考试、医官选任、疾病防治、药物方剂等知识，叙述尤为详明。如南宋王芮撰《历代蒙求》1卷，以四言为句，"历叙帝王古今，世代不繁不紊"①，颇便于童蒙诵记。徐伯益撰《训女蒙求》1卷，"仿李瀚《蒙求》之体，类集妇女事迹，为四言韵语以括之"②。吕祖谦撰《历代制度详说》，"盖采辑事类，以备答策，本家塾私课之本，其后转相传录"③，分科目、学校、赋役、漕运、盐法、酒禁、钱币、荒政、田制、屯田、兵制、马政、考绩、宗室、祀事15门，详述历代制度沿革。彭飞在《原序》中称赞："使读者知穷经以立其本，涉史以通其变，研究事理以观其会通，然后见天下果无道外之事、事外之道。"④王应麟撰《小学绀珠》10卷，专为童蒙初学而编，"采掇载籍，拟锦带书，始于三才，终于万物，经以历代，纬以庶事，分别部居，用训童幼。夫小学者，大学之基"⑤。全书包含天道、律历、地理、人伦、性理、人事、艺文、历代、圣贤、名臣、氏族、职官、治道、制度、器用、儆戒、动植等17类，每门之中，以数为纲，以所统之目系于下，在体例方面有所创新。书中收载的医学知识，"人事类"包括五脏、五气、九脏、六腑、九窍、四开、四佐、五官、三宫、七体、五指、五纂、五虑、五性、四无妄、五声、九候等内容，主要征引自《周礼疾医注》《周礼注》《春秋正义》《大戴礼记》《论语》《国语》《淮南子》《子华子》《文子》《庄子》《荀子》《管子》《韩诗

①［元］王萱. 历代蒙求序. ［宋］王芮，撰. ［元］郑镇孙，注. 历代蒙求：卷首 [M]// 续修四库全书，第1218册. 上海：上海古籍出版社，2002：495.

②［清］永瑢，纪昀. 四库全书总目：卷一三七，子部·类书类存目一 [M]. 北京：中华书局，2003：1163.

③［清］永瑢，纪昀. 四库全书总目：卷一三五，子部·类书类一 [M]. 北京：中华书局，2003：1148.

④［金］彭飞. 原序. ［宋］吕祖谦. 历代制度详说：卷首 [M]. 扬州：广陵书社，1990：1.

⑤［宋］王应麟. 小学绀珠：卷首，自序 [M]. 北京：中华书局，1987：1.

外传》《白虎通》《太玄经》《周易·咸》《周书》《汉书·翼奉传》《黄帝内经素问》《黄帝八十一难经》等文献[①]；"艺文类"包括《黄帝九经》，主要征引自《汉书·艺文志》[②]；"动植类"包括五药、五芝、三芝等，主要征引自《周礼疾医注》《神农本草经》《后汉书·冯衍传》《文选》《抱朴子》《养生经》等文献[③]。清四库馆臣在提要中称赞"是书为蓝本，踵事者易，创始者难"[④]。

可见，类书的产生与传播，与当时的社会环境密不可分。尤其是"宋自神宗罢诗赋，用策论取士，以博综古今，参考典制相尚，而又苦其浩瀚，不可猝穷。于是类事之家，往往排比联贯，荟萃成书，以供场屋采掇之用"[⑤]，极大地促进了类书的产生。南宋戴侗（1200—1284年）在《六书故》中指出："比年以来，非程文、类书，则士不读而市不鬻。"[⑥] 谢维新在《古今事文类聚原序》中指出："两坊书市，以类书名者尚矣。"[⑦] 宋末元初，邓文原（1258—1328年）在《巴西集》中也说："后士始为类书，以便学者，喜其捷而研索不精。"[⑧]

三、类书体例的完善和医学古籍的散佚促进了类书中医药学知识的辑录与传播

（一）类书体例的完善

唐宋时期，官、私类书的编撰取得了重要成就，类书的编撰体例更加完善，体裁愈加广泛，能够收载和囊括当时流传的各种医药学知识。因此，类书既是一种学科辞书，又是一种学科资料汇编，保存了大量珍稀医学文献资料。

---

① [宋]王应麟. 小学绀珠：卷三，人事类 [M]. 北京：中华书局，1987：72-74.

② [宋]王应麟. 小学绀珠：卷四，艺文类 [M]. 北京：中华书局，1987：102.

③ [宋]王应麟. 小学绀珠：卷一〇，动植类 [M]. 北京：中华书局，1987：256-266.

④ [清]永瑢，纪昀. 四库全书总目：卷一三五，子部·类书类一 [M]. 北京：中华书局，2003：1152.

⑤ [清]永瑢，纪昀. 四库全书总目：卷一三五，子部·类书类一 [M]. 北京：中华书局，2003：1151.

⑥ [宋]戴侗，撰. 六书故：卷二一，植物一 [M]//古代字书辑刊. 党怀兴，刘斌，点校. 北京：中华书局，2012：490.

⑦ [宋]谢维新. 古今合璧事类备要：卷首，古今合璧事类备要原序 [M]//景印文渊阁四库全书，第939册. 台北：商务印书馆，1986：2.

⑧ [元]邓文原. 巴西集：卷下，四书类编序 [M]//景印文渊阁四库全书，第1195册. 台北：商务印书馆，1986：576.

唐代类书中绝大多数都设有医部、药部、疾病部等门类，不仅收载了大量先秦、秦汉、三国两晋南北朝、隋代的医学知识，而且也收载了唐人著作中的医学内容。如现存唐代类书《北堂书钞》《艺文类聚》《群书治要》《初学记》《白氏六帖》等，是收载唐代以前医学文献资料最多的载体，具有重要的文献学和史料学价值。这一时期成书的医学类类书，如隋炀帝敕编《四海类聚方》、苏敬等奉敕撰《新修本草》、孙思邈撰《备急千金要方》、王焘撰《外台秘要方》等也收载了大量的医学文献史料。经历了唐末五代的战乱，这些医学文献在宋代初期有些已残缺不全，有些已散佚殆尽，因而类书中保存的医学内容，具有极高的文献史料价值，成为校勘前代医著、辑录散佚医书和研究医学史的珍贵资料。

宋代类书的体例更加成熟，收载医学资料的范围更加广泛，且多有创新。类书中收载的医药学知识，既包括前代经学、史书、政书、子书、文集、诗赋、医书、类书等著作中的医学内容，也包括宋人著作中的新医学知识。宋代现存官修类书《太平御览》《文苑英华》《太平广记》《册府元龟》等，几乎囊括了宋代以前的医学内容及其知识体系。官修医学类书《雍熙神医普救方》1 000卷，是10世纪后期中国医学典籍的又一次整理和汇集，惜已散佚。宋代个人撰写的类书，对医学著作和医史资料的收载亦有颇多贡献。如北宋晏殊纂《类要》65卷，"分门辑经史子集事实，以备修文之用"①，收载微疴、病愈、疾病、杂恙、膏肓、咎徵、沦没、没之异者、旅亡、楚殇、早世、帝忧恤其疾等疾病史知识，是研究中国古代官府防治疾病和传染病的珍贵史料。《类要》征引的文献资料极为丰富，主要来源于《诗经》《周易》《春秋左氏传》《春秋公羊传》《仪礼》、戴德《大戴礼记》、司马迁《史记》、应劭《风俗通》、陈寿《三国志》、班固《幽通赋》、刘安《淮南子》、班固《汉书》、范晔《后汉书》（方术传、艺文志、许峻传、周磐传）、房玄龄等《晋书》（桓玄传、郭璞传）、枚乘《七发》、管仲《管子》、庄周《庄子》、荀子《荀子》、蔡谟《乞疏表》、皇甫谧《释劝论》、列御寇《列子》、曹植《乐府诗》、萧统《文选》、刘

---

① [宋]晁公武，撰. 郡斋读书志校证：卷一四，类书类[M]. 孙猛，校证. 上海：上海古籍出版社，1990：663.

勰《文心雕龙》、柳宗元《柳宗元集》、李邕《狄梁公家传》、释道宣《广弘明集》《汲冢书》《唐小史》《燕公碑记》《尔雅》《昭宗遗制》《任昉行状》《杨盈川碑》，孙思邈《备急千金要方》、王焘《外台秘要方》，以及类书欧阳询《艺文类聚》、李昉《文苑英华》等著作①。高承所撰《事物纪原》10 卷，是一部探究事物起源和沿革的大型资料性类书，其天地生植部、伎术医卜部、草木花果部、虫鱼禽兽部亦收载了大量医学内容。清四库馆臣认为《事物纪原》"排比详赡，足资核证，在宋代类书中固犹有体要矣"②。

（二）医学古籍的散佚

宋代初年，流传于世的许多医书，流派众多，文字讹舛错乱，版本不一，严重地阻碍了医学文本知识的传承。如《黄帝内经素问》，"学者不习其读，以为医之一艺耳，殊不知天地人理，皆至言妙道存焉。文字伪托错乱，失其本经"③。《神农本草经》，"载述药性功状，甚有疏略不备处"④。汉代张仲景所著《伤寒论》，宋代时"各自名家，而不能修明之"，医书内容"文理舛错，未尝考正。历代虽藏之书府，亦缺于雠校。是使治病之流，举天下无或知者"⑤。张仲景所撰《金匮玉函经》，"自晋以来，传之既久，方证讹谬，辨论不伦。历代名医虽学之，皆不得仿佛"⑥。晋代皇甫谧所著《黄帝针灸甲乙经》，"简编脱落者已多，是使文字错乱，义理颠倒，世失其传，学之者鲜矣"⑦。唐孙思邈所撰《备急千金要方》，"简编断缺，不知者以异端见黜，好

①［宋］晏殊. 晏元献公类要：卷三〇，微疴至帝优恤其疾［M］// 清钞本. 四库全书存目丛书·子部，第167 册. 济南：齐鲁书社，1995：228-239.

②［清］永瑢，纪昀. 四库全书总目：卷一三五，子部·类书类一［M］. 北京：中华书局，2003：1146.

③［宋］沈作喆. 寓简：卷七［M］// 清乾隆四十年长塘鲍廷博刻《知不足斋丛书》本，1775：5.

④［宋］苏颂，著. 苏魏公文集：卷六五，本草后序［M］. 王同策，管成学，颜中其，等点校. 北京：中华书局，2004：995.

⑤［宋］高保衡，孙奇，林亿. 伤寒论序. ［汉］张仲景，著. 伤寒论校注：卷首［M］. 刘渡舟，整理. 北京：人民卫生出版社，2015：21-22.

⑥［宋］高保衡，孙奇，林亿. 校正金匮玉函经疏. ［汉］张仲景. 金匮玉函经：卷首［M］. 北京：人民卫生出版社，1955：6.

⑦［宋］高保衡，孙奇，林亿. 新校正黄帝针灸甲乙经序. ［晋］皇甫谧，著. 针灸甲乙经校注：卷首［M］// 张灿玾，徐国仟. 针灸甲乙经校注. 北京：人民卫生出版社，2004：12.

之者以缺疑辍功"①，"公私所藏，鲜有善本。简编倒错，事理不伦。肄习之流，常以为患"②。孙思邈另一医学著作《千金翼方》，"其书之传于今，讹舛尤甚，虽洪儒硕学不能辨之"③。唐王焘所撰《外台秘要方》，"自唐历五代，传写其本，讹舛尤甚，虽鸿都秘府，亦无善本"④。于是，宋朝政府采取了校正前代医书和编撰新医书并重的措施，类书中保存的医学资料受到了空前的重视。

可见，类书体例的完善为收载更多医学内容提供了载体，而医学古籍散佚和政府采取的医书校正与编撰活动，以及科举考试制度的繁盛等，为人们重视类书、编撰类书和利用类书创造了条件。

四、战争的影响和士人的爱好促进了类书中医药学知识的辑录与传播

（一）战争的影响

两宋之际金朝的南侵，引起广大士人的南迁和某些书籍的散佚，有些类书就是在这样的背景下产生的。如南宋佚名撰《锦绣万花谷》120卷，成书于南宋孝宗淳熙十五年（1188年）。作者在《序》中介绍了此书的成书经过，"余为童时，适当戎（戎，宋刊本作'胡'）马蹂践之间，又居穷乡，无业儒者。余独背驰而为之，文籍最为难得"，"余有书之癖，每读一篇章，如小儿之于饴剂"，"凡古人文集、佛老异书，至于百家传记、医技稗官、齐谐小说、荒录怪志，闻必求，求必览焉"，于是编成3集，每集析为40卷，"古今之事物，天

---

① [宋]高保衡，孙奇，林亿.新校《备急千金要方》序.[唐]孙思邈.备急千金要方：卷首 [M]// 胡国辰，总主编.张印生，韩学杰，主编.唐宋金元名医全书大成·孙思邈医学全书.北京：中国中医药出版社，2009：5.

② [宋]苏颂，著.苏魏公文集：卷六五，校定备急千金要方序 [M].王同策，管成学，颜中其，等点校.北京：中华书局，2004：999.

③ [宋]高保衡，孙奇，林亿.校正千金翼方表.[唐]孙思邈，千金翼方：卷首 [M]// 胡国辰，总主编.张印生，韩学杰，主编.唐宋金元名医全书大成·孙思邈医学全书.北京：中国中医药出版社，2009：563.

④ [宋]孙兆.校正外台秘要方卷序 [M]// 胡国臣，总主编.张登本，主编.唐宋金元名医全书大成·王焘医学全书.北京：中国中医药出版社，2006：4.

下之可闻可见者，粲乎其有条矣"①。其后集所载"医"，介绍了君臣佐使、针经脉法、四家论方、蛇从疮出、涮肠涤脏、刮骨去毒、扁鹊兄弟、四时气伤、阴阳寒热、四经十二从、五脏六腑、水谷海胃、冬不按蹻等医学理论、名词术语、诊断方法和治法治则，主要来源于《神农本草经》《后汉书》《七略》《华佗别传》《史记》《三国志》《意林》《黄帝内经》等②。

（二）士人的兴趣爱好

士人的兴趣爱好和嗜书之癖，也常常促进了某些类书的产生与传播。如南宋类书《鸡肋》1 卷，赵崇绚撰，"余嗜书如简中之蠹鱼，读书如瀛莫之漫画。性根弗灵，无强记能。置一编于几砚间，随笔录之，久而成卷，以类抄聚。其可去者十一，亦有可观者焉，别为一卷，名曰《鸡肋》"③。该书中"口吃人"类，收载了历史上患口吃病的人物，如东周韩非、汉朝司马相如、扬雄、周昌、鲁恭王刘余、魏明帝曹睿、邓艾、南朝宋孔顗、北周卢柔、郑伟、隋朝卢楚、唐朝李固言、南唐孙盛等，具有一定的学术价值和史料价值④。南宋类书《姬侍内偶》2 卷，嘉定十三年（1220 年）四月周守忠在自序中说："愚因暇日检阅诸史，与夫杂说外传之文……裒而集之，韵以四言，皆于句首，见其名氏，共一百七十六句，计八十有八联，厘为上下卷，目曰《姬侍内偶》"。周守忠的自序指出编撰此类书的目的是"间读经史厌倦时，取而阅之，亦足以醒脑发笑也，冀览者幸毋讶其率尔"⑤。

总之，医学的仁政功能和统治阶级的重视，士人获取知识的需求和科举考试制度的发展，类书体例的完善和医学古籍的散佚，战争的影响和士人的爱好等因素，促进了唐宋类书中医学知识的辑录与传播。不仅官府编撰了卷

---

①［宋］不著撰人. 锦绣万花谷: 卷首，锦绣万花谷序［M］// 景印文渊阁四库全书，第 924 册. 台北: 商务印书馆，1986: 3.

②［宋］不著撰人. 锦绣万花谷后集: 卷三四，医［M］// 景印文渊阁四库全书，第 924 册. 台北: 商务印书馆，1986: 780-782.

③［宋］赵崇绚. 鸡肋［M］// 景印文渊阁四库全书，第 948 册. 台北: 商务印书馆，1986: 732.

④［宋］赵崇绚. 鸡肋·口吃人［M］// 景印文渊阁四库全书，第 948 册. 台北: 商务印书馆，1986: 736.

⑤［宋］周守忠. 姬侍内偶: 卷首，姬侍内偶序［M］// 明钞本. 四库全书存目丛书·子部，第 168 册，济南: 齐鲁书社，1995: 2.

帙浩繁、内容丰富的类书，而且儒家士人、书商等也编撰了数量众多、体裁多样的类书，以官刻本、私刻本、坊刻本和手抄本等载体流传。中国古代医学著作和其他非医学著作中有关历代医事制度、医籍编撰、疾病防治、药物炮制、针刺艾灸、医人传记、医学病案、食疗养生等知识，被唐宋类书大量征引。由于医学具有实现"仁政"思想和加强国家统治的目的，唐宋时期朝廷、医家、士人等对医学发展采取了积极扶持和发展的态度。这些都影响到类书中医学文献资料的选取范围、重新组合和知识传播。

通过以上分析和研究，本章得出如下重要结论。

第一，类书的编撰受到历代政府和社会各阶层的重视。唐宋时期中央政府在类书编撰中不仅提供了政策、经费和文化方面的支持，而且下诏从全国各地征集图书，为充分利用国家藏书提供了便利。儒家士人和坊间书商也对类书给予了重视，编撰了大量专题性方面的类书，以适应童蒙教育、士人获取知识和科举考试的需求。

第二，类书具有强大的资料收集和文献检阅功能。唐宋类书在编辑体例方面获得了重要发展，既有百科资料汇编性质的综合类书，也有专题资料汇编性质的专科类书。无论是官修类书，还是私家类书，其辑录的历代医学制度沿革、医学书籍编撰、医学人物传记、疾病防治措施、药物炮制方法、验效方剂应用、益寿延年养生等原始文献资料，内容丰富，分类科学，易于检阅，适应了政府官吏、医学家和社会民众等对医学知识的需求。

第三，类书具有一定的政治资鉴作用。唐宋类书中辑录的有关反映"医乃仁政"的内容，既适应了统治阶级推行文教政策和了解治国方略的需要，也适应了儒家知识分子获取医学知识和科举应试的需求，具有积极的学术价值、文献价值和史料价值。

第九章

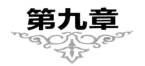

唐宋时期类书中医药学知识的重要作用、学术价值与历史借鉴

　　类书作为一种特殊的题材，在中国古代受到历代中央政府和文人的重视。南宋名相周必大（1126—1204年）指出"信史垂后世之法，类书裒当时之事，皆大典也"①，将史书和类书置于同等地位。这说明两者皆是国家重要的典籍。唐宋时期的官、私类书，素以取材宏富和分类精详而著称于世，辑录了大量秦汉、三国两晋南北朝、隋唐五代、两宋时期的珍贵医学文献史料，不仅可以用来校勘、辑佚和复原历代医学著作，而且还可以开展专题医学史研究，在中国医学史上具有重要的学术价值和史料价值。唐宋类书中征引的许多文献书目和医史资料，大多已散佚不存，仅有少部分保留了下来。这就更显得类书引用文献价值的珍贵。从某种程度上来说，类书中的医学知识和现存医学著作中的内容一样，都是中国古代医学史的重要组成部分。

　　本章重点探讨唐宋类书中医药学知识的地位、作用和价值，类书中医学文献史料与传统医学文献学、校勘学、辑佚学，以及类书中医学文献史料与中国古代医学史研究等内容，并总结类书在医学知识传播中的显著特征和经验教训等。

---

　　①［宋］周必大. 玉堂类稿：卷五，内制·李彦颖辞免差权提举国史院实录编修国朝会要不允诏，庐陵周益国文忠公集：卷一〇五[M]// 周必大全集，第2册. 王蓉贵，［日本］白井顺，点校. 成都：四川大学出版社，2017：969.

第一节　唐宋类书中医药学知识的
重要作用与学术价值

　　类书按"部""门"辑录资料的特点，使它在保存医学文献史料方面发挥了独特的价值和作用，是医学著作以外保存原书著作内容最多的载体，也是研究前代和唐宋时期中国医学史的绝佳文本资料。近代学者梁启超说："类书者，将当时所有之书分类钞撮而成，其本身原无甚价值，但阅世以后，彼时代之书多佚，而其一部分附类书以幸存，类书乃可贵矣。"① 这说明类书最大的价值在于辑录和保存了各种著作中的医学资料，按"方以类聚"的原则和"随类相从"的方法加以编排，便于寻检、征引和从事学术研究。

一、保存了大量珍贵的医学文献史料

　　类书在编撰过程中，按一定的编辑体例，把当时所能查阅到的各种文献资料重新排列组合起来，形成一部新的著作。在绝大多数情况下，类书会真实引用原文，并且标明文献来源，很少发生大幅删减、增补或篡改史料的现象。虽然有时会发生删减或改动个别字句的情况，但就史料本身而言，基本上还是忠实于原文内容。所以，类书中保存了大量珍贵医学文献史料。梁启超在《中国历史研究法》中论述"类书及古逸书辑本"时说："其稍弥此缺憾者，惟恃类书"，"类书既分类，于学者之检查滋便，故向此中求史料，所得往往独多也"② 。笔者赞同这种看法。

　　唐宋时期官修类书中收载的医学内容，保存了历代医经、脉法、针灸、伤寒、金匮、本草、方书、疾病、药物、医案、医家等珍贵资料，具有极高的文献价值和史料价值。如本草学名著《神农本草经》《吴普本草》《本草经集注》

① 梁启超，撰. 汤志钧，导读. 中国历史研究法 [M]. 上海：上海古籍出版社，1998：54.
② 梁启超，撰. 汤志钧，导读. 中国历史研究法 [M]. 上海：上海古籍出版社，1998：54.

《新修本草》等，原书已残缺不全，但唐代官修类书《艺文类聚》"药香草部"和宋代官修类书《太平御览》"药部"的征引却极为丰富。《黄帝本草》《岐伯本草》《雷公本草》《桐君药录》《李氏本草》《华佗别传》《扁鹊本草》《胡本草》《海药本草》《开宝本草》《嘉祐补注神农本草》《图经本草》等，今已散佚不存，惟《艺文类聚》《册府元龟》《太平御览》《太平广记》等类书征引内容较多，因而保存了部分或全部资料。《神农食经》《黄帝本草》《黄帝外经》《医和本草》等，唐以前早已亡佚，但《艺文类聚》《太平御览》《册府元龟》引用了数十条内容。《何颙别传》记载了汉代名医张仲景的事迹，久已散佚，但宋代官修类书《太平御览》征引了部分内容。关于历代名医传记，自唐甘伯宗撰《名医传》失传以后，《太平御览·方术部》"医"是中国现存最早的官修医学人物传记著作，收载了先秦、秦汉、三国、两晋、南北朝、隋唐以来的93 位著名医家传记，弥足珍贵，可补史阙。

　　唐宋时期个人撰写的私家类书中收载的某些医学内容，也具有极高的史料价值。如南宋陈咏撰《全芳备祖》一书，其"药部"收载了《神农本草经》《本草经集注》《名医别录》《新修本草》《开宝重定本草》《嘉祐补注神农本草》《图经本草》《大观经史证类备急本草》《本草衍义》等医书中的内容，具有极高的医学史料价值。王应麟撰《玉海》一书，其"艺文"收载了宋代官修《三朝国史艺文志》《四朝国史艺文志》《中兴国史艺文志》等书目资料，保存了大量宋朝皇帝发布的医事诏令，成为研究宋代国家治理与医学发展的重要史料来源之一。陈元靓撰《事林广记》一书，其"医学类"收载宋朝官修《增广太平惠民和剂局方诸品药石炮制总论》一书。这是南宋宁宗嘉定元年（1208年）许洪奉旨校正刊行《增广太平惠民和剂局方》时新撰该书以来，首次在宋元时期著作中发现的保存完整的局方药物炮制学专著，弥补了以往学界从未在宋元时期著作中发现此书的缺憾。该书早于现存日本享保十五年（1730 年）橘亲显等刊刻《增广太平惠民和剂局方》收载此书近 400 年，具有极高的医学文献学和史料学价值。

　　类书中的医学文献史料，属于广义医学文献学的范畴，不仅收载了医学著作中的内容，而且也收载了中国古代经部、史部、子部、集部、佛教、道教中的医学史料，因而保存了大量原始医学文献资料。南宋时期，周必大（1126—1204年）将史书、类书并列在一起，称其为"大典"①，高度肯定了类书的文献价值。陈振孙（1179—约1261年）在《直斋书录解题》中也肯定了类书的史料价值，认为"盖古本多已不存，好事者于史传、类书中钞录，以备一家之作，充藏书之数而已"②，"大抵隋以前文集存全者亡几，多好事者于类书中抄出，以备家数也"③，指出宋人辑佚前代著作的主要方法就是从"史传"和"类书"中摘抄史料而成的。

明代胡应麟（1551—1602年）在《读〈太平御览〉三书》感言中，高度肯定了宋朝官修类书的史料价值。《少室山房集》卷一〇四载：

> 宋初辑三大类书，《御览》之庞赜，《英华》之芜冗，《广记》之怪诞，皆艺林所厌薄，而不知其功于载籍者不眇也。非《御览》，西京以迄六代诸史乘煨烬矣；非《英华》，典午以迄三唐诸文赋烟埃矣；非《广记》，汲冢以迄五朝诸小说乌有矣。④

胡应麟有关类书"功于载籍"的看法，反映了明代对《太平御览》《文苑英华》《太平广记》3部类书中所载历史文献资料的重视。清四库馆臣在《群书会元截江网》提要中也指出："盖在当日为俗书，在后世则为古籍。"⑤近代学者范希曾（1899—1930年）在《书目答问补正》中亦肯定了类书的价值，认为"古类书不特所引佚文足资考证，即见存诸书，亦可订正文字异同"⑥。

---

① ［宋］周必大. 玉堂类稿：卷五，内制·李彦颖辞免差权提举国史院实录编修国朝会要不允诏，庐陵周益国文忠公集：卷一〇五 [M]// 周必大全集，第2册. 王蓉贵，［日本］白井顺，点校. 成都：四川大学出版社，2017：969.

② ［宋］陈振孙，撰. 直斋书录解题：卷一六，别集类上 [M]. 徐小蛮，顾美华，点校. 上海：上海古籍出版社，2015：461.

③ ［宋］陈振孙，撰. 直斋书录解题：卷一九，诗集类上 [M]. 徐小蛮，顾美华，点校. 上海：上海古籍出版社，2015：557.

④ ［明］胡应麟. 少室山房集：卷一〇四，读《太平御览》三书 [M]// 景印文渊阁四库全书，第1290册. 台北：商务印书馆，1986：752.

⑤ ［清］永瑢，纪昀. 四库全书总目：卷一三五，子部·类书类一 [M]. 北京：中华书局，2003：1150.

⑥ 范希曾. 书目答问补正：卷三，子部·类书 [M]. 北京：中华书局，1963：159.

可见，宋代时已对类书中的文献史料价值给予了高度重视，将其和史书并列在一起，成为学者们研究历史、辑录古籍和获取知识的重要载体。特别是在类书征引的很多原书散佚的情况下，"类书的资料价值便越来越令人瞩目"①。

二、成为明清时期类书的重要史料来源

唐宋时期类书中的医学史料和诸科医学知识，成为明清时期新撰类书的重要史料来源之一。明代官修类书《永乐大典》，共22 877卷、目录60卷，明成祖下诏解缙、姚广孝等修撰，几乎全部征引了唐宋类书中的内容。明代个人撰写的私家类书，如俞安期撰《唐类函》200卷，分43部，"大抵祖述欧阳询之《类聚》，稍删存《书钞》《初学记》《白帖》《通典》而附益之"②，实际上是把唐人的类书删除重复，重新汇为一编。

清代官修类书《御定渊鉴类函》450卷、《御定佩文韵府》440卷、《御定骈字类编》240卷、《御定子史精华》160卷、《御定分类字锦》64卷、《钦定古今图书集成》10 000卷，以及私人编撰的类书如陈元龙撰《格致镜原》100卷、汪汲编《事物原会》40卷、魏崧编《壹是纪始》22卷、黄葆真增辑《事类赋统编》93卷等，大量征引了唐宋类书中的医学内容。如《御定渊鉴类函》450卷，清张英、王士禛等奉康熙帝诏旨修撰，是书鉴于明俞安期撰《唐类函》"既缺宋以来书，而唐以前亦有脱漏者"，于是"爰命儒臣，迻稽旁搜，泝洄往籍，网罗近代，增其所无，详其所略，参伍错综，以摘其异，探赜索隐，以约其同。要之不离乎以类相从，而类始备焉"。《御定渊鉴类函》卷首《凡例》载：

> 搜采原本《唐类函》所载《艺文类聚》《初学记》《北堂书钞》《白帖》，旁及《通典》《岁华纪丽》诸书，此皆初唐以前典故艺文。今自初唐以后，五代、宋、辽、金、元至明嘉靖年止，所采《太平御览》《事

---

① 曾贻芬，崔文印. 中国历史文献学史述要（增订本）[M]. 北京：商务印书馆，2010：103.

②［清］清圣祖. 御制渊鉴类函序. 张英，王士禛奉敕撰. 御定渊鉴类函：卷首[M]//景印文渊阁四库全书，第982册. 台北：商务印书馆，1986：2.

类合璧》《玉海》《孔帖》《万花谷》《事文类聚》《文苑英华》《山堂考索》《潜确类书》《天中记》《山堂肆考》《纪纂渊海》《问奇类林》《王氏类苑》《事词类奇》《翰苑新书》《唐诗类苑》及二十一史、子、集稗编，咸与搜罗，悉遵前例编入。①

从上可知，唐宋类书《艺文类聚》《初学记》《北堂书钞》《白氏六帖》《太平御览》《古今合璧事类备要》《玉海》《孔氏六帖》《锦绣万花谷》《古今事文类聚》《文苑英华》《山堂考索》《记纂渊海》《翰苑新书》等成为清代官修类书《御定渊鉴类函》的重要史料来源，其"药部"大部分征引自上述类书内容。清圣祖康熙帝（1654—1722 年）称赞说："夫自有类书迄于今，千有余年，而集其大成，可不谓斯文之少补乎？学者或未能尽读天下之书，观于此而得其大凡，因以求尽其始终条理精义之所存，其于格物致知之功，修辞立诚之事，为益匪浅尠矣。"②

三、成为检索医学内容的重要工具

类书中辑录的医学文献史料，通常都注明引文出处或文献线索，据此检索原文，核对史料，理清文意。也就是说，类书不仅能直接提供医学事实、资料本身，而且能回溯到原始文献本身。如唐宋时期成书的"六帖"系列著作，辑录了许多珍贵医学文献史料。南宋吕午在《六帖补原序》中指出："类书之便于检阅，惟白居易氏《六帖》最备，大抵皆载唐以前事。至皇朝绍兴初，有孔传世文宣圣四十七代孙也，复为《孔氏六帖》继之，故于旧事独详。今百余年，莫有增者，泳斋杨君伯嵒乃辑白氏、孔氏之遗，而为之补……今所补《六帖》字字皆有依据，其补于二氏为多"③。这则引文说明白居易撰《六帖》、

① [清]张英，王士禛，奉敕撰. 御定渊鉴类函：卷首《凡例》[M]// 景印文渊阁四库全书，第 982 册. 台北：商务印书馆，1986：9.

② [清]清圣祖. 御制渊鉴类函序. 张英，王士禛，奉敕撰. 御定渊鉴类函：卷首 [M]// 景印文渊阁四库全书，第 982 册. 台北：商务印书馆，1986：2.

③ [宋]吕午. 六帖补原序. [宋]杨伯嵒. 六帖补：卷首 [M]// 景印文渊阁四库全书，第 948 册. 台北：商务印书馆，1986：744.

孔传撰《后六帖》、杨伯嵒撰《六帖补》等具有便利的检索功能，依据其所标注的文献来源，即可快速找到原始著作。清四库馆臣指出，"此体一兴，而操觚者易于检寻，注书者利于剽窃"①，即说明类书具有便利的检索功能。

唐宋时期的某些类书中，大多列有"经史图书纲目""引用书目"或"所出经史方书"等书目目录，便于检阅作者利用文献的情况。同时，每一部类书按"方以类聚"编辑体例征引和辑录医学资料时，绝大多数都标注了引文出处，便于检索原著原文和了解医籍存佚情况。如果没有标注引文出处，将对应用者查阅、应用和核实资料带来很大的不便。清四库馆臣曾对明代某些类书不列文献出处的做法进行了批评，指出："明人类书，大都没其出处，至于凭臆增损，无可征信。"②相较而言，唐宋类书及其医学内容，绝大多数都标注了引文来源，无论是史料的真实性，还是文献的检索和使用，都具有一定的创新性。

总之，类书独特的编辑体例和强大的收载文献史料的功能，使其保存了大量珍贵的医学书目文献和医学史料。类书中的医学知识，内容丰富多样，学科门类齐全，征引史料广泛，主要来源于经部、史部、子部、集部著作和医学著作，是研究中国古代医学史和中外医学交流史的重要文本资料之一，具有十分重要的学术价值、文献价值和史料价值。

第二节　唐宋类书中医药学知识的主要内容与中国医学史研究

作为一种具有百科全书和资料汇编性质的书籍，唐宋类书在中国医学史研究中具有重要作用。其收载的医学内容有着较强的临证实用价值，蕴藏着许多宝贵的药物学、方剂学、针灸学、疾病学、养生学等知识，有待医学界进

---

① [清] 永瑢，纪昀. 四库全书总目：卷一三五，子部·类书类一 [M]. 北京：中华书局，2003：1141.
② [清] 永瑢，纪昀. 四库全书总目：卷一三六，子部·类书类二 [M]. 北京：中华书局，2003：1155.

一步发掘和利用；其引用的文献书目有着重要的医学文献学价值，对于深入开展医学文献学、目录学、校勘学、版本学、辑佚学研究有着不可替代的重要作用；其辑录的医学资料有着重要的史料学价值，是研究医学制度史、疾病防治史、药物炮制史、医学病案史、养生学史、畜牧兽医史、中外医学交流史、医学人物史等方面不可或缺的重要史料来源。

一、唐宋类书与中国医学文献学研究

(一)医籍整理与校勘

唐宋类书中收载了大量的医学类文献史料，根据其引文出处和类书成书时代，可以据此推断出医学文献的书目卷次、撰者刊者和版本流传等重要信息。因此，类书中的书目文献、医史资料和医学知识，对考校医书颇有价值，在一定程度上拓展了中医文献学乃至中国医学史的研究范畴。

类书可以校勘传世医学古籍。宋以前的许多医学古籍大多为钞本，有的保存了下来，有的成为残本，有的今已失传，而且流传过程中出现衍文、错误、脱落、倒置、窜行等现象，而类书就是校勘古医书的最好参照书籍之一。如唐代官修类书《北堂书钞》《艺文类聚》成书于初唐时期，保存了秦汉、三国两晋南北朝、隋代以来医学典籍中的大量内容。现今传世的医学著作，如《黄帝内经》、秦越人撰《黄帝八十一难经》、王叔和撰《脉经》、葛洪撰《肘后备急方》、巢元方撰《诸病源候论》等，可以据唐宋类书中的引文加以校勘。清孙星衍校、华佗撰《华氏中藏经》3卷，其中部分史料就来源于唐宋类书。

宋朝政府对前代医书的校正和文献聚集活动极为重视，一方面系统地整理了前代医书，另一方面又编撰了各种新型的类书，因而收集了大量医学文献和医史资料，"其中特有医学之条目，为医史、医籍的考据与比勘，颇有参考价值"①。宋太祖、宋仁宗时期，翰林医官院校正、国子监刊刻的前代医学著作主要有东周时期成书的《黄帝八十一难经》《黄帝内经素问》，汉魏时期成书的《神农本草经》，隋巢元方撰《诸病源候论》，唐苏敬等奉敕撰《新修

---

① 张灿玾，著. 张增敏，张鹤鸣，整理. 中医古籍文献学(修订版)[M]. 北京: 科学出版社，2013: 651.

本草》、王焘撰《外台秘要方》、陈藏器撰《本草拾遗》、王冰撰《重广补注黄帝内经素问》和五代韩保昇撰《蜀本草》等。宋仁宗嘉祐二年（1057年）八月校正医书局成立至元丰改官制时罢废，校正医书局共整理、校正了十余种前代医学著作，主要有早期中医学经典《黄帝内经素问》《神农本草经》，还有杨上善撰《黄帝内经太素》，张仲景撰《伤寒论》《金匮玉函经》《金匮要略方论》，王叔和撰《脉经》，皇甫谧撰《针灸甲乙经》，孙思邈撰《备急千金要方》《千金翼方》，唐玄宗御撰《开元广济方》，王焘撰《外台秘要方》等。

宋哲宗元祐七年（1092年），高丽宣宗遣使臣黄宗悫等来献《黄帝针经》，在工部侍郎兼权秘书监王钦臣的建议下，元祐八年（1093年）正月庚子宋哲宗下诏秘书省选奏医官加以校对，书成后令国子监雕印发行[①]。政和八年（1118年），宋徽宗再次下诏校正《黄帝内经素问》。在校勘、整理前代和宋朝医书的过程中，宋政府任用大批有深厚医学修养的朝臣、医官、阁臣、文臣和道士等参与校书，从而保证了医书校正的质量，并形成了一套完整的校书体例。翰林医官院、校正医书局、秘书省和礼制局所校医书，均由国子监刊刻，皇帝下诏颁行。在宋代印刷术的大力推动下，先秦汉魏隋唐以来的医学典籍在宋代得到进一步的整理和保存[②]。据《宋史》卷二〇七《艺文志》记载，宋朝政府整理、校勘的前代医书著作达30部，涉及医经、脉学、针灸、方药、本草等领域[③]。

（二）医籍辑佚与复原

类书收载文献资料的范围极为广泛，包括医经病源类、明堂针灸类、伤寒金匮类、临证诸科类、本草食疗类、医药方书类、服食养生类、医案医话类、佛经道藏类、经史艺文类、子集杂著类等，绝大多数都注明引文出处，从而为辑佚奠定了基础，据此可以辑录或复原出残缺或散佚的医学著作。明清以来，

① ［元］脱脱，等. 宋史：卷四八七，外国传三·高丽传 [M]. 北京：中华书局，2007：14048.

② 韩毅. "仁政之务"与"医书辅世"：北宋政府对前代医学文献的校正与刊行 [M]// 姜锡东，李华瑞. 宋史研究论丛，第10辑. 保定：河北大学出版社，2009：255-286. 又见：韩毅. 政府治理与医学发展：宋代医事诏令研究 [M]. 北京：中国科学技术出版社，2014：32-50.

③ ［元］脱脱，等. 宋史：卷二〇七，艺文志六 [M]. 北京：中华书局，2007：5303-5320.

很多医学古籍失而复出，其中有一部分内容就来自唐宋类书。辑本医书作为珍贵的资源，一方面在于它再现了后人不易看到的医学内容，另一方面又可以考证原书作者、成书年代、版本流变和存佚情况，为学界从事学术研究提供有价值的资料。

唐宋类书中收载的秦汉、三国两晋南北朝、隋唐五代和宋代流传之医学本草著作，如《吴普本草》（又名《吴氏本草经》）、《名医别录》《雷公炮炙论》《本草经集注》《雷公药对》《药性论》《新修本草》《食疗本草》《本草拾遗》《名医别录》《四声本草》《食医心镜》《食性本草》《蜀本草》《海药本草》《日华子本草》《开宝重定本草》《嘉祐补注神农本草》《图经本草》等，大多已散佚不存。这些本草学中的内容，除部分保存在宋代唐慎微原撰、艾晟校订《大观经史证类备急本草》，金代张存惠重修《重修政和经史证类备用本草》和明代李时珍撰《本草纲目》中外，唐宋类书中征引了相当丰富的条文。当代学者尚志钧根据唐宋时期医学本草、类书著作中保存的医史资料，辑复出了 19 种散佚的医学著作，颇具贡献[①]。这些辑复本大多以单行本刊行，后收入 2007 年上海中医药大学出版社出版《本草人生：尚志钧本草文献研究文集》和 2019 年北京科学技术出版社出版《尚志钧本草文献全集·本草古籍辑注丛书》之中。

唐宋类书中收载的秦汉、三国两晋南北朝、隋唐五代和宋代流传的医学方书著作，如陈延之《小品方》、范东阳《范汪方》、葛洪《玉函方》、僧深师《深师方》、姚僧垣《集验方》、谢士泰《删繁方》、僧文梅《梅师方》、宋侠《经心录》、甄立言《古今录验方》、张湛《延年秘录》、崔知悌《纂要方》、李绛《兵部手集方》、孟诜《必效方》《近效方》、唐玄宗《开元广济方》、昝殷《产宝》、独孤滔《丹房镜源》等，大多已散佚不存。少部分流传下来的医籍也残缺不全，而类书中却保存了相当丰富的资料。当代学者范行准据唐宋医书和类书中征引的医学文献内容，辑佚出了大部分或全文著作，共 11 种[②]。

① 尚志钧. 本草人生: 尚志钧本草文献研究文集 [M]. 上海: 上海中医药大学出版社, 2007: 23–242.
② 梁峻, 李洪晓, 胡晓峰, 等. 范行准辑佚中医古文献丛书 [M]. 北京: 中医古籍出版社, 2007: 1–860.

后收入《范行准辑佚中医古文献丛书》和《全汉三国六朝唐宋方书辑稿》丛书之中。

　　唐宋类书中收载的某些医著佚文，受到不同时期学者的重视，出现了某一医著或多部医著被多次辑录的现象。如唐王勃撰《黄帝八十一难经序》，宋代官修类书《文苑英华》中保存了其全文，成为明以后学者辑佚整理《王子安集》《王子安集注》《王勃集》中唯一的"祖本"和史料来源。又如《神农本草经》的辑佚，南宋、明代、清代、近现代和日本学者均有辑本，前后历时800余年。清孙星衍、孙冯翼辑《神农本草经》1卷，孙星衍辑《秘制大黄清宁丸方》1卷、《服盐药方》1卷，尚志钧辑《补辑肘后方》等，就充分利用了类书《艺文类聚》《太平御览》中征引的医学资料。南朝名医雷敩著《雷公炮炙论》所载"炮制十七法"，最早见于《事林广记》一书。其中介绍了药物炮、炙、炒、煅、曝、露等制药法十七种，后被明寇平《全幼心鉴》、徐春甫《古今医统大全》、罗周彦《医宗粹言》、缪希雍《炮炙大法》、清张骥辑《雷公炮炙论》等征引和发挥。

　　可见，整理、校勘和辑佚医学古籍，是类书文献价值作用的重要体现之一。由于"唐宋类书内所引佚文颇多"①，许多亡佚的医学著作尚未被辑出。我们可以利用类书载录的书目文献和医学资料，将散佚文献辑出与复原，为中国医学史研究提供基础资料。

二、唐宋类书与中国医学史研究

　　类书按"门""部"或"韵"目编排，在一定程度上汇集了大量原始文献资料，具有补史的功能，可以据此开展中国医学通史和医学专题史的研究。如秦汉、三国两晋南北朝、隋唐五代时期的医学著作，散佚极为严重，但唐宋类书和医学著作中征引了大量条文或全文，成为研究这一时期医学史的珍贵资料。类书中的医学史料是按一定的"门""部"编辑的。如"医部""疾病

---

①［清］永瑢，纪昀. 汉官旧仪提要.［汉］卫宏. 汉官旧仪：卷首［M］// 景印文渊阁四库全书，第 646 册. 台北：商务印书馆，1986：2.

部""疾疫部""香部""药部""兽医部""方术部""医学类"等收载了大量
专科医学史知识，是深入研究中国医学知识史、医学制度史、医学人物史、疾
病学史、瘟疫防治史、药物学史、医学病案史、食疗养生学史、畜牧兽医史、
中外医学交流史等方面不可或缺的重要史料。

下面，以唐宋官、私类书《艺文类聚》《初学记》《北堂书钞》《白氏六帖》
《太平御览》《太平广记》《文苑英华》《册府元龟》《玉海》《全芳备祖》《事
林广记》为例，统计唐宋类书中医药学知识分类情况（参见表5）。

表5 　　　　　　　　**唐宋类书中医药学知识分类表**

序号	类书名称/知识类别	药物学	疾病、瘟疫防治	食疗养生	医家人物传记	医论、医著、医政和其他	兽医学	祝由疗法
1	《艺文类聚》	药香草部，百谷部，果部，木部	灾异部				兽部，鳞介部，虫豸部	
2	《初学记》	天部，岁时部，政理部·医，器物部，宝器部，草部，果木部	天部，岁时部，帝王部，储官部，帝戚部，人部，文部，政理部·医，政理部·赦，政理部·假，政理部·囚	地理部	政理部·医	政理部·医	兽部	
3	《北堂书钞》	武功部，酒食部，天部，岁时部	帝王部，政术部，设官部，礼仪部，岁时部，艺文部，武功部，服饰部，舟部，车部	酒食部		政术部，设官部，礼仪部，酒食部，天部	政术部，设官部	设官部，礼仪部，岁时部，武功部，服饰部
4	《白氏六帖》	药	疾，疾疫，瞀			医	兽医	
5	《太平御览》	药部，香部，百卉部	疾病部，皇王部，偏霸部，皇亲部	方术部·养生	方术部·医	职官部	兽部	

（续表）

序号	类书名称/知识类别	药物学	疾病、瘟疫防治	食疗养生	医家人物传记	医论、医著、医政和其他	兽医学	祝由疗法
6	《册府元龟》	帝王部	帝王部，闰位部，总录部·疾疹，总录部·救患	总录部·养生	总录部·医术			
7	《太平广记》	医，草木	医		医			
8	《文苑英华》	草木，花木				杂序，论	鸟兽，禽兽	
9	《玉海》	朝贡				艺文，官制	兵制·马政	
10	《全芳备祖》	药部						
11	《事林广记》	医学类	医学类	道教类			兽畜类	

（一）医学知识史研究

从表5可知，唐宋类书中保存了丰富的医学基础知识内容，尤其是有关历代医学著作编撰与流传、医学序跋题铭和医论医史著作介绍等，是研究医学知识形成、发展和演变的重要史料。唐宋类书中收载的中医学基础理论知识，如精气学说、阴阳学说、五行学说、脏象学说、经络学说、病因病机学说、诊法治则学说、食疗养生学说等，"是以整体观念为其理论体系的主导思想，以脏腑经络的生理、病理为其理论体系的基础，以辨证论治为其诊疗特点的医学理论体系"[①]，主要征引自《黄帝内经素问》《黄帝内经灵枢》和其他医学著作。如唐虞世南辑录《北堂书钞》"天部"载"天有六气"，引东周春秋时期左丘明撰《左传·昭公元年》："晋侯求医于秦，秦伯使医和视之，曰：'天有六气，降生五味，六气谓阴、阳、风、雨、晦、

---

① 李德新，刘燕池. 中医基础理论 [M]. 2 版 . 北京：人民卫生出版社，2016：38.

明.'"①这则引文讲述了秦国名医医和有关六气、五味、五色、五声、六疾的论述。其中，六气指阴、阳、风、雨、晦、明；五味指酸、苦、甘、辛、咸；五色指青、赤、黄、白、黑；五声指角、徵、宫、商、羽；六疾指寒疾、热疾、末疾、腹疾、惑疾、心疾。这些反映了早期中医学理论的发展情况。

宋代李昉等奉敕编修《文苑英华》"杂序"部和"医论"部，收载了宋代以前南朝梁简文帝撰《劝医论》、唐刘禹锡撰《华佗论》和王勃撰《黄帝八十一难经序》3篇著名医学论文。南宋王应麟撰《玉海》"艺文"，收载了周代医学制度、东周至魏晋南北朝时期医学著作的编撰与流传、唐代医学著作的编撰与流传、宋代医学著作的编撰与流传等内容，并详细考证了医经、经方、房中、神仙、本草、方书、针灸等著作的流传情况，主要征引自《汉书·艺文志》《周礼注疏》《史记·扁鹊仓公列传》《晋书》《隋书》《旧唐书》《新唐书》《中兴馆阁书目》和历代医书序跋等。其中，征引的医学著作有百余种。这些丰富的医籍书目和医史资料，是研究先秦、秦汉、三国两晋南北朝、隋唐五代和宋辽夏金时期中国医学知识史的珍贵资料。

（二）医学制度史研究

唐宋类书中收载了较为丰富的医政方面的内容，是研究历代医学制度史的宝贵资料。如唐代白居易撰《白氏六帖》"医"部载"以制其食"，引《周礼》"医师掌医之政令，凡有疾病者，分而治之，岁（终）则稽其医事，以制其食。十全为上，十失二次之，十失三又次之，十失四为下。注：食，禄也"。"食医"，引《周礼》"掌和王之六食、六饮、六膳，百羞、百酱、八珍之齐"。"聚毒"，引《周礼》"医师掌医之政令，聚毒以供医事，凡疾病死伤者造焉"。"疡医"，引《周礼》"凡疗疡，以五毒攻之"。"视生死"，引《周礼》"疾医掌养万人之疾，以五味、五药、五谷养其疾，以五气、五声、五色视其死生也"②。《白氏六帖》还引用了唐代《三疾令》内容："户令：诸一目盲、两耳聋、手无二指、足无大拇指、秃疮无发、久漏、下重、大瘿肿之类，皆为残疾。

---

①[唐]虞世南, 辑录. 北堂书钞: 卷一四九, 天部一·天一[M]. 北京: 学苑出版社, 2015: 504.

②[唐]白居易. 白氏六帖事类集: 卷九, 医第二十九[M]. 影印版. 北京: 文物出版社, 1987: 17.

痴哑、侏儒、腰折、一肢废，如此之类皆为废疾。癫狂、两肢废、两目盲，如此之类皆为笃疾。"①这条"医疾令"法令具有极高的史料价值，对于了解唐代"三疾"的内容及其伤残等级，以及是否免除赋税、徭役等具有重要意义。

南宋王应麟撰《玉海》"艺文"所载"周医师"，引自《周礼·天官》，详细地记载了周代医学制度、汉代方技和医学分科，并介绍了医师、疾医、食医、疡医、兽医的主要职责。

（三）医学人物史研究

唐宋类书《初学记》"政理部·医"、《太平御览》"方术部·医"、《册府元龟》"总录部·医术"、《太平广记》"医"部等，收载了丰富的医学人物传记史料。这些内容可补正史记载的不足，是研究医学人物生平、医家思想、医家著述、临证用药和医学病案的宝贵资料，同时也提供了研究岐伯、医和、扁鹊、张仲景、华佗、皇甫谧、徐之才、巢元方、孙思邈、王冰、王焘、王怀隐、掌禹锡、钱乙、陈自明等中医各家学说和医学流派的素材，"有利于更好地学习历代名医的学术成就与学术观点"②。特别是正史中未收载的某些医家，凭借类书的记载保存了部分内容，显得尤为重要。

唐代徐坚等编修《初学记》"政理部"收载了大量唐代以前有关医学人物传记方面的文献书目和医史资料，包括医人的分类、职责和良医的特征，以及名医扁鹊、俞跗（一作俞拊）、淳于意、涪翁、程高、郭玉、华佗、文挚、张仲景、王纂等。白居易撰《白氏六帖》"医"详细地论述了唐以前医学术语、著名医家及其临床医案内容，其中名医有医和、医缓、俞跗（一作俞拊）、文挚、华佗和扁鹊等。

宋代李昉等编修《太平御览》"方术部·医"，是中国现存最早的官修医学人物传记著作。它不仅收载了先秦、秦汉、三国、南北朝、隋唐以来93位著名医家传记，而且也收载了历代医事制度、医学病案等内容，其文献来源于儒家经典、历代正史、别史、医学著作等，具有极其重要的医史文献学价值。

---

① ［唐］白居易. 白氏六帖事类集：卷九，疾第三十一［M］. 影印版. 北京：文物出版社，1987：19.
② 裘沛然，丁光迪. 中医各家学说［M］. 2版. 北京：人民卫生出版社，2008：3.

李昉等编修《太平广记》"医"部，共3卷，收录宋以前医人、不详医人和患者
达115人，包括华佗、张仲景、吴太医、句骊客、范光禄、徐文伯、徐嗣伯、李
子豫、徐之才、甄权、孙思邈、许胤宗、秦鸣鹤、卢元钦、周允元、杨玄亮、赵
玄景、张文仲、郝公景、崔务、周广、白岑、张万福、王彦伯、李祐妇、元颀、
梁革、梁新、赵鄂、高骈、田令孜、于遘、颜燧、申光逊、孙光宪、渔人妻、陈
寨、陶俊、张易、广陵木工、田承肇、绛州僧、崔爽、刘录事、句容佐史、崔融、
刁俊朝、李生、魏淑、皇甫及、王布、侯又玄、李言吉、蒯亮等，实际上是一部
正史以外保存在野史小说中的医学人物传记资料。其中，所引民间医人资料
极为丰富。王钦若等编修《册府元龟》"医术"部，共2卷，收载了宋以前医
学人物75人，包括东周春秋、战国时期名医医缓、医和、文挚、扁鹊，汉代名
医淳于意、周仁、楼护、涪翁、程高、郭玉、黄宪父、阮炳，三国名医王翁、皇
甫谧、华佗、吴普、樊阿、赵泉，两晋南北朝名医裴颁、单道开、无名医、徐
熙、徐秋夫、徐道度、徐叔响、徐文伯、徐嗣伯、徐雄、薛伯宗、褚澄、何佟
之、周澹、阴贞、李潭、李骥、李驹、李修、李亮、李天授、徐謇、王显、李亮、
崔景凤、李元忠、李密、徐雄、徐之才、徐之范、崔季舒、马嗣明、姚菩提、姚
僧垣、姚最、褚该、褚士，隋、唐、五代时期名医许道幼、许智藏、许胤宗、甄
权、甄立言、宋侠、孙思邈、吕才、苏敬、许敬宗、李淳风、孔志约、李勣、秦
鸣鹤、陆贽、段深、孟继瑜、陈立、张泳、刘翰等。这些医学人物均来源于宋
以前历代正史《方技传》《艺术传》等内容。

（四）疾病史研究

唐宋类书《艺文类聚》"灾异部"、《初学记》"政理部·医"、《白氏六帖》
"疾""疾疫"部、《太平御览》"疾病部"、《册府元龟》"总录部·疾疹"、《太
平广记》"医"部、《事林广记》"医学类"等，收载了丰富的疾病史内容。如
唐代虞世南辑录《北堂书钞》收载了有关疾病名称、名人患病和官府、医家
防疫措施等方面的内容。其中，疾病名称包括疾、病、疠疫、疾病、疫、瘟
疫、疾疫、厉疾、风疾、脚疾、膝疾、腹疾、脾胃之疾、耳疾、聋疾等。尤为重
要的是，《北堂书钞》"帝王部""政术部""设官部""礼仪部""舟部""车

部""岁时部"等收载了隋以前防治瘟疫的珍贵史料。徐坚等编修《初学记》"政理部"介绍了疾病防治方面的知识,而"地理部"介绍了温泉治疗疮肿等皮肤病的案例。白居易撰《白氏六帖》"疾"部系一切疾病的总称,包括"疾""疾病""败面""消渴""六疾""内热感蛊病""瘅疽""瘿病""疡病""耳疾""夭疾""重病"和"大疫"等。

宋代李昉等奉敕编修《太平御览》"疾病部",共6卷,是中国现存较早的官修疾病学著作,包括狂、阳狂、癫、痴、痫、聋、盲、哑、吃、秃、龋齿、兔缺、瘿、伛偻、疣赘、瘤、跛躄、偏枯、尰、头痛、心痛、腹痛、咽痛并噎、烦懑、劳悸、眩、暍、疮、痱、螫毒、蛊、痈疽、瘘、癣、瘊、疥、恶疾、疫疠、霍乱、痉、疟、消渴、蹶逆、咳嗽、呕吐、水疾、肿、疝、瘕、痹、痔、痢、阴痿、阳痿等56种疾病,并详细地介绍和征引了每一种疾病的名称、病原、证候、治疗、病案和医患故事等内容。由于其刊行早于宋代官修医书《雍熙神医普救方》《太平圣惠方》,因而保存了一般医学著作中很难收载的医史资料。王钦若等奉敕编修《册府元龟》"总录部"之"疾疹",收载宋以前病名、病症名称约64种,病人人数52人。其中,宋以前病名、病症名称涉及秃、偻、脚偏小、疵黯、尫病、兔缺、废疾、身材短小、跛、瞽、脚短而跛、风疽、瘅疽、疮疾、痈疽等外科疾病,痁疾、恶疾、口吃、消渴、湿痹、中风、疟病、膝疾、瘿疾、吐疾眩、鼻疾、风眩疾、脚疾、劳病、心虚疾、疮、肿、无骨病、疾、风疾等内科、耳鼻喉科疾病,失明、偏盲、目疾、眇等眼科疾病,以及心理性疾病等。

唐宋时期某些类书流传广泛,多次增补,因而收载了不同时代出现的新医药学知识。如唐代白居易撰《六帖》30卷,南宋绍兴年间孔传撰《后六帖》30卷,杨伯嵓撰《六帖补》20卷,形成了一套完整的"唐宋六帖史",汇集了南宋以前医、病、药、丹、养生等方面的珍贵医药学知识。南宋后期,白居易《六帖》和孔传《后六帖》合并刊刻,名《白孔六帖》100卷,1 399门。尤其是杨伯嵓撰《六帖补》一书,"是编以增补白居易《六帖》、孔传《续六帖》所未备"①,亦有一定的学术价值。该书中卷一九"养生疗病",包括"养

---

① [清]永瑢,纪昀. 四库全书总目:卷一三五,子部·类书类一 [M]. 北京:中华书局,2003:1152.

生""病""医""药""丹"五大类。如"养生"类，包括卯时酒、申后食、避风避色，铅鼎河车，寸田结初果，不如独卧，鸣天鼓饮玉浆、荡华池叩金梁，以手扪心欲心清净、以手上下欲气升降，龙从火里出、虎向水中生，五禽戏，容成公法，屈颈鹥息等内容，主要征引自《东坡诗集注》《彭祖经》《汉武帝传》《宾退录》《东坡志林》《后汉书·华佗传》《列仙传》等。"病类"，包括袭逆结轖越滦、手足惰窳、伯强、大陵、李益疾等内容，主要征引自《楚辞》《后汉书》《东坡诗集注》等。"医类"，包括五分之熨、八减之齐、善医术、砭石、扁鹊镜经等内容，主要征引自《南史》《史记》《国史补》《北梦琐言》《苏轼诗集》《酉阳杂俎》等。"药类"，包括却形丸、辟恶散、君臣佐使、阴阳配合、子母兄弟、相须相畏、杞如狗、天苏、丁公藤、鲍姑艾、人参赞、黄昏汤、真术、风实云子、眼明囊、反魂榆、冰丸霜散、朱山、北帝玄珠、灵黄、玉粕金浆、东华童子、草钟乳等内容，主要征引自《神农本草经》《谈薮》《人参赞》《神仙传》《汉武故事》《续齐谐记》《十洲记》《诸集拾遗记》《士林纪实》《酉阳杂俎》《诸集拾遗》《抱朴子》等。"丹类"，包括知命丹、杏丹、飞丹、龙寿丹、碧霞丹、炼雪丹、神丹半剂、碧云腴等内容，主要征引自《二仪》《神仙传》《诸集拾遗》等①。南宋吕午在《六帖补》"原序"中称赞道："今所补六帖，字字皆有依据，其补于二氏为多。"②清四库馆臣在《六帖补》"提要"中也称赞道："特其于白、孔二家，拾遗补阙，不为无功，而宋代逸事遗文，亦颇籍以有考。"③

（五）瘟疫防治史研究

唐宋类书中收载了丰富的瘟疫防治史内容，大多来自经学、史学、实录、会要、医书、方志、笔记和文集等。如唐白居易撰《白氏六帖》卷九载"疾疫"，即瘟疫，是一种具有发病急骤、感染人数多、流行性强、传播速度快、

---

① [宋]杨伯嵒. 六帖补：卷一九，养生疗病[M]// 景印文渊阁四库全书，第948册. 台北：商务印书馆，1986：829-832.

② [宋]吕午. 六帖补原序. [宋]杨伯嵒. 六帖补：卷首[M]// 景印文渊阁四库全书，第948册. 台北：商务印书馆，1986：744.

③ [清]永瑢，纪昀. 四库全书总目：卷一三五，子部·类书类一[M]. 北京：中华书局，2003：1152.

死亡率高的疾病，多指传染性疾病的总称①。如"疾疫方起，天有灾疠，天灾流行，人有大疫，人殃于疫，国多风欬，人多瘤寒，寒暑不时，则疾"，引自《吕氏春秋》卷六《季夏纪》，揭示了疾疫发生的病因、症状和传染性。

宋代李昉等编修《太平御览》"疾病部"之"疫疠"，征引了14种文献，介绍了疫疠的流行情况、病因病症和防治措施。关于瘟疫的含义和特点，《太平御览》引《说文解字》载"疫，皆民之疾也"②。关于瘟疫的流行情况、病因病症、传染性和病死率，《太平御览》引魏文帝曹丕（187—226年）《与吴质书》"昔年疾疫，亲故多罹其灾，徐、陈、应、刘，一时俱逝"，说明瘟疫具有强烈的传染性和病死率。关于东汉建安二十二年（217年）瘟疫大流行，《太平御览》引曹植（192—232年）《说疫气》"建安二十二年，厉气流行，家家有僵尸之痛，室室有号泣之哀。或阖门而殪，或覆族而丧。或以为疫者，鬼神所作。夫罹此者，悉被褐茹藿之子，荆室蓬户之人耳。若夫殿处鼎食之家，重貂累蓐之门，若是者鲜焉。此乃阴阳失位，寒暑错时，是故生疫。而愚民悬符厌之，亦可笑"③。从"家家有僵尸之痛，室室有号泣之哀。或阖门而殪，或覆族而丧"来看，此次东汉末年大瘟疫造成大量人口死亡，带来了严重的社会影响。汉末名人徐干、陈琳、应玚、刘桢等，均死于此次瘟疫之中。

（六）医学病案史研究

唐宋类书中收载了丰富的医学病案史料，大多来自正史、方志、医书、笔记和文集之中。相较于医书而言，类书征引医案文献的范围更广泛。如唐白居易撰《白氏六帖》载"贾逵生瘿"，引《三国志·魏书·贾逵传》"贾逵争公事，发愤生瘿，欲割之。太祖惜之曰：十人割九人死。逵犹割，竟愈"，形象地记载了贾逵生瘿的经过，指出瘿病系由忧愤气结所致。这一认识与后来中医学名著《诸病源候论》的记载是一致的。

---

① 韩毅. 宋代瘟疫的流行与防治 [M]. 北京：商务印书馆，2015：80.

② ［宋］李昉，等编纂. 太平御览：卷七四二，疾病部五 [M]. 夏剑钦，等校点. 石家庄：河北教育出版社，2000：787.

③ ［宋］李昉，等编纂. 太平御览：卷七四二，疾病部五 [M]. 夏剑钦，等校点. 石家庄：河北教育出版社，2000：788.

宋代李昉等奉敕编修《太平广记》所引唐李伉撰《独异志》、东晋孔约撰《志怪》中有关华佗的三则医案，生动地反映了华佗精于医药和擅长外科疾病治疗，可补西晋陈寿撰《三国志》卷二九《魏书·华佗传》记载的不足。王钦若等奉敕编修《册府元龟》"总录部"之"医术"，全部征引了《史记·扁鹊仓公列传》的内容，介绍了扁鹊的生平和诊疗疾病的医案，如赵简子医案、虢国太子医案、齐桓侯医案等。这些医案俱是中国医学史上有名的医案。

（七）药物学史研究

唐宋类书《艺文类聚》"药香草部"、《初学记》"政理部"、《北堂书钞》"酒食部"、《白氏六帖》"药部"、《太平御览》"药部"、《册府元龟》"帝王部"、《太平广记》"医部""草木部"、《文苑英华》"草木部""花木部"、《玉海》"朝贡"、《全芳备祖》"药部"、《事林广记》"医学类"等，收载了大量药学书目文献和药学史料，包括植物药、动物药、矿物药和部分化学、生物制品药物。这些类书是本草学著作以外收载药物知识最多的著作，弥补了《神农本草经》《吴普本草》《本草经集注》《名医别录》《新修本草》《蜀本草》《开宝重定本草》《嘉祐补注神农本草》《图经本草》等散佚带来的缺憾，成为研究药学基础理论和各种药物命名、分类、来源、产地、采集、炮制、性能、配伍、功效、临床应用、禁忌和储藏的珍贵资料。类书中的药物学知识，"对于全面而客观地认识传统中药"[①] 具有重要意义。同时，类书中收载的"炮制方法"，大多来源于官、私医学本草、方书著作，如《神农本草经》《雷公炮炙论》《本草经集注》《新修本草》《千金翼方·本草》《嘉祐补注神农本草》《经史证类备急本草》《增广太平惠民和剂局方诸品药石炮制总论》等，为后世制药行业提供了药物炮制技术规范，受到后世学者的重视与应用。

唐代欧阳询等奉敕编修《艺文类聚》所载"药香草部"，由药、草（香）、菜蔬三部分组成，介绍了43种药物的名称、性味、主治、产地、采集时间、入药部位、主治病症、医案病案和医学典故等。书中所引文献达517种，绝大

---

① 高学敏，钟赣生. 中药学 [M]. 2 版 . 北京：人民卫生出版社，2012：7.

多数都标注了原书作者和文献书目名称。《艺文类聚》是自《神农本草经》《吴普本草》《名医别录》等医学著作问世以来，首次在官方纂修的非医学典籍之外保存药物学知识最多的著作之一①。徐坚等奉敕编修《初学记》"政理部"收载的药物，包括黄精、山麻、菖蒲、茯苓、禹余粮、桃饴、黄连7种草部药物。白居易撰《白氏六帖》"药部"，介绍了"上药养性""中药养病""君臣之药""五药""五毒"等药物学知识。

宋代李昉等奉敕编修《太平御览》"药部"，共10卷，收载地黄、椒、姜、菖蒲、巨胜、威喜、礜石、青珠、黄连、拳柏、决明、苁蓉、鹿茸、漏芦、松荣等药物380余种，是宋代官修《开宝重定本草》刊行以来宋朝政府编撰的又一部本草药物学著作。书中所收药物主要为《神农本草经》和《吴普本草》的内容，在两书今已散佚的情况下，《太平御览》成为后世辑录和研究此二书的重要文本。陈咏撰《全芳备祖后集》"药部"，收载药物茶、人参、茯苓、术、肉豆蔻、丁香、甘草、辰砂、钟乳、茱萸、皂荚、仙灵脾、茅苣、菠薐、白头翁、白蘘荷、益智、覆盆子、杜若、蘼芜、菟丝子、地黄、椒、芎、槟榔、扶留、薏苡、黄精、金樱子、麦门冬、紫苏、胡麻32种。每种药物以"事实祖""赋咏祖""乐府祖"的体例，收载了大量药物学知识，尤其对《神农本草经》《嘉祐补注神农本草》《图经本草》《本草衍义》等医学著作和唐宋诗词、谱录、方志中的内容征引颇多。陈元靓撰《事林广记·戊集》"医学类"，收载了"医学发明""用药效验""炮制方法""收藏要法""药性反忌""药分数种"和"解救药毒"等知识，是研究宋代民间医学史和药学史的重要文本资料。

（八）食疗养生学史研究

唐宋类书《北堂书钞》"酒食部"、《太平御览》"方术部·养生"、《册府元龟》"总录部·养生"、《事林广记》"道教类"等，收载了丰富的食疗养生学书目文献和养生学史资料，如《黄帝内经素问》、嵇康撰《养生论》、葛洪撰《抱朴子养生论》、陶弘景集《养性延命录》、高湛撰《养生论》、孙思邈撰

---

① 韩毅，梁佳媛.《艺文类聚》中"药香草部"的主要内容、文献来源与传播情况[J]. 中医文献杂志，2016，34（5）：1-6；中医文献杂志，2016，34（6）：16-18.

《孙真人摄养论》、吴筠撰《著生论》、施肩吾撰《养生辨疑诀》、符度仁纂《修真秘录》、刘词集《混俗颐生录》、蒲虔贯撰《保生要录》、佚名撰《彭祖摄生养性论》、佚名撰《太上保真养生论》、王怀隐等撰《太平圣惠方》"神仙方论""食治论"等。类书中收载的上述内容较多，是研究食疗养生学知识的宝贵资料。尤其是《黄帝内经素问》提出的"是故圣人不治已病治未病，不治已乱治未乱，此之谓也。夫病已成而后药之，乱已成而后治之，譬犹渴而穿井，斗而铸锥，不亦晚乎"①的养生方法和防治原则，对后世类书编撰者产生了重要影响。唐虞世南辑录《北堂书钞》中，收载了有关熟食、饮茶、蜂蜜、盐水、温泉与疾病治疗的养生康复知识。

宋代李昉等编修《太平御览》"方术部"，包含"养生"和"医"两大部分内容，收载了宋代以前中医养生学和著名养生人物等文献资料及其养生学知识。王钦若等编修《册府元龟》"总录部"收载了32则养生事例，其中养生理论方面2条，介绍了"太上养神，其次养形"的内容；历史人物30余人，介绍了西汉张良，东汉王充、苏顺、吴普、冷寿光、鲁女生、封君达、王真、孟节，三国两晋嵇康、张中、郭瑀、陶淡，南朝宋刘凝之，南齐顾欢，南朝梁陶弘景、刘虬，北魏崔浩、徐謇，北齐繇吾道荣，隋徐则，唐王希夷、孙思邈、潘师正、司马承祯、孟诜、赵昌、柳公度，五代后唐许寂，后晋卢损等养生之道和养生实践。南宋陈元靓撰《事林广记·丁集》"道教类"，收载"神仙服何首乌延年法""神仙服紫荷车休粮法""神仙服天门冬居山辟粒不饥法"等15首常用辟谷服饵方，主要来源于宋代官修医学方书和道家养生类著作。

（九）畜牧兽医学史研究

唐宋类书《艺文类聚》"兽部"、《初学记》"兽部"、《北堂书钞》"政术部"、《白氏六帖》"兽医"部、《太平御览》"兽部"、《文苑英华》"鸟兽""禽兽"、《玉海》"马政"、《事林广记》"兽畜类"等，收载了丰富的兽医学书目文献和兽医学史资料，包括兽医学基础理论、动物常见疾病与传染

---

① 郭霭春. 黄帝内经素问校注: 卷一，四气调神大论篇第二 [M]. 北京: 人民卫生出版社，2015: 23.

病、常见中草药及方剂、著名兽医及医案等内容。如唐虞世南辑录《北堂书钞》卷三五"政术部"载"牛入界逃疫"，词条后注释"朱晖为临淮守，县界无牛疫"①。此条史料原出东汉刘珍等撰《东观汉记》卷一六《朱晖传》载："建武十六年，四方牛大疫，临淮独不疫，邻郡人多牵牛入界。"②白居易撰《白氏六帖》载"兽医"，引《周礼·天官冢宰》："兽医掌疗病，及兽疡。凡疗兽病，灌而行之，以节（之），以动其气。疗兽疡，灌而刮之，以发其恶，然后养、食之。"③这则引文征引时略有删减，详细地介绍了兽医的概念、职责与治疗方法。

南宋陈元靓撰《事林广记·壬集》"兽畜类"所载"医疗须知"，收载了牛、马、羊、狗、猫等18种动物及其56种常见病和瘟疫治疗的方剂。这是在宋代官修兽医学著作《景祐医马方》《绍圣重集医马方》《蕃牧纂验方》以外，收载医治牛、马、羊、鸡等方剂数量较多的著作。这些"医疗须知"不仅将与农业生产密切相关的牛病防治放在首位，而且收载了10多种与民间生活密切相关的家畜动物疾病防治药方，颇具临床借鉴价值。

第三节　唐宋类书中医药学知识的传播影响与中外医学交流史研究

唐宋类书中的医药学知识，在唐、宋、元、明、清时期和近现代以来得到广泛的传播，受到后世学者的重视。同时，随着唐宋类书传入到朝鲜半岛、日本等地，类书中的医药学知识亦受到国外学者的关注。朝鲜、日本编撰的医学著作和类书著作中大量征引了唐宋类书中的医学内容。因此，唐宋类书中的医药学知识，又是研究中外医学交流史的珍贵史料。

①[唐]虞世南，辑录. 北堂书钞：卷三五，政术部九·德感二十二[M]. 北京：学苑出版社，2015：281.
②[汉]刘珍，等撰. 东观汉记校注：卷一六，朱晖传[M]. 吴树平，校注. 北京：中华书局，2008：696.
③[唐]白居易. 白氏六帖事类集：卷九，兽医第三十三[M]. 影印版. 北京：文物出版社，1987：19.

一、唐宋时期类书中医药学知识的传播与影响

（一）类书中医药学知识在唐宋时期的传播与影响

类书收载了经史子集中的各种医学资料，涵盖了当时医学学术分类的各种知识，且检索方便，是士人获取医学知识的一条重要途径。尤其是宋代，编撰新类书，广收各类资料，补前人所遗者，成为当时士人的一大爱好和兴趣。如北宋后期潘特竦，两浙东路处州景宁县鹤溪村人，任国子学正，"尝作类书，补前人所遗者。又采近世文士词语以附益之，成五十卷，曰《课儿集传》"①。南宋初年，华阳王氏迁居福建期间，"旧尝著类书，号《语本》"②。丹阳陈彦育，"作类书，自言今三十年矣。如荔枝一门，犹有一百二十余事"③。郑樵撰《象类书》11卷，"论梵书之类"④。袁毂撰《韵类题选》100卷，"自少学赋，最重韵类之书，窃以为古今类书第一。盖类书必须分门，虽多出名公而事多重叠，又必有杂门。惟此书以韵别之，读者随字径取，一索而获，每一目之下，必有赋题，故以《题选》为名"，故"后学赖之"⑤。

唐宋类书的编撰体例和主要内容，在当时和后世产生了一定的影响。如白居易撰《六帖》30卷，南宋初期孔传撰《后六帖》30卷，南宋后期杨伯嵒撰《六帖补》20卷，形成了一部完整的"唐宋六帖史"。3部六帖著作中收载的历代医学制度、医家人物传记、药物炮制方法、疾病防治措施等文献史料，有一定的学术价值。受白居易《六帖》影响，五代后周显德元年（954年）齐州开元寺僧人义楚撰《释氏六帖》24卷，是中国古代最早的一部佛学典故辞

①〔宋〕綦崇礼. 北海集：卷三四，故左朝请郎守尚书右司员外郎致仕潘公墓志铭[M]//清乾隆翰林院钞本，宋集珍本丛刊，第38册. 北京：线装书局 2004：311.

②〔宋〕孙觌. 南兰陵孙尚书大全文集：卷三三，语本序[M]//明钞本，宋集珍本丛刊，第35册. 北京：线装书局，2004：527.

③〔宋〕周紫芝. 太仓稊米集：卷六七，书洪驹父香谱后[M]//景印文渊阁四库全书，第1141册. 台北：商务印书馆，1986：480.

④〔宋〕郑樵. 夹漈遗稿：卷三，上宰相书[M]//清钞本，宋集珍本丛刊，第42册. 北京：线装书局2004：637.

⑤〔宋〕楼钥. 攻媿集：卷七七，跋袁光禄毂与东坡同官事迹[M]//四部丛刊初编. 上海：商务印书馆，1919：10.

典①。南宋程大昌撰《演繁露·六帖》，元代王恽撰《六帖说》，明代徐光启撰《毛诗六帖讲意》等，也是续补《六帖》的著作，从而形成了一部完整的中国六帖史料汇编，保存了大量珍贵的医学史料。此外，南宋后期不著撰人辑《裁纂类函》160卷，"其书杂录《册府元龟》之文，而删易其篇目"②而成。

随着宋代类书的发展以及医学教育、医学考试的施行和儒医的兴起，类书中的医学知识成为儒家士人学习医学、认识医学的重要载体之一。南宋陈造（1133—1203年）在《题册府元龟》中指出"士耻一事不知，则类书未可忽也"，"以惠学者，类书莫详焉"。陈造搜求《册府元龟》40余年，"吾为儒，思有之，凡四十余年乃酬其志。是书，都大王公赐也，自成都之襄阳，走三千里。夫其成之久，求之不易，致之甚难。束阁不观，委之蠹鱼鼠矢，此非吾佳子孙也，书以谂之"③，足见其对类书的重视。南宋王应麟在《小学绀珠》"艺文类"中，将《册府元龟》《国朝会要》《黄帝九经》等类书列为儿童启蒙读物④。宋末元初，徽州歙县人方回（1227—1305年）在《桐江续集》中指出，"类书、韵书、稗官书，博之助也"⑤，说明类书对儒家士人获取知识和治国经验提供了积极的帮助。

唐宋时期类书中的某些医学知识，也受到同一时代医学家的重视，并将其收入医学著作之中。尤为重要的是，医学著作中所引医学、经史子集著作，和类书中所引医学、经史子集著作在史源上完全一样，而且类书的征引范围比医学著作还要广泛。如唐慎微撰《经史证类备急本草》载"所出经史方书"中，就收载了宋朝官修类书《太平广记》一书中的医学内容。如"矾石"，引《太平广记》"壁镜毒人必死，用白矾治之"⑥；"雄黄"，引《太平广记》中

---

① 钱汝平. 中国最早的佛学辞典：《释氏六帖》[J]. 文史知识，2006（1）：116—120.

②[清]永瑢，纪昀. 四库全书总目：卷一三七，子部·类书类存目一[M]. 北京：中华书局，2003：1163.

③[宋]陈造. 江湖长翁文集：卷三一，题跋·题策府元龟[M]//明万历刻本，宋集珍本丛刊，第60册. 北京：线装书局，2004：691—692.

④[宋]王应麟. 小学绀珠：卷四，艺文类[M]. 北京：中华书局，1987：102.

⑤[元]方回. 桐江续集：卷三〇，赠邵山甫学说[M]//景印文渊阁四库全书，第1193册. 台北：商务印书馆，1986：634.

⑥[宋]唐慎微，著.［宋]曹孝忠，等校.［金]张存惠，增订. 重修政和经史证类备用本草：卷三，玉石部上品[M]. 陆拯，郑苏，傅睿，等校注. 北京：中国中医药出版社，2013：195.

《刘无名传》"刘无名,成都人也。志希延生,谓古方草木之药,但愈疾得效,见火辄为灰烬,自不能固,岂有延生之力哉。乃入雾中山,尝遇人教服雄黄,凡三十余年"①;"大盐",引《太平广记》中《梁四公子传》"交河之间平碛中,掘深数尺有末盐,红紫色鲜,味甘,食之止痛"②;"青黛",引《太平广记》"青黛,杀恶虫物,化为水"③;"牛乳",引《太平广记》"贞观中,太宗苦于气痢,众医不效。诏问殿廷左右,有能治其疾者,当重赏之。有术士进以乳汁煎荜茇,服之立瘥"④;"犀角",引《太平广记》"通天犀为之骇鸡犀,以角煮毒药为汤,皆生白沫,无复毒势"⑤;"白花蛇",引《太平广记》"赵延禧云:遭恶蛇所螫处,贴蛇皮,便于其上炙之,引去毒气,即止"⑥。可见,类书中的医学知识,内容丰富,来源多途,颇有助于史学研究。

(二)类书中医药学知识在明清时期的传播与影响

明清时期,唐宋类书的编辑体例、医学史料和丰富实用的医学知识,受到学者们的普遍重视,一方面出现了大量改编、摘录唐宋类书的著作,另一方面又大量刊刻唐宋类书,促进了唐宋类书中医药学知识广泛流传。如宋代李昉等敕编《太平御览》,明代王樵(1521—1599年)在《戊申笔记》中称赞:"惟《御览》中所引诸子杂书,有今世所不存者,似当精择而别存之。"⑦李昉等奉敕编《太平广记》一书,明末冯梦龙编有《正续太平广记》(即《太平广记钞》)

①[宋]唐慎微,著. [宋]曹孝忠,等校. [金]张存惠,增订. 重修政和经史证类备用本草:卷四,玉石部中品[M]. 陆拯,郑苏,傅睿,等校注. 北京:中国中医药出版社,2013:241-242.

②[宋]唐慎微,著. [宋]曹孝忠,等校. [金]张存惠,增订. 重修政和经史证类备用本草:卷五,玉石部下品[M]. 陆拯,郑苏,傅睿,等校注. 北京:中国中医药出版社,2013:321.

③[宋]唐慎微,著. [宋]曹孝忠,等校. [金]张存惠,增订. 重修政和经史证类备用本草:卷九,草部中部之下[M]. 陆拯,郑苏,傅睿,等校注. 北京:中国中医药出版社,2013:602.

④[宋]唐慎微,著. [宋]曹孝忠,等校. [金]张存惠,增订. 重修政和经史证类备用本草:卷一六,兽部上品[M]. 陆拯,郑苏,傅睿,等校注. 北京:中国中医药出版社,2013:1013.

⑤[宋]唐慎微,著. [宋]曹孝忠,等校. [金]张存惠,增订. 重修政和经史证类备用本草:卷一七,兽部中品[M]. 陆拯,郑苏,傅睿,等校注. 北京:中国中医药出版社,2013:1049.

⑥[宋]唐慎微,著. [宋]曹孝忠,等校. [金]张存惠,增订. 重修政和经史证类备用本草:卷二二,虫部下品[M]. 陆拯,郑苏,傅睿,等校注. 北京:中国中医药出版社,2013:1246.

⑦[明]王樵. 方麓集:卷一五,戊申笔记[M]//景印文渊阁四库全书,第1285册. 台北:商务印书馆,1986:410.

80 卷，是节录《太平广记》的著作。李昉等奉敕编《文苑英华》一书，后有明代董斯张辑《文苑英华钞》40 卷、陈仁锡辑《奇赏斋广文苑英华》26 卷、傅振商辑《文苑英华选隽》28 卷，清代宫梦仁辑《文苑英华选》60 卷等。

唐宋类书在明清时期的流传，在学界产生了积极的影响，类书中的医药学知识成为新撰类书、医书的史料来源之一。如北宋马永易撰《实宾录》30 卷，明代苏台云翁节录其中内容，编成《别本实宾录》1 卷，"非所自著，亦非完书"①。宋末元初，阴时夫编辑、阴中夫编注《韵府群玉》20 卷，106 部，其中《入声·十药》收载药、大药、狂药、勿药、三世药、闻而药、苦言药、嫦娥窃药、刘阮采药、庞公采药、韩康卖药、剪须和药、服羊祜药、愿充一药、病不饮药、恨妻买药、使婢丸药、医误进药、无治老药、无病无药、曹溪智药、花木芍药等医药学知识②。清康熙年间，张廷玉等奉旨修撰《御定佩文韵府》时，将宋末类书《韵府群玉》一书全部收入。乾隆年间修撰《钦定四库全书》时，又将《韵府群玉》全部抄入。明永乐年间解缙、姚广孝等奉敕编的《永乐大典》是中国古代有名的类书，收载了唐宋类书《艺文类聚》《北堂书钞》《初学记》《白氏六帖》《太平御览》《太平广记》《文苑英华》《册府元龟》《事文类聚》《事物纪原》《玉海》《全芳备祖》《事林广记》《类说》《锦绣万花谷》等著作中的医学内容③。明天启年间，王志庆（1591—1642 年）编《古俪府》12 卷，"是书以六朝唐宋骈体足供词藻之用者，采撷《英华》，分类编辑"。全书凡分 18 门，每门各分子目，共 182 类，仿欧阳询《艺文类聚》之例，"或载全篇，或存节本"④。王世贞（1526—1590 年）在《类隽》序中认为："故夫善类书者，犹之乎善货殖者也。当其寡，以多之用也。"⑤清孙星

---

① ［清］永瑢，纪昀. 四库全书总目：卷一三七，子部·类书类存目一［M］. 北京：中华书局，2003：1161.

② ［元］阴劲弦，阴复春. 韵府群玉：卷一九，入声·十药［M］// 景印文渊阁四库全书，第 951 册. 台北：商务印书馆，1986：710-711.

③ 肖源，等辑. 永乐大典医药集［M］. 北京：人民卫生出版社，1986：1-1125.

④ ［清］永瑢，纪昀. 四库全书总目：卷一三六，子部·类书类二［M］. 北京：中华书局，2003：1156.

⑤ ［明］王世贞. 弇州四部稿：卷六八，文部·类隽序［M］// 景印文渊阁四库全书，第 1280 册. 台北：商务印书馆，1986：180.

衍在《孙忠愍侯祠堂藏书记》中指出："古书亡佚，独赖唐、宋人编类，采存十五，非独獭祭词章，实则羽仪经史。"① 周星诒在《初学记》题跋中也说："《北堂书钞》《艺文类聚》《御览》及此，古经、史、子、集今不传者，于四书可得十三四，学者必读之书也。"②

唐宋类书中的医药学知识，引起明清医学家的重视，被广泛应用于疾病治疗。如明李时珍撰《本草纲目》在"引据古今经史百家书目"中，将唐宋官、私类书《艺文类聚》《北堂书钞》《初学记》《白孔六帖》《太平御览》《太平广记》《文苑英华》《册府元龟》《事林广记》《古今合璧事类备要》《事文类聚》《事物纪原》《锦绣万花谷》《类说》《新编事文类聚翰墨全书》《事类赋》等列为参考著作③。关于唐代类书中的医药学知识，《本草纲目》"果部"之奈，引白居易、孔传撰《六帖》"凉州白奈，大如兔头"④；桃花，引徐坚等撰《初学记》"北齐崔氏以桃花、白雪与儿靧面，云令面妍华光悦，盖得本草令人好颜色、悦泽人面之义"⑤。"虫部"之竹蜂，引白居易、孔传撰《六帖》"竹蜜蜂出蜀中。于野竹上结窠，绀色，大如鸡子，长寸许，有蒂。窠有蜜，甘倍常蜜"⑥。关于宋代类书中的医药学知识，《本草纲目》"金石部"之玉，引李昉等撰《太平御览》"交州出白玉，夫余出赤玉，挹娄出青玉，大秦出菜玉，西蜀出黑玉。蓝田出美玉，色如蓝，故曰蓝田"⑦；紫石英，引《太平御览》"自大岘至太山，皆有紫石英。太山所出，甚瑰玮。平氏阳山县所出，色深特好。乌程县北垄山所出，甚光明，但小黑。东莞县爆山所出，旧以贡献。江夏矾山亦出之。永嘉固陶村小山所出，芒角甚好，但色小薄

① [清]孙星衍. 五松园文稿：卷一，孙忠愍侯祠堂藏书记 [M]// 丛书集成初编. 上海：商务印书馆，1936：8.

② [清]罗振常，撰. 汪柏江，方俞明，整理. 善本书所见录：卷三，初学记三十卷 [M]// 中国历代书目题跋丛书，第四辑. 上海：上海古籍出版社，2014：112.

③ [明]李时珍. 本草纲目（校点本第2版）：卷一，引据古今经史百家书目 [M]. 北京：人民卫生出版社，2012：23-40.

④ [明]李时珍. 本草纲目（校点本第2版）：卷三〇，果部 [M]. 北京：人民卫生出版社，2012：1776.

⑤ [明]李时珍. 本草纲目（校点本第2版）：卷二九，果部 [M]. 北京：人民卫生出版社，2012：1746.

⑥ [明]李时珍. 本草纲目（校点本第2版）：卷三九，虫部 [M]. 北京：人民卫生出版社，2012：2231.

⑦ [明]李时珍. 本草纲目（校点本第2版）：卷八，金石部 [M]. 北京：人民卫生出版社，2012：499.

尔"①;"谷部"之蚕豆,引《太平御览》"张骞使外国,得胡豆种归,指此
也。今蜀人呼此为胡豆,而豌豆不复名胡豆矣"②;"虫部"之鼠负,引《太
平御览》载"葛洪治疟方:用鼠负虫十四枚,各以糟酿之,丸十四丸,临发时
水吞下七丸便愈"③;"禽部"之鸡,引《太平御览》"正旦吞乌鸡子一枚,
可以练形"④;"兽部"之狸肉,引《太平御览》"治风湿鬼毒气,皮中如针
刺"⑤。《本草纲目》"石部"之白矾,引《太平广记》"壁镜毒人,必死,白
矾涂之"⑥。《本草纲目》"金石部"之云母,引《事林广记》"金疮出血:云
母粉敷之绝妙"⑦;"草部"之当归,引《事林广记》"手臂疼痛:当归三两
切,酒浸三日,温饮之。饮尽,别以三两再浸,以瘥为度"⑧;"草部"之白
芷,引《事林广记》"解砒石毒:白芷末,井水服二钱"⑨;"草部"之芍药,
引《事林广记》"脚气肿痛:白芍药六两,甘草一两,为末,白汤点服","衄
血不止:赤芍药为末,水服二钱匕","鱼骨哽咽:白芍药嚼细咽汁"⑩;"草
部"之缩砂密,引《事林广记》"一切食毒:缩砂仁末,水服一二钱"⑪;"禽
部"之寒号虫,其屎名五灵脂,引《事林广记》"卒暴心痛:五灵脂(炒)一钱
半,干姜(炮)三分,为末。热酒服,立愈"⑫。《本草纲目》"菜部"之莴苣,
引《古今合璧事类备要》"苣有数种:色白者为白苣,色紫者为紫苣,味苦者
为苦苣"⑬;"果部"之栗,引《古今合璧事类备要》"栗木高二三丈,苞生
多刺如猬毛,每枝不下四五个苞,有青、黄、赤三色。中子或单或双,或三或

①［明］李时珍. 本草纲目(校点本第2版):卷八,金石部 [M]. 北京:人民卫生出版社,2012:512-513.
②［明］李时珍. 本草纲目(校点本第2版):卷二四,谷部 [M]. 北京:人民卫生出版社,2012:1519.
③［明］李时珍. 本草纲目(校点本第2版):卷四一,虫部 [M]. 北京:人民卫生出版社,2012:2322.
④［明］李时珍. 本草纲目(校点本第2版):卷四八,禽部 [M]. 北京:人民卫生出版社,2012:2605.
⑤［明］李时珍. 本草纲目(校点本第2版):卷五一,兽部 [M]. 北京:人民卫生出版社,2012:2875.
⑥［明］李时珍. 本草纲目(校点本第2版):卷一一,石部 [M]. 北京:人民卫生出版社,2012:676.
⑦［明］李时珍. 本草纲目(校点本第2版):卷八,金石部 [M]. 北京:人民卫生出版社,2012:510.
⑧［明］李时珍. 本草纲目(校点本第2版):卷一四,草部 [M]. 北京:人民卫生出版社,2012:835.
⑨［明］李时珍. 本草纲目(校点本第2版):卷一四,草部 [M]. 北京:人民卫生出版社,2012:848.
⑩［明］李时珍. 本草纲目(校点本第2版):卷一四,草部 [M]. 北京:人民卫生出版社,2012:852.
⑪［明］李时珍. 本草纲目(校点本第2版):卷一四,草部 [M]. 北京:人民卫生出版社,2012:870.
⑫［明］李时珍. 本草纲目(校点本第2版):卷四八,禽部 [M]. 北京:人民卫生出版社,2012:2645.
⑬［明］李时珍. 本草纲目(校点本第2版):卷二七,菜部 [M]. 北京:人民卫生出版社,2012:1660.

四。其壳生黄熟紫，壳内有膜裹仁，九月霜降乃熟。其苞自裂而子坠者，乃可久藏，苞未裂者易腐也。其花作条，大如箸头，长四五寸，可以点灯。栗之大者为板栗，中心扁子为栗楔。稍小者为山栗。山栗之圆而末尖者为锥栗。圆小如橡子者为莘栗。小如指顶者为茅栗，即《尔雅》所谓栭栗也，一名栵栗，可炒食之"①。《本草纲目》"禽部"之鹧鸪，引《类说》"杨立之通判广州，归楚州。因多食鹧鸪，遂病咽喉间生痈，溃而脓血不止，寝食俱废。医者束手。适杨吉老赴郡，邀诊之，曰：但先啖生姜片一斤，乃可投药。初食觉甘香，至半斤觉稍宽，尽一斤始觉辛辣，粥食入口，了无滞碍。此鸟好啖半夏，久而毒发耳，故以姜制之也"②；"禽部"之伏翼，引《类说》"定海徐道亨患赤眼，食蟹遂成内障。五年忽梦一僧，以药水洗之，令服羊肝丸。求其方。僧曰：用洗净夜明砂、当归、蝉蜕、木贼（去节）各一两，为末。黑羊肝四两，水煮烂和，丸梧子大。食后熟水下五十丸。如法服之，遂复明也"③。《本草纲目》"木部"之桑，引吴淑《事类赋》"伏蛇疗疾，马领杀人"④ 等。以上唐宋类书中的医药学知识，被李时珍大量收载于《本草纲目》之中，用以"释名""集解""修治""主治""发明"和"附方"等。

唐宋类书中的临证疾病诊疗方法、处方用药和医学病案等内容，也受到明清医学著作的征引和采纳。明江瓘（1503—1565 年）编《名医类案》和清魏之琇（1722—1772 年）编《续名医类案》，是中国有名的中医全科医案专著，收载了宋代类书《太平御览》《太平广记》中的疾病学知识和医学病案内容。如明江瓘编著《名医类案》载"癥瘕"，指患者腹腔内发生肿块的一种疾病，并引《太平御览》"《唐书》曰：甄权弟立言，善医。时有尼明律，年六十余，患心腹膨胀，身体羸瘦，已经二年。立言诊其脉，曰：腹内有虫，当是误食发为之耳。因令服雄黄，须臾，吐一蛇如小手指，唯无眼，烧之，犹有发气，其疾乃愈"；又引《太平御览》"《异苑》曰：章安有人，元嘉中，啖鸭肉，乃成

---

① ［明］李时珍. 本草纲目（校点本第 2 版）：卷二九，果部 [M]. 北京：人民卫生出版社，2012：1752.

② ［明］李时珍. 本草纲目（校点本第 2 版）：卷四八，禽部 [M]. 北京：人民卫生出版社，2012：2620.

③ ［明］李时珍. 本草纲目（校点本第 2 版）：卷四八，禽部 [M]. 北京：人民卫生出版社，2012：2639.

④ ［明］李时珍. 本草纲目（校点本第 2 版）：卷三六，木部 [M]. 北京：人民卫生出版社，2012：2063.

瘕病，胸满面赤，不得饮食。医令服秫米，须臾烦闷，吐一鸭雏，身喙翅皆已成就，唯左脚故缀昔所食肉，遂瘥"①。"蛇虫兽咬"，指由蛇、虫、兽等动物咬蜇引起的损伤，《名医类案》引《太平广记》"赵延禧云：遭恶蛇所蜇处，贴蛇皮，便于其上灸之，引去毒气，痛即止""有人被壁镜毒，几死。一医用桑柴灰汁三度沸，取调白矾为膏，涂疮口，即瘥，兼治蛇毒"；又引《太平御览》"彭城夫人夜之厕，虿蜇其手，呻吟无赖。华佗令温汤渍手，数易汤，常令暖，其旦则愈"②。"异症"，指各种怪疾或疑难杂症，《名医类案》引《太平广记》"参政孟庾夫人徐氏有奇疾，每发于见闻，即举身战栗，至于几绝。其见母与弟皆然，母至死不相见。又恶闻徐姓，乃打银打铁声。尝有一婢，使之十余年，甚得力，极喜之，一日偶问其家所为业，婢曰：打银，疾亦遂作，更不可见，逐去之。医祝无能施其术。盖前世所未尝闻也"③。清魏之琇编著《续名医类案》载"中风"，指卒然昏仆、不省人事，伴口眼㖞斜、半身不遂、语言不利等症状的一类危急病症。书中引《太平广记》"梁新见一朝士，诊之曰：风痰已深，请速归去。其朝士复见郑州高医治，赵鄂诊之，言疾危与梁说同。惟云只有一法，请啖沙梨，不限多少，咀嚼不及，绞汁而饮。到家旬日，依法治之而愈，此亦降火消痰之验也"④。

（三）类书中医药学知识在朝鲜半岛的传播与影响

唐宋时期，中国类书先后传播到朝鲜半岛诸国，有刻本、钞本流传，成为朝鲜类书和医书的重要史料来源之一。朝鲜王朝时期编撰的各种医学著作，如朝鲜世宗十三年（1431年）至二十五年（1443年）俞孝通等奉诏撰《乡药集成方》85卷，朝鲜世宗二十七年（1445年）金礼蒙等奉诏编《御修医方类聚》365卷（现存266卷），朝鲜光海君三年（1611年）许浚奉诏撰《东医宝鉴》

---

① [明]江瓘，著. 名医类案：卷五，癥瘕[M]. 潘桂娟，等校注. 北京：中国中医药出版社，1996：94.

② [明]江瓘，著. 名医类案：卷七，蛇虫兽咬[M]. 潘桂娟，等校注. 北京：中国中医药出版社，1996：151.

③ [明]江瓘，著. 名医类案：卷一二，异症[M]. 潘桂娟，等校注. 北京：中国中医药出版社，1996：260.

④ [清]魏之琇. 续名医类案：卷二，中风[M]. 黄汉儒，等点校. 北京：人民卫生出版社，1997：50.

23卷等，除大量征引中国医学典籍中的内容外，还引用了相当数量的唐宋类书中的医药学知识。

俞孝通等奉敕撰《乡药集成方》"虫兽伤门"，引李昉等奉诏撰《太平广记》"治恶蛇所螫处。蛇皮贴之，便于其上灸之，引去毒气即止"①。《乡药集成方》"风病门"，引陈元靓撰《事林广记》"治卒中风，无药备用。顶心发，急取一握。毒撤之，以省人事为度"②；"三消门"，引《事林广记》"治消渴，五味子浓煎汤服之。又方：菟丝子煎汁，任意服之，消止为度"③；"口舌门"，引《事林广记》"治口舌生疮。天南星末，醋调，涂脚心"④，"治木舌。半夏醋煎，灌漱吐，即差"⑤；"痈疽疮疡门"，引《事林广记》"治顽癣。斑蝥去头翅足，糯米炒黄，去糯米，以淮枣煮熟，去皮取肉为丸，唾调擦之，尤妙"⑥，"治久年恶疮。石灰多年者，碾碎，鸡子清调成块煅过，候冷再为末，姜汁调敷"⑦，"治头疮，杏仁烧灰敷之"⑧。《乡药集成方》"中诸毒门"，引祝穆撰《事文类聚》"治食河豚中毒。槐花炒末，调水服之"⑨。

金礼蒙等奉敕编《御修医方类聚》一书，包含五脏、诸风、诸寒、诸暑、诸湿、伤寒、眼、齿、咽喉、口舌、耳、鼻、头面、毛发、身体、四肢、血病、

①［朝鲜］俞孝通，著. 乡药集成方：卷五〇，虫兽伤门［M］. 郭洪耀，等校注. 北京：中国中医药出版社，1997：508.

②［朝鲜］俞孝通，著. 乡药集成方：卷一，风病门［M］. 郭洪耀，等校注. 北京：中国中医药出版社，1997：19.

③［朝鲜］俞孝通，著. 乡药集成方：卷一六，三消门［M］. 郭洪耀，等校注. 北京：中国中医药出版社，1997：180.

④［朝鲜］俞孝通，著. 乡药集成方：卷三四，口舌门［M］. 郭洪耀，等校注. 北京：中国中医药出版社，1997：349.

⑤［朝鲜］俞孝通，著. 乡药集成方：卷三四，口舌门［M］. 郭洪耀，等校注. 北京：中国中医药出版社，1997：350.

⑥［朝鲜］俞孝通，著. 乡药集成方：卷四三，痈疽疮疡门［M］. 郭洪耀，等校注. 北京：中国中医药出版社，1997：443.

⑦［朝鲜］俞孝通，著. 乡药集成方：卷四四，痈疽疮疡门［M］. 郭洪耀，等校注. 北京：中国中医药出版社，1997：450.

⑧［朝鲜］俞孝通，著. 乡药集成方：卷四六，痈疽疮疡门［M］. 郭洪耀，等校注. 北京：中国中医药出版社，1997：471.

⑨［朝鲜］俞孝通，著. 乡药集成方：卷五二，中诸毒门［M］. 郭洪耀，等校注. 北京：中国中医药出版社，1997：526.

诸气、诸疝、诸痹、心腹痛及膏药、诸香、救急、养性等。其中，征引南宋类书陈元靓撰《事林广记》中医学内容达38处[①]。如《医方类聚》"总论"，引《事林广记》"医学发明""论治病法""用药验效"[②]。"诸风门"，引《事林广记》"用药效验"之半身不遂、诸风寒温、诸风、卒中和中风[③]。"伤寒门"，引《事林广记》察伤寒证、阴证吐泻、阳证烦躁、伤寒呕吐、伤寒腹满、寒证腹痛、热证腹痛、大小便秘和伤寒杂证[④]。"血病门"，引《事林广记》"呕血，服理中汤。又方：蒲黄水调下。热吐，用腊茶末一钱，生脑子少许，研匀，沸汤点服"[⑤]。"诸气门"，引《事林广记》"小肠气，酒蒸五苓散，入少许灯心，下青木香一百粒"[⑥]。"诸疝门"，引《事林广记》"偏坠，每早朝煎香苏散，入少盐服之，即愈"[⑦]。"脚气门"，引《事林广记》"脚气，白芍药六两，甘草一两，为末，白汤点服。又方：败毒散、五积散相和，入干木瓜十片，紫苏十叶，同煎，一服即愈"[⑧]。"赤白浊门"，引《事林广记》"白浊，五苓散下茴香丸。又方：下八味丸"[⑨]。"膏药门"，引《事林广记》"汤火伤，乌贼鱼骨火煅为末，调敷之。又方：灶中土筛细，以新汲水调敷之，即愈"[⑩]。"妇

---

① ［朝鲜］金礼蒙，辑. 医方类聚：第12册，索引［M］. 浙江省中医研究所，湖州中医院，原校. 盛增秀，陈勇毅，王英，等重校. 北京：人民卫生出版社，2006：310.

② ［朝鲜］金礼蒙，辑. 医方类聚：卷三，总论［M］. 浙江省中医研究所，湖州中医院，原校. 盛增秀，陈勇毅，王英，等重校. 北京：人民卫生出版社，2006：78.

③ ［朝鲜］金礼蒙，辑. 医方类聚：卷一四，诸风门［M］. 浙江省中医研究所，湖州中医院，原校. 盛增秀，陈勇毅，王英，等重校. 北京：人民卫生出版社，2006：377.

④ ［朝鲜］金礼蒙，辑. 医方类聚：卷四二，伤寒门［M］. 浙江省中医研究所，湖州中医院，原校. 盛增秀，陈勇毅，王英，等重校. 北京：人民卫生出版社，2006：446-447.

⑤ ［朝鲜］金礼蒙，辑. 医方类聚：卷八五，血病门［M］. 浙江省中医研究所，湖州中医院，原校. 盛增秀，陈勇毅，王英，等重校. 北京：人民卫生出版社，2006：47.

⑥ ［朝鲜］金礼蒙，辑. 医方类聚：卷八九，诸气门［M］. 浙江省中医研究所，湖州中医院，原校. 盛增秀，陈勇毅，王英，等重校. 北京：人民卫生出版社，2006：155.

⑦ ［朝鲜］金礼蒙，辑. 医方类聚：卷九一，诸疝门［M］. 浙江省中医研究所，湖州中医院，原校. 盛增秀，陈勇毅，王英，等重校. 北京：人民卫生出版社，2006：201.

⑧ ［朝鲜］金礼蒙，辑. 医方类聚：卷九八，脚气门［M］. 浙江省中医研究所，湖州中医院，原校. 盛增秀，陈勇毅，王英，等重校. 北京：人民卫生出版社，2006：443.

⑨ ［朝鲜］金礼蒙，辑. 医方类聚：卷一三四，赤白浊门［M］. 浙江省中医研究所，湖州中医院，原校. 盛增秀，陈勇毅，王英，等重校. 北京：人民卫生出版社，2006：615.

⑩ ［朝鲜］金礼蒙，辑. 医方类聚：卷一九四，膏药门［M］. 浙江省中医研究所，湖州中医院，原校. 盛增秀，陈勇毅，王英，等重校. 北京：人民卫生出版社，2006：233.

人门"，引《事林广记》"妇人伤寒。三五日，七八日，月经当行，或经水才去，作寒热，谵语见鬼，日可夜甚，此乃热入血室，用四物汤等分，加柴胡煎服。如不退，用小柴胡汤入生地黄，捶碎煎服"①，"妇人心痛，荔枝核烧灰存性，为末，淡醋汤下"②，"妇人奶痈初发，用青皮焙干为末，热酒调下。又方：用皂角针四十九枚，烧灰存性，瓜蒌根调酒服，立溃"③，"产后泻痢，用五积散如常煎服。产后血晕，鳔胶烧灰，存性为末三五钱，童子小便调酒下"④。"小儿门"，引《事林广记》"小儿头疮，煮熟鸡子黄炒令油出，以麻油、腻粉调敷。又方：肥皂角烧灰存性，麻油、腻粉调敷"⑤。可见，唐宋类书中的医药学知识，被朝鲜医学著作广泛加以吸收，应用于诸科疾病治疗。

（四）类书中医药学知识在日本的传播与影响

唐宋时期的中国类书，先后传播到日本，不仅有刻本、钞本流传，而且还对日本类书、医书的形成产生积极的影响，成为其文本内容的重要史料来源之一。如日本嘉永六年（1853 年）成书的丹波元坚编纂《杂病广要》一书，在"采撷书目"中将陈元靓撰《事林广记》列为引据书目⑥。

日本天长元年（824 年）至天长八年（831 年），参议滋野贞主等奉敕编成《秘府略》1 000 卷，按"以类相从"体例，仿照梁朝徐勉等敕编《华林遍略》、北齐祖珽等敕编《修文殿御览》和唐朝官、私修撰《艺文类聚》《初学记》《北堂书钞》《白氏六帖》等类书编成，现已散佚，仅存《百谷》《锦绣》

①［朝鲜］金礼蒙，辑. 医方类聚：卷二一五，妇人门［M］. 浙江省中医研究所，湖州中医院，原校. 盛增秀，陈勇毅，王英，等重校. 北京：人民卫生出版社，2006：238.

②［朝鲜］金礼蒙，辑. 医方类聚：卷二一八，妇人门［M］. 浙江省中医研究所，湖州中医院，原校. 盛增秀，陈勇毅，王英，等重校. 北京：人民卫生出版社，2006：309.

③［朝鲜］金礼蒙，辑. 医方类聚：卷二一九，妇人门［M］. 浙江省中医研究所，湖州中医院，原校. 盛增秀，陈勇毅，王英，等重校. 北京：人民卫生出版社，2006：358.

④［朝鲜］金礼蒙，辑. 医方类聚：卷二三八，妇人门［M］. 浙江省中医研究所，湖州中医院，原校. 盛增秀，陈勇毅，王英，等重校. 北京：人民卫生出版社，2006：848.

⑤［朝鲜］金礼蒙，辑. 医方类聚：卷二四二，小儿门［M］. 浙江省中医研究所，湖州中医院，原校. 盛增秀，陈勇毅，王英，等重校. 北京：人民卫生出版社，2006：113.

⑥［日本］丹波元坚，编纂. 杂病广要：卷首，杂病广要采撷书目［M］. 李洪涛，等校注. 北京：中医古籍出版社，2005：18.

二卷①。日本承平四年（934年），源顺撰《和名类聚抄》20卷，是现存平安时代著名的一部类书，分天地部、人伦部、形体部、疾病部、术艺部、居处部、舟车部、珍宝部、布帛部、装束部、饮食部、器皿部、灯火部、调度部、羽族部、毛群部、牛马部、龙鱼部、鱼贝部、虫豸部、稻谷部、菜蔬部、果瓜部和草木部，其体例深受唐代类书的影响②。日本正德二年（1712年），寺岛良安撰《和汉三才图会》105卷，是江户时代比较有名的类书③。同时，日本还出现了专门的医学类书，如日本大同三年（808年）出云广布、安倍真直等编《大同类聚方》100卷，贞观十年（868年）营原岑嗣、物部广泉、当麻鸭继等编《金兰方》50卷，永观二年（984年）丹波康赖撰《医心方》30卷等，辑录了大量宋代以前中国医学古籍和类书中的医史资料，是研究10世纪以前中国医药学知识体系及其域外传播的珍贵史料④。

　　日本医学著作中收载了大量唐宋类书中的医药学知识。如江户中期稻生宣义（1655—1715年）撰《炮炙全书》4卷，成书于元禄二年（1689年），书中征引了《艺文类聚》《北堂书钞》《白孔六帖》《太平御览》《太平广记》《事文类聚》等唐宋类书中的医学内容⑤。丹波元坚编纂《杂病广要》40卷，成书于嘉永六年（1853年），以内科杂病为主，征引中国历代医学、经、史、子、集等著作300余种。如"狂"病，《杂病广要》引《医说》转载《太平御览》"凡人患癫狂叫唤打人者，皆心经有热，当用镇心药兼大黄与之，泻数日，然后服安神及风药，但得宁静，即是安乐。不可见其瘦弱减食，便以温药补之，病必再作，戒之戒之，缓缓调饮食可也"⑥；"腹痛"，《杂病广要》引《事林广记》

　　①［日本］木宫泰彦，著. 日中文化交流史［M］. 胡锡年，译. 北京：商务印书馆，1980：197.

　　②［日本］源顺，撰. 古辞书丛刊刊行会编. 和名类聚抄：卷首，和名类聚抄序［M］. 东京：古辞书丛刊刊行会，1973：1-3.

　　③［日本］寺岛良安. 和汉三才图会：卷首，自序［M］. 山梨：内藤书屋明治二十三年刊本，1890：3.

　　④ 马继兴. 中医文献学［M］. 上海：上海科学技术出版社，1990：27.

　　⑤［日本］稻生宣义，撰. 炮炙全书：卷首，参考书目［M］. 刘训红，吴昌国，许虎，校注. 北京：中国中医药出版社，2016：1-6.

　　⑥［日本］丹波元坚，编纂. 杂病广要：卷二〇，藏府类［M］. 李洪涛，等校注. 北京：中医古籍出版社，2005：578.

"心脾痛，以炮过附子数片，同五积散煎服"①。

日本类书中保存了许多极为珍贵的中国医学文献书目，主要来源于唐宋史志书目、医学文献书目和类书书目等。跟现存唐宋史志书目和医学书目相对照，有的见于唐宋类书，有的则无，且大多亡佚不传。如丹波康赖撰《医心方》30卷，是日本平安时代有名的医学类书著作，包含疾病疗法、方剂、针灸、按摩、食饵、房中、导引、养生等内容。其征引医学文献来源于《黄帝九卷》《黄帝素问》《黄帝内经太素》《黄帝八十一难经》《诸病源候论》《黄帝明堂经》《扁鹊针灸经》《华佗针灸经》《龙衔素针经》《黄帝虾蟆经》《黄帝针灸经》《金腾灸经》《百病针灸》《背俞度量法》《神农本草经》《本草经集注》《新修本草》《本草拾遗》《张仲景药辨诀》《药性论》《本草稽疑》《神农食经》《崔禹锡食经》《朱思简食经》《马琬食经》《本草食禁》《华佗方》《秦承祖方》《胡洽方》《小品方》《徐文伯杂药方》《徐之才方》《僧深方》《验效方》《集验方》《删繁方》《通玄方》《耆婆方》《经心方》《古今录验方》《千金方》《张文仲方》《救急方》《大唐延年方》《广济方》《广利方》《传信方》《医门方》《刘涓子鬼遗方》等②。其中，许多医著如《黄帝明堂经》《扁鹊针灸经》《华佗针灸经》《龙衔素针经》《黄帝针灸经》《金腾灸经》《百病针灸》《背俞度量法》《张仲景药辨诀》《药性论》《本草稽疑》《神农食经》《崔禹锡食经》《朱思简食经》《马琬食经》《本草食禁》《华佗方》《大唐延年方》等，今已散佚不存。因而类书中保存的医学文献书目，弥足珍贵，受到日本和中国学者的广泛关注。

总之，唐宋类书中收载的医学文献书目、医学文献史料和临证医学知识等，受到国内外学者的重视。尤其是在历史上某些医学著作、类书著作、史志著作和其他著作散佚的情况下，类书中保存的医学文献史料，便显得极其珍贵，成为研究中国古代医学史的宝贵资料。

---

① [日本]丹波元坚，编纂. 杂病广要: 卷三八，身体类 [M]. 李洪涛，等校注. 北京: 中医古籍出版社，2005: 1113.

② 高文柱.《医心方》引用文献考略. [日本]丹波康赖，撰. 医心方 [M]. 高文柱，校注. 北京: 华夏出版社，2013: 650-733.

二、唐宋类书与中外医学交流史研究

(一)唐宋类书传入朝鲜、日本的情况

唐宋时期成书的官、私类书《艺文类聚》《北堂书钞》《初学记》《白氏六帖》《太平御览》《太平广记》《文苑英华》《册府元龟》《玉海》《事林广记》《全芳备祖》等，先后传播到东亚朝鲜半岛、日本等地，受到朝鲜、日本政府和学者的重视，出现了朝鲜、日本刻本、钞本和节略本等。相应地，类书中的医学文献书目、诸科医学资料和临证医学知识等也传播到朝鲜半岛、日本等地。尤其是在医学原著散佚的情况下，类书中保存的医学书目、医学引文和医学知识等就成为研究中外医学文献交流史的主要内容。

唐代是"中国文化的繁荣"[①]时期，唐人编撰的类书在不同时代先后传到国外。朝鲜半岛高丽王朝"俗爱书籍"，其中中国书籍"有《五经》及《史记》《汉书》、范晔《后汉书》《三国志》、孙盛《晋春秋》《玉篇》《字统》《字林》；又有《文选》，尤爱重之"[②]。垂拱二年(686年)，新罗遣使来朝，上表请求《唐礼》一部并杂文章，武则天下诏"所司写《吉凶要礼》，并于《文馆词林》采其词涉规诫者，勒成五十卷以赐之"[③]。据韩国学者全寅初主编《韩国所藏中国汉籍总目》统计，传入朝鲜的唐代类书主要有：欧阳询等奉敕编的《艺文类聚》，朝鲜李朝中宗甲辰十年(1515年)刻本和清光绪五年(1879年)华阳宏达堂重刻本；虞世南辑《北堂书钞》160卷，15册，明万历庚子二十八年(1600年)陈禹谟刻本；徐坚等奉敕撰《初学记》30卷，10册，明嘉靖十年(1531年)安氏桂坡馆刻本；《古香斋鉴赏袖珍初学记》30卷，12册，清光绪八年(1882年)南海孔氏刻本；白居易撰、孔传补《唐宋白孔六帖》100卷，49册，明刻本以及100卷，20册，清刻本[④]。据《图书寮汉籍善本书目》《静嘉堂文库汉籍分类书目》《京都大学人文科学研究所汉籍目录》等记载，传入日

① 李清凌. 中国文化史 [M]. 北京：高等教育出版社，2002：187.

② [后晋]刘昫. 旧唐书：卷一九九上，东夷传·高丽 [M]. 北京：中华书局，1975：5320.

③ [后晋]刘昫. 旧唐书：卷一九九上，东夷传·新罗 [M]. 北京：中华书局，1975：5336.

④ [韩]全寅初. 韩国所藏中国汉籍总目·子部·类书类 [M]. 首尔：学古房，2005：670-740.

本的唐代类书主要有：欧阳询等奉敕撰《艺文类聚》100卷，24册，明嘉靖刻本 ①；明万历丁亥十五年（1587年）王元贞刻本 ②；光绪五年（1879年）华阳宏达堂重刻本 ③。还有虞世南撰《北堂书钞》160卷，20册，明万历庚子二十八年（1600年）陈禹谟刻本 ④ 和明中期写本 ⑤，以及光绪十四年（1888年）南海孔氏三十三万卷堂据孙忠愍侯祠堂旧校景宋本重刻本 ⑥；张鷟撰《龙筋凤髓判》4卷，2册，明刘允鹏注明刻本；徐坚等奉敕撰《初学记》30卷，10册，南宋绍兴十七年（1147年）崇川余四十三郎宅刻本、明杨氏九洲书屋刻本、嘉靖甲午十三年（1534年）晋藩刻本 ⑦、万历二十五年（1597年）至二十六年（1598年）崇川陈氏刊吴陵宫氏岱云楼补刻本，以及光绪十四年（1888年）安康黄氏蕴石斋刻本 ⑧；白居易撰《白氏六帖事类集》30卷，宋仁宗年间刻本、宋高宗绍兴年间刻本、宋刊元明修补本 ⑨；白居易撰、孔传补《唐宋白孔六帖》100卷，40册，宋刻本、明嘉靖刻本等 ⑩。

宋代是"中国古代文化的高峰" ⑪ 时期，类书的编撰出现了繁盛局面，不同时代刊行的类书著作先后传播到朝鲜半岛和日本等地。其中，据韩国学者

① ［日本］静嘉堂文库，编. 静嘉堂文库汉籍分类书目·子部·类书类［M］. 东京：静嘉堂文库，1930：553.

② ［日本］官内省图书寮，编. 图书寮汉籍善本书目：卷三，子部·类书类［M］. 北京：国家图书馆出版社，2012：224.

③ ［日本］京都大学人文科学研究所，编. 京都大学人文科学研究所汉籍目录·子部·类书类［M］. 京都：株式会社同朋舍，1981：380.

④ ［日本］官内省图书寮，编. 图书寮汉籍善本书目：卷三，子部·类书类［M］. 北京：国家图书馆出版社，2012：225.

⑤ ［日本］静嘉堂文库，编. 静嘉堂文库汉籍分类书目·子部·类书类［M］. 东京：静嘉堂文库，1930：554.

⑥ ［日本］京都大学人文科学研究所，编. 京都大学人文科学研究所汉籍目录·子部·类书类［M］. 京都：株式会社同朋舍，1981：380.

⑦ ［日本］官内省图书寮，编. 图书寮汉籍善本书目：卷三，子部·类书类［M］. 北京：国家图书馆出版社，2012：226-228.

⑧ ［日本］京都大学人文科学研究所，编. 京都大学人文科学研究所汉籍目录·子部·类书类［M］. 京都：株式会社同朋舍，1981：380.

⑨ 严绍璗. 日藏汉籍善本书录·子部·类书类［M］. 北京：中华书局，2007：983.

⑩ ［日本］静嘉堂文库，编. 静嘉堂文库汉籍分类书目·子部·类书类［M］. 东京：静嘉堂文库，1930：554.

⑪ 李清凌. 中国文化史［M］. 北京：高等教育出版社，2002：259.

全寅初主编《韩国所藏中国汉籍总目》统计，传入朝鲜的宋代类书主要有：李昉等奉敕撰《太平御览》1 000 卷，清嘉庆二十三年（1818 年）刻本、光绪十八年（1892 年）学海堂刻本、光绪二十年（1894 年）上海积山书局石印本；王钦若等奉敕编《册府元龟》1 000 卷，明崇祯七年（1634 年）刻本、嘉庆十九年（1814 年）刻本；谢维新撰《古今合璧事类备要》零本 3 册，明嘉靖年间刻本；章如愚撰《群书考索》，明正德十六年（1521 年）刻本；祝穆编《事文类聚》236 卷，70 册，明万历三十二年（1604 年）金溪唐富春刻本；王应麟撰《玉海》200 卷，元刻本、清乾隆三年（1738 年）刻本、嘉庆十一年（1806 年）刻本；《小学绀珠》10 卷，9 册，明汲古阁刻本；林駉编《新笺决科古今源流至论》1 册，明成化刻本①。据《图书寮汉籍善本书目》《静嘉堂文库汉籍分类书目》《京都大学人文科学研究所汉籍目录》等记载，传入日本的宋代类书主要有：李昉等奉敕撰《太平御览》1 000 卷，南宋刻本、宋刊室町时代写补本、庆元年间川蜀刻本、明隆庆年间闽饶世仁等铜活字刻本、明万历二年（1574 年）活字印本②、嘉庆十四年（1809 年）昭文张海鹏从善堂据宋本重校刊本、光绪二十年（1894 年）上海积山书局石印本③；王钦若等奉敕撰《册府元龟》1 000 卷，北宋初刻本、明嘉靖九年（1530 年）至十九年（1540 年）写本、明崇祯十五年（1642 年）刻本、明人写本④、康熙十一年（1672 年）黄九锡补刊本⑤；《锦绣万花谷》零本 1 册，宋刻本、明刻本。陈咏撰《天台陈先生类编花果卉木全芳备祖》零本 8 册，宋刻本，以及前集 27 卷、后集 31 卷，明人写本；章如愚撰《山堂先生群书考索》前集 66 卷、后集 65 卷、续集 56 卷、别集 25 卷，50 册，明正德戊寅十三年（1518 年）慎独书斋刻本；谢维新撰《古今合璧事

①［韩］全寅初. 韩国所藏中国汉籍总目·子部·类书类 [M]. 首尔：学古房，2005：666-740.

②［日本］宫内省图书寮，编. 图书寮汉籍善本书目：卷三，子部·类书类 [M]. 北京：国家图书馆出版社，2012：230-231.

③［日本］京都大学人文科学研究所，编. 京都大学人文科学研究所汉籍目录·子部·类书类 [M]. 京都：株式会社同朋舍，1981：380.

④［日本］静嘉堂文库，编. 静嘉堂文库汉籍分类书目·子部·类书类 [M]. 东京：静嘉堂文库，1930：555.

⑤［日本］京都大学人文科学研究所，编. 京都大学人文科学研究所汉籍目录·子部·类书类 [M]. 京都：株式会社同朋舍，1981：380.

类备要》前集 69 卷、后集 81 卷、续集 56 卷、别集 94 卷、外集 66 卷，51 册，明嘉靖仿宋刻本；祝穆撰《新编古今事文类聚》170 卷，元刻本、万历三十二年（1604 年）金溪唐富春积秀德寿堂刻本；林駧撰《新笺决科古今源流至论》前集 10 卷、后集 10 卷、续集 10 卷、别集 10 卷，4 册，元刊麻沙本；刘应李编《新编事文类聚翰墨全书》134 卷，32 册，元刻本，以及 100 卷，12 册，明刻本 [①]；叶廷珪撰《海录碎事》22 卷，万历二十六年（1598 年）沛国刘凤刻本 [②]；王应麟撰《玉海》200 卷，元顺帝至元六年（1340 年）庆元路儒学刻本（80 册）、元刻明清补刻本（包括明正德元年至二年、嘉靖二十九年至三十六年、万历六年至十七年、康熙十四年至二十六年、乾隆元年至三年补刻等刊本，道光六年（1826 年）长白觉罗氏刻本，光绪九年（1883 年）浙江书局刻本）[③]；陈元靓撰《纂图增类群书类要事林广记》，有元刻本、元西园精舍刻本、元至元庚辰六年（1340 年）郑氏积诚堂刻本、明洪武二十五年（1392 年）梅溪书院刻本、明永乐十六年（1418 年）建阳翠岩精舍刻本、明弘治辛亥四年（1491 年）云衢菊庄刻本，明弘治九年（1496 年）詹氏进德精舍刻本等 [④]。

（二）朝鲜、日本刊刻、钞写唐宋类书的情况

唐宋类书传入朝鲜半岛、日本后，受到当地政府和学者的重视，出现了大量的刻本、钞本和影印本，主要包括以下 3 个方面。

一是刻本。刻本主要包括唐李瀚撰、徐子光补注《标题徐状元补注蒙求》，日本庆长活字印本 [⑤]；宋李昉等奉敕撰《太平御览》1 000 卷，日本安政二年（1855 年）至文久元年（1861 年）江都喜多村氏学训堂据宋本校活字

①［日本］宫内省图书寮，编. 图书寮汉籍善本书目：卷三，子部·类书类[M]. 北京：国家图书馆出版社，2012：229-238.

②［日本］京都大学人文科学研究所，编. 京都大学人文科学研究所汉籍目录·子部·类书类[M]. 京都：株式会社同朋舍，1981：380.

③［日本］京都大学人文科学研究所，编. 京都大学人文科学研究所汉籍目录·子部·类书类[M]. 京都：株式会社同朋舍，1981：382.

④ 严绍璗. 日藏汉籍善本书录·子部·类书类[M]. 北京：中华书局，2007：1019-1021.

⑤［日本］宫内省图书寮，编. 图书寮汉籍善本书目：卷三，子部·类书类[M]. 北京：国家图书馆出版社，2012：229.

印本①、日本明治十一年（1878年）金泽文库活字印本②；祝穆撰《新编古今事文类聚》170卷，日本宽文六年（1666年）刻本③、延宝五年（1677年）至六年（1678年）洛阳纪伊国屋石桥源兵卫尉刻本④；叶廷珪撰《海录碎事》22卷，日本文化十五年（1818年）肥后松畴氏据万历中刻本重刊本⑤、日本文政元年（1818年）刻本；陈元靓撰《新编群书类要事林广记》10卷，日本元禄十二年（1699年）京都山冈市兵卫、中野五郎左卫门同刻本⑥；高承撰《新编事物纪原》10卷，日本宽文四年（1664年）京都武村三郎兵卫刻本⑦；任广编《重刊书叙指南》20卷，日本庆安二年（1649年）中野小左卫门刻本；祝穆编《事文类聚抄》3卷，3册，朝鲜田以采、朴致维刻本、朝鲜肃宗五年（1679年）刻本、朝鲜哲宗十年（1859年）刻本；王应麟撰《小学绀珠》10卷，日本文政十年（1827年）刻本⑧；王应麟撰《玉海》1册，朝鲜中宗丙子（1538年）刻本等⑨。

二是钞本。钞本主要包括宋佚名撰《画一元龟》甲部残94卷、乙部残19卷、丙部残41卷，日本享保七年（1722年）虚舟子钞本⑩；祝穆编《事文类聚》零本1册，韩国高丽大学校藏写本⑪。

三是影印本。影印本主要包括宋王应麟撰《玉海》200卷，日本昭和

①［日本］京都大学人文科学研究所，编. 京都大学人文科学研究所汉籍目录·子部·类书类［M］. 京都：株式会社同朋舍，1981：380.

② 王宝平. 中国馆藏和刻本汉籍书目·子部·类书类［M］. 杭州：杭州大学出版社，1995：351.

③ 王宝平. 中国馆藏和刻本汉籍书目·子部·类书类［M］. 杭州：杭州大学出版社，1995：352.

④［日本］京都大学人文科学研究所，编. 京都大学人文科学研究所汉籍目录·子部·类书类［M］. 京都：株式会社同朋舍，1981：380.

⑤［日本］京都大学人文科学研究所，编. 京都大学人文科学研究所汉籍目录·子部·类书类［M］. 京都：株式会社同朋舍，1981：381.

⑥［日本］京都大学人文科学研究所，编. 京都大学人文科学研究所汉籍目录·子部·类书类［M］. 京都：株式会社同朋舍，1981：381.

⑦［日本］静嘉堂文库，编. 静嘉堂文库汉籍分类书目·子部·类书类［M］. 东京：静嘉堂文库，1930：558.

⑧ 王宝平. 中国馆藏和刻本汉籍书目·子部·类书类［M］. 杭州：杭州大学出版社，1995：353.

⑨［韩］全寅初. 韩国所藏中国汉籍总目·子部·类书类［M］. 首尔：学古房，2005：675.

⑩［日本］京都大学人文科学研究所，编. 京都大学人文科学研究所汉籍目录·子部·类书类［M］. 京都：株式会社同朋舍，1981：380.

⑪［韩］全寅初. 韩国所藏中国汉籍总目·子部·类书类［M］. 首尔：学古房，2005：675.

三十四年（1959年）影印本；陈景沂辑《全芳备祖》前集27卷、后集31卷，日本昭和四十二年（1967年）据东京静嘉堂文库藏钞本影印本；熊晦仲辑《新编通用启劄截江网》68卷，日本昭和四十二年（1967年）据东京静嘉堂文库藏宋刻本影印本；陈元靓撰《新编纂图增类群书类要事林广记》前集13卷、后集13卷、续集13卷、别集11卷，日本昭和四十五年（1970年）据东京内阁文库藏元西园精舍刻本影印本 ①；刘达可撰《璧水群英待问会元选要》82卷，日本昭和四十年（1965年）据京都阳明文库藏明正德四年建阳刘氏慎独斋刻本影印本 ②；章如愚撰《山堂先生群书考索》前集66卷、后集65卷、续集56卷、别集25卷，日本昭和四十五年（1970年）据东京静嘉堂文库藏元延祐七年圆沙书院刻本影印本 ③。

可见，类书在中外书籍交流中扮演了重要角色。在某些医学典籍散佚的情况下，类书中收载的医籍全文或部分引文资料、临证医学知识、医学书目文献、医家人物传记、医学病案等资料具有较高价值，是认识、了解中国古代医学史的重要文本资料来源之一。韩国学者全寅初在《韩国所藏中国汉籍总目》序言中说："自统一新罗时代起，先进的儒家与佛家思想在韩国的盛行，使得儒家经典与佛经典的引入成为主流。据《高丽史》记载，因战乱，在中国早已亡失的典籍，在高丽则保存得完整无损。"④

（三）中外药物交流情况

唐宋类书《艺文类聚》"药香草部"，《初学记》"州郡部"，《太平御览》"四夷部""方术部""香部""药部"，《册府元龟》"外臣部"，《玉海》"朝贡"等部类中，一方面收载了大量沿陆上丝绸之路和海上丝绸之路传入到中

---

① ［日本］京都大学人文科学研究所，编. 京都大学人文科学研究所汉籍目录·子部·类书类 [M]. 京都：株式会社同朋舍，1981：381.

② ［日本］京都大学人文科学研究所，编. 京都大学人文科学研究所汉籍目录·子部·类书类 [M]. 京都：株式会社同朋舍，1981：381.

③ ［日本］京都大学人文科学研究所，编. 京都大学人文科学研究所汉籍目录·子部·类书类 [M]. 京都：株式会社同朋舍，1981：381.

④ ［韩］全寅初. 韩国所藏中国汉籍总目·序言 [M]. 首尔：学古房，2005：9.

国的海外药物，另一方面也收载了中国药物向外流传的内容。这些研究中外医学交流史的宝贵资料，可补历代正史《四夷传》《外国传》的不足。

唐宋时期，中外医药学交流兴盛，从海外输入到中国的药物有龙脑香、乳香、没药、血竭、金颜香、笃耨香、苏合香、安息香、栀子花、蔷薇水、沉香、笺香、速暂香、黄熟香、生香、檀香、丁香、肉豆蔻、降真香、麝香木、菠罗蜜、槟榔、椰子、没石子、乌木、苏木、吉贝、椰心簟、木香、白豆蔻、胡椒、荜澄茄、阿魏、芦荟、珊瑚树、砗磲、象牙、犀角、腽肭脐、龙涎、玳瑁、黄蜡等。这些药物大多"可入药饵"①，先后进入中医药学体系之中，成为中药药材的来源之一。经政府医官和民间医人的总结与整理，这些海外药物先后收入唐代苏敬等奉敕撰《新修本草》、郑虔撰《胡本草》、佚名撰《南海药谱》、唐末五代李珣撰《海药本草》、宋朝掌禹锡等撰《嘉祐补注神农本草》、苏颂撰《图经本草》、唐慎微撰《经史证类备急本草》等医学著作之中，对研究外来药物和增补综合性本草提供了很有价值的素材。随着类书著作的编撰及其对医学著作的广泛征引，这些海外药物又进入类书知识体系之中，成为类书中医药学知识的重要组成部分。

唐宋类书《艺文类聚》《太平御览》《太平广记》《全芳备祖》等著作中收载了大量从国外传入的药物。如唐代从高丽、百济、新罗输入的药物，有人参、牛黄、昆布、芝草、白附子、海松子、延胡索、腽肭脐等。宋代从我国沿海各地及海外运来和输入的药物，有象牙、乳香、真珠、犀角等，被称为"宝货之物"②，品种繁多，数量巨大。如"笺香"，出海南和诸蕃，有猬刺香、鸡骨香、叶子香、蓬莱香、光香五大类，"广东舶上生熟速结等香，当在海南笺香之下"③。"脑子"，即龙脑香，出渤泥国，又出宾窣国，"今人碎之，与锯屑相和，置瓷器中，以器覆之，封固其缝，煨之以热灰，气蒸结而成块，谓之聚脑，可作妇人花环等用。又有一种如油者，谓之脑油，其气劲而烈，只可浸

---

① [宋]周去非，著. 岭外代答校注：卷七，香门·沉水香 [M]. 杨武泉，校注. 北京：中华书局，1999：241.
② [清]徐松，辑. 宋会要辑稿·职官 [M]. 刘琳，刁忠民，舒大刚，等校点. 上海：上海古籍出版社，2014：4213.
③ [宋]周去非，著. 岭外代答校注：卷七，香门·笺香 [M]. 杨武泉，校注. 北京：中华书局，1999：245.

香合油"①。"苏合香油",出大食国,"气味大抵类笃褥,以浓而无滓为上,番人多用以涂身",传入中国后闽人"患大风者亦仿之,可合软香,及入医用"②,主治麻风病。"蔷薇水",大食国花露也,"今多采花浸水,蒸取其液以代焉。其水多伪杂,以琉璃瓶试之,翻摇数四,其泡周上下者为真。其花与中国蔷薇不同"③。"沉香",真腊产者为上,占城次之,三佛齐、阇婆等为下,"香之大概生结者为上,熟脱者次之。坚黑者为上,黄者次之。然诸沉之形多异而名亦不一,有如犀角者,谓之西角沉,如燕口者谓之燕口沉,如附子者谓之附子沉,如梭者谓之梭沉,文坚而理致者谓之横隔沉,大抵以所产气味为高下,不以形体为优劣","气哽味辣而烈,能治冷气,故亦谓之药沉。海南亦产沉香,其气清而长,谓之蓬莱沉"④。"肉豆蔻",出海外黄麻驻、牛崙等深番,"树如中国之柏,高至十丈,枝干条枝蕃衍,敷广蔽四、五十人。春季花开,采而晒干,今豆蔻花是也。其实如榧子,去其壳,取其肉,以灰藏之,可以耐久。按《本草》,其性温"⑤。"降真香",出三佛齐、阇婆、蓬丰,广东、西诸郡亦有之,"气劲而远,能辟邪气",福建泉人年终扫除,"家无贫富,皆爇之如燔柴然,其直甚廉,以三佛齐者为上,以其气味清远也。一名曰紫藤香"⑥。"槟榔",产诸番国及海南四州,交趾亦有之。三佛齐取其汁造酒,"商舶兴贩,泉、广税务岁收数万缗"⑦。其他如"光香",出海北及交趾;沉香,出交趾;排草香,出日南;橄榄香,出广州及北海等。

①[宋]赵汝适,著.诸蕃志校释:卷下,志物·脑子[M].杨博文,校释.北京:中华书局,2000:161.

②[宋]赵汝适,著.诸蕃志校释:卷下,志物·苏合香油[M].杨博文,校释.北京:中华书局,2000:169.

③[宋]赵汝适,著.诸蕃志校释:卷下,志物·蔷薇水[M].杨博文,校释.北京:中华书局,2000:172.

④[宋]赵汝适,著.诸蕃志校释:卷下,志物·沉香[M].杨博文,校释.北京:中华书局,2000:173-174.

⑤[宋]赵汝适,著.诸蕃志校释:卷下,志物·肉豆蔻[M].杨博文,校释.北京:中华书局,2000:182.

⑥[宋]赵汝适,著.诸蕃志校释:卷下,志物·降真香[M].杨博文,校释.北京:中华书局,2000:183.

⑦[宋]赵汝适,著.诸蕃志校释:卷下,志物·槟榔[M].杨博文,校释.北京:中华书局,2000:186.

总之，唐宋类书中收载的医药学知识，具有重要的学术价值和史料价值，可补史书、医书记载的不足，是深入开展中国古代医学史研究的珍贵资料。类书中蕴藏的许多宝贵的医学理论、实践和经验，有待进一步去发掘和利用。

第四节 唐宋类书中医药学知识的
历史借鉴与主要局限

类书中收载的医药学知识，主要来源于经、史、子、集和医学著作中的原始资料，涵盖了医学本草、方书、针灸、脉法、炮制、医籍、疾病、医案和医家人物传记等各方面的内容，是研究中国古代医学史的重要文本资料。然而，我们也应该看到，类书在选取资料和征引资料方面也存在着一定的局限，甚至存在着错讹的问题。这些不足是由类书的体例和编撰者的水平所决定的。因此，辨析类书中医学文献史料引用不得要领和存在的错讹情况，也是我们研究和应用类书中医药学知识时必须注意的问题。

一、类书中医药学知识的历史借鉴

类书的编辑体例和医学知识固有的特点，使得唐宋类书中收载了大量宋代以前的中医基础理论、中医医家学说、中医临床诊治和中医食疗养生等方面的内容。从来源上来看，唐代类书更多地辑录了先秦、秦汉、三国两晋南北朝和隋唐前期的医学史料，宋代类书不仅收载了先秦、秦汉、三国两晋南北朝时期的医学史料，而且还大量辑录了隋唐五代和宋朝新出现的医学内容。类书中的医学引文，有正文引，也有注文引；有整部或整卷引，也有一句或数句摘引；有注明人名或书名的明引，也有不署人名或书名的暗引等。这些医学引文，是历代医学著作写本、刻本、钞本以外保存原书内容最多的资料，也是校勘、辑佚古医籍和研究宋代以前中国医学史的珍贵文本资料之一，具有相当重要的文献学和史料学价值。由于类书中收载了更多"实用的、地方性的或日常的知识"①，因而受到历代官府、士人、医家和书商的重视，在印刷术的影响下进一步拓宽了不同阶层获取知识的需要。类书这种流传了1 800余年，以汇编、保存原始文献资料为主的著作体裁，至今仍具有重要的借鉴意义。

类书中的医药学知识，均按一定的"部""门"编排在一起。相较于医学著作本身或医学类书，官、私类书不仅收载了医学著作中的内容，而且还收载了经部、史部、子部、集部中的医学内容，属于广义医学文献学的范畴。从唐朝到宋代，有关医学的门类逐渐增加，与此相关的是收载医学资料的范围也逐渐扩大，从而为研究唐宋时期医学的发展变化及其专科医学史的兴起，提供了翔实资料和学术借鉴。如唐代官修类书《艺文类聚》"药香草部"中，征引《神农本草经》《吴普本草》《名医别录》《神农食经》等医籍和经史子集文献约517种，收载药物28种，其中许多引文文献如《华佗别传》《神农食经》《秦记》等极为珍贵。北宋官修类书《太平御览》"方术部"所载"养生"，征引了《易》《左传》《文子》《庄子》《韩非子》《吕氏春秋》《淮南子》《白虎通》《新论》《神仙传》《抱朴子》《会稽典录》《养生论》《养性延命录》《刘根别传》《著生论》《老子养生要诀》《养生要录》《修养杂诀》《守九精法言》等25种著作中的养生学知识，对研究北宋以前养生学的理论与实践颇有参考价值。《太平御览》"方术部"所载"医"，征引文献50余种，收载先秦至宋初医家人物93人、医学著作60余种，对研究医家人物生平、医家作品流传、医家学术思想和临证疾病诊疗等弥足珍贵。尤其是《何颙别传》所载张仲景事迹，可补《后汉书》《三国志》无张仲景传记的不足。《太平御览》"疾病部"征引《黄帝内经素问》《黄帝八十一难经》《针灸甲乙经》《范汪方》《宋建平王典术》《说疫气》《徐文伯传》《华佗别传》等文献180余种，收载疾病种类56种，对研究疾病史和瘟疫史颇有价值。《太平御览》"药部"征引《易》《诗》《书》《周礼》《春秋》《神农本草经》《吴普本草》《葛洪方》《范汪方》《史记》《汉书》等文献155种，收载药物380余种，尤其是对《神农本草经》和《吴普

---

① [英]彼得·伯克,著.知识社会史:上卷,从古登堡到狄德罗 [M].王志宏,王婉旎,译.杭州:浙江大学出版社,2016:9.

本草》的内容征引较多，对研究《神农本草经》的流传和宋以前药学史提供了珍贵资料。

南宋类书《事林广记》所载"炮制方法"，系陈元靓或后世增补者征引自南宋嘉定元年（1208 年）许洪撰《增广太平惠民和剂局方诸品药石炮制总论》一书。从现存元刊本内容来看，《事林广记》为全文征引，距南宋嘉定刻本仅 130 多年，早于日本享保十五年（1730 年）橘亲显刻本，因而具有极高的医学文献史料价值。下面，以《事林广记·医学类·炮制方法》中所载硫黄、自然铜、人参等 12 种药物，与《增广太平惠民和剂局方诸品药石炮制总论》中药物炮制方法进行比较，揭示类书中医学史料的重要学术价值（参见表6）。

表6　　《事林广记·医学类·炮制方法》与《增广太平惠民和剂局方诸品药石炮制总论》部分药物炮制方法比较表

序号	部类	药物名称	《事林广记·医学类·炮制方法》	《增广太平惠民和剂局方诸品药石炮制总论》
1	玉石部	硫黄	硫黄，凡使，先细研，水飞过，以皮纸澄去水令干，为末，始入药用。别有煅炼，各依本方	硫黄，凡使，先细研，水飞过，方入药用。如别有煅炼，各依本方
		自然铜	自然铜，火烧通赤，醋淬九遍，细研，罗过，入药用	自然铜，凡使，用火烧令通赤，以醋淬九遍，细研，罗过用
2	草部	人参	人参，凡使，须去芦头，剉，焙干秤，方入药用。不去芦，令人吐，谨之	人参，凡使，先去芦头，剉，焙干秤，方入药用。不去芦，令人吐，慎之
		远志	远志，须去心，焙干，方入药用。如不去心，令人烦闷。更能以甘草汤浸一宿，漉出，焙干用尤妙	远志，凡使，先须去心，焙，入药用。如不去心，令人烦闷。更能以甘草汤浸一宿，漉出，焙干用尤妙
3	木部	肉桂	肉桂，愈嫩即愈厚，愈老即愈薄，仍用紧卷紫色者佳。凡使，不见火，先去粗皮，至有油有味处方用。妇人妊娠药，须微炒过用	肉桂，凡使，不见火，先去粗皮，令见心中有味处，剉，方入药用。如妇人妊娠药中，仍微炒用为佳
		大腹皮	大腹皮，先以酒浸洗，再以豆汁洗过，剉，焙，入药用	大腹皮，凡使，先须以酒洗，再以大豆汁洗过，剉碎，焙干，方可用

（续表）

序号	部类	药物名称	《事林广记·医学类·炮制方法》	《增广太平惠民和剂局方诸品药石炮制总论》
4	果菜部	草豆蔻	草豆蔻，去皮取仁，焙干用。或和皮煻灰中炮熟，去皮用亦得	草豆蔻，凡使，须去皮取仁，焙干用。或只和皮煻灰中炮熟，去皮用亦得
		胡桃	胡桃，去壳，以汤浸，去了皮膜，却研碎，入药用	胡桃，凡使，去壳，以汤浸，去皮，却研入药用之
5	鱼虫部	真珠	真珠，要取新净，未曾伤破及钻透者，臼中捣碎，绢罗重重筛过，却更研一二万下，任用	真珠，凡使，要取新净，未曾伤破及钻透者。于臼中捣，令细，绢罗重重筛过，却更研一二万下了，任用之
		白蜜	白蜜，凡使，须先以慢火煎，掠去沫，令色微黄，则经久不坏。掠之多少，则随蜜之精粗也	白蜜，凡使，先以火煎，掠去沫，令色微黄，则经久不坏。掠之多少，随蜜精粗
6	禽兽部	龙骨	龙骨，要粘舌者，酒浸一宿，焙干，细捣罗，研如粉，以水飞过三度，日中晒干用。如缓急，只以酒煮，焙干用。他有炮制，各依本方	龙骨，凡使，要粘舌者。先以酒浸一宿，焙干，细捣罗，研如粉了，以水飞过三度，日中晒干用之。如急用，只以酒煮，焙干用亦得。他有炮制，各依本方
		腽肭脐	腽肭脐，用酒浸，慢火反复炙，令熟，方入药用	腽肭脐，凡使，先用酒浸，慢火反复炙，令熟，方入药用

　　从表6所载硫黄、自然铜、人参、远志、肉桂、大腹皮、草豆蔻、胡桃、真珠、白蜜、龙骨、腽肭脐等12种药物炮制方法来看，南宋类书《事林广记·医学类》中药品炮制内容，几乎和《增广太平惠民和剂局方诸品药石炮制总论》中的内容完全一致，反映了宋代官修医学方书《太平惠民和剂局方》在医学界的法定地位及其对民间医学的影响。由于《事林广记》较完整地保存了诸品药石炮制的内容，可以用来校正日本享保十五年（1730年）橘亲显等刊刻《增广太平惠民和剂局方》附录中收载的《增广太平惠民和剂局方诸品药石炮制总论》内容。

总之，类书中的医学内容，和医学原著、医学类书以及方志中医学史料等一起，成为研究中国医药学史的珍贵资料。由于早期某些医著已经散佚，因而类书中收载的医学书目文献和医史资料等具有较强的现实借鉴意义，其医药学知识应引起学界的重视和关注。

二、类书中医药学知识的主要局限

类书中引用的医学文献史料，在资料选取、编撰体例和文献内容等方面存在着一定的局限，甚至存在着某些医学史料引用不得要领和错讹问题。这些完全是由类书的体例和编撰者的水平所决定的。

（一）类书中医学内容的局限性

从文献的加工程度来看，类书中选取的医学资料属于"次级文献"。类书编撰者根据皇帝旨意或按照一定的编辑目的，对历史上的原始文献和当时流传的著作内容进行系统整理和加工，往往会出现原文征引、内容摘编、重引引文、增减引文、错误引用和不明出典等问题。由于后世类书在编撰过程中，大多有抄袭前代类书的习惯，所以有些医学文献几经转手，其可靠性、准确性、完整性难以保证。在原书著作完整且有刊本、钞本流传的情况下，类书中征引的医学文献史料价值和重要性要相对低一些。只有原始著作散佚或残缺不全的情况下，类书中征引的医学内容及其史料价值才会变得重要，甚至上升为"一级文献"或"原始文献"。这是由类书本身的特性所决定的。

唐宋类书中常常引用《黄帝内经素问》《黄帝内经灵枢》《黄帝八十一难经》《黄帝针灸甲乙经》，晋王叔和撰《脉经》、葛洪撰《肘后备急方》，隋巢元方撰《诸病源候论》，唐孙思邈撰《备急千金要方》《千金翼方》、王焘撰《外台秘要方》，宋代官修医学方书《太平圣惠方》《太平惠民和剂局方》，宋代寇宗奭撰《本草衍义》、朱肱撰《南阳活人书》、钱乙撰《小儿药证直诀》、许叔微撰《普济本事方》、陈自明撰《妇人大全良方》、刘昉撰《幼幼新书》等著作。在这些医学原著现仍流传且内容相对完整的情况下，从学术研究的角度和文献来源的层级来看，我们最好应引用文献级别更高的原著原文，而不要引用类书中的医学条文。

类书中收载的医学内容，与其编辑体例和选取文献的方式密切相关，直接决定着类书的学术价值、史料价值和应用价值。如果某部类书采取的是部分章节征引或全书整录，且又注明文献来源，那么这部类书的价值就要相对高一些；如果某部类书采取的是摘编字句或个别段落，且又不标文献出处，那么这部类书的价值就要相对低一些。明代胡应麟曾对《太平御览》《太平广记》《文苑英华》《册府元龟》四部类书的史料价值给予了精辟评价。他认为《太平御览》《太平广记》《文苑英华》三书"有功于载籍"，"非《御览》，西京以迄六代诸史乘煨烬矣。非《英华》，典午以迄三唐诸文赋烟埃矣。非《广记》，汲冢以迄五朝诸小说乌有矣"①。这三部类书最大的优点是保存了大量北宋以前典籍中的内容，且又注明文献来源，便于检阅。其中，三部类书所引文献绝大多数已散佚不全，因而颇具价值。《册府元龟》尽管征引宏富，校勘精详，但在编辑体例方面存在着一些缺陷，胡应麟说："景德间，《册府元龟》辑自杨大年、陈彭年手。其书今钞本具存，顾无大足省发者，反不若《广记》三书，何也？《元龟》所辑，皆撷之正史，而正史家传人诵，无赖于《元龟》也。至类例参差，体裁割裂，乙夜之观，徒成溢美。"②可见，从文献史料学的角度来看，《册府元龟》中收载的有关《史记》《汉书》《后汉书》《三国志》《晋书》《后魏书》《北齐书》《周书》《宋书》《齐书》《梁书》《陈书》《北史》《南史》《隋书》《唐书》（即《旧唐书》）、《五代史》（即《旧五代史》）等医史资料，其文献价值远不及《太平御览》《太平广记》《文苑英华》三部类书。其最主要的原因是，《太平御览》等三部类书征引的原始著作大多已散佚，凭借这些类书的引文和文献出处，可以进行相关佚书的整理和研究。而《册府元龟》征引的"十七史"原著尚存于世，加之内容割裂，又没有标注引文出处，因而受到后世学者的批评。

①［明］胡应麟. 少室山房集：卷一〇四，读《太平御览》三书［M］//景印文渊阁四库全书，第1290册. 台北：商务印书馆，1986：752.

②［明］胡应麟. 少室山房集：卷一〇四，读《册府元龟》［M］//景印文渊阁四库全书，第1290册. 台北：商务印书馆，1986：752-753.

（二）类书中编辑体例的局限性

类书中收载的医学文献史料，按照一定的"部""门"体例，被编排在类书的不同地方。有些文献甚至重复出现，人为地破坏了一本著作的整体面貌。这是由类书的编辑体例所决定的。

中国古代本草学名著《神农本草经》《本草经集注》《新修本草》《开宝重定本草》《嘉祐补注神农本草》《图经本草》《大观经史证类备急本草》《本草衍义》等著作中的内容，在类书中通常分属于"药物门""植物门""动物门""矿物门""水产门"等，很少有完整的著作被直接收录在某一"部""门"之中，这不能不说是一个遗憾。南宋叶廷珪在其所撰类书《海录碎事》中，提出了"片断""细碎"的概念，认为"其文多成片段者，为《海录杂事》；其细碎如竹头木屑者，为《海录碎事》；其未知故事所出者，为《海录未见事》；其事物兴造之原，为《海录事始》；其诗人佳句曾经前辈所称道者，为《海录警句图》；其有事迹，著见作诗之由，为《海录本事诗》"①。宋末元初，赵孟頫在充分肯定了类书的文献价值后，也批评了类书体例的局限性，认为"不过为词章而已"②。因此，辑录、校勘和利用类书中的医学文献史料从事学术研究时，一定要熟悉类书的编辑体例。否则，会造成某些人为的缺失和疏漏。

类书中收载的医学文献史料，有时存在着重复辑录的情况，这些是由类书"部""门"体例所决定的。如疾病内容，类书中分属于"帝王""疾病""灾异""赈恤"等部，往往会出现重复收载史料的情况。

（三）类书中医学文献选编的局限性

唐宋时期，类书成为国家推行文教政策的工具，其选取的医学知识主要和国家统治密切相关。有关历代医学制度沿革、医学书籍编撰、医学教育考试、医学人物事迹、疾病防治措施、药物炮制方法和食疗延年养生等内容则

---

① [宋]叶廷珪，撰. 海录碎事：卷首，叶廷珪序 [M]. 李之亮，校点. 北京：中华书局，2002：1.

② [元]赵孟頫. 程氏四书章图序 [M]//[清]朱彝尊，撰. 中华书局编辑部. 经义考：卷二五五，四书. 北京：中华书局，1998：1283.

大为增加。相较而言，有关疾病诊断方法、病因病机创新、医学诸科发展、医家学术思想、临床处方用药等内容则较少。这种有目的选取医学史料的做法，造成编撰者征引全书中的部分或片段内容，没有完整地反映出中国古代医学发展的全貌和知识体系。

科举考试制度中有关诗赋、策论的变化和礼部、国子监的要求，使类书日渐成为士人获取知识和科举应试的参考用书。类书编撰者在选取医学文献时，辑录与医学考试有关的医籍内容，而忽视掉与科举考试无关医书中的内容，造成某些学者寻求捷径，专重类书，不看原书，人为地割断了医学著作的通识内容。元丰六年（1083 年）六月壬戌，宋神宗采纳京东东路登州知州赵偁的建议，下诏在诸路州县增补医学人员，规范地方教育和医学生学习的教材。《续资治通鉴长编》卷三三五载：

> 知登州赵偁乞诸县主客不及万户补医学一人，万户以上二人，每及万户增一人，至五人止。除合习医书外，兼习张仲景《伤寒方书》，委本州差官补试，依得解举人例免丁赎罪。诏礼部立法。其后，礼部奏："诸医生，京府、节镇十人，内小方脉三人；余州七人，小方脉二人；县每一万户一人，至五人止，三人以上小方脉一人。遇阙许不犯真决人投状召保，差官于所习方书试义十道，及五道者给帖补之。犯公罪杖以下听赎。大方脉习《难经》《素问》、张仲景《伤寒论》兼《巢氏病源》二十四卷，小方脉习《难经》兼《巢氏病源》六卷、《太平圣惠方》十二卷。遇医学博士、助教阙，选医生术优效著者充。"①

宋神宗"从之"，除继续维持上州及节度州以 10 人为额、余州以 7 人为额的编制外，又在县每一万户设 1 人，至 5 人止，3 人以上须有小方脉 1 人。地方医学学习和考试的内容，大方脉科为《难经》1 部、《素问》1 部和《诸病源候论》24 卷；小方脉科为《难经》1 部、《诸病源候论》6 卷、《太平圣惠方》

---

① ［宋］李焘. 续资治通鉴长编：卷三三五，元丰六年六月壬戌 [M]. 北京：中华书局，2004：8084-8085.

12卷。州县医学由医学博士或医学助教讲授课程，如遇阙额，由医术优长者教授。从全国地方州县医学生学习和考试的内容来看，仅有5部医学著作，除《难经》《素问》《伤寒论》尚为完整外，大方脉科习《诸病源候论》24卷，小方脉科习《诸病源候论》6卷、《太平圣惠方》12卷，仅为其中的部分内容。宋神宗诏令中规定的地方州县医学生学习的医学教材、参考书目、考试程文等，宋朝某些类书中也有所收载。

政和五年（1115年）正月十八日，宋徽宗采纳提举入内医官、编类《政和圣济经》曹孝忠的建议，下诏将地方医学纳入科举贡士法的考选范畴。《宋会要辑稿》崇儒三之一八载：

> 出题，儒经、《素问》《难经》，并于本经内出；运气义，于《素问》内出。临时指问五运六气、司天在泉、太过不及、平气之纪、上下加临、治淫胜腹。时问所掌病疾，随岁所宜，如何调治；或设问病证，于今运岁，如何理疗。处方义，于所习经方内出。假令病法，方脉科于《千金》《千金翼》《外台》《圣惠方》治杂病门中出；针科于《三部针灸经》《千金》《千金翼》《外台》《圣惠方》《龙木论》治杂病及口齿、咽喉、眼目门中出；疡科于《三部针灸经》《千金》《千金翼》《外台》《圣惠方》治疮疡门中出。①

此次改革后，医学生学习的医学著作为7部，考试内容仅是这些医著中的部分内容。科举考试的变化，造成类书选取和征引医学文献时，大多选取与医学考试有关的内容，不仅人为地排除了其他医书的选取，而且征引的内容也仅仅是医书中的部分内容或知识片段。

类书征引医学文献存在的割裂之患和碎片化倾向，引起宋朝某些学者的批评。如宋初刘若虚，"严明有大略，始学，见钞录集书如《白氏六帖》类，即麾去，曰：'要当以法禁去之耳。'通五经大要，摘其旨义以为修身治官之

---

① [清] 徐松，辑. 宋会要辑稿·崇儒 [M]. 刘琳，刁忠民，舒大刚，等校点. 上海：上海古籍出版社，2014：2797.

用，不苟为利禄学也"①。秦观（1049—1100 年）编《精骑集》一书，"取经、传、子、史事之可为文用者，得若干条，勒为若干卷，题曰《精骑集》"②。实际上，《精骑集》是一部摘编古书中相关材料而成的类书，今已亡佚。南宋吕祖谦（1137—1181 年）对此书给予了积极肯定，"尝教学者作文之法，先看《精骑》，次看《春秋权衡》，自然笔力雄朴，格致老成，每每出人一头地"③。但朱熹（1130—1200 年）对此书提出了自己的担忧和不同看法，他在给吕祖谦的信中说："近见建阳印一小册，名《精骑》，云出于贤者之手，不知是否？此书流传，恐误后生辈，读书愈不成片段也。虽是学文，恐亦当就全篇中考其节目关键。又诸家之格辙不同，左右采获，文势反戾，亦恐不能完粹耳。"④可见，朱熹反对《精骑集》带来的这种"碎片化"的学习倾向，提出了"当就全篇中考其节目关键"的观点，具有重要的学术指导意义。

类书的特殊编排体例，使其在保存文献史料方面发挥的作用极为显著，但在反映儒家道德性命之学方面的作用有所弱化，故遭到当时某些学者的批评。如南宋黄震（1213—1281 年）在给袁饷《坊雅》所写《序》中说："世之为类书者，鲜不以玩物蛊人心。"⑤但宋代也有学者提出不同看法，如南宋陈咏针对有人讥讽其类书《全芳备祖》"几为玩物丧志"，他在《全芳备祖》序中进行辩解道："且《大学》立教，格物为先，而多识于鸟兽草木之名，亦学者之当务也。"⑥

---

①［宋］蔡襄，著. 蔡襄集·蔡忠惠集：卷三七，尚书屯田员外郎赠光禄卿刘公墓碣 [M]. 吴以宁，点校. 上海：上海古籍出版社，1996：681.

②［宋］秦观，撰. 淮海集笺注后集：卷六，精骑集序 [M]. 徐培均，笺注. 上海：上海古籍出版社，2000：1546.

③［宋］俞成. 萤雪丛说：卷二，东莱教学者作文之法 [M]// 丛书集成初编. 北京：中华书局，1985：15.

④［宋］朱熹，撰. 晦庵先生朱文公文集：卷三三，答吕伯恭 [M]// 朱杰人，严佐之，刘永翔，校点. 朱子全书：第 21 册. 刘永翔，朱幼文，校点. 上海：上海教育出版社，合肥：安徽古籍出版社，2002：1445.

⑤［宋］黄震，著. 黄氏日抄：卷九〇，袁饷管坊雅序 [M]. 张伟，何忠礼. 黄震全集，第 7 册. 杭州：浙江大学出版社，2013：2383.

⑥［宋］陈景沂，编辑.［宋］祝穆，订正. 全芳备祖前集：卷首，陈景沂自序 [M]. 程杰，王三毛，点校. 杭州：浙江古籍出版社，2014：4.

(四)类书中医学史料引用存在的问题

类书中征引的某些医学史料，存在着不注引文出处、重复引用段落、引文删减或节略、引文内容错误等问题。这些完全是由类书编撰者的水平，或坊肆书贾谋取私利粗编滥造所引起的。我们在从事科学研究时，一定要辨析类书中引用医学史料存在的问题。

1.不注引文出处

某些类书引用医学文献史料时，不注引文出处。如宋代王钦若等奉诏撰《册府元龟》，所引医学内容绝大多数未标注文献来源，以至于遭到后人的批评。某些坊肆编撰和刊刻的类书，文字校对较欠精审，也存在着不注引文出典的现象。如《全芳备祖》引北宋梅尧臣《寄麦门冬于符公院》，无作者和标题。《全芳备祖》引杜甫《丁香》，未标注作者和诗名；王梅溪即王十朋，所引《丁香》未标诗名；洪景即洪遵，所引《丁香》未标注诗名；陶弼《丁香》，也未标注诗名。

类书中征引的某些历史人物，有时以真名称呼，有时又以谥号、字号、官名等称之。如"少陵""乐天""温公""山谷""放翁""圣俞""荆公"等，指杜甫、白居易、司马光、黄庭坚、陆游、梅尧臣、王安石。《全芳备祖》中之朱待制，即朱翌，撰有《猗觉寮杂记》2卷、《潜山集》44卷。苏双溪，即宋人苏大璋。曾文昭，即宋人曾肇。韩忠献，即宋人韩琦。如果没有相关的历史背景知识，类书中复杂的人物称谓将给阅读和理解部分内容带来困难。

2.引文增减或节略

类书中常常出现引文节略的情况，造成前后句之间不相衔接。如《北堂书钞》"设官部"载"威明巡视将士，三军感悦"，词条后引三国谢承撰《后汉书》载：

> 皇甫规字威明，以先零陆梁，上疏自陈。乃以规为中郎将，讨降之会军士郎。将大疫，规亲入巷，巡视将士，三军感悦。①

---

①［唐］虞世南，辑录. 北堂书钞: 卷六三, 设官部十五·中郎将九十四 [M]. 北京: 学苑出版社, 2015: 480.

关于此条史料,南朝宋范晔撰《后汉书》卷六五《皇甫规传》记载甚详:

> 皇甫规字威明,安定朝那人也……至冬,羌遂大合,朝廷为忧。三公举规为中郎将,持节监关西兵,讨零吾等,破之,斩首八百级。先零诸种羌慕规威信,相劝降者十余万。明年,规因发其骑共讨陇右,而道路隔绝,军中大疫,死者十三四。规亲入庵庐,巡视将士,三军感悦。①

这则史料记载了东汉名将皇甫规(104—174年)讨伐零吾、陇右诸羌的经过,以及军中暴发瘟疫和皇甫规"亲入庵庐"治疗的情况。从内容上来看,《后汉书》的记载极为详尽,《北堂书钞》在内容上做了较大删减,省去了许多关键内容,造成文意简略。

3. 引文内容错误

类书中常常出现错引的情况,造成文意不明。如《白氏六帖》卷九载"尝畜毒药",引《三国志·何夔传》载:

> 魏太祖性严毅,掾属以公事,往往加杖。何夔尝畜毒药,誓死无辱,是以终身亦不及也。②

但最后一句文意不明。经笔者考《三国志》原书,其文为"太祖性严,掾属公事,往往加杖。夔常畜毒药,誓死无辱,是以终不见及"③。可知,《白氏六帖》之"不及"后,少一"见"字。

南宋类书《全芳备祖后集》所载"槟榔"诗,陈咏标注为唐柳宗元《骂尸虫文》,实际上出自朱熹《次秀野杂诗韵·槟榔》,明显系误引④。"胡麻"引

---

① [南朝宋]范晔. 后汉书:卷六五,皇甫规传 [M]. 北京:中华书局,1965:2133.
② [唐]白居易. 白氏六帖事类集:卷九,药第三十 [M]. 北京:文物出版社,1987:18.
③ [晋]陈寿. 三国志:卷一二,魏书·何夔传 [M]. 北京:中华书局,1972:379.
④ [宋]陈景沂,编辑. [宋]祝穆,订正. 全芳备祖后集:卷三一,药部 [M]. 程杰,王三毛,点校. 杭州:浙江古籍出版社,2014:1331.

《广雅》："狗虱，巨胜也。藤弘，胡麻也。隐居陶氏云：荎方者名巨胜，圆者名胡麻。形类麻，故名胡麻。又八谷中最为大胜，故名巨胜。生上党川泽。青蘘，巨胜苗也。处处有之，皆园圃所种。苗梗如麻而叶圆锐，光泽嫩时可作蔬，道家多食之。"[1] 此处之《广雅》，《全芳备祖》标注有误，应为苏颂撰《图经本草》，等等。

可见，类书中征引的医药学知识，尽管具有相当重要的学术价值和史料价值，但某些引用存在着一定的缺陷或错讹问题，应引起学界的重视。我们在利用类书医学文献从事校勘传世医著、辑补散佚著作和进行中国医学史研究时，一定要仔细地加以辨析。

三、类书的缺陷促进了丛书的诞生

作为一种以辑录资料为主的体裁，类书在唐宋时期取得了重要的成就和创新，不仅其种类、数量大为增加，而且其收载保存的资料极为丰富，便于检阅，因而深刻地影响了元明清时期中国类书的发展。尤其是类书中辑录的医学文献史料，是研究中国古代医学史的重要文本资料来源之一，其价值和作用应给予充分肯定。但是，从保存医药学知识的角度来看，类书在选取资料和编排体例方面也存在着一定的局限，人为地破坏了每部书的整体原貌，从而为南宋时期另一种新型的体裁——"丛书"的出现提供了社会背景。

南宋宁宗嘉泰元年（1201年），俞鼎孙、俞经刊刻的《儒学警悟》收载宋人著作6种、41卷，即《石林燕语辨》10卷、《演繁露》6卷、《懒真子录》5卷、《考古编》10卷、《扪虱新话》8卷和《萤雪丛说》2卷，是中国现存最早的丛书。《儒学警悟》的编撰与刊刻具有划时代的意义，清缪荃孙在《校刻儒学警悟七集序》中指出"唐以来有类书，宋以来有丛书"[2]，将类书与丛书置于同等地位。随后，南宋度宗咸淳九年（1273年），左圭"旧裒杂说数十种，

---

①［宋］陈景沂，编辑.［宋］祝穆，订正. 全芳备祖后集：卷三一，药部［M］. 程杰，王三毛，点校. 杭州：浙江古籍出版社，2014：1342.

②［清］缪荃孙. 校刻儒学警悟七集序.［宋］俞鼎孙，俞经编. 儒学警悟：卷首［M］. 北京：中国书店，2010：1.

日积月累殆逾百家"[1]，辑刊《百川学海》100 种、177 卷。相较于类书文献，丛书最大的优点是"所录者，全书皆无破碎割裂之患"[2]。

南宋时期出现了新型的医学丛书著作，但主要以医家个人著作为主。如南宋杨士瀛撰《仁斋直指医书四种》，包括《仁斋直指方论》26 卷、《仁斋直指小儿方论》5 卷、《伤寒类书活人总括》7 卷、《医学真经》1 卷，宋理宗景定年间刻本，建安儒医詹宏中校定，目录首有"环溪书院刊行"六字，"此本纸刻精良，当是景定原刻"[3]。此后元刻本、明嘉靖二十九年（1550 年）朱崇正刻本、朝鲜铜活字刻本、清乾隆年间《钦定四库全书》钞本等，"亦以宋椠为祖"。该书是中国现存最早的中医丛书，可以保存一人或多人的著作[4]。

总之，自南宋以后，类书和丛书并存，互为补充，俱为保存原始医学文献史料的重要载体，受到历代政府、士人和社会的高度重视，在中国学术史、文化史、科技史、医学史等诸多领域占有重要地位，成为保存和延续中华文明、文脉的重要文本资料之一。

通过以上分析和研究，本章得出如下重要结论。

第一，唐宋类书按"部""门"辑录资料的特点，使它在保存医学文献史料方面发挥了独特的作用，是医学著作以外保存原书著作内容最多的载体。类书中的医药学知识，广泛征引自经部、史部、子部、集部和历代医学著作，从内容的广度上来看超越了医学著作本身，具有重要的文献价值和史料价值。

第二，唐宋类书中的医药学知识，内容丰富多样，学科门类齐全，征引文献广泛，是研究中医文献学史、中国古代医学史和中外医学交流史的重要文本资料之一，具有重要的学术价值和临床借鉴价值。

---

① ［宋］左圭辑. 百川学海：卷首，序 [M]. 北京：中国书店，1990：3.

② ［明］钱福. 钱太史鹤滩稿：卷三，百川学海叙 [M]//四库全书存目丛书·集部，第 46 册. 济南：齐鲁书社，1997：137.

③ ［日本］涩江全善，森立之，撰. 经籍访古志补遗·医部 [M]. 杜泽逊，班龙门，点校. 上海：上海古籍出版社，2014：329.

④ 刘从明，王者悦，黄鑫，编著. 中医古籍丛书综录 [M]. 北京：中医古籍出版社，2011：73.

第三，唐宋类书最大的贡献在于收载了大量南宋以前的珍贵医学文献史料，为研究中国古代医学史的发展及其演变提供了丰富的素材。然而，我们也应该看到，唐宋类书在选取资料和征引资料方面存在着一定的局限，甚至存在着某些错讹。这些缺陷完全是由类书的编辑体例和编撰者的水平所决定的。

结　语

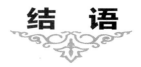

　　本书以类书中的医药学内容为研究对象，采用整体研究和个案研究相结合的方法，深入系统地探究了唐宋类书中医药学知识的分类编次、主要内容、资料来源和知识传播情况，深入剖析了医药学知识是如何被类书选取、编排、传播、辑佚、复原等重大学术问题和技术难关，取得了某些新的认识。现对全书内容总结如下。

　　一、唐宋类书的编撰与刊行，受到统治阶级、政府官吏、儒家士人和坊肆书商等社会各阶层的重视与支持，出现了许多对后世产生重要影响的类书著作。尤其是《艺文类聚》100卷、《北堂书钞》173卷、《初学记》30卷、《白氏六帖》30卷、《太平御览》1 000卷、《太平广记》500卷、《文苑英华》1 000卷、《册府元龟》1 000卷、《玉海》200卷、《全芳备祖》58卷、《事林广记》20卷等，均按"方以类聚"原则收载了大量珍贵的医学书目文献、医学诸科知识、医家人物事迹、疾病防治措施、药物炮制方法、验效方剂应用、医学病案实践等内容，成为单行本医学著作以外收载医学原书内容最多的载体，保存了大量珍贵医学文献史料。同时，类书的编辑体例和收载文献史料的功能更加完善，既有"百科全书"式的大型综合性类书，也有某一门类的专科性类书，甚至还出现了专门的医学类书，如《外台秘要方》40卷、《雍熙神医普救方》1 000卷和《经史证类备急本草》30卷等。

　　二、唐宋类书的编撰者、受众、传播载体、传播地域和传播成效，取得显著的成就。其中，类书的编撰者，包括皇帝、政府官吏、儒家士人、坊间书商和宗教人士等，编撰了大量综合性类书和专科类书。类书的传播者，包括皇帝、政府官吏、士人、书商、藏书家、僧人和道士，以及朝鲜和日本使者、僧人等，在推广、传播类书方面做出了积极贡献。尤其是坊肆书商，他们成为宋代类书传播的重要社会力量，不仅刊刻了士人撰写的类书著作，而且还编撰了大量适合儒家士人和官僚士大夫作文、程式、考试和日常民用类书。类书的受众，包括各级官吏、儒家士人、书商、藏书家和儿童等。类书的传播载体，主要以写本、刻本、钞本为主，出现了官刻本、私刻本和坊刻本等版本。类书的传播地域，主要分布在京城、地方诸道（路）州、县，家塾、私塾，书肆，周边少数民族地区，以及朝鲜半岛、日本等地。类书的传播成效，极为显著，它们不仅成为士人获取医学知识的重要文本，而且也是科举考试、作文填词的重要工具书和后世编撰新类书的史料来源之一。

　　三、唐宋类书中医药学知识的主要内容，包含历代医事制度沿革、医学人物传记、医学著作流传、疾病防治措施、药物炮制方法、验效方剂应用、临证各科发展、名医病案荟萃等，突破了某一医书内容的局限，反映了以《黄帝内经》为代表的中医基础理论、以《神农本草经》为代表的药物学、以《黄帝三部针灸甲乙经》为代表的针灸学和以《伤寒杂病论》为代表的疾病学等得到了重要的继承、发展和创新。这些保存在类书中的珍贵医学文献史料，不仅是校勘、增补、辑佚南宋以前医学著作的珍贵史料，而且也是研究中国古代医学史的珍贵文本资料之一，有助于深入开展医学文献学史、医学知识史、医学制度史、医学人物史、疾病学史、瘟疫防治史、医学病案史、药物学史、食疗养生学史、畜牧兽医学史、中外医学交流史等专题研究，具有相当重要的学术价值。

　　四、唐宋类书中医药学知识的主要来源，突破了某部或某类著作的局限，征引史料极为广泛，涵盖了中国古代"四部分类法"中经部、史部、子部、集部和道藏部、佛藏部中的所有医学内容。其中，儒家经典包括易类、书类、诗类、礼类、春秋类、孝经类、小学类、四书类等文献；史学著作包括历代正史类、编年类、杂史类、别史类、诏令奏议类、传记类、史钞类、时令类、地理类、职官类、政书类、目录类等文献；子部著作包括儒家类、兵家类、法家类、农家类、医家类、天文算法类、术数类、谱录类、杂家类、类书类、小说家类、佛家类、道家类等文献；集部著作包括楚辞类、别集类、总集类、诗文评类、词曲类等文献。尤其是历代医学著作，包括医经、基础理论、伤寒金匮、诊法、针灸推拿、本草、方书、临证各科、养生、医案、医史等文献，唐宋类书无不加以征引。

五、唐宋类书中医药学知识的传播影响，突破了某一地域或国别的限制，先后在中国、朝鲜半岛和日本等地区产生了深刻影响。唐宋类书在唐宋、元明清乃至近现代时期得到一定的传播，甚至东传朝鲜、日本等地，先后有刻本、钞本和节选本流传。类书中的医药学知识，受到后世学者的重视与引用，成为中国和朝鲜、日本新撰类书、医书、医案的知识来源之一。如中国医书《经史证类备急本草》《医说》《普济方》《本草纲目》《本草乘雅半偈》《名医类案》，类书著作《永乐大典》《唐类函》《御定佩文斋广群芳谱》，朝鲜医书《乡药集成方》《御修医方类聚》《东医宝鉴》，日本医书《医心方》《覆载万安方》《炮炙全书》《杂病广要》，日本类书著作《秘府略》《和名类聚抄》等，大量征引了唐宋类书中的医学内容，甚至许多药物和验效方剂被直接应用于临床疾病诊疗。

六、唐宋类书取得了突出的成就和创新，医药学知识在类书中受到相当的重视，无论是官修类书，还是个人撰写的私家类书，均呈现出了鲜明的学术性、知识性、资料性和检索性的特点。影响唐宋类书中医学知识辑录和传播的因素，主要包括医学的仁政功能和统治阶级的重视，士人获取知识的需求和科举考试的发展，类书体例的完善和医学古籍的散佚，战争的影响和士人的爱好等。唐高祖、唐玄宗、欧阳询、虞世南、徐坚、白居易、宋太宗、宋真宗、宋孝宗、李昉、贾黄中、王钦若、晏殊、王应麟、陈咏、陈元靓、叶廷珪、吕祖谦等，在类书编撰、体例创新、资料辑录和刊刻颁行等方面做出了重要的贡献，应给予充分的肯定。

七、唐宋类书中的医药学知识，具有较强的借鉴意义和医学应用价值。类书中保存的部分引文或全书内容，为前代和唐宋时期医籍整理和医学史研究提供了珍贵史料来源，可以对传世或散佚医学著作进行校勘、增补或辑佚。唐宋类书"药香草部""药部"中收载的药物学知识，是历代本草学著作以外收载药物种类最多的著作，有着较强的临证实用价值。类书"疾部""疾疹部"中收载的疾病种类、病因病症，以及有关风病、伤寒、气疾、痰饮、诸虚、痼冷、积热、泄痢、疟病、霍乱、眼目、耳疾、咽喉口吃、脚气、金镞、疮肿、伤折、妇人、小儿等疾病防治措施，蕴藏着宝贵的药物学、方剂学、针灸学、疾病学、养生学等知识，尤其是漆叶青黏散、四顺汤、四物散、赤丸、紫丸、杀鬼丸、苏合香丸、赤芍药散等验效方剂的应用，有待医学界进一步去发掘和利用。类书"医部"中收载的医家人物事迹和名医类案，可补正史记载的不足，对于研究早期医学传承谱系、中医诊断学、中医学术思想等具有借鉴意义。类书"兽畜类"中收载的治牛瘴疫方、牛咳嗽方、牛中热方、牛漏蹄方、牛沙疥方、马肺毒方、马诸疮方、马伤蹄方、羊败群方、羊夹蹄方、羊中水方、猪疫病方、鸡杂病方、狗杂病方、猫杂病方等验效方剂，对古、今兽医学研究有一定的借鉴价值。类书"艺文"中保存的历代医学文献书目，对于深入开展医学文献学、目录学、校勘学、版本学、辑佚学、语言学等研究有着不可替代的重要作用。

八、唐宋类书中的医药学知识，也存在着某些局限和错讹问题。类书中选取和征引的医学史料，在医学原著现仍流传且内容完整的情况下，从文献学的角度来看属于"次级文献"。只有当医学原著散佚以后，类书中的医学知识才变得更为重要，甚至上升为"原始文献"。另一方面，类书中征引的医学文献史料，在资料选取、编撰体例和文献内容等方面存在着一定的局限，甚至存在着不注引文出处、重复引用段落、引文删减或节略、引文内容错误等问题。这些是由类书的编辑体例和类书编撰者的水平或坊肆书商谋取私利粗编滥造所造成的。我们在认真从事研究时，一定要辨析类书中引用医学史料存在的问题。

总之，唐宋时期官、私类书的发展取得了重要成就和创新。类书的编撰不仅受到统治阶级的重视，而且类书也成为统治阶级寻求治国资鉴、士人获取知识和科举应试教育的重要工具书。类书中收载的医学史料，是历代医学著作写本、刻本、钞本以外保存医学文献种类和医学原著内容最多的载体，有力地弘扬了儒家"仁政"思想，全面反映了当时的学科分类和医学内容。类书中的医药学知识，不仅成为校勘存世医学著作、增补残缺医学著作和辑录散佚医学著作的珍贵史料，而且成为研究宋代以前中国医学史的重要文本资料，对于深入开展医学文献学、病因病机学、临床诊断学、药物学、方剂学、医学病案、医学制度、医学教育和医学人物传记等专题研究，具有重要的学术价值和借鉴意义。

参考文献

一、医学史文献

巢元方. 诸病源候论校注 [M]// 丁光迪. 中医古籍整理丛书重刊. 北京：人民卫生出版社，2013.

陈藏器. 本草拾遗 [M]. 尚志钧，辑释. 合肥：安徽科学技术出版社，2002.

陈承，裴宗元，陈师文. 增广太平惠民和剂局方 [M]// 许洪增广，橘亲显，细川桃庵，望月三英，等，校正. 任廷苏，李云，张镐京，等，点校. 韩刚，主审. 故宫珍本丛刊精选整理本丛书. 海口：海南出版社，2012.

程杏轩. 医述 [M]. 合肥：安徽科学技术出版社，1983.

崔知悌. 纂要方 [M]// 范行准，辑佚. 梁峻，整理. 全汉三国六朝唐宋方书辑稿. 北京：中医古籍出版社，2019.

范汪. 范东阳方 [M]// 范行准，辑佚. 梁峻，整理. 全汉三国六朝唐宋方书辑稿. 北京：中医古籍出版社，2019.

方广. 丹溪心法附余 [M]. 王英，曹钒，林红，校注. 北京：中国中医药出版社，2015.

冯汉镛. 古方书辑佚 [M]. 北京：人民卫生出版社，1993.

葛洪. 肘后备急方 [M]. 陶弘景，增补. 杨用道，辑. 王均宁，点校. 天津：天津科学技术出版社，2005.

郭霭春. 黄帝内经素问校注 [M]// 中医古籍整理丛书重刊. 北京：人民卫生出版社，2015.

何大任. 太医局诸科程文格 [M]// 邢玉瑞，孙雨来，校注. 中国古医籍整理丛书. 北京：中国中医药出版社，2015.

何任. 金匮要略校注 [M]// 中医古籍整理丛书重刊. 北京：人民卫生出版

社，2013.

何时希 . 珍本女科医书辑佚八种 [M]. 上海：学林出版社，1984.

胡滏撰 . 卫生易简方 [M]. 北京：人民卫生出版社，1984.

皇甫谧 . 针灸甲乙经校注 [M]. 张灿玾，徐国仟，校 . 北京：人民卫生出版社，2014.

江瓘 . 名医类案 [M]. 潘桂娟，等校注 . 北京：中国中医药出版社，1996.

寇平 . 全幼心鉴 [M]. 王尊旺，校注 . 北京：中国中医药出版社，2015.

寇宗奭，撰 . 本草衍义 [M]. 颜正华，常章富，黄幼群，点校 . 北京：人民卫生出版社，1990.

雷敩 . 雷公炮炙论（辑佚本）[M]. 王兴法，辑校 . 上海：上海中医学院出版社，1986.

李昉，卢多逊，等 . 开宝本草（辑复本）[M]. 尚志钧，辑校 . 合肥：安徽科学技术出版社，1998.

李杲 . 食物本草 [M]. 李时珍，参订 . 姚可成，补辑 . 郑金生，等点校 . 北京：中国医药科技出版社，1990.

李克光，郑孝昌 . 黄帝内经太素校注 [M]. 北京：人民卫生出版社，2005.

李隆基 . 广济方 [M]// 范行准，辑佚 . 梁峻，整理 . 全汉三国六朝唐宋方书辑稿 . 北京：中医古籍出版社，2019.

李石 . 司牧安骥集校注 [M]. 邹介正，等校注 . 北京：中国农业出版社，2001.

李时珍 . 本草纲目（校点本）[M]. 2 版，北京：人民卫生出版社，2012.

李珣 . 海药本草（辑校本）[M]. 尚志钧，辑校 . 北京：人民卫生出版社，1997.

廖果，李良松 . 佛医古方书八种 [M]. 北京：学苑出版社，2014.

蔺道人 . 理伤续断方 [M]. 王育学，点校 . 沈阳：辽宁科学技术出版社，1989.

灵枢经校释 [M]. 河北医学院，校释 . 北京：人民卫生出版社，1982.

凌耀星 . 难经校注 [M]// 中医古籍整理丛书重刊 . 北京：人民卫生出版社，

2016.

刘从民，译注．黄帝外经译注 [M]．北京：华龄出版社，2024.

刘渡舟．伤寒论校注 [M]// 中医古籍整理丛书重刊．北京：人民卫生出版社，2015.

卢之颐．本草乘雅半偈 [M]．冷方南，王齐南，校点．北京：人民卫生出版社，1986.

马继兴，王淑民，陶广正，等．敦煌医药文献辑校 [M]// 敦煌文献分类录校丛刊．南京：江苏古籍出版社，1998.

马继兴．神农本草经辑注 [M]// 中医古籍整理丛书重刊．北京：人民卫生出版社，2013.

孟诜，张鼎．食疗本草 [M]．谢海洲，马继兴，翁维健，等辑．北京：人民卫生出版社，1984.

孟诜．必效方 [M]// 范行准，辑佚．梁峻，整理．全汉三国六朝唐宋方书辑稿．北京：中医古籍出版社，2019.

缪希雍．神农本草经疏 [M]// 胡国臣，总主编．任春荣，主编．明清名医全书大成·缪希雍医学全书．北京：中国中医药出版社，2015.

神农本草经 [M]// 孙星衍，孙冯翼．中医临床经典丛书．太原：山西科学技术出版社，2018.

沈金鳌．要药分剂 [M]．上海：上海卫生出版社，1958.

宋侠．经心录 [M]// 范行准，辑佚．梁峻，整理．全汉三国六朝唐宋方书辑稿．北京：中医古籍出版社，2019.

苏敬，等．新修本草（辑复本）[M]．尚志钧，辑校．合肥：安徽科学技术出版社，1981.

苏颂．图经本草（辑复本）[M]．胡乃长，王致谱，辑注．福州：福建科学技术出版社，1988.

苏颂．本草图经 [M]．尚志钧，辑注．合肥：安徽科学技术出版社，1994.

孙思邈．备急千金要方 [M]// 胡国辰，总主编．张印生，韩学杰，主编．唐宋金元名医全书大成·孙思邈医学全书．北京：中国中医药出版社，2009.

孙思邈.千金翼方 [M]// 胡国辰,总主编.张印生,韩学杰,主编.唐宋金元名医全书大成·孙思邈医学全书.北京:中国中医药出版社,2009.

太平惠民和剂局.太平惠民和剂局方 [M]// 刘景源,点校.中医临床必读丛书.北京:人民卫生出版社,2007.

唐慎微.大观经史政类备急本草 [M].艾晟,刊订.尚志钧,点校.合肥:安徽科学技术出版社,2003.

唐慎微.重修政和经史证类备用本草 [M].曹孝忠,等校.张存惠,增订.陆拯,郑苏,傅睿,等校注.北京:中国中医药出版社,2013.

陶弘景.本草经集注(辑校本)[M].尚志钧,尚元胜,辑校.北京:人民卫生出版社,1994.

陶弘景,等.道藏养生书十种 [M].李世华,沈德惠,点校.北京:中医古籍出版社,1987.

陶弘景.名医别录(辑校本)[M].尚志钧,辑校.北京:人民卫生出版社,1986.

王怀隐,王光佑,郑彦,等.太平圣惠方(校点本)[M].郑金生,汪惟刚,董志珍,校点.北京:人民卫生出版社,2016.

王继先,等.绍兴本草校注 [M].尚志钧,校注.北京:中医古籍出版社,2007.

王璆.是斋百一选方 [M].刘耀,等点校.上海:上海科学技术出版社,2003.

王瑞祥.永乐大典医书辑本(一)[M].北京:中医古籍出版社,2010.

王叔和.脉经校注 [M]// 沈炎南.中医古籍整理丛书重刊.北京:人民卫生出版社,2013.

王焘.外台秘要方 [M]// 胡国臣,总主编.张登本,主编.唐宋金元名医全书大成·王焘医学全书.北京:中国中医药出版社,2006.

魏启鹏,胡翔骅.马王堆汉墓医书校释 [M].成都:成都出版社,1992.

魏之琇.续名医类案 [M].黄汉儒,等点校.北京:人民卫生出版社,1997.

吴昆.医方考 [M].洪青山,校注.北京:中国中医药出版社,1998.

吴普 . 吴普本草 [M]. 尚志钧，等辑校 . 北京：人民卫生出版社，1987.

肖源，等 . 永乐大典医药集 [M]. 北京：人民卫生出版社，1986.

谢士泰 . 删繁方 [M]// 范行准，辑佚 . 梁峻，整理 . 全汉三国六朝唐宋方书辑稿 . 北京：中医古籍出版社，2019.

徐倬，辑校 . 扁鹊镜经 [M]. 北京：人民卫生出版社，2021.

徐大椿 . 医学源流论 [M]// 胡国臣，总主编 . 刘洋，主编 . 明清名医全书大成 · 徐灵胎医学全书 . 北京：中国中医药出版社，2015.

徐林平 . 和刻本中医古籍珍本丛刊 [M]. 北京：国家图书馆出版社，2018.

杨时泰 . 本草述钩元 [M]. 上海：科技卫生出版社，1958.

姚僧垣 . 集验方 [M]// 范行准，辑佚 . 梁峻，整理 . 全汉三国六朝唐宋方书辑稿 . 北京：中医古籍出版社，2019.

姚僧垣 . 集验方 [M]. 高文铸，辑校 . 天津：天津科学技术出版社，1986.

佚名 . 黄帝虾蟆经 [M]// 古医籍稀见版本影印存真文库 . 北京：中医古籍出版社，2016.

佚名 . 近效方 [M]// 范行准，辑佚 . 梁峻，整理 . 全汉三国六朝唐宋方书辑稿 . 北京：中医古籍出版社，2019.

佚名 . 延年秘录 [M]// 范行准，辑佚 . 梁峻，整理 . 全汉三国六朝唐宋方书辑稿 . 北京：中医古籍出版社，2019.

喻昌 . 医门法律 [M]. 赵俊峰，点校 . 北京：中医古籍出版社，2002.

喻嘉言 . 喻选古方试验 [M]. 陈湘萍，点校 . 北京：中医古籍出版社，1999.

昝殷 . 产宝 [M]// 范行准，辑佚 . 梁峻，整理 . 全汉三国六朝唐宋方书辑稿 . 北京：中医古籍出版社，2019.

张机 . 金匮玉函经 [M]. 王叔和，集 . 林億等，编 . 北京：人民卫生出版社，1955.

张三锡 . 医学六要 [M]. 王大妹，陈守鹏，点校 . 上海：上海科学技术出版社，2005.

张志聪 . 本草崇原 [M]. 刘小平，点校 . 北京：中国中医药出版社，1992.

掌禹锡，等 . 嘉祐本草（辑复本）[M]. 尚志钧，辑复 . 北京：中医古籍出版社, 2009.

赵佶. 圣济经 [M]// 吴褆, 注. 刘淑清, 校. 中医古籍整理丛书. 北京: 人民卫生出版社, 1990.

赵佶. 圣济总录 (校点本) [M]. 郑金生, 汪惟刚, 犬卷太一, 校点. 北京: 人民卫生出版社, 2013.

甄立言. 古今录验方 [M]// 范行准, 辑佚. 梁峻, 整理. 全汉三国六朝唐宋方书辑稿. 北京: 中医古籍出版社, 2019.

朱权. 乾坤生意 [M]. 于海芳, 校注. 北京: 中国中医药出版社, 2018.

朱橚. 普济方 [M]. 北京: 人民卫生出版社, 1960.

朱佐. 类编朱氏集验医方 [M]. 郭瑞华, 孙德立, 姜玉玫, 点校. 上海: 上海科学技术出版社, 2003.

二、历史文献

(一) 历史类文献

白居易. 白居易集 [M]. 顾学颉, 点校. 北京: 中华书局, 1979.

班固. 汉书 [M]. 北京: 中华书局, 1962.

蔡襄. 蔡襄集 [M]. 吴以宁, 点校. 上海: 上海古籍出版社, 1996.

曾巩. 隆平集校证 [M]. 王瑞来, 校证. 北京: 中华书局, 2012.

晁公武. 郡斋读书志校证 [M]. 孙猛, 校证. 上海: 上海古籍出版社, 1990.

陈骙. 中兴馆阁书目 [M]// 赵士炜, 辑. 许逸民, 常振国, 编. 中国历代书目丛刊: 第1辑. 北京: 现代出版社, 1987.

陈寿. 三国志 [M]. 北京: 中华书局, 1971.

陈元靓. 岁时广记 [M]. 北京: 中华书局, 1985.

陈造. 江湖长翁文集 [M]// 明万历刻本. 宋集珍本丛刊: 第60册. 北京: 线装书局, 2004.

陈振孙. 直斋书录解题 [M]. 徐小蛮, 顾美华, 点校. 上海: 上海古籍出版社, 2015.

程大昌. 演繁露 [M]// 丛书集成初编. 北京: 中华书局, 1991.

程俱.麟台故事校证[M]//张富祥,校证.唐宋史料笔记丛刊.北京:中华书局,2000.

春秋左传注疏[M]//杜预,注.孔颖达,疏.阮元,校刻.十三经注疏.北京:中华书局,1982.

崔与之.宋丞相崔清献公全录[M].张其凡,孙志章,整理.广州:广东人民出版社,2008.

大司农司.元刻农桑辑要校释[M].缪启愉,校释.北京:农业出版社,1988.

戴侗.六书故[M]//党怀兴,刘斌,点校.古代字书辑刊.北京:中华书局,2012.

邓文原.巴西集[M]//景印文渊阁四库全书:第1195册.台北:商务印书馆,1986.

丁度.附释文互注礼部韵略[M]//景印文渊阁四库全书:第237册.台北:商务印书馆,1986.

董诰.全唐文[M].北京:中华书局,1983.

董逌.广川书跋[M]//丛书集成初编.北京:中华书局,1985.

杜佑.通典[M].王文锦,王永兴,刘俊文,点校.北京:中华书局,1988.

段成式.酉阳杂俎[M]//曹中孚,校点.历代笔记小说大观.上海:上海古籍出版社,2012.

鄂尔泰,张廷玉.国朝宫史[M]北京:北京古籍出版社,1994.

范晔.后汉书[M].北京:中华书局,1965.

方回.桐江续集[M]//景印文渊阁四库全书:第1193册.台北:商务印书馆,1986.

房玄龄.晋书[M].北京:中华书局,1974.

冯琦,冯瑗.经济类编[M]//景印文渊阁四库全书:第960—963册.台北:商务印书馆,1986.

傅增湘.藏园群书题记[M].上海:上海古籍出版社,1989.

葛胜仲.丹阳集[M]//景印文渊阁四库全书,第1127册.台北:商务印书馆, 1986.

顾炎武. 日知录校注 [M]. 陈垣, 校注. 合肥: 安徽大学出版社, 2007.

韩婴. 韩诗外传集释 [M]. 许维遹, 校释. 北京: 中华书局, 1980.

何宁. 淮南子集释 [M]. 北京: 中华书局, 1998.

何休. 春秋公羊传注疏 [M]// 阮元, 校刻. 十三经注疏. 北京: 中华书局, 1982.

贺复征. 文章辨体汇选 [M]// 景印文渊阁四库全书: 第 1402—1410 册. 台北: 商务印书馆, 1986.

洪迈. 夷坚志 [M]. 何卓, 点校. 北京: 中华书局, 1981.

胡应麟. 少室山房集 [M]// 景印文渊阁四库全书: 第 1290 册. 台北: 商务印书馆, 1986.

黄朝英. 靖康缃素杂记 [M]// 吴企明, 点校. 唐宋史料笔记丛刊. 北京: 中华书局, 2014.

黄丕烈. 黄丕烈书目题跋 [M]// 清人书目题跋丛刊. 六. 北京: 中华书局, 1993.

黄虞稷. 千顷堂书目 [M]. 瞿凤起, 潘景郑, 整理. 上海: 上海古籍出版社, 1990.

黄震. 黄震全集 [M]. 张伟, 何忠礼, 主编. 杭州: 浙江大学出版社, 2013.

孔颖达. 周易正义 [M]// 王弼, 注. 阮元, 校刻. 十三经注疏. 北京: 中华书局, 1982.

李复言. 续玄怪录 [M]// 田松青, 校点. 历代笔记小说大观. 上海: 上海古籍出版社, 2012.

李亢. 独异志校证 [M]. 李剑国, 校证. 北京: 中华书局, 2023.

李林甫. 唐六典 [M]. 陈仲夫, 点校. 北京: 中华书局, 1992.

李日华. 六研斋三笔 [M]// 景印文渊阁四库全书: 第 867 册. 台北: 商务印书馆, 1986.

李焘. 续资治通鉴长编 [M]. 上海师范大学古籍整理研究所, 华东师范大学古籍整理研究所, 点校. 北京: 中华书局, 2004.

李攸．宋朝事实 [M]// 国学基本丛书．上海：商务印书馆，1935.

刘安．淮南子 [M]．陈广忠，校点．上海：上海古籍出版社，2016.

刘敬叔．异苑 [M]．范宁，校点．北京：中华书局，1996.

刘肃．大唐新语 [M]// 许德楠，李鼎霞，点校．唐宋史料笔记丛刊．北京：中华书局，1997.

刘昫．旧唐书 [M]．北京：中华书局，1975.

刘珍，等．东观汉记校注 [M]．吴树平，校注．北京：中华书局，2008.

楼钥．攻媿集 [M]// 四部丛刊初编．上海：商务印书馆，1919.

罗振常．善本书所见录 [M]// 汪柏江，方俞明，整理．中国历代书目题跋丛书：第四辑．上海：上海古籍出版社，2014.

罗振玉．鸣沙石室佚书正续编 [M]．北京：北京图书馆出版社，2004.

吕不韦．吕氏春秋 [M]．高诱，注．毕沅，校．徐小蛮，标点．上海：上海古籍出版社，2014.

马端临．文献通考 [M]．上海师范大学古籍研究所，华东师范大学古籍研究所，点校．北京：中华书局，2011.

梅鼎祚．梁文纪 [M]// 景印文渊阁四库全书：第1399册．台北：商务印书馆，1986.

欧阳修，宋祁．新唐书 [M]．北京：中华书局，1975.

彭大翼．山堂肆考 [M]// 景印文渊阁四库全书：第974册．台北：商务印书馆，1986.

彭定求．全唐诗 [M]．北京：中华书局，1960.

綦崇礼．北海集 [M]// 清乾隆翰林院钞本．宋集珍本丛刊：第38册．北京：线装书局，2004.

钱福．钱太史鹤滩稿 [M]．四库全书存目丛书・集部，第46册．济南：齐鲁书社，1997.

秦观．淮海集笺注 [M]．徐培均，笺注．上海：上海古籍出版社，2000.

清高宗．御制诗四集 [M]// 景印文渊阁四库全书：第1307册．台北：商务印书馆，1986.

阮元.揅经室三集 [M].邓经元,点校.北京:中华书局,1993.

史铸.百菊集谱 [M].景印文渊阁四库全书:第 845 册.台北:商务印书馆,1986.

释道世.法苑珠林校注 [M].周叔迦,苏晋仁,校注.北京:中华书局,2003.

司马迁.史记(点校本二十四史修订本)[M].北京:中华书局,2014.

宋敏求.春明退朝录 [M].诚刚,点校.北京:中华书局,1997.

宋敏求.唐大诏令集 [M].北京:中华书局,2008.

苏颂.苏魏公文集 [M].王同策,管成学,颜中其,点校.北京:中华书局,2004.

孙觌.南兰陵孙尚书大全文集 [M]// 明钞本.宋集珍本丛刊,第 35 册.北京:线装书局,2004.

孙光宪.北梦琐言 [M]// 林艾园,校点.历代笔记小说大观.上海:上海古籍出版社,2012.

孙星衍.五松园文稿 [M]// 丛书集成初编.上海:商务印书馆,1936.

唐顺之.武编前集 [M]// 中国兵书集成:第 13—14 册.北京:解放军出版社,沈阳:辽沈书社,1989.

陶潜.搜神后记 [M]// 曹光甫,王银林,校点.历代笔记小说大观.上海:上海古籍出版社,2012.

陶宗仪.说郛 [M].北京:中国书店,1986.

脱脱,等.宋史 [M].北京:中华书局,2007.

王勃.王勃集 [M].谌东飚,校点.长沙:岳麓书社,2001.

王谠.唐语林 [M]// 周勋初,校证.唐宋史料笔记丛刊.北京:中华书局,1997.

王明清.挥麈后录 [M]// 燕永成,整理.全宋笔记,第六编,第一册.郑州:大象出版社,2013.

王溥.唐会要 [M].北京:中华书局,1955.

王樵.方麓集 [M]// 景印文渊阁四库全书:第 1185 册.台北:商务印书馆,

1986.

　　王世贞 . 弇州四部稿 [M]// 景印文渊阁四库全书：第 1280 册 . 台北：商务印书馆，1986.

　　王炎 . 双溪文集 [M]// 清钞本 . 宋集珍本丛刊：第 63 册 . 北京：线装书局，2004.

　　王尧臣 . 崇文总目 [M]// 国学基本丛书 . 长沙：商务印书馆，1939.

　　王应麟 . 汉艺文志考证 [M]// 景印文渊阁四库全书：第 675 册 . 台北：商务印书馆，1986.

　　韦绚 . 刘宾客嘉话录 [M]// 丛书集成初编 . 北京：中华书局，1985.

　　魏征 . 隋书 [M]. 北京：中华书局，1982.

　　夏良胜 . 东洲初稿 [M]// 景印文渊阁四库全书：第 1269 册 . 台北：商务印书馆，1986.

　　徐光启 . 农政全书校注 [M]. 石声汉，校注 . 上海：上海古籍出版社，1979.

　　徐松 . 宋会要辑稿 [M]. 刘琳，刁忠民，舒大刚，校点 . 上海：上海古籍出版社，2014.

　　许慎 . 说文解字 [M]. 天津：天津古籍出版社，1991.

　　严可均 . 全上古三代秦汉三国六朝文 [M]. 北京：中华书局，1958.

　　杨亿 . 杨文公谈苑 [M]// 黄鉴，笔录 . 宋庠，整理 . 李裕民，点校 . 历代笔记小说大观 . 上海：上海古籍出版社，2012.

　　姚之骃 . 后汉书补逸 [M]// 景印文渊阁四库全书：第 402 册 . 台北：商务印书馆，1986.

　　叶梦得 . 石林燕语 [M]// 徐时仪，整理 . 全宋笔记：第 2 编，第 10 册 . 郑州：大象出版社，2006.

　　佚名 . 宋大诏令集 [M]. 司义祖，整理 . 北京：中华书局，1997.

　　永瑢，纪昀 . 钦定四库全书简明目录 [M]// 景印文渊阁四库全书：第 6 册 . 台北：商务印书馆，1986.

　　永瑢，纪昀 . 四库全书总目 [M]. 北京：中华书局，2003.

　　尤袤 . 遂初堂书目 [M]// 丛书集成初编 . 上海：商务印书馆，1935.

于敏中，王际华 . 钦定天禄琳琅书目 [M]// 景印文渊阁四库全书：第 675 册 . 台北：商务印书馆，1986.

俞成 . 萤雪丛说 [M]// 丛书集成初编 . 北京：中华书局，1985.

俞鼎孙，俞经 . 儒学警悟 [M]. 北京：中国书店，2010.

岳珂 . 愧郯录 [M]// 许沛藻，刘宇，整理 . 全宋笔记：第 7 编，第 4 册 . 郑州：大象出版社，2016.

张读 . 宣室志 [M]// 萧逸，校点 . 历代笔记小说大观 . 上海：上海古籍出版社，2012.

张九龄 . 张九龄集校注 [M]. 熊飞，校注 . 北京：中华书局，2008.

张君房 . 云笈七签 [M]// 张继禹 . 中华道藏：第 29 册 . 北京：华夏出版社，2004.

张溥 . 汉魏六朝百三家集 [M]// 景印文渊阁四库全书：第 1412—1416 册 . 台北：商务印书馆，1986.

张之洞 . 书目答问补正 [M]. 范希曾，补正 . 上海：上海古籍出版社，2001.

张志淳 . 南园漫录校注 [M]. 云南省文史研究馆，编 . 昆明：云南民族出版社，1999.

张鷟 . 朝野佥载 [M]// 赵守俨，点校 . 唐宋史料笔记丛刊 . 北京：中华书局，1997.

赵汝适 . 诸蕃志校释 [M]. 杨博文，校释 . 北京：中华书局，2000.

郑处诲 . 明皇杂录 [M]// 田廷柱，点校 . 唐宋史料笔记丛刊 . 北京：中华书局，1997.

郑樵 . 夹漈遗稿 [M]// 清钞本 . 宋集珍本丛刊：第 42 册 . 北京：线装书局，2004.

郑樵 . 通志 [M]. 北京：中华书局，1987.

周必大 . 周必大全集 [M]. 王蓉贵，白井顺，点校 . 成都：四川大学出版社，2017.

周礼注疏 [M]// 郑玄，注 . 贾公彦，疏 . 阮元，校刻 . 十三经注疏 . 北京：中华书局，1982.

周去非 . 岭外代答校注 [M]. 杨武泉，校注 . 北京：中华书局，1999.

朱熹 . 朱子全书 [M]. 朱杰人，严佐之，刘永翔，主编 . 上海：上海教育出版社，合肥：安徽古籍出版社，2002.

朱彝尊 . 经义考 [M]. 中华书局编辑部，编 . 北京：中华书局，1998.

左圭辑 . 百川学海 [M]// 海王村古籍丛刊 . 北京：中国书店，1990.

（二）类书类文献

白居易 . 白氏六帖事类集 [M]. 影印版 . 北京：文物出版社，1987.

不著撰人 . 锦绣万花谷 [M]// 景印文渊阁四库全书：第 924 册 . 台北：商务印书馆，1986.

不著撰人 . 群书会元截江网 [M]// 景印文渊阁四库全书：第 934 册 . 台北：商务印书馆，1986.

不著撰人 . 新编翰苑新书 [M]// 北京图书馆古籍出版编辑组 . 北京图书馆古籍珍本丛刊 . 子部·类书类：第 74 册 . 北京：书目文献出版社，1988.

曾慥 . 类说校注 [M]. 王汝涛，等，校注 . 福州：福建人民出版社，1996.

陈傅良 . 永嘉八面锋 [M]// 景印文渊阁四库全书：第 923 册 . 台北：商务印书馆，1986.

陈景沂 . 全芳备祖 [M]. 祝穆，订正 . 程杰，王三毛，点校 . 杭州：浙江古籍出版社，2014.

陈思 . 小字录 [M]// 四部丛刊三编 . 上海：商务印书馆，1935.

陈耀文编 . 天中记 [M]. 扬州：广陵书社，2007.

陈元靓 . 事林广记 [M]. 北京：中华书局，1999.

陈元龙 . 格致镜原 [M]// 景印文渊阁四库全书：第 1032 册 . 台北：商务印书馆，1986.

杜门 . 新刻锦带补注 [M]// 明胡氏文会堂刻格致丛书 . 四库全书存目丛书 . 子部：第 166 册 . 济南：齐鲁书社，1995.

方凤 . 野服考 [M]// 清道光十一年六安晁氏木活字学海类编本 . 四库全书存目丛书 . 子部：第 170 册 . 济南：齐鲁书社，1995.

冯梦龙.太平广记钞[M].孙大鹏,点校.武汉:崇文书局,2019.

高承.事物纪原[M].金圆,许沛藻,点校.北京:中华书局,1989.

韩鄂.岁华纪丽[M]//天津图书馆藏明万历刻秘册汇函本.四库全书存目丛书.子部:第166册.济南:齐鲁书社,1995.

解缙.永乐大典(精装10册)[M].北京:中华书局,1986.

李昉.太平广记[M].北京:中华书局,2018.

李昉.太平御览[M].夏剑钦,等校点.石家庄:河北教育出版社,2000.

李昉.文苑英华[M].北京:中华书局,1966.

李翰.蒙求[M]//续修四库全书:第1213册.上海:上海古籍出版社,2002.

李瀚.蒙求集注[M]//徐子光,补注.丛书集成初编.上海:商务印书馆,1940.

李昭玘.太学新增合璧联珠声律万卷菁华[M]//李似之,辑.续修四库全书:第1214—1216册.上海:上海古籍出版社,2002.

林宝.元和姓纂(附四校记)[M].岑仲勉,校记.郁贤皓,陶敏,整理.北京:中华书局,1994.

林駉.古今源流至论[M]//景印文渊阁四库全书:第942册.台北:商务印书馆,1986.

刘攽.文选类林[M]//明嘉靖三十七年吴思贤刻本.四库全书存目丛书·子部:第167册.济南:齐鲁书社,1995.

刘达可.璧水群英待问会元[M]//明丽泽堂活字本.四库全书存目丛书·子部:第168册.济南:齐鲁书社,1995.

刘鸿训.玉海纂[M]//首都师范大学图书馆藏清顺治四年王允明刻本.四库全书存目丛书·子部:第168册.济南:齐鲁书社,1995.

刘应李.新编事文类聚翰墨全书[M]//明初刻本.四库全书存目丛书·子部:第169册.济南:齐鲁书社,1995.

陆龟蒙.小名录[M]//丛书集成初编.上海:商务印书馆,1937.

陆寿名.续太平广记[M].北京:北京出版社,1996.

吕祖谦.东莱先生分门诗律武库 [M]// 续修四库全书:第 1216 册.上海:上海古籍出版社,2002.

吕祖谦.历代制度详说 [M].扬州:广陵书社,1990.

马永易.新辑实宾录 [M]// 陈鸿图,辑校.唐宋史料笔记丛刊.北京:中华书局,2018.

欧阳询.艺文类聚 [M].汪绍楹,校.上海:上海古籍出版社,2015.

潘自牧.记纂渊海 [M].北京:中华书局,1988.

裴良甫.十二先生诗宗集韵 [M]// 宋刻本.四库全书存目丛书.子部:第 170 册.济南:齐鲁书社,1995.

钱讽辑.回溪先生史韵 [M]// 续修四库全书:第 1216 册.上海:上海古籍出版社,2002.

任广.书叙指南 [M]// 丛书集成初编.上海:商务印书馆,1937.

任广.新刻吕泾野先生校正中秘元本 [M]// 续修四库全书:第 1214 册.上海:上海古籍出版社,2002.

邵思.姓解 [M]// 续修四库全书:第 1213 册.上海:上海古籍出版社,2002.

苏易简.文房四谱 [M]// 丛书集成初编.长沙:商务印书馆,1939.

苏易简.文选双字类要 [M]// 宋淳熙八年池阳郡斋刻绍熙三年重修本.四库全书存目丛书.子部:第 166 册.济南:齐鲁书社,1995.

孙冯翼.皇览 [M]// 续修四库全书:第 1212 册.上海:上海古籍出版社,2002.

孙逢吉.职官分纪 [M]// 四库类书丛刊.北京:中华书局,1988.

唐仲友.帝王经世图谱 [M]// 丛书集成初编.上海:商务印书馆,1937.

王钦若.册府元龟(校订本).周勋初,校订.南京:凤凰出版社,2006.

王芮.历代蒙求 [M]// 郑镇孙,注.续修四库全书:第 1218 册.上海:上海古籍出版社,2002.

王应麟.小学绀珠 [M].北京:中华书局,1987.

王应麟.姓氏急就篇 [M].中华再造善本.北京:北京图书馆出版社,2006.

王应麟.玉海[M].南京:江苏古籍出版社,上海:上海书店,1987.

魏征.群书治要[M].北京:北京理工大学出版社,2013.

吴淑.事类赋[M]//景印文渊阁四库全书:第892册.台北:商务印书馆,1986.

吴棫.韵补[M]//景印文渊阁四库全书:第237册.台北:商务印书馆,1986.

谢维新.古今合璧事类备要[M]//景印文渊阁四库全书:第939—941册.台北:商务印书馆,1986.

徐光溥编.自号录[M]//续修四库全书:第1218册.上海:上海古籍出版社,2002.

徐坚.初学记[M].北京:中华书局,2016.

晏殊.晏元献公类要[M]//清钞本.四库全书存目丛书.子部:第166册.济南:齐鲁书社,1995.

杨伯嵒.六帖补[M]//景印文渊阁四库全书:第948册.台北:商务印书馆,1986.

杨万里.诚斋四六发遣膏馥[M]//周公述,辑.宋淳祐八年建安余卓刻本.四库全书存目丛书·子部:第170册.济南:齐鲁书社,1995.

叶蕡辑.圣宋名贤四六丛珠[M]//续修四库全书:第1213—1214册.上海:上海古籍出版社,2002.

叶廷珪.海录碎事[M].李之亮,校点.北京:中华书局,2002.

阴劲弦,阴复春.韵府群玉[M]//景印文渊阁四库全书:第951册.台北:商务印书馆,1986.

俞安期.唐类函[M].清华大学图书馆藏明万历三十一年刻本,万历四十六年重修本.北京:北京出版社,1998.

虞世南.北堂书钞[M].北京:学苑出版社,2015.

张廷玉.御定骈字类编[M].北京:中国书店,1984.

张英,王士禛.御定渊鉴类函[M]//景印文渊阁四库全书:第982册.台北:商务印书馆,1986.

张鷟 . 龙筋凤髓判校注 [M]. 田涛，郭程伟，校注 . 北京：中国政法大学出版社，1996.

章定 . 名贤氏族言行类稿 [M]// 景印文渊阁四库全书：第 933 册 . 台北：商务印书馆，1986.

章如愚 . 群书考索 [M]. 扬州：广陵书社，2008.

章如愚 . 山堂考索 [M]. 北京：中华书局，1992.

赵崇绚 . 鸡肋 [M]// 景印文渊阁四库全书：第 948 册 . 台北：商务印书馆，1986.

周守忠 . 姬侍内偶 [M]// 明钞本 . 四库全书存目丛书 . 子部：第 168 册 . 济南：齐鲁书社，1995.

祝穆 . 古今事文类聚 [M]// 景印文渊阁四库全书：第 927 册 . 台北：商务印书馆，1986.

祖琏 . 修文殿御览 [M]// 续修四库全书：第 1212 册 . 上海：上海古籍出版社，2002.

（三）近现代学者整理史学类文献

北京大学古文献研究所 . 全宋诗（全七十二册）[M]. 北京：北京大学出版社，1991—1998.

曾枣庄，刘琳 . 全宋文（全三六〇册）[M]. 上海：上海辞书出版社，2006.

曾枣庄 . 宋代序跋全编（全八册）[M]. 济南：齐鲁书社，2015.

董治安 . 唐代四大类书（全三册）[M]. 北京：清华大学出版社，2003.

古风 . 经学辑佚文献汇编 [M]// 历代辑佚文献分类丛刊 . 北京：国家图书馆出版社，2010.

韩理洲 . 全北齐北周文补遗 [M]. 西安：三秦出版社，2008.

韩理洲 . 全北魏东魏西魏文补遗 [M]. 西安：三秦出版社，2010.

韩理洲 . 全三国两晋南朝文补遗 [M]. 西安：三秦出版社，2013.

韩理洲 . 全隋文补遗 [M]. 西安：三秦出版社，2004.

李勇主编 . 类书类地理文献集成（全二十三册）[M]// 中国历史地理文献辑

刊：第八编．上海：上海交通大学出版社，2009.

马国翰．道家佚书辑本十七种 [M]．台北：世界书局，1970.

唐圭璋．全宋词（全五册）[M]．王仲闻，参订．孔凡礼，补辑．北京：中华书局，1999.

仝建平.《新编事文类聚翰墨全书》研究 [M]．银川：宁夏人民出版社，2011.

涂宗流，刘祖信．郭店楚简先秦儒家佚书校释 [M]．台北：万卷楼图书有限公司，2001.

吴钢．全唐文补遗（全九辑）[M]．王京阳，等点校．西安：三秦出版社，1994—2007.

殷梦霞，王冠．古籍佚书拾存 [M]．北京：北京图书馆出版社，2003.

翟金明，李燕．集部辑佚文献汇编（全一〇〇册）[M]// 历代辑佚文献分类丛刊．北京：国家图书馆出版社，2018.

翟金明，李燕．子部辑佚文献汇编（全二十四册）[M]// 历代辑佚文献分类丛刊．北京：国家图书馆出版社，2018.

翟金明．史学辑佚文献汇编（全六十九册）[M]// 历代辑佚文献分类丛刊．北京：国家图书馆出版社，2016.

朱易安，傅璇琮，周常林，等．全宋笔记（全十编）[M]．郑州：大象出版社，2003—2018.

三、地方志和科技史文献

常璩．华阳国志校注 [M]．刘琳，校注．成都：巴蜀书社，1984.

陈相因，秦邕江．广西方志佚书考录 [M]．南宁：广西人民出版社，1990.

范成大．桂海虞衡志辑佚校注 [M]．胡起望，覃光广，校注．成都：四川民族出版社，1986.

李吉甫．元和郡县图志 [M]// 贺次君，点校．中国古代地理总志丛刊．北京：中华书局，1983.

李泰．括地志辑校 [M]// 贺次君，辑校．中国古代地理总志丛刊．北京：中华书局，1980.

李裕民. 山西古方志辑佚 [M]. 太原：山西人民出版社，1984.

刘纬毅. 汉唐方志辑佚 [M]. 北京：北京图书馆出版社，1997.

刘纬毅. 宋辽金元方志辑佚 [M]. 上海：上海古籍出版社，2011.

骆伟，骆廷. 岭南古代方志辑佚 [M]. 广州：广东人民出版社，2002.

马蓉，陈抗，钟文，等. 永乐大典方志辑佚 [M]. 北京：中华书局，2004.

施谔. 淳祐临安志 [M]// 宋元方志丛刊：第 4 册. 北京：中华书局，2006.

王褒. 关中佚志辑注 [M]. 陈晓捷，辑注. 西安：三秦出版社，2006.

吴永章. 异物志辑佚校注 [M]. 广州：广东人民出版社，2010.

周淙. 乾道临安志 [M]// 宋元方志丛刊：第 4 册. 北京：中华书局，2006.

四、工具书

北京图书馆善本特藏部. 北京图书馆善本特藏部藏中国古代科技文献简目（初稿）[M]. 北京：北京图书馆善本特藏部，1976.

曹炳章. 中国医学大成总目提要 [M]. 上海：上海大东书局，1936.

故宫博物院. 故宫普通书目 [M]. 北平：故宫博物院图书馆，1934.

李成文，李建生，司富春. 现代版中医古籍目录（1949—2012）[M]. 北京：中国中医药出版社，2014.

李经纬，余瀛鳌，蔡景峰，等. 中医大辞典 [M]. 2 版. 北京：人民卫生出版社，2016.

刘从明，王者悦，黄鑫. 中医古籍丛书综录 [M]. 北京：中医古籍出版社，2011.

门岿. 二十六史精要辞典 [M]. 北京：人民日报出版社，1993.

南京中医药大学. 中药大辞典 [M]. 2 版. 上海：上海科学技术出版社，2016.

彭怀仁. 中医方剂大辞典 [M]. 2 版. 北京：人民卫生出版社，2017.

瞿冕良. 中国古籍版刻辞典 [M]. 济南：齐鲁书社，1999.

孙启治，陈建华. 古佚书辑本目录附考证 [M]. 北京：中华书局，1997.

孙启治，陈建华. 中国古佚书辑本目录解题 [M]. 上海：上海古籍出版社，

2017.

王宝平 . 中国馆藏和刻本汉籍书目 [M]. 杭州：杭州大学出版社，1995.

王瑞祥 . 中国古医籍书目提要 [M]. 北京：中医古籍出版社，2009.

王雨亭，罗普树，李志文 . 中医疾病证候辞典 [M]. 北京：人民军医出版社，
1988.

王重民 . 中国善本书提要 [M]. 上海：上海古籍出版社，1983.

谢观 . 中国医学大辞典 [M]. 上海：商务印书馆，1921.

薛清录 . 全国中医图书联合目录 [M]. 北京：中医古籍出版社，1991.

薛清录 . 中国中医古籍总目 [M]. 上海：上海辞书出版社，2007.

严绍璗 . 日藏汉籍善本书录（全三册）[M]. 北京：中华书局，2007.

杨绳信 . 增订中国版刻综录 [M]. 西安：陕西人民出版社，2014.

张允亮 . 故宫善本书目 [M]. 北平：故宫博物院图书馆排印本，1934.

赵万里 . 北平图书馆善本书目 [M]. 北平：北平图书馆，1933.

中国古籍善本书目编辑委员会 . 中国古籍善本书目 [M]. 上海：上海古籍
出版社，1996.

中国古籍总目编纂委员会 . 中国古籍总目 [M]. 上海：上海古籍出版社，
2010.

中国中医研究院图书馆 . 馆藏中医线装书目 [M]. 北京：中医古籍出版社，
1986.

中华再造善本工程编纂出版委员会 . 中华再造善本总目提要 [M]. 北京：
国家图书馆出版社，2013.

周海平，申洪砚，朱孝轩 . 黄帝内经大词典 [M]. 北京：中医古籍出版社，
2008.

庄芳荣 . 中国类书总目初稿 . 书名 . 著者索引篇 [M]. 台北：学生书局，
1983.

五、研究论著

曾贻芬，崔文印 . 中国历史文献学史述要（增订本）[M]. 北京：商务印书

馆, 2010.

陈邦贤. 中国医学史 [M]. 北京: 商务印书馆, 1957.

陈伯海, 李定广. 唐诗总集纂要 [M]// 陈伯海. 唐诗学书系. 之三. 上海: 上海古籍出版社, 2016.

陈伯海, 朱易安. 唐诗书目总录 [M]// 陈伯海. 唐诗学书系. 之二. 上海: 上海古籍出版社, 2015.

程杰. 花卉瓜果蔬菜文史考论 [M]. 北京: 商务印书馆, 2018.

池步洲. 日本遣唐使简史 [M]. 上海: 上海社会科学院出版社, 1983.

戴克瑜, 唐建华. 类书的沿革 [M]. 成都: 四川省图书馆学会, 1981.

高学敏, 钟赣生. 中药学 [M]. 2 版. 北京: 人民卫生出版社, 2012.

顾晓华. 中国地质图书馆珍藏文献图录 [M]. 北京: 地质出版社, 2014.

韩毅. 宋代瘟疫的流行与防治 [M]// 国家哲学社会科学成果文库 (2014). 北京: 商务印书馆, 2015.

韩毅. 宋代医学方书的形成与传播应用研究 [M]// 科技知识的创造与传播研究丛书. 广州: 广东人民出版社, 2019.

韩毅. 瘟疫来了: 宋朝如何应对流行病 [M]// 华夏文库·科技书系. 郑州: 大地传媒中州古籍出版社, 2017.

韩毅. 政府治理与医学发展: 宋代医事诏令研究 [M]// 中国科学院"百人计划"课题成果系列. 北京: 中国科学技术出版社, 2014.

胡道静. 中国古代的类书 [M]. 北京: 中华书局, 1982.

金滢坤. 中国科举制度通史. 隋唐五代卷 [M]. 张希清, 毛佩琦, 李世愉, 主编. 上海: 上海人民出版社, 2017.

雷敦渊. 隋代以前类书之研究 [M]// 潘美月, 杜洁祥, 主编. 古典文献研究辑刊. 13 编: 第 4 册. 台北: 花木兰文化出版社, 2011.

李德新, 刘燕池. 中医基础理论 [M]. 2 版. 北京: 人民卫生出版社, 2016.

李经纬, 林昭庚. 中国医学通史. 古代卷 [M]. 北京: 人民卫生出版社, 2000.

李经纬. 中医史 [M]. 海口: 海南出版社, 2007.

李克绍.李克绍医学全集[M].2版.北京：中国医药科技出版社，2018.

李良松，郭洪涛.中国传统文化与医学[M].厦门：厦门大学出版社，1990.

李清凌.中国文化史[M].北京：高等教育出版社，2002.

梁启超.中国近三百年学术史[M].上海：上海古籍出版社，2014.

廖育群，傅芳，郑金生.中国科学技术史.医学卷[M].北京：科学出版社，1998.

林余霖，张静.图解医用本草[M].北京：中医古籍出版社，2018.

凌朝栋.文苑英华研究[M].上海：上海古籍出版社，2005.

刘洪仁.古代文史名著提要[M].成都：巴蜀书社，2008.

刘金同，马良洪，高玉婷，等.中国传统文化[M].天津：天津大学出版社，2009.

刘乃和.《册府元龟》新探[M].郑州：中州书画社，1983.

刘全波.类书研究通论[M].兰州：甘肃文化出版社，2018.

刘全波.魏晋南北朝类书编纂研究[M].北京：民族出版社，2018.

刘时觉.四库及续修四库医书总目[M].北京：中国中医药出版社，2005.

罗志欢.中国丛书综录选注[M].济南：齐鲁书社，2017.

吕子方.中国科学技术史论文集[M].成都：四川人民出版社，1983.

马继兴.出土亡佚古医籍研究[M].北京：中医古籍出版社，2005.

马继兴.马继兴医学文集1943—2009[M].北京：中医古籍出版社，2009.

马继兴.中国出土古医书考释与研究[M].上海：上海科学技术出版社，2015.

马继兴.中医文献学[M].上海：上海科学技术出版社，1990.

毛礼锐，沈灌群.中国教育通史.第3卷[M].济南：山东教育出版社，2005.

南劲松，南红梅.南征用药心得十讲[M].北京：中国医药科技出版社，2016.

牛景丽.《太平广记》的传播与影响[M].天津：南开大学出版社，2008.

潘文，袁仁智.敦煌医学文献研究集成[M].北京：中医古籍出版社，2016.

戚志芬 . 中国的类书、政书与丛书 [M]. 北京：商务印书馆，1991.

裘沛然，丁光迪 . 中医各家学说 [M]. 2 版 . 北京：人民卫生出版社，2008.

尚志钧 . 本草人生：尚志钧本草论文集 [M]. 北京：中国中医药出版社，
2010.

尚志钧 . 本草人生：尚志钧本草文献研究文集 [M]. 上海：上海中医药大学
出版社，2007.

宋一同 . 中医养生学 [M]. 北京：中国纺织出版社，2015.

孙永忠 . 类书渊源与体例形成之研究 [M]// 潘美月，杜洁祥，主编 . 古典
文献研究辑刊 . 4 编：第 3 册 . 台北：花木兰文化出版社，2007.

王珂 .《宋史·艺文志·类事类》研究 [M]. 杭州：浙江大学出版社，2015.

王兴伊，段逸山 . 新疆出土涉医文书辑校 [M]. 上海：上海科学技术出版
社，2016.

王燕华 . 中国古代类书史视域下的隋唐类书研究 [M]. 上海：上海人民出
版社，2018.

王勇主编 . 历代正史日本传考注（全五卷）[M]. 上海：上海交通大学出版
社，2016.

王玉霞，孙红，景晓琦，等 . 中药炮制技术 [M]. 3 版 . 陈秀瑗，吕桂凤，主
编 . 北京：中国医药科技出版社，2017.

夏南强 . 类书通论 [M]. 武汉：湖北人民出版社，2001.

严绍璗 . 日本藏汉籍珍本追踪纪实：严绍璗海外访书志 [M]. 上海：上海古
籍出版社，2005.

严世芸 . 中医学术发展史 [M]. 上海：上海中医药大学出版社，2004.

张灿玾 . 中医古籍文献学（修订版）[M]. 张增敏，张鹤鸣，整理 . 北京：科
学出版社，2013.

张涤华 . 类书流别（修订本）[M]. 北京：商务印书馆，1985.

张国风 .《太平广记》版本考述 [M]. 北京：中华书局，2004.

张围东 . 宋代类书之研究 [M]// 潘美月，杜洁祥 . 古典文献研究辑刊 . 初
编：第 5 册 . 台北：花木兰文化出版社，2005.

张希清 . 中国科举制度通史 . 宋代卷 [M]. 张希清，毛佩琦，李世愉，主编 . 上海：上海人民出版社，2017.

张元济 . 张元济全集 [M]. 北京：商务印书馆，2009.

张赞臣 . 中医外科医籍存佚考 [M]. 余瀛鳌，增订 . 北京：人民卫生出版社，1987.

赵含坤 . 中国类书 [M]. 石家庄：河北人民出版社，2005.

中医研究院中药研究所主 . 历代中药炮制资料辑要 [M]. 北京：中医研究院中药研究所，1973.

周生杰 . 太平御览研究 [M]. 成都：巴蜀书社，2008.

朱汉民 . 中国学术史 . 宋元卷 [M]. 南昌：江西教育出版社，2001.

六、研究论文

曹瑛 . 论古代中医类书的特点和价值 [J]. 辽宁中医药大学学报，2008（4）：178-180.

陈峰 . 试论宋朝"崇文抑武"治国思想与方略的形成 [C]// 张希清，田浩，黄宽重，等 . 10—13 世纪中国文化的碰撞与融合 . 上海：上海人民出版社，2006：350-370.

陈龙梅，邢永革，安岩峰 .《艺文类聚》涉医内容研究 [J]. 环球中医药，2016，9（3）：364-366.

董少萍 . 略论类书在中医学术发展中的作用 [J]. 中医文献杂志，2000（4）：5-7.

冯洪钱 . 我国最早的一部植物学辞典出自温岭：宋陈景沂编撰《全芳备祖》巨著考证 [J]. 农业考古，2003（3）：264-265.

韩毅，李伟霞 . 宋代对补骨脂的认识及其临床应用 [J]. 河北大学学报（哲学社会科学版），2015，40（3）：24-32.

韩毅，梁佳媛 .《艺文类聚》中"药香草部"的主要内容、文献来源与传播情况 [J]. 中医文献杂志，2016，34（5）：1-6.

韩毅，梁佳媛 .《艺文类聚》中"药香草部"的主要内容、文献来源与传播情况（续完）[J].中医文献杂志，2016，34（6）：16-18.

韩毅，于博雅.南宋许叔微医案与临床疾病诊疗初探[J].河北大学学报（哲学社会科学版），2017，42（6）：1-11.

韩毅.宋代官修类书《太平广记·医部》中医药学知识的内容、来源与传播[M]//吕变庭.科学史研究论丛：第9辑.北京：科学出版社，2023：55-78.

韩毅.唐代白居易编撰《白氏六帖》中的医药学知识[J].中医药文化，2023，18（1）：54-63.

韩毅.汉唐时期对马喉痹病的防治[J].中兽医医药杂志，2011（6）：72-75.

韩毅.汉唐时期牛疫的流行与防治[J].中华医史杂志，2013，43（2）：80-87.

韩毅.南宋类书《事林广记·医学类》中"炮制方法"的发现、内容及其意义[M]//吕变庭.科学史研究论丛：第7辑.北京：科学出版社，2021：61-78.

韩毅.唐宋学术思想与文化史变迁研究综述[M]//李华瑞."唐宋变革"论的由来与发展.天津：天津古籍出版社，2010：448-504.

胡宗英.日本古代汉籍目录述论[J].学术月刊，1996（8）：102-105.

华上.我国古代百科全书《宋本艺文类聚》影印出版[J].读书杂志，1960（2）：22.

贾素玲.《册府元龟》的编纂、版本及对后世类书的影响[J].河南图书馆学刊，2013（7）：135-137.

李锦绣.唐代的胡人与外科手术：以《太平广记为中心[M]//刘进宝.丝路文明.第1辑.上海：上海古籍出版社，2016：93-102.

林耀琳.《册府元龟》编撰考[J].钦州学院学报，2015（1）：92-95.

刘军军.《册府元龟》考述[J].图书馆学刊，2017（7）：130-132.

刘全波.类书编纂与类书文化（上）[J].寻根，2017（1）：43-53

刘全波.类书编纂与类书文化（下）[J].寻根，2017（2）：32-37.

刘志梅，张雷.出土秦汉医方文献研究综述[J].辽宁医学院学报（社会科学版），2015，13（2）：55-59.

曲莎薇.《艺文类聚》类目体系中的知识秩序建构逻辑研究 [J]. 图书馆理论与实践, 2015(9): 57-60.

申慧青. 皇权观念在类书编纂中的映射: 以《太平御览·皇王部》的编纂为例 [M]// 姜锡东. 宋史研究论丛. 第 15 辑. 保定: 河北大学出版社, 2014: 498.

石文珍. 古代名医形象的异化及原因: 以《太平广记·医部》与正史的区别为例 [J]. 文教资料, 2018(35): 115-117.

宋华玲. 虞世南和《北堂书钞》[J]. 文史杂志, 2007(3): 68-69.

宋婷. 论《文苑英华》的编纂体例及其价值 [J]. 河南科技大学学报 (社会科学版), 2017(1): 55-59.

孙麒. 王元贞本《艺文类聚》校勘考 [J]. 图书馆杂志, 2015(2): 101-107.

田淑芹. 中医类书的作用与类型 [J]. 中医药学报, 2005(1): 56-58.

王京州. 宋本《初学记》流布考 [J]. 清华大学学报 (哲学社会科学版), 2019(1): 119-125.

王丽, 和中浚.《太平御览·疾病部》外科资料的内容和特点 [J]. 辽宁中医药大学学报, 2011(4): 60-63.

王丽芬, 孟永亮.《太平御览·疾病部》文献考述 [J]. 世界中西医结合杂志, 2018(8): 1058-1061.

王利伟. 宋代类书在中国古代类书编纂史上的地位 [J]. 辞书研究, 2010(5): 142-151.

王者悦. 中医类书浅谈 [J]. 吉林中医药杂志, 1983(6): 42-43.

王重民. 王应麟的《玉海·艺文》[J]. 学术月刊, 1964(1): 75-77.

姚大勇.《事林广记》医药资料探微 [J]. 中医药文化, 2007(2): 32-33.

祝亚平. 中国最早的人体解剖图: 烟萝子《内境图》[J]. 中国科技史料, 1992, 13(2): 61-67.

七、研究生学位论文

曹雨.《太平广记》疾病叙事研究 [D]. 南昌: 华东交通大学, 2019.

韩建立.《艺文类聚》编纂研究 [D]. 长春：吉林大学古籍研究所, 2008.

刘刚. 隋唐时期类书的编纂及分类思想研究 [D]. 长春：东北师范大学, 2004.

彭婵娟.《玉海·艺文》所引宋代文献研究 [D]. 桂林：广西师范大学, 2016.

王家琪. 唐宋类书目录体系研究 [D]. 桂林：广西师范大学, 2016.

王珂. 宋元日用类书《事林广记》研究 [D]. 上海：上海师范大学, 2010.

王利伟. 宋代类书研究 [D]. 成都：四川大学, 2005.

王同宇.《太平御览》引用中医药书籍的整理研究 [D]. 沈阳：辽宁中医药大学, 2018.

张雯.《白氏六帖事类集》研究 [D]. 上海：上海社会科学院, 2015.

赵立凡. 唐宋类书出版对比研究 [D]. 西安：陕西师范大学, 2018.

八、国外学者著作和论文

（一）研究论著

北里研究所附属东洋医学研究所. 和刻汉籍医书集成（全 16 册）[M]. 东京：エンタプライズ, 1988—1991.

彼得·伯克. 知识社会史：上卷，从古登堡到狄德罗 [M]. 陈志宏，王婉旎，译. 杭州：浙江大学出版社, 2016.

彼得·伯克. 知识社会史：下卷，从《百科全书》到维基百科 [M]. 汪一帆，赵博囷，译. 杭州：浙江大学出版社, 2016.

朝鲜古书刊行会. 朝鲜古书目录 [M]. 京城：朝鲜古书刊行会, 1911.

春秋馆，原编，京城帝国大学法文学部，编. 李朝实录 [M]. 东京：日本学习院东洋文化研究所, 1953—1967.

大道一以. 东福寺普门院经论章疏语录儒书等目录 [M]// 高楠顺次郎. 大正新修大藏经别卷. 昭和法宝总目录第三卷. 东京：大正一切经刊行会, 1934.

丹波康赖. 医心方 [M]. 高文柱，校注. 北京：华夏出版社, 2011.

丹波元坚.杂病广要[M]//李洪涛,等,校注.汉方古籍丛书.北京:中医古籍出版社,2005.

岛田翰.古文旧书考[M]//杜泽逊,王晓娟,点校.日藏中国古籍书志.上海:上海古籍出版社,2014.

岛田翰.汉籍善本考[M].北京:北京图书馆出版社,2002.

稻生宣义.炮炙全书[M]//刘训红,吴昌国,许虎,校注.中国古医籍整理丛书.北京:中国中医药出版社,2016.

东京大学东洋文化研究所.东京大学东洋文化研究所汉籍分类目录[M].东京:东京大学东洋文化研究所,1973.

冈西为人.中国医书本草考[M].大阪:日本南大阪书店,1974.

高丽史学会.高丽时代史论著目录[M].首尔:景仁文化社,2000.

宫内省图书寮.图书寮汉籍善本书目[M].北京:国家图书馆出版社,2012.

古濑奈津子.遣唐使眼中的中国[M].郑威,译.武汉:武汉大学出版社,2007.

河田罴.静嘉堂秘籍志[M]//杜泽逊,点校.日藏中国古籍书志.上海:上海古籍出版社,2016.

吉川弘文馆.增补新订国史大系(共60卷、别卷2卷)[M].东京:吉川弘文馆,1961.

吉泽义则.日本古刊书目[M].东京:东京帝都出版社,1933.

金礼蒙.医方类聚[M].浙江省中医研究所、湖州中医院,原校.盛增秀,陈勇毅,王英,等,重校.北京:人民卫生出版社,2006.

金信根.韩国科学技术史资料大系.医药学卷[M].汉城:骊江出版社,1988.

京都大学人文科学研究所.京都大学人文科学研究所汉籍目录[M].京都:株式会社同朋舍,1981.

静嘉堂文库.静嘉堂文库汉籍分类书目[M].东京:静嘉堂文库,1930.

李祘.御定宋史筌[M].刻本.韩国奎章阁藏,1791.

李相殷. 古籍目录 [M]. 汉城: 保景文化社, 1987.

龙野一雄. 汉方医学大系(全18册)[M]. 东京: 汉方医学大系刊行会, 1957.

木宫泰彦. 日中文化交流史 [M]. 胡锡年, 译. 北京: 商务印书馆, 1980.

内阁文库. 内阁文库汉籍分类目录 [M]. 东京: 内阁文库, 1956.

全寅初. 韩国所藏中国汉籍总目(全六册)[M]// 延世国学丛书. 首尔: 学古房, 2005.

涩江全善, 森立之. 经籍访古志 [M]// 杜泽逊, 班龙门, 点校. 日藏中国古籍书志. 上海: 上海古籍出版社, 2014.

首尔大学校图书馆. 奎章阁图书中国本综合目录 [M]. 首尔: 首尔大学校图书馆, 1982.

寺岛良安. 和汉三才图会 [M]. 山梨: 内藤书屋, 1890.

藤家礼之助. 中日交流两千年 [M]. 章林, 译. 北京: 北京联合出版公司, 2019.

藤原师继. 妙槐记 [M]// 笹川种郎, 编. 矢野太郎, 校订史料大成: 第28卷. 东京: 内外书籍株式会社, 1931.

藤原忠亲. 山槐记 [M]. 笹川种郎, 编. 东京: 日本史籍保存会, 1916.

藤原佐世. 日本国见在书目录 [M]. 东京: 日本国立国会图书馆藏天保六年写本, 1835.

小曾户洋, 真柳诚. 东洋医学善本丛书(全40册)[M]. 大阪: オリエント出版社, 1981—1994.

许浚. 东医宝鉴 [M]. 郭霭春, 主校. 北京: 中国中医药出版社, 2013.

俞孝通. 乡药集成方 [M]. 郭洪耀, 李志庸, 校注. 北京: 中国中医药出版社, 1997.

源顺. 和名类聚抄 [M]. 古辞书丛刊刊行会, 编. 东京: 古辞书丛刊刊行会, 1973.

长泽规矩也. 和刻本类书集成(全六册)[M]. 上海: 上海古籍出版社, 1990.

郑麟趾.高丽史.云南大学图书馆藏明景泰二年朝鲜木活字本 [M]// 四库全书存目丛书.史部:第 159-161 册.济南:齐鲁书社,1997.

(二)研究论文

冈西为人.中国本草の史的展望 [J].汉方の临床,1971,18(4-5):139-174.

李昌炅.试论朝鲜朝类书的出版和编辑 [J].西南民族大学学报(人文社会科学版),2004(3):333-334.

三木荣.朝鲜医籍考 [J].中外医事新报,第 1189-1215 号,1932—1935.

三木荣.朝鲜医籍考补遗 [J].中外医事新报,第 1225-1226 号,1935.

后 记

2016年1月，中国科学院自然科学史研究所启动"十三五"重大突破项目"科技知识的创造与传播"（第2期），我申报的《唐宋时期类书中医学知识的内容、来源与传播研究》入选其中。本课题以类书中的医药学内容为研究对象，采用整体研究和个案研究相结合的方法，全面系统地探究了唐宋时期类书中医药学知识的分类编次、主要内容、资料来源和知识传播情况，解决和攻克了医学文献史料是如何被类书选取、编排、传播、辑佚、复原等重大学术问题，深入剖析了类书中医药学知识反映的学术分类、主要内容、资料来源、知识传播和发展演变情况，以及国家的重视干预、类书编撰体例创新、科举教育制度改革对保存、传播医药学知识产生的积极影响和局限等。

围绕对上述问题的思考，我进行了数年的探索，以期在研究内容、研究方法和研究成果上有所突破。2019年12月，我完成了此书的初稿，顺利地通过项目组的验收。2020年12月，我完成了整部书稿的文字校对工作，并利用中国医籍、朝鲜医籍和日本医籍史料，重点增补了唐宋类书中医药学知识在朝鲜、日本等地传播、接受与利用的内容，加强了研究的全球化视角。但因限于条件和个人能力，许多认识仍不尽完善，深望诸位老师和同仁多加指正，以便将来进一步补充和提高。

本课题在研究过程中，"科技知识的创造与传播"重大项目（第2期）评审组专家给予了许多宝贵的建议。中国科学院自然科学史研究所关晓武副所长、赵力书记、赵艳书记和科研处陈朴、曹希敬、王莹、闫星汝等老师，对本研究给予了大力支持。张柏春研究员、罗桂环研究员、韩琦研究员、冯立昇教授、张大庆教授、曾雄生研究员、孙显斌研究员等提供了许多宝贵的建议。李俨图书馆、财务资产处、联合办公室和中国古代科技史研究室、科学传播研究中心的诸位老师，在查阅资料、财务报销和成果宣传方面给予了极大的帮助。

中国社会科学院荣誉学部委员、历史研究所王曾瑜研究员，中国科学院大学孙小淳研究员，浙江大学李华瑞教授，西北师范大学李清凌教授，他们是我的授业恩师，多年来对我的科研工作给予了鼎力支持和热情指导，我受益颇多。研究生李伟霞、梁佳媛、于博雅、吴苗、赵思琦、鞠少欣、李盼飞、刘苗、张彤阳、任锦烨、孙伟航等参与了本课题的讨论，其中李伟霞、梁佳媛、于博雅与我合作发表论文数篇。

我的家人长期以来对我的工作给予了极大的支持。然而，在本书完成之际，我痛失慈父和慈母。慈母袁应兰女士生于1944年农历正月初一，2017年农历二月二十九日因病不幸去世，享年74岁。慈父韩振庭先生生于1937年农历六月十五，2020年农历十一月初五不幸离我们而去，享年84岁。四年之内，痛失双亲，病榻之前，未能尽孝，我心中留下无尽的遗憾。值本书出版之际，谨以此书献给我的父亲和母亲！

我的岳母、长兄、二兄、妹妹和其他亲人等，时常关心我的工作和生活。尤其是爱人刘红女士，一直坚定地支持我的科研工作，几乎承担了全部家务，并辅导孩子的学习。女儿韩澍莹现在北京工业大学附属中学读高中，已能跟我讨论一些有关中外医学史的问题。正是有了他们的关心与照顾，我才顺利地完成了本书的撰写。

借此机会，向所有关心、帮助和支持我研究的老师、同事和亲人，表示最诚挚的谢意！山东科学技术出版社编辑杨磊先生等，为本书的出版付出了辛勤的劳动，在此深表谢意！

韩　毅

2021年2月28日初记于北京

2023年11月19日修订于北京